ಹಾಂವ ಡಾಕ್ಟ್ರ ಜಾಲ್ಲೊಂ!

ಲೇಖಕು
ಡಾ. ಅಡ್ಯಾರ ಮೋಹನ ಗೋಪಾಲ ಶೆಣ್ಯೆ, ಎಂ. ಬೀ. ಬೀ. ಎಸ್.,
ಎಂ.ಸೀ.ಪೀ.ಎಸ್. (ಮುಂಬೈ), ಡೀ. ಏ. ಬೀ. ಪ್ಯಾಥ್. (ಯೂಎಸ್ಏ.)

ಪ್ರಕಾಶಕು
ಅಡ್ಯಾರ ಗೋಪಾಳ ಪರಿವಾರ
ಬೆಂಗಳೂರು, ಭಾರತ.

'ಹಾಂವ ಡಾಕ್ಟ್ರ ಜಾಲ್ಲೊಂ' ಹೇ ಪುಸ್ತಕಾಂತು ಡಾಕ್ಟರ್ ಮೋಹನ ಶೆಣೈನ ಕೊಂಕಣಿ ಭಾಷೇಂತು ತಾಗ್ಗೇಲೆ ಜೀವನಾಂತು ತಾಣೆ ಡಾಕ್ಟರ್ ಜಾವ್ನು ಕಸ್ಸಲೆಂ ಸಕ್ಕಡ ಜ್ಞಾನ ಸಂಪಾದನ ಕೆಲ್ಲೆಂ ಆನಿ ತಾಕ್ಕಾ ಕಸ್ಸಲೊ ಸಕ್ಕಡ ಅನುಭವು ಜಾಲ್ಲೊ ಮ್ಹಣು ಬರೈಲಾಂ. ಕೊಂಕಣಿ ಭಾಷೇಚೆ ಸಂಕ್ಷಿಪ್ತ ವ್ಯಾಕರಣ ದಿಲ್ಲಾಂ.

ಸುರ್ವೇಚೆಂ ಮುದ್ರಣ ಆಶ್ವೀಜು 2016

ಪ್ರಕಾಶಕು ಅಡ್ಯಾರ ಗೋಪಾಳ ಪರಿವಾರ

ಸಂಪರ್ಕು ಡಾ. ಮೋಹನ ಶೆಣೈ
13/ಡಿ ಲಾಲ್ ಬಹದ್ದೂರ್ ಶಾಸ್ತ್ರಿ ರಸ್ತೊ
6 ಚೊ ಆಡ ರಸ್ತೊ ರಾಧಾಕೃಷ್ಣ ಬಡಾವಣ
ಪದ್ಮನಾಭನಗರ, ಬೆಂಗಳೂರು ಇಂಡಿಯಾ
ಪಿನ್ ಕೋಡು 560070

ಮೋಽಲ ಭಾರತಾಂತು: ರುಪ್ಪಯ್ಯೊ 1500
ಪರದೇಶಾಂತು: $15 (USD)

ಸಮರ್ಪಣೆ

ಮೆಗ್ಗೇಲೆ ಸಕ್ಕಡ ಗೌಡ ಸಾರಸ್ವತ ಬ್ರಾಹ್ಮಣ ಮಿತ್ರಾಂಕ ಸಮರ್ಪಿತ.

Print: Createspace, USA
Country of Publication: India

ಹೇ ಪುಸ್ತಕಾಚೊ ಪರಿಚಯು

ಹೇಂ ಪುಸ್ತಕ ಮೆಗ್ಗೇಲೆಂ ಮಸ್ತ ಕಾಳಾಚೆಂ ಸ್ವಪ್ನ. ಅಸ್ಸಲೆಂ ಏಕ ಪುಸ್ತಕ ಬೊರೋಚಾಕ ಮಾಕ್ಕಾ ಸುರ್ವೇಂಕಥೋನ್ಸುರ್ಯ ಆಶಿಆಶ್ಶೀಲಿ. ಹಾಂವೆ ಬೊರೋಚೆ ಪುಸ್ತಕಾಂತು ಆತ್ತsಂಚೆ ಎಂ.ಬೀ.ಬೀ.ಎಸ್. ಕೋರ್ಸಾಕ ಶಿಕೋಚೆ ವೈದ್ಯಕೀಯ ವಿಜ್ಞಾನಾಂಕ ಆನಿ ಆಮ್ಮೇಲೆ ಭಾರತೀಯ ಆಯುರ್ವೇದಾಕ ತುಲನಾ ಕೋರ್ಕಾ ಮ್ಹೊಣು ಮೆಗ್ಗೇಲಿ ಆಶಿಆಶ್ಶೀಲಿ. ಹೇಂ ಪುಸ್ತಕ ಬರಯಿಲೆಮಾಗ್ಗಿರಿ ಮೆಗ್ಗೇಲಿ ಆಶಾ ಪೂರ್ತಿಜಾಲ್ಲಿ ಮ್ಹೊಣ್ಯೇತ.

ಮೆಗ್ಗೇಲೊ ಪರಿಚಯು ಹಾಂವಂಚಿ ಕೋರ್ನ್ಸುರ್ಯ ದಿತ್ತಾಂ. ಮೆಗ್ಗೇಲೆ ನಾಂವ ಮೋಹನು. ಹಾಂವ ಎಕ್ಲೊ ಹಿಂದು. ಭಾರತಾಚೊ ಪ್ರಜೆ (ಸಿಟಿಜ಼ೆನ್ನು). ಕೊಡ್ಯಾಳ್ಚೊ ಗೌಡ ಸಾರಸ್ವತ ಬ್ರಾಹ್ಮಣು (ಗೌಸಾಬ್ರಾ). ಹಾಂವ ಏಕು ಡಾಕ್ಟ್ರು ಜಾಲ್ಲೊಂ. ಎಂ.ಬೀ.ಬೀ.ಎಸ್. ಡಾಕ್ಟ್ರು ಜಾಲ್ಲೊ. ಮೆಗ್ಗೇಲಿ ಮಾತೃಭಾಷಾ ಕೊಂಕಣಿ. ಹಾಂವೆ ಘರ್ಕಡೆ ಉಲ್ಲೋಚಿ ಭಾಸ ಗೌಸಾಬ್ರಾ ಕೊಂಕಣಿ ಭಾಸ.

ಕೊಡ್ಯಾಳ್ಚೆ ಪ್ರಸಿದ್ಧ ಗಣಪತಿ ಹೈಸ್ಕೂಲಾಂತು ಹಾಂವೆ ಶಿಕ್ತsನಾ ಪಾಠು ಶಿಕೋಚಿ ಭಾಸ ಕನ್ನಡ ಭಾಸ ಜಾವ್ನು ಆಶ್ಶೀಲಿ. ಡಿಗ್ರೀ ಕೋsಲೇಜಾಂತು ಪಾಠು ಶಿಕೋಚಿ ಭಾಸ ಇಂಗ್ಲೀಷ ಭಾಸ. ಮೆಡಿಕಲ್ ಕೋsಲೇಜಾಂತು ಸಮೇತ ಪಾಠ ಶಿಕೋಚಿ ಭಾಸ ಇಂಗ್ಲೀಷ ಜಾವ್ನು ಆಶ್ಶೀಲಿ. ವೈದ್ಯಕೀಯ ವಿಷಯು ಸಾಮಾನ್ಯ ಜಾವ್ನು ಇಂಗ್ಲೀಷಾನ ಬರ್ರೈತಾತಿ. ಕನ್ನಡಾಂತು ಅನೇಕ ವೈದ್ಯಕೀಯ ವಿಷಯಾಂತು ಪುಸ್ತಕಂ ಆಸ್ಸತಿ.

ಹೇಂ ಪುಸ್ತಕ ಹಾಂವ ಕೊಂಕಣೀಂತು ಬೊರೋಚಾಕ ಭಾಯ್ರುಸಲ್ಲೊಂ ಇತ್ತ್ಯಾಕ ಮ್ಹಳ್ಯಾರಿ ಮಾತೃಭಾಷೇನ ಬರಯಿಲೆಂ ಪುಸ್ತಕ ಲೇಖಕಾಲಿ ಆತ್ಮಸಾಕ್ಷಿ ಜಾತ್ತಾ. ಕೋಣಾಂಕಯಿ ತಾಗ್ಗೇಲೆ ಅಥವಾ ತಿಗ್ಗೇಲೆ ಭಾವನಾ ಆನಿ ಚಿಂತನಾ ಪ್ರಕಟ ಕೋರ್ಕಾ ಜಾಲ್ಲ್ಯಾರಿ ಮಾತೃಭಾಷೇನ ಪ್ರಕಟ ಕೊರೂಂಕ ಜಾಲ್ಲ್ಯಾರಿ ತೇಂ ಸೌಭಾಗ್ಯ ಮ್ಹೊಣು ಲೆಕ್ಕೂಕಾ.

ಹೇ ಪುಸ್ತಕಾಂತು ಹಾಂವೆ ಬರಯಿಲೆಂ ಕೊಂಕಣಿ ಭಾಸ ಗೌಸಾಬ್ರಾ ಜನಾಂಕ ವಾಜ್ಜೂಚಾಕ ಆನಿ ಅರ್ಥು ಕೊರೂಂಕ ಸುಲಭ ಜಾತ್ತಾ ಮ್ಹೊಣು ಮೆಗ್ಗೇಲಿ ನಂಬಿಗಾ. ಏಂಗಡ ಕೊಂಕಣಿ ಭಾಸ ಉಲ್ಲೈತಲ್ಯಾಂಕ ಮಸ್ತ ಕಷ್ಟ ಜಾಯ್ನಾ ಮ್ಹೊಣು ಮೆಗ್ಗೇಲೊ ಅಭಿಪ್ರಾಯು. ಕೊಂಕಣಿ ಬಾಷೇಚೆ ಬರಪ ವಾಜ್ಜೂಚಾಕ ಕಷ್ಟ ಇತ್ಯಾಕ ಜಾತ್ತಾ? ಕೊಂಕಣಿ ಜನಾಂಕ ಕೊಂಕಣಿ ಉಲ್ಲೋನು ಗೊತ್ತು ಆಸ್ಸs. ಜಾಲ್ಲ್ಯಾರಿ ತಾಂಕಾ ವಾಜ್ಜೂಚೊ

ಅಭ್ಯಾಸು ನಾ. ಕೊಂಕಣಿ ಭಾಷೇಚಿ ಅಭಿವೃದ್ಧಿ ಜಾವ್ಕಾ ಜಾಲ್ಲ್ಯಾರಿ ಜನಾನಿ ಕೊಂಕಣಿ ಪುಸ್ತಕ ವಾಜ್ಜೂಕಾ. ಕೊಂಕಣಿ ಆನಿ ಕನ್ನಡ ಗೊತ್ತಾಶ್ಶೀಲೆ ಜನಾಂಕ ಬೊರೆಚೆ ಸಕ್ಕಡ ಪತ್ರ ಕೊಂಕಣಿ ಭಾಷೇನ ಬೊರೋಕಾ.

ಕೊಂಕಣಿ ಭಾಸ

ಗೌಡ ಸಾರಸ್ವತ ಬ್ರಾಹ್ಮಣಾಲಿ ಕನ್ನಡ ಲಿಪೀನ ಬೊರೋಚಿ ಕೊಂಕಣಿ ಭಾಸ ಏಕಿ ಸ್ವಯಂಸಿದ್ಧ ಸಂಪೂರ್ಣ ಭಾಸ. ತೀ ಭಾಸ ಸಂಸ್ಕೃತ ಭಾಷೇವರೀಚಿ ಆಸ್ಸ. ಭಾಸ ಶಿಕ್ಕೂಂಕ ಏಕು ಶಿಕ್ಷಕು ಜಾಯಿ. ಹಾಂವ ಘರಾಂತು ಆವ್ವೂಲೆ, ಬಾಪ್ಪೂಲೆ, ಇತರ ಸಂಬಂಧೀಕಾಲೆ ಆನಿ ಸೆಝಾರೀಚೆ ಜನಾಲೆಲಾಗ್ಗಿ ಕೊಂಕಣಿ ಭಾಸ ಶಿಕ್ಲೊಂ.

ಪುಸ್ತಕ ಪೊಳೋನು ಭಾಸ ಶಿಕ್ಚೆ ಕಷ್ಟಸಾಧ್ಯ ಮ್ಹೊಣ್ಯೇತ. ಕೊಂಕಣಿ ಭಾಸ ಆನಿ ಕನ್ನಡ ಲಿಪಿ ಗೊತ್ತು ಆಶ್ಶೀಲ್ಯಾಂಕ ಹಾಂವೆ ಹಾಂಗಾ ಬರಯಿಲೆಂ ಕೊಂಕಣಿ ವಾಜ್ಜೂಂಕ ಕಷ್ಟ ಜಾಯ್ನಾ.

ಆಮ್ಕಾ ಉಲ್ಲೋಚಾಕ ಯೆತ್ತಜಾಲ್ಲ್ಯಾರಿ ಆಮ್ಮಿ ಸಂವಾದು ಕೋರ್ಯೇತ. ಶ್ರವಣಶಕ್ತಿ ಆಶ್ಶೀಲ್ಯಾಂಕ ಮಾಂತ್ರ ಭಾಸ ಶಿಕ್ಕೂಂಕ ಜಾತ್ತಾ. ಜನ್ಮಾಂಕ ಯೇತಧೋರ್ನು ಕಾನು ಆಯ್ಕನಾನಾತ್ತೀಲ್ಯಾಂಕ ಉಲ್ಲೋಚೆಂ ಶಿಕ್ಕೂಂಕ ಜಾಯ್ನಾ. ತಾನ್ನಿ ಪೊಟ್ಟೆ ಜಾತ್ತಾತಿ. ಆಮ್ಮಿ ಉಲ್ಲೈತನಾ ಯೆವ್ಚೊ ನಾದು ಕಂಠಮಣೀಂತು (ತಾಳ್ಯಾಂತು) ಆಶ್ಶೀಲೆ ದೋನಿ ಪಽರೆಂ ಕಂಪನ ಜಾವ್ನು ಸೃಷ್ಟಿ ಜಾತ್ತಾ. ಆಮ್ಗೇಲೆ ಘುಪ್ಘುಸಾಂತು (ಶ್ವಾಸಕೋಶಾಂತು) ವಾಯು ಸದಾ ಆಸ್ತಾ. ಆಮ್ಮಿ ಸದಾ ಶ್ವಾಸು ಘೆತ್ತಽಚಿ ಸೊಡ್ತಽಚಿ ಆಸ್ತಾತಿ. ಘುಪ್ಘುಸಾಂತು ಆಶ್ಶೀಲೊ ವಾಯು ಕಂಠಮಣೀಚೆ ಮುಖಾಂತರ ಭಾಯ್ರ ಸೊಡ್ತನಾ ನಾದು ಜಾತ್ತಾ.

ಚೆರ್ಡಾನ ರಡ್ತನಾ ಅಶ್ಶಿ ನಾದು ಜಾತ್ತಾ. ತೋಽಂಡ ಉದಾರೆ ಕೋರ್ನು ಆ... ಮ್ಹೊಣು ಚೆರ್ಡು ರಡ್ತಾ. ಚೆರ್ಡು ಹೊಡ ಜಾತ್ತಜಾತ್ತ ಹೊಡ್ಡಾನಿ ಉಲ್ಲಯಿಲೆಂ ಆಯ್ಕೂನು ಉಲ್ಲೋಚಾಕ ಶಿಕ್ತಾ. ಉಲ್ಲೋಚಾಕ ಅಕ್ಷರಮಾಲಾ ಶಿಕ್ಕೂಕಾ ಮ್ಹೊಣು ನಾ. ಉಲ್ಲೋಚಾಕ ಮಾಂತ್ರ ಗೊತ್ತು ಆಸ್ಸೂನು ಬೊರೋಚಾಕ ಗೊತ್ತು ನಾತ್ತೀಲೆ ಲೋಕಾಂಕ ಅನಕ್ಷರಸ್ಥ ಮ್ಹಣ್ತಾತಿ. ಗೌಸಾಬ್ರಾ ಲೋಕು ಅಕ್ಷರಸ್ಥ ಸಮಾಜ. ಅನಕ್ಷರಸ್ಥಾಂಕ ಉಲ್ಲೋಚಾಕ ಯೆತ್ತಾ. ಬೊರೋಚಾಕ ಯೇನಾ. ತಾಂಕಾ ಅ, ಆ, ಇ, ಈ, ಸಾಂಗೂಂಕ ಯೇನಾ. ಕ, ಖ, ಗ, ಘ, ಸಾಂಗೂಂಕ ಯೇನಾ. ತಾಂಕಾ ಪತ್ರ ಬೊರೋಚಾಕ ಯೇನಾ. ಲ್ಯಾಕ ಬೊರೋಚಾಕ ಯೇನಾ.

ಅನಕ್ಷರಸ್ಥ ಮನೀಷು ವ್ಯರ್ಥ ಮನೀಷು ಜಾವ್ಕಾ ಮ್ಹೊಣು ನಾ. ಕ್ರಿ. ಶ. 1850 ಇಸ್ವೇವರೇಕ ಭಾರತಾಂತು ಅಕ್ಷರಸ್ಥ ನಾಗರೀಕ ಶೇಕಡಾ 10

ಇತ್ಲೇಂಚಿ ಆಶ್ಶೀಲೀಂತಿ. ಅಕ್ಷರಸ್ಥ ಬಾಯ್ಲುಮನ್ಶಂ ಹಾತ್ತಾಬೊಟ್ಟಾನಿ ಮೊಜ್ಞೂಂಕ ಜಾವ್ಚೆ ತಿತ್ಲಿಂ ಮಾಂತ್ರ ಆಶ್ಶೀಲೀಂತಿ. ಗೌಡ ಸಾರಸ್ವತ ಬ್ರಾಹ್ಮಣ ಆನಿ ಇತರ ಬ್ರಾಹ್ಮಣ ಲೋಕು ಅಕ್ಷರ ಶಿಕ್ತಾತಿಆಶ್ಶೀಲೀಂತಿ. ದಲಿತಾಂಕ ಅಕ್ಷರ ಶಿಕ್ಚೆ ಅಗತ್ಯ ಪೞಣಾ ಆಶ್ಶೀಲೆಂ. ಕ್ಷತ್ರಿಯಾಂಕ ಆನಿ ಗಾದ್ದ್ಯಾಂತು ಆನಿ ತೋಟಾಂತು ಕಾಮ ಕರ್ತಲ್ಯಾಂಕ ಕಸ್ಸಲೇಂಯಿ ಬೊರೋಚೆಂ ಕಾಮ ನಾಆಶ್ಶೀಲೆಂ. ತಾನ್ನಿ ಅಕ್ಷರ ಬೊರೋಚಾಕ ಶಿಕ್ಕನಾಂತಿಆಶ್ಶೀಲೀಂತಿ.

ಜಗತ್ತಾಂತು ಮನುಷ್ಯಗೞಣ ಸೃಷ್ಟಿ ಜಾಲ್ಲೇಲೆ ವೇಳಾರಿ ಸುರ್ವೇಕ ಶಿಕ್ಕೀಲೆಂ ಉಲ್ಲೋಚಾಕ. ಸಕ್ಕಡ ವಿಷಯು ಬಾಯಿಪಾಠು ಕೋರ್ನು ಉಡ್ಗಾಸಾಂತು ದೊವ್ರೋರ್ನು ಘೆತ್ತಾತಿಆಶ್ಶೀಲೀಂತಿ. ಮಸ್ತ ಕಾಳ ನಂತರ ಮನೀಷು ಬೊರೋಚಾಕ ಶಿಕ್ಲೊ. ಉಡ್ಗಾಸಾಂತು ಆಶ್ಶೀಲೆ ಸಕ್ಕಡ ಬೊರೋನು ದವ್ವರ್ಲೆಂ. ವೇದ, ವೇದಾಂಗ, ಇತ್ಯಾದಿ ಬೊರೊಚಾಕ ಅಕ್ಷರಮಾಲಾ ಆನಿ ವ್ಯಾಕರಣ ತಯ್ಯಾರಿ ಕೆಲ್ಲೆಂ. ಛಂದಸ್ಸು, ಪ್ರಾಸು, ಇತ್ಯಾದಿ ಮಾಗ್ಗೀರಿ ಮಾಂಡ್ಯೆಲೆಂ. ವ್ಯಾಕರಣ ಶಿಕೋಚಾಕ ಲಾಗ್ಲೊ. ಶ್ಲೋಕ, ಮಂತ್ರ, ಇತ್ಯಾದಿ ತಯ್ಯಾರಿ ಕೆಲ್ಲೆಂತಿ. ವೇದ, ವೇದಾಂಗ, ತಯ್ಯಾರಿ ಜಾಲ್ಲೀಂತಿ. ಪ್ರತಿಏಕ ಭಾಸ ಬೊರೋಚಾಕ ಶಿಕ್ಕೞತಥೋರ್ನು ತೇ ಭಾಷೇಚಿ ಅಕ್ಷರಮಾಲಾ ಆನಿ ವ್ಯಾಕರಣ ತಯ್ಯಾರಿ ಕೋರ್ನು ಪ್ರತಿಏಕ ಭಾಷೇಕ ರೂಪ ದಿಲ್ಲೆಂ.

ಮನುಷ್ಯಾಲೆ ಭಾಷೇಚಿ ಯಂತ್ರ

ಭಾಸ ಶಿಕ್ತಲ್ಯಾನ ಉಲ್ಲೋಚೆ ಆನಿ ಬೊರೋಚೆ ಮ್ಹೋಣು ದೋನಿ ಖಂಡ ಶಿಕ್ಕೂಕಾ. ಭಾಸ ಸಂಪೂರ್ಣ ಶಿಕ್ಕೂಕಾ ಜಾಲ್ಯಾರಿ ಉಲ್ಲೋಚಾಕ ಆನಿ ಬೊರೋಚಾಕ ದೊನ್ನೀಯಿ ಶಿಕ್ಕೂಕಾ. ಆಮ್ಮಿ ಶಿಕ್ಕೀಲೆ ಆಮ್ಗೇಲೆ ಮೆಂದೂಂತು ನೋಂದ ಜಾತ್ತಾ. ಉಲ್ಲೋಚಾಕ ಘುಪ್ಪುಸ, ಕಂಠಮಣಿ ಆನಿ ತೋಂಡ ಇತ್ಲೆಂ ಜಾವ್ಕಾತಿ.

ಆಮ್ಮಿ ಉಲ್ಲೈತನಾ ಘುಪ್ಪುಸಾಂತುಲೊ ವಾಯು ಕಂಠಮಣೀಂತು ಜಾವ್ನು ತೊಂಡಾಂತು ಜಾವ್ನು ಭಾಯ್ರ ಯೆತ್ತಾ. ವಾಯು ಕಂಠಮಣೀಂತು ವತ್ತನಾ ನಾದು ಉಠಾಯ್ತಾ. ಹೋ ನಾದು ತೊಂಡಾಂತು ಉಚ್ಚಾರು ಜಾತ್ತಾ. ತೊಂಡಾಕ ವೈಲೊ ಜಬಡೊ (ಜೋೞ) ಆನಿ ಸಕಲ್ಸೊ ಜಬಡೊ ಆಸ್ಸತಿ. ಸಕಲ್ಸೊ ಜಬಡೊ ಉಲ್ಲೋಚಾಂತು ಚೞಡ ಭಾಗಿ ಜಾತ್ತಾ. ಆಮ್ಮಿ ಆ.. ಮ್ಹಣ್ತನಾ ಸಕಲ್ಸೊ ಜಬಡೊ ಉದಾರೆ ಜಾತ್ತಾ. ಆಮ್ಮಿ ವಿಂಗವಿಂಗಡ ಸೋರು ಕಾಡೂಂಕ ಗಾಲ ಘುಗ್ಗೋನು, ಜೀಬ ತಾಳ್ಯಾಕ ಲಾವ್ನು ಆನಿ ವೋಂಟಾಕ ವಿವಿಧ ಆಕಾರು ದೀವ್ನು ಕಂಠಾಂತು ತಾಕ್ಕೂನು ಯೆವ್ಚೆ ನಾದಾಕ ಖೇಳೋಕಾ. ಉಚ್ಚಾರು ಕೋರ್ನು ವಿಂಗವಿಂಗಡ ಸೋರು ಕಾಡ್ಕಾ.

'ಪ' ಕಶ್ಶಿ ಉಚ್ಚಾರು ಕೊರ್ಚೆಂ? ಗಾಲ್ಲಂ ಘುಗ್ಗೋನು ವೋಂಟ ಮುಚ್ವೊನು ತಕ್ಷಣ ಸಕಲ್ಯೊ ಜಬಡೊ ದೇವೋನು ವಾಯು ಸೋಡ್ಕಾ. ವೊಂಟಂ ಮುಚ್ವನಾ ಜಾಲ್ಲ್ಯಾರಿ ಯೆವ್ಚೊ ಸೋರು 'ಅ'. 'ಅ' ಆಶ್ಶೀಲೆಂ 'ಆ' ಕೊರೂಂಕ ತೋಂಡ ಚಽಡ ಉದಾರೆ ಜಾವ್ಕಾ ಆನಿ ಆವಾಙು ದೀಗು ಜಾವ್ಕಾ. 'ಅ' ಆಶ್ಶೀಲೆಂ 'ಇ' ಜಾವ್ಚಾಕ ತೋಂಡ ಸಪುರ ಕೋರ್ಕಾ. 'ಇ' ಆಶ್ಶೀಲೆಂ 'ಈ' ಜಾವ್ಚಾಕ 'ಇ' ಸೋರಾಚಿ ದಿಗ್ಗಾಯಿ ಚಽಡ ಕೆಲ್ಲ್ಯಾರಿ ಜಾಲ್ಲೆಂ.

ಭಾಸ ಬೊರೋಚಾಕ ಲಿಪಿ ಜಾವ್ಕಾ. ಉಲ್ಲಯಿಲಿ ಭಾಸ ಬರಹಾಂತು ರೂಪಾಂತರ ಕೊರೂಂಕ ಲಿಪಿ ಜಾಯಿ. ಲಿಪಿ ಮ್ಹಳ್ಯಾರಿ ಬೊರೋಚಿ ವಿಧಾನ. ಸೋರಾಂಕ ಗುರ್ತು ಕೋರ್ನು ಬೊರೋಚಾಕ ಚಿನ್ಹೆ ಕೆಲ್ಲ್ಯಾಂತಿ. ಉಲ್ಲೈತನಾ ವಿವಿಧ ಉಚ್ಚಾರು ಯೆತ್ತಾತಿ. ಪ್ರತಿ ಉಚ್ಚಾರಾಕ ಏಕ ಚಿನ್ಹೆ ಕೋರ್ನು ಬರಯಿಲ್ಯಾರಿ ಉಲ್ಲಯಿಲೊ ಉಚ್ಚಾರು ಬರಹಾಂತು ರೂಪಾಂತರ ಜಾತ್ತಾ. ಖಂಚೆ ಚಿನ್ಹೇಕ ಖಂಚೊ ಉಚ್ಚಾರು ಮ್ಹಳ್ಳೇಲೆ ಜ್ಞಾನ ಆಮ್ಗೇಲೆ ಮೆಂದೂಂತು ನೋಂದ ಜಾತ್ತಾ. ಜಗತ್ತಾಂತೂಲೆ ಸಕ್ಕಡ ಜನಾಂಗಾಕ ಏಕ್ಕೀಚಿ ಭಾಸ ನ್ಹಂಯಿ. ವಿವಿಧ ದೇಶಾಂತು ವಿವಿಧ ಭಾಸ ಆಸ್ಸತಿ. ವಿವಿಧ ಲೀಪಿ ಆಸ್ಸತಿ. ಭಾಸ ಉಲ್ಲೈತನಾ ತೊಂಡಾಂತುತಾಕ್ಕೂನು ಖಂಚೊ ಉಚ್ಚಾರು ಕಾಳ್ಳೋಕೀ ತೋ ಉಚ್ಚಾರು ಬರೈತನಾ ಪ್ರತಿ ಉಚ್ಚಾರಾಕ ಏಕ ಚಿನ್ಹೆ ದೀವ್ನು ಚಿತ್ರಿತ ಕೋರ್ನು ಬರೈತಾತಿ. ಪ್ರತಿ ಸೋರಾಕ ಏಕ ಚಿನ್ಹೇಚೆ ಚಿತ್ರ ಕರ್ತಾತಿ. 'ಅ' ಚಿನ್ಹೆ ತೇಚಿ ಉಚ್ಚಾರಾಚೆ ಚಿತ್ರ. 'ಕ' ಚಿನ್ಹೆ ತೇಚಿ ಉಚ್ಚಾರಾಚೆ ಚಿತ್ರ. ಉಲ್ಲೋಚಿ ಭಾಸ ಬರಹಾಂತು ರೂಪಾಂತರ ಕರ್ತನಾ ಸಕ್ಕಡ ಉಚ್ಚಾರು ಅಶ್ಶಿ ಚಿತ್ರಂ ಕೋರ್ನು ಉಲ್ಲೈಲೆವರೀಚಿ ಬರಹಾಂತು ರೂಪಾಂತರ ಕರ್ತಾತಿ.

ಪ್ರತಿಏಕ ಲಿಪೀಂತು ಏಕ್ಕಽಚಿ ಸೋರಾಕ ಏಕ ಚಿನ್ಹೆ ಆಸ್ಸ. ದೇವನಾಗರೀಂತು 'ಕ' ಸೋರಾಕ क ಚಿನ್ಹೆ ದಿಲ್ಲಾಂ. ಇಂಗ್ಲೀಷಾಂತು k (ಸಾನ) ಆನಿ K (ಕ್ಯಾಪಿಟಲ್) ಚಿನ್ಹೆ ದಿಲ್ಲಾಂ. ಇಂಗ್ಲೀಷ ಭಾಷೇಂತು ಸಾನ ಆನಿ ಕ್ಯಾಪಿಟಲ್ ಮ್ಹೋಣು ದೋನಿ ತರಾಚೆ ಚಿನ್ಹೆ ದಿಲ್ಲ್ಯಾಂತಿ. ವಿಂಗಡ ಭಾಷೇಂತು ತಶ್ಶಿ ವ್ಯತ್ಯಾಸು ನಾ.

ಶಬ್ಧಾಚಿ ಪೇಽಟ (ಸೌಂಡ ಬೋಽಕ್ಸ)

ಆಮ್ಗೇಲೆ ತೋಂಡ ಏಕಿ ಶಬ್ಧಾಚಿ ಪೇಽಟಿ. ತೊಂಡಾಂತುತಾಕ್ಕೂನು ಯೆವ್ಚಿ ಭಾಸ ವಿಂಗಡಾಂಕ ಕೋಳ್ಕಾ ಜಾಲ್ಲ್ಯಾರಿ ಆಮ್ಮಿ ನಮುನಮೂನ್ಯಾಚೆ 'ತೊಂಡಿ' ಕರ್ತಾತಿ. 'ತೊಂಡಿ' ಮ್ಹಳ್ಯಾರಿ ಶಬ್ಧಾಚೆ ಪೆಟ್ಟೇಚೊ ಆಕಾರು ಆನಿ ಗಾತ್ರ. ಹೇ ತೊಂಡೀಕ ತಾಳೊ, ಜೀಬ, ಗಾಲ್ಲಂ ಆನಿ ವೋಂಟಾನಿ ಮೇಳ್ನು

ಬಾಂದ್ಲ್ಯಾ. ಸಕಲ್ಚೆ ಜಬಡ್ಯಾಕ ಖೇಳೋನು ಹಝಾರಕಟ್ಲೆ ಆಕಾರ ಆನಿ ಗಾತ್ರ ದೀವ್ನು ಜಾಪ್ಚಿ ಹೇ ಪೆಟ್ಟೇಂತು ಆಮ್ಮಿ ಉಲ್ಲಯಿಲೊ ಶಬ್ಧು ಉಠಾಯ್ತಾ. ಕಂಠಮಣೀಂತು ಉಠಾಯಿಲೊ ನಾದು ಹೇ ತೊಂಡೀಚೆ ಆಕಾರ ಆನಿ ಗಾತ್ರಾಚೆ ಕಾರಣಾನ ಅರ್ಥಪೂರ್ತಿ ಶಬ್ಧು ಜಾತ್ತಾ. ತೊಂಡೀಂತು ಶೆಂಬರಿಇತ್ಲೆ ಮಾಂಸಪೇಶಿ ಆಸ್ಸತಿ. ಮಾಂಸಪೇಶೀಂತು ದೊನ್ನಿಅಡ್ಡೇಶಿಇತ್ಲೆ ನಽರ ಮೆಳ್ಳ್ಯಾಂತಿ. ಹೇಂ ನಽರ ಸಕ್ಕಡ ತ್ರಿಜನ್ಯ (ಟ್ರೈಜೆಮಿನಲ್) ನರಗಾಂಟೀಂತು (ಗ್ಯಾಂಗ್ಲಿಯೋಽನ್) ಮೆಳ್ತಾತಿ. ತ್ರಿಜನ್ಯ ನರಾಚಿ ಗಾಂಟಿ ಮಾತ್ತ್ಯಾಚೆ ಮುಳಾಂತು ಗಳ್ಯಾಚೆ ವೈಲೆ ಭಾಗಾಂತು ಆಸ್ಸ. ಮೆದುಳಾಕ ಲಾಗ್ಗೂನು ಆಸ್ಸ ಆನಿ ಮೆದುಳಾಚೆ ಸರ್ವ ಕಡೇನ ಸಂಪರ್ಕ ದೊವ್ರೋನ್ರು ಆಸ್ಸ.

ಉಲ್ಲೋಚಾಕ ಮನುಷ್ಯಾಕ ಮೆದುಳು ಮುಖ್ಯ. ಆಮ್ಮಿ ಉಲ್ಲೋಚಾಕ ಸಿದ್ಧ ಜಾಲ್ಲೇಲೆತೆದ್ದನಾ ಆಮ್ಗೇಲೆ ಫುಪ್ಪುಸಾಂಕ, ಕಂಠಮಣೀಕ ಆನಿ ತೊಂಡೀಚೆ ಮಾಂಸಪೇಶೀಂಕ ತ್ರಿಜನ್ಯ ಗಾಂಟೀಚೆ ಆನಿ ನರಾಂಚೆ ಮುಖಾಂತರ ಆಮ್ಗೇಲೊ ಮೆದುಳು ಸಂಜ್ಞೆ ಧಾಡ್ತಾ. ಆಮ್ಮಿ ಶಿಕ್ಕೇಲಿ ಭಾಸ ಮೆದುಳಾಂತು ಉಲ್ಲೋಚಿ ಭಾಸ ಆನಿ ಬೊರೋಚಿ ಭಾಸ ಮ್ಹೋಣು ಮೆದುಳಾಂತು ದಾಖಲಜಾವ್ನು ಆಸ್ತಾ. ಮೆದುಳಾಂತು ಭಾಸ ದಾಖಲಜಾವ್ಚೆ ಕೇಂದ್ರಾಕ ವಾಕ್ಕೇಂದ್ರ (ಸ್ಪೀಚ್‌ಸೆಂಟರ್) ಮ್ಹಣ್ತಾತಿ. ಹೇ ಕೇಂದ್ರಾಕ ಪೆಟ್ಟು ಜಾಲ್ಲ್ಯಾರಿ ಮನುಷ್ಯಾಕ ಉಲ್ಲೋಚಾಕ ಆನಿ ಬೊರೋಚಾಕ ಜಾಯ್ನಾ.

ಗೊಂಯ್ಚಿ ಕೊಂಕಣಿ ಭಾಸ

ಕೊಂಕಣಿ ಭಾಸ ಉಲ್ಲಯತಲೆ ಸಕ್ಕಡ ಜಽಣ ಗೋವಾಕ ಆಪ್ಣಾಲೆ ಮೂಳ ಗಾಂವು ಮ್ಹಣ್ತಾತಿ. ಗೌಸಾಬ್ರಾ ಲೋಕಾಲೆಂ ಗೋತ್ರ ಸಕ್ಕಡ ಗೊಂಯ್ಚೆ ಮೂಳಾಚೆ. ಗೌಸಾಬ್ರಾ ಲೋಕಾಲಿ ಕೊಂಕಣಿ ಗೊಂಯ್ಚೆ ಮೂಳಾಚಿ. ಗೌಸಾಬ್ರಾಲಿ ಕೊಂಕಣಿ ಭಾಷೇಚೆ ಮುಕ್ಕಾಲ್ವಾಸಾಕಯಿ ಚಽಡ ಭಾಗ ಗೊಂಯ್ಚೆ ಭಾಷೇಕ ಹೋಲಿಕೆ ಜಾತ್ತಾ. ಕರ್ನಾಟಕಾಂತು ದೋನಿ ಹಝಾರ ವರ್ಸಾಕಯಿ ಚಽಡ ಸಮಯಧೋರ್ನು ವಾಸ ಕೋರ್ನು ಆಸ್ಲೂಚೆ ಕೊಂಕಣಿ ಉಲ್ಲೈತಲೆ ಗೌಸಾಬ್ರಾ ಲೋಕಾಲಿ ಭಾಸ ಗೊಂಯ್ಚೆ ಕೊಂಕಣಿ ಭಾಷೇಚೆವರಿ ನಾ.

ಕೊಂಕಣಿ ಭಾಸ ಗೋಂಯ (ಗೋವಾ) ಸರಕಾರಾಚಿ ಅಧಿಕೃತ ಸರಕಾರೀ ಭಾಸ. ಗೋಯಾಂತು ಕೊಂಕಣಿ ಭಾಷೇಕ ದೇವನಾಗರೀ ಲಿಪೀಂತು ಬರ್‍ರೈತಾತಿ. ಗೌಸಾಬ್ರಾಲಿ ಕೊಂಕಣಿ ಭಾಸ ಕನ್ನಡ ಲಿಪೀನ ಅಥವಾ ದೇವನಾಗರೀ ಲಿಪೀನ ಬೊರೋಯೇತ. ಮಂಗಳೂರಾಚೆ

ಲೋಕಾಂಕ ದೇವನಾಗರಿ ವಾಜ್ಜೂಂಕ ಕಷ್ಟ ಜಾತ್ತಾ. ಕನ್ನಡ ವಾಜ್ಜೂಂಕ ಸುಲಭ ಜಾತ್ತಾ.

ಕೇರಳಾಂತು ಎರ್ನಾಕುಲಂ ಗಾಂವಾತಾಕ್ಕೂನು ದಕ್ಷಿಣಾಂಕ ರಾಬ್ತಲೆ ಕೊಂಕಣಿ ಲೋಕಾಂಕ ಮಂಗಳೂರಾಚೆ ಗೌಸಾಬ್ರಾಲಿ ಕೊಂಕಣಿ ಅರ್ಥು ಜಾಯ್ನಾ. ಗೊಂಯ್ಚೆ ಲೋಕಾನಿ ಮಂಗಳೂರಾಕ ಯೇವ್ನು ಗೌಸಾಬ್ರಾಲೆಲಾಗ್ಗಿ ಇಂಗ್ಲೀಷಾನ ಉಲ್ಲೋಕಾ. ಇತ್ಯಾಕ ಮ್ಹಳ್ಯಾರಿ ಮಂಗಳೂರಾಚೆ ಗೌಸಾಬ್ರಾಂಕ ಗೊಂಯ್ಚಿ ಕೊಂಕಣಿ ಅರ್ಥು ಜಾಯ್ನಾ. ಉದಾಹರಣೇಂಕ ಹೇಂ ಸಕಲ್ಚೆ ಲೇಖ ಸುರ್ವೇಕ ಗೊಂಯ್ಚಿ ಭಾಷೇಂತು ಆನಿ ನಂತರ ಗೌಸಾಬ್ರಾಲಿ ಭಾಷೇಂತು ಬರೈಲಾಂ ಪಳಯಾ:

<u>ಗೊಂಯ್ಚಿ ಕೊಂಕಣಿ ಬರಪ</u> (ಸುರೇಶ ಜೆ ಬೋರ್ಕರ್ ಆನಿ ದೋಗಜಃಣ, ರಾಜಹಂಸ ನ್ಯೂ ಜನರೇಶನ್ ಕೊಂಕಣಿ ಇಂಗ್ಲಿಷ್ ಡಿಕ್ಷನರೀಂತುಲೆ 'ನಿವೇದನ' ಹಾಂತೂಲೆ ದೇವನಾಗರಿ ಲೇಖ):

"ಗೋಂಯ ಮೆಕ್ಳೆ ಜಾಯತಪಸೂನ ಗೊಂಯಕಾರಾಚೇರ ಏಕ ಮೋಟೀ ಜಾಪಸಾಲದಾರಕೀ ಯೇವನ ಪಡಲಿ. ಹೇ ಆದಿ ಪುರ್ತುಗೇಝಾಂಚ್ಯಾ ಶೇಕಾತಳಾ ಆಸತನಾ, ಉದರಗತೀಚ್ಯಾ ವೆಗಳ್ಯಾ ವೆಗಳ್ಯಾ ಮಾಳಾಂಚೆರ ಆಪಣೆಂ ಆನಿಕ ಖಾಸ ಕಿತೆಂ ಕರೂಂಕ ಜಾಯ ಅಶೆಂ ಗೋಂಯಕಾರಾಂಕ ದಿಸನಾಸಲೆಂ. ಆತಾ ಗೊಂಯಕಾರ ಗೊಂಯ್ಚೆ ರಾಜಕರ್ತೆ ಜಾಲ್ಯಾತ. ಹಿಂದುಸ್ಥಾನಾಂತ ಜಶೀಂ ಜಾಯತೀಂ ಘಟಕ ರಾಜ್ಯಾಂ ಆಸಾತ, ತಶೇಂಚ ಗೋಂಯ ಹೇ ಏಕ ತಿತಲ್ಯಾಚ ಅಧಿಕಾರಾಚೆಂ ಸುಪುಲ್ಲೆಂ ಘಟಕ ರಾಜ್ಯ ಜಾಲಾಂ."

<u>ಗೌಸಾಬ್ರಾ ಲೋಕಾಲಿ ಕೊಂಕಣಿ ಬರಪ</u> (ವೈಲೆ ಲೇಖನಾಚೆ ಭಾಷಾಂತರ):

"ಗೋವಾ ರಾಜ್ಯ ಸ್ವತಂತ್ರ ಜಾಯ್ತಥೋರ್ನು ಗೊಂಯ್ಚೆ ಜನಾಂಕ ಏಕಿ ಹೊಳ್ಳಿ ಜವಾಬ್ದಾರಿ ಯೇವ್ನು ಪಳ್ಳಿ. ಹೇಂ ಘೂಢೆ ಪೊರ್ತುಗೀಝಾಲೆ ಆಳ್ವಿಕೇಂತು ಆಸ್ತನಾ, ಅಭಿವೃದ್ಧೀಚೆ ವಿಂಗವಿಂಗಡ ಸ್ಥರಾರಿ ಆನ್ನಿಮುಕಾರಿ ಖಾಸ ಕಸ್ಸಲೆಂ ಕೋರ್ಕಾ ಮ್ಹೋಣು ಗೊಂಯ್ಚೆ ಜನಾಂಕ ದಿಸ್ಸನಾಆಶ್ಶೀಲೆಂ. ಆತ್ತಂ ಗೊಂಯ್ಚೆ ಜಃಣ ರಾಜಕರ್ತಾ ಜಾಲ್ಲ್ಯಾಂತಿ. ಹಿಂದುಸ್ಥಾನಾಂತು ಕಶ್ಶಿ ಜಾಯಿತಿತ್ಲೆಂ ರಾಜ್ಯ ಆಸ್ಸತಿಕೀ ತಶ್ಶಿಂಚಿ ಗೋವಾ ಏಕ ತಿತ್ಲೇ ಅಧಿಕಾರಾಚೆಂ ಸಾನಃಂಚಿ ತರ್ನೇಂಚಿ ರಾಜ್ಯ ಜಾಲ್ಲಾಂ."

ಗೊಂಯ್ಚೆ ಕೊಂಕಣಿ ಭಾಸ ಗೌಸಾಬ್ರಾಲಿ ಕೊಂಕಣೀಕ ಮೇಳ್ನು ಯೇನಾ. ದೋನ್ನೀಯಿ ಭಾಷೇಚೆ ನಾಂವ ಮಾಂತ್ರ ಕೊಂಕಣಿ; ಜಾಲ್ಲ್ಯಾರಿ ಗೊಂಯ್ಚೆ ಜನಾನಿ ಉಲ್ಲಯಿಲಿ ಕೊಂಕಣಿ ಭಾಸ ಮಂಗಳೂರಾಚೆ ಗೌಸಾಬ್ರಾಂಕ ಅರ್ಥು ಜಾಯ್ನಾ. ಉತ್ರಂ ಮಾಂತ್ರ ಅರ್ಥು ಜಾಯ್ನಾ

ನ್ಹಂಯಿ. ದೊಗ್ಗಾಲೋಯಿ ಉಲ್ಲೋಚೊ ಧಾಟು ವಿಂಗಡು. ಗೊಂಯಕಾರಾನಿ ಏಕವಚನಾನಿ ಸಂಬೋಧನೆ ಕೊರ್ಚೆಂ ಸಾಮಾನ್ಯ. 'ತುಕ್ಕಾ ಕಸ್ಸಲೆ ಜಾಯಿ?' ಮ್ಹೋಣ್ಚೆಬದಲಾಕ 'ತುಕಾ ಕಿತೆಂ ಜಾಯಿ?' ಮ್ಹಣ್ತಾತಿ. 'ಗಾಂವು ಮಸ್ತ ದೂರ ಆಸ್ಸ' ಮ್ಹೋಣ್ಚೆಬದಲಾಕ 'ಗಾಂವ ಖೂಬ ಪಯಸ ಆಸಾ,' ಮ್ಹಣ್ತಾತಿ. 'ನಾಟಕ ಮುಗ್ದಲೆಂ,' ಮ್ಹೋಣ್ಚೆಬದಲಾಕ, 'ನಾಟಕ ಸೊಂಪ್ಲೆಂ,' ಮ್ಹಣ್ತಾತಿ.

ಸಲ್ಪ ತತ್ಸಮ ಶಬ್ಧ ಹಾಂಗಾ ದಿಲ್ಲ್ಯಾಂತಿ, ಪಳಯಾ! ಗೊಂಯ್ಚೆ ಪೀಳಗ್ಯಾ – ಗೌಸಾಬ್ರಾಲಿ ಪೀಳಿಗೆ; ಗೊಂಯ್ಚೆ ಪಿಯೇವಪಾಚಿ – ಗೌಸಾಬ್ರಾಲೆ ಪಿಪ್ಪಿ; ಸವಯ – ಅಭ್ಯಾಸು; ಆಪಲೆಂ – ಆಪ್ಣಾಲೆಂ; ಬರೋಚ – ಮಸ್ತ; ಘೋವ – ಬಾಮ್ಮೊಣು; ಅಘೂನ – ಆತ್ತsಯೀಂ; ಅದಮಾಸಾನ – ಜೋರಾನ; ರಿಗಪಾಕತಿರ – ರಿಗ್ಚೆಕತಿರ; ಅಕ್ಕಲ – ಬುದ್ಧಿ; ಸುವಾತ – ಜಾಗೊ; ಗರಜ – ಅಗತ್ಯ; ಅಶೆಂ – ಅಶ್ಶಿ; ಕಿತೇಂ – ಇತ್ತೇಂ, ಕಸ್ಸಲೆಂ; ಬರೋಚ ಶಬ್ಧಾಂತು 'ಚ'ಕಾರು ಅರ್ಧ ಚ ಅಥವಾ 'ತ್ಚ' ಜಾತ್ತಾ.

ಗೊಂಯ್ಚೆ ಆಮ್ಚೆಂ – ಗೌಸಾಬ್ರಾಲೆ ಅಮ್ಗೇಲೆಂ; ಗೊಂಯ್ಚೆ ವಾವರ – ಗೌಸಾಬ್ರಾಲೆ ವ್ಯವಹಾರ; ಬರೆಂ – ಚಾಂಗ; ನದರೇನ – ದೃಷ್ಟೀನ; ಆಸನಾತ – ಆಸ್ಸನಾಂತಿ; ಆಸಾತ – ಆಸ್ಸತಿ; ಉರ್ಫಾಟೆ – ಉಪ್ರಟೆ; ಆವಯಿ – ಆವ್ವು; ಬಾಪಯಿ – ಬಾಪ್ಪೂಸು; ಜಾಲಾಂ – ಜಾಲ್ಲಾಂ; ಗೊಮಟೆಂ – ಚಂದ; ಮ್ಹಣಟಕಚ – ಮ್ಹಳ್ಯಾರಿ; ಅಶ್ಶೀ ಮಸ್ತ ಶಬ್ಧ ಗೊಂಯ್ಚೆ ಕೊಂಕಣೀಕ ಆನಿ ಗೌಸಾಬ್ರಾ ಕೊಂಕಣಿಕ ತುಲನ ಕೋರ್ಯೇತ.

ಗೌಸಾಬ್ರಾ ಲೋಕಾನಿ ಆನಿ ಸಕ್ಕಡ ಕೊಂಕಣಿ ಲೋಕಾನಿ ಗೊಂಯ್ಚೀಚಿ ಕೊಂಕಣಿ ಭಾಸsಚಿ ಉಲ್ಲೋಕಾ ಆನಿ ದೇವನಾಗರೀ ಲಿಪೀನ ಬೊರೋಕಾ ಮ್ಹೋಣು ಗೊಂಯ್ಚೆ ಜsಣ ಆಶಾ ಕರ್ತಾತಿ. ಹೇಂ ಸಾಧ್ಯಜಾವ್ಚೆ ದಿಸ್ಸನಾ. ದೇವನಾಗರೀ ಲೀಪಿ ಸಂಸ್ಕೃತ ಭಾಷೇಚಿ ಲೀಪಿ.

ಹಿಂದಿ ಆನಿ ಮರಾಠಿ ಭಾಸ ದೇವನಾಗರೀ ಲಿಪೀಂತು ಬರ್ರೈತಾತಿ. ಸಕ್ಕಡ ಭಾಸ ಏಕಲೇಕ ನಾ.

ಪ್ರತಿಏಕ ಭಾಷೇಂತು ತಾಜ್ಜೇಂಚೆ ವಿಶೇಷತಾ ಆಸ್ತಾತಿ. ಗೌಸಾಬ್ರಾ ಕೊಂಕಣಿ ಭಾಸ ಉಲ್ಲೋಚಿ ರೂಢೀ ಸುರ್ವೇಕ ಶಿಕ್ಕೊಕಾ. ನಂತರ ವ್ಯಾಕರಣ ರೂಢೀಚೆ ಮಾಕ್ಷೀಚಿ ಯೆತ್ತಾ.

ಬೊರೋಚಿ ಭಾಸ ಶುದ್ಧ ಭಾಸ. ಬೊರೋಚೆ ಭಾಷೇಕ ವ್ಯಾಕರಣ ಮುಖ್ಯ. ರೂಢೀಚಿ ಭಾಸ ವ್ಯಾಕರಣಾಕ ಹೊಂದ್ವನಾ ಜಾಲ್ಲ್ಯಾರೀಯಿ ಚಲ್ತಾ. ಬೊರೊಚಿ ಭಾಸ ವ್ಯಾಕರಣಾಕ ಹೊಂದೂಕಾ.

ಕನ್ನಡ ಲೀಪಿ ಆನಿ ಕೊಂಕಣಿ ವ್ಯಾಕರಣ

ಕನ್ನಡ ಲಿಪಿಂತು ಕೊಂಕಣಿ ಭಾಸ ಬರೈತನಾ ಆಮ್ಮಿ ಕನ್ನಡ ಅಕ್ಷರಮಾಲೇಕ ಉಪೇಗು ಕರ್ತಾತಿ. ಕನ್ನಡ ಭಾಷೇಂತು ಉಲ್ಲಯಿಲೆಂ ಕೊಂಕಣಿ ಉತ್ರಂ ಬರಹಾಂತು ರೂಪಾಂತರ ಕರ್ತನಾ ದಾವೆ ದಿಕಡ್ಲಾನ ಉಜ್ವೆದಿಕಡೆ ವಳಾರಿ ಬೊರೋಚೊ ಕ್ರಮು. 'ವಽಳ' ಮ್ಹಳ್ಯಾರಿ ರೇಖೆ (ಲೈನ). ವಾಕ್ಯ ಸೂರು ಕೋರ್ನು ಪಾನ್ನಾಚೆ ರುಂದಾಯೇಚೆ ತಕೀತ ಉಜ್ವೆ ಬದಿನತಾಂಯಿ ವಳಾರಿ (ಲೈನಾರಿ, ರೇಖೇರಿ) ಬೊರೋಕಾ. ವಾಕ್ಯ ಮುಕಾಸೂರ್ಚಾಕ ವೋಪಾಸ ದಾವೆ ಬದೀನ ತಾಕ್ಕೂನು ದೊನ್ನೀಂಚೆ ವಽಳ ಬೊರೋಕಾ. ದೊನ್ನೀಂಚೆ ವಽಳ ಜಾಲ್ಲೆ ಮಾಗ್ಗೀರಿ ತಿನ್ನೀಂಚೆ ವಽಳ ದಾವೆ ದಿಕಡ್ಲಾನ ಸೂರು ಕೋರ್ನು ಬೊರೋಕಾ. ಅಶ್ಶಿ ಪ್ರತಿಏಕ ವಽಳ ದಾವೆ ದಿಕಡ್ಲಾನ ಸೂರು ಜಾವ್ನು ಉಜ್ವೆಬಽದಿತಾಂಯಿ ಬೊರೋಕಾ.

ಶಬ್ದು ಮ್ಹಳ್ಯಾರಿ ಏಕ ಅಥವಾ ಎಕ್ಕಾಕಯಿ ಚಽಡ ಸೋರು ಮೇಳ್ನು ಜಾವ್ಚೆ ಅರ್ಥಪೂರ್ಣ ಉತ್ತರ. ಶಬ್ದಾಕ ಅರ್ಥು ಆಸ್ಸೂಕಾ. ಅಸ್ಸಲೆ ದೋನಿತೀನಿ ಉತ್ತರ ಮೇಳ್ನು ವಾಕ್ಯ ಜಾತ್ತಾ. ಏಕ ವಾಕ್ಯಾಂತು ದೋನಿತೀನಿ ಶಬ್ದ ಆಸ್ತಾತಿ. ದೋನಿತೀನಿ ವಾಕ್ಯ ಮೇಳ್ನು ಪರಿಚ್ಛೇದ ಜಾತ್ತಾ.

ಪರಿಚ್ಛೇದಾಚೊ ಪ್ರಥಮ ಶಬ್ದು ದಾವೆ ಬದೀಕ ಪಾಂಚ ಮಾತ್ರಾ ಸೋಣು ಸೂರು ಕೊರ್ಚೊ ಏಕು ಕ್ರಮು. ಕನ್ನಡ ಭಾಷೇನ ಬೊರೋಚೊ ಸಕ್ಕಡ ಕ್ರಽಮು ಕೊಂಕಣಿ ಭಾಷೇನ ಬರೈತನಾ ಉಪೇಗು ಕರ್ತಾತಿ.

ಶಬ್ದಾಚೆ ಉಗಮಾಂಕ ಏಕ ಮುಖ್ಯ ಸ್ಥಾನ ಆಸ್ಸ. 'ಅ' ಸ್ವರಾಕ ಮುಖ್ಯ ಸ್ಥಾನ ಕಂಠ. ಜಾಲ್ಲ್ಯಾರಿ ಕಂಠ ಸ್ಥಾನ ಮಾಂತ್ರ ಪಾವ್ನಾ. 'ಅ' ಶಬ್ದು ಭಾಯ್ರ ಹಾಡೂಂಕ ತೊಂಡೀಚೊ ಆಕಾರು ಆನಿ ಗಾತ್ರ ಬದಲ್ಲೂಕಾ.

ಅ, ಆ, ಇ, ಈ, ಉ, ಊ, ಎ, ಏ, ಐ, ಒ, ಓ, ಔ, ಅಂ, ಅಃ, ಇತ್ಲೆ ಸ್ವಽರ ಕೊಂಕಣೀಂತು ಆಸ್ಸತಿ. ಮ್ ಮ್ಹಳ್ಳೆಲೆ ಅನುಸ್ವರ ಕೊಂಕಣೀಂತು ಕೆಲವು ಶಬ್ದಾಚೆ ಅಂತ್ಯಾರಿ ನಾಂಕಾಂತು (ನಾಸಿಕ) ಸೃಷ್ಟಿ ಜಾತ್ತಾ. ಕೊಂಕಣಿ ಭಾಷೇಂತು ಮಸ್ತ ಶಬ್ದ ತೊಂಡಾನಿ ಆನಿ ನಾಂಕಾನಿ (ಅನುನಾಸಿಕ ಶಬ್ದು) ದೊನ್ನೀಯಿ ರಂಧ್ರಾಂತುಲ್ಯಾನ ಯೇವ್ನು ಶಬ್ದಾಂಚೆ ಅಂತ್ಯಾಕ 'ಅರ್ಧ ಮ್' ಯೆತ್ತಾ. ನಾಂಕ ಉಪೇಗು ಕರ್ನಾಜಾಲ್ಯಾರಿ ಶುದ್ಧಮುಖೀ (ಅನನುನಾಸಿಕ) ಶಬ್ದು ಜಾತ್ತಾ. ಶುದ್ಧಮುಖೀ (ಅನನುನಾಸಿಕ) ಶಬ್ದಾಂತು ಅಂತ್ಯಾರಿ 'ಅರ್ಧ ಮ್' ಯೇನಾ.

ಅ, ಆ ಆನಿ ಐ, ಇತ್ಲೆ ಕಂಠಾಚೆ (ತಾಳ್ಯಾಚೆ) ಬಾಗ್ಲಾಂತು, ಇ ಆನಿ ಈ ತಾಳ್ಯಾಂತು, ಉ, ಊ ಆನಿ ಔ ಇತ್ಲೆ ವೊಂಟಾಂತು ಸೃಷ್ಟಿ ಜಾತ್ತಾತಿ.

ಕೊಂಕಣೀಂತು ವ್ಯಂಜನ ಮ್ಹಳ್ಳೇಲೆ ಅಕ್ಷರ ಸಕಲ ದಿಲ್ಲ್ಯಾಂತಿ.

ಕಂಠಾಚೆ ಬಾಗ್ಲಾಂತು ಸೃಷ್ಟಿ ಜಾವ್ಚೆ ವ್ಯಂಜನ: ಕ, ಖ, ಗ, ಘ, ಙ.

ತಾಳ್ಯಾಂತು ಸೃಷ್ಟಿ ಜಾವ್ಚೆ: ಚ, ಛ, ಜ, ಝ, ಞ.
ಮುಡಮಾಂತು ಸೃಷ್ಟಿ ಜಾವ್ಚೆ: ಟ, ಠ, ಡ, ಢ, ಣ, ಳ.
ದಾಂತಾಂತು ಸೃಷ್ಟಿ: ತ, ಥ, ದ, ಧ, ನ.
ವೊಂಟಾಂತು ಸೃಷ್ಟಿ: ಪ, ಫ, ಬ, ಭ, ಮ, ವ.
ಅಂತಸ್ಥ ವ್ಯಂಜನ: ಯ, ರ, ಲ.
ಊಷ್ಮ ವ್ಯಂಜನ: ಶ, ಷ, ಸ, ಹ.

ಮಿಶ್ರ: ಕ್ಷ, ತ್ರ, ಜ್ಞ, (ಕ್ಷ ಉಚ್ಚಾರಾಂತು ಕ, ಷ ಆನಿ ಅ ತೀನಿ ಉಚ್ಚಾರ ಮೇಳ್ಳು ಸಂಧಿಸ್ವರ ಕ್ಷ ಜಾತ್ತಾ. ತ್ರ ಉಚ್ಚಾರಾಂತು ತ, ರ ಆನಿ ಅ ಹೇ ತೀನಿ ಉಚ್ಚಾರ ಸಂಧಿ ಜಾವ್ನು ತ್ರ ಉಚ್ಚಾರು ಜಾತ್ತಾ. ಜ್ಞ ಉಚ್ಚಾರಾಂತು ಜ, ಞ ಆನಿ ಅ ಹೇ ತೀನಿ ಮೇಳ್ಳು ಸಂಧಿಸ್ವರ ಜ್ಞ ಜಾತ್ತಾ.)

ವರ್ಣ, ಹ್ರಸ್ವ, ಪ್ಲುಽತ ಆನಿ ದೀರ್ಘ ಮ್ಹಳ್ಳೇಲೆ ಅಕ್ಷರಾಚೆ ವರ್ಣನೆ ಉಚ್ಚಾರು ಕರ್ತನಾ ಕಿತ್ಲೊ ಸಮಯು ಕಾಡ್ತಾತಿ ಮ್ಹೊಣ್ಚಾರಿ ಹೊಂದೂನು ಆಸ್ಸ. ವರ್ಣಾಕ ಅತ್ಯಲ್ಪ ಸಮಯು ಕಾಡ್ತಾತಿ ಆನಿ ದೀರ್ಘಾಕ ಅತ್ಯಧಿಕ ಸಮಯು ಕಾಡ್ತಾತಿ. ವರ್ಣ ಸಾಂಗೂಂಕ ಏಕ ಮಾತ್ರಾ ಸಮಯು ಲಾಗ್ತಾ ಜಾಲ್ಲ್ಯಾರಿ ಹ್ರಸ್ವ ಸಾಂಗೂಂಕ ದೋನಿ ಮಾತ್ರಾ, ಪ್ಲುಽತ ಸಾಂಗೂಂಕ ತೀನಿ ಮಾತ್ರಾ ಆನಿ ದೀರ್ಘ ಸಾಂಗೂಂಕ ಚಾರಿ ಮಾತ್ರಾ ಸಮಯು ಜಾತ್ತಾ. ಕ, ಕ, ಕಽ, ಆನಿ ಕಾ. ಸಲ್ಪಕಡೇನ ಪ್ಲುತ ಸಾಂಗೂಂಕ ಚಾರಿ ಮಾತ್ರಾ ಸಮಯು ಜಾತ್ತಾ. ಕೊಂಕಣೀಂತು ಪ್ಲುತ ಮಸ್ತ ಉಪೇಗು ಜಾತ್ತಾ.

ಪ್ಲುಽತ ಉಚ್ಚಾರಾಕ ಽ ಹೇಂ ಚಿನ್ಹ ಉಪೇಗು ಕರ್ತಾತಿ. ಉದಾಹರಣೇಂಕ 'ಘರ' ಶಬ್ದು ಕೊಂಕಣೀಂತು 'ಘಽರ' ಜಾತ್ತಾ. ಘಽ ಧಾಂಪೀಲೆ ಶಬ್ದಾಂತು ಮಾಂತ್ರ ಉಪೇಗು ಜಾತ್ತಾ. 'ಘರಾಂತು' ಮ್ಹಣ್ತನಾ ಪ್ಲುಽತ ಘಽ ಉಚ್ಚಾರು ಯೇನಾ.

ಸಂಧಿ ಮ್ಹಳ್ಯಾರಿ ದೋನಿ ಅಕ್ಷರಾಂಕ ಮೆಳೋಚೆ. ಉದಾಹರಣೇಂಕ: ಜಾವ್ನು (ಪೂರ್ವಪದ) + ಆಶ್ಶೀಲೆ (ಉತ್ತರಪದ) = ಜಾವ್ನಾಶ್ಶೀಲೆ. ಕೊಂಕಣೀಂತು ಯೆವ್ಚೆ ಅನೇಕ ಶಬ್ಧ ಸಂಸ್ಕೃತ ಸಂಧಿಶಬ್ಧ. ಗೌಸಾಬ್ರಾಲಿ ಕೊಂಕಣೀಂತು ಅನೇಕ ಕನ್ನಡ ಶಬ್ಧ ಆಸ್ಸತಿ. ಗೊಂಯ್ಚಿ ಕೊಂಕಣೀಂತು ಅನೇಕ ಪೊರ್ತುಗೀಜ಼ ಶಬ್ಧ ಯೆತ್ತಾತಿ. ದಕ್ಷಿಣ ಕೇರಳಾಂತುಲಿ ಕೊಂಕಣೀಂತು ಅನೇಕ ಮಲಯಾಳಂ ಶಬ್ಧ ಯೆತ್ತಾತಿ.

ಸಂಸ್ಕೃತ ಭಾಷೇಚೆ ವ್ಯಾಕರಣಾಂತು ಸ್ವರಸಂಧಿ, ಹಲ್‌ಸಂಧಿ ಆನಿ ವಿಸರ್ಗ ಸಂಧಿ ಮ್ಹೊಣು ಅನೇಕ ವಿಧಾಚೆ ಸಂಧಿ ಸಾಂಗ್ಲ್ಯಾಂತಿ. ಸಂಸ್ಕೃತ ಭಾಷೇಚೆ ವಿವಿಧ ಸಂಧಿ: ಸವರ್ಣದೀರ್ಘಸಂಧಿ, ಪ್ರಕೃತಿಭಾವ ಸಂಧಿ, ಯಾಂತವಾಂತಾದೇಶ ಸಂಧಿ, ಅನುನಾಸಿಕ ಸಂಧಿ, ಇತ್ಯಾದಿ ಮಸ್ತ ಸಕ್ಕಡ ಸಂಧಿ ಕೊಂಕಣೀಕ ಲಾಗು ಜಾತ್ತಾತಿ.

ಕೊಂಕಣೀಂತು ಚಾರಿ ನಮೂನ್ಯಾಚೆ ಶಬ್ಧ ಆಸ್ಸತಿ. 1. ನಾಂವ, 2. ಆಖ್ಯಾತ, 3. ಉಪಸರ್ಗ, 4. ನಿಪಾತ.

1. ನಾಂವ: ನಾಮಪದ, ಖಂಚೇಯಿ ವಸ್ತೂಚೆ ನಾಂವ. (ಉಮೇಶು, ಕೊಡಿಯಾಲ, ಘ_ಽರ, ದಾಯಿ, ಇತ್ಯಾದಿ.)

2. ಆಖ್ಯಾತ: ಕ್ರಿಯಾಪದ, (ಆಯ್ಲೊ, ಹಾಳ್ಳೆಂ, ಕೆಲ್ಲೆಂ, ಇತ್ಯಾದಿ).

3. ಉಪಸರ್ಗ: ಕ್ರಿಯಾಪದಾಕ ಜೋಡಿಸೂಚೆ ಪಽದ.

4. ನಿಪಾತ (ಅವ್ಯಯ): ಬದಲ ಜಾಯ್ನಾನಾತ್ತೀಲೆ ಶಬ್ಧ. (ಆನಿ, ಎಕಯಿ, ಸಮೇತ, ತಾಕ್ಕೂನು, ವರೇಕ, ಇತ್ಯಾದಿ).

ನಾಮ ವಿಶೇಷಣ, ಕ್ರಿಯಾ ವಿಶೇಷಣ, ಇತ್ಯಾದಿ ವಿಂಗಡ ಶಬ್ಧ ಆಸ್ಸತಿ.

ಕೊಂಕಣೀಂತು ತೀನಿ ಲಿಂಗ ಭೇಧ ಆಸ್ಸತಿ. 1. ಪುಲ್ಲಿಂಗ, (ಸತೀಷು, ಚೆಲ್ಲೊ, ಬುದ್ಧೋಂತು, ಬೈಲು, ಖಾಳೋಖು, ಭಾಪ, ಮ್ಹಾಲು, ಇತ್ಯಾದಿ) 2. ಸ್ತ್ರೀ ಲಿಂಗ, (ಲಕ್ಷ್ಮಿ, ಚೆಲ್ಲಿ, ನಣಂದ, ತಳಸಾಣಿ, ಬಾಂಯಿ, ರಚನಾ, ಇತ್ಯಾದಿ). 3. ನಪುಂಸಕ ಲಿಂಗ, (ದಾರವಂದು, ದೌಲೊ, ಭಾಢೆಂ, ಧುವ್ವೋರು, ಪಿತ್ತಳ, ಇತ್ಯಾದಿ).

ಕೊಂಕಣೀಂತು ದೋನಿ ವಚನ ಆಸ್ಸತಿ. 1. ಏಕವಚನ, (ಚೆಲ್ಲಿ, ಚೆರ್ಕೊ). 2. ಬಹುವಚನ, (ಚೆಲ್ಯೊ, ಚೆರ್ಕೆ).

ಶಬ್ಧಾಂಕ ವಿಭಾಗ ಕೋರ್ನು ಪ್ರತಿ ವಿಭಾಗಾಕ ವಿಭಕ್ತಿ ಮ್ಹೋಣು ನಾಂವ ದಿಲ್ಲಾಂ.

1. ಪ್ರಥಮಾ ವಿಭಕ್ತಿ – ಕರ್ತಾ (ವಸ್ತು, ವಿಷಯು, ವ್ಯಕ್ತಿ.)

2. ದ್ವಿತೀಯಾ ವಿಭಕ್ತಿ – ಕರ್ಮ, (ಕರ್ತಾನ ಕೆಲ್ಲೇಲೆ ಕರ್ಮ, ಭೆತ್ಲೆಂ, ಪೊಶ್ಶೀಲೆಂ, ಪಾಡಯ್ಲೆಂ, ಇತ್ಯಾದಿ).

3. ತೃತೀಯಾ ವಿಭಕ್ತಿ – ಕರಣ (ಕಸ್ಸಲ್ಯಾನಿ, ಖಂಚಾನಿ ಅಥವಾ ಕರ್ತಾನ ಕಶ್ಶಿ ಕಾಮ ಕೆಲ್ಲೆಂ).

4. ಚತುರ್ಥಿ ವಿಭಕ್ತಿ – ಸಂಪ್ರದಾನ (ಕೋಣಾಕ, ಇತ್ಯಾಕ ಕೆಲ್ಲೆಂ).

5. ಪಂಚಮಿ ವಿಭಕ್ತಿ – ಅಪಾದಾನ (ಖಂಚೆ ಕಾರಣಾನ).

6. ಷಷ್ಟಿ ವಿಭಕ್ತಿ – ಸಂಬಂಧು (ಕೋಣಾಲೆ, ಖಂಚೆ).

7. ಸಪ್ತಮೀ ವಿಭಕ್ತಿ – ಅಧಿಕರಣ (ಖಂಯಿ, ಖಂಚಾಂತು).

8. ಸಂಬೋಧನ ವಿಭಕ್ತಿ – ಕರ್ತಾಕ ಸಂಬೋಧ ಕೊರ್ಚೆಂ.

ಕೊಂಕಣಿ ವಾಕ್ಯ

ಕಾಯ್ಲೊ ರಡ್ತಾ; ಕೀರು ಫಽಲ ಖಾತ್ತಾ; ಗಾಡ್ಡವ ಕಿರ್ಡೀತಾ; ಗಾಯಿ ತಽಣ ಚರ್ತಾ. ಹೇಂ ಸಕ್ಕಡ ಅರ್ಥು ಜಾವ್ಚೆ ಕೊಂಕಣಿ ವಾಕ್ಯಂ.

ಕರ್ತೃ ಪ‌ದ: ರಾಮು ಧಾವ್ಲೊ; ಭೀಮು ಪಳ್ಳೊ; ಕೃ‌ಷ್ಣು ರಳ್ಳೊ;

ಹೇ ವಾಕ್ಯಾಂತು ರಾಮು, ಭೀಮು ಆನಿ ಕೃ‌ಷ್ಣು ಹೇಂ ಸಕ್ಕಡ ನಾಮಪ‌ದ. ಹಾನ್ನಿ ಕಾಂಯಿಪುಣಿ ಕೆಲ್ಲೆಂ ಅಥವಾ ತಾಂಕಾ ಕಾಂಯಿಪುಣಿ ಜಾಲ್ಲೆಂ. ತಶ್ಶಿ ಜಾವ್ನು ಹೇಂ ಸಕ್ಕಡ ಪ್ರಥಮಾ ವಿಭಕ್ತೀಚೆ ಶಬ್ಧಂ.

ಕರ್ತೃ ನಾಮಪ‌ದ: ಘಾತ್ತೋರು ಲಾಗ್ಲೊ; ಕಾಪ್ಪಡ ಪಿಂದ್ಲೆಂ; ಕಾನ್ನಡಿ ಭೆತ್ಲಿ; ಉದ್ದಾಕ ಹೊಳ್ಳೆಂ. ಹೇ ವಾಕ್ಯಾಂತು ಘಾತ್ತೋರು, ಕಾಪ್ಪಡ, ಕಾನ್ನಡಿ ಆನಿ ಉದ್ದಾಕ ಹೇಂ ಸಕ್ಕಡ ವಸ್ತೂಚೆ ನಾವ್ವಂ ನಾಮಪದ ಜಾತ್ತಾ. ತಾಂಕಾ ಕಾಂಯಿಪುಣಿ ಜಾಲ್ಲೆಂ. ತಶ್ಶಿ ಜಾವ್ನು ಹೇಂ ಸಕ್ಕಡ ಪ್ರಥಮಾ ವಿಭಕ್ತೀಚೆ ಶಬ್ಧಂ ಕರ್ತೃ ನಾಮಪದ.

ಕ್ರಿಯಾಪದ: ಸೀತೆ ಪಳ್ಳಿ; ಕಾಮಾಂಚೊ ಧಾಂವ್ಲೊ; ಪಕ್ಷಿ ಉಬ್ಲಿ.

ಹೇ ವಾಕ್ಯಾಂತು ಪಳ್ಳಿ, ಧಾಂವ್ಲೊ ಆನಿ ಉಬ್ಲಿ ಹೇಂ ಸಕ್ಕಡ ಕರ್ತೃನ ಕೆಲ್ಲೇಲೆ ಮ್ಹೊಣು ಸೂಚನೆ ದಿತ್ತಾ. ಕರ್ತೃಲೆ ಕಾರ್ಯ ಸಾಂಗ್ಚೆ ಶಬ್ದಾಕ ಕ್ರಿಯಾಪದ ಮ್ಹಣ್ತಾತಿ. ದ್ವಿತೀಯಾ ವಿಭಕ್ತೀಚೊ ಶಬ್ಧು.

ಕರ್ಮಪದ: (ಕರ‌ಣ): ಮಾಸ್ತರಾನ ಪುಸ್ತಕ ವಾಜ್ಲೆಂ; ರಾಮಾನ ಪಾಯ್ಜಾಮ ಘಾಲ್ನುಘೆತ್ಲೆಂ. ತಾಂಬ್ಯಾನ ಆಯ್ದನ ಕರ್ತಾತಿ; ಕೊಬ್ಬಾನ ಸಾಕ್ಕರ ಕರ್ತಾತಿ. ಹೇ ವಾಕ್ಯಾಂತು ಪುಸ್ತಕ, ಪಾಯ್ಜಾಮ, ತಾಂಬೆ ಆನಿ ಕೊಬ್ಬು ಇತ್ಯಾದಿ ಕರ್ಮ ನಾಮಪದ ಜಾತ್ತಾತಿ. ತೃತೀಯಾ ವಿಭಕ್ತೀಚೆ ಶಬ್ಧಂ.

ಸಂಪ್ರದಾನಪದ: ಸತೀಷು ಗಾಂವಾಂಕ ಗೆಲ್ಲೊ; ರಾಮಾಕ ಉದ್ದಾಕ ದೀ; ಘುಲ್ಲಾಕ ಪೈಸೆ ಕಿತ್ಲೆ; ಹೇ ವಾಕ್ಯಾಂತು ಗಾಂವಾಂಕ, ರಾಮಾಕ, ಘುಲ್ಲಾಕ, ಹೇಂ ಸಕ್ಕಡ ಕೋಣಾಂಕ ಕೆಲ್ಲೆಂ ಮ್ಹೊಣು ಸೂಚನೆ ದಿತ್ತಾ. ಚತುರ್ಥಿ ವಿಭಕ್ತಿಚೆ ಶಬ್ಧಂ.

ಆಪಾದಾನಪದ: ರಾಮಾನ ಪುಸ್ತಕ ಪೆನ್ನಾನಿ ಬರೈಲೆಂ; ಮೋಟಾರ ಪೆಟ್ರೋಲು ಘಾಲ್ಲ್ಯಾರಿ ಚಲ್ತಾ; ಹೇ ವಾಕ್ಯಾಂತು ಪೆನ್ ಆನಿ ಪೆಟ್ರೋಲು ಖಂಚಾನ ಮ್ಹೊಣು ಸೂಚನೆ ದಿತ್ತಾ. ಪಂಚಮೀ ವಿಭಕ್ತೀಚೆ ಶಬ್ಧಂ.

ಸಂಬಂಧಪದ: ಕಿಟ್ಟಾಲಿ ಆಂಗಡಿ; ದೇವಸ್ಥಾನಾಚೆ ತ‌ಳೆಂ; ಹೇ ವಾಕ್ಯಾಂತು ಕಿಟ್ಟಾಲಿ, ದೇವಸ್ಥಾನಾಚೆ, ಹೇಂ ಸಂಬಂಧಸೂಚಕ ಪ‌ದಂ. ಷಷ್ಟೀ ವಿಭಕ್ತೀಚೆ ಶಬ್ಧಂ.

ಅಧಿಕರಣಪದ: ಪೆಟ್ಟೇಂತು ದುಡ್ಡು ಆಸ್ಸ‌; ರುಕ್ಕಾರಿ ಆಂಬೊ ದಿಸ್ತಾ. ಹೇ ವಾಕ್ಯಾಂತು ಪೆಟ್ಟೇಂತು, ರುಕ್ಕಾರಿ ಶಬ್ಧಂ ಸ್ವಾಮಿತ್ವಸೂಚಕ ಜಾವ್ನು ಆಸ್ಸತಿ. ಸಪ್ತಮೀ ವಿಭಕ್ತಿಚೆ ಶಬ್ಧಂ.

ಸಂಬೋಧನಪದ: ಚೆರ್ಡ್ವಾ, ಯೋರೆ ಹಾಂಗಾ; ಲಕ್ಷ್ಮೀ, ತೂಂ ಖಂಯಿ ಗೆಲ್ಲಿಗೋ? ಹೇ ವಾಕ್ಯಾಂತು ಚೆರ್ಡ್ವಾ, ಲಕ್ಷ್ಮೀ, ಹೇಂ ಸಂಬೋಧ ಕೊರ್ಚೆಂ ಶಬ್ಧಂ. ಸಂಬೋಧನ ವಿಭಕ್ತೀಚೆ ಶಬ್ಧಂ.

ಕೊಂಕಣಿ ವಿಶೇಷಣ ಪဒದ ಇತ್ಯಾದಿ

ವಿಶೇಷಣ ತೀನಿ ತರಾಚೆ ಆಸ್ಸತಿ. ಕಾಳೊ ಮನೀಷು (ಪುಲ್ಲಿಂಗ); ಕಾಳಿ ಚೆಲ್ಲಿ (ಸ್ತ್ರೀಲಿಂಗ); ಕಾಳೆಂ ಆಂವ್ಗಲೆಂ (ನಪುಂಸಕ ಲಿಂಗ).

ಸಂಖ್ಯಾವಾಚಕ: ಹೇ ಕಾರಾಕ ಶೆಂಬರಿ ಚದರಅಡಿ ವಿಸ್ತೀರ್ಣಾಚೆ ಗ್ಯಾರೇಜ ಜಾಯಿ. ಮಾಕ್ಕಾ ದೊನ್ನೀಂಚೆ ಕೂಡ ಭಾಢ್ಯಾಕ ದೀ. ಹೇ ವಾಕ್ಯಾಂತು ಶೆಂಬರಿ, ದೊನ್ನೀಂಚೆ ಶಬ್ಧ ಸಂಖ್ಯಾವಾಚಕ ಶಬ್ಧಂ.

ಸರ್ವನಾಮ: ಸತೀಷು ಆಪ್ರಾಯ್ಯಾಲೊ ಪೂತು. ಸತೀಷಾಕ ಪೆಂಟಾಂತು ಆಂಗಡಿ ಆಸ್ಸ. ಸತೀಷಾನ ಶೆನ್ವಾರಾ ಸಿನ್ಯಾಮ ಪಳೈಲೆಂ. ಹೇ ವಾಕ್ಯಾಂತು ಸತೀಷಾಕ ತೀನಿಪಟಿ ದಿಲ್ಲಾಂ. ತಾಜ್ಜೆ ಬದಲಾಕ – ಸತೀಷು ಆಪ್ರಾಯ್ಯಾಲೊ ಪೂತು. ತಾಕ್ಕಾ ಪೆಂಟಾಂತು ಆಂಗಡಿ ಆಸ್ಸ. ತಾಣೆ ಶೆನ್ವಾರಾ ಸಿನ್ಯಾಮ ಪಳೈಲೆಂ. ಹೇ ವಾಕ್ಯಾಂತು ಸತೀಷಾಲೆ ಜಾಗ್ಯಾರಿ ತಾಕ್ಕಾ ಆನಿ ತಾಣೆ ಮ್ಹೊಣು ಆಸ್ಸ. ತಾಕ್ಕಾ ಆನಿ ತಾಣೆ ಸರ್ವನಾಮ ಪဒದ ಜಾತ್ತಾತಿ.

ಕೊಂಕಣಿ ಭಾಷೇಂತು ಸರ್ವನಾಮ ದೋನಿ ವಿಧಾಚೆ ಆಸ್ಸತಿ.

1. ಏಕವಚನ, ಬಹುವಚನ, ಪುಲ್ಲಿಂಗ, ಸ್ತ್ರೀಲಿಂಗ, ನಪುಂಸಕ ಲಿಂಗ, ಇತ್ಯಾದಿ ಆಶ್ಶೀಲೆ ಸರ್ವನಾಮ. ಉದಾಹರಣೇಂಕ – ಹಾಂವ, ಆಮ್ಮಿ, ತೂಂ, ತುಮ್ಮಿ, ತೋ, ತಾನ್ನಿ, ಹೋ, ಹಾನ್ನಿ, ತೀ, ತಿಗ್ಗೇಲೆಂ, ತಿಕ್ಕಾ, ಮಾಕ್ಕಾ, ಮೆಗ್ಗೇಲೆ, ತೇಂ, ತಾಂತು, ತಾಜ್ಜೆ, ತಿಜ್ಜೆ, ಹಾಂತು, ಹಾಂಗಾ.

2. ಏಕವಚನ, ಬಹುವಚನ, ಪುಲ್ಲಿಂಗ, ಸ್ತ್ರೀಲಿಂಗ, ನಪುಂಸಕ ಲಿಂಗ, ಇತ್ಯಾದಿ ನಾತ್ತೀಲೆ ಸರ್ವನಾಮ. ಉದಾಹರಣೇಂಕ – ಪೂರೊ, ಮಾಗ್ಗೀರಿ, ಕೆದ್ನಾ, ಕಶ್ಶಿ, ಒಟ್ಟೂಚೆ, ಅಯ್ಯೋ, ಶಿವಾಯಿ, ನಾಕ್ಕಾ, ಜಾಯಿ, ಇತ್ಯಾದಿ.

ಸಕರ್ಮಕ ಆನಿ ಅಕರ್ಮಕ ಕ್ರಿಯಾಪದ: ಸತೀಷಾನ ಪಾನ್ನ್ಕ ಹಾಳ್ಳೀಂತಿ; ಗಾಯ್ಯೇನ ವಾಸ್ತು ಘಾಲ್ಲೆಂ. ಕಪಟ ಉಘಡ್ಲೆಂ. ಹೇ ವಾಕ್ಯಾಂತು ಹಾಳ್ಳೀಂತಿ ಆನಿ ಘಾಲ್ಲೆಂ ಸಕರ್ಮಕ ಕ್ರಿಯಾಪದ ಜಾತ್ತಾತಿ. ಉಘಡ್ಲೆಂ ಅಕರ್ಮಕ ಕ್ರಿಯಾಪದ ಜಾತ್ತಾ.

ಕಾಲಸೂಚಕ ಕ್ರಿಯಾಪದ: ತೂಂ ಕೆದ್ನಾ ಆಯ್ಲೊ? ಆಜಿ ಕ್ರಿಕೆಟ್ ಮ್ಯಾಚ ಆಸ್ಸ. ಹಾಂವ ದನ್ಪಾರಾ ಮಾಂತ್ರ ಜೆವ್ತಾಂ. ಹೇ ವಾಕ್ಯಾಂತು

ಆಯ್ಲೊ (ಭೂತಕಾಲ), ಆಸ್ಸs (ವರ್ತಮಾನಕಾಲ), ಜೆವ್ತಾಂ (ಭವಿಷ್ಯತ್ಕಾಲ) ಹೇಂ 'ಕೆದ್ನಾ' ಪ್ರಶ್ನ್ಯಾಂಕ ವಿವರಣ ದಿತ್ತಾ.

ಭಾವನಾಮ: ಆಲಸ್ಯ ಚಾಂಗ ನ್ಹಂಯಿ; ತೂಂವೆ ಬರಯಿಲೆಂ ಲಾಯ್ಕ ಆಸ್ಸs; ಚೊರ್ಚಿ ಬುದ್ದಿ ವಾಯ್ಟಿ. ಹೇ ವಾಕ್ಯಾಂತು ಆಲಸ್ಯ, ಬರಯಿಲೆಂ ಆನಿ ಚೊರ್ಚಿ ಬುದ್ಧಿ ಭಾವನೇಚೆಂ ಶಬ್ಧಂ.

ಪುರುಷ ವ್ಯತ್ಯಾಸ: ಕೊಂಕಣೀಂತು ಹಾಂವ, ಹಾಂವೆ, ತೂಂ, ತೋ, ಆನಿ ತೀ ಮ್ಹೋಣು ವ್ಯಕ್ತಿವಿಶೇಷಾಂತು ವ್ಯತ್ಯಾಸು ಕರ್ತಾತಿ.

1. ಉತ್ತಮ ಪುರುಷ: ಹಾಂವ ಚಮ್ಕಲೊಂ (ಪುಲ್ಲಿಂಗ), ಹಾಂವ ಚಮ್ಕಲಿ (ಸ್ತ್ರೀಲಿಂಗ). ಮಾಕ್ಕಾ ತೇಂ ನಾಕ್ಕಾ. ಮೆಗ್ಗೇಲಿ ಬಾಯ್ಲು ಚಂದಿ. ಮೆಗ್ಗೇಲೊ ಬಾಮ್ಹೋಣು ಕಷ್ಟೀಗು. ಆಮ್ಮಿ ನ್ಹಾಲ್ಲೀಂತಿ. ಹಾಂವೆ ರಾಂದಪ ಕೆಲ್ಲೆಂ. ಹಾಂವ, ಮಾಕ್ಕಾ, ಮೆಗ್ಗೇಲಿ, ಮೆಗ್ಗೇಲೊ, ಆಮ್ಮಿ, ಹಾಂವೆ ಇತ್ಯಾದಿ.

2. ಮಧ್ಯಮ ಪುರುಷ: ತೂಂ ಚಮ್ಕಲೊ (ಪುಲ್ಲಿಂಗ), ತೂಂ ಚಮ್ಕಲಿ (ಸ್ತ್ರೀಲಿಂಗ). ತುಕ್ಕಾ ತೇಂ ನಾಕ್ಕಾ. ತುಗ್ಗೇಲಿ ಬಾಯ್ಲು ಚಂದಿ. ತುಗ್ಗೇಲೊ ಬಾಮ್ಹೋಣು ಕಷ್ಟೀಗು. ತುಮ್ಮಿ ನ್ಹಾಲ್ಲೀಂತಿ. ತೂಂವೆ ರಾಂದಪ ಕೆಲ್ಲೆಂ.

3. ಪ್ರಥಮ ಪುರುಷ: ತೋ ಚಮ್ಕಲೊ (ಪುಲ್ಲಿಂಗ), ತೀ ಚಮ್ಕಲಿ (ಸ್ತ್ರೀಲಿಂಗ). ತಾಕ್ಕಾ (ಪುಲ್ಲಿಂಗ) ತಿಕ್ಕಾ (ಸ್ತ್ರೀಲಿಂಗ) ತೇಂ ನಾಕ್ಕಾ. ತಾಗ್ಗೇಲಿ ಬಾಯ್ಲು ಚಂದಿ. ತಿಗ್ಗೇಲೊ ಬಾಮ್ಹೋಣು ಕಷ್ಟೀಗು. ತಾನ್ನಿ ನ್ಹಾಲ್ಲೀಂತಿ. ತೀಣೆ (ಸ್ತ್ರೀಲಿಂಗ) ತಾಣೆ (ಪುಲ್ಲಿಂಗ) ರಾಂದಪ ಕೆಲ್ಲೆಂ.

ವಿಭಕ್ತಿ ಪ್ರತ್ಯಯ ಇತ್ಯಾದಿ

ಸತೀಷು – ಸತೀಷಾನ – ಸತೀಷಾಕ – ಸತೀಷಾಲೆಂ; ಹೇಂ ಸಕ್ಕಡ ಶಬ್ಧಾಂಚೆ ರೂಪ ಸತೀಷ ಶಬ್ಧಾಕ ಉ, ನ, ಕ, ಲೆಂ, ಇತ್ಯಾದಿ ಸೋರಾಂಕ ಕೂಡಿಸೂನು ಜಾಲ್ಲಾಂ. ಹಾಂಕಾ ಪ್ರತ್ಯಯ ಮ್ಹಣ್ತಾತಿ. ಪ್ರತ್ಯಯ ಸಕ್ಕಡ ಭಾಷೇಚೆ ರೂಢೀಂತು ಸೃಷ್ಟಿ ಜಾತ್ತಾತಿ. ಪ್ರತ್ಯಯ ರೂಢೀಚಿ ಸೃಷ್ಟಿ.

ಉದಾಹರಣೇಂಕ ಹೇಂ ವಾಕ್ಯಂ ಪಳಯಾ:

1. 'ಗೋಯಾಂತುತಾಕ್ಕೂನು ಗೌಸಾಬ್ರಾ ಲೋಕು ಮಸ್ತ ವರ್ಸ ಘೂಢೆ ಮಂಗಳೂರಾಕ ಆಯ್ಲೀಂತಿ.' ಗೋವಾ – ಗೋಯಾಂತುತಾಕ್ಕೂನು (ಪ್ರತ್ಯಯ: ಂತುತಾಕ್ಕೂನು). ಮಂಗಳೂರ –ಮಂಗಳೂರಾಕ (ಪ್ರತ್ಯಯ: ಆಕ).

2. 'ಚೋರಾಂಕ ನರಕಾಂತೂಯಿ ಜಾಗೊ ನಾ.' ಚೋರು – ಚೋರಾಂಕ (ಪ್ರತ್ಯಯ: ಂಕ). ನರ್ಕು – ನರಕಾಂತೂಯಿ (ಪ್ರತ್ಯಯ: ಂತೂಯಿ).

3. 'ಹನುಮಂತಾಲೆ ಬಾಲ್ಲಾಕ ಉಜ್ಜೊ ದಿಲ್ಲೊ'. ಹನುಮಂತು – ಹನುಮಂತಾಲೆ – (ಪ್ರತ್ಯಯ: ಆಲೆ). ಬಾಲ – ಬಾಲ್ಲಾಕ (ಪ್ರತ್ಯಯ: ಆಕ).

4. 'ಜನ್ನು ಬಸ್ಸಾರಿ ಚಳ್ಳೊ'. ಜನ್ನಾ – ಜನ್ನು (ಪ್ರತ್ಯಯ: ಉ). ಬಸ್ಸ – ಬಸ್ಸಾರಿ (ಪ್ರತ್ಯಯ: ಆರಿ).

5. 'ಬಸ್ಸಾಂತು ಜಾಗೊ ಆಸ್ಸs.' ಬಸ್ಸ – ಬಸ್ಸಾಂತು (ಪ್ರತ್ಯಯ: ಆಂತು).

6. 'ಪೆಟ್ಟೇಚೆ ಭಿತ್ತರಿ ಆಂವ್ಗಲೆಂ ದವ್ವಲ್ಲಾ'. ಪೇsಟ – ಪೆಟ್ಟೇಚೆ (ಪ್ರತ್ಯಯ: ಏಚೆ).

ಅಶ್ಶಿ ಕಿತ್ಲೇಂಯಿ ಉದಾಹರಣೆ ದೀವ್ನು ಪ್ರತ್ಯಯ ಖಂಚೆ ಮ್ಹೊಣು ಪೊಳೋಯೇತ.

<u>ವಿಧ್ಯರ್ಥ (ವಿಧಿ + ಅರ್ಥ) ಕ್ರಿಯಾಪದ:</u> ಕೋಣಾಂಕಯಿ ಹೇಂ ಕರಿ ತೇಂ ಕರಿ ಮ್ಹೊಣು ಸಾಂಗೂಂಕ ಕೊಂಕಣಿ ಭಾಷೇಂತು ಉಪೇಗು ಕೊರ್ಚೆ ಶಬ್ದಾಂಕ ವಿಧ್ಯರ್ಥ ಕ್ರಿಯಾಪದ ಮ್ಹಣ್ತಾತಿ. ವಿಧಿ = ನಿಯಮು, ಆಜ್ಞೆ, ಆಶಾ, ವಿಜ್ಞಾಪನಾ, ವಿನಂತಿ, ಇತ್ಯಾದಿ.

ಉದಾಹರಣೇಂಕ ಸಕಲ್ಚೆ ವಾಕ್ಯಂ ಪಳಯಾ!

1. 'ಸತೀಷಾ, ತೋ ಬೊಡ್ಡೊ ಮಾಕ್ಕಾ ದೀ.' ಸತೀಷ – ಸತೀಷಾ (ಸಂಬೋಧನ ಪ್ರತ್ಯಯ: ಆ). ದಿವ್ಚೆಂ ಕಾಮ – ದೀ (ವಿಧ್ಯರ್ಥ ಕ್ರಿಯಾಪದ).

2. 'ತುಮ್ಮಿ ಹೇ ವಾಟ್ಟೇನ ವಚ್ಚಾತಿ.' ವಚ (ವಸ) – ವಚ್ಚಾತಿ (ವಿಧ್ಯರ್ಥ ಬಹುವಚನ ಕ್ರಿಯಾಪದ). ವಾಟ – ವಾಟ್ಟೇನ (ವಿಭಕ್ತಿ ಪ್ರತ್ಯಯ: ಏನ).

3. 'ಯೆಯ್ಯಾ, ಆಮ್ಮಿ ಖೇಳ್ಯಾಂ.' 'ವಚ್ಚಾ, ತುಮ್ಮಿ ಖೇಳಾತಿ.' ಯೋ (ಏಕವಚನ) – ಯೆಯ್ಯಾ (ಬಹುವಚನ) ಖೇsಳ (ಆಜ್ಞಾ) – ಖೇಳ್ಯಾಂ (ವಿಧ್ಯರ್ಥ ಕ್ರಿಯಾಪದ), ಖೇsಳ – ಖೇಳಾತಿ (ಆಜ್ಞಾ, ಬಹುವಚನ, ವಿಧ್ಯರ್ಥ ಕ್ರಿಯಾಪದ).

<u>ನಿಷೇಧಾರ್ಥ ಕ್ರಿಯಾಪದ:</u> ಕಾಮ ಕೋರ್ನಾಕ್ಕಾ, ಜಾಯ್ನಿ ಅಥವಾ ಜಾಯ್ನಾ ಮ್ಹೊಣು ಸಾಂಗೂಂಕ ಶಬ್ದಂ ನಿಷೇಧ ಪsದಂ ಜಾತ್ತಾತಿ.

ಉದಾಹರಣೇಂಕ ಹೇಂ ವಾಕ್ಯಂ ಪಳಯಾ!

ಹಾಂವ ಆಜಿ ವಚ್ಚನಾ; ತುಮ್ಮಿ ಸಾಕ್ಕರ ಖಾವ್ನಾಕ್ಕಾತಿ; ಪೇಪರ ವಾಜ್ಜೂನು ಜಾಯ್ನಿ; ಮಾಂಚೊ ಘಟ್ಟಿನಾ. ಚೆರ್ಡಾಕ ಮಾರ್ನಾಕ್ಕಾತಿ.

ಸತೀಷಾನ ಸಾಂಗೀಲೆ ಕಾಮ ಕರ್ನಿ; ಆಜಿ ಚೆರ್ಡು ಹಾಗ್ಗನಿ; ಕಾಲಿ ಗಾsಯ್ನ ದೂಧ ದೀನಿ; ಚೆಲ್ಲೊ ಪೆಂಟಾಂತು ಘೂವ್ನಿಂತಿ.

ಕ್ರಿಯಾಪದ ವಿಶೇಷಣ: ಸತೀಷು ಜೋರಾನ ಉಲ್ಲೈಲೊ; ಮಾಜ್ಜರ ಸರಕ್ಕsನಿ ಧಾವ್ಲೆಂ; ಪಾವ್ಸು ಧಾರಾಕಾರ ಸುರ್ವಿಲೊ; ಲಕ್ಷ್ಮೀಕ ವೋಪಾಸ ಆಪ್ಪೈಲೆಂ; ದಿವ್ವೊ ಮಸ್ತ ವೇಳು ಜಳ್ಳೊ.

ಹೇಂ ವಾಕ್ಯಾಂತು ಜೋರಾನಿ, ಸರಕ್ಕsನಿ, ಧಾರಾಕಾರ, ವೋಪಾಸ, ವೇಳು, ಕೆಲ್ಲೇಲೆ ಏಕಯಿ ಜಾಲ್ಲೇಲೆ ಕ್ರಿಯೇಕ ವಿಶೇಷಣಪದ ಜಾತ್ತಾತಿ.

ಕೃದಂತ: ಪೆಲ್ಲೆ ಪಾಟ್ಟ್ಯಾರಿ ಆಯ್ಯಿಲೆಂ ರೈಲ ಉಡ್ಡಾಕ ವತ್ತಾ; (ಕೃದಂತ – ಆಯ್ಯಿಲೆಂ). ಸತೀಷಾನ ಬರಯಿಲೆಂ ಮಸ್ತಕ ಲಕ್ಷ್ಮೀನ ಘೆತ್ಲೆಂ; (ಕೃದಂತ – ಬರಯಿಲೆಂ). ಗಾಯ್ಯೇನ ಆಪ್ಪಯಿಲೆ ಕೂಡ್ಲೆ ವಾಸ್ರು ಧಾವ್ನು ಆಯ್ಲೆಂ; (ಕೃದಂತ – ಕೂಡ್ಲೆ).

ಕೃದಂತ ಪ್ರತ್ಯಯ (ಕೃ.ಪ್ರ): ಘರಾಂತು ಪೊಳೋಚಾಕ ಜಾಯ್ನಾ; (ಕೃ.ಪ್ರ: ಪೊಳೋಚಾಕ). ಸತೀಷು ದುಡ್ಡು ಖರ್ಚೂಚಾಕ ದಿತ್ತಾ; (ಕೃ.ಪ್ರ: ಖರ್ಚೂಚಾಕ). ವಸರ್ತೀಕ ಆಪ್ಪೋಡ್ಚಾಕ ನಜ್ಜ; (ಕೃ.ಪ್ರ: ಆಪ್ಪೋಡ್ಚಾಕ).

ಹೇ ವಾಕ್ಯಾಂತು ಪೊಳೋಚಾಕ, ಖರ್ಚೂಚಾಕ, ಆಪ್ಪೋಡ್ಚಾಕ, ಇತ್ಯಾದಿ ಶಬ್ದಾಂಕ 'ಆಕ' ಕೃದಂತ ಪ್ರತ್ಯಯ ಜಾತ್ತಾ.

ಸತತಕಾಳ ಕ್ರಿಯಾಪದ: ಸತೀಷು ಚಮ್ಕತs ಆಸ್ಸs. ಲಕ್ಷ್ಮಿ ಉದ್ದಾಕ ಪಿತ್ತs ರಾಬ್ಲಿ. ತುಮ್ಮಿ ವತ್ತs ರಾಬ್ಬಾತಿ. ತೂಂವೆಂ ಕಾಮ ಕರ್ತs ಆಸ್ಸೂಕಾ.

ಹೇ ವಾಕ್ಯಾಂತು ಚಮ್ಕತs ಆಸ್ಸs, ಪಿತ್ತs ರಾಬ್ಲಿ, ವತ್ತs ರಾಬ್ಬಾತಿ, ಕರ್ತs ಆಸ್ಸೂಕಾ, ಇತ್ಯಾದಿ ಕ್ರಿಯೇಕ ದೋನಿ ಕ್ರಿಯಾಪದ ಆಸ್ಸಂತಿ. ಚಮ್ಕತs, ಇತ್ಯಾದಿ ಸತತ ಕಾಳಾಚೆ ಕ್ರಿಯಾಪದ ಆನಿ ಆಸ್ಸs ಇತ್ಯಾದಿ ಭೂತ, ವರ್ತಮಾನ ಆನಿ ಭವಿಷ್ಯ ಇತ್ಯಾದಿ ಕಾಳಾಚೆ ಕ್ರಿಯಾಪದ ಜಾತ್ತಾತಿ.

ಭೂತಕಾಳ ಸತತ ಕ್ರಿಯಾಪದ: ಭಾಷಣಕಾರು ಉಲ್ಲೈತs ಗೆಲ್ಲೊ.

ವರ್ತಮಾನ ಸತತ ಕ್ರಿಯಾಪದ: ಪಾವ್ಸು ಪಡ್ತs ಆಸ್ಸs.

ಭವಿಷ್ಯ ಸತತಕ್ರಿಯಾಪದ: ಫಾಲ್ಲೆತಾಂಯಿ ಫಾಣಿ ಯೆತ್ತs ಆಸ್ತವೇ?

ಕೊಂಕಣಿ ಪ್ಲೂತ ಶಬ್ದಂ: ಸಖಿ–ಸsಖಿ; ಕೃಷ್ಣ–ಕೃsಷ್ಣು; ಗುಣ–ಗೂಣು; ಮನ–ಮsನ; ಲಿಪಿ–ಲೀಪಿ; ಘರ–ಘsರ; ಧ್ವಜ–ಧ್ವsಜು. ಆಸ್ಸ–ಆಸ್ಸs; ಜಪ–ಜsಪು, ಇತ್ಯಾದಿ.

ಅಸ್ಸಲೆ ಮಸ್ತ ಶಬ್ದಾಂಕ ಕನ್ನಡ ಲಿಪೀಂತು ಬರೈತನಾ ಉಚ್ಚಾರು ಕೊರ್ಚೆವರೀಚಿ ಲೇಖನಾಂತು ಬರೈಲ್ಯಾರಿ ವಾಜ್ಜೂಚಾಕ ಸುಲಭ ಜಾತ್ತಾ. ಬರೈನಾ ಜಾಲ್ಲ್ಯಾರಿ ಲೇಖಕಾಕ ಆಳ್ಸಾಯಿಕೀಇತ್ತಿ ಮ್ಹೋಣು ಲೆಕ್ತಾತಿ.

ಕೊಂಕಣಿ ಅನುನಾಸಿಕ ಶಬ್ದಂ: ಅಶ್ಶಿ–ಅಶ್ಶಿಂ; ಆಶ್ಶೀಲೆ–ಆಶ್ಶೀಲೆಂ; ದಿಲ್ಲಾ–ದಿಲ್ಲಾಂ; ಉತ್ರ–ಉತ್ರಂ; ಶಿಯಾಳೆ–ಶಿಯಾಳೆಂ; ತಾಂಗೇಲೆ–ತಾಂಗೇಲೆಂ; ಮೆಗ್ಗೇಲೆ–ಮೆಗ್ಗೇಲೆಂ; ಪಾಚ್ವೆ–ಪಾಚ್ವೆಂ; ದೀನಿವೇ–ದೀನಿವೆಂ, ಇತ್ಯಾದಿ.

ಕೊಂಕಣಿ ಭಾಷೇಂತುಲೆ ಅನುನಾಸಿಕ ಶಬ್ಧಾಂಕ ಬರೈತನಾ ಂ ಅಥವಾ ಮ್ ಕೂಡ್ನೂಚೊ ಅಭ್ಯಾಸು ಸಲ್ಪ ಜನಾಂಕ ನಾ.

ಅರ್ಕ ಶಬ್ಧಂ: 'ᓴ' ಮ್ಹಳ್ಳೇಲೆ ಪ್ರತ್ಯಯ ಬೊರೋನು ಅರ್ಧ 'ರ' ಆಶ್ಶೀಲಿ ಸಂಧಿಶಬ್ಧು ಮಸ್ತ ಶಬ್ಧಾಂತು ಯೆತ್ತಾತಿ. ಆಯುರ್ವೇದ–ಆಯುರ್ವೇದ; ಅರ್ಥ–ಅರ್ಥ; ಧರ್ಮ–ಧರ್ಮು; ಅರ್ಪಣ–ಅರ್ಪಣ; ಹರ್ದೆಂ–ಹರ್ದೆಂ; ನಾರ್ಲು–ನಾರ್ಲು; ಪೂರ್ತಿ–ಪೂರ್ತಿ; ಸರ್ಕಾರೀ–ಸರ್ಕಾರೀ;

ಕೊಂಕಣೀಕೃತ ಕನ್ನಡ ಕ್ರಿಯಾಪದ ಶಬ್ಧಂ: ಒಪ್ಪು (ಕನ್ನಡ): ಒಪ್ವೀ, ಒಪ್ವನಾ, ಒಪ್ವತಾಂ, (ಕೊಂಕಣಿ).

ಕೂಡಿಸು (ಕನ್ನಡ): ಕೂಡ್ಶಿ, ಕೂಡ್ಸೂಚಾಕ, ಕೂಡ್ಸೀತಲೊ, ಕೂಡ್ಶಿನಾ, ಕೂಡ್ಸೂಕಾಕಂಯಿ; (ಕೊಂಕಣಿ).

ಬರೆ, ಬರೆಯುವುದು, ಬರಹ, ಬರಹಗಾರ (ಕನ್ನಡ): ಬರಯಿ, ಬೊರೋಚೆಂ, ಬರಪ, ಬರೈತಲೊ, (ಕೊಂಕಣಿ).

ಸೇರು, ಸೇರಿಸು, ಸೇರುವುದು, ಸೇರಿಕೆ, (ಕನ್ನಡ): ಸೆರ್ವಿ, ಸೇರ್ಸಿ, ಸೆರ್ವೂಚೆಂ, (ಕೊಂಕಣಿ)

ಹೇ ಪುಸ್ತಕಾಚೊ ವಿಷಯು

ಹೇ ಪುಸ್ತಕಾಂತು ಬರಯಿಲೊ ವೈದ್ಯಕೀಯ ವಿಷಯು ಮೆಗ್ಗೇಲೆ ಜೀವಮಾನಾಂತು ಹಾಂವೆ ವಾಜ್ಜೂನು ಶಿಕ್ಕಿಲೋಚಿ ವಿಷಯು. ಆಯುರ್ವೇದ ವಿಷಯು ಮಾಂತ್ರ ಹಾಂವೆ ಆರ್ತಾಂ ವಾಜ್ಜೀಲೆ ಪುಸ್ತಕಾಂತುತಾಕ್ಕೂನು ವೆಂಚೂನು ಕಾಳ್ಳೇಲೆಂ ಸಾರಾಂಶ ಜಾವ್ನು ಆಸ್ಸ. ವೈದ್ಯಕೀಯ ಶಾಸ್ತ್ರ ಅನೇಕ ಜಾಲ್ಲ್ಯಾರೀಯಿ ಸಕ್ಕಡ ಶಾಸ್ತ್ರಾನಿ ತೇಚಿ ಏಕ್ಕಾಚಿ ಮನ್ಶ್ಯಾಕ ಚಿಕಿತ್ಸೆ ಕೋರ್ಕಾ. ಸಕ್ಕಡ ಆಧುನಿಕ ವೈದ್ಯಕೀಯ ಪಠ್ಯಪುಸ್ತಕಂ ಆನಿ ಇತರ ಪುಸ್ತಕಂ ಇಂಗ್ಲೀಷಾನ ಬರೈಲ್ಯಾಂತಿ. ಹೇಂ ಪುಸ್ತಕ ಕೊಂಕಣೀ ಬಾಷೇನ ಬೊರೋಚಾಕ ಕೆಲವು ಇಂಗ್ಲೀಷ ವೈದ್ಯಕೀಯ ಶಬ್ಧಾಂಕ ಕೊಂಕಣೀನ ಬೊರೋಚಾಕ ಪ್ರಯತ್ನ ಕೆಲ್ಲಾಂ. ತಸ್ಸಲೆ ಶಬ್ಧಾಂಚಿ ಪಟ್ಟಿ ಹೇ ಪುಸ್ತಕಾಂತು ಆಖ್ಯೆರಿ ಪುಟಾಂತು ದಿಲ್ಲ್ಯಾಂತಿ. ಕೆಲವು ಶಬ್ಧಂ ಉದಾಹರಣೇಕ ಸಕಲ ದಿತ್ತಾಂ.

ಆರ್ತ್ರೈಟಿಸ್ = ಸಂಧಿವಾತ;
ಇಂಟರಕೋರ್ಸು = ಸಂಯೋಗು;
ಇಂಟರ್ನ = ಅಂತರವೈದ್ಯು;
ಇಂಟರ್ನಲ್ ಮೆಡಿಸಿನ್ = ಅಂತರ್ದೈಹಿಕ ವೈಜಕೀ;
ಇಮೋಶನ್ = ಉಮಾಳೊ;

ಕೊಂಕಣಿ ಭಾಸ ಸಂಸ್ಕೃತಾಚಿ ಧಾಕ್ಲಿ ಭೈಣಿ. ಗೌಸಾಬ್ರಾ ಲೋಕಾನಿ ಏಕ ಹಜ್ಜಾರ ವರ್ಸ ಘೂಡೆ ಗೋಯಾಂತು ವಾಸಕೋರ್ನು ಆಶ್ಶೀಲೆ

ವೇಳಾರಿ ತಾನ್ನಿ ಕೊಂಕಣೀಂತು ಥೊಡೇಚಿ ಮರಾಠಿ ಶಬ್ದಾಂಕ ಸೇವ್ರೂನು ಘೆತ್ಲೆಂ. ವ್ಯಾಪಾರಾಚೆ ಆನಿ ವೃತ್ತೀಚೆ ಕಾರಣಾನಿ ಗೌಸಾಬ್ರಾ ಲೋಕು ಪೂರ್ವ ಆನಿ ದಕ್ಷಿಣ ದಿಕ್ಕಾನ ವಲಸೆ ಗೇಲ್ಲೀಂತಿ. ಘಾಟ್ಟಾರಿ ಆನಿ ಕನಡಾ ದೇಶಂತು ವಾಸಕೋರ್ನು ರಾಬ್ಬಿಲೆ ವೇಳಾರಿ ತಾಂಗೇಲೆ ಭಾಷೇಂತು ಕನ್ನಡ ಶಬ್ಧ ಸೇವ್ರೂನು ಘೆತ್ಲೆಂ. ಆರ್ಬೆ ಲೋಕಾನಿ ಆನಿ ತುರ್ಕಾಂಚಾನಿ ಗೌಸಾಬ್ರಾ ಜನಾಲೆಒಟ್ಟು ವ್ಯಾಪಾರು ಕರ್ತನಾ ಕೆಲವು ಅರಬ್ಬೀ ಶಬ್ಧ ಆನಿ ತುರ್ಕಿ ಭಾಷೇಂತುಲೆ ಶಬ್ಧ ಗೌಸಾಬ್ರಾ ಲೋಕಾನಿ ತಾಂಗೇಲೆ ಭಾಷೇಂತು ಸೇವ್ರಾಯಿಲೆಂ. ನಂತರ ಗೋಯಾಂತುಲೆ ಕೊಂಕಣಿ ಲೋಕಾನಿ ತಾಂಗೇಲೆ ಭಾಷೇಂತು ಪೊರ್ತುಗಾಲಾಚೆ ಭಾಷೇಂತುಲೆ ಶಬ್ಧ ಸೇವ್ರೂನು ಘೆತ್ಲೆಂ. ದಕ್ಷಿಣಾಂತುಲೆ ಆನಿ ಪೂರ್ವಾಂತುಲೆ ಗೌಸಾಬ್ರಾ ಲೋಕಾನಿ ಕ್ರಿ. ಶ. ಆಠ್ರಾಚೆ ಶತಮಾನಾಂತು ಆಯ್ಯಿಲೆ ಇಂಗ್ಲೀಷ ಲೋಕಾಲೆ ಒಟ್ಟು ಸಂಪರ್ಕು ಕೋರ್ನೂ ಮಸ್ತ ಇಂಗ್ಲೀಷ್ ಶಬ್ಧಾಂಕ ತಾಂಗೇಲೆ ಭಾಷೇಂತು ಸೇವ್ರಾಯ್ಲೆಂ.

ಹೇಂ ವಾಕ್ಯ ಪಳಯಾ: 'ಹೇಂ ಮೆಡಲ್ಲ ಮೆಗ್ಗೇಲೆ ಶರ್ಟಾಕ ಪಿನ್ ಕರ್ತಾಂ.' ಮೆಡಲ್ಲ (ಪದಕ), ಶರ್ಟ (ಚೋಗೊ) ಆನಿ ಪಿನ್ನ ಕರ್ತಾಂ (ಶಿರ್ಕಾಯ್ತಾಂ) ಹೇ ತೀನಿ ಶಬ್ಧಂ ಇಂಗ್ಲೀಷ ಶಬ್ಧಂ.

'ಹೇಂ ಗ್ಲಾಸ ಹಾಂವ ಕಾಪಿ ಸಃರ್ವ ಕೊರೂಂಕ ಯೂಸ ಕರ್ತಾಂ.' ಗ್ಲಾಸ (ಲೋಟೊ), ಸಃರ್ವ (ದೀ) ಆನಿ ಯೂಸ (ಉಪೇಗು) ಹೇ ತೀನಿ ಶಬ್ಧಂ ಇಂಗ್ಲೀಷ ಶಬ್ಧಂ.

ಹೇ ಪುಸ್ತಕಾಂತು ಇಂಗ್ಲೀಷ ವೈದ್ಯಕೀಯ ಶಬ್ದಾಂಕ ಅನಿವಾರ್ಯ ಜಾವ್ನು ಉಪೇಗು ಕೆಲ್ಲ್ಯಾಂತಿ. ಅಶ್ಶಿ ಗೌಸಾಬ್ರಾ ಕೊಂಕಣೀಂತು ಇಂಗ್ಲೀಷ ಶಬ್ಧಾಂಕ ಉಪೇಗು ಕೊರೂಂಕ ಜಃಣ ಮಾಕ್ಷೇನಾಂತಿ. ಕೊಂಕಣಿ ಭಾಷಾಪ್ರೇಮೀನ ಹಾಕ್ಕಾ ವಿರೋಧ ಕೆಲ್ಲ್ಯಾರಿ ಕಾಂಯೀ ಪರಿಣಾಮು ಜಾಯ್ನಾ.

"ಹಿಮೋಗ್ಲೋಬಿನ್ ನೋಃರ್ಮಲ್ ಜಾಲ್ಲ್ಯಾರಿ ಪೇಶಂಟಾಲೆ ಸ್ವಾಸ್ಥ್ಯ ಮಸ್ತ ಪಾಡ ಜಾಯ್ನಿ ಮ್ಹೋಣು ಡಾಕ್ತ್ರಾಕ ಕಳ್ತಾ. ರೋಗು ಸೀರಿಯಸ್ ಜಾಲ್ಲ್ಯಾರಿ ಹಿಮೋಗ್ಲೋಬಿನ್ ಊಣೆ ಆಸ್ತಾ. ಉದಾಹರಣೇಂಕ ದುರ್ಬಳೆ ಘರ್ಕಡ್ಚೇ ಚೆರ್ಡೂವಾಂಕ ಚಾಂಗ ಆಹಾರು ಮೇಳ್ನಾ ಜಾಲ್ಲೇಲೆ ನಿಮಿತ್ತ ತಾಂಗೇಲೆ ಹಿಮೊಗ್ಲೋಬಿನ್ ಊಣೆ ಆಸ್ತಾ. ಶ್ರೀಮಂತ ಘರಾಚೆ ಚೆರ್ಡಾಲೆ ಹಿಮೊಗ್ಲೋಬಿನ್ ಊಣೆ ಆಸ್ಲ್ಯಾರಿ ತೇ ಚೆರ್ಡಾಕ ಆಹಾರಾಚೆ ಪ್ರಶ್ನೆ ಯೇನಾ. ವಿಂಗಡ ರೋಗು ಆಸ್ಸೂಂಕ ಪೂರೊ ಮ್ಹೋಣು ಲೆಕ್ಕೂಕಾ. ಹಾಂತು ಪೇಶಂಟಾಲಿ ಆರ್ಥಿಕ ಪರಿಸ್ಥಿತಿ ಲೆಕ್ಕಾಕ ಘೇವ್ಕಾ."

ನೋsರ್ಮಲ್, ಪೇಶಂಟಾಲೆ, ಸೀರಿಯಸ್, ಹೇಂ ತೀನಿ ಇಂಗ್ಲೀಷ ಶಬ್ಧಂ ಹೇ ಪರಿಚ್ಛೇದಾಂತು ಉಪೇಗು ಕೆಲ್ಲ್ಯಾಂತಿ. ಆನ್ನೇಕ ಉದಾಹರಣೆ ಪಳಯಾ.

"ಬ್ರಿಟಿಷ್ ಸರಕಾರಾನ ಭಾರತಾಚೆ ಕೆಲವು ಕೋsಲೇಜಾಂತು 1930 ಇಸ್ವೇಚೆ ಇತ್ಲ್ಯಾಕ ಬೀ.ಎಸ್.ಸೀ. (ಬ್ಯಾಚಿಲರ್ ಆಫ್ ಸಾಯನ್ಸ್) ಡಿಗ್ರೀಕ ಚಾರಿ ವರ್ಸಾಚೊ ಕೋರ್ಸು ಸೂರು ಕೆಲ್ಲೊ. ಮಸ್ತ ಗೌಸಾಬ್ರಾ ಲೋಕು ಕೋsಲೇಜಾಂತು ಬೀ.ಎಸ್.ಸೀ., ಕ್ಲಾಸಾಕ ಮೇಳ್ಳಾಂತಿ ಆಶ್ಶೀಲೀಂತಿ. ಬೀ. ಎಸ್. ಸೀ., ಕ್ಲಾಸಾಂತು ಬಯೋsಲಜಿ ವಿಭಾಗಾಂತು ಬೆಬ್ಬೊ ಇತ್ಯಾದಿ ಪ್ರಾಣೀಂಕ ಕಾತ್ತೋರ್ಚಾಕ ಆಸ್ಸs. ಗೌಸಾಬ್ರಾ ಲೋಕು ಸಸ್ಯಾಹಾರಿ. ಪ್ರಾಣೀಂಕ ಕಾತ್ತರ್ತಲೆ ನ್ಹಂಯಿ. ಕೆಲವು ಗೌಸಾಬ್ರಾ ಲೋಕು ಝುಳ್ಕೆ ಖಾತ್ತಾತಿ. ಘರ್ಕಡೆ ಹಾಳ್ಳೇಲೆಂ ಝುಳ್ಕೆ ನಿರ್ಜೀವ ಜಾವ್ನು ಆಸ್ತಾ. ಗೌಸಾಬ್ರಾ ಲೋಕು ಝುಳ್ಕೆ ಸೊಳ್ಯಾರಿ ವಿಂಗಡ ನೋsನ-ವೆಜ್ ಕಸ್ಸಲೇಂಯಿ ಖಾಯ್ನಾಂತಿ. ನೋsನ್-ವೆಜ ಖಾತ್ತಲೆ ಗೌಸಾಬ್ರಾ ಲೋಕು ಕೆಲವು ಜsಣ ಆಸ್ಸತಿ. ಪಕ್ಷೀಂಕ ಆನಿ ಪ್ರಾಣೀಂಕ ಜಿವ್ವಿಮಾರ್ಚಾಂತು ಗೌಸಾಬ್ರಾ ಲೋಕು ಮಾಕ್ಷಿ."

ಕೋsಲೇಜ, ಡಿಗ್ರಿ, ಕೋರ್ಸು, ಬಯೋsಲಜಿ, ನೋsನವೆಜ್, ಹೇಂ ಪಾಂಚ ಇಂಗ್ಲೀಷ ಶಬ್ಧಂ ಹೇ ಪರಿಚ್ಛೇದಾಂತು ಉಪೇಗು ಜಾಲ್ಲ್ಯಾಂತಿ.

ಬಂಗಾಲಿ, ಉರ್ದು, ಫಾರ್ಸಿ, ಹಿಂದೀ, ತುರ್ಕಿ, ಕನ್ನಡ, ಪೊರ್ತುಗೀಸ ಆನಿ ಇಂಗ್ಲೀಷ ಭಾಷೇಂತುಲೆಂ ಶಬ್ಧಾಂಕ ಆಮ್ಮಿ ಗೌಸಾಬ್ರಾ ಲೋಕು ಆಮ್ಗೇಲೆ ಭಾಷೇಂತು ಮಸ್ತ ಶತಮಾನ ಥೋರ್ನು ಉಪೇಗು ಕರ್ತs ಆಸ್ಸತಿ.

ಹಾಂವೆ ಹೇ ಪುಸ್ತಕಾಂತು ಬರಯಿಲೆ ಸಕ್ಕಡ ಮೆಗ್ಗೇಲೊ ಸ್ವಂತಾ ಅಭಿಪ್ರಾಯು ಆನಿ ಹಾಕ್ಕಾ ಅನ್ಯ ಕೋಣಾಯಿ ಜವಾಬ್ದಾರಿ ನ್ಹಂಯಿ. ಹೇಂ ಲೇಖಿನ ಮಸ್ತ ಸಕ್ಕಡ ಪುಸ್ತಕಾಂಕ ವಾಜ್ಜೂನು ಬರಯಿಲಾಂ ಜಾಲ್ಲ್ಯಾರೀಯಿ ತಾಂಕಾ ಕೋಣಾಂಕಯಿ ದೂಷಣ ದಿವ್ಚಾಕ ಜಾಯ್ನಾ. ಚೂಕಿ ಜಾಲ್ಲ್ಯಾಜಾಲ್ಲ್ಯಾರಿ ತೀ ಮೆಗ್ಗೇಲೀಚಿ.

ಬೆಂಗಳೂರು ಡಾ॥ ಮೋಹನ ಶೆಣೈ.
ಆಶ್ವೀಜು ಪಾಡ್ವೊ 2016 ಲೇಖಕು.

ಪುಟಸೂಚಿಕಾ

ಭೂಕ ಜಾವ್ಚಾಕ ವಕ್ಕದ,
ಜೇವಿಲೆಂ ಜೀರ್ಣ ಜಾವ್ಚಾಕ ವಕ್ಕದ,
ಆಮವಾತ, ಮಲಬದ್ಧತಾ,
ಸಂದಾಂತು ದೂಕಿ, ಖಾಂಕಿ,
ಶ್ವಾಸಸಂಬಂಧೀ ಕಾಯ್ಲೆ,
ಮಾತ್ತ್ಯಾಚಿ ದೂಕಿ,
ಪೊಟ್ಟಾಚೆ ಭಿತ್ತವೈಲೆ ಇನ್ಫೆಕ್ಷನ್,
ಪಾತ್ತಳ ಉತ್ಕಡೆ, ವೋಂಕಿ
ಕೊಲೆಸ್ಟೆರೋಲ್ ಕಮ್ಮಿ ಕೊರೂಂಕ, ಭೊಜ್ಜೊ (ಸ್ಥೂಲದೇಹ),
ಸ್ವರಭೇಧ, ತಾಳ್ಯಾಂತು ಕುಚಕುಚೊ,
ಭಷ್ಟಿಪಣಾಚೊ ತ್ರಾಸು,
ತಾಳ್ಯಾಚಿ ದೂಕಿ, ಪೋಟ ಘುಗ್ಗೀಲೆತೆದ್ದನಾ,
ಹೃದಯ ಸಂಬಂಧೀ ಕಾಯಿಲೆ,
ತೊಂಡಾಚೆ ಭಿತ್ತರಿ ಗುಳ್ಳೆ,
ಕಾಮು ಕೋರ್ನು ಸುಸ್ತ ಜಾವ್ಚೆ,
ವಿಚ್ಚು ಚಾಬ್ಬಿಲ್ಯಾಕ ಪರಿಹಾರ,
ಬಾಯ್ಲಮನ್ಶೇಕ ಧಂವೆಂ ಆಂಗಾಚೆ ವೊಚ್ಚೆ,
ನೀದ ಸಮ ಯೇನಾ ಜಾಲ್ಲ್ಯಾರಿ
ದಾಂತಾಚೆ ವಸಡಾಂತು ಸೂಜಿ ಆನಿ ರಗತ ಯೆವ್ಚೆ
ಸಾನ ಚೆರ್ಡೂವಾಲಿ ಕ್ಷೀಣತಾ, ತಾಪು,
ವಾಜ್ಜೂಚೆ ಚೆರ್ಡೂವಾಂಕ ಸ್ಮರಣ ಶಕ್ತೀಕ/ತಂಪಾಯೇಕ
ತೊಂಡಾಚಿ ಘಾಣಿ ದೂರಕೊರೂಂಕ
ಚಿವ್ವೆಂ ದೂಧ ಚಽಡ ಕೊರೂಂಕ ವಕ್ಕದ
ಪಿತ್ತಹರ ಆನಿ ಆಸಿಡಿಟಿ,
ಚರ್ಮರೋಗು,
ಮೂತ್ರಪಿಂಡಾಚೊ ಕಾಯಿಲೆ,
ಅಲ್ಝೈಮರ್ ವ್ಯಾಧಿ ಯೇನಾತಶ್ಶಿ,
ಭುಜಾಚೆ ದುಕ್ಕೀಕ,
ಪಾಯ್ಯಾಚೆ ನಽರ ಉಬ್ಜೂನು ಆಯ್ಲ್ಯಾರಿ
ಬೊಕ್ಕೊ, ವಿಷ ಸೇವನೆ,
ಪೆಟ್ಟು ಪೋಣು ದೂಕಿ,
ಗೋಡ ಮೂತ,

ಹಾಂವ ಡಾಕ್ಟ್ರು ಜಾಲ್ಲೊಂ!

1. ಹಾಂವ ಕಶ್ಶಿ ಡಾಕ್ಟ್ರು ಜಾಲ್ಲೊಂ?

ಹಾಂವೆ ಡಾಕ್ಟ್ರು ಜಾಲ್ಲೇಲೆಂ ಏಕ ಆಕಸ್ಮಿಕ. ಏಕ ಅವಾಂತರ ಮ್ಹೋಣ್ಯೇತ. ಹಾಂವೆ ಸಾನು ಆಸ್ತನಾ ಡಾಕ್ಟ್ರು ಜಾವ್ಕಾ ಮ್ಹೋಣು ಆಶಾ ಕೆಲ್ಲೇಲಿ ನಾ. ಹಾಂವೆ ಡಾಕ್ಟ್ರು ಜಾಲ್ಲೇಲೆ ಕಾಳಾರಿ (1959–1967 ಇಸ್ವೇಂತು) ಮೆಡಿಕಲ್ ಕೋಽಲೇಜಾಂತು ಸೀಟ ಮೆಳ್ಚೆಂ ಭಾರೀ ಕಷ್ಟ ಆಶ್ಶೀಲೆಂ. ಇಂಟರ್ ಮೀಡಿಯೆಟ್ ಅಥವಾ ದೊನ್ನಿಂಚೆ ಪೀ. ಯೂ. ಸೀ. ಪರೀಕ್ಷೇಂತು ಚಾಂಗ ಮಾರ್ಕ ಕಾಳ್ಳೇಲ್ಯಾಂಕ ಮಾಂತ್ರ ಮೆರಿಟ್ ಸೀಟ ಮೆಳ್ತಾಆಶ್ಶೀಲೆಂ. ವರ್ಲೇಲ್ಯಾನಿ ಲಕ್ಷಕಟ್ಲೆ ರುಪ್ಪಯ್ಯೊ ಡೊನೇಶನ್ ದೀವ್ನು ಮೆಡಿಕಲ್ ಕೋಽಲೇಜಾಂತು ಪ್ರವೇಶ ಪ್ರಾಪ್ತ ಕೋರ್ಕಾಆಶ್ಶೀಲೆಂ. ಮಾಕ್ಕಾ ಇಂಟರ್ ಮೀಡಿಯೆಟ್ ಪರೀಕ್ಷೇಂತು ಲಾಯ್ಕ ಮಾರ್ಕ ಮೇಳ್ಳೇತಿ. ತಶ್ಶಿ ಜಾವ್ನು ಮಾಕ್ಕಾ ಮುಂಬೈ ನಗರಾಚೆ ಏಕ ಮೆಡಿಕಲ್ ಕೋಽಲೇಜಾಂತು ಎಂ. ಬೀ. ಬೀ. ಎಸ್. ಕೋರ್ಸಾಂತು ಮೆರಿಟ್ ಸೀಟ ಮೆಳ್ಳೆಂ.

ಮೆಗ್ಗೇಲೆಂ ಮೆಡಿಕಲ್ ಶಿಕ್ವಣ ಮುಂಬೈಚೆ ಗ್ರಾಂಟ್ ಮೆಡಿಕಲ್ ಕೋಽಲೇಜಾಂತು ಜಾಲ್ಲೇಲೆಂ. ಮಾಕ್ಕಾ ಮೆರಿಟ್ ಸೀಟ ಮೆಳ್ಳೇಲೆಂ ಮ್ಹೋಣು ವೈರಿ ಸಾಂಗ್ಲಾಂ. ಮುಂಬೈಂತು ತೇ ವೇಳಾರಿ ತೀನಿ ಮೆಡಿಕಲ್ ಕೋಽಲೇಜಂ ಆಶ್ಶೀಲೀಂತಿ. ಮೆಗ್ಗೇಲೆ ರ್‍ಯಾಂಕ ಕಿತ್ಲೆಂ ವೈರಿ ಆಶ್ಶೀಲೆಂ ಮ್ಹಳ್ಯಾರಿ ಹಾಂವೆ ಹೇ ತಿನ್ನೀಂತು ಖಂಚೇಯಿ ಏಕ ಕೋಽಲೇಜಾಂತು ಸೀಟ ನಿಮ್ಗೂನು ಘೇವ್ಯೇತ ಆಶ್ಶೀಲೆಂ. ಹಾಂವೆ ಗ್ರಾಂಟ್ ಮೆಡಿಕಲ್ ಕೋಽಲೇಜ ವೆಂಚ್ಲೆಂ.

ಮೆಗ್ಗೇಲೊ ಬಾಪ್ಪೂಸು ಏಕು ದುರ್ಬಽಳೊ ಬ್ರಾಹ್ಮಣು. ತಾಗ್ಗೇಲೆಲಾಗ್ಗಿ ಮಾಕ್ಕಾ ಡಾಕ್ಟ್ರೀಕಾ ಶಿಕೋಚೆತಿತ್ಲೊ ದುಡ್ಡು ನಾಆಶ್ಶೀಲೊ. ಹಾಂವೆ ಗಣಪತಿ ಹೈಸ್ಕೂಲಾಂತು ಶಿಕ್ತಽನಾ ಜಾವ್ಪೋ ಮ್ಯಾಟ್ರಿಕ್ ಪರೀಕ್ಷೆ ಪಾಸ್ ಜಾಲ್ಲೆಮಾಗ್ಗೀರಿ ಜಾವ್ಪೋ ಡಾಕ್ಟ್ರು ಜಾತ್ತಾಂ ಮ್ಹೋಣು ಲೆಕ್ಕೀಲೆಂ ನಾ. ಮಾಕ್ಕಾ ಮುಂಬೈಂತು ರಾಮನಾರಾಯಣ ರುಯ್ಯಾ ಕೋಽಲೇಜಾಂತು ಪ್ರವೇಶ ಮೆಳ್ಳೇಲೆತವಳಿ ಹಾಂವೆ ಡಾಕ್ಟ್ರು ಜಾತ್ತಾಂ ಮ್ಹೋಣು ಲೆಕ್ಕಽನಿ. ಇಂಟರ್‌ಮೀಡಿಯೆಟ್ ಪರೀಕ್ಷೇಂತು ಮಾಕ್ಕಾ ವಿಶೇಷ ಪ್ರಾವಿಣ್ಯ (ಡಿಸ್ಟಿಂಕ್ಷನ್) ಮಾರ್ಕ ಮೆಳ್ಳೇಲೀಂತಿ. ಮೆಗ್ಗೇಲೆ ರ್‍ಯಾಂಕ ಮಸ್ತ ವೈರಿ ಆಶ್ಶೀಲೆಂ. ಮೆಗ್ಗೇಲೆ

ರ್‍ಯಾಂಕಾರಿ ಹೊಂದ್ಲ್ಯೂನು ಹಾಂವೆ ಇಂಜಿನಿಯರ್ ಅಥವಾ ಡಾಕ್ಟ್ರ ಜಾವ್ಯೇತ ಮ್ಹೊಣು ಜಾಲ್ಲೆಂ.

ಮೆಗ್ಗೇಲಿ ಪ್ರಾಯ ಪೊಳೋನು ಹಾಂವೆ ಇಂಜಿನಿಯರ್ ಕೋರ್ಸು ಕೋರೂಂಕ ಜಾಯ್ನಾ ಮ್ಹೊಣು ಕಳ್ಳೆಂ. ಹಾಂವೆ ಮೆಡಿಕಲ್ ಕೋರ್ಸು ಘೇವ್ಕಾಜಾಲ್ಲೊ. ತಾಕ್ಕಾ ಏಕ ಕಾರಣ ಆಸ್ಸ. ಹಾಂವೆ ಮೆಗ್ಗೇಲೆ ಮ್ಯಾಟ್ರಿಕ್ ಜಾಲ್ಲೆಮಾಗ್ಗೀರಿ ಪಾಂಚ (5) ವರ್ಸ ಹಾಂಗಾಥಂಯಿ ಕಾಮಕೋರ್ನು ದೀಸ ಕಾಳ್ಳೇಲೆ ನಿಮಿತ್ತ ಕೋಲೇಜಾಕ ಮೆಳ್ತನಾ ಮೆಗ್ಗೇಲಿ ಪ್ರಾಯ 21 ವರ್ಸ ಜಾಲ್ಲೇಲೀಂತಿ. ಮುಂಬೈಂತು ಮಾತುಂಗಾ ಮ್ಹಳ್ಳೇಲೆ ಉಪನಗರಾಂತು ಆಸ್ಲೂಚೆ ರಾಮ್‌ನಾರಾಯಣ ರುಯ್ಯಾ ಕೋಲೇಜಾಂತು 1959 ಇಸ್ವೇಂತು ಫರ್ಸ್ಟಯಿಯರ್ ಸಾಯನ್ಸ್ ಕ್ಲಾಸಾಂತು ಹಾಂವೆ ಪ್ರವೇಶು ಕೆಲ್ಲೇಲೆ ವೇಳಾರಿ ಮಾಕ್ಕಾ ಎಕ್ವೀಸ ವರ್ಸ ಪ್ರಾಯ ಜಾಲ್ಲೇಲಿ. ಇಂಟರ್‌ಮೀಡಿಯೆಟ್ ಪರೀಕ್ಷಾ ಪಾಸ್ ಜಾಲ್ಲೆಲೆವೇಳಾರಿ ಮೆಗ್ಗೇಲಿ ಪ್ರಾಯ 23 ವರ್ಸ ಜಾಲ್ಲೇಲೀಂತಿ. ತೇ ಕಾಳಾಂತು 21 ವರ್ಸಾಕಯಿ ಚಡ ಪ್ರಾಯೇಚೆ ವಿದ್ಯಾರ್ಥೀಂಕ ಇಂಜಿನಿಯರಿಂಗ್ ಕೋಲೇಜಾಂತು ಪ್ರವೇಶ ಮೇಳ್ನಾ ಆಶ್ಶೀಲೆಂ.

ಹಾಂವ ಡಾಕ್ಟ್ರ ಜಾವ್ನು ಸಿರ್ಕೊನು ಪಳ್ಳೊಂ

ಮೆಡಿಕಲ್ ಶಿಕ್ಕೂಂಕ ಸೂರು ಕೆಲ್ಲೇಲೆ ಮನ್ಯಾನ ಮಾಕ್ಕಿ ಪೊಳೋಚಾಕ ನಾ. ಮೆಡಿಕಲ್ ಶಿಕ್ಷಣ ಏಕ ವೃತ್ತಿ (ಪ್ರೊಫೆಶನಲ್) ಶಿಕ್ಷಣ. ಮೆಡಿಕಲ್ ಶಿಕ್ಚೆಂ ಡಾಕ್ಟ್ರ ಜಾವ್ಚಾಕ. ಡಾಕ್ಟ್ರ ಜಾಲ್ಲೇಲೆ ವ್ಯಕ್ತೀನ ಡಾಕ್ಟರೀಕಾ ಶಿವಾಯಿ ವಿಂಗಡ ಖಂಚೋಯಿ ಧಂಧೊ ಕೋರೂಂಕ ಜಾಯ್ನಾ. ಮಾಕ್ಕಾ ಫೈನಲ್ ಎಂ. ಬೀ. ಬೀ. ಎಸ್. ಪರೀಕ್ಷೇಂತು ವೈಲೆಂ ರ್‍ಯಾಂಕ ಮೆಳ್ಳೇಲೆಂ. ಹಾಂವೆ ಸ್ನಾತಕೋತ್ತರ (ಪೋಸ್ಟಗ್ರಾಜುವೇಟ್) ಡಿಗ್ರಿ ಕೋರೂಂಕ ಸುಲಭ ಆಶ್ಶೀಲೆಂ. ಸರ್ಜಿಕಲ್ ಹೌಸ್‌ಮನ್ ಸೀಟಾಚೆ ಪಟ್ಟಿಯೇಂತು ಮೆಗ್ಗೇಲೆ ನಾಂವ ಪ್ರಥಮ ಜಾವ್ನು ಆಶ್ಶೀಲೆಂ. ಜಾಲ್ಯಾರಿ ಮಾಕ್ಕಾ ಮುಕಾರಿ ಶಿಕ್ಚೆ ಮನ ಜಾಯ್ನಿ. ಹಾಂವೆ ಜನರಲ್ ಪ್ರಾಕ್ಟೀಸ್ ಕೋರ್ನು ಜನಾಲಿ ಸೇವಾ ಕೋರ್ಕಾ ಮ್ಹೊಣು ಮೆಗ್ಗೇಲೊ ಉದ್ದೇಶು ಆಶ್ಶೀಲೊ. ಹಾಂವೆ ಎಂ. ಬೀ. ಬೀ. ಎಸ್. ಪಾಸ್ ಜಾಲ್ಲೆಮಾಗ್ಗೀರಿ ಸೀದಾ ಮೆಗ್ಗೇಲೆ ಗಾಂವಾಂಕ ಕೊಡ್ಯಾಳಾಕ ಜನರಲ್ ಪ್ರಾಕ್ಟೀಸ್ ಕೊರೂಂಕ ಆಯ್ಲೊಂ.

ಮಾಕ್ಕಾ ಕೊಡ್ಯಾಳಾಂತು ಏಕ ಕ್ಲಿನಿಕ್ ದೊವ್ರೋರ್ಕಾ ಮ್ಹೊಣು ಮನ ಜಾಲ್ಲೆಂ. ಹಾಂವೆ ಕೊಡ್ಯಾಳಾಂತು ಕ್ಲಿನಿಕ್ ಪ್ರಾರಂಭ ಕೋರ್ಕಾ ಜಾಲ್ಯಾರಿ ತೇ ಕಾಳಾಂತು ಮಾಕ್ಕಾ ಉಣೇ ಮ್ಹಳ್ಯಾರಿ 3000 ರುಪ್ಪಯ್ಯೊ ಜಾವ್ಕಾ ಆಶ್ಶೀಲಿ. ಮೆಗ್ಗೇಲೆ ಬಾಪ್ಪೂಲೆಲಾಗ್ಗಿ ತಿತ್ಲೊ ದುಡ್ಡು ನಾಆಶ್ಶೀಲೊ. ಮೆಗ್ಗೇಲೊ ಬಾಪ್ಪೂಸು ಮಸ್ತ ಶ್ರೀಮಂತು ನ್ಹಂಯಿ. ಹಾಂವೆ ಮೆಡಿಕಲ್

ಶಿಕ್ತsನಾ ತಾಣೆ ಪೆಟೋನು ದಿಲ್ಲೇಲೆ ಅತ್ಯಲ್ಪ ಮಾಸಿಕ ಆರ್ಥಿಕ ಸಹಾಯಾರೀಚಿ ಹಾಂವೆ 4 ವರ್ಸ ಕಾಳ್ಳೇಲೆಂ. ಮಾಗ್ಗೀರಿ ಇಂಟರ್ನಶಿಪ್ಪಾಚೆ ವೇಳಾರಿ ಮೆಳ್ಳೆ 60 ರುಪ್ಪಯ್ಯೊ ಮಾಸಿಕ ಸ್ಟೈಪೆಂಡಾರಿ ಹಾಂವ ದೀಸ ಲಕೈತಾಆಶ್ಶೀಲೊಂ. ಹಾಂವೆ ಲೆಕ್ಕೂಂಕ ಜಾಯ್ನಾತಿತ್ಲೆ ಕಷ್ಟಾರಿ ಮೆಡಿಕಲ್ ಕೆಲ್ಲೇಲೆಂ. ಹಾಂವೆ ಎಂ. ಬೀ. ಬೀ. ಎಸ್. ಪಾಸ್ ಜಾತ್ತsನಾ 1966 ಇಸ್ವೇಂತು ಮೆಗ್ಗೇಲೆ ಹಾತ್ತಾಂತು 95 ರುಪ್ಪಯ್ಯೊ ಆಶ್ಶೀಲ್ಯೊ. ಏಕ ಕ್ಲಿನಿಕ್ ಪ್ರಾರಂಭ ಕೊರೂಂಕ ಜಾಯಿಜಾಲ್ಲೋಲೊ ದುಡ್ಡು ನಾ.

ದುಡ್ಡು ಆಸ್ಸಕೊರೂಂಕ ಉಪಾಯ

ಹಾಂವೆ ದುಡ್ಡು ಆಸ್ಸಕೊರೂಂಕ ಏಕಿ ಉಪಾಯ ಕೆಲ್ಲಿ. ದೇಣೆ ಘೇವ್ನು ವ್ಹಾಡ್ಡೀಕ ಜಾವ್ನು ದುಡ್ಡು ಆಸ್ಸಕೆಲ್ಲೊ. ತೇ ವೇಳಾರಿ ಚೆಲ್ಲ್ಯೇಲಿ ವ್ಹಾಡ್ಡೀಕ ದೇsಣೆ ದೀವ್ನು ಕರ್ತಾತಿ ಆಶ್ಶೀಲೀಂತಿ. ಚೆಲ್ಲ್ಯೇಲೆ ವ್ಹಾಡ್ಡೀಕೇಚೆ ವೇಳೇರಿ ವರೇತಾಕ ದೇsಣೆ ದಿವ್ಕಾ ಆಶ್ಶೀಲೆಂ. ಹಾಂವೆ ವ್ಹಾಡ್ಡೀಕ ಕೋಣ್ನುಕ ಘೇವ್ನು ಮಾಂವಾಂಲೆಲಾಗ್ಗಿ ದೇsಣೆ ಘೇವ್ನು ಮೆಗ್ಗೇಲೆ ಕ್ಲಿನಿಕ್ ಪ್ರಾರಂಭ ಕೊರ್ಚೆಂ ಮ್ಹೋಣು ನಿಶ್ಚಯು ಕೆಲ್ಲೊ.

ಮಾಕ್ಕಾ ವ್ಹಾಡ್ಡೀಕ ಅರ್ಜೆಂಟ ಜಾವ್ಕಾ ಆಶ್ಶೀಲಿ. ವ್ಹಾಡ್ಡೀಕೇಕsಯಿ ಮುಖ್ಯ ಮೆಗ್ಗೇಲೆಂ ಮೆಡಿಕಲ್ ಪ್ರಾಕ್ಟೀಸ್ ಪ್ರಾರಂಭ ಕೊರ್ಚೆಂ ಏಕು ಮುಖ್ಯ ವಿಷಯು ಜಾವ್ನು ಆಶ್ಶೀಲೊ. ಪ್ರಾಕ್ಟೀಸ್ ವಗ್ಗಿ ಸೂರು ಕೋರ್ಕಾ ಜಾಲ್ಲೇಲೆಂ. ಖರ್ಚಾಕ ದುಡ್ಡು ನಾ ಜಾಲ್ಲೋಲೊ. ಉಷಿಣೆ ಘೆವ್ಚಾಕ ಮಾಕ್ಕಾ ಕೆದ್ನಾsಯಿ ಮsನ ಜಾಲ್ಲೇಲೆನಾ. ಮಾಕ್ಕಾ ಕೋಣsಯಿ ಉಷಿಣೆ ದಿವ್ಚಾಕ ಮುಕಾರಿ ಯೇನಿಂತಿ. ಹಾಂವೆ ಮೆಗ್ಗೇಲೆ ಬಾಪ್ಪೂsಕ ಸಾಂಗ್ಲೆಂ, "ಹಾಂವ ವ್ಹಾಡ್ಡೀಕ ಕೋರ್ನು ಘೆತ್ತಾಂ. ತೂಂ ಚೆಲ್ಲಿ ಸೋಧಿ," ಮ್ಹೋಣು.

ಮೆಗ್ಗೇಲೆ ಆನ್ನಾಲೆ ನಾಂವ ಗೋಪಾಳು. ಅಡ್ಯಾರ ಗೋಪಾಲಕೃಷ್ಣ ಶೆಣೈ. ಗೋಪಾಳಾನ ಆಟ್ಠಾಚೆ ಕ್ಲಾಸತಾಂಯಿ ಶಿಕ್ಷಣ ಕೆಲ್ಲೆಲೆಂ. ತಾಗ್ಗೇಲೆ 21 ವರ್ಸ ಪ್ರಾಯೇರಿ ತಾಕ್ಕಾ ವ್ಹಾಡ್ಡಿಕ ಜಾಲ್ಲಿ. ಚೆಲ್ಲಿ ಮೂಡಬಿದ್ರೀಚೆ ಲಾಗ್ಗೀಚೊ ಗಾಂವು ಸಂಪಾಜೆ ಗಾಂವ್ಚೊ ವ್ಯಾಪಾರಿ ಮಾಧವರಾಯ ಕಿಣಿಯಾಲಿ ನಾತಿ. ಮಾದವರಾಯಾಲಿ ತಿನ್ನೀಂಚಿ ಧೂವ ರಾಧುಲಿ ಮ್ಹಾಲ್ಘಡಿ ಧೂವ ಅಂಬಾ. ಅಂಬಾಲೊ ಆನು ಮಂಜುನಾಥ ಕಾಮತು ಗೋಪಾಳಾಲೊ ಮಾಂವು. ಗೋಪಾಳು ಮಂಜುನಾಥ ಕಾಮತೀಲೊ ಭಾಚ್ಚೊ. ಗೋಪಾಳಾಲಿ ಆನಿ ಅಂಬಾಲಿ ವ್ಹಾಡ್ಡೀಕ ಮಾವೈಭಾಚ್ಚೊ ಸಂಬಂಧು.

ಮೆಗ್ಗೇಲೆ ಆನಽಮಾಲೆ ಕುಳಾರ ಮಿಜಾರ ಗಾಂವು. ಮೆಗ್ಗೇಲಿ ಆನಽಮಾ ಸ ಜಽಣ ಚೆರ್ಡೂವಾಂಲಿ ಆವ್ಪು. ಆಜ್ಜಾನ ಮೆಲ್ಲೆ ಮಾಗ್ಗೀರಿ ತೀ ವಿಧವೆ ಜಾಲ್ಲಿಕೀ ನಾ; ತೆದ್ದನಾ ತಿಕ್ಕಾ ತಿಗ್ಗೇಲೆ ಭಾವಾನ ಮಿಜಾರಾಕ ಆಪ್ಪೋನು ಹಾಳ್ಳಿ. ವ್ಹಾಳ್ಫಡೆ ಚೆಲ್ಲಿ ನೇತ್ರಾವತಿ, ದೊನ್ನೀಂಚಿ ಗವರಿ ಆನಿ ತಿನ್ನೀಂಚಿ ಶ್ರೀದೇವಿ. ಚಾರೀಚೆ ಚೆರ್ಡು ಮೆಗ್ಗೇಲೊ ವ್ಹಾಂತು ರಾಮಚಂದ್ರು, ಪಾಂಚಾಚೊ ಮೆಗ್ಗೇಲೊ ಆನು ಗೋಪಾಲಕೃಷ್ಣು ಆನಿ ಸಂಚೊ ಮೆಗ್ಗೇಲೊ ಬಾಪ್ಪಾ ಪದ್ಮನಾಭು. ಮೆಗ್ಗೇಲೆ ಆಜ್ಜಾನ ಮರ್ತನಾ ಪದ್ಮನಾಭಾಕ ಏಕ ವರ್ಸ ಪ್ರಾಯ. ಮೆಗ್ಗೇಲೆ ಆನಽಮಾನ ವಿಧವೆ ಜಾವ್ಚೆ ಘೂಢೆ ತಿಗ್ಗೇಲಿ ವ್ಹಾಳ್ಫಡಿ ಧೂವ ನೇತ್ರಾವತಿ ವ್ಹಾರ್ಡಿಕ ಜಾಲ್ಲೇಲೆ ಸ ಮ್ಹೈನೆ ಭಿತ್ತರಿ ಬಾಮ್ಮೊಣು ಮೋರ್ನು ವಿಧವೆ ಜಾವ್ನು ಕುಳಾರ ಯೇವ್ನು ಪಳ್ಳೇಲಿ.

ಮೆಗ್ಗೇಲೆ ಆಜ್ಜಾನ ಮೆಲ್ಲೆಮಾಗ್ಗೀರಿ ಮೆಗ್ಗೇಲೆ ಆನಽಮಾಂಕ ತಿಗ್ಗೇಲೆ ಬಾಪ್ಪೂನ ಮಿಜಾರಾಕ ಆಪ್ಪೋನು ವ್ಹೆಲ್ಲೇಲೆವೇಳಾರಿ ತಿಗ್ಗೇಲೆ ಒಟ್ಟು ತಿಗ್ಗೇಲೆ ಸ ಜಽಣ ಚೆರ್ಡೂವಂ ಮಿಜಾರಾಕ ತಾಂಗೇಲೆ ಆಜ್ಜಾಲೆ ಘರ್ಕಡೆ ಯೇವ್ನು ಪಳ್ಳೀಂತಿ. ಮಿಜಾರ ಗಾಂವು ಕೊಡಿಯಾಳಾತಾಕ್ಕೂನು ಸುಮಾರ 25 ಕಿಲೊಮೀಟರ ದೂರ ಆಸ್ಸಽ. ಬಸ್ಸಾರಿ ಬಿಜ್ಜೈತಾಕ್ಕೂನು ಭಾಯ್ರಸೋರ್ನು ಲಾಲ್ಬಾಗ, ಕದ್ರಿ, ಕುಲಶೇಖರ, ವಾಮಂಜೂರು, ಗುರುಪುರ, ಕೈಕಂಬ, ಗಂಜಿಮಠ, ಯೆಡಪದವು ಇತ್ಯಾದಿ ಜಾಲ್ಲ್ಯಾರಿ ಮಿಜಾರ ಮೆಳ್ತಾ. ಮುಕಾರಿ ಮೂಡಬಿದ್ರಿ ಮೆಳ್ತಾ.

ಮೆಗ್ಗೇಲೆ ಆನಽಮಾನ ಕಷ್ಟಾರಿ ತಿಗ್ಗೇಲೆ ಸ ಜಽಣ ಚೆರ್ಡುವಾಂಕ ಹೋಡ ಕೆಲ್ಲೆಂ. ವಿಧವೆ ನೇತ್ರಾವತಿಕ ಪೊಸ್ಲೆಂ. ಗವರೀಕ ಆನಿ ಶ್ರೀದೇವೀಕ ವ್ಹಾರ್ಡಿಕ ಕೋರ್ನು ದಿಲ್ಲಿ. ರಾಮಚಂದ್ರಾಕ, ಗೋಪಾಳಾಕ ಆನಿ ಪದ್ಮನಾಭಾಕ ಜೆಲ್ಲಿ ಸೊದ್ದೂನು ವ್ಹಾರ್ಡಿಕ ಕೆಲ್ಲಿ.

ಮೆಗ್ಗೇಲೊ ಆಜ್ಜೊ ಅಡ್ಯಾರಾಂತು ವ್ಯಾಪಾರಿ ಜಾವ್ನು ಆಶ್ಶೀಲೊ. ಅಡ್ಯಾರ ಗಾಂವು ಕೊಡಿಯಾಳಾತಾಕ್ಕೂನು ಮಸ್ತ ದೂರ ನಾ. ಆತ್ತಂ 2016 ಇಸ್ವೇಂತು ಅಡ್ಯಾರ ಕೊಡಿಯಾಳ (ಮಂಗಳೂರು) ನಗರಾಚೆ ಮುನಿಸಿಪಲ್ ಪರಿಧೀಂತು ಮೆಳ್ಳಾಂ. ಅಡ್ಯಾರ ಗಾಂವು ಕೊಡಿಯಾಳ ಶಹರಾಂತು ಆಸ್ಸಽ. ಕೊಡಿಯಾಳಾತಾಕ್ಕೂನು ಬೆಂಗಳೂರಾಕ ವೊಚ್ಚೆ ವಾಟ್ಟೇರಿ ಆಸ್ಸಽ. ಬಸ್ಸಾರಿ ಬಿಜ್ಜೈಚೆ ಕೇ. ಎಸ್. ಆರ್. ಟೀ. ಸೀ. ಬಸ್ ಸ್ಟ್ಯಾಂಡಾಂತುತಾಕ್ಕೂನು ಭಾಯ್ರಸೋರ್ನು ಲಾಲ್ಬಾಗ್, ಜ್ಯೋತಿ, ಕಂಕನಾಡಿ, ಪಡೀಲ, ಇತ್ಯಾದಿ ಪಾಸ್ ಜಾಲ್ಲೆಮಾಗ್ಗೀರಿ ಅರ್ಕೋಳಾಕ ಆನಿ ಫರಂಗೀಪೇಟೇಚೆ ಘುಡೇಚಿ ಅಡ್ಯಾರ ಗಾಂವು ಮೆಳ್ತಾ. ಸಹ್ಯಾದ್ರಿ ಇಂಜಿನಿಯರಿಂಗ್ ಕೋಽಲೇಜ ಅಡ್ಯಾರಾಂತು ಆಸ್ಸಽ. ಮೆಗ್ಗೇಲೊ ಆಜ್ಜೊ ಮಂಜುನಾಥ ಶಾನಭಾಗು ತಾಗ್ಗೇಲೆ 45 ವರ್ಸ ಪ್ರಾಯೇರಿ ಹೋಡ ಸೀಕ ಜಾವ್ನು ಅಂತರ್ಲೊ.

ಹೋಡ ಸೀಕ ಮ್ಹಳ್ಯಾರಿ ಪ್ಲೇಗ (ಏಕಯಿ ಸ್ಮಾಲ್ ಪೋಃಕ್ಸ) ಆಸ್ಲೊಕಾ. ಮೆಗ್ಗೇಲೆ ಆಜ್ಜಾನ ಮರ್ತನಾ ಮೆಗ್ಗೇಲೆ ಆನ್ನಾಂಕ 3 ವರ್ಸ ಪ್ರಾಯ. ಮೆಗ್ಗೇಲೆ ಆನ್ನಾಂಕ ತೆಗ್ಗಜಃಣ ಮ್ಹಾಳ್ಫಡೆ ಭೈಣ್ಯೊ, ಏಕು ಮ್ಹಾಳ್ಫಡೊ ಭಾವು ಆನಿ ಏಕು ಧಾಕ್ಲೊ ಭಾವು.

ಮಾಕ್ಕಾ ವ್ಹಾಡೀಃಕ ಕೋರ್ನು ಘೇವ್ಕಾ ಜಾಲ್ಲೆಂ

ಮೆಗ್ಗೇಲೆ ಬಾಪ್ಪೂನ ತಾಗ್ಗೇಲೆ ಏಕ ವ್ಯಾಪಾರೀ ದೋಸ್ತಾನ ಸಾಂಗೀಲಿ ಚೆಲ್ಲಿ ಮಾಕ್ಕಾ ದಾಕ್ಕೋನುದಿಲ್ಲಿ. "ತೂಂವೆ ಹೀ ಚೆಲ್ಲಿ ತರಿ ನಾಕ್ಕಾ ಮ್ಹಳ್ಯಾರಿ ಮಾಗ್ಗೀರಿ ಹಾಂವ ಚೆಲ್ಲಿ ಸೊದ್ದೀನಾ," ಮ್ಹೊಣು ಮೆಗ್ಗೇಲೆ ಬಾಪ್ಪೂನ ಮಾಕ್ಕಾ ಚೇತಾವಣೇಚಿ ಪೂರ್ವಸೂಚನಾ ದಿಲ್ಲಿ. ಹಾಂವೆ ಮಸ್ತ ಯೆಚ್ಚನಾ ಕರ್ನಾನಾತ್ತೀಲೆ ಮೆಗ್ಗೇಲೆ ಬಾಪ್ಪೂನ ಸಾಂಗೀಲಿ ಚೆಲ್ಯೇಕ ವ್ಹಾಡೀಃಕ ಕೋರ್ನು ಘೆತ್ತಾಂ ಮ್ಹೊಣು ಒಪ್ಪೀಗಾದಿಲ್ಲಿ. ಚೆಲ್ಲಿ ಕಸ್ಲಿ ಜಾಲ್ಲ್ಯಾರೀಯಿ ಹೋಡ ನ್ಹಂಯಿ. ದೇಣೆ ದಿತ್ತಃಲೊ ಮಾಂವು ಜಾವ್ಕಾ ಆಶ್ಶೀಲೊ.

ಚೆಲ್ಯೇಲೆ ಬಾಪ್ಪೂನ ದಿಲ್ಲೇಲೆ ದೇಣ್ಯಾಚೊ 15000 ರುಪ್ಪಯ್ಯೊ ಮೆಗ್ಗೇಲೆ ಬಾಪ್ಪೂನ ಘೆತ್ಲಿ. ತಾಂತು ಸ ಹಜ್ಜಾರ (6000) ರುಪ್ಪಯ್ಯೊ ಕಾಣು ಮೆಗ್ಗೇಲೆ ಶಿಕ್ಷಣಾಚೆ ಖರ್ಚಾಃಕ ಕೆಲ್ಲೇಲೆಂ ಉಷಿಣೆ ಮ್ಹೊಣು ತೀರಿಸೀಲೆಂ. 6000 ರುಪ್ಪಯ್ಯೊ ವರೇತಾಲೆ ತರ್ಪೀಃಚೊ ಖರ್ಚು ಮ್ಹೊಣು ಖರ್ಚೀಃಲಿ. ಮೆಗ್ಗೇಲೆ ಬಾಪ್ಪೂನ ದೇಃಣ್ಯಾಂತುಲೆ ದುಡ್ವಾನ ಮೆಗ್ಗೇಲಿ ವ್ಹಾಡೀಃಕ ಕೆಲ್ಲಿ. ಮಂಗಳಸೂತ್ರ, ಕಾಂಕ್ಣಂ, ಕಾಪ್ಪಡ, ಇತ್ಯಾದೀಕ ಖರ್ಚೀಃಲೊ. ವಲೋರ್ಃಲೊ ದುಡ್ಡು 3000 ರುಪ್ಪಯ್ಯೊ ಮಾಕ್ಕಾ ಕ್ಲಿನಿಕ್ ಮಾಂಡೋಚಾಕ ದಿಲ್ಲೊ.

ಚೆಲ್ಯೇಲೆ ತರ್ಪೀಃಚೊ ವ್ಹಾಡೀಃಕೇಚೊ ಖರ್ಚು ಸಕ್ಕಡ ಚೆಲ್ಯೇಲೆ ಬಾಪ್ಪೂನ ಪೋಳೋನು ಘೆತ್ಲೆಂ. ಮೆಗ್ಗೇಲಿ ವ್ಹಾಡೀಃಕ ಗೌಸಾಬ್ರಾ ವಿಧೀರಿ 26–12–1966 ತಾರೀಕೇಕ ಸಂಪನ್ನ ಜಾಲ್ಲಿ.

ಹಾಂವ ಡಾಕ್ಟ್ರು ಜಾಲ್ಲೊಂ

ವ್ಹಾಡೀಃಕ ಜಾಲ್ಲೆ ಮಾಗ್ಗೀರಿ ಆಮ್ಮಿ ಹನಿಮೂನಾಂಕ ವಚ್ಚಃನೀಂತಿ. ವ್ಹಾಡೀಃಕ ಜಾಲ್ಲೇಲೆ ಸ ದೀಸ ಭಿತ್ತರಿ ಕ್ಲಿನಿಕ್ ಪ್ರಾರಂಭ ಕೆಲ್ಲೆಂ. ಪೇಶಂಟ ಸುರ್ವೇಃಚೆ ದೀಸೂಚಿ ಆಯ್ಲೀಂತಿ. ಪ್ರಾಕ್ಟೀಸ ಚಾಲು ಜಾಲ್ಲೆಂ. ಏಕ ವರ್ಸ ಭಿತ್ತರಿ ಮೆಗ್ಗೇಲೆ ಬಾಯ್ಲೇನ ಏಕ ಚೆಲ್ಯೇಚೆರ್ಡಾಕ ಜನ್ಮು ದಿಲ್ಲೊ. ದೇಡ ವರ್ಸ ಜಾವ್ಕಾಜಾಲ್ಲ್ಯಾರಿ ಮಾಕ್ಕಾ ಅಮೇರಿಕಾಕ ವೊಚ್ಚಾಕ ಅವಕಾಶು ಮೆಳ್ಳೊ. ಮೆಗ್ಗೇಲೆ ಕ್ಲಿನಿಕ್ ಕವ್ವೊಳ್ನು ಹಾಂವ ಬಾಯ್ಲೇಕ ಆನಿ ಚೆರ್ಡಾಕ ಘೇವ್ನು ಅಮೇರಿಕಾಕ ಗೆಲ್ಲೊಂ. ಅಮೇರಿಕಾಂತು ತೀನಿ ಏಂಗಏಂಗಡ

ಆಸ್ಪತ್ರೇಂತು ವಿಂಗವಿಂಗಡ ಗಾಂವಾಂತು ಹಾಂವೆ ಸರ್ವಿಸ್ ಕೆಲ್ಲೆಂ. ಸುರ್ವೇಕ ಏಕ ವರ್ಸ ಏಕ ಆಸ್ಪತ್ರೇಂತು ಚಕ್ರಗತ ಅಂತರವೈದ್ಯ (ರೊಟೇಟಿಂಗ್ ಇಂಟರ್ನ) ಹುದ್ದೇರಿ ಸಕ್ಕಡ ವೈದ್ಯಕೀಯ ವಿಭಾಗಾಂತು ಕಾಮ ಕೆಲ್ಲೆಂ. ಮಾಗ್ಗೀರಿ ಏಕ ವರ್ಸ ಆನಿಏಕ ಗಾಂವ್ಚೆ ಅಸ್ಪತ್ರೇಂತು ರೋಗನಿದಾನಶಾಸ್ತ್ರ (ಪೆಥೋಲೊಜಿ) ವಿಭಾಗಾಂತು ಸ್ಥಾನಬದ್ಧವೈದ್ಯ (ರೆಸಿಡೆಂಟ್) ಜಾವ್ನು ಕಾಮ ಕೆಲ್ಲೆಂ. ಮಾಗ್ಗೀರಿ ತೀನಿ ವರ್ಸ ರೋಗನಿದಾನಶಾಸ್ತ್ರಾಂತು ಶಿಕ್ವಣ ಆನಿ ತರಬೇತಿ ಘೆವ್ಚಾಕ ವಿಂಗಡ ಏಕ ಗಾಂವಾಂತು ಏಕ ಹೋಡ ಆಸ್ಪತ್ರೇಂತು ಸ್ಥಾನಬದ್ಧ ವರಿಷ್ಟವೈದ್ಯ (ಸೀನಿಯರ್ ರೆಸಿಡೆಂಟ್) ಜಾವ್ನು ಕಾಮ ಕೆಲ್ಲೆಂ.

ಅಮೇರಿಕಾಕ ಪ್ರಯಾಣ

ಭಾರತಾಂತುತಾಕ್ಕೂನು ಹಾಂವೆ ಭಾಯ್ರಸರ್ತನಾ ಮಾಕ್ಕಾ 5 ವರ್ಸಾಚಿ ಸಾಟ್ಟಾವೈದ್ಯು (ಎಕ್ಸ್‌ಚೇಂಜ್ ವಿಸಿಟರ್) ಮ್ಹೋಣು ವಿಸಾ ಮೆಳ್ಳೇಲಿ. ತಶ್ಶೀ ಜಾವ್ನು ಹಾಂವೆ ಅಮೇರಿಕಾಂತು ಪಾಂಚವರ್ಸಾಕಯಿ ಚಡ ಕಾಳ ರಾಬ್ಬೂಕಾ ಜಾಲ್ಲ್ಯಾರಿ ಹಾಂವೆ ಮೆಗ್ಗೇಲಿ ವಿಸಾ ಬದಲ್ಲೂನು ಘೇವ್ಕಾ ಜಾಲ್ಲಿ.

ಹಾಂವೆ 5 ವರ್ಸ ಜಾಲ್ಲೆಕೂಡ್ಲೆ ಅಮೇರಿಕಾ ಸೋಣು ಭಾರತಾಕ ಆಯ್ಯೀಲೆಂ ಜಾಲ್ಲ್ಯಾರಿ ಖಾಲಿ ಹಾತ್ತಾನ ಯೇವ್ಕಾ ಆಶ್ಶೀಲೆಂ. ಹಾಂವೆ ರೋಗನಿದಾನಶಾಸ್ತ್ರಾಂತು ಏಕಿ ಪರೀಕ್ಷಾ ಪಾಸ್ ಕೋರ್ನು ಪ್ರಮಾಣಪತ್ರ ಘೇವ್ಕಾ ಆನಿ ಥೋಡೋ ದುಡ್ಡು ಕಮಯ ಕೋರ್ನು ಭಾರತಾಕ ವಾಪಸ್ ಯೇವ್ಕಾ ಮ್ಹೋಣು ನಿಶ್ಚಯ ಕೆಲ್ಲೆಂ. ಹೇ ಪ್ರಯತ್ನಾರಿ ಹಾಂವೆ ದೇಶಾಂತರ (ಇಮ್ಮಿಗ್ರಂಟ) ವಿಸಾಕ ಅರ್ಜಿ ಘಾಲ್ಲಿ. ನ್ಯೂಯೋರ್ಕ ರಾಜ್ಯಾಚೆ ಮೆಡಿಕಲ್ ಲಿಸೆನ್ಸ (ಲೈಸೆನ್ಸ) ಪರೀಕ್ಷೇಕ ಬಸ್ಲೊಂ. ಮಾಕ್ಕಾ ವೈದ್ಯಕೀಯ ಲಿಸೆನ್ಸ ಮೆಳ್ಳೆಂ. ಆಮ್ಕಾ ಸಕ್ಕಡಾಂಕ ಮ್ಹಳ್ಯಾರಿ ಮೆಗ್ಗೇಲೆ ಬಾಯ್ಲೇಕ ಆನಿ ಚೆರ್ಡಾಕ ವರೇಕ ದೇಶಾಂತರ ವಿಸಾ ಮೆಳ್ಳಿ. ದೇಶಾಂತರ ವಿಸಾಕ 'ಗ್ರೀನ್ ಕಾರ್ಡ' ಮ್ಹೋಣು ನಾಂವ.

ಮಾಕ್ಕಾ ಗ್ರೀನ್ ಕಾರ್ಡ ಮೆಳ್ಳೆ ಮಾಗ್ಗೀರಿ ಹಾಂವ ಅಮೇರಿಕಾಚೊ ಅಧಿಕೃತ ಪರದೇಶಿ ನಿವಾಸಿ (ಏಲಿಯನ್ ರೆಸಿಡೆಂಟ) ಜಾಲ್ಲೊ. 'ಏಲಿಯನ್' ಮ್ಹಳ್ಯಾರಿ ಪರದೇಶಿ. ಮಾಕ್ಕಾ ವೈದ್ಯಕೀಯ ಲಿಸೆನ್ಸ ಮೆಳ್ಳೇಲೆನಿಮ್ತಿ ಹಾಂವ ಅಮೇರಿಕಾಂತು ಏಕು ವೃತ್ತಿವಿಶೇಷ ವೈದ್ಯು ಜಾಲ್ಲೊಂ. ಹಾಂವೆ ಚಾರಿ ವರ್ಸ ರೋಗನಿದಾನಶಾಸ್ತ್ರ ಅಧ್ಯಯನ ಕೆಲ್ಲೇಲೆ ನಿಮಿತ್ತ ಮಾಕ್ಕಾ ಏಕ ಸಾನ ಗಾಂವಾಂತು ಏಕ ಸಾನ ಆಸ್ಪತ್ರೇಂತು 'ಪೆಥೊಲೊಜಿಸ್ಟ' ಮ್ಹೋಣು ಕಾಮ ಮೆಳ್ಳೆಂ. ಪೆಥೋಲೊಜಿಸ್ಟಾನ

ಲೆಬೋರೇಟರಿ ಪೊಳೋನು ಘೇವ್ಕಾ. ಆಸ್ಪತ್ರೇಂತು ಆನಿ ಕ್ಲಿನಿಕ್ಕಾಂತು ಡಾಕ್ಟ್ರಾನಿ ಒಪರೇಶನ್ ಕೋರ್ನು ಕಾಳ್ಳೇಲೆ ಜೈವಕುಡೀ (ಬಯೋಽಪ್ಸಿ) ಪರೀಕ್ಷೆ ಕೋರ್ನು ರಬಡ (ರಿಪೋರ್ಟು) ದೀವ್ಕಾ. ಸಡನ್ನ (ಅನಿರೀಕ್ಷಿತ) ಮೆಲ್ಲೇಲೆ ವ್ಯಕ್ತೀಲೆಂ ಮಽಡೆ ಕಾತ್ತೋರ್ನು ಸಕ್ಕಡ ಅಂಗಾಂಗ ಪರೀಕ್ಷೆಕೋರ್ನು ರೋಗನಿದಾನ (ಪೆಥೋಲೊಜಿ) ರಬಡ ದೀವ್ಕಾ.

ಸಾಮಾನ್ಯ ಜಾವ್ನು ಆಸ್ಪತ್ರೇಂತು ಪ್ರವೇಶಿತ ರೋಗಿ ಆಪ್ಣ್ಯಾಕ ಸಾಂಭಾಳ್ನು ಘೇವೋನು, ಶುಶ್ರೂಷಾ (ಟ್ರೀಟ್‌ಮೆಂಟ್) ಕೊರೋನುಘೆತ್ತಾ. ಸುಮಾರ ಶೇಕಡಾ 90 ರೋಗಿ ಶುಶ್ರೂಷಾ ಕೊರೋನು ಘೇವ್ನು ಅಥವಾ ಒಪರೇಶನ್ ಕೊರೋನು ಘೇವ್ನು ಹುಷಾರ ಜಾವ್ನು ಘರ್ಕಡೆ ವತ್ತಾತಿ. ಕೆಲವು ರೋಗಿ ಹುಷಾರ ಜಾಯ್ನಾನಾತ್ತೀಲೆ ಮರಣ ಪಾವ್ತಾತಿ. ರೋಗೀಲೆ ಮೃತ್ಯು ಆಸ್ಪತ್ರೇಂತು ಜಾಲ್ಲೆಂಜಾಲ್ಯಾರಿ ಡಾಕ್ಟ್ರಾನಿ ದಿಲ್ಲೇಲೆಂ ವಕ್ಕದ ಆನಿ ಶಮನ ಸಽಮ ಆಶ್ಶೀಲೆಂ ಮ್ಹೋಣು ಸಿದ್ಧ ಕೊರೂಂಕ ತೇ ಮಡ್ಯಾಕ ಕಾತ್ತೋರ್ನು ಪರೀಕ್ಷೆ (ಆಟೋಪ್ಸಿ, ಪೋಸ್ಟಮೋಽರ್ಟೆಮ್ ಪರೀಕ್ಷಾ) ಕರ್ತಾತಿ. ಹೇಂ ಕಾಮ ಪೆಥೋಲೊಜಿಸ್ಟು ಕರ್ತಾ. ಮೆಗ್ಗೇಲೆ ಶಿಕ್ವಣೇಚೆ ಆನಿ ತರಬೇತೀಚೆ 5 ವರ್ಸಾಂತು ಹಾಂವೆ ಲಕ್ಷ ಕಟ್ಲೆ ಜೈವಕುಡೀ ಪರೀಕ್ಷೆ ಕೆಲ್ಯಾಂತಿ. ಹಜ್ಜಾರಕಟ್ಲೆ ಮಡ್ಯಾಂಕ ಕಾತ್ತೋರ್ನು ಪರೀಕ್ಷೆಕೆಲ್ಯಾ.

ಮಾಕ್ಕಾ ಗ್ರೀನ್ ಕಾರ್ಡ ಮೆಳ್ಳೇಲೆ ದೋನಿ ವರ್ಸ ಭಿತ್ತರಿ ಹಾಂವೆ ಅಮೇರಿಕನ್ ಪೆಥೋಲೊಜಿ ಬೋರ್ಡಾಚೆ ಪರೀಕ್ಷೇಂತು ಪಾಸ್ ಜಾಲ್ಲೊಂ ಆನಿ ಮಾಕ್ಕಾ ರಚನಾಽನಾರೋಗ್ಯ (ಅನಾಟೊಮಿಕಲ್) ಆನಿ ಕ್ರಿಯಾಽನಾರೋಗ್ಯ (ಕ್ಲಿನಿಕಲ್) ದೊನ್ನೀಯಿ ವಿಭಾಗಾಚೆ ಕುಶಳವ್ಯಕ್ತಿ (ಡಿಪ್ಲೋಮೇಟ್) ಮ್ಹೋಣು ಪ್ರಮಾಣ ಪತ್ರ ಮೆಳ್ಳೆಂ. ಮೆಗ್ಗೇಲೆ ಧುವ್ವೇಕ 5 ವರ್ಸ ಮ್ಹಣ್ತಽನಾ ಮೆಗ್ಗೇಲಿ ಬಾಯ್ಲು ವಾಪಸ ಗುರ್ಭಿಣಿ ಜಾಲ್ಲಿ. ತೀ ಬಾಳಾಂತಿ ಜಾವ್ನು ತೀಣೆ ಏಕ ದಾರ್ಲೆ ಚೆರ್ಡಾಕ ಜನ್ಮು ದಿಲ್ಲೊ. ತೋ ಅಮೇರಿಕನ್ ನಾಗರೀಕು ಜಾವ್ಚಾಕ ಅರ್ಹ ಜಾಲ್ಲೊ.

ಭಾರತಾಕ ಪರತೂನು ಆಯ್ಲೊಂ

ಹಾಜ್ಜೆ ನಂತರ ಹಾಂವ ಭಾರತಾಕ ಪರತ ಯೆವ್ಚಿ ತಯ್ಯಾರಿ ಕೆಲ್ಲಿ. ಮೆಗ್ಗೇಲೆ ಘಽರ, ಕಾರ, ಮರಮಟ್ಟು ಸಕ್ಕಡ ಘುಂಕೆಸವ್ರಽಗ ಮೊಲ್ಲಾಕ ವಿಕ್ಕೂನು ಮೆಳ್ಳೊಲೊ ದುಡ್ಡು ಘೇವ್ನು ಭಾರತಾಕ ಶಾಶ್ವತ ವಸತಿವರ್ಗಾವಣಾ (ಟ್ರಾನ್ಸ್‌ಫರ್ ಆಫ್ ರೆಸಿಡೆನ್ಸ್) ಕೋರ್ನು ಘೆತ್ಲಿ.

ಮೆಗ್ಗೇಲೆ ಒಟ್ಟು ಮೆಗ್ಗೇಲಿ ಬಾಯ್ಲು ಆನಿ ದೊಗ್ಗ ಜಽಣ ಚೆರ್ಡೂವಂ ಭಾರತಾಕ ಆಯ್ಲೀಂತಿ. ಅಮೇರಿಕಾಂತು ಸಾಢೆಆಠ ವರ್ಸ ವಾಸುಕೋರ್ನು ಹಾಂವ ಸ್ವದೇಶಾಕ ಪರತ ಆಯ್ಲೊಂ. ತೇ ವೇಳಾರಿ ಮಾಕ್ಕಾ

ಎಕೂಣ್ಚಾಳೀಸ (39) ವರ್ಸ ಪ್ರಾಯ. ಹಾಂವೆ ಭಾರತಾಕ ಯೇವ್ನು ಬೆಂಗಳೂರಾಂತು ರಾಬ್ಚೆ ಮ್ಹೋಣು ನಿಶ್ಚಯ ಕೆಲ್ಲೆಂ. ಬೆಂಗಳೂರಾಚೊ ಹವೊ ಮೆಗ್ಗೇಲೆ ಚೆರ್ಡೂವಾಂಕ ಹಿತ ಜಾತ್ತಲೊ ಮ್ಹೋಣು ಹಾಂವೆ ಬೆಂಗಳೂರ ಗಾಂವು ವೆಂಚೀಲೊ.

ಭಾರತಾಕ ಯೇವ್ನು ಹಾಂವೆ ಬೆಂಗಳೂರಾಂತು ಘರ ಕೆಲ್ಲೆಂ. ಏಕ ವರ್ಸ ಭಿತ್ತರಿ ಹಾಂವೆ ಬೆಂಗಳೂರಾಂತು ಏಕ ರೋಗನಿದಾನಶಾಸ್ತ್ರ ಪ್ರಯೋಗಾಲಯ (ಪೆಥೋಲೊಜಿ ಲ್ಯಾಬೊರೇಟರಿ) ಪ್ರಾರಂಭ ಕೆಲ್ಲೆಂ. ಮೆಗ್ಗೇಲೆ ಚೆರ್ಡೂವಾಂಕ ಬೆಂಗಳೂರಾಂತು ಇಸ್ಕೂಲಾಕ ಸೇರ್ವಾಯಿಲೆಂ. ತಾನ್ನಿ ಬೆಂಗಳೂರಾಂತು ಹೋಡ ಜಾಲ್ಲೀಂತಿ. ದೊಗ್ಗಾನೀಯಿ ಇಂಜಿನಿಯರಿಂಗ್ ಜಾವ್ಚೆ ಮ್ಹೋಣು ನಿಶ್ಚಯ ಕೆಲ್ಲೆಂ. ತಾನ್ನಿ ಶಿಕ್ಚಾಂತು ಹುಷಾರ ಜಾಲ್ಲೇಲೆ ನಿಮಿತ್ತ ದೊಗ್ಗಯಿಂ ಇಂಜಿನಿಯರ್ ಜಾಲ್ಲೇತಿ. ತಾಂಕಾ ದೊಗ್ಗಾಂಕಯಿ ವ್ಹಾರ್ಡಿಕ ಜಾಲ್ಲಿ. ದೊಗ್ಗಯಿಂ ಅಮೇರಿಕಾಕ ಗೆಲ್ಲೀಂತಿ ಆನಿ ಥಯಿಂ ಸೆಟಲ್ ಜಾಲ್ಲೀಂತಿ. ತಾಂಕಾ ಚೆರ್ಡೂವಂ ಜಾಲ್ಲೀಂತಿ.

ಮೆಗ್ಗೇಲೆ ಪ್ರಯೋಗಾಲಯ 1978 ಥೋನ್ರು 2009 ವರೇಕ 31 ವರ್ಸ ಚಲ್ಲೆಂ. ಹಾಂವೆ ಮೆಗ್ಗೇಲೆ ಪ್ರಯೋಗಾಲಯ ಬಂದ ಕೋನ್ರು ನಿವೃತ್ತಿ ಘೆತ್ಲಿ. ನಿವೃತ್ತಿ ಘೆತ್ಲೆಮಾಗ್ಗೀರಿ ಹಾಂವೆ ಡಾಕ್ಟರೀಕಾ ಕೊರ್ಚೆ ಸೋಣು ಸೊಳ್ಳೆಂ. ಹಾಂವ ಮೆಡಿಕಲ್ ಕೋಲೇಜಾಕ 1961 ಇಸ್ವೇಂತು ಪ್ರವೇಶ ಜಾವ್ನು 2009 ಇಸ್ವೇಂತು ನಿವೃತ್ತಿ ಜಾವ್ಚೆವರೇಕ ಮೆಡಿಕಲ್ ವಿಜ್ಞಾನ ಅಧ್ಯಯನ ಕೆಲ್ಲೆಂ. ಮೆಡಿಕಲ್ ವಿಜ್ಞಾನ ವಿಶಾಲ ವಿಜ್ಞಾನ. ಹೇ ವಿಜ್ಞಾನಾಂತು ಕಿತ್ಲೆಂ ಶಿಕ್ಲ್ಯಾರೀಯಿ ಪಾವ್ನಾ. ಇತ್ಲೆ ವರ್ಸ ಶಿಕ್ಕೂನೂಯಿ ಮಾಕ್ಕಾ ಆನಿಕಯಿ ಮೆಡಿಕಲ್ ಶಿಕ್ಚೆಂ ಬಾಕಿ ಆಸ್ಸ ಮ್ಹೋಣು ದಿಸ್ತಾ.

ಆಧುನಿಕ ಮೆಡಿಕಲ್ ವಿದ್ಯಾರ್ಥಿ

ವೈದ್ಯಕೀಯ ವೃತ್ತಿ ಏಕಿ ವಿಶಿಷ್ಟ ಪ್ರಾವಿಣ್ಯಾಚಿ ವೃತ್ತಿ (ಪ್ರೊಫೆಶನ್). ಮಾನವಾಕ ರೋಗು ಲಾಗ್ಲ್ಯಾರಿ ತಾಗ್ಗೇಲೆ ಶರೀರಾಚಿ ರಚನಾ, ಕ್ರಿಯಾ, ಇತ್ಯಾದಿ ಅಡಿಮೇಲು ಜಾತ್ತಾ. ತಾಗ್ಗೇಲೆ ದೈನಂದಿನ ಜೀವನ ದುಸ್ತರ ಜಾತ್ತಾ. ರೋಗಾಚೆ ನಿಮಿತ್ತ ದೇಹಾಂತು ಜಾಲ್ಲೇಲೆಂ ಬದಲಾವಣೆ ಕಸ್ಸಲೀ ಮ್ಹೋಣು ಸೊಧ್ದೂನು ಕಾಡ್ಚೆಂ ಕಾಮಾಂಕ 'ರೋಗನಿರ್ಣಯ (ಡಯಾಗ್ನೋಸಿಸ್)' ಮ್ಹೋಣು ನಾಂವ. ವೈದ್ಯಾಕ ತಾಗ್ಗೇಲೆಲಾಗ್ಗಿ ಆಯ್ಯೀಲೆ ರೋಗೀಲೆಂ 'ರೋಗನಿರ್ಣಯ' ಕಳ್ಯಾರಿ ಖಂಚೆ ವೈದ್ಯಕೀಯ ಶುಶ್ರೂಷೆ ಕೋರ್ಕಾ ಮ್ಹೋಣು ಕಳ್ತಾ.

ವೈದ್ಯಾನ ತಾಗ್ಗೇಲೆ ವೈದ್ಯಕೀಯ ಜ್ಞಾನಾಂಚೆ ಮುಖಾಂತರ ರೋಗನಿರ್ಣಯಾಂಚೊ ಅನುಮಾನು ಕೋರ್ಯೇತ. ವೈದ್ಯಾನ

ಕೋಽಲೇಜಾಂತು ಶಿಕ್ಕೀಲೆಂ ಜ್ಞಾನ ಆನಿ ಅನುಭವಾರಿ ಪ್ರಾಪ್ತ ಕೆಲ್ಲೇಲೆಂ ವಿವೇಕ ಉಪೇಗು ಕೋರ್ನು ನಿದರ್ಶನ ಕೆಲ್ಲೇಲೆ ರೋಗಾಕ ತಕ್ಕ ಶುಶ್ರೂಷೆ ಕೋರ್ಕಾ. ರೋಗನಿರ್ಣಯಾರಿ ಹೊಂದೂನು ಶುಶ್ರೂಷೆ ಕೆಲ್ಲ್ಯಾರಿ ರೋಗೀ ಗೂಣ ಜಾತ್ತಾ. ಮನುಷ್ಯಾಕ ಆರೋಗ್ಯ ವಾಪಸ್ ಯೆತ್ತಾ. ವೈದ್ಯಕೀಯ ವೃತ್ತೀಚೆಂ ಲೈಸೆನ್ಸ ಪಾವೀಲೆ ವೈದ್ಯಾನ ರೋಗೀಂಕ ಶುಶ್ರೂಷೆ ಕೋರ್ಯೇತ.

ವೈದ್ಯಕೀಯ ಪ್ರಾವೀಣ್ಯ

ಅಧ್ಯಯನ ಕೋರ್ನು ಆನಿ ಅನುಭವು ಪಾವ್ನು ಏಕು ವೈದ್ಯು ತಾಗ್ಗೇಲೆ ವೃತ್ತೀಂತು ಪ್ರವೀಣ ಜಾತ್ತಾ. ರೋಗೀಕ ಹುಷಾರ ಕೊರೂಂಕ ವೈದ್ಯಕೀಯ ಜ್ಞಾನ ಪ್ರಾಪ್ತ ಕರ್ತಾ. ರೋಗಲಕ್ಷಣಾಚೆ ಆನಿ ಚಿಕಿತ್ಸೇಚೆ ವಿವರ ಖಂಯಿ ಮೆಳ್ತಕೀ ಥಂಯಿ ವೊಚ್ಚೂನು ಶಿಕ್ಕೂನುಕಾಣು ತಾಣೆ ಶಿಕ್ಕೀಲೆ ಜ್ಞಾನ ಉಪೇಗು ಕೋರ್ನು ತಾಗ್ಗೇಲೆಲಾಗ್ಗಿ ಆಯ್ಯೀಲೆ ರೋಗೀಕ ಗೂಣ ಕರ್ತಾ.

ವೈದ್ಯಾಕ ತಾಗ್ಗೇಲೆ ಸಗ್ಳೇಂ ಜೀವನ ವೈದ್ಯಕೀಯ ವಿಜ್ಞಾನ ಶಿಕ್ಚಾಂತು ವತ್ತಾ. ತಾಣೆ ಪ್ರತಿಏಕ ಠಿಕಾಣೆಂತು ಆನಿ ಮೂಳಾಂತು ಸೊದ್ದೂನು, ವಿವಿಧ ಗ್ರಂಥಾಂತು ವಾಜ್ಜೂನು ಆನಿ ಅಭ್ಯಾಸು ಕೋರ್ನು ಸಾಧ್ಯ ಜಾಲ್ಲೇಲೆತಿತ್ಲೆ ವೈದ್ಯವಿಶಾರದಾಂಲೆ ಭಾಷಣ ಆಯ್ಕೂನು ವೈದ್ಯಕೀಯ ಪ್ರಾವಿಣ್ಯಾ ಸಂಪಾದನ ಕೋರ್ಕಾ. ತಾಗ್ಗೇಲೆಲಾಗ್ಗಿ ವಕ್ದಾಕ ಆಯ್ಯೀಲೆ ಪ್ರತಿಏಕ ವ್ಯಕ್ತೀಕ ಆರೋಗ್ಯಕರ ಜೀವನ ಚೊಲೋಚಾಕ ಜಾವ್ಚೆತಶ್ಶಿ ತಾಣೆ ಪ್ರಯತ್ನ ಕೋರ್ಕಾ.

ಪ್ರಾಚೀನ ಆನಿ ಆಧುನಿಕ ಶಿಕ್ಷಣ ವ್ಯವಸ್ಥಾ

ಪ್ರಾಚೀನ ಕಾಲಾಂತು ಗುರುಶಿಶ್ಯ ಪರಂಪರಾ ಆಶ್ಶೀಲೆವೇಳಾರಿ ಗುರೂಕ ಶಿಶ್ಯಾನ ಮಾಗ್ಗೂನು ಘೇವ್ನು ಆಪ್ಣಾಲ್ಯಾಂಕ 'ಶಿಶ್ಯು ಕೋರ್ನು ಘೆಯ್ಯಾ' ಮ್ಹೊಣು ವಿನಂತಿ ಕೋರ್ನು ಗುರೂಲೆಲಾಗ್ಗಿ ವೈದ್ಯಕೀಯ ಶಾಸ್ತ್ರ ಶಿಕ್ಕೂಕಾ ಆಶ್ಶೀಲೆಂ. ಗುರೂಕ ಸರ್ವರೀತೀರಿ ಮಾನ್ಯತಾ ದೀವ್ಕಾ ಆಶ್ಶೀಲಿ. ಗುರೂನ ಸಾಂಗೀಲೆತಶ್ಶಿ ಆಯ್ಕೂಕಾಆಶ್ಶೀಲೆಂ. ಗುರೂನ ಶಿಶ್ಯಾಲೆಲಾಗ್ಗಿ ವೇತನ (ಫೀಸ್) ಘೆವ್ಚಿ ಪದ್ಧತಿ ನಾಆಶ್ಶೀಲಿ. ಶಿಶ್ಯು ಗುರೂಲೆ ಒಟ್ಟು ವಾಸಕರ್ತಾಲೊ. ಶಿಶ್ಯಾಲೆಂ ಜೇವಣಾಚಿ ಆನಿ ವಸತೀಚಿ ವ್ಯವಸ್ಥಾ ಗೂರು ಕರ್ತಾಲೊ. ಶಿಶ್ಯಾಲೆಂ ಶಿಕ್ಷಣ ಮುಗ್ದಲೆಮಾಗ್ಗೀರಿ ಶಿಶ್ಯಾನ ಗುರೂಕ ಗುರುದಕ್ಷಿಣಾ ದಿವ್ಚೊ ಕ್ರಮು ಆಶ್ಶೀಲೊ.

ಆತ್ತಂ ಕಾಳಾರಿ (2016 ಇಸ್ವೇಂತು) ಮೆಡಿಕಲ್ ಕೋಽಲೇಜಾಂತು 5 ವರ್ಸ ಶಿಕ್ತಽನಾ ವೈದ್ಯಕೀಯ ವಿದ್ಯಾರ್ಥೀಕ ಶೆಂಬರಿದೊನ್ನಿ ಶಿಕ್ಷಕ ಗೂರು ಜಾವ್ನು ವತ್ತಾತಿ. ಮೆಡಿಕಲ್ ಕೋಽಲೇಜಾಂತು ಪ್ರವೇಶ ಮೆಳ್ಳೇಲೆ ಪ್ರತಿಏಕ ವಿದ್ಯಾರ್ಥೀಕ ವೈದ್ಯಕೀಯ ವಿಜ್ಞಾನ ಶಿಕೋಚಾಕ ಕೋಽಲೇಜಾಚೆ

ವ್ಯವಸ್ಥಾಪಕವರ್ಗ ವ್ಯವಸ್ಥೆ ಕರ್ತಾ. ವಿವಿಧ ಸ್ಥರಾಚೆ ಆನಿ ವಿವಿಧ ವಿಭಾಗಾಚೆ ಶಿಕ್ಷಣಾಕ ತೆತ್ತೇ ಸ್ಥರಾಚೆ ಶಾಸ್ತ್ರಜ್ಞ ಭೋಧಕ ನಿಯುಕ್ತ ಜಾತ್ತಾತಿ. ಕೋಽಲೇಜಾಂತು ವಿದ್ಯಾರ್ಥಿ ತಾಗ್ಗೇಲೆ ಶಿಕ್ಷಕಾಂಕ ಮರ್ಯಾದಿ ದಿತ್ತಾ. ವಿದ್ಯಾರ್ಥಿ ತಾಗ್ಗೇಲೆ ಜೀವಮಾನ ಪರ್ಯಂತ ತಾಗ್ಗೇಲೆ ಕೋಽಲೇಜಾಂತುಲೆ ಶಿಕ್ಷಕಾಂಕ ಆಭಾರಿ ಜಾವ್ನು ಆಸ್ತಾ. ವಿದ್ಯಾರ್ಥಿ ತಾಗ್ಗೇಲೆಂ ಶಿಕ್ಷಣ ಪೂರ್ತಿ ಜಾವ್ನು ಮೆಡಿಕಲ್ ಕೋಽಲೇಜಾಂತುತಾಕ್ಕೂನು ಭಾಯ್ರ ಪಳ್ಳೆಮಾಗ್ಗಿರಿ ಸುದ್ದಾಂ ತಾಗ್ಗೇಲೆ ಶಿಕ್ಷಕಾಂಕ ಉಡ್ಗಾಸು ಕರ್ತಾ.

ಶಿಕ್ಷಕಾಂಕ ವಿದ್ಯಾರ್ಥೀನ ಸಂಭಾವನೆ ಅಥವಾ ಸಾಂಬೋಳು ದಿವ್ಚಾಕ ನಾ. ಕೋಽಲೇಜಾಚೆ ವ್ಯವಸ್ಥಾಪಕವರ್ಗ ತಾಂಗೇಲೆ ಸಕ್ಕಡ ಶಿಕ್ಷಕವರ್ಗಾಕ ಸಾಂಬೋಳು ಆನಿ ಇತರ ಸೌಲತ್ತು ದಿತ್ತಾ. ಆತ್ತಂಚೆ ಸಮಾಜಾಂತು ಗುರುಶಿಶ್ಯ ಪರಂಪರಾ ದಿಶ್ಚಾಕ ಮೇಳ್ನಾ. ವೈದ್ಯಕೀಯ ವಿದ್ಯಾರ್ಥೀನ ಸಗ್ಳೇ ಜಗತ್ತಾಂತು ಖಂಚೇಯಿ ಏಕ ಕಡೇನತಾಕ್ಕೂನು ಜ್ಞಾನ ಪ್ರಾಪ್ತ ಕೋರ್ಯೇತ. ಏಕ ಗುರೂಲೆ ಬದಲಾಕ ಹಜ್ಜಾರಕಟ್ಲೆ ಭೋಧಕಾಂಕ ಗೂರು ಕೋರ್ನು ಜ್ಞಾನ ಸಂಪಾದನ ಕೋರ್ಯೇತ. ಕ್ಲಾಸಾಂತು ಭೋಧಕಾನಿ ದಿಲ್ಲೇಲೆಂ ಲೆಕ್ಚರ ಆಯ್ಕೂನು, ಪ್ರಯೋಗಾಲಯಾಂತು ಪ್ರತ್ಯಕ್ಷ ಪೊಳೋನು, ಆಸ್ಪತ್ರೇಂತು ಪ್ರವೇಶಿತ ರೋಗೀಂಕ ದಿಲ್ಲೇಲಿ ಶುಶ್ರೂಷಾ ಅಧ್ಯಯನ ಕೋರ್ಯೇತ. ಮಾಗ್ಗಿರಿ ಸ್ವತಃ ಅಂತರವೈದ್ಯ (ಇಂಟರ್ನ) ಜಾವ್ನು ತಾಣೆ ಶಿಕ್ಕೇಲೆ ವಿಜ್ಞಾನ ತಾತ್ಕಾಲಿಕ ಪ್ರಯೋಗ ಕೋರ್ನು ಪೊಳೊಯೇತ. ಅಶ್ಶಿ ತೋ ವಿದ್ಯಾರ್ಥಿ ಸಾಧಾರಣ ವ್ಯಕ್ತಿ ಆಶ್ಶೀಲೊ ಏಕು ವಿಜ್ಞಾನಿ ವೈದ್ಯು ಜಾತ್ತಾ. ಏಕು ಡಾಕ್ಟ್ರು ಜಾತ್ತಾ.

ಏಕ ವೈದ್ಯಕೀಯ ವಿದ್ಯಾರ್ಥೀನ ಶಿಕ್ಕೇಲೆ ತಾಗ್ಗೇಲೆ ಮನಾಂತು ಗೆಲ್ಲಾವೇಂ ಮ್ಹೊಣು ಪೊಳೋಚೆಕತಿರ ತಾಗ್ಗೇಲೆಂ ಕೋಽಲೇಜಾಂತು ಪ್ರತಿ ಸ ಮ್ಹೈನ್ಯಾಕ ಏಕ ಪಟಿ ತಾಕ್ಕಾ ಪರೀಕ್ಷೇಕ ಬೈಸೂಕಾ ಜಾತ್ತಾ. ಪ್ರತಿಏಕ ವಿಭಾಗಾಚೆ ಶಾಸ್ತ್ರ ತಾಣೆ ಥೊಡೆಂಥೊಡೇಂ ಶಿಕ್ಕೂಕಾ ಜಾತ್ತಾ. ಏಕದೋನಿ ಶಾಸ್ತ್ರ ಚಽಡ ಶಿಕ್ಕೂಕಾ ಜಾತ್ತಾ. ಒಟ್ಟು ದೇಡ ವರ್ಸಾಚಿ ತೀನಿ ಪಾಳಿ (ಒಟ್ಟು ಸಾಢಿಚಾರಿ ವರ್ಸ) ಶಿಕ್ಕೂಕಾ ಜಾತ್ತಾ.

ಸುರ್ವೇಚೆ ಪಾಳ್ಯೇಂತು ಶರೀರ ರಚನಾ (ಎನಾಟಮಿ) ಆನಿ ಶರೀರ ಕ್ರಿಯಾ (ಫಿಸಿಯೋಽಲೊಜಿ) ಶಿಕೈತಾತಿ. ದೋನ್ನೀಂಚೆ ಪಾಳ್ಯೇಂತು ವಕ್ಖಾಚೆಂ ಶಾಸ್ತ್ರ (ಫಾರ್ಮೆಕೋಽಲಜಿ), ರೋಗನಿದಾನ ಶಾಸ್ತ್ರ (ಪೆಥೋಽಲಜಿ) ಆನಿ ನ್ಯಾಯತತ್ವಶಾಸ್ತ್ರ (ಜೂರಿಸ್ಪ್ರೂಡೆನ್ಸ್) ಶಿಕೈತಾತಿ. ತಿನ್ನೀಂಚೆ ಪಾಳ್ಯೇಂತು ಅಂತರ್ದೈಹಿಕ ವೈಜಕೀ (ಇಂಟರ್ನಲ್ ಮೆಡಿಸಿನ್), ಶಸ್ತ್ರವೈಜಕೀ (ಸರ್ಜರಿ), ಬಾಳಂತೀರಾಚೆ ವೈಜಕೀ (ಒಬ್ಸ್ಟೆಟ್ರಿಕ್ಸ್), ಸ್ತ್ರೀರೊಗ

ವೈಜಕೀ (ಗೈನೆಕೋಽಲಜಿ), ಇತ್ಯಾದಿ ಶಿಕೈತಾತಿ. ಹೇ ತೀನಿ ಪಾಳ್ಯೆಂತು ಪರೀಕ್ಷೇಕ ಬೈಸೂನು ವಿದ್ಯಾರ್ಥೀನ ಪಾಸ್ ಜಾವ್ಕಾ.

ಅಂತರವೈದ್ಯು ಆನಿ ಲೈಸೆನ್ಸ

ಮೆಡಿಕಲ್ ವಿದ್ಯಾರ್ಥೀನ ಸಾಧಿಚಾರಿ ವರ್ಸ ತೀನಿ ಪಾಳ್ಯೆಂತು ಶೇಕಡಾ 70 ಸಮಯ ಹಾಜರ ಜಾವ್ಕಾ. ಪ್ರತಿ ಪಾಳ್ಯೆಚೆ ಅಂತ್ಯಾಂತು ಚೊಲ್ಟೆ ಪರೀಕ್ಷೇಂತು ಪಾಸ್ ಜಾವ್ಕಾ. ತಿನ್ನೀಯಿ ಪಾಳಿ ಮುಗ್ದಽಲೆ ಮಾಗ್ಗೀರಿ ವೈದ್ಯವಿದ್ಯಾರ್ಥೀಕ ಏಕ ವರ್ಸ ಆಸ್ಪತ್ರೇಂತು ಅಂತರವೈದ್ಯ (ಇಂಟರ್ನ) ಮ್ಹೊಣು ನೇಮಕ ಕರ್ತಾತಿ. ಅಂತರವೈದ್ಯು ಸಕ್ಕಡ ವಿಭಾಗಾಂತು ಆಸ್ಪತ್ರೇಚೆ ಭಾಯ್ಲೆರೋಗಿ (ಔಟ್‌ಪೇಶಂಟ್) ವಿಭಾಗಾಂತು ಆನಿ ಆಸ್ಪತ್ರೇಚೆ ಭಿತ್ತರ್ಲೆರೋಗಿ (ಇನ್‌ಪೇಶಂಟ್) ವಿಭಾಗಾಂತು ವೈದ್ಯಾಲೆ ಕಾಮ ಕರ್ತಾ. ಅಂತರವೈದ್ಯಾನ ಕೋಽಲೇಜಾಕ ಅಥವಾ ಆಸ್ಪತ್ರೇಕ ಶುಲ್ಕ ದಿವ್ಕಾ ಪಽಣಾ. ತಾಗ್ಗೇಲೆ ಕಾರ್ಯಕ್ರಮು ಏಕ ಸೇವಾ ಮ್ಹೊಣು ಲೆಕ್ಕಾಕ ಘೆತ್ತಾತಿ. ಅಂತರವೈದ್ಯಾಕ ತಾಗ್ಗೇಲೆ ಸೇವೇಕ ಮ್ಹೊಣು ಥೋಡೋ ದುಡ್ಡು ಸಂಕುಚಿತವೇತನ (ಸ್ಟೈಪೆಂಡ್) ಮೆಳ್ತಾ.

ಅಂತರವೈದ್ಯು ತಾಗ್ಗೇಲೆ ಕಾರ್ಯಕ್ರಮಾಂತು ಪ್ರತೀಏಕ ರೋಗೀಲೆಂ ಅನಾರೋಗ್ಯಾಚಿ ಚರಿತ್ರೆ, ರೋಗಾಚೆ ಲಕ್ಷಣ ಆನಿ ಚಿನ್ಹೆ ವಿಚಾರ್ಸೂನು ಘೆತ್ತಾ. ನಂತರ ರೋಗೀಲೆ ಸಗ್ಗೇ ದೇಹಾಚಿ ಕ್ರಮಪ್ರಕಾರ ಪರೀಕ್ಷೆ ಕರ್ತಾ. ತಾಣೆ ಪಳಯಿಲೆಂ ವಿವರ ಸಕ್ಕಡ ರೋಗೀಚೆ ಕತಿರ ತಯ್ಯಾರಿ ಕೆಲ್ಲೇಲೆ ರೋಗಪುಸ್ತಕಾಂತು ದಾಖಲ ಕೋರ್ನು ಘೆತ್ತಾ. ಆಸ್ಪತ್ರೇಂತು ಪ್ರತಿಏಕ ರೋಗೀಕ ಏಕ ಪ್ರತ್ಯೇಕ ನವೇಂ ರೋಗಿಪುಸ್ತಕ ಕರ್ತಾತಿ. ಇತ್ಲೆ ಸಕ್ಕಡ ಕೋರ್ನು ಅಂತರವೈದ್ಯು ರೋಗೀಲೆ ರೋಗನಿರ್ಣಯ (ಡಯಗ್ನೋಸಿಸ್) ಕೋರ್ನು ಘೆತ್ತಾ. ರೋಗನಿರ್ಣಯಾರಿ ಹೊಂದೂನು ತೇ ರೋಗಾಕ ಆನಿಕಯಿ ಖಂಚೆಖಂಚೆ ತಪಾಸಣೆ ಜಾಯಿ ಮ್ಹೊಣು ನಿರ್ಧಾರು ಕೋರ್ನು ರೋಗಿಪುಸ್ತಕಾಂತು ಬರೈತಾ.

ಅಂತರವೈದ್ಯು ಆಪ್ಣ್ಯಾನ ಕೆಲ್ಲೇಲೆಂ ರೋಗನಿರ್ಣಯ ಆನಿಕಯಿ ಸಿದ್ಧ (ಪ್ರಮಾಣಿತ) ಕೊರೂಂಕ ಅಗತ್ಯ ಆಶ್ಶೀಲೆ ತಪಾಸಣೆ ಕೊರೂಂಕ ರಕ್ತ ಪರೀಕ್ಷಾ ಇತ್ಯಾದಿ ಕೊರೋನು ಘೇವ್ನು ರಿಪೋರ್ಟು ಹಾಣು ದೀ ಮ್ಹೊಣು ರೋಗೀಕ ಆಸ್ಪತ್ರೇಚೆ ಪ್ರಯೋಗಾಲಯಾಕ ಪೆಟೋನು ದಿತ್ತಾ. ರೋಗಿ ಪ್ರಯೋಗಾಲಯಾಂತು ಅಂತರವೈದ್ಯಾನ ಬೊರೋನು ದಿಲ್ಲೇಲೆ ಸಕ್ಕಡ ಪರೀಕ್ಷಾ ಕೊರೋನು ಘೆತ್ತಾ. ಆಸ್ಪತ್ರೇಚೆ ಪ್ರಯೋಗಾಲಯಾಂತು ರೋಗೀಲಿ ರಕ್ತ ಪರೀಕ್ಷಾ, ಮಲ, ಮೂತ್ರ, ಕಽಫ ಇತ್ಯಾದೀಚಿ ಪರೀಕ್ಷಾ, ಹರ್ದ್ಯಾಚಿ ಎಕ್ಸರೇ, ವಿಂಗಡ ಎಕ್ಸರೇ, ಅಲ್ಟ್ರಾಸೌಂಡ ಸ್ಕ್ಯಾನ, ಈಸೀಜೀ, ಇತ್ಯಾದಿ

ಕೊರೋನು ಘೇವ್ಯೇತ. ಹೇ ಸಕ್ಕಡ ಪರೀಕ್ಷೇಚೊ ರಿಪೋರ್ಟು ಆಯ್ಲೆನಂತರ ಅಂತರವ್ಯೆದ್ಯು ತಾಗ್ಗೇಲೆ ವಿಭಾಗೀಯ ಗ್ರಹವ್ಯೆದ್ಯಾಕ (ಹೌಸ್‌ಮನ್) ತಾಣೆ ಕೆಲ್ಲೇಲೆ ರೋಗನಿರ್ಣಯ ವಿವರ್ಸೀತಾ. ಗ್ರಹವ್ಯೆದ್ಯು ಅಂತರವ್ಯೆದ್ಯಾಲೆ ಕಾಮ ಸಃಮ ಜಾಲ್ಲೆಂಕೀ ನಾ ಮ್ಹೊಣು ಚರ್ಚೆ ಕರ್ತಾ. ಚರ್ಚೆ ಕೋರ್ನು ಆನಿ ವಿಚಾರು ವಿನಿಮಯ ಕೋರ್ನು ಅಂತರವ್ಯೆದ್ಯು ತಾಗ್ಗೇಲೆ ಜ್ಞಾನ ವಾಡ್ಡೋನು ಘೆತ್ತಾ. ಅಶ್ಶಿ ಅಂತರವ್ಯೆದ್ಯು ಆಸ್ಪತ್ರೇಂತು ಪ್ರತಿದಿವಸು ಅನೇಕ ರೋಗೀಕ ಪರೀಕ್ಷಿಕ ಘೇವ್ನು ವ್ಯೆದ್ಯಕೀಯ ವಿಧಾನ ಶಿಕ್ತಾ. ಏಕ ವರ್ಸ ಸಕ್ಕಡ ವಿಭಾಗಾಂತು ಕಾಮ ಕೋರ್ನು ಜಾಲ್ಲೆಮಾಗ್ಗಿರಿ ತೋ ಸರಕಾರಾಕ ಲೈಸೆನ್ಸ ದಿಯ್ಯಾ ಮ್ಹೊಣು ಅರ್ಜಿ ಘಾಲ್ತಾ. ಆಪ್ಣ್ಯಾನ 'ಕಾನೂನ ಪ್ರಕಾರ ಎಂ. ಬೀ. ಬೀ. ಎಸ್ ಮೆಡಿಕಲ್ ಕೋರ್ಸು ಪೂರ್ಣ ಕೆಲ್ಲಾಂ. ಮಾಕ್ಕಾ ಮೆಡಿಕಲ್ ವೃತ್ತಿ ಕೊರೂಂಕ ಪರವಾನಗಿ (ಲೈಸೆನ್ಸ) ದೀವ್ಕಾ' ಮ್ಹೊಣು ಅರ್ಜಿ ಘಾಲ್ತಾ.

ಹಾಂವೆ ಡಾಕ್ಟರ್ ವೃತ್ತಿ ಸೂರು ಕೆಲ್ಲಿ

ಸಾಮಾನ್ಯ ಜಾವ್ನು ಎಂ. ಬೀ. ಬೀ. ಎಸ್. ಇತ್ಯಾದಿ ಡಾಕ್ಟರೀಕೇಚೊ ಕೋರ್ಸು ಕೆಲ್ಲೇಲೆ ವಿದ್ಯಾರ್ಥೀಕ ಮೆಡಿಕಲ್ ವೃತ್ತಿ ಅಭ್ಯಾಸ (ಪ್ರ್ಯಾಕ್ಟೀಸ್) ಕೊರೂಂಕ ಸರಕಾರಾಚಿ ಪರವಾನಗಿ ಮೆಳ್ತಾ. ಪರವಾನಗಿ ನಾತ್ತೀಲೆಂ ಡಾಕ್ಟರೀಕಾ ಕೊರೂಂಕ ನಜ್ಜ. ಡಾಕ್ಟರೀಕಾ ಮ್ಹಳ್ಯಾರಿ ರೋಗು ಉಪಶಮನ ಕರ್ತಾಂ ಮ್ಹೊಣು ಸಾಂಗೂನು ರೋಗೀಂಕ ವಕ್ಕದ ದಿವ್ಚೆಂ. ಘಾಯುಘಾಲ್ನು ಒಪರೇಶನ್ ಕೊರ್ಚೆಂ. ವ್ಯೆದ್ಯಕೀಯ ಗರ್ಭವ್ಯಧ (ಮೆಡಿಕಲ್ ಟರ್ಮಿನೇಶನ್ ಆಫ್ ಪ್ರಿಗ್ನನ್ಸೀ) ಕೊರ್ಚೆಂ ಇತ್ಯಾದಿ.

ಪ್ರತಿಏಕ ರಾಜ್ಯಾಂತು ಡಾಕ್ತು ಜಾತ್ತಲ್ಯಾಂಕ ಲೈಸೆನ್ಸ ದಿವ್ಚಾಕ ಏಕ ಆಡಳಿತ ವಿಭಾಗ ಆಸ್ತಾ. ಕರ್ನಾಟಕ ರಾಜ್ಯಾಂತು 'ಕರ್ನಾಟಕ ಮೆಡಿಕಲ್ ಕೌನ್ಸಿಲ್' ಏಕ ತಸ್ಸಲೆಂ ಸರಕಾರೀ ದಫ್ತರ. ಲೈಸೆನ್ಸಾಕ ಅರ್ಜಿ ಘಾಲ್ಲೇಲೆ ಡಾಕ್ಟ್ರಾಂಕ ಲೆಸೆನ್ಸ ದಿವ್ಚಾಕಯಿ ಘೂಥೆ ತಾಂಗೇಲೆಂ ಶಿಕ್ಷಣಾಂಚೆ ಪ್ರಮಾಣಪತ್ರ ಸಃಮ ಆಸ್ಸವೇ ಮ್ಹೊಣು ಚೌಕಃಶಿ ಕರ್ತಾತಿ. ತಾಂಗೇಲೆಂ ಮೆಡಿಕಲ್ ಶಿಕ್ಷಣ ಸರಕಾರಾನ ಅನುಮೋದನಾ ದಿಲ್ಲೇಲೆ ಸಂಸ್ಥೇಂತು ಜಾಲ್ಲಾವೇಂ ಮ್ಹೊಣು ಪಳ್ಯೆತಾತಿ. ಎಕ್ಕ ರಾಜ್ಯಾಂತು ಮೆಡಿಕಲ್ ಶಿಕ್ಕೂನು ಆನ್ನೇಕ ರಾಜ್ಯಾಂತು ವ್ಯೆದ್ಯವೃತ್ತಿ ಕೋರ್ಯೇತ.

ಖಂಚೇಯಿ ಏಕ ಸಂಸ್ಥೇಂತು ಮೆಡಿಕಲ್ ಶಿಕ್ಕೂನು ಸಕ್ಕಡ ಪರೀಕ್ಷಾ ಪಾಸ್ ಜಾಲ್ಲೇಲೆ ವ್ಯೆದ್ಯಾಕ ತಾಣೆ/ತೀಣೆ ಭಾರತಾಚೆ ವಿಂಗಡ ಖಂಚೇಯಿ ರಾಜ್ಯಾಂತು ಕ್ಲಿನಿಕ್ ದೊವ್ರ್ಯೋರ್ಯೇತ ಅಥವಾ ಶಿಕ್ಷಣ ಸಂಸ್ಥೇಂತು ಆನಿ ಆಸ್ಪತ್ರೇಂತು ಕಾಮ ಕೋರ್ಯೇತ. ಪರದೇಶಾಕ ವತ್ತಃಲೆ ಡಾಕ್ಟರಾಂಕ

ಭಾರತಾಚೆ ಕೇಂದ್ರ ಸರಕಾರಾಚಿ ಸಂಸ್ಥೆ 'ಮೆಡಿಕಲ್ ಕೌನ್ಸಿಲ್ ಆಫ್ ಇಂಡಿಯಾ' ಹಾಂಗೇಲೆಲಾಗ್ಗಿ ಲೈಸೆನ್ಸ್ ಘೇವ್ಕಾ.

ರೋಗೀಕ ಪೊಳೋಚಾಕ ಘರ್ಕಡೆ ವೊಚ್ಛೂಕಾ

ಹಾಂವೆ ವೈದ್ಯಕೀಯ ವೃತ್ತಿ ಕೊಡ್ಯಾಳಾಂತು ಸೂರು ಕೆಲ್ಲೇಲೆ ವೇಳಾರಿ ರೋಗೀಕ ಪೊಳೋಚಾಕ ಘರ್ಕಡೆ ಆಪ್ಪೈಲ್ಯಾರಿ ವೊಚ್ಛೂಕಾ ಆಶ್ಶೀಲೆಂ. ಹಾಂವೆ ಮದ್ರಾತ್ರಿ ರೋಗೀಕ ಪೊಳೋಚಾಕ ತಾಗ್ಗೇಲೆ ಅಥವಾ ತಿಗ್ಗೇಲೆ ಘರ್ಕಡೆ ಗೆಲ್ಲಾಂ. ಘರ್ಕಡೆ ವೊಚ್ಛೂನು ರೋಗೀಕ ಪಳೈಲ್ಯಾರಿ ಡಾಕ್ಟ್ರಾಲೆಂ ಪೀಸ ಥೊಡೇಂ ಚಡ ಜಾತ್ತಾ. ವೃತ್ತಿ ಸೂರು ಕೋರ್ನು ಏಕ ದೋನಿ ವರ್ಸ ಡಾಕ್ಟ್ರು ರೋಗೀಕ ಪೊಳೊಚಾಕ ಆಪ್ಪೈಲ್ಯಾರಿ ಕೆದ್ನಮ್ಹೋಣು ನಾ ರೋಗೀಲೆ ಘರ್ಕಡೆ ವತ್ತಾ. ವೃತ್ತೀಚೊ ಅಭ್ಯಾಸು ಚಡ ಜಾಲ್ಲೇಲೆತಶ್ಶಿಂ ಹಾಂವೆ 'ಆತ್ತಂ ಮದ್ರಾತ್ರಿ ನಾಕ್ಕಾ. ಫಾಯಿ ಸಕಾಣಿ ಯೆತ್ತಾಂ' ಮ್ಹಣ್ತಾಆಶ್ಶೀಲೊಂ.

ಆತ್ತಂ 2016 ಇಸ್ವೇಂತು ವೈದ್ಯಕೀಯ ವೃತ್ತೀಂತು ಮಸ್ತ ಬದಲಾವಣ ಜಾಲ್ಲಾಂ. ಡಾಕ್ಟ್ರಾಕ ರೋಗೀಲಿ ಅನಾರೋಗ್ಯಾಚಿ ಕಾಣಿ ಆಯ್ಕೂನು ಆನಿ ಶರೀರ ತಪಾಸಣೆ ಮಾಂತ್ರ ಕೋರ್ನು ಖಂಚೇಯಿ ಪ್ರಯೋಗಾಲಯಾಚಿ ತಾಂತ್ರಿಕ ತಪಾಸಣಾ ಕರ್ನಾನಾತ್ತೀಲೆ ರೋಗನಿರ್ಣಯ ಕೊರೂಂಕ ಸಾಧ್ಯನಾ ಮ್ಹೋಣು ಕಳ್ಳಾಂ. ಪ್ರಯೋಗಾಲಯಾಚಿ ತಾಂತ್ರಿಕ ಪರೀಕ್ಷಾ ರೋಗೀಲೆ ಘರ್ಕಡೆ ಅಸಾಧ್ಯ. ಘರ್ಕಡೆ ಆಯ್ಯಿಲೊ ವೈದ್ಯು ರೋಗೀಕ ತಾತ್ಕಾಲಿಕ ಔಷಧಕೀ ಉಪಶಮನಕೀ ದಿತ್ತಾ. ದೀವ್ನು ಆಸ್ಪತ್ರೇಕ ಪೆಟೋಕಾಜಾಲ್ಲ್ಯಾರಿ ಪೆಟೋನುದಿತ್ತಾ.

ಹಾಂವೆ ಮೆಗ್ಗೇಲೊ ಅನುಭವು ಆನಿ ಚಿಂತನೆ ಹೇ ಪುಸ್ತಕಾಂತು ಬರ್ರೈಲಾಂ. ಖಂಚೇಯಿ ಯುವಕಾಕ ಅಥವಾ ಯುವತೀಕ ಆಪ್ಪಣ ವೈದ್ಯು ಜಾವ್ಕಾ ಮ್ಹೋಣು ಇಚ್ಛಾ ಆಸ್ಸಜಾಲ್ಲ್ಯಾರಿ ಹೇಂ ಪುಸ್ತಕ ವಾಜ್ಜೂನು ಆಪ್ಣಾಲಿ ಮಾನಸಿಕ ತಯ್ಯಾರಿ ಕೋರ್ನುಘೇವ್ಯೇತ. ವೈದ್ಯಕೀಯ ವೃತ್ತಿ ಏಕಿ ಉಂಚಿ ಸ್ಥರಾಚಿ ವೃತ್ತಿ. ವೈದ್ಯಾಕ ಸಮಾಜ ಮಸ್ತ ಸನ್ಮಾನು ದಿತ್ತಾ.

ಸಮಾಜಾಕ ಡಾಕ್ಟ್ರಂ ಜಾವ್ಕಾತಿ

ಮನೀಷು ಕರ್ಮಶೀಲ ಪ್ರಾಣಿ. ವರ್ಲೇಲೆ ಪ್ರಾಣೀಂಕಯಿ ವೇಗ್ಳೊ. ಪ್ರಾಣಿಂಗೆಲೆ ಪೈಕಿ ಮಾಕ್ಷೀಚೆ ದೋನಿ ಪಾಯ್ಯಾನಿ ನಿಟಽ ಚಮ್ಕೂಕಚೊ ಪ್ರಾಣಿ ಮನೀಷು. ಸಕ್ಕಡ ಪ್ರಾಣೀನ ಮೇಳ್ನು ಹೆಂ ಜಗತ್ತ ತಾಂಗೇಲೆ ವಾಸಸ್ಥಳ ಕೋರ್ನು ಘೆತ್ಲಾಂ. ಪ್ರತಿಏಕ ಪ್ರಾಣೀಕ ತಾಂಗೇಲೆ ಪಿಲ್ಲಾಂಕ (ಚೆರ್ಡೂವಾಂಕ) ಹೋಡ ಕೊರೂಂಕ ಏಕು ಸುಭದ್ರ ಜಾಗೊ

ಜಾವ್ನಾಕಜಾತ್ತಾ. ಮನುಷ್ಯಾಕ ತಾಗ್ಗೇಲೆಂ ಹಟ್ಟಿ (ಹಾಟ, ಗುಡಿಸಲು, ಘsರ) ಏಕು ಸುಭದ್ರ ಜಾಗೊ. ಶೆಂಬರಿ ವರ್ಸ ಘೂಢೆವರೇಕ ದಕ್ಷಿಣಕನ್ನಡ ಜಿಲ್ಲೇಂತು ಮುಳಿಯೇ ಮಾಡಾಚೆ ಘsರ ಆಶ್ಶೀಲೀಂತಿ. ಪ್ರತಿಏಕ ಪ್ರಾಣೀಕ ವಾಂಚೂನು ವೊರೂಂಕ ಆಹಾರ ಜಾಯಿ. ಮನುಷ್ಯಾಲೆ ಆಹಾರ ಸಸ್ಯಾಹಾರ. ಮನುಷ್ಯು ಶೆತ್ತಾಂತು ಬೀ ಘಾಲ್ನು ಬೇsಳೆಂ ಬೇಳೆಸೀತಾ. ರೂಕು ವೋವ್ನು ತಾಜ್ಜೇರಿ ಜಾವ್ಚೆಂ ಫಲಪುಷ್ಪ ಆಹಾರಶೇಂ ಸೇವನ ಕರ್ತಾ. ಮಸ್ತ ಜsಣ ಕೆಲವು ಪ್ರಾಣೀಂಕ ಆನಿ ಜೀವಜಂತೂಂಕ ಕಾತೋರ್ನು ಸಿಜ್ಜೋನು ಆಹಾರಶೇಂ ಸೇವನ ಕರ್ತಾತಿ.

ಸಕ್ಕಡ ಪ್ರಾಣೀಂಕ ಏಕ ಆಯುಷ್ಯ ಮ್ಹೋಣು ಆಸ್ಸs. ಪ್ರಾಣೀನ ಜನ್ಮಾಂಕ ಯೆತ್ತನಾಂಚಿ ತಾಜ್ಜೆ ದೇಹಾಚೆ ರಚನೇರಿ ಹೊಂದೂನು ತೀ ಪ್ರಾಣಿ ಅಮ್ಮಿತ್ಲೇಂಚಿ ವರ್ಸ ವಾಂಚ್ತಾ ಮ್ಹೋಣು ತಾಜ್ಜೆ ಆಯುಷ್ಯ ತsಯ ಜಾತ್ತಾ. ಆಮ್ಗೇಲೆಂ 'ಆಯುಷ್ಯ ಆಮ್ಗೇಲೆ ನಿಡ್ಲಾರಿ ಬರ್‍ಯೆಲಾಂ' ಮ್ಹಳ್ಯಾರಿ ಅರ್ಥು ಕಸ್ಸಲೊ? ಆಮ್ಗೇಲೆ ಶರೀರರಚನೇರಿ ಆನಿ ಕ್ರಿಯೇರಿ ಹೊಂದೂನು ಕಿತ್ಲೆಕಾಳ ಹೇಂ ಶರೀರ ಆರೋಗ್ಯವಂತ ಜಾವ್ನು ಆಸ್ತಕೀ ತಿತ್ಲೆಕಾಳ ಆಮ್ಮಿ ಜೀವಂತ ವರ್ತಾತಿ ಮ್ಹೋಣು ಅರ್ಥು.

ಆರೋಗ್ಯ ಪಾಡ ಜಾಲ್ಲೇಲೆ ವೇಳಾರಿ ಆಮ್ಗೇಲೆ ಆಯುಷ್ಯ ಮುಗ್ದsತಾ. ಆವ್ಸೂಲೆ ಗರ್ಭಕೋಶಾಂತು ಚೆರ್ಡು ವಾಡ್ತsನಾ ತೇ ಚೆರ್ಡಾಕ ಆವ್ಸೂನ ಸೇವನಕೆಲ್ಲೊಲೊ ಆಹಾರು ಆನಿ ಇತರ ಸಾಮಗ್ರಿ ಸರಬರಾಜ ಜಾತ್ತಾ. ಚೆರ್ಡಾನ ನವ್ವ ಮ್ಹೈನೆನಂತರ ಭಾಯ್ರ ಆಯ್ಲೆನಂತರ ತಾಕ್ಕಾ ದೇಹಾಕ ಅನುಕೂಲ ಜಾವ್ಚೊ ಹವಾಮಾನು ಆನಿ ಶ್ವಾಸು ಘೆವ್ಚಾಕ ಆಮ್ಲಜನಕ ಮೆಳ್ತಾ. ವರ್ಲೇಲೆ ಆಹಾರ ಆವ್ಸೂನ ಖಾವೋಕಾ.

ಆವ್ಸುಲೆಂ ಚಿವ್ವೇಂಚೆ ದೂಧ ಚೆರ್ಡಾಲೆಂ ಆಹಾರು. ಪ್ರತಿಏಕ ಪ್ರಾಣೀಚೆ ಪಿಲ್ಲಾಕ ಹೋಡಕೊರೂಂಕ ಜಾಯಿಜಾಲ್ಲೇಲೆ ಆಹಾರು ತಾಜ್ಜಿ ಆವ್ಸು ಖಾವ್ಯೆತಾ. ಆಹಾರ ಸೇವನ ಕೋರ್ನು ಆಮ್ಮಿ ಹೋಡ ಜಾತ್ತಾತಿ. ವಂಶು ವಾಡ್ಡೋಚೇಂಚಿ ಆಮ್ಮಿ ಜನ್ಮಾಂಕ ಯೆವ್ಚೊ ಉದ್ದೇಶು.

ಜೀವನಾಕ ಜಾಯಿಜಾಲ್ಲೋಲೊ ಆಹಾರು ದೋನಿ ಕುಳಾಂತು ವಾಂಟೂನು ಘೇವ್ಕಾ ಜಾಲ್ಲೇಲೆ ವೇಳಾರಿ ಕುಳಾಂಚೆಮಧ್ಯೆ ಝುಗಡೊ ಜಾಲ್ಲೊ. ಪ್ರಾಣಿ ಜಗತ್ತಾಂತು ಪರಸ್ಪರ ಆಹಾರಾಚೆಕತಿರ ಝುಗಡೊ ಜಾವ್ಚೆ ಆಮ್ಮಿ ಪಳ್ಯೆತಾತಿ.

ಮನುಷ್ಯು ವಿಚಾರವಂತು ಜಾವ್ನು ತಾಕ್ಕಾ ನಾಗರಿಕತಾ ಆಯ್ಲಿ. ನಾಗರಿಕತಾ ಮ್ಹಳ್ಯಾರಿ ನಗರ ವ್ಯವಸ್ಥಾ. ನಗರ ಮ್ಹಳ್ಯಾರಿ ಮಸ್ತ ಲೋಕಾಲೆಂ ವಾಸಸ್ಥಳ ಆನಿ ಕರ್ಮಸ್ಥಳ. ಕರ್ಮಕೋರ್ನು ಬೇsಳೆಂ ಬೆಳೆಸೂನು ಆಹಾರ ಉತ್ಪನ್ನ ಕೊರ್ಚೊ ಜಾಗೊ. ಘsರ ಬಾಂದೂನು ತಾಂತು ದಂಪತೀನ

ವಾಸಕೋರ್ನು ತಾಂಗೇಲೊ ವಂಶೋದ್ಧಾರ ಕೊರ್ಚೊ ಜಾಗೊ. ದೋನಿ ಕುಳಾನಿ ಸೌಹಾರ್ದತೇರಿ ವಾಂಚಿ ವ್ಯವಸ್ಥಾ. ಹೇ ನಗರ ವ್ಯವಸ್ಥೇಂತು ದೋನಿ ಮಾಂತ್ರ ನ್ಹಂಯಿ. ಅನ್ಗಣಿತ ಕುಳಾನಿ ವಂಶೋದ್ಧಾರ ಕೊರ್ನು ಘೇವ್ಯೇತ.

ಮನುಷ್ಯಾಲೊ ವಂಶು ವಾಡ್ಡೀಲೆತಶ್ಶಿ ಜನಸಂಖ್ಯೆ ವಾಡ್ಲಿ. ಸಕ್ಕಡ ಲೋಕಾಂಕ ನಗರವ್ಯವಸ್ಥೇಂತು ಆಶ್ರಯ ದೀವ್ಕಾ ಜಾಲ್ಲೆಂ. ಮನುಷ್ಯಾನ ಬಾಂದೀಲೇಲೆ ಹೇಂ ಜಗತ್ತ ಪಳೈಲ್ಯಾರಿ ಮನುಷ್ಯಾಕ ವಿಂಗಡ ಪ್ರಾಣಿಲೆಒಟ್ಟು ಹೋಲಿಕೆ ಕೊರೂಂಕ ಜಾಯ್ನಾ. ಮಾಕ್ಷೀಚೆ ಶೆಂಬರಿದೊನ್ಶಿ ವರ್ಸಾಂತು ಜಗತ್ತಾಂತು ಜಾಲ್ಲೇಲಿ ಪ್ರಗತಿ ಪಳೈಲ್ಯಾರಿ ಮುಕಾರಿ ಹೇಂ ಜಗತ್ತ ಆನಿಕಯಿ ಚಡ ಪ್ರಗತಿ ಪಾವ್ತಲಿ ಮ್ಹೊಣು ಅಂದಾಜೊ ಜಾತ್ತಾ.

ವ್ಯಕ್ತಿ ತಾಗ್ಗೇಲೆ ಮ್ಹಾಳ್ಘಡ್ಯಾಲೊ ಪ್ರತಿಬಿಂಬ

ಮನುಷ್ಯಾಲೆ ದೇಹಾಚಿ ರಚನಾ ಆನಿ ಕ್ರಿಯಾ ಪ್ರಕೃತೀಂತು ವಾಂಚೂನು ವೊರ್ಚೆ ಉದ್ದೇಶಾರಿ ಸಂಘಟಿತ ಜಾಲ್ಯಾಂತಿ. ಪ್ರಕೃತೀಚೆ ಸ್ಥಿತಿಗತೀಂತು ಕೆದ್ದೋಳುತಾಂಯಿ ವಿಪರೀತ ವ್ಯತ್ಯಾಸು ಜಾಯ್ನಾಕೀ ತೆದ್ದೋಳುತಾಂಯಿ ಹೇಂ ಜಗತ್ತ ವಾಂಚ್ತಾ. ಮನುಷ್ಯಾಲೆ ಜೀವನ ಪ್ರಕೃತೀಚೆ ಸ್ಥಿತಿಗತೀಂತು ಸೀಮಿತ ಜಾವ್ನು ಆಸ್ಸ. ಮನುಷ್ಯಾಲೆ ದೇಹಾಚಿ ರಚನಾ ಆನಿ ಕ್ರಿಯಾ ತಾಗ್ಗೇಲೆ ವಂಶಜಾಲೆ ದೇಹಾಚೆವರೀಚಿ ಆಸ್ಸ. ಮನುಷ್ಯಾಲೆ ವಂಶಾಂತು ಜಾವ್ನು ಗೆಲ್ಲೇಲೆ ಕೋಟಿಕಟ್ಲೆ ಮ್ಹಾಳ್ಘಡ್ಯಾಲೊ ದೈಹಿಕ ಆನಿ ಮಾನಸಿಕ ವಿವಿಧತಾ ಪ್ರತಿಏಕ ಕುಳಾಂತು ಜನ್ಮಾಂಕ ಆಯ್ಯೀಲೆ ಚೆರ್ಡಾರಿ ಏಕ ನ್ಹಂಯಿ ಜಾಲ್ಯಾರಿ ಆನ್ನೇಕ ರೀತೀರಿ ಪರಿಣಾಮು ಕರ್ತಾ.

ಏಕು ವ್ಯಕ್ತಿ ತಾಗ್ಗೇಲೆ ಮ್ಹಾಳ್ಘಡ್ಯಾಲೊ ಪ್ರತಿಬಿಂಬ ಮ್ಹೊಣ್ಯೇತ. ಮ್ಹಾಳ್ಘಡ್ಯಾನಿ ಪಾವೀಲೊ ರೋಗು ತಾಂಗೇಲೆ ವಂಶಾಂತು ಉಬ್ಜಲೇಲೆ ಧಾಕ್ಲ್ಯಾಂಕ ಚಡೂಣೆ ಪ್ರಮಾಣಾರಿ ಯೆತ್ತಾ. ವಂಶಪರಂಪರಾ ಪ್ರತಿಏಕ ವ್ಯಕ್ತೀಲೆ ಜೋಣು ಆಯ್ಯೀಲೆಂ ಪ್ರಾರಬ್ಧ.

ಏಕ ಕುಳಾಂತು ಸಸಾತ ಮಾತ್ತ್ಯಾಂಕ ಘೂಢೆಘೋರ್ನು ಅಧ್ಯಯನ ಕೆಲ್ಯಾರಿ ಪ್ರತಿಏಕ ವ್ಯಕ್ತೀಲೊ ದೈಹಿಕ ಆನಿ ಮಾನಸಿಕ ಆರೋಗ್ಯ ಆನಿ ಗುಣಸ್ವಭಾವಾಚಿ ಅವಸ್ಥಾ ತಾಗ್ಗೇಲೆ ಮ್ಹಾಳ್ಘಡ್ಯಾಲೆ ಪೈಕಿ ಕೋಣಾಕಯಿ ಎಕ್ಳ್ಯಾಕ ಆಶ್ಶೀಲೀಚಿ ಅವಸ್ಥಾ ಮ್ಹೊಣು ಸಿದ್ಧ ಕೋರ್ಯೇತ.

ಏಕ ವ್ಯಕ್ತೀಕ ರೋಗಿ ಮ್ಹೊಣು ಸಾಂಗೂಕಾ ಜಾಲ್ಯಾರಿ ತಾಗ್ಗೇಲೆ ದೇಹಾಂತು ಆನಿ ನಡತೇಂತು ವ್ಯತ್ಯಾಸು ದಿಸ್ಸೂಕಾ. ಏಕ ಚೆರ್ಡಾಲಿ ದೈಹಿಕ ಆನಿ ಮಾನಸಿಕ ಪಳ್ವಣಿ ಸಮ ಜಾಲ್ಯಾರಿ ಮಾಂತ್ರ ತಾಜ್ಜೆ ಆರೋಗ್ಯ ಚಾಂಗಜಾವ್ನು ಆಸ್ತಾ. ಪಳ್ವಣಿ ಸಮ ಆಸ್ಸೂನೂಯಿ ತೇಂ ಚೆರ್ಡು

ಚಂದಜಾವ್ನು ವಾಡ್ಡನಾ ಮ್ಹೊಣು ಜಾಲ್ಲ್ಯಾರಿ ತೇ ಚೆರ್ಡುಂ ಏಕ ರೋಗಿ ಮ್ಹೊಣು ತಾಕ್ಕಾ ಪರೀಕ್ಷೆ ಕೆಲ್ಲೇಲೆ ವೈದ್ಯಾಕ ಕಳ್ತಾ.

ಸ್ವತಃ ರೋಗನಿವಾರಣಾ

ಮನುಷ್ಯಾಕ ಅನಾರೋಗ್ಯ ಜಾಲ್ಲ್ಯಾರಿ ತೋ ಬಲಹೀನ ಜಾತ್ತಾ. ತಾಕ್ಕಾ ಖಂಚೇಯಿ ಕಾಮ ಕೊರೂಂಕ ಜಾಯ್ನಾ. ತೆದ್ನಾ ತಾಗ್ಗೇಲೆ ಶರೀರ ಸ್ವತಃ ರೋಗನಿವಾರಣೇಚಿ ವಾಟ ಧರ್ತಾ. ಆಮ್ಗೇಲಿ ದೇಹಾಚಿ ಪ್ರಕೃತಿ ತಶ್ಶಿ ಆಸ್ಸ. ದೇಹಾಚಿ ಪ್ರಕೃತಿ ದೇಹಾಚೆ ರಚನೇಂತು ಅಥವಾ ಕ್ರಿಯೇಂತು ಚಕಡೂಣೆ ಜಾಲ್ಲ್ಯಾರಿ ತೇಂ ರಿಪೇರಿ ಕೋರ್ನು ಸಮ ಕೊರ್ಚಿ ಪ್ರಕೃತಿ ಜಾವ್ನು ಆಸ್ಸ.

ಉದಾಹರಣೇಂಕ ಆಂಗಾರಿ ಘಾಯು ಜಾಲ್ಲೆಕೂಡ್ಲೆ ರಗತ ಸೋರ್ತಾ. ದೇಹ ತತ್ಕಾಲ ತೋ ಘಾಯು ಸಮ ಕೊರೂಂಕ ರಿಪೇರಿ ಸೂರು ಕರ್ತಾ. ಸುರ್ವೇಕ ರಗತ ಸೊರ್ಚೆಂ ರಾಬ್ಬೈತಾ. ಹಳುಹಳೂ ರಗತ ಸೊರ್ಚೂಚೆ ಊಣೆ ಜಾವ್ನು ಕಡೇರಿ ಸೋರ್ಚೆ ರಾಬ್ತಾ. ಮಾಗ್ಗೀರಿ ಘಾಯು ಸುಕ್ಕೂನು ಯೇವ್ನು ಕಡೇರಿ ತಾಜ್ಜೇರಿ ನವೇಂಚಿ ಚರ್ಮ ಮಾಂಡ್ತಾ. ಹೇಂ ಆಮ್ಗೇಲೆ ಶರೀರಾಚಿ ಸ್ವಂತಾಕ ರೆಪೇರಿ ಕೊರ್ಚಿ ಶಕ್ತಿ.

ಆನ್ನೇಕ ಉದಾಹರಣಾ ತಾಪಾಚಿ. ಆಂಗ ಹೂನ ಜಾವ್ನು ತಾಪು ಯೆತ್ತಾ. ಖಂಚೇಯಿ ಕಾರಣಾನಿ ಏಕ ವ್ಯಕ್ತೀಕ ತಾಪು ಆಯ್ಲ್ಯಾರಿ ಆಮ್ಗೇಲೆ ಶರೀರ ತಕ್ಷಣ ಆಮ್ಗೇಲೆ ದೇಹಾಚೆ ಭಿತ್‌ಭಿತ್ತರಿ ತಾಪಾಚಿ ಉಪಶಮನ ಕ್ರಿಯಾ ಪ್ರಾರಂಭ ಕರ್ತಾ.

ಶೋಧನ ಉದಾಹರಣ

ತಾಪು ಯೆವ್ಚಾಕ ಮಸ್ತ ಕಾರಣ ಆಸ್ಸತಿ. ಏಕ ಕಾರಣ 'ವಾಯ್ದಾಚೊ ತಾಪು.' ವಾಯ್ದಾಚೊ ತಾಪು ಮ್ಹೊಣು ಅನಾದಿಕಾಲ ಥೋರ್ನು ಮನುಷ್ಯಾಕ ಯೆತ್ತಆಶ್ಶೀಲೊ. ಝೋಪಡೀಂತು ಆನಿ ದುರ್ಬಳ್ಯಾಲೆ ಕೊಲೊನೀಂತು ಚೆರ್ಡೂವಾಂಕ, ಬಾಯ್ಲಮನ್ಶಾಂಕ ಆನಿ ದಾರ್ಲೆ ಮನ್ಶಾಂಕ ಹೋ ತಾಪು ಯೇವ್ನು ಮಸ್ತ ಜಣ ಮರ್ತಾತಿ ಆಶ್ಶೀಲೀಂತಿ. ವಾಯ್ದಾತಾಪಾಚೆಂ ಲಕ್ಷಣ ಆನಿ ಚಿನ್ಹ ವೈದ್ಯಾಂಕ ಗೊತ್ತು ಆಶ್ಶೀಲೆಂ. ತಾಪ ಯೇವ್ನು 7–8 ದೀಸ ಜಾವ್ಕಾ ಜಾಲ್ಲ್ಯಾರಿ ರೋಗೀಲೆ ಲಕ್ಷಣ ಆನಿ ಚಿನ್ಹೆ ಪೊಳೋನು ವೈದ್ಯು 'ಹೇಂ ಕಫದೋಶ' ಅಥವಾ 'ಹೇಂ ಪಿತ್ತದೋಶ' ಅಥವಾ 'ಹೇಂ ವಾತದೋಷ,' ಮ್ಹೊಣು ರೋಗನಿರ್ಣಯ ಕರ್ತಾಆಶ್ಶೀಲೊ. ತಾಗ್ಗೇಲಿ ಚಿಕಿತ್ಸಾ ದೋಷಾಂಕ ಉಪಶಮನ ಕೊರ್ಚಾಂತು ಜಾತ್ತಾಆಶ್ಶೀಲಿ. ತಾಪು 20–21 ದೀಸನಂತರ ಆಪಾಪೀಚಿ ಊಣೆ ಜಾವ್ನು

ರೋಗಿ ಹಳುಹಳು ಹುಷಾರ ಜಾತ್ತಾಆಶ್ಶೀಲೊ. ಶೆಕಡಾ 20 ವಾಯ್ಯಾದ್ತಾಪಾಚೆ ರೋಗಿ ಮರಣ ಪಾವ್ತಾತಿ ಆಶ್ಶೀಲೀಂತಿ. ಝೋಪಡೀಂತು ಆನಿ ದುರ್ಬಳ್ಯಾಲೆ ಕೊಲೊನೀಂತು ಶೇಕಡಾ 60 ವರೇಕ ಮರಣ ಜಾವ್ಚೆ ಆಶ್ಶೀಲೆಂ.

ವಿಸ್ಸಾಚೆ ಶತಮಾನಾಂತು ವಿಜ್ಞಾನೀನಿ ವಾಯ್ಯಾದ್ತಾಪಾಕ ಕಾರಣ ಏಕ ಕ್ರೇಮಿ ಮ್ಹೊಣು ಸೊದ್ದೂನು ಕಾಳ್ಳೆಂ. ಹೇ ತಾಪಾಕ 'ಟೈಫಾಯ್ಡ್' ಮ್ಹೊಣು ನಾಂವ ದಿಲ್ಲೆಂ. ತೆದ್ದೋಳುತಾಂಯಿ ವೈದ್ಯಾಂಕ 'ವಾಯ್ಯಾದ ತಾಪಾಕ' ಚಿಕಿತ್ಸಾ ಗೊತ್ತು ನಾ ಆಶ್ಶೀಲಿ. ವಾಯ್ಯಾದ್ತಾಪಾಚೆ ಕ್ರಿಮೀಕ 'ಸಾಲ್ಮೊನೆಲ್ಲಾ ಟೈಫಿ' ಮ್ಹೊಣು ನಾಂವ ದಿಲ್ಲೆಂ. ಸಾಲ್ಮೊನೆಲ್ಲಾ ಟೈಫೀ ಕ್ರಿಮೀಂಕ ವಕ್ಕದ ಸೊದ್ದೂನು ಕಾಳ್ಳೆಂ. ಟೈಫಾಯ್ಡ್ ಮ್ಹೊಣು ಸಿದ್ಧ ಕೊರೂಂಕ ಏಕಿ ರಕ್ತ ಪರೀಕ್ಷೆಚೊ ವಿಧಾನ ಸೊದ್ದೂನು ಕಾಳ್ಳೊ. ಹೀ ಕ್ರೇಮಿ 'ಕ್ಲೊರೊಮೈಸೆಟಿನ್' ಮ್ಹಳ್ಳೇಲೆ ವಕ್ದಾನ ಮರ್ತಾ. ಆತ್ತಂ 2016 ಇಸ್ವೇಂತು ಜನಾಂಕ ಟೈಫಾಯ್ಡ್ ರೋಗು (ವಾಯ್ಯಾದ ತಾಪು) ಅಪರೂಪ ಜಾಲ್ಲಾ.

ಪ್ರಾಚೀನ ವೈದ್ಯಕೀಯ

ವೇದ, ಪುರಾಣ, ರಾಮಾಯಣ, ಮಹಾಭಾರತ ಆನಿ ಇತರ ಭಾರತೀಯ ಧಾರ್ಮಿಕ ಗ್ರಂಥಾಂತು ಆಯುರ್ವೇದಾಕ ಉಲ್ಲೇಖ ಕೆಲ್ಲಾಂ ಮ್ಹೊಣು ಆಯುರ್ವೇದ ಪುಸ್ತಕಾಂತು ಬರ್ರೈಲಾ. ಸ್ಮೃತೀಂತು ಆನಿ ಶ್ರುತೀಂತು ಆಶ್ಶೀಲೆ ಶಾಸ್ತ್ರ ಬ್ರಾಹ್ಮಣಾಂಕ ಮಾಂತ್ರ ಶಿಕ್ಕೂಂಕ ಮೆಳ್ತಾಆಶ್ಶೀಲೆಂ.

ಆಯುರ್ವೇದ ಪುಸ್ತಕಾಂತು ಬರಯಿಲೆ ಪ್ರಕಾರ ಆಯುರ್ವೇದಾಂತು ದೋನಿ ಸಂಪ್ರದಾಯ ಆಸ್ಸತಿ. ಪುನರ್ವಸು ಅತ್ರೇಯ ಸಂಪ್ರದಾಯ ಆನಿ ಧನ್ವಂತರಿ ಸಂಪ್ರದಾಯ. ಪುನರ್ವಸು ಅತ್ರೇಯಾಲೊ ಗೂರು ಭಾರಧ್ವಾಜು. ಭಾರಧ್ವಾಜು ಧನ್ವಂತರೀಲೊ ಗುರೂಯಿ ಜಾವ್ನು ಆಶ್ಶೀಲೊ. ಭಾರಧ್ವಾಜಾಲೊ ಗೂರು ಇಂದ್ರು. ಇಂದ್ರಾಕ ಆಯುರ್ವೇದ ಶಿಕಯಿಲೆ ದೊಗ್ಗಜಣ ಆಶ್ವಿನಿಕುಮಾರ ಭಾಂವ್ಡಾಂನಿ. ಅಶ್ವಿನಿಕುಮಾರಾಂಕ ಗೂರು ದಕ್ಷ ಪ್ರಜಾಪತಿ ಮ್ಹಳ್ಳೊಲೊ ಪೌರಾಣಿಕ ರಾಯು. ದಕ್ಷಾಕ ಬ್ರಹ್ಮಾನ ಆಯುರ್ವೇದ ಶಿಕಯಿಲೆಂ.

ಧನ್ವಂತರೀಕ ಆಯುರ್ವೇದಾಚೊ ದೇವು ಮ್ಹೊಣು ಆತ್ತಂಚೆ ಆಯುರ್ವೇದ ವೈದ್ಯ ನಮ್ಮುತಾತಿ. ಧನ್ವಂತರೀನ ಬರಯಿಲೆಂ ಪುಸ್ತಕ ಚಿಕಿತ್ಸಾವಿಜ್ಞಾನ, ರೋಗನಿದಾನ, ವೈದ್ಯಚಿಂತಾಮಣಿ, ಧನ್ವಂತರಿ ನಿಘಂಟು, ವೈದ್ಯಕ ಭಾಸ್ಕರೋದಯ ಆನಿ ಚಿಕಿತ್ಸಾಸಾರ ಸಂಗ್ರಹ ಮ್ಹೊಣು ಪುಸ್ತಕಾಂತು ದಿಲ್ಲಾಂ. ಆತ್ತಂ ಹೀಂ ಪುಸ್ತಕಾಂಚೆಪೈಕಿ ಖಂಚೇಯಿ ಸುಲಭೇರಿ ಮೇಳ್ನಾಂತಿ.

ಆತ್ತಂ ಆಮ್ಕಾ ವಾಜ್ಜೂಚಾಕ ಸುಲಭೇರಿ ಮೆಳ್ಚೆ ಆಯುರ್ವೇದ ಪುಸ್ತಕಂ ತೀನಿ ಸಂಹಿತಾ ಪುಸ್ತಕಂ.

ಚರಕ ಸಂಹಿತಾ,
ಶುಶ್ರೂತ ಸಂಹಿತಾ ಆನಿ
ಕಶ್ಯಪ ಸಂಹಿತಾ.

ಚರಕ ಸಂಹಿತಾ ಚರಕ ಮ್ಹಳ್ಳೇಲೆ ವೈದ್ಯಾನ ಬರಯಿಲಿ ಸಂಹಿತಾ. ಶುಶ್ರೂತ ಮ್ಹಳ್ಳೊಲೊ ವೈದ್ಯು ದೇವಿದಾಸ ಧನ್ವಂತರೀಲೊ ಶಿಶ್ಯು. ದೇವಿದಾಸ ಧನ್ವಂತರೀನ ಇಂದ್ರಾಲೆಲಾಗ್ಗಿ ಆಯುರ್ವೇದ ಶಿಕ್ಕೀಲೆಂ ಮ್ಹೊಣು ಆಯುರ್ವೇದ ಪುಸ್ತಕಾಂತು ಬರ್ರೈಲಾ. ದೇವಿದಾಸ ಧನ್ವಂತರೀನ ಶಿಕಯಿಲೆಂ ಆಯುರ್ವೇದ ಶುಶ್ರೂತಾನ ತಾಗ್ಗೇಲೆ ಸಂಹಿತೇಂತು ವಿವರಿಸೀಲಾಂ.

ಕಶ್ಯಪ ಮುನೀನ ಆಯುರ್ವೇದ ಶಾಸ್ತ್ರ ಇಂದ್ರಾಲೆ ಲಾಗ್ಗಿ ಶಿಕ್ಕೂನು ಕಶ್ಯಪ ಸಂಪ್ರದಾಯಾಚಿ ಸಂಹಿತಾ ಬರ್ರೈಲಿ. ಪುನರ್ವಸು ಅತ್ರೇಯಾಲೊ ಆನ್ನೇಕು ಶಿಶ್ಯು ಹರಿತಾ. ಹರಿತಾನ ಬರಯಿಲಿ ಸಂಹಿತಾ ಅತ್ತಂ ವಾಜ್ಜೂಂಕ ಮೇಳ್ನಾ. ನವೇ ಆಯುರ್ವೇದ ಪುಸ್ತಕಂ ಲೆಕ್ಕನಾತ್ತಿಲೆತಿತ್ಲೆಂ ಆಸ್ಸತಿ. ಇಕುಣೀಸಾಚೆ ಶತಮಾನಾಂತು ಪುಸ್ತಕಂ ಪ್ರಿಂಟ ಜಾವ್ಚಾಕ ಸೂರು ಜಾಲ್ಲೆಮಾಗ್ಗೀರಿ ಪ್ರತಿಏಕ ಪೋರ್ನೆ ಪುಸ್ತಕ ಪ್ರಿಂಟ ಜಾಲ್ಲೆಂ ಆನಿ ತಾಂಚೆ ಆಧಾರಾರಿ ಬರಯಿಲೆ ಲಕ್ಷಕಟ್ಲೆ ಪುಸ್ತಕಂ ಕಾಶೀಂತುಲೆ ಲೈಬ್ರೇರೀಂತು ಆನಿ ಆಯುರ್ವೇದ ಪುಸ್ತಕಾಚೆ ಆಂಗ್ಡೀಂತು ಮೆಳ್ತಾತಿ.

ಪ್ರಾಚೀನ ವೈದ್ಯು

ಪ್ರಾಚೀನ ಕಾಲಾಂತು ಹೋಡಹೋಡ ಪುಸ್ತಕ ಬರ್ರೈತಲೆ ಆಯುರ್ವೇದ ಪಂಡೀತs ಸುಲಭೇರಿ ಸಾಮಾನ್ಯ ಮನ್ಶಾಲೊ ರೋಗು ನಿವಾರಣ ಕೊರೂಂಕ ಮೇಳ್ನಾಂತಿ ಆಶ್ಶೀಲೀಂತಿ. ರಾಯ್ಯಾಲೆ ಆಸ್ಥಾನಾಂತು ಆಶ್ಶೀಲೆ ಆಯುರ್ವೇದ ಪಂಡೀತs ಹಳ್ಳೇಂತು ವಾಸಕೊರ್ಚೆ ಜನಾಂಕ ತಾಂಗೇಲೊ ರೋಗು ನಿವಾರಣ ಕೊರೂಂಕ ಮೇಳ್ನಾಂತಿ ಆಶ್ಶೀಲೀಂತಿ.

ಸಾಮಾನ್ಯ ಜನಾಂಕ ಪ್ರಾಚೀನ ಕಾಲಾಂತು ರೋಗನಿವಾರಣ ಕೊರೂಂಕ ಮಂತ್ರ ಆನಿ ತಂತ್ರ ಪ್ರಯೋಗ ಕರ್ತಾತಿ ಆಶ್ಶೀಲೀಂತಿ. ರೋಗೀಲೆ ಜಾತಕ ಪೊಳೋನು ಮಾಂತ್ರೀಕು ವಕ್ಕದ ದಿತ್ತಾ ಆಶ್ಶೀಲೊ. ತಂತ್ರವಾದಿ ಭೂತ, ಪ್ರೇತ, ಪಿಶಾಚಿ, ಇತ್ಯಾದಿ ಮೆಲ್ಲೇಲೆ ವಂಶಜ ರೋಗೀಲೆ ಆಂಗಾರಿ ಆಯ್ಲಾಂ ಮ್ಹೊಣು ಸಾಂಗೂನು ಹುಷಾರ ನಾತ್ತೀಲೆ ರೋಗೀಕ ಝಾಡ್ಡಾಚೆ ಫೆಲ್ಲ್ಯಾನಿ ಆನಿ ಬಡ್ಯೇನಿ ಮಾರ್ನು ನಮುನಮೂನ್ಯಾಚಿ ಹಿಂಸೆದೀವ್ನು ರೋಗೀನ ಭೋಧ ಚುಕ್ಕೂನು ಪೋಡೋತಾಂಯಿ ಮಾರ್ತಾ ಆಶ್ಶೀಲೊ. ಮಾಗ್ಗೀರಿ ರೋಗು ಗೂಣ ಜಾತ್ತಾ. ಪಳಯಾ! ಮ್ಹೊಣು

ಆಶ್ವಾಸನ ದೀವ್ನು ತಾಗ್ಗೇಲಿ ದಕ್ಷಿಣಾ ಘೇವ್ನು ವತ್ತsಆಶ್ಶೀಲೊ. ರೋಗಿ ಮಾಂತ್ರ ಹುಷಾರ ಜಾವ್ಚೆ ಬದಲಾಕ ಆನಕಯಿ ಕ್ಷೀಣ ಜಾತ್ತಾಶ್ಶೀಲೊ.

ಪ್ರಾಚೀನ ಕಾಲಾಂತು ಭಾರತಾಂತು ಆನಿ ಪರದೇಶಾಂತು ಸಕ್ಕಡಕಡೇನ ವೈದ್ಯ ಲೋಕಾನಿ ಅನುಮಾನ ಕೋರ್ನು ದೇಹರಚನಾ ಸಿದ್ಧಾಂತ ಬೊರೋಚೆ ಆಶ್ಶೀಲೆ. ಮನುಷ್ಯಾಲೆ ಮsನ ಹರ್ದ್ಯಾಂತು (ಛಾತೀಂತು), ಉಮಾಳೊ (ಇಮೋಷನ್) ಪಿತ್ತಕೋಶಾಂತು, ರಗತ ಉತ್ಪನ್ನ ಜಾವ್ಚೆ ಪಿತ್ತಕೋಶಾಂತು, ಧೈರ್ಯ ಪೊಟ್ಟಾಂತು, ದsಯಾ ಗರ್ಭಕೋಶಾಂತು ಉದ್ಭವ ಜಾತ್ತಾ ಮ್ಹೋಣು ನಮ್ಗತಾತಿ ಆಶ್ಶೀಲೀಂತಿ. ಮನ್ಶಾನ ಮೊರ್ಚ್ಯಾಕ ಪಿತ್ತಕೋಶಾಚೊ (ಲಿವರ್ ಫೈಲೂರ್) ರೋಗು ಕಾರಣ ಮ್ಹೋಣು ನಮ್ಗತಾತಿ ಆಶ್ಶೀಲೀಂತಿ.

ವೈದ್ಯಾನಿ ವಿವಿಧ ತರಾಚೊ ರೋಗ ಕುಷ್ಟರೋಗು, ಕ್ಷಯರೋಗು, ಪ್ಲೇಗ, ಗಾಂಟೀಂತು ದೂಕಿ (ಆರ್ತರೈಟಿಸ್), ಹೃದಯರೋಗು, ಕಾನ್ನಾಚೊ, ನಾಂಕಾಚೊ, ತಾಳ್ಯಾಚೊ ರೋಗ, ಇತ್ಯಾದಿ ವಳಖೂನು ಘೆತ್ತೀಲೆಂ.

ಪ್ರಾಚೀನ ಚಿಕಿತ್ಸಾ

ವಸ್ತಿ (ಎನಿಮಾ): ವಸ್ತಿ ಚಿಕಿತ್ಸಾ ಭಾರೀ ಸಾಮಾನ್ಯ ಆಶ್ಶೀಲಿ. ಹೇ ಚಿಕಿತ್ಸೇಂತು ಗಾಂಡೀಂತು ನಳಿ ಘಾಲ್ನು ನಮುನಮೂನ್ಯಾಚೆಂ ಗಿಡಮೂಲಿಕೇಚೆಂ ಮಿಶ್ರಣ ಗುದಾಶಯಾಂತು ಸುರ್ವೀತಾತಿಆಶ್ಶೀಲೀಂತಿ. ಉದ್ಕಾಚಿ ವಸ್ತಿ ದೀವ್ನು ಗುದಾಶಯ ಸ್ವಚ್ಛ ಕೋರ್ನು ತಾಂತೂಲ್ಯಾನ ವಿವಿಧ ವಕ್ಕದ ರೋಗೀಕ ಪ್ರದಾನ ಕರ್ತಾತಿ ಆಶ್ಶೀಲೀಂತಿ. ನ್ಹಾಂಯಿ ಜಾಲ್ಯಾರಿ ಎರಂಡೇಲತೇಲ ಪಿವ್ಚಾಕ ದೀವ್ನು ಉತ್ಕಡೆ ಜಾವ್ಚೆತಶ್ಶಿ ಕರ್ತಾತಿ ಆಶ್ಶೀಲೀಂತಿ.

ಸ್ವಪ್ನ: ರೋಗೀಕ ಪಳ್ಳೇಲೆಂ ಸ್ವಪ್ನ ತಾಣೆ ಅಥವಾ ತೀಣೆ ವೈದ್ಯಾಕ ಸಾಂಗೂಕಾ ಆಶ್ಶೀಲೆಂ. ವೈದ್ಯಾನಿ ರೋಗೀನ ಪಳಯೀಲೆ ಸ್ವಪ್ನಾಚೆ ಆಧಾರಾರಿ ರೋಗು ಕಸ್ಸಲೊ ಆನಿ ಕೆದ್ನಾ ರೋಗಿ ಹುಷಾರ ಜಾತ್ತಾ ಮ್ಹೋಣು ಸಾಂಗ್ಚೆ ಆಶ್ಶೀಲೆಂ. ಮಂತ್ರ ಕೆಲ್ಲೇಲೆ ಉದ್ದಾಕ ಅಥವಾ ತ್ಯಾಲ ಆಂಗಾರಿ ರೊಕೋನು ರೋಗು ನಿವಾರಣ ಕರ್ತಲೆ ವಿಂಗವಿಂಗಡ ಪಂಗಡಾಚೆ ವೈದ್ಯ ಆಶ್ಶೀಲೇತಿ.

ಜ್ಯೋತಿಷ್ಯು: ಪೂಜೇಚೊ ಭಟ್ಟಮಾಮು ಆನಿ ಜಾತಕ ಪಳೈತಲೊ ಜ್ಯೋತಿಷ್ಯು ವೈದ್ಯವೃತ್ತಿ ಕರ್ತಾತಿ ಆಶ್ಶೀಲೀಂತಿ. ಮಂತ್ರವಾದೀಂಕ ಜಾದು (ಮ್ಯಾಜಿಕ್) ಕೋರ್ನು ರೋಗೀಕ ಆನಿ ತಾಗ್ಗೇಲೆ ಅಥವಾ ತಿಗ್ಗೇಲೆ ಜನಾಂಕ ಆಪ್ಣಾಲೆ ವೈದ್ಯಕೀಯಾರಿ ನಂಬಿಕಾ ಹಾಡೋಚಾಕ ಗೊತ್ತಾಶ್ಶೀಲೆಂ.

ನಾಗದೋಷ: ನಾಗಾಚೊ (ಸರ್ಪಾಚೊ) ಫಾತ್ತೋರು ಪ್ರತಿಷ್ಠಾ ಕೋರ್ನು ತಾಕ್ಕಾ ರೋಗೀಲೆ ನಾಂವಾರಿ ಪೂಜಾ ಕೋರ್ನು ರೋಗ

ನಿವಾರಣ ಕೆಲ್ಲೆಂ ಮ್ಹೊಣು ರೋಗೀಲೆ ಕುಟುಂಬಾಚಾಂಕ ಆಶ್ವಾಸನಾ ದಿತ್ತಾತಿ ಆಶ್ಶೀಲೀಂತಿ. ಏಕೇಕಪಟಿ ರೋಗಿ ಸ್ವಸ್ಥ ಜಾತ್ತಾ ಆಶ್ಶೀಲೊ. ಮಸ್ತ ಪಟಿ ರೋಗು ಗೂಣ ಜಾಯ್ನಾ ಆಶ್ಶೀಲೊ.

<u>ದೇವಿ ಆನಿ ಆಮ್ಮಾ:</u> ದೇವಾಂಕ ಆನಿ ದೇವೀಂಕ ಕೋಪು ಯೇವ್ನು ರೋಗು ಆಯ್ಲಾ ಮ್ಹೊಣು ನಮ್ಗತಾತಿ ಆಶ್ಶೀಲೀಂತಿ. ತಾಂಗೇಲೊ ಕೋಪು ಆನಿ ಶಾಪು ನಿವ್ವೋಚಾಕ ನಮುನಮೂನ್ಯಾಚೊ ಹೋಮು ಕೋರ್ಕಾ ಆನಿ ವಿವಿಧ ನೈವೇದ್ಯ ದೀವ್ಕಾ ಮ್ಹೊಣು ಜ್ಯೋತಿಷವೈದ್ಯ ಸಾಂಗ್ತಾತಿಆಶ್ಶೀಲೀಂತಿ. ತಾಜ್ಜೆ ಒಟ್ಟೂಚಿ ಫsಲ, ಪುಷ್ಪ, ಮೂಲಿಕಾ, ರುಕ್ಕಾಚೆ ಅಥವಾ ಝೂಡ್ಡಾಚೆಂ ಪಾನ, ಇತ್ಯಾದಿ ಧಾಥಾನು ಉದ್ಕಾಂತು, ದುದ್ದಾಂತು, ಸೂರಾಂತು, ಮ್ಹೊವಾಂತು, ತುಪ್ಪಾಂತು, ಇತ್ಯಾದಿ ದ್ರವಾಂತು ಮಿಶ್ರ ಕೋರ್ನು ರೋಗೀಕ ಪಿವೈತಾತಿ ಆಶ್ಶೀಲೀಂತಿ.

<u>ಅಪೀಮು:</u> ದೂಕಿ ರಾಬ್ಬೋಚಾಕ ಅಪೀಮಾಚೊ ಮಸ್ತು ಉಪೇಗು ಜಾತ್ತ ಆಶ್ಶೀಲೊ. ಹಯಾಸಿಂತ, ಬೆಲ್ಲಾಡೊನ್ನಾ, ಕೆನ್ನಾಬಿಸ್ (ಮರಿಯುವಾನಾ), ಇತ್ಯಾದಿ ವಕ್ದಂ ರಾಯ್ಯಾಲೆ ಏಕಯಿ ಸರಕಾರಾಚೆ ನಿರ್ಬಂಧ ನಾತ್ತೀಲೆ ರೋಗೀಕ ದಿತ್ತಾತಿಆಶ್ಶೀಲೀಂತಿ. ಆತ್ತಂ (2016 ಇಸ್ವೇಂತು) ಅಪೀಮ ಆನಿ ಕೆನ್ನಾಬಿಸ್ ವಕ್ದಾಂಕ ಸರಕಾರಾನ ನಿರ್ಭಂಧ ಘಾಲ್ಲಾಂ.

<u>ಮಾಂಸ ಚಿಕಿತ್ಸಾ:</u> ಕೆಲವು ಪಟಿ ಪ್ರಾಣೀಲೆ ಮಾಂಸ ಸಿಜ್ಜೋನು, ಹಾಡ್ಡಾಚಿ ಪಿಟ್ಟಿ ಕೋರ್ನು, ಮೂತ, ಗೂ, ಇತ್ಯಾದಿ ಖಾವೋನು ರೋಗು ಗೂಣ ಕೊರೂಂಕ ಪ್ರಯತ್ನ ಕರ್ತಾತಿ ಆಶ್ಶೀಲೀಂತಿ. ಆಮವಾತ, ರಾಜಯಕ್ಷ್ಮ, ಆಶ್ಮರಿ, ಪುಯಮೇಹ, ಉದರಶೂಲ, ದಂತರೋಗ, ದಂತಮೂಲರೋಗ, ಮೂತ್ರರೋಗ, ಇತ್ಯಾದಿ ರೋಗಾಂಕ ಗೂಣ ಕೊರೂಂಕ ದೀವ್ಕಾಜಾಲ್ಲೇಲೆ ಚಿಕಿತ್ಸೇಚೆ ವರ್ಣನೆ ಪುಸ್ತಕಾಂತು ಆಸ್ಸs.

<u>ರಕ್ತಮೋಕ್ಷನ:</u> ರಕ್ತಮೋಕ್ಷನ ಮ್ಹಳ್ಯಾರಿ ಆಂಗಾಂತುತಾಕ್ಕೂನು ರಗತ ಭಾಯ್ರ ಕಾಡ್ಚೆಂ. ಪಾಯ್ಯಾಂಕ ಜಿಗಣೆ (ಲೀಚ್) ಜಂತು ಚಾಬ್ಬೋನು ತಾಂಚೆಕರಾನ ರಗತ ಚೇವ್ನು ಕಾಡ್ಚೆಂ ಏಕ ನಮೂನ್ಯಾಚೆ ರಕ್ತಮೋಕ್ಷನ ಜಾವ್ನು ಆಶ್ಶೀಲೆಂ. ದ್ರಾಕ್ಷಾರಸ, ಮುಲೇತಿ, ಮುಷ್ಟಾ, ಲಸೂನ, ಪಲಂದು, ಕೃಷ್ಣಜೀರಕ, ಕ್ಷಾರಲವಣ, ಕರ್ಪೂರ ಮಿಶ್ರಿತ, ಗಂಧಕಜ, ತಾಮ್ರಜ, ದೇವದಾರು, ತ್ರಿವೃತಿ, ಅಹಿಫೇನಾ, ದತುರಾ, ಗೋರೋಚನ, ಇತ್ಯಾದಿ ವಕ್ದ ಉಪೇಗು ಕರ್ತಾತಿ ಆಶ್ಶೀಲೀಂತಿ. ಆಂಗಾಕ ವಕ್ದಾಚೊ ಲೇಪು ಆನಿ ವಕ್ದಾಚೆ ತ್ಯಾಲ ಲಾವ್ಚೆಂ ಆನಿ ರೊಗೋಡ್ಚೆ (ಮರ್ದನ) ಪ್ರಾಚೀನ ವೈದ್ಯಾಲಿ ಏಕ ವಿಶಿಷ್ಟ ಪದ್ಧತಿ ಜಾವ್ನು ಆಶ್ಶೀಲಿ. ಕ್ರಿಮಿದಂತಾಚಿ ಬಾಧಾ ಕಾಡೂಂಕ ಎರಂಡೇಲತೈಲ (ತ್ಯಾಲ) ದಿತ್ತಾತಿ ಆಶ್ಶೀಲೀಂತಿ.

<u>ದುರ್ಲಭ ವಕ್ದಂ:</u> ಕೆಲವು ರೋಗಾಂಕ ವಿಚಿತ್ರ ಚಿಕಿತ್ಸಾ ಆಶ್ಶೀಲಿ. ಸೊಕ್ಣೇಚೆ ರಗತ, ಕರಡೀಚೆ ದಾಂತ, ಕಾನು, ಚರ್ಬಿ, ಮಾಂಸ, ಇತ್ಯಾದಿ, ನಿದ್ದಲೇಲೆ ಬಾಯ್ಲುಮನ್ಶೇಲೆ ಚಿವ್ವೇಂಚೆ ದೂಧ, ಭಷ್ಟಿಜಾಯ್ನಾನಾತ್ತೀಲೆ ಸಾನ ಚೆಲ್ಲ್ಯೇಲೆ ಮೂತ, ಮನುಷ್ಯಾಲೆ ವೀರ್ಯ, ಪಾಡ್ಡ್ಯಾಚೆ ವೀರ್ಯ, ಇತ್ಯಾದಿ ದೀವ್ನು ರೋಗು ಗೂಣ ಜಾತ್ತಾ ಮ್ಹೊಣು ಲೆಕ್ತಾತಿಆಶ್ಶೀಲೀಂತಿ.

ಕ್ಷಯ ರೋಗಾಕ ಅಸ್ಸಲೆ ವಿಚಿತ್ರ ಚಿಕಿತ್ಸಾ ದೀವ್ನೋನು ರೋಗೀಕ ಆನಿ ರೋಗೀಲೆ ಸಂಬಂಧಿಕಾಂಕ ರೋಗು ಗೂಣ ಜಾತ್ತಲೊ ಮ್ಹೊಣು ಆಶಾ ದಾಕ್ಕೈತಾತಿ ಆಶ್ಶೀಲೀಂತಿ. ಮ್ಹೈನೆಕಟ್ಲ್ಯಾನಿ ಚಿಕಿತ್ಸಾ ದಿವ್ನೋನು ರೋಗಿ ದಿವಸಾಂದಿವಸ ಚಡ ಕ್ಷೀಣ ಜಾತ್ತsವತ್ತಾಶ್ಶೀಲೊ ಜಾಲ್ಯ್ಯಾರೀಯಿ ವೈದ್ಯು ಘಾಲ್ಲೆ ಗೂಣ ಜಾತ್ತಾ, ಆನಿ ಏಕ ಮ್ಹೈನ್ಯಾನ ಗೂಣ ಜಾತ್ತಾ ಮ್ಹೊಣು ವಕ್ಕದ ಮುಂದಸೂರ್ಚಾಕ ಸಾಂಗ್ತಾಶ್ಶೀಲೊ. ಸಂಬಂಧಿಕಾಂಕ ವಿಂಗಡ ಉಪಾಯ ನಾಆಶ್ಶೀಲಿ. ಶೇಕಡಾ 90 ಪಟಿ ರೋಗಿ ಮರಣ ಪಾವ್ತಾಶ್ಶೀಲೊ. ಸಂಬಂಧಿಕಾಲೊ ದುಡ್ಡು ಖಾಲಿ ಜಾತ್ತಾಶ್ಶೀಲೊ. ವೈದ್ಯಾಲಿ ದುಡ್ವಾಚಿ ಪೊಟ್ಲಿ ಭರ್ತಾಶ್ಶೀಲಿ.

ಪ್ರಾಚೀನ ವಿಶೇಷ ವೈದ್ಯ (ಸ್ಪೆಶಲಿಸ್ಟ್) ದೋಳ್ಯಾಚೆ, ದೋಳ್ಯಾ ಮೋತೀಚೆ, ದಾಂತಾಚೆ, ಅಸ್ತೀಚೆ (ಹಾಡ್ಡಾಚೆ), ಗಾಂಡೀಚೆ (ಫಿಸ್ತೂಲ ಇತ್ಯಾದೀಚೆ) ಬಾಯ್ಲುಮನ್ಶಾಲೆ, ಚೆರ್ಡೂವಾಂಲೆ ಇತ್ಯಾದಿ ವೈದ್ಯ ಕಡೇರಿ ಆಯ್ಲೀಂತಿ.

ಪ್ರಾಚೀನ ರೋಗವಿನ್ಯಾಸ

ಘುಳ್ಳೆ ಜನಾಲಿ ನಂಬಿಕಾ: ಮನುಷ್ಯಾಕ ರೋಗು ಯೆವ್ಚೊ ದೇವಾಲೆ ಅಥವಾ ದೇವೀಲೆ ಶಾಪಾಚೆ ನಿಮಿತ್ತ. ಪೂರ್ವಜನ್ಮಾಂತು ಪಾಪ ಕೆಲ್ಲ್ಯಾರಿ ಹೇ ಜನ್ಮಾಂತು ತಾಜ್ಜೆ ಪ್ರತಿಫಲ ಮೆಳ್ತಾ. ಪುಣ್ಯ ಕೆಲ್ಲ್ಯಾರಿ ಸೂಖ ಯೆತ್ತಾ. ಭೂತ, ಪ್ರೇತ, ಪಿಶಾಚಿ ಇತ್ಯಾದಿ ಆಂಗಾರಿ ಯೇವ್ನು ಮನ್ಶಾಕ ಅನಾರೋಗ್ಯ ಯೆತ್ತಾ. ಖೆಲ್ಲೇಲೆ ಪಿಲ್ಲೇಲೆ ವ್ಯತ್ಯಾಸು ಜಾಲ್ಲ್ಯಾರಿ ರೋಗು ಯೆತ್ತಾ.

ಜಗತ್ತಾಚೆ ಸಕ್ಕಡ ದೇಶಾಚೆ ವೈದ್ಯಕೀಯ ಭಾರತಾಂತು ಚಾಲು ಆಶ್ಶೀಲೆಂ. ಚೀನಾದೇಶಾಚಿ ಯಾಂಗ ಆನಿ ಯಿಂಗ ಮ್ಹಳ್ಳೇಲೆ ತತ್ವ ಭಾರತಾಂತು ಮಾನ್ಯತಾ ಪಾವೀಲೆಂ. ಸರಿಯೇಚಿ ಚಿಕಿತ್ಸಾ (ಎಕುಪಂಕ್ಚರ್) ಚಾಲು ಜಾಲ್ಲೇಲಿ. ದೇಹಾಚೆ ವಿಂಗವಿಂಗಡ ಸ್ಥಾನಾರಿ ಸರಿಯೇನಿ ಖೊಂಬ್ಲ್ಯಾರಿ ದೂಕಿ ಊಣೆ ಜಾತ್ತಾ. ಅದ್ರಕ, ದದಿಮಾ, ವಸ್ತನಭ, ಗಂಧಕ, ಪಾರದ, ಮಲಮೂತ್ರ ಇತ್ಯಾದಿ ವಸ್ತು ಚಿಕಿತ್ಸೇಂತು ಪ್ರಯೋಗು ಕರ್ತಾತಿಆಶ್ಶೀಲೀಂತಿ. ಜಪಾನಾಚೆ ಶೆನ್ತೋಂಗ ಮ್ಹಳ್ಳೇಲೆ ಮಾಂತ್ರಿಕ–ತಾಂತ್ರಿಕ ವೈದ್ಯಕೀಯ ಭಾರತಾಂತು ವಿಂಗಡ ನಾಂವಾರಿ ಚಾಲು ಜಾಲ್ಲೇಲೆಂ.

ಹಿಪ್ಪೋಕ್ರಟಿಸ್

ಅಡ್ಡೇಸ ಹಜ್ಞಾರ ವರ್ಸ ಘೂಡೆ ಗ್ರೀಸ್ ದೇಶಾಂತು ಹಿಪ್ಪೋಕ್ರಟಿಸ್ ಮ್ಹಳ್ಳೋಲೊ ಏಕು ವೈದ್ಯಾನ ಪೋರ್ನಿ ವೈದ್ಯಕೀಯ ಪದ್ಧತಿ ಸಃಮ ನಾ ಮ್ಹೋಣು ಸಾಂಗೂನು ನಃವಿ ಏಕಿ ಪದ್ಧತಿ ಸೂರು ಕೆಲ್ಲಿ. ಹಿಪ್ಪೋಕ್ರಟಿಸ್ಸಾಲಿ ನಃವೆ ಪದ್ಧತೀಚೆ ಪ್ರಕಾರ ರೋಗು ದೈವಿಕ ಆನಿ ಅಲೌಕಿಕ ಕಾರಣಾನಿ ಯೆವ್ಚೆ ನ್ಹಂಯಿ. ವೈದ್ಯಕೀಯ ಏಕ ವಿಜ್ಞಾನ. ದೇವಾಲಿ ಅಥವಾ ದೇವೀಲಿ ಪೂಜಾ ಕೋರ್ನು ರೋಗು ಗೂಣ ಜಾಯ್ನಾ. ರೋಗಾಂಚಿ ಚಿಕಿತ್ಸಾ ಮಂತ್ರತಂತ್ರಾನಿ ಕೊರೂಂಕ ಜಾಯ್ನಾ. ಪ್ರತಿಏಕ ರೋಗಾಕ ಏಕ ಕಾರಣ ಆಸ್ಸ ಮ್ಹೋಣು ಹಿಪ್ಪೋಕ್ರಟಿಸ್ಸಾನ ತಾಗ್ಗೇಲೆ ವೈದ್ಯಕೀಯ ಸಿದ್ಧಾಂತ ಪ್ರಕಟ ಕೆಲ್ಲೆಂ.

ಹಿಪ್ಪೋಕ್ರಟಿಸ್ಸಾನ ಅಂತರಿಕ್ಷಾರಿ ಆಶ್ಶಿಲೆ ಸೂರ್ಯು, ಚಂದ್ರು, ಇತರ ಗ್ರಃಹ ಆನಿ ನಕ್ಷತ್ರ ಇತ್ಯಾದಿ ರೋಗಾಚೆ ಗತೀಂತು ವ್ಯತ್ಯಾಸು ಕರ್ತಾತಿ ಮ್ಹೋಣು ಸಾಂಗ್ಲೆಂ. ಭೂಂಯ್ಚೇರಿ ಋಃತುರಿ ಹೊಂದೂನು ಶೀಂಯಾಕಾಲು, ಶೆಕ್ಯಾಕಾಲು, ಇತ್ಯಾದಿ ಹಃವೊ ಬದಲಾವಣ ಜಾಲ್ಲೇಲೆ ತಶ್ಶೀಂಚಿ ಮನುಷ್ಯಾಲೆ ಆರೋಗ್ಯಾಚೆವ್ರೈರಿ ಪರಿಣಾಮು ಜಾತ್ತಾ. ಜಾಲ್ಲ್ಯಾರಿ ಆಕಾಶಾರಿ ಆಶ್ಶಿಲೆ ಖಂಚೇಯಿ ದೇವತಾ ಗಃಣ ಭೂಂಯ್ಚೇರಿ ಆಶ್ಶಿಲೆ ಮನುಷ್ಯಾಲೆವ್ರೈರಿ ಪರಿಣಾಮು ಕರ್ನಾಂತಿ ಮ್ಹೋಣು ಸಾಂಗ್ಲೆಂ.

ಹಿಪ್ಪೋಕ್ರಟೀಸ್ಸಾನ ವಿವಿಧ ರೋಗಾಂಕ ವರ್ಗೀಕರಣ ಕೋರ್ನು ಅಲ್ಪಕಾಲಿಕ (ಎಕ್ಯೂಟ್) ಆನಿ ದೀರ್ಘಕಾಲಿಕ (ಕ್ರೋನಿಕ್) ರೋಗು ಆಸ್ಸತಿ ಮ್ಹಳ್ಳೆಂ. ಹಿಪ್ಪೊಕ್ರಟಿಸ್ಸಾನ ರೋಗಾಂಕ ಸಾಂಕ್ರಾಮಿಕ ಆನಿ ಸ್ಥಾನಿಕ ರೋಗು ಮ್ಹೋಣು ವರ್ಗ ಕೆಲ್ಲೆಂ. ಖಂಚೋಯಿ ಏಕು ರೋಗು ಏಕ ಪ್ರದೇಶಾಂತು ಸಕ್ಕಡ ಜನಾಂಕ ಆಯ್ಲೊಜಾಲ್ಲ್ಯಾರಿ ಆನಿ ಥೋಡೇ ದಿಸ ಬಾಧಾ ದೀವ್ನು ಮಸ್ತ ಜನಾಂಕ ಜೀವ್ಶಿಮಾರ್ನು ಕಡೇರಿ ಸಂಪೂರ್ಣ ಜಾಗೊ ಸೋಣು ಗೆಲ್ಲೊ ಮ್ಹೋಣು ಜಾಲ್ಲ್ಯಾರಿ ತಸ್ಸಲೆ ರೋಗಾಕ ಸಾಂಕ್ರಾಮಿಕ (ಎಪಿಡೆಮಿಕ್) ರೋಗು ಮ್ಹೋಣು ನಾಂವ ದಿಲ್ಲೆಂ. ಖಂಚೋಯಿ ಏಕು ರೋಗು ಏಕ ಪ್ರದೇಶಾಂತು ಸದಾಕಾಳ ಏಕನ್ಹಂಯಿ ಜಾಲ್ಲ್ಯಾರಿ ಆನ್ನೇಕ ವ್ಯಕ್ತೀಕ ಲಾಗ್ಗೂನು ಯೇವ್ನು ಬಾಧಾ ದಿತ್ತಃ ಜಾಲ್ಲ್ಯಾರಿ ತೇ ರೋಗಾಕ ಸ್ಥಾನಿಕ (ಎಂಡೆಮಿಕ್) ರೋಗು ಮ್ಹೋಣು ನಾಂವ ದಿಲ್ಲೆಂ.

ಹಿಪ್ಪೋಕ್ರಟಿಸ್ಸಾನ ತಾಗ್ಗೇಲೆ ನಂವೇ ಸಿದ್ಧಾಂತ ಪ್ರಕಟ ಕೆಲ್ಲೆನಂತರ ವೈದ್ಯಕೀಯಾಂತು ಆಧುನಿಕ ನಮೂನೇಚಿ ವೈಜ್ಞಾನಿಕ ಸಂಶೋಧನಾ ಚಾಲು ಜಾಲ್ಲಿ. ಪೋರ್ನಿ ವೈದ್ಯಕೀಯ ಪದ್ಧತೀಂತು ಮಸ್ತ ಬದಲಾವಣಾ ಆಯ್ಲಿ ಜಾಲ್ಲ್ಯಾರಿ ಪೋರ್ನೆ ವಿಚಾರ ಸಂಪೂರ್ಣ ನಿರ್ನಾಮ ಜಾಯ್ನಿ. ಆತ್ತಂ 2016 ಇಸ್ವೇಂತುವರೇಕ ಭಾರತಾಂತು ಮಸ್ತ ಸಕ್ಕಡ ಪ್ರಾಚೀನ ವೈದ್ಯಕೀಯ ಕಾರ್ಯಕ್ರಮು ಚಲಾವಣೇಂತು ಆಸ್ಸ. ದೇವೀದೇವಾಲಿ ಪೂಜಾ ಆನಿ

ಹೋಮು, ಭೂತ, ಪ್ರೇತ ಆನಿ ಪಿಶಾಚಾಂಕ ಶಾಂತ ಕೊರೂಂಕ ಬsಲಿ ದಿವ್ಚೆಂ, ಝಾಡ್ಡಾಚೆ ಫೆಲ್ಲ್ಯಾನಿ ರೋಗೀಕ ಹಗೂರ ಮಾರ್ಚೆಂ ಇತ್ಯಾದಿ ಆಚೀಕಯಿ ಚಲ್ತಾ. ಆತ್ತಂ ರೋಗೀಂಕ ಝಾಡ್ಡಾಚೆ ಫೆಲ್ಲ್ಯಾನಿ ಜೋರು ಮಾರ್ನಾಂತಿ. ಹಿಂಸೆ ದೀನಾಂತಿ. ರೋಗೀಲೆ ಆಂಗಾರಿ ಫೆಲ್ಲ್ಯಾನಿ ಹಗೂರ ಝಾಡ್ತಾತಿ.

ಹಿಪ್ಪೋಕ್ರಟಿಸ್ ಪದ್ಧತಿ

ಹಿಪ್ಪೋಕ್ರಟಿಸ್ಸಾಲೆ ಸಿದ್ಧಾಂತಾಂತು ಆಯುರ್ವೇದಾಚೆ ಚಾರಿ ಧಾತು ಮಾಂತ್ರ ವರ್ಲೇಂತಿ. ವಾತ ಧಾತೂ ನಾಜಾಲ್ಲೊ. ದೇಹಾಂತು ಆಶ್ಶೀಲೆ ಚಾರಿ ಧಾತೂಂಕ ಕಫ, ರಕ್ತ, ಪಿತ್ತ ಆನಿ ಜಲ ಹಾಂಕಾ ಸಮಾನಾಂತರ ದವ್ವರ್ಲ್ಯಾರಿ ಆರೋಗ್ಯ ವರ್ತಾ. ಕೆದ್ದನಾ ಮನುಷ್ಯಾಲೆ ದೇಹಾಂತು ಧಾತೂಂಚೆ ಸಂತೋಲನ ಚುಕ್ತಕೀ ತೆದ್ದನಾ ಅನಾರೋಗ್ಯ ಯೆತ್ತಾ. ದೇಹಾಕ ಆಪ್ಣಾಲೆ ಧಾತೂಂಕ ಆಪಾಪೀಚಿ ಸಂತೋಲನ ಕೊರ್ಚೆ ಶಕ್ತಿ ಆಸ್ಸs. ಹೇಂ ಆಮ್ಗೇಲೆ ದೇಹ ಪ್ರಕೃತಿದತ್ತ. ಸುಣ್ಯಾಲೆಂ, ಮಾಂಕ್ಡಾಲೆಂ, ವಿಂದ್ರಾಲೆಂ, ಇತ್ಯಾದಿ ಪ್ರಾಣೀಲೆಂ ದೇಹ ಕಾತ್ತೋರ್ನು ಅಧ್ಯಯನ ಕೋರ್ನು ಮನುಷ್ಯಾಲೆ ಮsಡ್ಯಾಕ ಕಾತ್ತೋರ್ನು ದೊನ್ನೀಂಕ ತುಲನಾ ಕೆಲ್ಲ್ಯಾರಿ ಶರೀರ ರಚನಾ ಶಿಕ್ಕೊಯೇತ ಮ್ಹೋಣು ಹಿಪ್ಪೋಕ್ರಟೀಸ್ಸಾಲೆ ಕಾಳಾರಿ ವೈದ್ಯಾಂಕ ಗೊತ್ತು ಜಾಲ್ಲೆಂ. ಗುರ್ಭಿಣಿ ಪ್ರಾಣೀಂಕ ಕಾತ್ತೋರ್ನು ತಾಂಚೆ ಶರೀರ ಅಧ್ಯಯನ ಕೋರ್ನು ವೈದ್ಯಕೀಯ ವಿಜ್ಞಾನಿ ಭ್ರೂಣಶಾಸ್ತ್ರ ಶಿಕ್ಲೇಂತಿ.

ಹಿಪ್ಪೋಕ್ರಟೀಸ್ಸಾನ ಭಾರತಾಂತು ಆನಿ ಇತರ ಪೂರ್ವಾತ್ಯ ದೇಶಾಂತು ಚಾಲು ಆಶ್ಶೀಲೆ ವೈದ್ಯಕೀಯ ಅಧ್ಯಯನ ಕೋರ್ನು ವೈದ್ಯಾಂಕ ತಾಂಗೇಲೆ ವೃತ್ತೀಂತು ಪಾಲನಕೊರೂಂಕ ನೀತಿ ನಿಯಮು ಚಾಲು ಕೆಲ್ಲೊ. ಹೇ ನಿಯಮಾಂಕ ಸಕ್ಕಡ ವೈದ್ಯಾನಿ ಪಾಲನ ಕೋರ್ಕಾ ಮ್ಹೋಣು ತಾಣೆ ಗ್ರಂಥ ಬರಯ್ಲೀಂತಿ. ಔಷಧಶಾಸ್ತ್ರ, ರೋಗನಿದಾನ ಶಾಸ್ತ್ರ, ಶರೀರ ರಚನಾ ಶಾಸ್ತ್ರ, ಶರೀರ ಕ್ರಿಯಾ ಶಾಸ್ತ್ರ, ರೋಗ ಪ್ರತಿಬಂಧ ಉಪಾಯ ಶಾಸ್ತ್ರ, ಸ್ವಚ್ಛತಾ ಶಾಸ್ತ್ರ, ಆಹಾರ ಶಾಸ್ತ್ರ, ಇತ್ಯಾದಿ ಶಾಸ್ತ್ರಾಚೆ ಪುಸ್ತಕ ಪ್ರಕಾಶಿತ ಕೋರ್ನು ಹಿಪ್ಪೋಕ್ರಟಿಸ್ಸು ವೈದ್ಯಕೀಯ ಶಾಳೇಂತು ಪ್ರಮುಖ ಭೋಧಕ ಜಾಲ್ಲೊ.

ಹಿಪ್ಪೋಕ್ರಟಿಸ್ ಪ್ರತಿಜ್ಞಾ

ವೈದ್ಯಾಂಕ ತಾಂಗೇಲೆ ವೃತ್ತೀಂತು ತಾನ್ನಿ ರೋಗೀಂಕ ಅನ್ಯಾಯು ಕರ್ನಾತಶ್ಶಿ ಹಿಪ್ಪೋಕ್ರಟಿಸ್ಸಾನ ಏಕಿ ಪ್ರತಿಜ್ಞಾ ತಯ್ಯಾರಕೋರ್ನು ತಾಗ್ಗೇಲೆ ವಿದ್ಯಾರ್ಥೀಂಕ ಭೋಧನ ಕೆಲ್ಲಿ. ಸಂಕ್ಷಿಪ್ತ ಜಾವ್ನು ತೀ ಪ್ರತಿಜ್ಞಾ ಅಶ್ಶಿ ಆಸ್ಸs:
"ಮಾಕ್ಕಾ ವೈದ್ಯಕೀಯ ಶಿಕಯಿಲೆ ಗುರೂಂಕ ಹಾಂವ ಪಿತೃಸಮಾನ

ಪಳೈತಾಂ. ಹಾಂವೆ ಶಿಕ್ಕಿಲೆಂ ವೈದ್ಯಕೀಯ ಜ್ಞಾನ ರೋಗೀಂಕ ಉಪಶಮನ ಕೊರೂಂಕ ಮಾಂತ್ರ ಉಪೇಗು ಕರ್ತಾಂ. ರೋಗೀಂಕ ಕೆದ್ನಾಯಿ ಕಷ್ಟ ದೀನಾ. ತಾಂಕಾ ವೀಷ ದೀನಾ. ರೋಗಿ ಬಾಯ್ಲುಮನ್ಯಾಲೆವೈರಿ ಅತ್ಯಾಚಾರ ಕರ್ನಾ. ಮೆಗ್ಗೇಲೆ ರೋಗೀಲೆ ಬಗ್ಗೆ ಖಂಚೋಯಿ ಗುಪ್ತವಿಚಾರು ಪ್ರಚಾರ ಕರ್ನಾ."

ಆತ್ತಂ 2016 ಇಸ್ವೇಂತೂಯಿ ವೈದ್ಯಕೀಯ ಕೋಽಲೇಜಾಂತು ಶಿಕ್ಕೂನು ಭಾಯ್ರ ಆಯ್ಯೇಲೆ ವೈದ್ಯಾಂಕ ಹೀ ಪ್ರತಿಜ್ಞಾ ಭೋಧನ ಕರ್ರೈತಾತಿ. 'ಸ್ವಇಚ್ಛೇರಿ ಜಾವ್ನಾಕಮ್ಹೊಣೂಂಚಿ ಖಂಚೇಯಿ ವ್ಯಕ್ತೀಕ ಅನ್ಯಾಯು ಕೊರೂಂಕ ವೈದ್ಯಾನ ತಾಗ್ಗೇಲೆ ಜ್ಞಾನ ಉಪೇಗು ಕೋರೂಂಕ ನಜ್ಜ. ಪರಮೋಶೇರಿ ತಾಣೆ ದಿಲ್ಲೇಲಿ ಚಿಕಿತ್ಸಾ ರೋಗೀಕ ಹಾನಿಕಾರಕ ಜಾಲ್ಲಿ ಮ್ಹೊಣು ಜಾಲ್ಲ್ಯಾರಿ ತಾಣೆ ಪರಿಹಾರು ಕೋರ್ಕಾ. ಖಂಚೇಯಿ ವಕ್ಕದ ಆಪ್ಣಾಕ ತೇ ವಕ್ದಾಚೆ ಪರಿಣಾಮ ಸಮಽಚಿ ಗೊತ್ತುನಾ ಮ್ಹೊಣು ಜಾಲ್ಲ್ಯಾರಿ ವೈದ್ಯಾನ ತೇ ವಕ್ಕದ ರೋಗೀಕ ದಿವ್ಚಾಕ ನಜ್ಜ' ಮ್ಹೊಣು.

ಡಾಕ್ತ್ರ ಜಾಲ್ಲೇಲೆ ಗೌಡ ಸಾರಸ್ವತ ಬ್ರಾಹ್ಮಣ

ಗೌಡ ಸಾರಸ್ವತ ಬ್ರಾಹ್ಮಣ (ಗೌಸಾಬ್ರಾ) ಲೋಕು ಡಾಕ್ತ್ರು ಜಾವ್ನೆ ಊಣೆ. ವಕೀಲು ಜಾಲ್ಲ್ಯಾಂತಿ. ಬ್ರಿಟಿಷ್ ಸರಕಾರಾಂತು ಐ.ಸೀ.ಎಸ್ (ಇಂಪೀರಿಯಲ್ ಸಿವಿಲ್ ಸರ್ವಿಸ್) ಆನಿ ಸ್ವತಂತ್ರ ಭಾರತಾಂತು ಐ.ಏ.ಎಸ್ (ಇಂಡಿಯನ್ ಎಡ್ಮಿನಿಸ್ಟ್ರೇಟೀವ್ ಸರ್ವಿಸ್) ಅಧಿಕಾರಿ ಜಾಲ್ಲ್ಯಾಂತಿ. ಬ್ಯಾಂಕಾಂತು ಅಧಿಕಾರಿ ಜಾಲ್ಲ್ಯಾಂತಿ. ಕ್ರಿ. ಶ. 1850 ಇಸ್ವೇಚೆ ನಂತರ ಚೆನ್ನೈ (ಮದ್ರಾಸ) ನಗರಾಂತು ಬ್ರಿಟಿಷ್ ಸರಕಾರಾನ ಸ್ಥಾಪನೆ ಕೆಲ್ಲೇಲೆ ಮದ್ರಾಸ ಮೆಡಿಕಲ್ ಕಾಲೇಜಾಂತು ಶಿಕ್ಕೂನು ಕೆಲವು ಗೌಸಾಬ್ರಾ ಜಽಣ ಡಾಕ್ತ್ರ ಜಾಲ್ಲೇತಿ. ಅಶ್ಶಿ ಡಾಕ್ತ್ರ ಜಾಲ್ಲೇಲೆ ಗೌಸಾಬ್ರಾ ಕೆಲವು ಜಽಣ ಇಂಗ್ಲೇಂಡಾಕ ವೊಚ್ಚೂನು ಏಫ್.ಆರ್.ಸೀ.ಎಸ್ (ಫೆಲ್ಲೊ ಆಫ್ ರಾಯಲ್ ಕೋಽಲೇಜ ಒಫ್ ಸರ್ಜನ್ಸ್) ಅಥವಾ ಎಂ.ಆರ್.ಸೀ.ಪೀ. (ಮೆಂಬರ್ ಆಫ್ ರೋಯಲ್ ಕೋಽಲೇಜ್ ಒಫ್ ಮೆಡಿಸಿನ್) ಡಿಗ್ರಿ ಘೇವ್ನು ವಾಪಸ ಭಾರತಾಕ ಯೇವ್ನು ಹಾಂಗಾ ಜನಾಲಿ ಸೇವಾ ಕೆಲ್ಲಿ. ತಾಂಗೇಲೆ ಪೈಕಿ ಮಿರಾಜ್ಕಾರ್ ಮ್ಹಳ್ಳೇಲೆ ಡಾಕ್ತ್ರಾನ ಮಂಗಳೂರಾಂತು ಮಸ್ತ ಜನಾಂಕ ಒಪರೇಶನ್ ಕೋರ್ನು ವಾಂಚೈಲಾಂ. ಅಡ್ಯಾರ ಗೋಪಾಲಕೃಷ್ಣ ಶೆಣೈ (ಮೆಗ್ಗೇಲೊ ಆನು), ಹಾಕ್ಕಾ ಪೊಟ್ಟಾದೂಕಿ ಯೇವ್ನು ಮಿರಾಜ್ಕಾರ್ ಡಾಕ್ತ್ರಾನ ತೇಂ ಎಪ್ಪೆಂಡಿಸೈಟಿಸ್ ಮ್ಹೊಣು ಡಯಾಗ್ನೋಸ್ ಕೋರ್ನು ಪೊಟ್ಟಾಚೆ ಒಪರೇಶನ್ನ 1945 ಇಸ್ವೇಂತು ಕೆಲ್ಲೇಲೆಂ. ಪೀ ವೆಂಕಟ ರಾವ್ ಡಾಕ್ತ್ರಾನ ಇಂಗ್ಲೇಂಡಾಕ ವೊಚ್ಚೂನು ಎಫ್.ಆರ್.ಸೀ.ಎಸ್. ಡಿಗ್ರಿ ಘೇವ್ನು ಮಂಗಳೂರಾಕ ಯೇವ್ನು

ಕಂಕನಾಡೀಚೆ ಫಾದರ್ ಮುಲ್ಲರ್ ಆಸ್ಪತ್ರೇಂತು ಲಕ್ಷಕಟ್ಲೆ ಜನಾಂಕ 1950 ಥೋರ್ನು 1980 ವರೇಕ ಜೀವದಾನ ದಿಲ್ಲಾಂ. ಮದ್ರಾಸ ಮೆಡಿಕಲ್ ಕೋೞಲೇಜಾಂತು ಆಧುನಿಕ ವೈದ್ಯಕೀಯ ಶಿಕ್ಕೂನು ಎಲ್.ಎಂ.ಏಂಡ ಎಸ್. (ಲೈಸೆನ್ಸಿಯೇಟ್ ಆಫ್ ಮೆಡಿಸಿನ್ ಏಂಡ ಸರ್ಜರಿ) ಡಿಗ್ರಿ ಘೇವ್ನು ಆಯ್ಯಿಲೆ ಎಂ.ಆರ್. ಪ್ರಭು ಡಾಕ್ಟಾರ್ನ ಮೆಗ್ಗೇಲೆ ಹೈಡ್ರೋಸೀಲ್ ಒಪರೇಶನ್ 18 ವರ್ಸ ಪ್ರಾಯೇರಿ ಕೆಲ್ಲೇಲೆ. ತಾಣೆ ಮಾಕ್ಕಾ ಮೆಗ್ಗೇಲೆ ದೇಹಾಂತು ಆಶ್ಶೀಲೆ ಏಕ ಆಡ್ಡಾವಣ ಕಾಣು ಉಡ್ಡಯ್ಲೆಂ.

ಉಪ್ಪಿನಂಗಡಿ ರಾಘವೇಂದ್ರ ಭಟ್ಟ ಡಾಕ್ಟಾರ್ನ ಮದ್ರಾಸಾಂತು ಎಲ್.ಎಂ.ಏಂಡಎಸ್. ಡಿಗ್ರಿ ಘೇವ್ನು ಉಪ್ಪಿನಂಗಡೀಕ ಪರತ ಯೇವ್ನು ಜನಾಲಿ ಆಧುನಿಕ ವೈದ್ಯಕೀಯ ಪದ್ಧತೀರಿ 1940 ವರೇಕ ಸೇವಾ ಕೆಲ್ಲಿ. ತಾಗ್ಗೇಲೊ ಪೂತು ವಾಸುದೇವ ಆರ್. ಭಟ್ (ಡಾ॥ ವ್ಹಿ.ಆರ್. ಭಟ್) ಡಾಕ್ಟಾರ್ನ ಮದ್ರಾಸ ಮೆಡಿಕಲ್ ಕೋೞಲೇಜಾಂತು ಎಂ.ಬೀಬೀ.ಎಸ್, ಡಿಗ್ರಿ ಆನಿ ಟೀ.ಡೀ.ಡೀ. (ಡಿಪ್ಲೊಮಾ ಇನ್ ಟುಬರ್ಕ್ಯುಲೋಸಿಸ್ ಡಿಸೀಸಸ್) ಕೋರ್ನು ಮಂಗಳೂರಾಂತು ಹಂಪನಕಟ್ಟಾಂತು ಚಿತ್ರಾ ಕ್ಲಿನಿಕ್ ಮ್ಹೋಣು 1945 ಇಸ್ವೇಚೆ ಇತ್ಲ್ಯಾಕ ಸ್ಥಾಪನೆ ಕೋರ್ನು ಜನಾಲಿ ಸೇವಾ ಕೆಲ್ಲಿ. ಡಾ॥ ವ್ಹಿ.ಆರ್. ಭಟ್ಟಾನ ಮೆಗ್ಗೇಲೆ ಆಮ್ಮಾಂಕ (ರಾಧಾ ಬಾಯೀಕ) ಟೀಬೀ ರೋಗಾನಿ ಮೋರೂಂಕ ಸೋಣಿ. ಮೆಗ್ಗೇಲೆ ಆಮ್ಮಾಂಕ ಕಡೇರಿ ಮುಂಬೈಂತು ಹರ್ದ್ಯಾಚೆ ಒಪರೇಶನ್ ಜಾವ್ನು ತಿಗ್ಗೇಲೆ ಏಕ ಶ್ವಾಸಕೋಶಾಚೆ ವೈಲೆಂ ಅರ್ಧ ಭಾಗಾಕ ನಿಷ್ಕ್ರಿಯ ಕೆಲ್ಲೆಂ. ತೀ ಕಡೇರಿ ಹೃದಯ ರೋಗಾನಿ ಮೆಲ್ಲಿ. ಟೀಬೀನಿ ಮೞರ್ನಿ.

ಗೌಸಾಬ್ರಾ ಸಮಾಜಾಂತು ವೀಸಾಚೆ ಶತಮಾನಾಚೆ ಪೂರ್ವಾರ್ಧ ಪರ್ಯಂತ ಚೆಲ್ಲಿಯಾಂಕ ಸಾನ ಪ್ರಾಯೇರಿ ವ್ಹಾರ್ಡಿಕ ಕೋರ್ನು ಸೊಡ್ತಾತಿ ಆಶ್ಶೀಲೀಂತಿ. ಸೋಳಾ ವರ್ಸಾರಿ ಗುಭ್ರಿಣಿ ಜಾತ್ತಾತಿ ಆಶ್ಶೀಲೀಂತಿ. ಗುಭ್ರಿಣಿಪಣಾಂಚೆ ಮಸ್ತ ನಮೂನ್ಯಾಚೆ ವ್ಯಾಧೀ ತಾಂಕಾ ಯೆತ್ತೞಆಶ್ಶೀಲಿ. ಜಾಲ್ಲ್ಯಾರಿ ತಾಂಕಾ ವೈದ್ಯಕೀಯ ಸಲಹೆ ಆನಿ ಸಹಾಯು ದಿವ್ಚಿ ಡಾಕ್ಟರ್ಣಿ ಕೋಣೞಯಿ ಮೇಳ್ನಾಂತಿ ಆಶ್ಶೀಲೀಂತಿ. ತಾಂಗೇಲೆವರೀಚಿ ಕಷ್ಟ ಪಾವ್ನು ಆನಿ ತೊಂದ್ರೆ ಭೊಗ್ಗೂನು ವಾಂಚೂನುವರ್ಲೇಲೆ ಪ್ರಾಯ ಜಾಲ್ಲೇಲೆ ಸಂಬಂಧೀಕ ಬಾಯ್ಲುಮನ್ಶಂ ತಾಂಕಾ ಮಾರ್ಗದರ್ಶನ ಕರ್ತಾತಿಆಶ್ಶೀಲೀಂತಿ. ಓಡೆಮ್ಮಾ, ಆನಾಮ್ಮಾ, ಮಾಂಯಿ ಆನಿ ಆವ್ಸು ಮಾಂತ್ರ ತಾಂಗೇಲೆ ಸಹಾಯಾಕ ರಾಬ್ತಾತಿ ಆಶ್ಶೀಲೀಂತಿ. ಗಭ್ರಿಣಿ ಆನಿ ಬಾಳಾಂತಿ ಬಾಯ್ಲುಮನ್ಶಾಂನಿ ಮೊರ್ಚೆ ಭಾರೀ ಸಾಮಾನ್ಯ ಜಾವ್ನು ಆಶ್ಶೀಲೆಂ.

ಗೌಸಾಬ್ರಾ ಸಮಾಜಾಂತು ಚೆರ್ಡೂವಾಂಕ ಅನಾರೋಗ್ಯ ಜಾಲ್ಲ್ಯಾರಿ ವೀಸಾಚೆ ಶತಮಾನಾಚೆ ಸುರ್ವೇಚೆ ಕೆಲವು ದಶಕಾಂತು ವರೇಕ ವೈದ್ಯಾನಿ

ವ್ಯಾಧೀಚೆ ಕಾರಣ ಬಾಲಗ್ರಹ ಮ್ಹೊಣು ಸಾಂಗ್ಚೆ ಆಶ್ಶೀಲೆಂ. ಡಿಫ್ತೀರಿಯಾ, ನಾಯಿಕೆಮ್ಮು, ಧನುರ್ವಾತು, ಆಮಶಂಕೆ, ಇತ್ಯಾದೀನ ಚೆರ್ಡೂವಂ ತಾಂಕಾ ಏಕ ವರ್ಸ ಪ್ರಾಯ ಜಾವ್ಚೆ ಭಿತ್ತರಿ ಮರ್ತಾತಿ ಆಶ್ಶೀಲೀಂತಿ. ಚೆರ್ಡೂವಾಂಕ ಮಾಂತ್ರ ಪಳಯ್ತುಲೊ ಚೆರ್ಡೂವಾಲೊ ಸ್ಪೆಶಲಿಸ್ಟು (ಪೆಡಿಯಾಟ್ರೀಶನ್) ಡಾಕ್ಟ್ರು ಅಥವಾ ಡಾಕ್ಟರ್ಣಿ 1980 ಇಸ್ವೇಚೆ ನಂತರ ಕೊಂಕಣಿ ವೈದ್ಯಕೀಯ ಜಗತ್ತಾಂತು ಆಯ್ಲೀಂತಿ.

ಶೌಚ ಆನಿ ವ್ಹಡಲೆಂ

ಆಮ್ಗೇಲೆ ಗೌಸಾಬ್ರಾ ಜಽಣ ಬಾಳಾಂತಿರೊ ಆನಿ ಮರಣ ಜಾಲ್ಲೇಲೆ ಕುಟುಂಬಾಂತು ವ್ಹಡಲೆಂ ಅಚರಣ ಕರ್ತಾತಿ. ಆತ್ತಂ 2016 ಇಸ್ವೇಂತು ವರೇಕ ಮಸ್ತ ಘರ್ಕಡೆ ವ್ಹಡಲೆಂ ಆಚರಣ ಕರ್ತಾತಿ. ಗೌಸಾಬ್ರಾ ಜನಾಲೆ ಘರ್ಕಡೆ ಬಾಳಾಂತೀರೊ ಕೊರೂಂಕ ವೈಜೀಣಿ ಯೆತ್ತಾತಿ ಆಶ್ಶೀಲೀಂತಿ. ಗೌಸಾಬ್ರಾ ಬಾಯ್ಲುಮನ್ಶ್ಯಾನಿ ವೈಜೀಣಿ ಜಾವ್ಚೆ ಅಪರೂಪ ಆಶ್ಶೀಲೆಂ. ಮಡ್ಯಾಕ ಆಪ್ಪಳ್ಯಾರಿ ನ್ಹಾವ್ನು ಯೇವ್ಕಾ ಆಶ್ಶೀಲೆಂ. ಹೇಂ ಮನೋನೀತ ಆತ್ತಂ 2016 ಇಸ್ವೇಂತೂಯಿ ಚಾಲು ಆಸ್ಸ. ಕಾಪ್ಪೋಣಿ ಕಾಡ್ಚೆಂ ಏಕ ಅಶೌಚ. ಗೌಸಾಬ್ರಾ ಲೋಕು ಕೆದ್ನಾಯಿ ಕಾಪ್ಪೋಣೀಚೊ ಜಾಯ್ನಾಂತಿ ಮ್ಹೊಣ್ಯೇತ. ಆಧುನಿಕ ವೈದ್ಯಕೀಯ ಪದ್ಧತೀಚೆ ಚಿಕಿತ್ಸೇಕ ಆನಿ ವಕ್ದಾಂಕ ಗೌಸಾಬ್ರಾ ಜಽಣ ಕೆದ್ನಾ ವಿಂಗಡ ಉಪಾಯ ನಾಕೀ ತೆದ್ನಾ ಸ್ವೀಕಾರ ಕರ್ತಾತಿ ಆಶ್ಶೀಲೀಂತಿ.

ಬ್ರಿಟಿಷ್ ಸರಕಾರಾನ ಭಾರತಾಚೆ ಕೆಲವು ಕೋಽಲೇಜಾಂತು 1930 ಇಸ್ವೇಚೆ ಇತ್ಲ್ಯಾಕ ಬೀ.ಎಸ್.ಸೀ. (ಬ್ಯಾಚಿಲರ್ ಆಫ್ ಸಾಯನ್ಸ್) ಡಿಗ್ರೀಕ ಚಾರಿ ವರ್ಸಾಚೊ ಕೋರ್ಸು ಸೂರು ಕೆಲ್ಲೊ. ಮಸ್ತ ಗೌಸಾಬ್ರಾ ಲೋಕು ಕೋಽಲೇಜಾಂತು ಬೀ.ಎಸ್.ಸೀ., ಕ್ಲಾಸಾಕ ಮೇಳ್ನಾಂತಿ ಆಶ್ಶೀಲೀಂತಿ. ಬೀ. ಎಸ್. ಸೀ., ಕ್ಲಾಸಾಂತು ಬಯೋಽಲಜಿ ವಿಭಾಗಾಂತು ಬೆಬ್ಬೊ ಇತ್ಯಾದಿ ಪ್ರಾಣೀಂಕ ಕಾತ್ತೋಚ್ಯಾಕ ಆಸ್ಸಽ. ಗೌಸಾಬ್ರಾ ಲೋಕು ಸಸ್ಯಾಹಾರಿ. ಪ್ರಾಣೀಂಕ ಕಾತ್ತರ್ತಲೆ ನ್ಹಂಯಿ. ಕೆಲವು ಗೌಸಾಬ್ರಾ ಲೋಕು ಝುಳ್ಕೆ ಖಾತ್ತಾತಿ. ಘರ್ಕಡೆ ಹಾಳ್ಳೇಲೆಂ ಝುಳ್ಕೆ ನಿರ್ಜೀವ ಜಾವ್ನು ಆಸ್ತಾ. ಗೌಸಾಬ್ರಾ ಲೋಕು ಝುಳ್ಕೆ ಸೊಳ್ಯಾರಿ ವಿಂಗಡ ನೋಽನ–ವೆಜ್ ಕಸ್ಸಲೇಂಯಿ ಖಾಯ್ನಾಂತಿ. ನೋಽನ್–ವೆಜ ಖಾತ್ತಲೆ ಗೌಸಾಬ್ರಾ ಲೋಕು ಕೆಲವು ಜಽಣ ಆಸ್ಸತಿ. ಪಕ್ಷೀಂಕ ಆನಿ ಪ್ರಾಣೀಂಕ ಜಿವ್ವಿಮಾರ್ಚಾಂತು ಗೌಸಾಬ್ರಾ ಲೋಕು ಮಾಕ್ಷಿ. ಡಾಕ್ಟ್ರು ಜಾವ್ಕಾ ಜಾಲ್ಲ್ಯಾರಿ ಪೀಯೂಸೀII ಕ್ಲಾಸಾಂತು ಬಯೋಽಲಜಿ ವಿಷಯು ಘೇವ್ಕಾ. ಎಂ.ಬೀ.ಬೀ.ಎಸ್. ಕೋರ್ಸು ಕರ್ತನಾ ಫಸ್ಟ ಎಂ.ಬೀ.ಬೀ.ಎಸ್., ಹಾಂತು ಮಽಡ್ಯಾಕ ಕಾತ್ತೋರ್ಕಾ (ಡಿಸೆಕ್ಟ ಕೋರ್ಕಾ.) ಸೆಕೆಂಡ ಎಂ.ಬೀ.ಬೀ.ಎಸ್., ಹಾಂತು ಪೆಥೋಽಲಜಿ ಕ್ಲಾಸಾಂತು ಕಾತ್ತರ್ಲೆಲೆ

ಮಡ್ಯಾಚೆ ಅಂಗಾಂಗ ಸ್ಟಡಿ ಕೋರ್ಕಾ ಜಾತ್ತಾ. ಥರ್ಡ ಎಂ.ಬೀ.ಬೀ.ಎಸ್., ಹಾಂತು ಬಾಳಾಂತೀರೊ ಕೋರ್ಕಾ ಜಾತ್ತಾ. ಥಾಯಿ ಶಿವ್ಲೋಂಕಾ ಜಾತ್ತಾ. ಗೌಸಾಬ್ರಾ ಲೋಕಾಲೆ ಸಂಪ್ರದಾಯಾಂತು ಖಂಚೆ ಸಕ್ಕಡ ಅಶೌಚ (ಸೂತಕ) ಮ್ಹೋಣು ಆಸ್ಸಕೀ ತೇಂ ಸಕ್ಕಡ ಸಾಯನ್ಸ ಆನಿ ಮೆಡಿಕಲ್ ಶಿಕ್ತಲ್ಯಾನಿ ರಾಕ್ಕೂಂಕ ಜಾಯ್ನಾ.

ಕುಂಕಡಾಚಿ ರಾಂದಯಿ ಕೊರ್ಚಿ ಜಾಲ್ಲ್ಯಾರಿ ಕುಂಕಡಾಕ ಘರ್ಕಡೆ ಹಾಣು ತಾಜ್ಜೊ ಗಸಳೊ ಪೀಳ್ನು ಚಿರ್ಡೂನು ಜಿವ್ವಿಮಾರ್ನು ತಾಜ್ಜೆ ಪಾಕ್ಕಂ ಘೂರಾ ಕಾಣು ಸೊಲ್ಲೋಕಾ. ಗೌಸಾಬ್ರಾ ಲೋಕು ಕೆಲವು ಘರ್ಕಡೆ (ಚಡಾವತ ಗೊಂಯ್ಚೆ ಜಸಣ) ನಿರ್ಜೀವ ಝುಳ್ಕ್ಯಾಕ ಸಿಂದೂನು ಕಾಂಟೊ ಉಡ್ಡೋನು ಝುಳ್ಕ್ಯಾಚಿ ರಾಂದಯಿ ಕರ್ತಾತಿ. ಜಾಲ್ಲ್ಯಾರಿ ಕುಂಕಡಾಚಿ ರಾಂದಯಿ ಆತ್ತಂ ಕೆಲವು ಗೌಸಾಬ್ರಾ ಜಸಣ ಹೋಟೇಲಾಂತು ಖಾತ್ತಾತಿ. ಘರ್ಕಡೆ ಕರ್ತಲೇಯಿ ಆಸ್ಸತಿ ಜಾಲ್ಲ್ಯಾರಿ ಭಾರೀ ಊಣೆ.

ಮೆಡಿಕಲ್ ರೀಸರ್ಚ ವಿಭಾಗಾಂತು ಕೆಲವು ಪ್ರಾಣೀಂಕ ಹಿಂಸೆ ದೀವ್ಕಾ ಪಡ್ತಾ. ವೈಜ್ಞಾನಿಕ ನಿರೀಕ್ಷಕಾನಿ ಎಂದ್ರಾಂಕ, ಸೋಸ್ಸ್ಯಾಕ, ಸೂಣ್ಯಾಂಕ ಆನಿ ಇತರ ಕೆಲವು ಪ್ರಾಣೀಂಕ ಆನಿ ಪಕ್ಷ್ಯಾಂಕ ಪ್ರಯೋಗಾಲಯಾಚೆ ಪ್ರಾಣಿ ಮ್ಹೋಣು ದರ್ಜೊ ದಿಲ್ಲಾ. ವಕ್ದಾಂಚೆ ಸಂಶೋಧನ ಕೊರೂಂಕ ಅಸ್ಸಲೆ ಪ್ರಯಾಗಾಲಯಾಚೆ ಪ್ರಾಣೀಂಕ ತೇಂ ವಕ್ಕದ ದೀವ್ನು ತಾಂಚೇರಿ ಪ್ರಯೋಗ ಕರ್ತಾತಿ. ಬಾಂದೂನು ಘಾಲ್ನು, ಹಾಲ್ಲನಾತಶ್ಶಿ ಮಶೀನಾಂತು ಶಿರ್ಕಾನು, ಪಾಯ್ಯಾನಿ ಲಾಂಬೋನು, ಹೂನ ಅಥವಾ ಶ್ಯಾಳ ಜಾಗ್ಯಾರಿ ನಿದಾನು, ಇತ್ಯಾದಿ ಹಿಂಸೆ ದೀವ್ನು ಪ್ರಯೋಗು ಕೋರ್ಕಾ ಜಾತ್ತಾ. ಅಸ್ಸಲೆ ಪ್ರಯೋಗಾಲಯಾಂತು ಗೌಸಾಬ್ರಾ ಲೋಕು ಕಾಮ ಕೊರೂಂಕ ಇಚ್ಚೆ ಪಾವ್ನಾಂತಿ.

ಪೊಟ್ಟಾಕತಿರ ಕಾಮಸೊದ್ದೂನು ಪರದೇಶಾಂತು ಗೆಲ್ಲೇಲೆ ಡಾಕ್ಟ್ರಾಂಕ ಮಾಂತ್ರ ವಿಂಗಡ ಉಪಾಯ ನಾತ್ತೀಲೆ ತಾನ್ನಿ ಸಕ್ಕಡ ನಮೂನ್ಯಾಚೆ ಪಕ್ಷೀಚೆ ಆನೀ ಪ್ರಾಣೀಂಚೆ ಸಂಶೋಧನೇಂತು ಸಹಾಯಕ ಜಾವ್ನು ಮೆಳ್ತಾತಿ. ಪ್ರಾಚೀನ ಭಾರತಾಂತು ವಿವಿಧ ಪ್ರಾಣೀಂಚೆ ಆನಿ ಪಕ್ಷೀಂಚೆ ಮಾಸ ವಕ್ದಾಚೆ ರೂಪಾರಿ ರೋಗೀಂಕ ವೈದ್ಯಾನಿ ದೀವ್ಯೇತ ಆಶ್ಶೀಲೆಂ. ಪ್ರಾಣೀಂಚೆ ರಗತ, ಮಾಸ, ಚರ್ಬಿ, ಹಾಡ್ಡಾಚೊ ಪಿಟ್ಟೊ, ಇತ್ಯಾದಿ ಆಯುರ್ವೇದಾಂತು ಚಿಕಿತ್ಸೆಕತಿರ ದೀವ್ಯೇತ ಮ್ಹೋಣು ಸಾಂಗ್ಲಾಂ. ಆರೋಗ್ಯ ರಾಕ್ಕೂಂಕ ಮಾಸ ಆನಿ ಚರ್ಬಿ ಖಾವ್ಯೇತ ಮ್ಹೋಣು ಸಾಂಗ್ಲಾಂ. ಪರಂತು ಮನುಷ್ಯಾಕ ದಿವ್ಚೆ ವಕ್ಕದ ಸುರ್ವೇಕ ಪ್ರಾಣೀಕ ದೀವ್ನು ಪರೀಕ್ಷೆ ಕೋರ್ಚೆಂ ವಿಧಾನ ಮಾಂತ್ರ ಭಾರತಾಂತು ನಾಆಶ್ಶೀಲೆಂ.

ಗೌಸಾಬ್ರಾ ಬಾಯ್ಲಮನ್ಸಂ 1950 ವರೇಕ ಅಪರೂಪ ಜಾವ್ನು ಡಾಕ್ಟರೀಕಾ ಶಿಕ್ಕೂಂಕ ಮಽನ ಕರ್ತಲೀಂತಿ. 1957 ಇಸ್ವೇಂತು ಮಣಿಪಾಲಾಂತು ತೋನ್ಸೆ ಮಾಧವ ಅನಂತ ಪೈ ಡಾಕ್ತಾನ ಕಸ್ತೂರ್ಬಾ ಮೆಡಿಕಲ್ ಕೋಽಲೇಜ ಸ್ಥಾಪನೆ ಕೆಲ್ಲೆಂ ನಂತರ ಸಲ್ಪ ಗೌಸಾಬ್ರಾ ಬಾಯ್ಲಮನ್ಸಂ ಡಾಕ್ಟರ್ಣಿ ಜಾಲ್ಲೀಂತಿ. ತಾಜ್ಜೆ ಘೂಢೆ ಮದ್ರಾಸ ಮೆಡಿಕಲ್ ಕೋಽಲೇಜಾಂತು ಆನಿ ಇತರ ನಗರಾಂತುಲೆ ಮೆಡಿಕಲ್ ಕೋಽಲೇಜಾಂತು ಚೆಲ್ಲ್ಯೋ ಎಂ.ಬೀ.ಬೀ.ಎಸ್ ಶಿಕ್ಕೂಂಕ ಯೆವ್ಚೆ ಭಾರಿ ಊಣೆ ಆಶ್ಶೀಲೆಂ.

ಬಾಯ್ಲಮನ್ಸಾಂಕ ಅನಾರೋಗ್ಯ ದಾರ್ಲೆಮನ್ಸಾಂಕ ಜಾಲ್ಲ್ಯಾವರೀಚಿ ಜಾತ್ತಾ. ಸೈತೆಂ, ತಾಪು, ಮಾತ್ತ್ಯಾಚಿ ಉಸ್ಸಽಳಿ, ಪೊಟ್ಟಾಚಿ ದೂಕಿ, ಆಮಶಂಕೆ (ಪಾತ್ತಳ ಉತ್ಕಡೆ), ವೋಂಕಿ, ಇತ್ಯಾದಿ ಸಕ್ಕಡ ದೊಗ್ಗಾಂಕಯೀ ಜಾತ್ತಾ. ಬಾಯ್ಲಮನ್ಸಾಂಕ ತೇನಂತಾ ಭಷ್ಟೀಪಣಾಚೆ ತೊಂದ್ರೆ, ಗುರ್ಭಿಣಿ ಜಾವ್ಚೆ ವಿಷಯಾಂತು ಸಮಸ್ಯೆ, ಗರ್ಭಸ್ರಾವ ಆನಿ ಗರ್ಭಪಾತ, ಬಾಳಾಂತೀರೊ, ಲೈಂಗಿಕ ವ್ಯಾಧಿ, ಇತ್ಯಾದಿ ಅನಾರೋಗ್ಯ ಜಾತ್ತಾ. ದಾರ್ಲೆ ಮನ್ಸಾಂಕ ಲೈಂಗಿಕ ವ್ಯಾಧಿ, ಮುತ್ತಾಚಿ ವ್ಯಾಧಿ, ಇತ್ಯಾದಿ ಜಾತ್ತಾತಿ. ಬಾಯ್ಲಮನ್ಸಾಂಕ ದಾರ್ಲೆ ಡಾಕ್ತಾಲೆಲಾಗ್ಗಿ ವೊಚ್ಚಾಕ ಸಂಕೋಚ ಜಾತ್ತಾ. ತಾನ್ನಿ ಲೇಡಿ ಡಾಕ್ಟರ್ಣೇನ ಪರೀಕ್ಷೆ ಕೊರ್ಚೆಂ ಪಸಂದ ಕರ್ತಾತಿ. ಗೌಸಾಬ್ರಾ ಬಾಯ್ಲಮನ್ಸಾನಿ ಡಾಕ್ಟರ್ಣಿ ಜಾವ್ನು ಅಭ್ಯಾಸು (ಪ್ರ್ಯಾಕ್ಟೀಸ್) ಸೂರು ಕೆಲ್ಲ್ಯಾರಿ ತಾಂಗೇಲೆಲಾಗ್ಗಿ ವಕ್ದಾಕ ಯೆವ್ಚೆ ಪೇಶಂಟ ಚೆರ್ಡೂವಂ ಆನಿ ಬಾಯ್ಲಮನ್ಸಂ ಮಾಂತ್ರ. ಅಪರೂಪ ಜಾವ್ನು ಏಕದೋನಿ ದಾರ್ಲೆ ಪೇಶಂಟ ಡಾಕ್ಟರ್ಣೇಲೆಲಾಗ್ಗಿ ವಕ್ದಾಕ ಯೆವ್ಚಾಕ ಪೂರೋತಿ.

ವೈದ್ಯಕೀಯ ಪೀಠ ದೇವಸ್ಥಾನ

ಪ್ರಾಚೀನ ಕಾಲಾಂತು ಕ್ರಿ. ಶ. 1220 ಇಸ್ವಿ ತಾಂಯಿ ಭಾರತಾಂತು ಪ್ರತಿಏಕ ರೋಗಿ ತಾಗ್ಗೇಲೆ ಘರ್ಕಡೆ ಆನಿ ದೇವಸ್ಥಾನಾಂತು ತಾಗ್ಗೇಲೊ ರೋಗು ಗೂಣ ಜಾವ್ವೋ ಮ್ಹೊಣು ದೇವಾಕ ಆನಿ ದೇವೀಂಕ ಪೂಜಾ ಕರ್ರೈತಾಶ್ಶೀಲೊ. ಹವನ, ಹೋಮು, ಯಾಗು, ಯಜ್ಞ ಕರ್ರೈತಾಶ್ಶೀಲೊ. ರಾತಿದೀಸು ಭಜನ ಕರ್ರೈತಾಶ್ಶೀಲೊ. ಗಾಂವಾಚೆ ಜನಾಂಕ ಸಮರಾಧನೇಂಚೆ ಜೇವಣ ಘಾಲ್ತಾಆಶ್ಶೀಲೊ.

ಜ್ಯೋತಿಷೀ ಲೋಕೂಚಿ ವೈದ್ಯಕೀಯ ಶಿಕ್ಕೂನು ರೋಗೀಲೆ ಘರ್ಕಡೆ ವೊಚ್ಚೂನು ಚಿಕಿತ್ಸಾ ದಿತ್ತಾತಿ ಆಶ್ಶೀಲೀಂತಿ. ಮಸ್ತ ಗಾಂವಾಂತು ದೇವಸ್ಥಾನಾಂತು ಪೂಜಾ ಕರ್ತಲೆ ಭಟ್ಟಮಾಮು ಸ್ವತಃ ಜ್ಯೋತಿಷ್ಯು ಆನಿ ವೈದ್ಯು ಜಾವ್ನು ಆಸ್ತಾಆಶ್ಶೀಲೊ. ಜ್ಯೋಯಿಷೀವೈದ್ಯಾನಿ ತಾಂಗೇಲೆ ಘರಾಂತು, ದೇವಸ್ಥಾನಾಂತು, ಮಠಾಂತು, ಪಾಠಶಾಳೇಂತು, ಇತ್ಯಾದಿ ಕಡೇನ ತಾಂಗೇಲಿ

ವೃತ್ತಿ ಅಭ್ಯಾಸು ಕೊರ್ಚೆ ಆಶ್ಶೀಲೆಂ. ರೋಗೀಕ ವಕ್ಕದ ದಿಲ್ಲ್ಯಾರಿ ದುಡ್ಡು ಘೇನಾಂತಿ ಆಶ್ಶೀಲೀಂತಿ. ರೋಗಿ ಗೂಣ ಜಾಲ್ಲೆನಂತರ ರೋಗೀಲೆ ಸಂಬಂಧೀಕ ಆನಿ ಗಾಂವ್ಚೆ ಮಹಾಜಽಣ ಜ್ಯೋಯಿಸಾಕ ದಕ್ಷೀಣಾ ದಿತ್ತಾತಿ ಆಶ್ಶೀಲೀಂತಿ.

ಶ್ರೀಮಂತ ಜಽಣ ಜ್ಯೋಯೀಸಾಂಕ ಧಽನ, ಧಾನ್ಯ, ಭೂಂಯಿ, ಭಾಂಗರ, ಆಯ್ದಽನ, ಆಂವ್ಗಲೆಂ, ಬಾಯ್ಲಾಂಕ ಕಾಪ್ಪಡ, ರಾಬ್ಬೂಂಕ ಘಽರ, ಇತ್ಯಾದಿ ದೀವ್ನು ಜ್ಯೋಯಿಸಾಂಕ ಸಂತುಷ್ಟ ಕರ್ತಾತಿ ಆಶ್ಶೀಲೀಂತಿ. ರಾಯ್ಯಾನಿ ಜ್ಯೋತಿಷ್ಯ ಆನಿ ವೈದ್ಯಕೀಯ ಗೊತ್ತು ಆಶ್ಶೀಲೆ ಬ್ರಾಹ್ಮಣಾಂಕ ತಾಂಗೇಲೆ ಆಸ್ಥಾನಾಂತು ಮಂತ್ರಿ ಪದವಿ ದಿವ್ಚಿ ಆಶ್ಶೀಲಿ.

ಸಲ್ಪ ವೈದ್ಯಾಂಕ ವಕ್ದಾಚಿ ಗಿಡಮೂಲಿಕಾ ಬೆಳೆಸೂಚಾಕ ಹೋಡಹೋಡ ತೋಽಟ ಆನಿ ರಾನ ರಾಯ ದಾನ ಕರ್ತಾತಿ ಆಶ್ಶೀಲೀಂತಿ. ಕ್ರಿ. ಶ. 1220 ನಂತರ ಕೆದ್ನಾ ಇಸ್ಲಾಂ ರಾಯ ರಾಜ್ಯ ಕೊರೂಂಕ ಭಾರತಾಂತು ಆಯ್ಲೀಂತಿಕೀ ತೆದ್ನಾಥೋನ್ರು ವೈದ್ಯಕೀಯ ಪೀಠ ಜಾವ್ನು ಆಶ್ಶೀಲೆಂ ದೇವಸ್ಥಾನ, ಮಽಠು, ಪಾಠಶಾಳಾ, ಇತ್ಯಾದಿ ನಾಶ ಜಾಲ್ಲೀಂತಿ. 1857 ಇಸ್ವೇಚೆ ನಂತರ ಬ್ರಿಟಿಷ್ ಸರಕಾರಾನ ತಾಂಗೇಲೆ ಪಾಶ್ಚಾತ್ಯ ವೈದ್ಯಕೀಯ ಪರಿಪಾಠು ಭಾರತಾಚೆ ಜನಾಂಕ ಶಿಕೋಚಾಕ ಸೂರು ಕೆಲ್ಲೆಂ.

ಭಾರತೀಯ ವೈದ್ಯಕೀಯ ಪದ್ಧತಿ 2016

ಭಾರತೀಯ ವೈದ್ಯಕೀಯ ಪದ್ಧತಿ ಮ್ಹಳ್ಯಾರಿ ಆಯುರ್ವೇದ ಮಾಂತ್ರ ನ್ಹಂಯಿ. ಯೋಗಾ, ಯೂನಾನಿ, ಸಿದ್ಧ ಆನಿ ಹೊಮೊಪಥಿ ಹೇಂ ಚಾರಿ ಪದ್ಧತೀಂಯಿ ಭಾರತೀಯ ವೈದ್ಯಕೀಯ ಪದ್ಧತೀಂತು ಮೆಳ್ಳಾಂತಿ. ಕ್ರಿ. ಶ. 1977 ಇಸ್ವೇಂತು ಭಾರತಾಚೆ ಕೇಂದ್ರ ಸರಕಾರಾನ 'ಸೆಂಟ್ರಲ್ ಕೌನ್ಸಿಲ್ ಆಫ್ ಇಂಡಿಯನ್ ಮೆಡಿಸಿನ್' (ಸೀ.ಸೀ.ಐ.ಎಮ್.) ಮ್ಹೋಣು ಏಕ ಅಧಿಕೃತ ಆಡಳಿತ ವಿಭಾಗ ಸ್ಥಾಪನೆ ಕೆಲ್ಲೆಂ. ಹಾಜ್ಜೆ ಘೂಡೆ ವಿಂಗವಿಂಗಡ ಶಿಕ್ಷಣಸಂಸ್ಥೇನಿ ವಿಂಗವಿಂಗಡ ಡಿಪ್ಲೋಮಾ ಅಥವಾ ಡಿಗ್ರಿ ದಿವ್ಚೆ ಆಶ್ಶೀಲೆಂ. ಭಾರತೀಯ ವೈದ್ಯಕೀಯ ಪದ್ಧತೀಚೆ ವೈದ್ಯ ಜಾವ್ಚಾಕ ವಿಂಗವಿಂಗಡ ಖಾಸಗೀ ಶಿಕ್ಷಣಸಂಸ್ಥೆ 4–5 ವರ್ಸಾಚೊ ಕೋರ್ಸು ದಿತ್ತಾತಿಆಶ್ಶೀಲೀಂತಿ. ಡೀ.ಎ.ಎಮ್. ಡಿಪ್ಲೋಮಾ, ಎಮ್.ಎಫ್.ಎ.ಎಮ್., ಜೀ.ಸೀ.ಐ.ಎಮ್., ಇತ್ಯಾದಿ ಪ್ರಮಾಣಪತ್ರಾಂಚೊ ಕೋರ್ಸು ಕೋರ್ನು ವೈದ್ಯಕೀಯ ಅಭ್ಯಾಸು ಕೊರೂಂಕ ಸರಕಾರ ಲೈಸೆನ್ಸ ದಿತ್ತಾಶ್ಶೀಲೆಂ.

ಸೀ.ಸೀ.ಐ.ಎಮ್ ಜನ್ಮಾಂಕ ಆಯ್ಲೆಮಾಗ್ಗೀರಿ ಬೀ.ಎ.ಎಮ್.ಎಸ್ (ಬ್ಯಾಚಿಲರ್ ಆಫ್ ಆಯುರ್ವೇದಿಕ್ ಮೆಡಿಸಿನ್ ಎಂಡ್ ಸರ್ಜರಿ) ಮ್ಹೋಣು ಸಾಡಿ ಚಾರಿ ವರ್ಸಾಚೊ ಕೋರ್ಸು ಆನಿ ತಾಜ್ಜೆ ನಂತರ ಏಕ ವರ್ಸಾಚೆಂ

ಇಂಟರ್ನಶಿಪ್ ಮ್ಹೊಣು ಒಟ್ಟು ಪಾಂಚ ವರ್ಸಾಚೊ ಏಕ್ಕೂಚಿ ಡಿಗ್ರೀ ಕೋರ್ಸು ಆರಂಭ ಕೆಲ್ಲೊ. ಹೇ ಕೋರ್ಸಾಕ ಸೇರ್ವೂಕಾ ಜಾಲ್ಲ್ಯಾರಿ ಎಂ.ಬೀ.ಬೀ.ಎಸ್. ಕೋರ್ಸಾಕ ಆಶ್ಶೀಲೆ ಮ್ಹಣ್ಕೇಚಿ ಪೀಯೂಸಿ 2 (ಬಯಾಲಜಿ, ಫಿಸಿಕ್ಸ್, ಕೆಮಿಸ್ಟ್ರಿ) ಪಾಸ್ ಜಾವ್ಕಾ.

ಭಾರತೀಯ ಕೇಂದ್ರ ಸರಕಾರಾನ 2003 ಇಸ್ವೇಂತು ಏ.ವೈ.ಯೂ.ಎಸ್.ಹೆಚ್ (ಆಯೂಶ್) ಮ್ಹೊಣು ಆರೋಗ್ಯ ಆನಿ ಕುಟುಂಬ ಕಲ್ಯಾಣ ಮಂತ್ರಾಲಯಾಂತು ಏಕ ನವೇಂ ವಿಭಾಗ ಆರಂಭ ಕೆಲ್ಲೆಂ. ಸೀ.ಸೀ.ಐ.ಎಮ್., ಆತ್ತಂ ಆಯೂಶ್ ವಿಭಾಗಾಚೆ ಮಾರ್ಗದರ್ಶನಾರಿ ಕಾಮ ಕರ್ತಾ. ಸೀ.ಸೀ.ಐ.ಎಮ್ ಅಸ್ತಿತ್ವಾಕ ಆಯ್ಲೆ ಮಾಗ್ಗೀರಿ ಭಾರತೀಯ ವೈದ್ಯಕ ಶಿಕ್ಷಣ ಸಗ್ಗೇ ಭಾರತಾಂತು ಏಕ ರೀತೀಚೆಂ ಜಾಲ್ಲೆಂ. ಆತ್ತಂ 2016 ಇಸ್ವೇಂತು ಭಾರತಾಂತು ಖಂಚೇಯಿ ನಾಗರೀಕಾನ ರೋಗೀಂಕ ಪೊಳೋನು ವಕ್ಕದ ದಿವ್ಚೊ ಆಯುರ್ವೇದಿಕ ವೈದ್ಯ, ಯೋಗಾ ಗುರು, ಯೂನಾನಿ ಹಕೀಮು, ಸಿದ್ಧ ಚಿಕಿತ್ಸಕ ಅಥವಾ ಹೊಮೊಪಥಿ ಡಾಕ್ಟ್ರ ಜಾವ್ನು ವೈದ್ಯಕೀಯ ಅಭ್ಯಾಸು ಕೋರ್ಕಾಜಾಲ್ಲ್ಯಾರಿ ಸೀ.ಸೀ.ಐ.ಎಮ್., ಸಂಸ್ಥೇಂತು ನೋಂದ ಕೋರ್ಕಾ.

ಖಂಚೇಯಿ ಏಕ ಶಿಕ್ಷಣ ಸಂಸ್ಥೆ ಭಾರತೀಯ ವೈದ್ಯಕ ಕೋರ್ಸು ದಿತ್ತಾ ಜಾಲ್ಲ್ಯಾರಿ ತೇ ಸಂಸ್ಥೇನ ಸೀ.ಸೀ.ಐ.ಎಮ್., ಸಂಸ್ಥೇಂತು ನೋಂದ ಕೋರ್ಕಾ. ಸೀ.ಸೀ.ಐ.ಎಮ್., ಆತ್ತಂ ಸಗ್ಗೇ ಭಾರತ ದೇಶಾಚೆ ಆಪ್ಣಾಲೆ ವೈದ್ಯಕ ವಿಜ್ಞಾನಾಚೆ ಸಂಬಂಧಾಚೆ ಸಕ್ಕಡ ವಿಷಯು ಪೊಳೋನು ಘೆತ್ತಾ.

ಸರಕಾರಾಚೆ ಆರೋಗ್ಯ ಆನಿ ಕುಟುಂಬ ಕಲ್ಯಾಣ ಮಂತ್ರಾಲಯಾಚೆ ಮೂಳಾಂತು ಆಸ್ಸೂಚೆ ಏ.ವೈ.ಯೂ.ಎಸ್.ಹೆಚ್ (ಆಯುಶ್) ವಿಭಾಗಾಕ ಆಯುರ್ವೇದ ನಂತಾ ಯೋಗಾ, ಯುನಾನಿ, ಸಿದ್ಧ ಆನಿ ಹೊಮೊಪಥಿ ಹೇಂ ಚಾರಿ ವೈದ್ಯಕೀಯ ವಿಜ್ಞಾನಾಂಕ ಸೇರ್ಸಾಯ್ಲಾಂ. ಯೋಗಾ, ಯುನಾನಿ ಸಿದ್ಧ ಆನಿ ಹೊಮೊಪಥಿ ಶಿಕೋಚಾಕ ವಿಂಗವಿಂಗಡ ಶಿಕ್ಷಣ ಸಂಸ್ಥಾ ಆಸ್ಸತಿ. ಅಸ್ಸಲಿ ಸಕ್ಕಡ ಶಿಕ್ಷಣ ಸಂಸ್ಥೇಂಕ ಏ.ವೈ.ಯೂ.ಎಸ್.ಹೆಚ್ (ಆಯುಶ್) ವಿಭಾಗಾಂತು ನೋಂದ ಕೋರ್ಕಾ ಆನಿ ಲೈಸೆನ್ಸ ಪ್ರಾಪ್ತ ಕೋರ್ಕಾ.

ಭಾರತೀಯ ವೈದ್ಯಕೀಯ ವಿಜ್ಞಾನ ಸಂಶೋಧನ

ಭಾರತೀಯ ಕೇಂದ್ರ ಸರಕಾರಾನ 1977 ಇಸ್ವೇಂತು ಆಯುರ್ವೇದಾಂತು ಆನಿ ಸಿದ್ಧ ವೈದ್ಯಕೀಯ ವಿಜ್ಞಾನಾಂತು ಸಂಶೋಧನ ಕೋರ್ನು ತಾಜ್ಜೊ ಉಪೇಗು ದೇಶಾಕ ಮೆಳ್ಚೆ ತಶ್ಶಿ ಕಾಮ ಕೊರೂಂಕ ಭಾರತೀಯ ವೈದ್ಯಕೀಯ ಕೇಂದ್ರೀಯ ಪರಿಷದ್ ಆಕ್ಟ್ 1970 ಹಾಂತು

ಸಂಶೋಧನ ಕೆಲ್ಲೆಂ. ಹೇ ಕಾನೂನಾಚೆ ಪ್ರಕಾರ ಸರಕಾರಾನ ಎಕ ನವೇಂಚಿ ವ್ಯವಸ್ಥಾ ಸೂರು ಕೆಲ್ಲಿ. ಕೇಂದ್ರೀಯ ಆಯುರ್ವೇದ ಆನಿ ಸಿದ್ಧ ವೈದ್ಯಕ ಸಂಶೋಧನಾ ಪರಿಷದ್ (ಸೀ.ಸೀ.ಆರ್.ಏ.ಎಸ್.) ಮ್ಹೊಣು ಸಂಸ್ಥೆ ಸ್ಥಾಪನೆ ಕೆಲ್ಲಿ. ತೇಚಿ ವರ್ಸ ಕೇಂದ್ರೀಯ ಯೂನಾನಿ ವೈದ್ಯಕ ಸಂಶೋಧನಾ ಪರಿಷದ್ (ಸೀ.ಸೀ.ಆರ್.ಯೂ.ಎಮ್.) ಮ್ಹೊಣು ಯೂನಾನಿ ವೈದ್ಯಕೀಯ ವಿಜ್ಞಾನಾಂತು ಸಂಶೋಧನ ಕೊರೂಂಕ ಸ್ಥಾಪನೆ ಕೆಲ್ಲೆಂ. ತಾಜ್ಜೆ ಬರ್ಶಿಂಚಿ ಕೇಂದ್ರೀಯ ಹೊಮೊಪಥಿ ಸಂಶೋಧನಾ ಪರಿಷದ್ (ಸೀ.ಸೀ.ಆರ್.ಹೆಚ್.) ಆರಂಭ ಕೆಲ್ಲೆಂ. ಕೇಂದ್ರೀಯ ಯೋಗಾ ಆನಿ ನೆಚುರೋಪಥಿ ಸಂಶೋಧನಾ ಪರಿಷದ್ (ಸೀ.ಸೀ.ಆರ್.ವೈ.ಎನ್.) 1977 ಇಸ್ವೇಂತು ಸೂರು ಕೆಲ್ಲೆಂ.

ಸಕ್ಕಡ ಕೇಂದ್ರೀಯ ಸಂಶೋಧನ ಪರಿಷದ್ದಾಚೆ ಅಧಿಕಾರೀನಿ ಭಾರತಾಚೆ ಆದಿವಾಸಿ ಜನಾಂಗಾಲೆಂ ಮಧ್ಯೆ ವೊಚ್ಚೂಕಾ. ತಾಂಗೇಲೆ ಜೀವನ ವೀಕ್ಷಣ ಕೋರ್ಕಾ. ತಾಂಗೇಲೆ ಆರೋಗ್ಯಾಚೆ ಆನಿ ವಕ್ದಾಂಚೆ ಜ್ಞಾನ ಕಿತ್ಲೆಂ ಆಸ್ಸ ಮ್ಹೊಣು ಸರ್ವೇಕ್ಷಣ ಕೋರ್ಕಾ. ತಾಂಗೇಲೆ ಜಾನಪದ ವೈದ್ಯಕೀಯ ವಿಜ್ಞಾನ ಅಭ್ಯಾಸು ಕೋರ್ನು ಕಶ್ಶಿ ತೇಂ ವಿಜ್ಞಾನ ದೇಶಾಚೆ ವರ್ಲೇಲೆ ಜನಾಂಗಾಚೆ ಉಪೇಗಾಕ ಹಾಡೂಂಕ ಪರಿಷ್ಕಾರ ಕೋರ್ಯೇತ ಮ್ಹೊಣು ಸರಕಾರಾಕ ತಿಳ್ಳೂಕಾ.

ಅಶ್ಶಿ ಕರ್ತನಾ ಪರಿಷದ್ದಾಚೆ ಸಿಬ್ಬಂದೀನ ಗಾಂವಾಂತು ಆನಿ ರಾನ್ನಾಂತು ಜನಾಲೆ ಆರೋಗ್ಯ ಸುಧಾರಣೆ ಕೊರ್ಚೆ ವಿಷಯಾಂತು ಧ್ಯಾನ ದೀವ್ಕಾ. ಥಂಯಿ ಆಶ್ಶೀಲೆ ಸಸ್ಯರಾಶೀಚೆ ಆನಿ ವನ್ಯಪ್ರಾಣೀಂಚೆ ವಕ್ದಾಂಚೆ ನಮೂನೊ (ಸ್ಯಾಂಪಲ್ಲ) ಸಂಶೋಧನಾಚೆಕತಿರ ಕೇಂದ್ರ ಸಂಶೋಧನಾ ವಿಭಾಗಾಕ ಪೆಟೋನು ದೀವ್ಕಾ. ಖಂಯಿ ಖಂಚೆ ವಕ್ದಾಚೆ ಸಸ್ಯ ಆನಿ ವನ್ಯ ಪ್ರಾಣೀ ಮೆಳ್ತಾ ಮ್ಹೊಣು ಭೂಸರ್ವೇಕ್ಷಣ ಕೋರ್ಕಾ. ಗಾಂವ್ಚೆ ಆನಿ ರಾನ್ನಾಂಚೆ ವಾತಾವರಣಾಚೆ ಆನಿ ಪರಿಸರಾಚೆ ಚಿತ್ರ ತಯ್ಯಾರಿ ಕೋರ್ಕಾ. ಗಾಂವ್ಚೆ ಜನಾಲೆ ಆಹಾರಾಚೆ, ಕೌಟುಂಬಿಕ ಆನಿ ಜೀವನಾಚೆ ಸ್ಥಿತಿಗತೀಕ ಪೊಳೋನು ಸಂಶೋಧನ ಕೋರ್ಕಾ.

ಗಾಂವಾಂತು ಆನಿ ರಾನ್ನಾಂತು ಜೀವನ ಕೊರ್ಚೆ ಜನಾಂಕ ಸಾಮಾನ್ಯ ಜಾವ್ನು ಯೆವ್ಚೆ ವ್ಯಾಧೀಂಕ ಯೇನಾ ತಶ್ಶಿ ಕಸ್ಸಲೆ ಉಪಾಯು ಕೋರ್ಕಾ, ಸ್ವಚ್ಛತಾ ರಾಕ್ಲ್ಯಾರಿ ಕಸ್ಸಲೊ ಫಾಯ್ದೋ, ನಾಟೀ (ಜಾನಪದ) ವಕ್ದಾಂಕ ಕಶ್ಶಿ ಪ್ರಯೋಗ ಕೋರ್ಕಾ ಇತ್ಯಾದಿ ತಾಂಕಾ ಜ್ಞಾನ ಹಾಡೋಕಾ.

ರಾಷ್ಟ್ರೀಯ ವೈದ್ಯಕೀಯ ಸಸ್ಯ ಏವಂ ಜೀವ ರಾಶಿ ಸಂಘ

ಕ್ರಿ. ಶ. 2000 ಇಸ್ವೇಂತು ಕೇಂದ್ರ ಸರಕಾರಾನ ನ್ಯಾಶನಲ್ ಮೆಡಿಸಿನಲ್ ಪ್ಲಾಂಟ್ಸ ಬೋರ್ಡ ಮ್ಹೊಣು ಏಕ ಆಡಳಿತ ವಿಭಾಗ ಆರೋಗ್ಯ

ಆನಿ ಕೌಟುಂಬಿಕ ಕಲ್ಯಾಣ ಮಂತ್ರಾಲಯಾಚೆ ಮುಳಾಂತು ಸ್ಥಾಪನೆ ಕೆಲ್ಲೆಂ. ಹೇಂ ವಿಭಾಗ ದೇಶಾಚೆ ವೈದ್ಯಕೀಯ ಸಸ್ಯರಾಶೀಚೆ ಬಗ್ಗೆ ಸಂರಕ್ಷಣ ಉಪಾಯು ಕರ್ತಾ. ವಕ್ದಾಚೆ ಸಸ್ಯರಾಶೀಚೊ ಕ್ರಮ ಪ್ರಕಾರ ಬೇಸಾಯು, ಪಶುಪಾಲನ, ವನ್ಯಪ್ರಾಣೀಂಚೆ ಸಂಗೋಪನ, ಮಾಸಳಮಾರೀ (ಫಿಶಿಂಗ್), ಲಾಭದಾಯಕ ಶೇತಕರಿ, ಸಂಶೋಧನ, ಅಭಿವೃದ್ಧಿ, ಉತ್ಪಾದನ, ಡಾಕ್ತ್ರಾಂಕ ಆನಿ ರೋಗೀಂಕ ವಕ್ಕದ ಮೊಲ್ಲಾಕ ವಿಕ್ಚೆಂ, ಇತ್ಯಾದಿ ವಿಷಯಾಂಚಿ ಸರಕಾರೀ ಆಡಳಿತ ಪೊಳೋನು ಘೆತ್ತಾ.

ಇಂಡಿಯನ್ ಡ್ರಗ್ಸ ಎಂಡ ಕೊಸ್ಮೆಟಿಕ್ಸ್ ಆಕ್ಟ್ 1940 ಹೋ ಕಾನೂನು ಸಗ್ಳೇ ಭಾರತಾಂತು ಲಾಗು ಜಾಲ್ಲಾ. ಹೇ ಕಾನೂನಾಚೆ ಅನ್ವಯ ಖಂಚೇಯಿ ಏಕ ಕಾರ್ಖಾನೇಂತು ಆಯುರ್ವೇದ ವಕ್ಕದ ಮ್ಹೋಣು ತಯ್ಯಾರಿ ಕೊರ್ಚಾಂತು ಆನಿ ವೈದ್ಯಾಂಕ ಆನಿ ರೋಗೀಂಕ ವಿಕ್ಚಾಂತು ಜಾವ್ಕಾ ಜಾಲ್ಲೇಲೆ ರೀತಿ ಆನಿ ನಿಯಮು ನಿಗದಿತ ಕೊರೂಂಕ ಆರೋಗ್ಯ ಆನಿ ಕೌಟುಂಬಿಕ ಕಲ್ಯಾಣ ಮಂತ್ರಾಲಯ ಫಾವು ಆಸ್ಸ.

ಪರಂಪರಾಗತ ಜ್ಞಾನ ಆನಿ ಗಣಕ ಪುಸ್ತಕಾಲಯ

ಕ್ರಿ. ಶ. 1999 ಇಸ್ವೇಂತು ಭಾರತ ಸರಕಾರಾನ ಟ್ರಾಡಿಶನಲ್ಲ ನೋಲೆಜ್ ಎಂಡ್ ಡಿಜಿಟಲ್ ಲೈಬ್ರೇರಿ (ಟೀ.ಕೇ.ಡೀ.ಎಲ್.) ಮ್ಹೋಣು ಏಕ ಸಂಸ್ಥೆ ವಿಜ್ಞಾನ ಆನಿ ಕೈಗಾರಿಕಾ ಸಂಶೋಧನ ಪರಿಷದ್ದಾಚೆ (ಸೀ.ಎಸ್.ಐ.ಆರ್.) ಭಾಗೇದಾರೀಂತು ಸ್ಥಾಪನೆ ಕೆಲ್ಲಿ. ಅಂತಾರಾಷ್ಟ್ರೀಯ ಸ್ಥರಾರಿ ಹೀ ಸಂಸ್ಥೇ ಭಾರತಾಚೆ ಪರಂಪರಾಗತ ಜ್ಞಾನಾಂಕ ಗಣಕ ರೂಪಾಂತು ಸಂರಕ್ಷಣ ಕರ್ತಾ. ಭಾರತೀಯ ವಕ್ದಾಂಚೆ ಪರಂಪರಾಗತ ಜ್ಞಾನ ಪರದೇಶಾಚೆ ವ್ಯಾಪಾರೀ ಜನಾನಿ ಪೇಟೆಂಟ ಕೊರೋನು ದೇಶಾಕ ನಷ್ಟ ಜಾಯ್ನಾ ತಶ್ಶಿ ಹೀ ಸಂಸ್ಥೆ ಆರೋಗ್ಯ ಆನಿ ಕಟುಂಬ ಕಲ್ಯಾಣ ಮಂತ್ರಾಲಯಾಚೆ ಮುಳಾಂತು ಭಾರತೀಯ ವೈದ್ಯಕೀಯ ಜ್ಞಾನ, ಸಸ್ಯಜನಿತ ಔಷಧಾಂಚಿ ಮಾಹಿತಿ ಇತ್ಯಾದಿ ಸಕ್ಕಡ ರಾಕ್ಚೆಕತಿರ ಕಾಮ ಕರ್ತತ ಆಸ್ಸ.

ಹಾಂವ ಡಾಕ್ಟ್ರ ಜಾಲ್ಲೊಂ!

2. ಆಮ್ಗೇಲೆಂ ಆನಿ ತಾಂಗೇಲೆಂ

ಆಯುರ್ವೇದ ಪದ್ಧತಿ ಭಾರತಾಚಿ ವೈದ್ಯಕೀಯ ಪದ್ಧತಿ. ಆಮ್ಮಿ ಮಸ್ತ ಸಕ್ಕಡ ವಿಷಯು ಆಮ್ಗೇಲೆ ಆವ್ಸೂಲೆ ಆನಿ ಬಾಪ್ಪೂಲೆಲಾಗ್ಗಿ ಶಿಕ್ತಾತಿ. ಅನೇಕ ಸಂಗತಿ ಆಮ್ಮಿ ಇಸ್ಕೂಲಾಂತು ಮಾಸ್ತ್ರಾಲೆ ಆನಿ ಮಾಸ್ತರ್ನಿಲೆಲಾಗ್ಗಿ ಶಿಕ್ತಾತಿ. ಸ್ನೇಹಿತಾಲೆ ಆನಿ ಸೆಜ್ಜಾರೇಚೆ ಜನಾಲೆಲಾಗ್ಗಿ ಶಿಕ್ತಾತಿ. ಪರಂತು ವೈದ್ಯಕೀಯ ಜ್ಞಾನ ಹಾನ್ನಿ ಕೋಣsಯಿ ಆಮ್ಕಾ ಶಿಕೋಚಾಕ ಸಾಧ್ಯನಾ. ವೈದ್ಯಕೀಯ ಜ್ಞಾನ ಮೆಡಿಕಲ್ ಕೋsಲೇಜಾಕ ವೊಚ್ಚೂನೂಚಿ ಮೆಳ್ತಾ. ಮೆಡಿಕಲ್ ಕೋsಲೇಜಾಕ ವೊಚ್ಚೂನು ಡಿಗ್ರಿ ಘೇವ್ನು ಕೆಲವು ವರ್ಸ ಅಭ್ಯಾಸು ಕೆಲ್ಲೆ ಮಾಗ್ಗೀರಿ ಆಮ್ಮಿ ಡಾಕ್ಟ್ರ ಜಾಲ್ಲೊ ಮ್ಹೊಣ್ಯೇತ.

ಆತ್ತಂ 2016 ಇಸ್ವೇಂತು ಆಯುರ್ವೇದ ಶಿಕ್ಕೂಕಾ ಜಾಲ್ಲ್ಯಾರಿ ಆಯುರ್ವೇದ ಮೆಡಿಕಲ್ ಕೋsಲೇಜಾಕ ವೊಚ್ಚೂಕಾ. ಆಯುರ್ವೇದ ಕೋsಲೇಜಾಂತು ಪ್ರವೇಶ ದೊನ್ನಿಂಚಿ ಪದವಿಪೂರ್ವವಿಶ್ವವಿದ್ಯಾಲಯ ಶಿಕ್ಷಣ (ಪ್ರಿ ಯುನಿವರ್ಸಿಟಿ ಕೋರ್ಸ, ಪೀ. ಯೂ. ಸೀ. 2) ಪರೀಕ್ಷೇಂತು ವೈಲೆ ರ್‍ಯಾಂಕಾಂತು ಪಾಸ್ ಜಾಲ್ಲೇಲೆ ವಿದ್ಯಾರ್ಥಿಂಕ ಮೆಳ್ತಾ. ಆಯುರ್ವೇದ ಮೆಡಿಕಲ್ ಕೋsಲೇಜಾಂತು ಮೆಳ್ಚಿ ಡಿಗ್ರಿ ಬ್ಯಾಚೆಲರ್ ಆಫ್ ಆಯುರ್ವೇದಿಕ್ ಮೆಡಿಸಿನ್ ಎಂಡ್ ಸರ್ಜರಿ (ಬೀ. ಏ. ಎಂ. ಎಸ್.) ಮ್ಹಳ್ಳೇಲಿ ಡಿಗ್ರಿ.

ಆಧುನಿಕ ಮೆಡಿಕಲ್ ಕೋsಲೇಜಾಂತು (ಎಂ. ಬೀ. ಬೀ. ಎಸ್. ಕ್ಲಾಸಾಂತು) ಆಯುರ್ವೇದ ಶಿಕೈನಾಂತಿ. ಬೀ. ಏ. ಎಂ. ಎಸ್. ಕ್ಲಾಸಾಂತು ಆತ್ತಂ 2016 ಇಸ್ವೇಂತು ಆಯುರ್ವೇದ ಮಾಂತ್ರ ನ್ಹಂಯಿ ಶಿಕೋಚೆಂ. ಆಧುನಿಕ ವೈದ್ಯಕೀಯ ಜ್ಞಾನ ಸೇರಿಸೀಲೇಲೆಂ ಆಯುರ್ವೇದ ಶಿಕೈತಾತಿ. ಆಯುರ್ವೇದ ಡಿಗ್ರೀಚೆ ಸಿಲ್ಲೇಬಸ್ಸಾಂತು ಥೊಡೇ ಆಧುನಿಕ ವೈದ್ಯಕೀಯ ಶಾಸ್ತ್ರ ಕೂಡಿಸೀಲಾಂ.

ಆಧುನಿಕ ವೈದ್ಯಕೀಯ ಶಾಸ್ತ್ರ ಮ್ಹಳ್ಯಾರಿ ಎಂ. ಬೀ. ಬೀ. ಎಸ್. ಸಿಲ್ಲೇಬಸ್ಸಾಂತು ಆಶ್ಶಿಲೆಂ ಶಾಸ್ತ್ರ. ಆಯುರ್ವೇದ ಡಿಗ್ರಿ ಕ್ಲಾಸಾಂತು ಆಧುನಿಕ

ವೈದ್ಯಕೀಯ ಶಾಸ್ತ್ರ ಎಂ. ಬೀ. ಬೀ. ಎಸ್ ಕ್ಲಾಸಾಂತು ಶಿಕಯಿಲೆತಿತ್ಲೆಂ ವಿವರ ಜಾವ್ನು ಶಿಕೈನಾಂತಿ. ಎಂ. ಬೀ. ಬೀ. ಎಸ್. ಕೆಲ್ಲೇಲೆ ಡಾಕ್ತ್ರಾನ ಆಯುರ್ವೇದ ಶಾಸ್ತ್ರ ಶಿಕ್ಕೂಂಕ ತಾಣೆ ಆಯುರ್ವೇದ ಟೆಕ್ಸ್ಟ್ ಪುಸ್ತಕಂ ವಾಜ್ಜೂಕಾ.

ಶುದ್ಧ ಆಯುರ್ವೇದ

ಆಚಾರ್ಯ ವಾಗ್ಭಟ ಮ್ಹಳ್ಳೋಲೊ ವೈದ್ಯು ಕ್ರಿ. ಶ. ಚಾರೀಚೆ ಏಕಯಿ ಪಾಂಚಾಚೆ ಶತಮಾನಾಂತು ಸಿಂಧೂ ನದೀತೀರಾಂತು ಜನ್ಮಾಂಕ ಆಯ್ಯಿಲೊ. ತಾಗ್ಗೇಲೆ ಜನ್ಮ ತಾರೀಕ ಗೊತ್ತು ನಾ. ತಾಣೆ ತಾಗ್ಗೇಲೆ ಖಂಚೇಯಿ ಗ್ರಂಥಾಂತು ಕಾಲನಿರ್ಣಯಾಚಿ ಸಂಗತಿ ಬರ್ರೈನಿ. ತಾಗ್ಗೇಲೆ ಅಷ್ಟಾಂಗ ಹೃದಯಮ್ ಮ್ಹಳ್ಳೇಲೆ ಗ್ರಂಥಾಂತು ವಾಗ್ಭಟಾನ ತಾಗ್ಗೇಲೆ ಕಾಳಾಂತು ಚಾಲು ಆಶ್ಶೀಲೆಂ ಆಯುರ್ವೇದ ಶಾಸ್ತ್ರ ವಿವರಿಸೀಲಾಂ. ವಾಗ್ಭಟಾನ ತಾಗ್ಗೇಲೆ ಅಷ್ಟಾಂಗ ಹೃದಯಮ್ ಗ್ರಂಥಾಂತು ವಿವರಿಸೀಲೆಲೆಂ ಆಯುರ್ವೇದ ಶುದ್ಧ ಆಯುರ್ವೇದ ಮ್ಹೊಣು ಲೆಕ್ಕೂಯೇತ. ಕ್ರಿ. ಶ. 1220 ಇಸ್ವೇಚೆ ನಂತರ ಭಾರತಾಚೆ ವೈದ್ಯಕೀಯ ಶಾಸ್ತ್ರ ಕಲುಷಿತ ಜಾಲ್ಲೆಂ. ಅಷ್ಟಾಂಗ ಹೃದಯಂ ಗ್ರಂಥ ಸಂಸ್ಕೃತ ಭಾಷೇಂತು ಆಸ್ಸ.

ಆಚಾರ್ಯ ವಾಗ್ಭಟಾಲೆ ಅಷ್ಟಾಂಗ ಹೃದಯಮ್ ಬ್ರಿಟಿಷ್ ಆಡಳಿತಾಚೆ ಕಾಳಾರಿ ಕ್ರಿ. ಶ. 1882 ಇಸ್ವೇಂತು ಕಲ್ಕತ್ತಾ ನಗರಾಂತು ನವೇ ಪ್ರೆಸ್ಸಾಂತು ಪ್ರಿಂಟ್ ಜಾಲ್ಲೆ ಮಾಗ್ಗೀರಿ ಸಕ್ಕಡ ವೈದ್ಯಾಂಕ ಮೆಳ್ಚೆತಶ್ಶಿ ಜಾಲ್ಲೆಂ. ತೆದ್ದೋಳು ತಾಂಯಿ ವೈದ್ಯಾನಿ ಆಯುರ್ವೇದಾಚೆ ಶಿಕ್ಷಣ ಗುರೂಲೆಲಾಗ್ಗಿ ಕಷ್ಟಾರಿ ಪ್ರಾಪ್ತ ಕೋರ್ಕಾ ಆಶ್ಶೀಲೆಂ. ಚರಕ ಸಂಹಿತಾ, ಶುಶ್ರೂತ ಸಂಹಿತಾ ಇತ್ಯಾದಿ ಗ್ರಂಥಂ ವೈದ್ಯಾಂಕ ವಾಜ್ಜೂಂಕ ಮೆಳ್ಚೆ ಅಸಾಧ್ಯ ಆಶ್ಶೀಲೆಂ. ಸಾನ್ಸಸಾನ ಪಾಠಶಾಳೇಂತು ಜ್ಯೋಯಿಸವೈದ್ಯ ತಾಂಕಾ ಬಾಯಿಪಾಠು ಆಶ್ಶೀಲೆಂ ಶ್ಲೋಕ ಸಾಂಗೂನು ವಿದ್ಯಾರ್ಥೀಂಕ ವೈದ್ಯಕೀಯ ಶಿಕೈತಾತಿ ಆಶ್ಶೀಲೀಂತಿ.

ಆಚಾರ್ಯ ವಾಗ್ಭಟಾಲೆ ಅಷ್ಟಾಂಗ ಹೃದಯಮ್ ಗ್ರಂಥಾಂತು ಆಯುರ್ವೇದಾಂತು ಆಠ ನಮೂನ್ಯಾಚಿ ವೈಜಕೀ (ವೈದ್ಯಕೀಯ ಅಭ್ಯಾಸು) ಸಾಂಗ್ಲಾ. ಕಾಯ, ಬಾಲ, ಗ್ರಹ, ಊರ್ಧ್ವಾಂಗ, ಸಲ್ಯ, ದಾಮಸ್ತ್ರ, ಜರ, ಆನಿ ವರ್ಸ.

1. ಕಾಯ ಮ್ಹಳ್ಯಾರಿ ಸಾಧಾರಣ ವೈಜಕೀ.

2. ಬಾಲ ಮ್ಹಳ್ಯಾರಿ ಚೆರ್ಡೂವಾಂಲೆ ವೈಜಕೀ.

3. ಗ್ರಹ ಮ್ಹಳ್ಯಾರಿ ಅಂತರಿಕ್ಷಾಂತು ಆಸ್ಸೂಚೆ ಗಣಾಂಚೆ ದಿವ್ಯ ಶಕ್ತೀಂಚೆ ಕಾರಣಾನಿ ಯೆವ್ಚೆ ರೋಗಾಂಚೆ ವೈಜಕೀ.

4. ಊರ್ಧ್ವಾಂಗ ಮ್ಹಳ್ಯಾರಿ ಶರೀರಾಚೆ ವೈಲೆಂ ಭಾಗಾಂತು ಯೆವ್ಚೆ ಸೀಕ. ದೋಳೆ, ನಾಂಕ, ಕಾನು, ತೋಂಡ ಆನಿ ತಾಳೊ, ಹರ್ದೆ (ಛಾತಿ), ಇತ್ಯಾದಿ ದಿಕಡೆ ಯೆವ್ಚೆ ರೋಗಾಂಚೆ ವೈಜಕೀ.

5. ಸಲ್ಯ ಮ್ಹಳ್ಯಾರಿ ಪೆಸ್ಕಾತೇನಿ, ಕಾತ್ರೇನಿ ಇತ್ಯಾದಿ ಅಸ್ತ್ರ ಉಪೇಗು ಕೊರ್ಚೆ ವೈಜಕೀ.

6. ದಾಮಸ್ತ್ರ ಮ್ಹಳ್ಯಾರಿ ವಿಷಜಂತೂನಿ ಚಾಬ್ಬೂನು, ವೀಷ ಸೇವನ, ಪಾಷಾಣ, ಇತ್ಯಾದಿ ಕಾರಣಾನಿ ಯೆವ್ಚೆ ರೋಗಾಂಚೆ ವೈಜಕೀ.

7. ಜರ ಮ್ಹಳ್ಯಾರಿ ಪ್ರಾಯ ಜಾಲ್ಲೇಲೆತಶ್ಯೀಂಚಿ ದೇಹಾಂತು ಜಾವ್ಚೆ ಕ್ಷೀಣತಾ ನಿಮಿತ್ತ ಯೆವ್ಚೆ ರೋಗಾಂಚೆ ವೈಜಕೀ.

8. ವರ್ಸ ಮ್ಹಳ್ಯಾರಿ ಕಾಮೋದ್ದೀಪನ, ವೀರ್ಯವೃದ್ಧಿ ಆನಿ ಶುಕ್ಲ ವರ್ಧನ ಕೋರ್ಚೆ ವೈಜಕೀ.

ದೋಷ ಸಿದ್ಧಾಂತ

ವಾತ, ಪಿತ್ತ ಆನಿ ಕಫ, ಹೇ ತೀನಿ ದೋಷ ಶರೀರಾಂತು ಬೊಂಬ್ಲೇಚೆ ಸುತ್ತು ಆನಿ ಛಾತೀಚೆ ಸಕಲ್ಚೆ ಭಾಗಾಂತು ಆಸ್ಸತಿ. ಆವ್ಸೂಲೆ ಗರ್ಭಾಂತು ಭ್ರೂಣ ಸೃಷ್ಟಿ ಜಾತ್ತನಾ ತೇ ಭ್ರೂಣಾಂತು ಹೇ ತೀನಿ ದೋಷಂ ಪ್ರತಿಷ್ಠಾ ಜಾತ್ತಾತಿ ಆನಿ ಚೆರ್ಡು ಜನ್ಮಾಂಕ ಯೇವ್ನು ಹೋಡ ಜಾವ್ನು ಮನೀಷು ಜಾಲ್ಲೇಲೆ ವೇಳಾರಿ ಹೇ ತೀನಿ ದೋಷ ತಾಗ್ಗೇಲೆ ದೇಹಾಂತು ಸಕ್ರಿಯ ಜಾವ್ನು ಆಸ್ತಾತಿ.

ದೋಷಾಂಚೊ ಪರಿಣಾಮು ಪ್ರಾಯೇರಿ (ವಯಸ್) ಹೊಂದೂನು, ದೀಸಾರಿ (ಅಹಸ್), ರಾತ್ರೀರಿ ಆನಿ ಜೇವಣ ಜಾಲ್ಲೆಮಾಗ್ಗೀರಿ ಮ್ಹೋಣು ಚಾರಿ ವೇಳೇರಿ ಚಡೂಣೆ ಜಾತ್ತಾ. ವಾತಾಚೊ ಪ್ರಭಾವು ವೃದ್ಧಾಪ್ಯಾಂತು, ಸಾಂಜೆ ಆನಿ ದೇರರಾತ್ರಿ ಚಡ ಆಸ್ತಾ. ಪಿತ್ತಾಚೊ ಪ್ರಭಾವು ಮಧ್ಯವಯಸ್ಕ ಜನಾಂಕ, ದನ್ಪಾರಾ, ಮಧ್ಯರಾತ್ರಿ, ಆನಿ ಪೋಟ ಭರಿ ಆಶ್ಶೀಲೆವೇಳಾರಿ ಚಡ ಆಸ್ತಾ. ಕಫಾಚೊ ಪ್ರಭಾವು ಚೆರ್ಡೂವಾಂಕ, ಸಕಾಣಿಂಚೆ, ಕಾಳೋಕು ಪಳೈನಂತರ ಆನಿ ಜೇವಣಖಾಣ ಸೇವನಾ ಕೆಲ್ಲೆ ಕೂಡ್ಲೆ ಚಡ ಆಸ್ತಾ.

ಆಮ್ಮಿ ಜೇವಿಲೆಂ ಆನಿ ಪಿಲ್ಲೇಲೆಂ ಆಹಾರ ಪೊಟ್ಟಾಂತು ಆಶ್ಶೀಲೆ ಅಗ್ನಿ ಜೀರ್ಣ ಕರ್ತಾ. ಪೊಟ್ಟಾಂತು ಕೋಸ್ತ ಮ್ಹಳ್ಳೇಲೆ ಕಡೇನ ಹೀ ಅಗ್ನಿ ಕಾಮ ಕರ್ತಾ. ವಾತಾಚೊ ಪ್ರಭಾವು ಜೋರು ಆಶ್ಶೀಲೆ ವ್ಯಕ್ತೀಂತು ಅಗ್ನಿ ವಿಷಮ ಆನಿ ಕೋಸ್ತ ಕ್ರೂರ ಆಸ್ತಾತಿ. ಪಿತ್ತಾಚೊ ಪ್ರಭಾವು ಜೋರು ಆಶ್ಶೀಲೆ ವ್ಯಕ್ತೀಂತು ಅಗ್ನಿ ತೀಕ್ಷ್ಣ ಆನಿ ಕೋಸ್ತ ಮೃದು ಆಸ್ತಾತಿ. ಕಫಾಚೊ ಪ್ರಭಾವು

ಜೋರು ಆಶ್ಶೀಲೆ ವ್ಯಕ್ತೀಂತು ಅಗ್ನಿ ಮಂದ ಆನಿ ಕೋಸ್ತ ಮಧ್ಯಮ ಆಸ್ತಾತಿ. ಆರೋಗ್ಯ ಚಾಂಗ ಆಶ್ಶೀಲೆ ವ್ಯಕ್ತೀಂತು ಅಗ್ನಿ ಆನಿ ಕೋಸ್ತ ಸಽಮ ಆಸ್ತಾತಿ.

ವಾತ ದೋಷ ಚಽಡ ಜಾಲ್ಲ್ಯಾರಿ ರುಕ್ಸ (ಸುಕ್ಕೂನು ಯೆವ್ಚೆ), ಲಘು (ಸಾನ ಜಾವ್ಚೆ), ಶೀತ (ಥಂಡೀ), ಖಾರ (ಕರಽ ಜಾವ್ಚೆ), ಸೂಕ್ಷ್ಮ (ಲಾನ ಜಾವ್ಚೆ), ಆನಿ ಕಲಾ (ಕಾಂಪ್ಚೆ, ಧಢ್ಢಡ್ಚೆ) ಇತ್ಯಾದಿ ಜಾತ್ತಾ.

ಪಿತ್ತ ದೋಷ ಚಽಡ ಜಾಲ್ಲ್ಯಾರಿ ಸ್ನೇಹ (ತೆಲ್ಕಟ), ತೀಕ್ಷ್ಣ (ಚೂಪ), ಉಷ್ಣ (ಹೂನ), ಲಘು (ಸಾನ), ವಿಸ್ರ (ಘಾಣ್ಯಾರ್ಡೆಂ), ಸರ (ಧಾಂವ್ಚೆಂ), ಆನಿ ದ್ರವ (ಪಾತ್ತಳ) ಇತ್ಯಾದಿ ಆಸ್ತಾತಿ.

ಕಫ ದೋಷ ಚಽಡ ಜಾಲ್ಲ್ಯಾರಿ ಸ್ನಿಗ್ಧ, (ದಾಟ), ಶೀತ (ಥಂಡ), ಗುರು (ಹೋಡ, ಭಾರ), ಮಂದ (ಹಗೂರ), ಶ್ಲಕ್ಷ್ಣ (ನಯಽಚಿ), ಮತ್ಸ್ನ (ಚಾಬ್ಬೂನು ಬೊಶ್ಚೆ) ಇತ್ಯಾದಿ ಆಸ್ತಾತಿ.

ದೋನಿ ದೋಷಾಂಚೊ ವಿಕಾರು ಜಾಲ್ಲ್ಯಾರಿ ಸಂಸರ್ಗ ಜಾಲ್ಲೆಂ ಮ್ಹಣ್ತಾತಿ. ತೀನಿ ದೋಷಾಂಚೊ ವಿಕಾರು ಜಾಲ್ಲ್ಯಾರಿ ಸನ್ನಿಪಾತ ಜಾಲ್ಲೆಂ ಮ್ಹಣ್ತಾತಿ.

ದೋಷಾಂಚೊ ಪ್ರಮಾಣ ವಕ್ಕದ ದೀವ್ನು ಚಽಡೂಣೆ ಕೋರ್ಯೇತ. ದೋಷಾಚೆ ಸಮಾನ ಕಾಮ ಕೊರ್ಚೆ ವಕ್ಕದ ಆನಿ ದೋಷಾಕ ವಿರೋಧ ಕಾಮ ಕೊರ್ಚೆ ವಕ್ಕದ ದೀವ್ನು ದೋಷಾಂಚೆ ಪ್ರಭಾವು ಚಽಡೂಣೆ ಕೊರೂಂಕ ಜಾತ್ತಾ

ಸಾತ ಧಾತು

ಮನುಷ್ಯಾಲೆ ದೇಹಾಂತು ಸಾತ ಧಾತು ಆಸ್ಸತಿ. 1. ರಸ, 2. ರಕ್ತ, 3. ಮಾಂಮ್ಸ, 4. ಮೇದ, 5. ಅಸ್ತಿ, 6. ಮಜ್ಜ, 7. ಶುಕ್ರ. ಹೇ ಸಾತ ಧಾತು ಒಟ್ಟೂಚಿ ಏಕಯಿ ವಿಂಗವಿಂಗಡ ದೋಷಾನಿ ದೂಷಿತ ಜಾಲ್ಲೇಲೆ ವೇಳಾರಿ ಅನಾರೋಗ್ಯ ಜಾತ್ತಾ.

ತೀನಿ ನಮೂನ್ಯಾಚೊ ಚಿಕ್ಕೋಲು ದೇಹಾಂತು ಉತ್ಪತ್ತಿ ಜಾವ್ನು ಭಾಯ್ರ ಪಡ್ತಾತಿ. ಮೂತ, ಗೂ ಆನಿ ಹೂಮ. ಸ ನಮೂನ್ಯಾಚಿ ಜಿಬ್ಬೇಚಿ ರೂಚಿ (ರೊಸ್ಸು) ಆಸ್ಸತಿ. ಗೋಽಡ, ಆಮ್ಮೆಂ, ಮಿಡ್ಶೆಂ, ತಿಕ್ಶೆಂ, ಕೋಡು, ಆನಿ ತುರಟ (ಕಡಕ್). ಗೋಽಡ, ಆಮ್ಮೆಂ ಆನಿ ಮಿಡ್ಶೆಂ ವಾತಾಕ ಊಣೆ ಕರ್ತಾತಿ. ತಿಕ್ಶೆಂ, ಕೋಡು ಆನಿ ತುರಟ ವಸ್ತು ಕಫಾಕ ಊಣೆ ಕರ್ತಾತಿ. ತುರಟ, ತಿಕ್ಷೆಂ ಆನಿ ಗೋಽಡ ಪಿತ್ತಾಕ ಊಣೆ ಕರ್ತಾತಿ.

ತೀನಿ ನಮೂನ್ಯಾಚೆ ದ್ರವ್ಯ ಆಸ್ಸತಿ. ದ್ರವ್ಯ ಮ್ಹಳ್ಯಾರಿ ವಕ್ದಂ ಆನಿ ಆಹಾರು. 1. ಸಮಾನ, 2. ಕೋಪನ, 3. ಸ್ವಸ್ಥಹಿತ. ದೋಷಾಂಕ, ಧಾತೂಂಕ ಆನಿ ದೇಹಾಂತುಲೆ ಚಿಕ್ಲಾಕ ಸಮಾನ ವಕ್ದಂ ಆನಿ ಆಹಾರು

(ತೂಪ, ತ್ಯಾಲ ಆನಿ ಮ್ಹೋವು, ಇತ್ಯಾದಿ) ಸಾಧಾರಣ ಸ್ಥಿತೀಕ ಹಾಡ್ತಾತಿ, ಕೋಪನ ವಕ್ದಂ ಆನಿ ಆಹಾರು (ಯವಕ, ಮಾಸ, ಮತ್ಸ್ಯ, ಸರ್ಸಪ, ಇತ್ಯಾದಿ) ತಾಂಕಾಂ ಚಡ ಕರ್ತಾತಿ ಆನಿ ಸ್ವಸ್ಥಹಿತ ವಕ್ದಂ ಆನಿ ಆಹಾರು (ದೂಧ, ಪಾವ್ಸಾಚೆ ಉದ್ದಾಕ, ಬಾರ್ಲಿ, ಗೋಂವು, ತಾಂದೂಲು, ಇತ್ಯಾದಿ) ತಾಂಕಾಂ ಸಮತೋಲನಾರಿ ದವ್ವರ್ತಾತಿ.

ಔಷಧಾಚೆ ಗೂಣ ತೀನಿ ಆಸ್ಸತಿ. 1. ಬಹುಕಲ್ಪಂ ಮ್ಹಳ್ಯಾರಿ ಸುಲಭೇರಿ ತಯ್ಯಾರಿ ಕೊರೂಂಕ ಸಾಧ್ಯ ಜಾವ್ಕಾ. ಪಿಟ್ಟಿ ಕೊರೂಂಕ, ಆಟ್ಟೋನು ದಾಟ ಕೊರೂಂಕ, ಮಿಶ್ರಣ ಕೊರೂಂಕ, ಇತ್ಯಾದಿ ಸಾಧ್ಯ ಜಾವ್ಕಾ. 2. ಬಹುಗುಣಂ ಮ್ಹಳ್ಯಾರಿ ದೋಷಾಂಕ ಶಮನ ಮಸ್ತ ರೀತೀರಿ ಕರ್ತಲೆ ಔಷಧ ಜಾವ್ಕಾ. 3. ಸಂಪನ್ನಂ ಮ್ಹಳ್ಯಾರಿ ಪ್ರತಿಏಕ ಸಂಧರ್ಭಾರಿ ದಿವ್ಚಾಕ ಸಾಧ್ಯ ಜಾವ್ಕಾ.

ವಕ್ದಾಂಕ ಆನಿ ಆಹಾರಾಂಕ ದೋನಿ ನಮೂನ್ಯಾಚೆ ವೀರ್ಯ ಆಸ್ಸ. 1. ಉಷ್ಣ (ಅಗ್ನಿ) ಆನಿ 2. ಶೀತ (ಸೋಮ). ಸಗ್ಗೇ ಜಗತ್ತ ಅಗ್ನೀನಿ ಉಷ್ಣ ಆಸ್ತಾ ಆನಿ ಸೋಮಾನಿ ಶೀತ ಆಸ್ತಾ.

ವಿಪಾಕಾ ಮ್ಹಳ್ಯಾರಿ ಜೀರ್ಣಶಕ್ತಿ. ಪೊಟ್ಟಾಂತು ಗೆಲ್ಲೋಲೊ ವಸ್ತು ಮ್ಹಳ್ಯಾರಿ ವಕ್ದಂ ಆನಿ ಆಹಾರು ತೀನ ತರಾರಿ ವಿಪಾಕಾ (ಜೀರ್ಣ) ಜಾತ್ತಾ. 1. ಮಧುರ, 2. ಆಮ್ಲ (ಆಮ್ಸೆಂ) ಆನಿ 3. ಕಟು (ಕೋಡು).

ರೋಗ ಆನಿ ಅರೋಗ

ವಾಗಭಟಾನ ಹೀನ, ಮಿಥ್ಯ, ಅತಿ, ಮ್ಹೋಣು ತೀನಿ ರೀತೀಚೊ ಹಃವೊ ಆಸ್ತಾ ಮ್ಹೋಣು ಬರ್‍ರೈಲಾಂ. ಪಾವ್ಸು, ವಃತ ಆನಿ ಶೀಂ ತೀನಿ ತರಾಚೆ ಆಸ್ಸ. 1. ಹೀನ ಹಃವೊ ಮ್ಹಳ್ಯಾರಿ ಊಣೆ, 2. ಮಿಥ್ಯ ಹಃವೊ ಮ್ಹಳ್ಯಾರಿ ಅಸಾಮಾನ್ಯ ಆನಿ 3. ಅತಿ ಹಃವೊ ಮ್ಹಳ್ಯಾರಿ ವಿಪರೀತ ಮ್ಹೋಣು ವಿವರಣಾ ದಿಲ್ಲಾಂ.

ದೋಷಾಂತು ವೈಷಮ್ಯ ಜಾಲ್ಲ್ಯಾರಿ ರೋಗು ಯೆತ್ತಾ ಆನಿ ಸಾಮ್ಯ ಜಾಲ್ಲ್ಯಾರಿ ಅರೋಗ ಆಸ್ತಾತಿ. 1. ನಿಜ ರೋಗ ಮ್ಹಳ್ಯಾರಿ ಆಂಗಾಂತು ಸೃಷ್ಟಿ ಜಾಲ್ಲೋಲೊ ರೋಗು. 2. ಆಗಂತುಜ ರೋಗ ಮ್ಹಳ್ಯಾರಿ ಆಂಗಾಂತು ಭಾಯ್ಲ್ಯಾನ ಆಯ್ಯಿಲೊ ರೋಗು.

ರೋಗು ದೋನಿ ಕಡೇನ ಆಸ್ತಾ. 1. ಕಾಯ (ಶರೀರಾಂತು) ಆನಿ 2. ಮನಸ್ (ಮನೋರೋಗು). ಮನಾಂತುಲೆ ದೋಷ ದೋನಿ ವಿಧಾಚೆ: 1. ರಜಸ್ ಆನಿ 2. ತಮಸ್.

ರೋಗೀಕ ವೈದ್ಯಾನ ಪರೀಕ್ಷಾ ಕರ್ತನಾ ತೀನಿ ರೀತೀರಿ ಕೋರ್ಕಾ. 1. ದರ್ಶನ, 2. ಸ್ಪರ್ಶನ, 3. ಪ್ರಶ್ನ. ರೋಗನಿರ್ಣಯ ಕರ್ತನಾ ಪಾಂಚ

ವಿಷಯು ಮನಾಂತು ದೊವ್ರೋರ್ಕಾ. 1. ರೋಗನಿದಾನ ಮ್ಹಳ್ಯಾರಿ ರೋಗಾಚೆಂ ಕಾರಣ. 2. ಪ್ರಾಗ್ರೂಪ ಅಥವಾ ಪೂರ್ವರೂಪ ಮ್ಹಳ್ಯಾರಿ ರೋಗು ಯೆವ್ಚೆ ಘೂಢೆ ತಾಜ್ಜೆ ರೂಪ. 3. ರೋಗಲಕ್ಷಣ ಮ್ಹಳ್ಯಾರಿ ಚಿನ್ಹ. 4. ಉಪಾಶಯ ಮ್ಹಳ್ಯಾರಿ ರೋಗೀನ ಘೆತ್ತೀಲೆ ವಕ್ದ ಆನಿ ಆಹಾರು ರೋಗಾರಿ ಕಶ್ಶಿ ಪರಿಣಾಮು ಕೆಲ್ಲಾ. 5. ಸಂಪ್ರಾಪ್ತಿ ಮ್ಹಳ್ಯಾರಿ ಖಂಚೆ ವಾಟ್ಟೇನ ರೋಗು ಆಯ್ಲೊ ಮ್ಹೊಣು.

ರೋಗೀಲೊ ವಾಸಸ್ಥಳ (ದೇಶ, ಭೂಮಿ) ಕಶ್ಶಿ ಆಸ್ಸs ಮ್ಹೊಣು ಪೊಳೋಕಾ. 1. ಜಾಂಗಲ ದೇಶ ಪಾವ್ನು ಊಣೆ ಯೆವ್ಚೆಕಡೇನ. 2. ಅನೂಪ ದೇಶ ಪಾವ್ನು ಭರಪೂರ ಯೆವ್ಚೆಕಡೇನ ಅನಿ 3. ಸಾಧಾರಣ ದೇಶ ಪಾವ್ನು ಊಣೇಯಿ ನಾ ಚsಡಯಿ ನಾ ಜಾಲ್ಲೇಲೆಕಡೇನ.

ವಕ್ಕದ ಕೆದ್ನಾ ಘೇವ್ಕಾ ಮ್ಹಳ್ಳೇಲೆ ಪ್ರಶ್ನ್ಯಾಕ ಉತ್ತರ – 1. ಕ್ಷಣಾದಿ ಕಾಲ (ಕಿತ್ಲೆ ಘಂಟ್ಯಾಕ ಏಕ ಪಟಿ ಮ್ಹೊಣು), ಆನಿ 2. ವ್ಯಾಧ್ಯಾವಸ್ಥಕಾಲ (ಜೇವಣ ಜಾವ್ಚೆ ಘೂಢೆ ಅಥವಾ ಮಾಗ್ಗೀರಿ, ನಿದ್ದೋಚೆ ಘೂಢೆ, ಇತ್ಯಾದಿ).

ಔಷಧ ದೋನಿ ತರಾಚೆ ಆಸ್ಸತಿ: 1. ಶೋಧನ ಔಷಧ ಶರೀರ ಶುದ್ಧ ಕೊರೂಂಕ ಆನಿ 2. ಶಮನ ಔಷಧ ದೋಷ ಶಮನ ಕೊರೂಂಕ.

ದೋಷಾಂಕ ಶಮನ ಕೊರೂಂಕ 1. ವಸ್ತಿಕರ್ಮ (ಗಾಂಡೀಂತು ನಳಿ ಘಾಲ್ನು ನಮುನಮೂನ್ಯಾಚೆಂ ಗಿಡಮೂಲಿಕೇಚೆಂ ಮಿಶ್ರಣ ಗುದಾಶಯಾಂತು ಸುರ್ವೂಚೆಂ. ಉದ್ಕಾಚಿ ವಸ್ತಿ ದೀವ್ನು ಗುದಾಶಯ ಸ್ವಚ್ಛ ಕೋರ್ನು ತಾಂತೂಲ್ಯಾನ ವಿವಿಧ ವಕ್ಕದ ರೋಗೀಕ ಪ್ರದಾನ ಕೊರ್ಚೆ. 2. ವಿರೋಚನ (ಎರಂಡೇಲ ತ್ಯಾಲ ದೀವ್ನು ಹಾಗ್ಗೋಚೆ), ಪಿತ್ತ ಶಮನ ಕೊರೂಂಕ ಘೃತ (ತೂಪ) ಖಾವ್ರೋಚೆ. 3. ಕsಫ ಶಮನ ಕೊರೂಂಕ ವಮನ (ವೊಂಕೋಚೆ), ಮಧು (ಮ್ಹೋವು) ಖಾವ್ರೋಚೆ, ಇತ್ಯಾದಿ.

ಮನೋದೋಷ ಚಿಕಿತ್ಸಾ ದಿವ್ಚಾಕ ರೋಗೀಕ ತೀನಿ ಬsಗ ಸಾಂಗೂಕಾ. 1. ಧೀ (ಖಂಚೆ ಚಾಂಗ ಆನಿ ಖಂಚೆ ವಾಯ್ಟು ಮ್ಹೊಣು ರೋಗೀಕ ಕಳ್ಳಾ), 2. ಧೈರ್ಯ (ಕಷ್ಟ ಪರಿಸ್ಥಿತಿ ಎದುರಿಸೂಚಿ ಶಕ್ತಿ), ಆನಿ 3. ಆತ್ಮಾದಿ ವಿಜ್ಞಾನ (ಪಾರಮಾರ್ಥಿಕ ಜ್ಞಾನ).

ಚಿಕಿತ್ಸಾ ಪಾದ ಚಾರಿ ಆಸ್ಸತಿ. 1. ಭೀಷಕ್ (ವೈದ್ಯು), 2. ದ್ರವ್ಯ (ವಕ್ಕದ ಆನಿ ಆಹಾರು), 3. ಉಪಸ್ಥತ (ಸಹಾಯಕು), 4. ರೋಗಿ.

ವೈದ್ಯಾಲೆಂ ಗೂಣ ಕಸ್ಸಲೆಂ ಮ್ಹಳ್ಳೇಲೆ ಪ್ರಶ್ನೇಕ ಉತ್ತರ: ವೈದ್ಯು ಸಮರ್ಥ ಜಾವ್ನು ಆಸ್ಸೂಕಾ. ವೈದ್ಯಕೀಯ ಶಿಕ್ಷಣ ಗುರೂಲೆಲಾಗ್ಗಿ ಶಿಕ್ಕೂನು ಆಸ್ಸೂಕಾ. ರೋಗೀಂಕ ಪರೀಕ್ಷೆ ಕೋರ್ನು ವಿವಿಧ ರೋಗಾಂಕ ವಕ್ಕದ ದೀವ್ನು ಅಭ್ಯಾಸು ಕೆಲ್ಲೋಲೊ ಜಾವ್ನು ಆಸ್ಸೂಕಾ.

ಉಪಸ್ಥತು ಮ್ಹಳ್ಯಾರಿ ವೈದ್ಯಾಲೊ ಸಹಾಯಕು. ತೋ ಬುದ್ಧಿವಂತು, ಪ್ರಿಯಭಾಷೀ, ಕಾರ್ಯಪ್ರವೃತ್ತ, ಆನಿ ಸ್ವಚ್ಛ ಜಾವ್ನು ಆಸ್ಸೂಕಾ.

ರೋಗೀನ ವೈದ್ಯಾನ ಕೊರ್ಚೆ ಚಿಕಿತ್ಸೇಂತು ಸಹಕಾರು ದೀವ್ಕಾ. ವೈದ್ಯಾನ ಕೆಲ್ಲೇಲೆ ಸಹಿಸೂನು ಘೇವ್ಕಾ. ವೈದ್ಯಾನ ಸಾಂಗೀಲೆ ಉಡ್ಗಾಸು ದೊವ್ವೋನ್ರು ತೇ ಪ್ರಕಾರ ಚೋಲ್ಕಾ.

ಸುಖಸಾಧ್ಯ ರೋಗ ಮ್ಹಳ್ಯಾರಿ ಸುಲಭೇರಿ ಗೂಣ ಜಾವ್ಚೊ ರೋಗು. ಕಷ್ಟಸಾಧ್ಯ ರೋಗ ಮ್ಹಳ್ಯಾರಿ ದೋಷ ಆನಿ ಧಾತು ದೊನ್ನೀಯಿ ವಿಷಮ (ಅತುಲ್ಯ ದುಷ್ಯ) ಜಾವ್ಚೆಂ. ರೋಗೀಲೆ ಆಂಗಾಂತು ಕಫ ದೋಷ ಆನಿ ರಕ್ತ ಧಾತು ಒಟ್ಟು ಜಾಲ್ಲ್ಯಾರಿ ಸುಖಸಾಧ್ಯ ರೋಗು ಆಸ್ತಾ. ಖಂಚೇಯಿ ರೋಗೀಲೆ ಆಂಗಾಂತು ದೋಷ ಆನಿ ದೇಶ ಸಮಾನ ನಾ (ಅತುಲ್ಯ ದೇಶ) ಜಾಲ್ಲ್ಯಾರಿ ಸುಖಸಾಧ್ಯ ರೋಗು ಯೆತ್ತಾ. ಸಮಾನ ಆಸ್ಲ್ಯಾರಿ (ಅನೂಪ ದೇಶ) ಪಿತ್ತ ದೋಷ ಉಲ್ಬಣ ಜಾತ್ತಾ. ಋತು ಪ್ರಕೃತಿ ಸಮಾನ ನಾ (ಅತುಲ್ಯ ಋತು) ಜಾಲ್ಲ್ಯಾರಿ ಸುಖಸಾಧ್ಯ ರೋಗು ಘಡ್ತಾ. ವಾತ ದೋಷು ಪಾವ್ಸಾಡೀಂತು ವಗ್ಗಿ ಗೂಣ ಜಾತ್ತಾ.

ರೋಗು ಗೂಣ ಕೊರೂಂಕ ಶಸ್ತ್ರ ಚಿಕಿತ್ಸಾ ಆವಶ್ಯಕ ಮ್ಹೋಣು ಜಾಲ್ಲ್ಯಾರಿ ತೋ ರೋಗು ಕಷ್ಟಸಾಧ್ಯ ರೋಗು. ಅನೇಕ ರೋಗು ಒಟ್ಟು ಆಸ್ಸತಿ ಜಾಲ್ಲ್ಯಾರಿ ಗೂಣ ಕೊರ್ಚೆ ಕಷ್ಟಸಾಧ್ಯ. ಯಾಪ್ಯ ರೋಗ ಮ್ಹಳ್ಯಾರಿ ತರ್ನಾಕುಂಟ್ಯಾಂಕ ದೇಹಧಾರ್ಡ್ಯ ಚಾಂಗ ಆಶ್ಶೀಲ್ಯಾಂಕ ರೋಗು ಯೇವ್ನು ತಾಂಗೇಲೆ ಸ್ವಂತ ಶಕ್ತೀನ ಆನಿ ವೈದ್ಯಾನ ದಿಲ್ಲೇಲೆ ವಕ್ಡಾನಿ ಸ್ವಸ್ಥ ಜಾವ್ಚೆಂ.

ಪ್ರಸಂಗ ವಹಿಸೂನು ಘೆವ್ಚೆಂ

ವಾಗ್ಭಟಾನ ವೈದ್ಯಾಂಕ ಖಂಚೊ ರೋಗು ವಹಿಸೂನು ಘೇವ್ಚಾಕ ನಜ್ಜ ಆನಿ ಖಂಚೆ ರೋಗೀಕ ವಕ್ಕದ ದಿವ್ಚಾಕ ನಜ್ಜ ಮ್ಹೋಣು ಸಾಂಗ್ಲಾಂ. ಔಟ್ಸುಕ್ಯ (ಘಾಬ್ರಿ), ಮೋಹ (ಭ್ರಾಂತಿ), ಅರತಿ (ವಿರತಿ, ಯಾತನಾ) ಆಸ್ಸೂನು ರೋಗೀಲೊ ಭೋಧ ಚುಕ್ಲಾ ಮ್ಹೋಣು ಜಾಲ್ಲ್ಯಾರಿ ವೈದ್ಯಾನ ತೇ ರೋಗೀಕ ವಕ್ಕದ ದಿವ್ಚಾಕ ನಜ್ಜ. ತಸ್ಸಲೆ ರೋಗು ಗೂಣ ಜಾಯ್ನಾಂತಿ. ವೈದ್ಯಾನ ಕಿತ್ಲೇಂಯಿ ಪ್ರಯತ್ನ ಕೆಲ್ಲ್ಯಾರೀಯಿ ಅಸ್ಸಲೆ ಪ್ರಸಂಗಾಂತು ತೋ ಸಫಲ ಜಾಯ್ನಾ.

<u>ಸೂತ್ರ ಸ್ಥಾನ</u>: ಸೂತ್ರ ಸ್ಥಾನ ಮ್ಹೋಣು ವಾಗ್ಭಟಾನ 30 ಅಧ್ಯಾಯ ದಿಲ್ಲ್ಯಾಂತಿ.

1. ಆಯುಸ್ಕಾಮೀಯ. 2. ದಿನಚರ್ಯ. 3. ಋತುಚರ್ಯ.
4. ರೋಗನುತ್ಪಾದನೀಯ. 5. ದ್ರವ ದ್ರವ್ಯ ವಿಜ್ಞಾನೀಯ.

6. ಅನ್ನಸ್ವರೂಪ. 7. ಅನ್ನಸಂರಕ್ಷಣೀಯ. 8. ಮಾತ್ರಾಶಿತಿಯ.
9. ದ್ರವ್ಯಾದಿಜ್ಞಾನೀಯ. 10. ರಸಭೋಧೀಯ.
11. ದೋಷಾದಿ ವಿಜ್ಞಾನೀಯ. 12. ದೋಷಭೋಧೀಯ.
13. ದೋಷೋಪಕ್ರಮಣೀಯ. 14. ದ್ವಿವಿಧೋಪಕ್ರಮಣೀಯ.
15. ಶೋಧನಾದಿಗಣ ಸಂಗ್ರಹಣೀಯ. 16. ಸ್ನೇಹವಿಧಿ.
17. ಸ್ವೇದವಿಧಿ. 18. ವಮನ ವಿರೇಚನ ವಿಧಿ.
19. ವಸ್ತಿವಿಧಿ. 20. ನಸ್ಯವಿಧಿ.
21. ಧೂಮವಿಧಿ. 22. ಗಂಡೂಶವಿಧಿ.
23. ಆಸ್ಕ್ಯೋತನಾಂಜನ ವಿಧಿ. 24. ತರ್ಪಣ ಪುತಪಾಕ ವಿಧಿ.
25. ಯಂತ್ರ ವಿಧಿ. 26. ಶಸ್ತ್ರ ವಿಧಿ. 27. ಸಿರಾವ್ಯಧವಿಧಿ.
28. ಶಲ್ಯಾಹರಣ ವಿದಿ. 29. ಶಸ್ತ್ರಕರ್ಮ ವಿಧಿ.
30. ಕ್ಷಾರಾಗ್ನಿಕರ್ಮ ವಿಧಿ.

ಶರೀರ ಸ್ಥಾನ: ಶರೀರ ಸ್ಥಾನ ಮ್ಹೊಣು ವಾಗ್ಭಟಾನ 6 ಅಧ್ಯಾಯ ದಿಲ್ಲ್ಯಾಂತಿ.

1. ಗರ್ಭಾವಕ್ರಾಂತಿ. 2. ಗರ್ಭ ವ್ಯಾಪತ.
3. ಅಂಗ ವಿಭಾಗ. 4. ಮರ್ಮ ವಿಭಾಗ.
5. ವಿಕೃತಿ ವಿಜ್ಞಾನೀಯ. 6. ದೂತ ವಿಜ್ಞಾನೀಯ.

ನಿದಾನ: ನಿದಾನ ಸ್ಥಾನ ಮ್ಹೊಣು ವಾಗ್ಭಟಾನ 16 ಅಧ್ಯಾಯ ದಿಲ್ಲ್ಯಾಂತಿ.

1. ಸರ್ವಾಂಗ ನಿದಾನ. 2. ಜ್ವರನಿದಾನ.
3. ರಕ್ತಾಪತಕಾಸ ನಿದಾನ. 4. ಶ್ವಾಸ ಹಿಕ್ಕಾ ನಿದಾನ.
5. ರಾಜಯಕ್ಷ್ಮ ನಿದಾನ. 6. ಮದಾತ್ಯಯ ನಿದಾನ.
7. ಅಶೋರ್ ನಿದಾನ. 8. ಅತಿಸಾರ ಗ್ರಹಣಿ ನಿದಾನ.
9. ಮೂತ್ರ ಘಟ ನಿದಾನ. 10. ಪ್ರಮೇಹ ನಿದಾನ.
11. ವಿದ್ರಧಿ ವೃದ್ಧಿ ಗುಲ್ಮ ನಿದಾನ.
12. ಉದರ ನಿದಾನ. 13. ಪಾಂಡು ಶೋಫ ವಿಸರ್ಪ ನಿದಾನ.
14. ಕುಷ್ಟ ಸ್ವಿತ್ರ ಕ್ರಿಮಿ ನಿದಾನ. 15. ವಾತ ವ್ಯಾಧಿ ನಿದಾನ.
16. ವಾತ ಶೋನಿತ ನಿದಾನ.

ಚಿಕಿತ್ಸಾ ಸ್ಥಾನ: ಚಿಕಿತ್ಸಾ ಸ್ಥಾನ ಮ್ಹೊಣು ವಾಗ್ಭಟಾನ 22 ಅಧ್ಯಾಯ ದಿಲ್ಲ್ಯಾಂತಿ.

1. ಜ್ವರ. 2. ರಕ್ತಪಿತ್ತ. 3. ಕಾಸ. 4. ಶ್ವಾಸ.
5. ಹಿಕ್ಕಾ. 6. ರಾಜಯಕ್ಷ್ಮ. 7. ಚರ್ದಿ ಹೃದ್ರೋಗ ತೃಷ್ಣ.
8. ಮದಾತ್ಯಯ. 9. ಅರ್ಶೋ ರೋಗ.
10. ಅತಿಸಾರ ರೋಗ. 11. ಗ್ರಹಣಿ ರೋಗ.
12. ಮೂತ್ರಘಟ. 13. ಪ್ರಮೇಹ. 14. ವಿದ್ರಧಿ ವೃದ್ಧಿ ರೋಗ.
15. ಗುಲ್ಮ ರೋಗ. 16. ಉದರ ರೋಗ.
17. ಪಾಂಡುರೋಗ. 18. ಶ್ವಯತು ರೋಗ.
19. ವಿಸರ್ಪ ರೋಗ. 20. ಕುಷ್ಟ ರೋಗ.
21. ವಾಸ ಶೋನಿತ. 22. ಶ್ವಿತ್ರ ರೋಗ.

<u>ಕಲ್ಪ ಸ್ಥಾನ:</u> ಕಲ್ಪ ಸ್ಥಾನ ಮ್ಹೋಣು ವಾಗ್ಭಟಾನ 6 ಅಧ್ಯಾಯ ದಿಲ್ಲ್ಯಾಂತಿ.
1. ವಮನ. 2. ವಿರೇಚನ.
3. ವಮನ ವಿರೇಚನ ವ್ಯಾಪತ ಸಿದ್ಧಿ.
4. ವಸ್ತಿ. 5. ವಸ್ತಿ ವ್ಯಾಪತ ಸಿದ್ಧಿ.
6. ಭೀಶಜ.

<u>ಉತ್ತರ ತಂತ್ರ :</u> ಉತ್ತರ ತಂತ್ರ ಮ್ಹೋಣು ವಾಗ್ಭಟಾನ 40 ಅಧ್ಯಾಯ ದಿಲ್ಲ್ಯಾಂತಿ.
1. ಬಾಲೋಪಚರಣೀಯ. 2. ಬಾಲಾಮಯಪ್ರತಿಶೇಧ.
3. ಬಾಲಗ್ರಹ ಪ್ರತಿಶೇಧ. 4. ಭೂತ ವಿಜ್ಞಾನೀಯ.
5. ಭೂತ ಪ್ರತಿಶೇಧ. 6. ಉನ್ಮಾದ ಪ್ರತಿಶೇಧ.
7. ಆಪಸ್ಮರ ಪ್ರತಿಶೇಧ. 8. ವರ್ತ್ಮರೋಗ ವಿಜ್ಞಾನೀಯ.
9. ವರ್ತ್ಮರೋಗ ಪ್ರತಿಶೇಧ.
10. ಸಂಧಿಸಿತರೋಗ ವಿಜ್ಞಾನೀಯ.
11. ಸಂಧಿ ಸಿತಾಸಿತ ಪ್ರತಿಶೇಧ. 12. ದೃಷ್ಟಿ ರೋಗ ವಿಜ್ಞಾನೀಯ.
13. ತಿಮಿರ ಪ್ರತಿಶೇಧ. 14. ಲಿಂಗನಾಶ ಪ್ರತಿಶೇಧ.
15. ಸರ್ವಾಕ್ಷಿರೋಗ ವಿಜ್ಞಾನೀಯ.
16. ಸರ್ವಾಕ್ಷಿರೋಗ ಪ್ರತಿಶೇಧ. 17. ಕರ್ಣರೋಗ ವಿಜ್ಞಾನೀಯ.
18. ಕರ್ಣ ರೋಗ ಪ್ರತಿಶೇಧ. 19. ನಾಸಾರೋಗ ವಿಜ್ಞಾನೀಯ.
20. ನಾಸಾರೋಗ ಪ್ರತಿಶೇಧ. 21. ಮುಖರೋಗ ವಿಜ್ಞಾನೀಯ.
22. ಮುಖರೋಗ ಪ್ರತಿಶೇಧ. 23. ಶಿರರೋಗ ವಿಜ್ಞಾನೀಯ.
24. ಶಿರರೋಗ ಪ್ರತಿಶೇಧ. 25. ವ್ರಣ ವಿಜ್ಞಾನೀಯ.

26. ಸದ್ಯೋವ್ರಣ ಪ್ರತಿಶೇಧ. 27. ಭಗ್ನ ಪ್ರತಿಶೇಧ.
28. ಭಗಂದರ ಪ್ರತಿಶೇಧ.
29. ಗ್ರಂಥ್ಯರ್ಬುದ ಶ್ಲಿಪದಾದಿ ವಿಜ್ಞಾನೀಯ.
30. ಗ್ರಂಥ್ಯಾದಿ ಪ್ರತಿಶೇಧ. 31. ಕ್ಷುದ್ರರೋಗ ವಿಜ್ಞಾನೀಯ.
32. ಕ್ಷುದ್ರರೋಗ ಪ್ರತಿಶೇಧ. 33. ಗುಹ್ಯರೋಗ ವಿಜ್ಞಾನೀಯ.
34. ಗುಹ್ಯರೋಗ ಪ್ರತಿಶೇಧ. 35. ವಿಷ ಪ್ರತಿಶೇಧ.
36. ಸರ್ಪವಿಷ ಪ್ರತಿಶೇಧ. 37. ಕಿತಲೂತಾದಿ ಪ್ರತಿಶೇಧ.
38. ಮೂಸಿಕಾಲರ್ಕ ವಿಷ ಪ್ರತಿಶೇಧ. 39. ರಸಾಯನೀಯ.
40. ವಾಜಿಕರಣೀಯ.

ವೈದ್ಯಾಲಿ ದಿನಚರಿ

ಆಚಾರ್ಯ ವಾಗ್ಭಟಾನ ವೈದ್ಯವೃತ್ತಿ ಕರ್ತಲ್ಯಾಂಕ ತಾಂಗೇಲಿ ದಿನಚರಿ ಕಶ್ಶಿ ಆಸ್ಸೂಕಾ ಮ್ಹೊಣು ದಿನಚರ್ಯ ಅಧ್ಯಾಯಾಂತು ದಿಲ್ಲಾಂ. ಹೇ ದಿನಚರಿ ಪ್ರತಿಏಕ ಸಾಮಾನ್ಯ ವ್ಯಕ್ತೀನ ಪಾಲನೆ ಕೆಲ್ಲ್ಯಾರಿ ತಾಂಗೇಲೆ ಆರೋಗ್ಯ ಸಽಮ ಆಸ್ತಾ.

ಸಕಾಣಿ ಸೂರ್ಯಾನ ಉದ್ದೇಚೆ ಘೂಢೆ ಬ್ರಹ್ಮ ಮುಹೂರ್ತಾಂತು ಉಟಾಕಾ. ಉತ್ಕಡೆ ವೊಚ್ಚೂನು ಮುತ್ತೂನು ದಾಂತ ಘಾಸೂಕಾ. ಅರ್ಕ, ನ್ಯಾಗ್ರೋಧ, ಖದಿರ, ಕರಂಜ, ಕಖುಬ, ಇತ್ಯಾದಿ ರುಕ್ಕಾಚೆ ಬಡ್ಡಿಯೇನಿ ದಾಂತ ಘಾಸೂಕಾ. ದೋಳೆ ಉದ್ಕಾನಿ ಧೂವ್ನು ಕಾಜ್ಜಳ (ಸೌವೀರಾಚೆ ಅಂಜನ) ಲಾವ್ಕಾ. ವಾರಾಕ ಏಕಪಟಿ ದೋಳ್ಯಾಂಕ ರಸಾಂಜನ (ಪಾದರಸಾಚೆ ಅಂಜನ) ಲಾವ್ಕಾ. ಪೋಡಿಪಾನ (ತಾಂಬೂಲ) ಖಾವ್ಕಾ. ಪ್ರತಿದೀಸು ಆಂಗಾಕ ತೀಳೇಲ ತ್ಯಾಲ ಲಾವ್ನು ನ್ಹಾವ್ಕಾ. ತಾಂದ್ಲಾಚೆ ಪಿಟ್ಟಾನಿ ತ್ಯಾಲ ಧೂವ್ನು ಕಾಣು (ಉದ್ವರ್ತನ ಕೋರ್ನು) ಹೂನ ಉದ್ಕಾನಿ ನ್ಹಾವ್ಕಾ. ಮಾಗ್ಗೀರಿ ಅರ್ಧಶಕ್ತಿ ವ್ಯಾಯಾಮ ಕೋರ್ಕಾ. ಅರ್ಧಶಕ್ತಿ ಮ್ಹಳ್ಯಾರಿ ನಿಡ್ಲಾರಿ ಆನಿ ಖಾಕ್ಕ್ಯಾಂತು ಹೂಮ ಯೆವ್ವೊತಾಂಯಿ. ವ್ಯಾಯಾಮ ಜಾಲ್ಲೆಮಾಗ್ಗೀರಿ ಆಂಗ ರೊಗೋಡ್ಕಾ. ಮೀತಿ ಮಿರ್ವೂನು ಖಾವ್ಚಾಕ ಜೆವ್ಚಾಕ ನಜ್ಜ.

ಸಕ್ಡಾನಿ ಧರ್ಮಪಾಲನ ಕೋರ್ಕಾ. ಶಿಸ್ತು ಪಾಲನ ಕೋರ್ಕಾ. ಧಾರ್ಮಿಕ ಜನಾಲೆ ಒಟ್ಟು ಮೈತ್ರಿ ಕೋರ್ಕಾ. ಕಾಯಾ ವಾಚಾ ಮನಸಾ ಸಕಲ ದಿಲ್ಲೇಲೆಂ ಧಾ ಪಾಪಂ ಕೊರೂಂಕ ನಜ್ಜ.

1. ಹಿಂಸಾ, 2. ಚೋರಿ,
3. ಅನ್ಯ ಸ್ತ್ರೀಲೆ ಒಟ್ಟು ಕಾಮಲೀಲೆ,
4. ಪೈಶುನ್ಯ (ಮೋಸು ಕೊರ್ಚೊ),
5. ಪರುಷವಾಕ್ (ಭಿಷ್ಟಾನು ಉಲ್ಲೋಚೆಂ),

6. ಅನೃತ (ಘಟ್ಟಿ ಮಾರ್ಚೆಂ),
7. ಸಂಭಿನ್ನಾಲಾಪ (ವ್ಯರ್ಥ ಉಲ್ಲೋಚೆಂ),
8. ವ್ಯಾಪದಾ (ಕ್ರೂರ ವರ್ತನೆ),
9. ಅಭಿದ್ಯ (ದುಸ್ರ್ಯಾಲೆಂ ವಸ್ತೂಚೆವ್ಯೆರಿ ಆಶಾ ದೊವ್ರೊರ್ಚೆಂ),
10. ದ್ರಗ್ವಿಪರ್ಯಾಯ (ಬುದ್ಧಿವಾದ ನಿರ್ಲಕ್ಷ ಕೊರ್ಚೆಂ).

ವೈದ್ಯಾಲೊ ಗುಣಸ್ವಭಾವು

ವೈದ್ಯಾನಿ ತಾಂಕಾ ಕಿತ್ಲೆಂ ಸಾಧ್ಯ ಆಸ್ಸಕಿ ತಿತ್ಲೆ ಕಮಯ ನಾತ್ತಿಲೆ ಆನಿ ಅಸಹಾಯಕ ರೋಗೀಂಕ ಧೈರ್ಯ ದೀವ್ಕಾ. ಭೂಂಯ್ಚೇರಿ ಆಶ್ಶಿಲೆ ಪ್ರತಿಏಕ ಜೀವಜಂತು ಆಪ್ಣಾ್ಯಲೆವರೀಚಿ ಮ್ಹೊಣು ಲೆಕ್ಕೂಕಾ. ಗಾಯಿ, ಬ್ರಾಹ್ಮಣು, ವೃದ್ಧ ಜ಼ಣ, ರಾಯ ಆನಿ ಅತಿಥೀಂಕ ದೈವಸಮಾನ ಮ್ಹೊಣು ಕೆದ್ನಾಯಿ ಮರ್ಯಾದಿ ದೀವ್ಕಾ. ಹಾನ್ನಿ ಸಕ್ಕಡ ಪೂಜೇಕ ಯೋಗ್ಯ ಮ್ಹೊಣು ಲೆಕ್ಕೂಕಾ. ಭಿಕಾರೀಂಕ ಭಿಷ್ಟಾನು ಧಾಂವ್ಡಾಚಾಕ ನಜ್ಜ. ಥೋಡೀಪುಣಿ ಭಿಕ್ಷಾ ದೀವ್ಕಾ. ಆಮ್ಕಾ ವಾಯ್ಟ ಕೆಲ್ಲೇಲ್ಯಾಂಕ ಆನಿ ವಾಯ್ಟ ಲೆಕ್ತಲ್ಯಾಂಕ಼ಯಿ ಸಹಾಯಹಸ್ತ ಪಾತ್ಲಾಕಾ. ಆಪ್ಪುಣ ಶ್ರೀಮಂತು ಜಾಲ್ಲೋ ಏಕಯಿ ದುರ್ಬಳೊ ಜಾಲ್ಲೋ ಮ್ಹೊಣು ವೈದ್ಯಾನ ಮನಾಂಚೆ ಸಮತೋಲನ ಚುಕ್ಕೂಂಕ ನಜ್ಜ. ಆಪ್ಣಾ್ಯನ ಶ್ರೀಮಂತು ಆನಿ ದುರ್ಬಳೊ ಜಾವ್ಚಾಕ ಜಾಳ, ಸ್ಪರ್ಧಾ ಅಥವಾ ಸಂಘರ್ಶ ಕಾರಣ ಆಸ್ಸೂಂಕ ಪೂರೊ ಮ್ಹೊಣು ಲೆಕ್ಕೂಕಾ. ಆಮ್ಗೇಲಿ ಉತ್ರಂ ಸಮಯಾನುಸಾರ, ಜಾಯಿಜಾಲ್ಲೇಲೆತಿತ್ಲೇಂಚಿ, ವಿವಾದಾಕ ಪ಼ಣಾನಾತ್ತಿಲೆ ಹಿತ಼ ಗೊಡ಼ ಜಾವ್ನುಆಸ್ಸೂಕಾ. ಸಂಭಾಷಣೆ ಕರ್ತನಾ ವಿನಯಾನಿ, ತೊಂಡಾರಿ ಹಾಸು ಹಾಣು ಉಲ್ಲೋಕಾ.

ಕೆದ್ನಾಯಿ ಗಮ್ಮತ ಕರ್ತನಾ ಆಪ್ಪುಣ ಎಕ್ಲೋಚಿ ಗಮ್ಮತ ಕೊರೂಂಕ ನಜ್ಜ. ಆಮ್ಗೇಲೆಲಾಗ್ಗಿ ಆಶ್ಶಿಲೆಂ ವಾಂಟೂನು ಖಾವ್ಕಾ. ಕೋಣಾಂಕಯೀ ಸಂಪೂರ್ಣ ನಮ್ಮೂಗ್ಚಾಕ ನಜ್ಜ ಜಾಲ್ಯಾರಿ ಪ್ರತಿಪಟಿ ಸಕ್ಡಾಲೆವ್ಯೆರಿ ಸಂಶಯು ಕೊರೂಂಕ ನಜ್ಜ. ಆಮ್ಮಿ ಕೆದ್ನಾಯಿ "ತೋ ಮೆಗ್ಗೇಲೊ ವೈರಿ ಅಥವಾ ಹಾಂವ ತಾಗ್ಗೇಲೊ ವೈರಿ" ಮ್ಹೊಣು ಕೋಣಾಂಕಯಿ ಗುಟ್ಟು ರಟ್ಟು ಕೊರೂಂಕ ನಜ್ಜ. ಎದ್ರಾಕ ಆಶ್ಶಿಲೆ ವ್ಯಕ್ತೀಲೆ ವ್ಯಕ್ತಿತ್ವಾಚೆತಕೀತ ಆಮ್ಗೇಲೆ ವರ್ತನೆ ಆಸ್ಸೂಕಾ. ಕೊಣಾನಯಿ ಆಮ್ಚೆವ್ಯೆರಿ ಕೊಪ್ಪೂಂಕ ನಜ್ಜ. ಆಮ್ಕಾ ಬೇಜಾರು ಜಾಲ್ಯಾರಿ ದಾಕ್ಕೋಚಾಕ ನಜ್ಜ. ಮಸ್ತ ಸಂತೋಷು ಜಾಲ್ಯೆರೀಯಿ ವಿಶೇಷ ಪ್ರದರ್ಶನ ಕೊರೂಂಕ ನಜ್ಜ.

ತ್ರಿವರ್ಗ ಆವಶ್ಯಕ

ತ್ರಿವರ್ಗ ಮ್ಹಳ್ಯಾರಿ ಧರ್ಮ, ಅರ್ಥ ಆನಿ ಕಾಮ. ಆಮ್ಗೇಲೆಂ ಪ್ರತಿಏಕ ಕಾರ್ಯ ತ್ರಿವರ್ಗಾಂಕ ಎಕ್ಕಾಯೆಕ್ಕಾಕ ಸಃಮ ಜಾವ್ನು ಆಸ್ಸೂಕಾ. ಧರ್ಮು ಕರ್ತಾಂ ಮ್ಹೋಣು ಅರ್ಥು ಆನಿ ಕಾಮ ಸೊಡೂಂಕ ನಜ್ಜ. ಅರ್ಥು ಜೊಡ್ತಾ ಮ್ಹೋಣು ಧರ್ಮು ಆನಿ ಕಾಮ ತಿರಸ್ಕಾರ ಕೊರೂಂಕ ನಜ್ಜ. ಕಾಮು ಪಾವ್ತಾಂ ಮ್ಹೋಣು ಧರ್ಮು ಆನಿ ಅರ್ಥು ಬದೀನ ಕೊರೂಂಕ ನಜ್ಜ. ತಿನ್ನೀಂಕಃಯಿ ಒಟ್ಟೂಚಿ ಪ್ರಾಪ್ತ ಕೋರ್ಕಾ.

ಸಮಾಜಾಂತು ಚಾಲು ಆಶ್ಶೀಲೆ ಆನಿ ಜನಾಂಕ ಇಷ್ಟ ಜಾಲ್ಲೇಲೆ ರೀತಿರಿವಾಜ, ರೂಢಿ, ಪದ್ಧತಿ, ವ್ಯವಹಾರು, ನಂಬೀಗಾ, ಇತ್ಯಾದಿ ವಿಷಯಾಂತು ವೈದ್ಯಾನಿ ಸಂಯ್ಯಮ ದೊವ್ವೋರ್ಕಾ. ವೈದ್ಯಾನಿ ಆಪ್ಣಾಲೊ ಕೇಸು, ಖಾಡ, ಮೀಶಾ, ನಾಂಕೂಟ, ಇತ್ಯಾದಿ ವೇಳೇರಿ ಕಾತ್ತೋರ್ನು ಘೇವ್ಕಾ. ಹಾತು, ಪಾಯು, ನಾಂಕಾಚೆ ಒಟ್ಟೆ, ಕಾನು, ಇತ್ಯಾದಿ ಸ್ವಚ್ಛ ದೊವ್ವೋರ್ಕಾ. ಆಂಗಾಕ ಘಾಣಿ ಯೇನಾತಶ್ಶಿ ಪೊಳೋನು ಘೇವ್ಕಾ. ಸುಗಂಧ ಲಾವ್ನು ಘೇವ್ಕಾ. ಸ್ವಚ್ಛ ಆನಿ ಶುಭ್ರ ಆಂವ್ಗಲೆಂ ನ್ಹೆಸ್ಸೂಕಾ. ನ್ಹೆಸ್ವಣ ಉಂಚಿ ಮ್ಹೋಣು ಘಮಂಡ ಪಾವೂಂಕ ನಜ್ಜ. ಪೊಳೋಚಾಕ ಶಿಕ್ಕೀಲೊ ಮರ್ಯಾದಸ್ತ ವೈದ್ಯುಸೋ ದಿಸ್ಸೂಕಾ. ಬೊಟ್ಟಾಂಕ ವಜ್ರಾಚಿ ಮುದ್ದೀ, ಗಳ್ಯಾಕ ಭಾಂಗ್ರಾಚೊ ಸೋರು, ಮಾತ್ತ್ಯಾರಿ ಮುಂಡಾಸು, ಇತ್ಯಾದಿ ಘಾಲ್ನು ಘೆವ್ಚೆಂ ಚಾಂಗ. ಮಂತ್ರ ಬರಯಿಲೆಂ ಫಲಕ ಆನಿ ವಕ್ದಾಚಿ ಬಾಟ್ಲ್ಯೋ ಎದ್ರಾಕ ದೊವ್ವೋರ್ಕಾ. ಭಾಯ್ರ ವತ್ತನಾ ಕೆದ್ನಾಯಿ ಪಾಯ್ಯಾಂಕ ವ್ಹಾಣ ಘಾಲ್ಕಾ ಆನಿ ಏಕ ಸಾತ್ತೆಂ ವ್ಹೋರ್ಕಾ. ಚಮ್ಕುತನಾ ಸುತ್ತುಮುತ್ತು ಪೋಳೋನು ಚಮ್ಕೂಕಾ. ದಿಸಾಚೆ ಜಾಲ್ಲ್ಯಾರೀಯಿ ಸ್ಮಶಾನಾಕ, ಪಾಡಪಳ್ಳೇಲೆ ಘರಾಂತು, ಸನ್ನಾಟಾಂತು (ಕಾಳೋಕು ಆನಿ ನಿಶ್ಶಬ್ಧ ಜಾಗೊ), ಆನಿ ರಾನ್ನಾಕ ಕೋಣಃಯಿ ಆಪ್ಪೈಲ್ಯಾರೀಯಿ ವೊಚ್ಚಾಕ ನಜ್ಜ. ಗಾಂವ್ಚೆ ಚಾರಿ ಮಾರ್ಗ ಮೆಳ್ಚೆಕಡೆನ, ಜನಾನಿ ಗುಂಪುಕೋರ್ನು ಮಸ್ತಿ ಕೊರ್ಚೆಕಡೆನ, ದೇವಸ್ಥಾನಾಂಚೆ ಮಾಕ್ಷಿ ಓಣಿಯೇಂತು ಅಥವಾ ಸೂರು ವಿಕ್ಚೆಕಡೆನ ವೈದ್ಯಾನಿ ಪಾಯು ದೊವ್ವೋರ್ಚಾಕ ನಜ್ಜ. ಮದ್ಯ (ಸೂರು ಆನಿ ಸೋರೊ) ವಿಕ್ಚೆಂ, ತಯ್ಯಾರಿ ಕೊರ್ಚೆಂ, ಇತ್ಯಾದಿ ಕೊರೂಂಕ ನಜ್ಜ. ಕೋಣಾನೀಯಿ ಮದ್ಯ ದಿಲ್ಲ್ಯಾರಿ ಸ್ವೀಕಾರ ಕೊರ್ಚಾಕ ನಜ್ಜ.

ದೈಹಿಕ ಜಾಗರೂಕತಾ

ಸಕ್ಕಡ ಜನಾನಿ ತಾಂಗೇಲಿ ದೈಹಿಕ ಜಾಗರೂಕತಾ ಪೊಳೋನು ಘೆತ್ಲ್ಯಾರಿ ತಾನ್ನಿ ಹುಷಾರನಾಜಾವ್ಚೆ ಊಣೆ. ತಾಂತೂಯಿಂ ವೈದ್ಯಾನಿ ತಾಂಗೇಲಿ ದೈಹಿಕ ಜಾಗರೂಕತಾ ವಿಂಗಡಾಲ್ಯಾಪಶಿ ಚಃಡ ಪೊಳೋನು

ಘೇವ್ಕಾ. ಆಯುರ್ವೇದ ಪುಸ್ತಕಾಂತು ಪ್ರಾಚೀನ ಕಾಳಾಂತು ಸಾಂಗೀಲೆಂ ಆಜೀಕsಯಿ ಲಾಗು ಜಾತ್ತಾ.

1. ಕೆದ್ನಾಯಿ ಸೂರ್ಯಾಚೆ ದಿಕಡೆ ದೃಷ್ಟಿ ಘಾಲೂಂಕ ನಜ್ಜ.

2. ವೈದ್ಯಾನಿ ಆಪ್ಣ್ಯಾಲೆ ಮಾತ್ತ್ಯಾರಿ ವಜನ ವ್ಹಾಂವ್ಚಾಕ ನಜ್ಜ.

3. ಸೂಕ್ಷ್ಮ ವಸ್ತೂಕ ಆನಿ ಉಜ್ವಾದಿಕಡೆ ಮಸ್ತುವೇಳು ಪೊಳೋಂಚಾಕ ನಜ್ಜ. ಗೂಮೂತ, ಗಲೀಜ ಆಶ್ಶೀಲೆಕಡೆ ಏಕ ಕ್ಷಣsಯಿ ದೋಳೆ ಘಾಲೂಂಕ ನಜ್ಜ.

4. ಜೋರು ವಾರೆಂ ಯೆವ್ಚೆದಿಕ್ಕಾನ ದೋಳೆ ಸೋಣು ಪೊಳೋಂಚಾಕ ನಜ್ಜ.

5. ವತ್ತಾಕ ರಾಬ್ಚೆಂ. ಧೂಳಿ, ಧುವ್ವೋರು ಆನಿ ಪ್ರದೂಶಿತ ವಾರೆ ಆಶ್ಶೀಲೆಕಡೆನ ಮಸ್ತವೇಳು ರಾಬ್ಚೆಂ, ಇತ್ಯಾಧಿ ಕೊರೂಂಕ ನಜ್ಜ.

6. ಖಾಂಕ್ತನಾ, ಶಿಂಕ್ತನಾ, ಥೂಕರ್ತನಾ, ನಿದ್ದತನಾ, ಖಾತ್ತನಾ, ಜೆವ್ತನಾ ದೇಹಾಕ ಸಡಿಲ ಸೋಡ್ಕಾ.

7. ನ್ಹಂಯ್ಚೆ ಬದೀಂತು ವೊಚ್ಚಾಕ ನಜ್ಜ.

8. ರಾಯ್ಯಾಲೆ (ರಾಜಕೀಯ ಮುಖಂಡಾಲೆ) ವೈರೀಕ ದೂರ ದೊವ್ವೋರ್ಕಾ. ವಾಘು ಇತ್ಯಾದಿ ನರಭಕ್ಷಕ ಪ್ರಾಣೀನ ಆಶ್ಶೀಲೆ ಕಡೆನ ವೊಚ್ಚಾಕ ನಜ್ಜ. ಸರಪು ಆಶ್ಶೀಲೆ ಕಡೆನ, ಶೀಂಗಾಚೆ ಪ್ರಾಣೀಲೆಲಾಗ್ಗಿ, ನೀಚವರ್ಗಾಚೆ ಜನಾಲೆಲಾಗ್ಗಿ, ಕ್ರೂರ ಆನಿ ಲೋಭಿ ಜನಾಲೆಲಾಗ್ಗಿ ತಾಕ್ಕೂನು ದೂರ ಆಸ್ಸೂಕಾ.

9. ಹೋಡ (ಅಧಿಕಾರಿ) ಜನಾಲೊ ಶತ್ರು ಕೆದ್ನಾಯಿ ಜಾವ್ಚಾಕ ನಜ್ಜ.

10. ಸೂರ್ಯೋದಯಾಚೆ ಆನಿ ಸೂರ್ಯಾಸ್ತಮಾನಾಚೆ ಸಮಯಾಂತು ಜೇವಣ ಖಾಣ ಸೇವನ, ನಿದ್ದೋಂಚಾಕ, ಮೈಥುನ, ವಿದ್ಯಾಭ್ಯಾಸು ಆನಿ ಚರ್ಚೆ ಕೊರೂಂಕ ನಜ್ಜ.

11. ವೈರೀನ, ವ್ಯಭಿಚಾರಿಣೀನ, ಜುಗಾರು ಖೇಳ್ತಲ್ಯಾನ ದಿಲ್ಲೋಲೊ ಆಹಾರು ಸ್ವೀಕಾರ ಕೊರೂಂಕ ನಜ್ಜ.

12. ವೈದಿಕ ಕಾರ್ಯಾಚೆವೇಳಾರಿ ಖಾವ್ಚಾಕ ನಜ್ಜ. ತೋಣ್ಣಾನಿ ಶೀಟಿ ಮಾರ್ಚಾಕ ನಜ್ಜ. ನಾಂಕ್ಟಾಂನಿ ಖರ್ಪೂಚಾಕ ನಜ್ಜ.

13. ಹಾತ್ತಾಂತು ಆಶ್ಶೀಲೆಂ ಉದ್ದಾಕ ಆನಿ ವಲ್ಲೆ ಕೇಸಾಂತು ಆಶ್ಶೀಲೆ ಉದ್ದಾಕ ವಿಂಗಡಾಲೆ ಆಂಗಾರಿ ಶಿಂಪೋಡ್ಚಾಕ ನಜ್ಜ.

14. ಹೋಳ್ಚೆ ಉದ್ಕಾಂತು ದೆಂವ್ಚಾಕ ನಜ್ಜ. ಹೋಮು ಹವನ ಚಲ್ತs ಆಸ್ತನಾ ಆನಿ ಮ್ಹಾಲ್ಘಡ್ಯಾಲೆ ಮಧ್ಯೇಂತು ವಾಟ ನಿಮ್ಗೂಚಾಕ ನಜ್ಜ.

15. ಸ್ಮಶಾನಾಂತು ಚಿತೇಚೊ ಧುವ್ವೋರು ಉಸ್ರಾಂತು ಘೆವ್ಚಾಕ ನಜ್ಜ.

16. ಸೂರು, ಸೋರೊ ಪಿವ್ಚೊ ಅಭ್ಯಾಸು ಕೊರೂಂಕ ನಜ್ಜ.

17. ಬಾಯ್ಲಮನ್ಶಾಂಕ ನಮ್ಗೊಗಾಚಾಕ ನಜ್ಜ. ಬಾಯ್ಲಮನ್ಶಾಂಕ ಸ್ವಾತಂತ್ರ್ಯ ದಿವ್ಚಾಕ ನಜ್ಜ.

ವೈದ್ಯಾಂಕ ದಿಲ್ಲೋಲೊ ಬುದ್ಧಿವಾದು ಪಾಲನೆ ಕೊರ್ಚೆಂ ಚಾಂಗ. ಆಯುರ್ವೇದಾಂತು ಸಾಂಗೀಲೆ ಜ್ಞಾನ ಸಕಲ ದಿಲ್ಲಾಂ.

'ವಿದ್ವಾಂಸಾಂಕ ಜಗಽಚಿ ಶಿಕ್ಷಕು. ಜಗಾಂತು ಜಾವ್ಚೆ ವೊಚ್ಚೆ ಸಂಗತಿ ಪೊಳೋನು ವಿಧ್ವಾಂಸು ಜೀವನಾಚೊ ಪಾಠು ಶಿಕ್ತಾ. ಸದ್ವೃತ (ಸದ್ + ವೃತ) ಮ್ಹಳ್ಯಾರಿ ಇಂದ್ರಿಯಾಂಕ ಸಂಯಮ ಕೆಲ್ಲೋಲೊ. ಶ್ರೀಮಂತಾಂಕ ಪೊಳೋನು ಜಾಳ ಪಾವ್ನಾನಾತ್ತೀಲೊ. ವಿದ್ವಾಂಸಾನ ಅಧಿಕಾರಾಕ ಆನಿ ಐಶ್ವರ್ಯಾಕ ಮಾಂತ್ರ ಮೋಽಲ ದಿವ್ಚಾಕ ನಜ್ಜ. ಸಕ್ಕಡಾಂಕ ಮೋಽಲ ದೀವ್ಕಾ. ಪ್ರಾಣೀಂಕ ಆನಿ ದುರ್ಬಳ್ಯಾಂಕ ದಾನ ದೀವ್ಕಾ. ವೈದ್ಯಾನ ಆಪ್ಣ್ಯಾಕ ದುಃಖ ಯೇನಾತಶ್ಶಿ ತಾಗ್ಗೇಲೆ ಸಕ್ಕಡ ಕಾಮ ಲಕ್ಷ ದೀವ್ನು (ಮಽನ ದೀವ್ನು) ದುಸ್ರ್ಯಾಂಕ ತೊಂದ್ರೆ ಜಾಯ್ನಾತಶ್ಶಿ ಕೋರ್ಕಾ. ವೈದ್ಯಾನ ಜನಾಲೆ ದೋಳ್ಯಾಂತು ಚಾಂಗು ವ್ಯಕ್ತಿ ಮ್ಹೊಣು ದಿಸ್ಸೂಂಕ ಹೇ ಅಧ್ಯಾಯಾಂತು ಬರಯೀಲೆ ರೀತಿನೀತಿ ಪಾಲನ ಕೋರ್ಕಾ. ತೆದ್ನಾ ತಾಕ್ಕಾ ದಿಗಽ ಆಯುಷ್ಯ, ಚಾಂಗ ಆರೋಗ್ಯ, ಕೀರ್ತಿ ಆನಿ ಐಶ್ವರ್ಯ ಪ್ರಾಪ್ತ ಜಾತ್ತಾ. ತಾಣೆ ಮೆಲ್ಲೆನಂತರ ತೋ ಸ್ವರ್ಗಾರಿ ವತ್ತಾ ಮ್ಹಳ್ಳೇಲೆ ಖಂಡಿತ' ಮ್ಹೊಣು ಆಯುರ್ವೇದ ಪುಸ್ತಕಾಂತು ಬರ್ರೈಲಾಂ.

ಕ್ರಿ. ಶ. 1600 ಇಸ್ವೇಚೆ ನಂತರ ಪರಕೀಯ ಶಾಸನ ಚಾಲು ಜಾಲ್ಲೆ ಮಾಗ್ಗೀರಿ ಭಾರತಾಂತು ಆಶ್ಶೀಲೆ ವೈದ್ಯಕೀಯ ಜ್ಞಾನ ಭಂಡಾರಾಕ ತೆದ್ದೋಳುತಾಂಯಿ ಮೇಳ್ನು ಆಶ್ಶೀಲೊ ರಾಯ್ಯಾಂಗೇಲೊ ಪ್ರೋತ್ಸಾಹು, ವೃದ್ಧಿ ಕೊರೂಂಕ ಆಹ್ವಾನ ಆನಿ ಆರ್ಥಿಕ ಸಹಾಯು ಮೆಳ್ಚೊ ಬಂದ ಜಾಲ್ಲೊ. ಏಶಿಯಾ ಖಂಡಾಂತು ಸಕ್ಕಡ ದೇಶಾಂತು ಚಾಲು ಆಶ್ಶೀಲಿ ಭಾರತೀಯ ವೈದ್ಯಕೀಯ ಪದ್ಧತಿ ಕುಂಠಿತ ಜಾಲ್ಲಿ. ಪಾಶ್ಚಾತ್ಯ ದೇಶಾಂತು ವೈದ್ಯಕೀಯಾಂತು ಕಶ್ಶಿ ಸಂಶೋಧನೆ ಜಾಲ್ಲಿಕೀ ತಶ್ಶೀಂಚಿ ಭಾರತಾಂತು ಜಾವ್ಚಾಕ ಅವಕಾಶು ಮೇಳ್ನಿ. 2016 ಇಸ್ವೇಂತು ಆಯುರ್ವೇದಾಕ ಆಧುನಿಕ ವೈದ್ಯಕೀಯ ಪದ್ಧತೀಚೆ ಒಟ್ಟು ಏಕತ್ರೀಕರಣ (ಇಂಟೆಗ್ರೇಶನ್) ಕೊರ್ಚೆಂ ಪ್ರಯತ್ನ ಚಾಲು ಆಸ್ಸ.

ಹಾಂವ ಡಾಕ್ತ್ರು ಜಾಲ್ಲೊಂ!

3. ಭಾರತಾಚೆ ಆಪ್ಣ್ಯಾಲೆ ವೈದ್ಯಕೀಯ

ಆಪ್ಣ್ಯಾಲೆ 'ಅಷ್ಟಾಂಗ ಹೃದಯ' ಗ್ರಂಥಾಂತು ದಿಲ್ಲೇಲಿ ಆಯುರ್ವೇದಾಚಿ ಮಾಹಿತಿ ಘೂಡೆ ಅತ್ರೇಯ ಮಹರ್ಷೀನ ಸಾಂಗೀಲೆವರೀಚಿ ದಿಲ್ಲ್ಯಾ ಮ್ಹೋಣು ವಾಗ್ಭಟಾನ ಬರ್‍ಯೈಲಾಂ. ಋತುಚರ್ಯ ಮ್ಹಳ್ಳೇಲೆ ಅಧ್ಯಾಯಾಂತು ವಾಗ್ಭಟಾನ ಏಂಗಏಂಗಡ ಹವೇಂತು ವೈದ್ಯ್ಯಾಲಿ ಜೀವನಶೈಲಿ ಕಸ್ಸಲಿ ಆಸ್ಸೂಕಾ ಮ್ಹೋಣು ದಿಲ್ಲಾಂ. ಹೇಂ ವೈದ್ಯಾಂಕ ಮಾಂತ್ರ ನ್ಹಂಯಿ. ಸಕ್ಕಡ ಜನಾನಿ ಹೀ ಜೀವನಶೈಲಿ ಪರಿಪಾಲನ ಕೋರ್ಯೆತ.

ಋತುಚರ್ಯ

ಆದಾನ ಕಾಲ: ಶಿಶಿರ, ವಸಂತ ಆನಿ ಗ್ರೀಷ್ಮ ರುತೂಂತು ಸೂರ್ಯಾಲೆ ಉತ್ತರಾಯಣ ಚಲ್ತಾ. ಹೇಂ ಸಮಯಾಕ 'ಆದಾನ ಕಾಲ' ಮ್ಹಣ್ತಾತಿ. ಆದಾನ (ದಿವ್ಚೆ) ಕಾಳಾಂತು ಸೂರ್ಯಾಲೆ ಹುನ್ಸಾಣೇಕ ಮನಿಷು, ಪ್ರಾಣೀ, ಝಾಡ, ರೂಕು, ನ್ಹಂಯಿ, ತಽಳೆ, ಇತ್ಯಾದಿ ಭೂಂಯ್ಚೆ ವಸ್ತು ಸುಕ್ತಾತಿ. ಸೂರ್ಯು ಮನ್ಶ್ಯಾಲೆ ಬಽಲ ತಾಂಡೂನು ಘೆತ್ತಾ. ಆದಾನ ಕಾಳಾಂತು ಮನ್ಶ್ಯಾಲೆ ಬಽಲ ಊಣೆ ಜಾತ್ತಾ

ವಿಸರ್ಗ ಕಾಲ: ವರ್ಷಾ, ಸರತ ಆನಿ ಹೇಮಂತ ರುತೂಂತು ಸೂರ್ಯಾಲೆ ದಕ್ಷಿಣಾಯಣಾಚೆ ಸಮಯಾಕ 'ವಿಸರ್ಗ ಕಾಲ' ಮ್ಹಣ್ತಾತಿ. ವಿಸರ್ಗ (ಘೆವ್ಚೆ) ಕಾಳಾಂತು ಮನೀಷು ಸೂರ್ಯಾಲೆಲಾಗ್ಗಿತಾಕ್ಕೂನು ಬಽಲ ವಾಪಸ ಘೆತ್ತಾ. ಮನ್ಶ್ಯಾಲೆ ಬಽಲ ವಿಸರ್ಗ ಕಾಳಾಂತು ಚಡ್ತಾ. ಮನ್ಶ್ಯಾಲೆ ಬಽಲ ರುತೂಕ ಹೊಂದೂನು ಚಽಡ ಊಣೆ ಜಾತ್ತಾ.

ಹೇಮಂತ ಆನಿ ಶಿಶಿರ ರುತೂಂತು ಮನುಷ್ಯಾಲೆ ದೇಹಾಂತು ಬಽಲ ಯೇವ್ಕಾ ಜಾಲ್ಲ್ಯಾರಿ ಆನಿ ಚಽಡ ಜಾಲ್ಲೇಲೆ ವಾತ ದೋಷ ಊಣೆ ಕೊರೂಂಕ ಜಟರಾಗ್ನೀಕ ಭರಪೂರ ಆಹಾರ ಆವಶ್ಯಕ. ಸ ನಮೂನ್ಯಾಚಿ ಜಿಬ್ಬೇಚಿ ರೂಚಿ (ರೊಸ್ಸು) ಆಸ್ಸತಿ. ಗೋಽಡ, ಆಮ್ಶೆಂ, ಮಿಡ್ಶೆಂ, ತಿಕ್ಶೆಂ, ಕೋಡು, ಆನಿ ತುರಟ (ಕಡಕ್).

ಗೋಽಡ, ಆಮ್ಶೆಂ ಆನಿ ಮಿಡ್ಶೆಂ ಆಹಾರಾನಿ ಹೇಮಂತ ಆನಿ ಶಿಶಿರ ರುತೂಂತು ವಾತ ಊಣೆ ಜಾತ್ತಾ. "ಪಲಂ ಪುಷ್ಟಂ ಗೋಡಮಚ್ಛಸುರಾಂ ಸುರಮ್" ಘೇವ್ಕಾ ಮ್ಹೊಣು ವಾಗ್ಭಟಾನ ಬರಯಿಲೆಂ ಬೊಕ್ಕೋಡೀಚೆ ಆನಿ ಇತರ ಮಾಸ, ಮಾಸ್ಳೀ ಖಾವ್ಕಾ ಆನಿ ಗೊಡ್ಡಾಚೊ ಸೂರು ಪೀವ್ಕಾ ಮ್ಹೊಣು ಸಲ್ಪ ವಿದ್ವಾಂಸ ಭಾಷಾಂತರ ಕರ್ತಾತಿ. ಏಕ ಗ್ಲಾಸಾಂತು ಪ್ರಾಣೀಲಿ ಚರ್ಬಿ, ತ್ಯಾಲ ಆನಿ ಉದ್ದಾಕ ಮಿಶ್ರಣ ಕೋರ್ನು ಪೀವ್ಕಾ ಮ್ಹೊಣು ಬರ್ರೈಲಾಂ. ಚಂದ ಚೆಲ್ಲ್ಯಾಂಕ ಪೊಟೋನು ಧೋರ್ಕಾ. ಕಾಂಬಳೇನಿ ಪಾಂಗೂರ್ನು ನಿದ್ದೋಕಾ. ಘರಾಂತು ಇಂಗಳ್ಯಾಚೊ ಉಜ್ಜೊ ಘಾಲ್ನು ಥಂಡಿ ದೂರಕೋರ್ಕಾ.

ವಸಂತ ರುತೂಂತು ಕಽಫ ದೋಷ ಸಗ್ಗೇ ದೇಹಾಂತು ಪಸರ್ತಾ. ಕಫಾಚಿ ಬಾಧಾ ಆಶ್ಶೀಲ್ಯಾಂಕ ವೋಂಕೋಚೆ ವಕ್ದಂ ದೀವ್ಕಾತಿ. ನಾಂಕಾಚೆ ಮೂಲಕ ವಕ್ಕದ ದೀವ್ಕಾ. ಸುಕ್ಕೆ ಆಹಾರ ದೀವ್ಕಾ. ತಿಕ್ಶೆಂ, ಕೋಡು ಆನಿ ತುರಟ ವಸ್ತು ಕಫಾಕ ಊಣೆ ಕರ್ತಾತಿ. ವ್ಯಾಯಾಮ ಕೊರೋಕಾ. ಗೋಂವಾಪಿಟ್ಟಾನಿ ಆಂಗ ರೊಗೋಡ್ಕಾ. ನ್ಹಾಲ್ಲೆ ಮಾಗ್ಗೀರಿ ಕರ್ಪೂರ, ಗಾಂಧ, ಅಗರು, ಕುಂಕುಮ ಇತ್ಯಾದಿ ಆಂಗಾಕ ಲಾವ್ಯೇತ. ಇಂಗಳ್ಯಾರಿ ಅಥವಾ ಭಟ್ಟೀಂತು ಭಾಜ್ಜೀಲೆಂ ಬಾರ್ಲೀಚೆ, ಗೋಂವಾಪಿಟ್ಟಾಚೆ ಖಾಣ, ಮಾಸ, ಮಾಸ್ಳೀ ಇತ್ಯಾದಿ ಖಾಣ ಖಾವೋಕಾ. ಆಸವ (ಮದ್ಯ) ಆನಿ ಅರಿಷ್ಟ ಪಿವ್ಚಾಕ ದೀವ್ಕಾ. ಶೀತು, ಮಾಧವ ಆನಿ ಮಾರ್ದ್ವಿಕಾ ರೊಸ್ಸು ಪೀವೋಕಾ. ಚಂದ ಚೆಲ್ಲ್ಯಾನಿ ಸುರ್ವೇಕ ಪೀವ್ನು ಮಾಗ್ಗೀರಿ ವೈದ್ಯಾನ ಅಥವಾ ರೋಗೀನ ಪೀವ್ಯೇತ. ಚಂದ ಚೆಲ್ಲ್ಯಾನಿ ಲಾಗ್ಗೀಚಿ ರಾಬ್ಬೂನು ಪಿವ್ಚಾಕ ದಿಲ್ಯಾರಿ ರೂಚಿ ಚಡ್ತಾ. ಪ್ರತಿದೀಸು ಆಲ್ಲೆಂ, ಅಸನ, ಬಿಜಕ, ಇತ್ಯಾದಿ ಮ್ಹೋವಾಂತು ಆನಿ ಜಲದಾಂತು ಮಿಶ್ರಣ ಕೋರ್ನು ಉದ್ದ್ಯಾಚೆ ಬದಲಾಕ ಪೀವ್ಕಾ.

ದನ್ಪಾರಾ ಸಾವ್ಟಾಂತು ವಿಶ್ರಾಮ ಕೋರ್ಕಾ. ಸಾಲಾ ಆನಿ ತಾಲಾ ರುಕ್ಕಾಚೆ ಮೂಳಾಂತು ಸಾವಟ ಅಸ್ತಾ. ವಿಶ್ರಾಮ ಕೊರೂಂಕ ಏಕು ಮಾಂಟೋವು ತಯ್ಯಾರಿ ಕೋರ್ಕಾ. ಮಾಂಟ್ವಾರಿ ದ್ರಾಕ್ಷಾಚಿ ವಾಲಿ ಸೋಡ್ಕಾ. ಮಾಧವೀ ಝೂಡ್ಡಾಂಕ ಸುತ್ತು ದೊವ್ರೋರ್ಕಾ. ಮಾಂಟ್ವಾಚೆ ಸುತ್ತು ಪೊರ್ಬಂಳಾಚೆ ಉದ್ಕಾಂತು ವಲ್ಲೆಂ ಕೆಲ್ಲೇಲೆ ಆಂವ್ಗಲೆಂ ಲಾಂಬೋಕಾ. ಆಂಬ್ಯಾಚೆ ಪಾನ್ನ, ಆಂಬ್ಯಾಚೆ ಘೂಲ ಆನಿ ಆಂಬೊ ಸುತ್ತು ದೊವ್ರೋರ್ಕಾ. ಮಾಂಟ್ವಾಂತು ನಿದ್ದೋಚಾಕ ಏಕ ಕೇಳಿ ಪಾನ್ನಾಂಚೆ ಹಾಂತೂಳ ಕೋರ್ನು ತಾಜ್ಜೇರಿ ಕಮಲ ಘೂಲ ಪಾತ್ಲಾಕಾ. ಮಾಂಟ್ವಾಂತು ಚಂದ ಬಾಯ್ಲುಮನ್ಶಾಲಿ ಮೂರ್ತಿ ದೊವ್ರೋರ್ನು ಸಿಂಗಾರ್ಯೇತ.

ರಾತ್ತೀಚೆಂ ಘರಾಚೆ ಮಾಡ ಸಪಾಟ ಆಸ್ಲ್ಯಾರಿ ಮಾಡಾರಿ ಹಾಂತೂಳ ಘಾಲ್ನು ನಿದ್ದೋಯೇತ.

ಗ್ರೀಷ್ಮ ರುತೂಂತು ವಾತ ದೋಷ ಆಂಗಾಂತು ಪಸರ್ತಾ. ಮಿಡ್ಶೆಂ, ಆಮ್ಶೆಂ ಆನಿ ಕೋಡು ವಸ್ತು ಖಾವ್ಚಾಕ ನಜ್ಜ. ಥೋಡೇಂ ಮದ್ಯ ಪೀವ್ಯೇತ. ಮಾಸ ಖಾವ್ಯೇತ. ರಸಾಲ, ರಾಗ, ಖಾಂಡವ, ಪಂಚಸಾರ ಪಾನಕ, ದ್ರಾಕ್ಷಾರಸ, ಮಧುಕ, ಖಾಜ್ಜೂರಾಚೊ ರೊಸ್ಸು, ಕಾಶ್ಮೀರಾಫಲಾಚೊ ರೊಸ್ಸು, ಪರುಷ್ಕಾ, ಇತ್ಯಾದಿ ಪೀವ್ಕಾ. ಪೇಯಾಂತು ಥೊಡೋ ಕರ್ಪೂರ ಘಾಲ್ನು ಪೀವ್ಯೇತ. ಮಾತ್ತ್ಯೇಚೆ ನವೇ ಬುಡ್ಕೊಳ್ಯಾಂತು ಪಿವ್ಚೆ ಉದ್ದಾಕ ಘಾಲ್ನು ಕೇಳೀಪಾನ್ನಾನಿ ಧಾಂಕೂನು ದೊವ್ರೋರ್ಕಾ. ಉದ್ಕಾಂತು ಪಾತಾಳಪುಷ್ಪ ಘಾಲ್ಲ್ಯಾರಿ ಉದ್ದಾಕ ಥಂಡ ಜಾತ್ತಾ. ಲಾಗ್ಗೀಚಿ ಏಕ ಸಾನ ಮಾತ್ತ್ಯೇಚೆ ಆಯ್ದನಾಂತು ಕರ್ಪೂರು ದೊವ್ರೋರ್ಕಾ. ಉದ್ಕಾಂತು ಥೋಡೋ ಕರ್ಪೂರ ಘಾಲ್ನು ಪೀವ್ಕಾ. ರಾತ್ತೀಚೆ ಮೋಡನಾತ್ತೀಲೆ ಆಕಾಶಾರಿ ಚಂದ್ರು ಆಯ್ಯೀಲೆ ವೇಳಾರಿ ವೈದ್ಯಾನ ಶಶಾಂಕ ಕಿರಣ (ಚಂದ್ರಾಲೆ ಕಿರಣ) ಆಸ್ವಾದ ಕೋರ್ಕಾ. ಏಕ ಸಾನ ಆಯ್ದನಾಂತು ಮ್ಹಶೀಚೆ ದೂಧ ಘಾಲ್ನು ತಾಂತು ಸಾಕ್ಕರ ಮಿಶ್ರ ಕೋರ್ನು ತಾಜ್ಜೇರಿ ಶಶಾಂಕ ಕಿರಣ ಪೊಡ್ಚೆತಶ್ಶಿ ದೊವ್ರೋರ್ಕಾ. ಚಂದ್ರಕಿರಣಾಂತು ತೇಂ ದೂಧ ಆಟ್ವತಾ. ವೈದ್ಯಾನ ಶಶಾಂಕ ಕಿರಣಾಂತು ಆರಾಮೇರಿ ಬೈಸೂನು ಚಂದ್ರಕಿರಣಾಂತು ಆಟ್ಟೀಲೆ ದೂಧ ಹಳುಹಳು ಯೆದ್ದೇಂದೇಚಿ ಪೀವ್ಕಾ. ತೆದ್ನಾ ವೈದ್ಯಾಲೆ ದೇಹಾಕ ಆನಿ ಮನಾಂಕ ಆನಂದು ಜಾತ್ತಾ. ಹೇಂ ಸಕ್ಕಡಾನಿ ಪಾಲನ ಕೋರ್ಯೆತ.

ಗ್ರೀಷ್ಮ ರುತೂಂತು ವೈದ್ಯಾಕ ಆಯಾಸು (ಶ್ರಮ) ಜಾಲ್ಲ್ಯಾರಿ ಕಶ್ಶಿ ಶ್ರಮಹರಣ ಕೋರ್ಕಾ ಮ್ಹೋಣು ವಾಗ್ಭಟಾನ ಅಷ್ಟಾಂಗ ಹೃದಯಮ್ ಗ್ರಂಥಾಂತು ಬರ್ಯೆಲಾಂ. ಆಯಾಸು ಘಾಬರಿ ಆನಿ ಯೆಚ್ಚನಾ ಜಾಲ್ಲ್ಯಾರಿ ಜಾತ್ತಾ. ಘಾಬ್ರಿ ಆನಿ ಚಿಂತೆ ದೂರ ಕೊರ್ಚ್ಯಾಕ ಪ್ರಯತ್ನ ಕೋರ್ಕಾ. ಗಾಂಧ ಝೋರೋನು ಉದ್ಕಾಂತು ಭರ್ಸೂನು ತಾಂತು ಫುಲ್ಲಾ ಮಾಳಾ ತಿಂಬೋನು ಗಳ್ಯಾಕ ಘಾಲ್ನು ಘೇವ್ಕಾ. ಮಲ್ಲಿಗೆಹೂ ಆನಿ ಹರಚಂದನ ಗಾಂತೂನು ಮಾಳಾ ಕೋರ್ನು ಗಳ್ಯಾಕ ಘಾಲ್ನು ಘೇವ್ಯೇತ. ಕರ್ಪೂರಾಚೆ ಉದ್ದಾಕ ಘಾಘ್ಹೊಣು ಘೇವ್ಕಾ. ಬಾಯ್ಲೇಲೆ ಒಟ್ಟು ನಿದ್ದೋಚಾಕ ನಜ್ಜ. ಪಾತ್ತಳ ಆಂವ್ಗಲೆ ನ್ಹೆಸ್ಸೂಕಾ. ಮಡ್ಲಾಚೊ ಹಾಯ್ಣೊ ಉದ್ಕಾಂತು ತಿಂಬೋನು ವಾರೆ ಘಾಲ್ನು ಘೇವ್ಕಾ. ಚೆರ್ಡೂವಾಂಕ ಲಾಗ್ಗಿ ಬೊಸೋನು ತಾಂಗೇಲೆಲಾಗಿ ಉಲ್ಲೋಕಾ. ಕೀರು ಆಸ್ಲ್ಯಾರಿ ಕೀರಾಲೆಲಾಗ್ಗಿ ಉಲ್ಲೋಯೇತ. ಬಾಯ್ಲುಮನ್ಶ್ಯಾನಿ ಕಮಲ ಫೂಲ ಮಾಳ್ನು ಘೇವ್ಕಾ.

ಪಾವ್ಸಾಡೀಂತು (ವರ್ಷ ರುತೂಂತು) ಜೀರ್ಣಶಕ್ತಿ ಊಣೆ ಜಾತ್ತಾ. ಪೊಟ್ಟಾಕ ಶುದ್ಧ ಕೊರೂಂಕ ವೊಂಕೋಚೆ ವಕ್ದ ದೀವ್ಕಾ ಆನಿ ಉತ್ಕಡೆ ಜಾವ್ಚಾಕ ಎರೆಂಡೆಲ ತ್ಯಾಲ ದೀವ್ಕಾ. ಆಸ್ಥಾಪನ ವಸ್ತಿ (ಎನೆಮಾ) ದೀವ್ಕಾ. ಪಾವ್ಸಾಡೀಂತು ವಗ್ಗಿ ಆಯಾಸು ಜಾತ್ತಾ. ವಾರ್ಯಾಂತು ಉದ್ಕಾಚೊ ಅಂಸ

ಚಕಡ ಜಾತ್ತಾ. ವಾತ ಆನಿ ಪಿತ್ತ ದೋಷ ಉಲ್ಬಣ ಜಾತ್ತಾತಿ. ಥಂಡೀಂತು ಭಾಯ್ರು ವೊಚ್ಚಾಕ ನಜ್ಜ. ಆಂವ್ಗಲ್ಯಾಕ ಪೊರ್ಬಂಳಾಚೆ ಸೆಂಟ ಘಾಲ್ಕಾ.

ಪಾವ್ಸಾಡೀಂತು ಪೊರ್ನೆ ತಾಂದ್ಲಾಚೆ ಶೀತ ಕೋರ್ನು ಮಾಸಾಚೆ ಆನಿ ಮಾಸ್ಳೀಚೆ ರಾಂದಯೇಚೆ ಒಟ್ಟು ಜೇವ್ಕಾ. ದಾಳೀಚೊ ಸಾರು ಶಿತ್ತಾಕ ಭರ್ಸೂನು ಜೇವ್ಕಾ. ಧವಸಧಾನ್ಯಾನಿ ಆನಿ ದಾಳೀನಿ ಕೆಲ್ಲೇಲೆ ಖಾಣ ಖಾವ್ಕಾ. ಥೊಡೇಂ ಮದ್ಯ (ಮಾಧ್ವಿಕಾ) ಪೀವ್ಯೇತ. ಅರಿಷ್ಟ (ಗೊಡ್ಡಾಚೊ ಪಾಕು) ಉದ್ಕಾಂತು ಭರ್ಸೂನು ಧಾತಕಿ ಭರ್ಸೂನು ಆಮ್ಕೆ ಕೋರ್ನು ಪೀವ್ಕಾ. ಪಂಚಕುಲ (ಪಿಪ್ಪಲಿ, ಪಿಪ್ಪಲಿ ಪಾಳ, ಕಾವ್ಯಾ, ಚಿತ್ರಕಾ ಆನಿ ಸೂಂಠಿ ಭರ್ಸೂನು ಕೆಲ್ಲೇಲೆ ತಾಕ) ಪೀವ್ಕಾ. ಉದ್ದಾಕ ಖತ್ಸತೊ ಕಾಣು ಪೀವ್ಕಾ. ಪಾವ್ಸಾಚೆ ಆನಿ ಬಾಂಯ್ಚೆ ಉದ್ದಾಕ ಪೀವ್ಯೇತ. ನ್ಹಂಯ್ಚೆ ಉದ್ದಾಕ ಪಿವ್ಚಾಕ ನಜ್ಜ. ಮಸ್ತ ಆಯಾಸು ಕೋರ್ನು ಘೆವ್ಚಾಕ ನಜ್ಜ. ಜೋಳಾಚೆ ಪಿಟ್ಟಾಚೆ ಖಾಣ ಖಾವ್ಚಾಕ ನಜ್ಜ. ದೀಸಾಚೆ ನಿದ್ದೋಚಾಕ ನಜ್ಜ. ತುರಟ, ತಿಕ್ಷೆಂ ಆನಿ ಗೋಽಡ ಪಿತ್ತಾಕ ಊಣೆ ಕರ್ತಾತಿ. ಮಧುರ (ಗೋಽಡ), ತ್ಯಾಲ, ತೂಪ, ಸುಕ್ಕೆ ಆಮ್ಕೆಂ ಮಿಡ್ಕೆಂ ಖಾಣ ವಾತ ಊಣೆ ಕರ್ತಾತಿ.

ಶರದೃತುಚರ್ಯಾ

ಪಾವ್ಲಾಡಿ ಮುಗ್ದಲೆ ಮಾಗ್ಗೀರಿ ಶರದ್ ರುತೂಂತು ವತ್ತಾಂತು ಭೋಂವ್ಲ್ಯಾರಿ ಪಿತ್ತ ದೋಷ ಉಲ್ಬಣ ಜಾತ್ತಾ. ಔಷಧಯುಕ್ತ ತೂಪ, ಎರಂಡೇಲ ತ್ಯಾಲ ಪೀವ್ಕಾ ಅನಿ ರಕ್ತಮೋಕ್ಷನ ಕೋರ್ನು ಘೇವ್ಕಾ. ಗೋಽಡ, ತೀಖ ಆನಿ ತುರಟ ಖಾಣ ಖಾವ್ಕಾ. ತಾಂದೂಲು, ಮುಗಾದಾಳಿ, ಸಾಕ್ಕರ, ಆಮಲಾಕಿ, ಪತೋಲಾ, ಮ್ಹೋವು, ಇತ್ಯಾದಿ ಖಾಣ ಆನಿ ರಾನ್ನಾಂತುಲೆ ಪ್ರಾಣೀಂಚೆ ಮಾಸ ಘಾಲ್ಲೇಲೆ ಖಾಣ ಪಿತ್ತ ದೋಷ ಊಣೆ ಕರ್ತಾ.

ಹಂಸೋದಕ ದೇವಾನ ದಿವ್ಚೆ ಉದ್ದಾಕ. ತಳ್ಯಾಂತು ಸೂರ್ಯಾಲೆ ಪ್ರಕಾಶಾಕ ಹೂನ ಜಾಲ್ಲೇಲೆ ಉದ್ದಾಕ, ರಾತ್ರಿ ಚಂದ್ರಾಲೆ ಪ್ರಕಾಶಾಕ ಥಂಡ ಜಾವ್ನು ಹಂಸೋದಕ ಜಾತ್ತಾ. ಹಂಸೋದಕ ಪಿಲ್ಲ್ಯಾರಿ ಆರೋಗ್ಯ ವರ್ಧನ ಜಾತ್ತಾ. ವೈದ್ಯಾನ ಆನಿ ಇತರ ಮನ್ಶಾನಿ ಸೂರ್ಯಾಸ್ತ ಜಾಲ್ಲೆತಕ್ಷಣ ಚಂದನ, ಉಸಿರ, ಕರ್ಪೂರ, ಇತ್ಯಾದಿ ಆಂಗಾಕ ಲಾವ್ನು, ಶುಭ್ರ ವಸ್ತ್ರ ನೆಸ್ಸೂನು, ಮೊತ್ಯಾಂಚಿಕಂಠಿ ಘಾಲ್ನು ಘೇವ್ನು ಆಕಾಶಾರಿ ಯೆವ್ಚೆ ಚಂದ್ರಾಲೆ ರಶ್ಮೀಂಕ ಆಂಗಾರಿ ಪೊಡ್ಚೆತಶ್ಶೀ ಘರಾಚೆ ವೈಲೆ ವಸ್ರಾರಿ ಬೈಸೂಕಾ ಎಕಯಿ ನಿದ್ದೋಕಾ. ಹಿಮಪಾತ ಜಾತ್ತನಾ ಹೀಮ ಆಂಗಾರಿ ಪಽಣಾತಶ್ಶಿ ಜಾಗ್ರತೆ ಕೋರ್ಕಾ. ಮಿಡ್ಕೆಂ ಆನಿ ತೀಖ ಖಾಣ, ಧಂಯಂ, ತಿಳೇಲತ್ಯಾಲ, ಚರ್ಬಿ, ಇತ್ಯಾದಿ ತ್ಯಾಗಕೋರ್ಕಾ. ವತ್ತಾಕ ಭೋಂವ್ಚಾಕ ನಜ್ಜ. ದಿಸಾಚೆಂ

ನಿದ್ದೋಚಾಕ ನಜ್ಜ. ಪೂರ್ವ ದಿಕ್ಕಾಕ ಯೆವ್ಚೆ ವಾರ್‍ಯಾಕ ತೋಂಡ ಕೋರ್ನು ರಾಬ್ಬೂಂಕ ನಜ್ಜ.

ರೋಗಾನುತ್ಪಾದನೀಯ

ಆಮ್ಕಾ ರೋಗು ಕಶ್ಶಿ ಯೆತ್ತಾ ಮ್ಹೋಣು ಕಳ್ಳ್ಯಾರಿ ಆಮ್ಮಿ ರೋಗು ಯೇನಾತಶ್ಶಿ ಪ್ರಯತ್ನ ಕೋರ್‍ಯೇತ. ಸ್ವಾಭಾವಿಕ ಪ್ರಕ್ರಿಯಾ ಮ್ಹಳ್ಯಾರಿ ಘುಸ್ಕಿ ಆನಿ ಪಾದು ಸೊಡ್ಚೆಂ, ಉತ್ಕಡೆ ಜಾವ್ಚೆಂ, ಮುತ್ತೂಂಕ ಜಾವ್ಚೆಂ, ಶಿಂಕಿ ಯೆವ್ಚಿ, ತಾಽನಿ ಯೆವ್ಚಿ, ಭೂಕ ಲಾಗ್ಚಿ, ನೀದ ಯೆವ್ಚಿ, ಖಾಂಖಿ ಯೆವ್ಚಿ, ಆಯಾಸು ಜಾವ್ನು ಧಾಪಿ ಯೆವ್ಚಿ, ಜಾಂಬಯಿ ಯೆವ್ಚಿ, ದೋಳ್ಯಾಂತು ಉದ್ದಾಕ ಯೆವ್ಚೆಂ, ವೋಂಕಿ ಯೆವ್ಚಿ ಆನಿ ವೀರ್‍ಯಸ್ಖಲನ ಜಾವ್ಚೆಂ ಹೇಂ ಸಕ್ಕಡ ಆಮ್ಮಿ ತಡಸೂನು ಘೇನಾ ಜಾಲ್ಲ್ಯಾರಿ ಆಮ್ಕಾ ಕೆಲವು ರೋಗು ಯೇನಾಂತಿ.

ಆಮ್ಮಿ ಆಮ್ಗೇಲೆ ದೇಹಾಚೆ ಸ್ವಾಭಾವಿಕ ಪ್ರಕ್ರಿಯಾ ತಡಸೂನು ಘೆತ್ಲ್ಯಾರಿ ಪೊಟ್ಟಾಂತು ಗೂಳೊ, ಪೊಟ್ಟಾಚೆ ದೂಕಿ, ಕ್ಲಾಮಾ, ದೃಷ್ಟಿಮಾಂದ್ಯ, ಆನಿ ಅಜೀರ್ಣ ಜಾವ್ಚಾಕ ಪೂರೊ. ಘುಸ್ಕಿ ಆನಿ ಪಾದು ವಚ್ಚನಾ ಜಾಲ್ಲ್ಯಾರಿ ವಾತಾನುಲೋಮ ಕೊರ್ಕಾ. ವಾತಾನುಲೋಮ ಮ್ಹಳ್ಯಾರಿ ಪೊಟ್ಟಾಂತುಲೆ ವಾತ (ಗ್ಯಾಸ) ಭಾಯ್ರ ಘಾಲ್ಚಾಕ ಕ್ರಿಽಯಾ. ವಾತ ವೊಚ್ಚಾಕ ತ್ಯಾಲ ತೂಪ ಖಾವ್ಕಾ. ಹೂನ ಉದ್ಕಾಂತು ಆಂಗ್ಟಿ ತಿಂಬೋನು ಪೊಟ್ಟಾಕ ಶ್ಯಾಖೋ ದೀವ್ಕಾ. ಗಾಂಡೀಂತು ವಕ್ದಾಚೆ ಕಾಡ್ಡಿ ದೊವ್ರೋರ್ಕಾ ಅಥವಾ ವಸ್ತಿ (ಎನೆಮಾ) ದೀವ್ಕಾ.

ಉತ್ಕಡೆ ಜಾಯ್ನಾ ಜಾಲ್ಲ್ಯಾರಿ ಪಾಯ್ಯಾಂತು ಸಣಸಣ ಯೆತ್ತಾ. ನಾಂಕಾಂತು ಪಿಣ್ಸೊ ಯೆತ್ತಾ. ಮಾತ್ತ್ಯಾಂತು ಸಣಸಣ ಯೆತ್ತಾ. ಪೋಟ ಉಬ್ಬೇನು ಯೆತ್ತಾ. ಪೊಟ್ಟಾಂತು ಹೃದಯೋಪರೋಧ ಮ್ಹಳ್ಯಾರಿ ವಾಪಸ ವಾಪಸ ಪರತ ಪರತ ಯೆವ್ಚಿ ಪೊಟ್ಟಾಚೆ ಭಯಂಕರ ದೂಕಿ (ಕೋಲಿಕ್) ಯೆತ್ತಾ. ತೊಂಡಾಂತು ತಾಕ್ಕೂನು ಗೂ (ಮಽಲ) ಭಾಯ್ರ ಯೆವ್ಚಾಕ ಪೂರೊ. ಉತ್ಕಡೆ ಸಮಂಚೆ ಜಾವ್ಚಿಕತಿರ ಪಾಲ್ಲೊ ಸಿಜ್ಜೋನು ಅಥವಾ ಮೂಗಾಚೆ ರಾಂದಯಿ ಕೋರ್ನು ಖಾವ್ಕಾ.

ಮುತ್ತೂಂಕ ಜಾಯ್ನಾ ಜಾಲ್ಲ್ಯಾರಿ ಸಗ್ಳೇ ಆಂಗಾಂತು ಸಣಸಣ ಯೆತ್ತಾ. ಬೋಂಬ್ಲೇಚೆ ಸಕಲ ದೂಕಿ ಸೂರು ಜಾತ್ತಾ. ವಾಂಕೇಂತು ದೂಕಿ ಯೆತ್ತಾ. ಹೇ ರೋಗಾಕ ಗಾಂಡೀಂತು ವರ್ತಿ (ವಕ್ದಾಚೆ ವಾತಿ) ದೊವ್ರೋರ್ನು ರೋಗೀಕ ಹಾಗ್ಗೋಕಾ. ಆಂಗಾಕ ತ್ಯಾಲ ಲಾವ್ನು ಹೂನ ಉದ್ಕಾನಿ ನ್ಹಾಣೋಕಾ. ಹೂನ ಉದ್ಕಾಂತು ಬೊಸೋಕಾ. ಶ್ಯಾಖೊ ದೀವ್ಕಾ. ವಸ್ತಿ (ಎನೆಮಾ) ದೀವ್ಕಾ ಜಾವ್ಚಾಕ ಪೂರೊ. ಜೆವ್ಚೆ ಘೂಡೆ ಆನಿ ಜೆವ್ಲೆ

ಮಾಗ್ಗೀರಿ ಘೊಡೇಂಚಿ ತೂಪ ಪೀವ್ನೋಕಾ. ಹೇ ಕ್ರಿಯೇಕ ಅವಪೀಡಕಾ ಮ್ಹಣ್ತಾತಿ.

ರೋಗೀಕ ಢೇಂಕು ಕಾಡೂಂಕ ಜಾಯ್ನಾ ಜಾಲ್ಲ್ಯಾರಿ ತಾಕ್ಕಾ ಜಿಬ್ಬೇಚಿ ರೂಚಿ ನಾಶ ಜಾತ್ತಾ. ಆಂಗಾಂತು ಕಂಪನ ಜಾತ್ತಾ. ಹರ್ದ್ಯಾಂತು ವಾತ ಭರ್ತಾ ಆನಿ ಆಧ್ಮಾನ ಮ್ಹಳ್ಯಾರಿ ವಾತ ಬಂದ ಜಾತ್ತಾ. ಹಿಧ್ಮಾ ಮ್ಹಳ್ಯಾರಿ ಉಮ್ಮಣಿ (ಹುಮ್ಮಣ) ಯೆತ್ತಾತಿ. ಶೀಂಕಿ ಯೇನಾ ಜಾಲ್ಲ್ಯಾರಿ ಶಿರೋರ್ತಿ (ಮಾತ್ತ್ಯಾಚಿ ದೂಕಿ) ಜಾತ್ತಾ. ಇಂದ್ರಿಯ ದುರ್ಬಲ ಜಾತ್ತಾತಿ. ಮಾನ್ಯಾಸ್ಥಂಭ ಮ್ಹಳ್ಯಾರಿ ಗಳ್ಯಾಂತು ಉಳ್ಕಿ (ಉಳಕಿ) ಯೆತ್ತಾ. ಅರ್ಧಿತಾ ಮ್ಹಳ್ಯಾರಿ ತೊಂಡಾಚೆ ಅರ್ಧ ಭಾಗಾಂತು ಪಕ್ಷವಾತ ಜಾತ್ತಾ. ಹೇ ರೋಗಾಕ ಧೂಪ ಆಘ್ರಾಣ ಕೋರ್ಕಾ ಮ್ಹಳ್ಯಾರಿ ಧೂಪ ಲಾವ್ನು ಧುವ್ವೋರು ಘಾಲ್ನು ತೇ ಧುವ್ರಾಂತು ಬೊಸೋಕಾ. ಆಂಗಾಕ ತ್ಯಾಲ ಆನಿ ಅಂಜನ ಲಾವ್ಕಾ. ಶೇಖೊ ದೀವ್ಕಾ. ನಾವಾನ ಮ್ಹಳ್ಯಾರಿ ನಾಂಕಾಂತು ವಕ್ದಾಚೆ ಥೆಂಬೆ ಘಾಲ್ಕಾ. ಅರ್ಕ ವಿಲೋಕನ ಕೊರೋಕಾ ಮ್ಹಳ್ಯಾರಿ ಸೂರ್ಯಾಲೆ ದಿಕಡೆ ಪೊಳೊಚಾಕ ಸಾಂಗ್ಕಾ.

ರೋಗೀಕ ತಾಽನಿ ಯೇನಾ ಜಾಲ್ಲ್ಯಾರಿ ಶೋಶ ಜಾತ್ತಾ ಮ್ಹಳ್ಯಾರಿ ಆಂಗ ಸುಕ್ತಾ. ಅಂಗಸಾದ ಮ್ಹಳ್ಯಾರಿ ಹಾಥಪಾಯ ನಿರ್ಬಲ ಜಾತ್ತಾತಿ. ಬಾಧೀರ್ಯ ಮ್ಹಳ್ಯಾರಿ ಕಾನು ಆಯ್ಕನಾ. ಹರ್ದ್ಯಾಂತು ದೂಕಿ ಯೆತ್ತಾ. ತೆದ್ದನಾ ರೋಗೀಲೆ ಆಂಗಾರಿ ಉದ್ದಾಕ ಸಿಂಪುಡ್ಕಾ. ಥಂಡಿ ಆಶ್ಶೀಲೆಕಡೇನ ನಿದ್ಕಾರಾಕಾ.

ರೋಗೀಕ ಭೂಖ ನಾ ಜಾಲ್ಲ್ಯಾರಿ ಅಂಗಭಂಗ ಮ್ಹಳ್ಯಾರಿ ಸಗ್ಗೇ ಆಂಗಾಂತು ದೂಕಿ ಸೂರು ಜಾತ್ತಾ. ಜಿಬ್ಬೇಕ ರೂಚಿ ನಾ ಜಾತ್ತಾ. ಗ್ಲಾನಿ ಮ್ಹಳ್ಯಾರಿ ಸುಸ್ತು, ಕರ್ಶ್ಯ ಮ್ಹಳ್ಯಾರಿ ಕೃಶಶರೀರ, ಶೂಲ ಮ್ಹಳ್ಯಾರಿ ಖೊಂಬ್ಬಿ ದೂಕಿ, ಭ್ರಮಾ, ಇತ್ಯಾದಿ ಜಾತ್ತಾತಿ. ತೆದ್ದನಾ ತುಪ್ಪಾಂತು ಲಾನ ಕೆಲ್ಲೇಲೆ ಶೀತ ಖಾವ್ನೋಕಾ.

ರೋಗೀಕ ನೀದ ಯೇನಾ ಜಾಲ್ಲ್ಯಾರಿ ಮೋಹ, ಮೂರ್ಧ, ಅಕ್ಷಿಗುರುತಾ, ಆಲಸ್ಯ, ಜಾಂಬಯಿ ಯೆವ್ಚಿ, ಅಂಗಮರ್ದ ಮ್ಹಳ್ಯಾರಿ ಆಂಗಾಕ ದೂಕಿ, ಇತ್ಯಾದಿ ಜಾತ್ತಾ. ತೆದ್ದನಾ ಆಂಗಾಕ ಮರ್ದನ ಮ್ಹಳ್ಯಾರಿ ರೊಗೋಡ್ಕಾ. ನೀದ ಹಾಡೋಕಾ.

ರೋಗೀಕ ಖಾಂಕಿ ಕಾಡೂಂಕ ಜಾಯ್ನಾ ಜಾಲ್ಲ್ಯಾರಿ ಶ್ವಾಸವಾಧ ಮ್ಹಳ್ಯಾರಿ ಉಸಿರುಮೇಟಿ ಯೆತ್ತಾ. ಜಿಬ್ಬೇಕ ರೂಚಿ ನಾ ಜಾತ್ತಾ. ಹೃದಾಮ್ಯ ಮ್ಹಳ್ಯಾರಿ ಹರ್ದ್ಯಾಂತು ದೂಕಿ ಯೆತ್ತಾ.

ಶ್ರಮಶ್ವಾಸರೋಧಜ ಮ್ಹಳ್ಯಾರಿ ಉಸಿರುಮೇಟಿ ತಡಸೂನು ಘೆವ್ಚೆಂ. ಗುಲ್ಮಾ ಜಾಲ್ಲ್ಯಾಲ್ಯಾಂಕ ಶ್ರಮಶ್ವಾಸರೋಧ ಜಾತ್ತಾ. ಪೊಟ್ಟಾಂತು ಗೂಳೊ

ಆಯ್ಲ್ಯಾರಿ ತಾಕ್ಕಾ ಗುಲ್ಮಾ ಜಾಲ್ಲಾಂ ಮ್ಹಣ್ಣಾತಿ. ಹೃದ್ರೋಗ ಆನಿ ಸಮ್ಮೋಹ ಜಾತ್ತಾ. ಸಮ್ಮೋಹ ಮ್ಹಳ್ಯಾರಿ ಬೋಧ ಚುಕ್ಚೆ. ಮೂರ್ಛೆ ಚುಕ್ಚೆಂ. ಹೇಂ ವಾತ ದೋಷಾಚೆ ನಿಮಿತ್ತ ಜಾತ್ತಾ.

ಜಾಂಬಽಯೋ ತಡಸೂನು ಘೆತ್ತಲ್ಯಾಂಕ ಆನಿ ಶೀಂಕಿ ತಡಸೂನು ಘೆತ್ತಲ್ಯಾಂಕ ವಾತ ದೋಷ ಲಾಗ್ತಾ. ಅಶ್ರು (ದೊಳ್ಯಾಚೆ ಉದ್ದಾಕ ಯೆವ್ಚೆ) ತಡಸೂನು ಘೆತ್ತಲ್ಯಾಂಕ ಪಿನಸ (ಪಿಣ್ಸೊ) ಮ್ಹಳ್ಯಾರಿ ಸೈತೆಂ ಜಾವ್ನು ಆಸ್ಲೊಂಕ ಪೂರೊ. ಅಕ್ಷಿ (ದೋಳ್ಯಾಚೆ ರೋಗ) ಶಿರಸ್, ಹೃದ್ರೋಗ, ಮಾನ್ಯಸ್ಥಂಭ ಮ್ಹಳ್ಯಾರಿ ಗಳ್ಯಾಂತು ಉಳಕಿ ಯೆತ್ತಾತಿ. ತಾಂಗೇಲಿ ಭೂಕ ಮರ್ತಾ. ತಾಂಕಾ ಭ್ರಮ ಜಾತ್ತಾ. ಮಾತ್ತೆಂ ಘುಂವ್ತಾ. ಗುಲ್ಮಾ ಜಾತ್ತಾ. ತಾಂಕಾ ಮದ್ಯ ದೀವ್ಕಾ. ಕಾಣಿಯೊ ಸಾಂಗೂಕಾ.

ವೊಂಕೂಂಕ ಜಾಯ್ನಾನಾತ್ತೀಲ್ಯಾಂಕ ವಿಸರ್ಪ (ಸರ್ಪಸುತ್ತು, ಚರ್ಮರೋಗ) ಆನಿ ಕುಷ್ಟ ಜಾವ್ನು ಆಸ್ಲೊಂಕ ಪೂರೊ. ಅಕ್ಷಿ ಕಂಡ (ದೋಳ್ಯಾಕ ದೂಕಿ), ಪಾಂಡ್ವಾಮಯ (ಆಂಗಾಚೊ ತಾಂಬ್ಡೊ ಬಣ್ಣು ಕಮ್ಮಿ ಜಾವ್ಚೊ), ಜ್ವರ, ಖಾಂಕಿ, ಹೃಲಾಸ (ಲಾಳ ದೆವೊಂಚೆ), ವ್ಯಂಗ (ಆಂಗಾರಿ ಮಚ್ಚೆ ಪೊಡ್ಚೆಂ), ಶ್ವಾಯತು (ಆಂಗಾಂತು ಉದ್ದಾಕ ಭೋರ್ಚೆ), ಇತ್ಯಾದಿ ಜಾತ್ತಾ. ತಾಂಕಾ ಘೋಟು ಭೊರೋಕಾ. ಧೂಪ ಆಘ್ರಾಣ ಕೊರೋಕಾ. ತಾನ್ನಿ ಅನಾಹಾರಿ (ಸಂಪೂರ್ಣ ಉಪಾಸು) ಜಾವ್ಕಾತಿ. ವೊಂಕ್ಚೆ ವಕ್ಕದ ದೀವ್ನು ತಾಂಕಾಂ ವೊಂಕೋಕಾ. ರಕ್ತಮೋಕ್ಷನ ಕೋರ್ಕಾ. ತಾನ್ನಿ ವ್ಯಾಯಾಮ ಕೋರ್ಕಾ. ಉತ್ಕಡೇಚೆ ವಕ್ಕದ ದೀವ್ನು ಉತ್ಕಡೆ ಜಾವ್ಚೆತಶ್ಶಿ ಕೋರ್ಕಾ. ಆಂಗಾಕ ತ್ಯಾಲ ಲಾವ್ನು ರೊಗೋಡ್ಕಾ. ಕ್ಷಾರ ವಸ್ತು ಖಾವೋಕಾ.

ವೀರ್ಯಸ್ಖಲನ ಜಾಯ್ನಾ ಜಾಲ್ಯಾರಿ ವೀರ್ಯಸ್ರವನ ಜಾತ್ತಾ. ಗುಹ್ಯ ವೇದನಾ, ಸ್ವಯತು ಮ್ಹಳ್ಯಾರಿ ಸೂಝಿ, ಜ್ವರ ಮ್ಹಳ್ಯಾರಿ ತಾಪು, ಹೃದ್ವ್ಯಥಾ ಮ್ಹಳ್ಯಾರಿ ಹರ್ದ್ಯಾಂತು ದೂಕಿ, ಮೂತ್ರ ಸಂಗ ಮ್ಹಳ್ಯಾರಿ ಮೂತ ಭೋರ್ಚೆಂ, ಅಂಗಭಂಗ ಮ್ಹಳ್ಯಾರಿ ಆಂಗ ಮೊಡ್ಚೆಂ, ವೃದ್ಧಿ ಮ್ಹಳ್ಯಾರಿ ಹೋಡ ಜಾವ್ಚೆಂ, ಅಶ್ಮ ಮ್ಹಳ್ಯಾರಿ ಫಾತ್ತೋರು ಮಾಂಡ್ಚೊ, ಶಂಢತಾ ಮ್ಹಳ್ಯಾರಿ ಲಿಂಗ ಘಟ್ಟಿ ಜಾಯ್ನಾಶಿ ರಾಬ್ಚೆಂ, ಇತ್ಯಾದಿ ಪರಿಣಾಮ ಜಾತ್ತಾತಿ. ತಸ್ಸಲೆ ರೋಗೀನ ಕುಂಕ್ಡಾಚೆ ಮಾಸ ಖಾವ್ಕಾ. ಮದ್ಯ ಪೀವ್ಕಾ. ಶೀತ ಜೇವ್ಕಾ. ವಸ್ತಿ (ಎನೆಮಾ) ದೀವ್ನು, ತೆಲ್ಲಾನಿ ರೊಗೊಡ್ನು, ಹೂನ ಉದ್ಕಾಂತು ರೋಗೀಕ ಬೊಸೋಕಾ. ಮೂತ್ರಪ್ರೇರಕ ವಕ್ದಂ ದುದ್ದಾಂತು ಮಿಶ್ರ ಕೋರ್ನು ಪಿವ್ಚಾಕ ದೀವ್ಕಾ. ಪ್ರಿತೀಚೆ ಬಾಯ್ಲುಮನ್ಶಾಂಕ ಲಾಗ್ಗಿ ಕೋರ್ಕಾ.

ತಾಽನಿ ಇತ್ಯಾದಿ ಅತ್ಯಧಿಕ ಆಸ್ಸ ಜಾಲ್ಯಾರಿ ರೋಗೀಕ ವಕ್ಕದ ದೀನಾನಾತ್ತೀಲೆ ತಶ್ಶೀಂಚಿ ಸೊಡ್ಚೆ ಚಾಂಗ ಮ್ಹಣ್ತಾ ವಾಗ್ಭಟು. ವಾಗ್ಭಟು ಮ್ಹಣ್ತಾ, "ಆಮ್ಮಿ ಸ್ವಾಭಾವಿಕ ಆಗ್ರಹಾಕ ತಕೀತ ಕ್ರಿಯಾ ಕರ್ನಾಜಾಲ್ಯಾರಿ

ವಾತ ದೋಷ ಕಮ್ಮಿ ಜಾಯ್ನಾ. ವಾತ ದೋಷು ಚಡಡ ಜಾವ್ನು ಆಮ್ಕಾ ಸಕ್ಕಡ ರೋಗು ಯೆತ್ತಾ," ಮ್ಹೋಣು. ವಾತ ದೋಷ ಕಮ್ಮಿ ಕೊರೂಂಕ ದೇಹಾಚೆ ಖಂಚೇಯಿ ಸ್ವಾಭಾವಿಕ ಆಗ್ರಹ ತಡಸೂಚಾಕ ನಜ್ಜ. ಮನಾಂತುಲೆ ಆಗ್ರಹ ತಡಸೂನು ಘೇವ್ಕಾ. ಲೋಭ, ಈರ್ಷ್ಯಾ, ದ್ವೇಷು, ಮತ್ಸರು ಆನಿ ರಾಗು (ಅತಿ ಆಶಾ) ಹೇಂ ಸಕ್ಕಡ ಮನಾಚೆ ಆಗ್ರಹ. ಹೇಂ ತಡಸೂಕಾ. ಜಾಲ್ಲ್ಯಾರಿ ದೇಹಾಚೆ ಸ್ವಾಭಾವಿಕ ಆಗ್ರಹ ತಡಸೀಲ್ಯಾರಿ ರೋಗು ಯೆತ್ತಾ.

ಮನುಷ್ಯಾಕ ರೋಗಿ ಜಾವ್ಚಾಕ ಆನಿಕಯಿ ಮಸ್ತ ಕಾರಣ ಆಸ್ಸತಿ. ಆಗಂತುಜ ರೋಗು ಮ್ಹಳ್ಯಾರಿ ಭೂತ ಪ್ರೇತ ಭಾಧೇಚೆ ನಿಮಿತ್ತ, ವಿಃಷ ಖೆಲ್ಲ್ಯಾರಿ, ದೂಷಿತ ವಾರ್‍ಯಾಂತು ಶ್ವಾಸು ಘೆತ್ಲ್ಯಾರಿ, ಆಂಗಾಕ ಉಜ್ಜೊ ಲಾಗ್ಲ್ಯಾರಿ. ಪೆಟ್ಟು ಜಾಲ್ಲ್ಯಾರಿ, ರಾಗು, ದ್ವೇಷು ಆನಿ ಭಂಯ ವಿಪರೀತ ಜಾಲ್ಲ್ಯಾರಿ ಆಗಂತುಜ ರೋಗು ಯೆತ್ತಾ. ಪ್ರಜ್ಞಾಪರಾಧ (ತಪ್ಪು ಮ್ಹೋಣು ಗೊತ್ತು ಆಸ್ಸೂನೂಯಿ ಕೊರ್ಚೊ ಅಪರಾಧು) ಕೊರೂಂಕ ನಜ್ಜ. ಇಂದ್ರಿಯೊಪಶಮ (ಇಂದ್ರಿಯಾಂಕ ಸೂಖ ದಿವ್ಚೋಚೆಂ) ಕೊರೂಂಕ ನಜ್ಜ. ಫೂಢೆ ಕೆಲ್ಲೇಲೆ ಕರ್ಮಾನ ಭೊಗ್ಗೀಲೆ ಉಡ್ಡಾಸಾರಿ ತೇಂಚಿ ಕರ್ಮ ವಾಪಸ ಕೊರೂಂಕ ನಜ್ಜ. ದೇಶ, ಕಾಲ ಆನಿ ಆತ್ಮಾಕ ತಕೀತ ಸದ್ವರ್ತನ (ಚಾಂಗ ವರ್ತನಾ) ಕೋರ್ನು ರೋಗು ಯೇನಾತಶ್ಶಿ ಪೊಳೋಕಾ.

ರೋಗೀಲೆ ದೇಹಾಂತು ದೋಷ ಮಾಂತ್ರ ಜಃಮೆ ಜಾವ್ಚೆ ನ್ಹಂಯಿ. ದೇಹಾಂತು ಕೋಯ್ರು ಜಃಮೆ ಜಾತ್ತಾ. ಕೋಯ್ರಾಕ ಮಃಲ ಮ್ಹಣ್ತಾತಿ. ದೇಹಾಕ ಶುದ್ಧ ಕೊರೂಂಕ ಮಲತ್ಯಾಗ ಕೋರ್ಕಾ. ಲಂಘನ (ಉಪಾಸು), ಪಾಚನ (ಜೀರ್ಣ), ಇತ್ಯಾದಿ ಕೆಲ್ಲ್ಯಾರಿ ಪಾವ್ನಾ. ಮಲತ್ಯಾಗ ಕೊರೂಂಕ ಸಿದ್ಧ ರಸಾಯನ ವಕ್ದಂ ಆನಿ ವೃಷ್ಯಯೋಗ ವಕ್ದಾಂಕ ಉಪೇಗು ಕೋರ್ಕಾ. ಸಿದ್ಧ ರಸಾಯನ ಆನಿ ವೃಷ್ಯಯೋಗ ವಕ್ದಂ ದೇಹಾಕ ಶುದ್ಧ ಕರ್ತಾತಿ. ದೇಹ ಶುದ್ಧ ಜಾಲ್ಲೆಮಾಗ್ಗಿರಿ ದೇಹಾಕ ಪುಷ್ಟಿಕರ ಆಹಾರು ದೀವ್ಕಾ.

ಖಂಚೋಯಿ ಏಕ ಮನೀಷು ಹಿತಾಹಾರ (ದೇಹಾಕ ಹೀತ ಜಾವ್ಚೆ ಆಹಾರ) ಸೇವನಾ ಕರ್ತಕೀ, ನಿತ್ಯ ವಿಹಾರ (ಭೋಂವ್ಚಾಕ ವೊಚ್ಚೆಂ) ಕರ್ತಕೀ, ತಾಗ್ಗೇಲೆ ಕರ್ಮು ಕರ್ತನಾ ಚಾಂಗ ಕೋರ್ನು ವಾಯ್ಟು ಕರ್ನಾಕೀ, ಇಂದ್ರಿಯಸೂಖ ಮಾಂತ್ರ ಮುಖ್ಯ ಮ್ಹೋಣು ಲೆಕ್ಕನಾಕೀ, ದುರ್ಬಳ್ಯಾಂಕ ಧರ್ಮು ಕರ್ತಕೀ, ಸಕ್ಕಡ ಮನುಷ್ಯಾಂಕ ಆನಿ ಪ್ರಾಣೀಂಕ ಸಮಾನ ರೀತೀರಿ ಪಳೈತಕೀ, ಸತ್ಯವಂತು ಆನಿ ಇಷ್ಟವಂತು ಜಾವ್ನು ಆಸ್ಸಕೀ, ಆನಿ ಸತ್ಯವಂತಾಂಕ ಸಮ್ಮಾನು ಕರ್ತಕೀ, ತೇ ಮನ್ಶಾಕ ರೋಗು ಯೇನಾ.

ದ್ರವ ದ್ರವ್ಯ ವಿಜ್ಞಾನ

1. ಉದ್ದಾಕ: ವಾಗ್ಭಟಾನ ಉದ್ದಾಕಚೆ ವಿಷಯಾಂತು ದಿಗs ವ್ಯಾಖ್ಯಾನ ದಿಲ್ಲಾಂ. ಪಾವ್ಸಾಚೆ, ನ್ಹಂಯ್ಚೆಂ, ಶಿಯಾಳ್ಯಾಚೆಂ, ಉದ್ದಾಕ, ಪಿವ್ಚಾಕ ಯೋಗ್ಯ ಆನಿ ಅಯೋಗ್ಯ ಉದ್ದಾಕ, ಖತ್ಖತೊ ಕಾಳ್ಳೇಲೆ ಉದ್ದಾಕ, ಥಂಡ ಉದ್ದಾಕ, ಕೆದ್ನಾ ಖಂಚೆ ಉದ್ದಾಕ ಪೀವ್ಕಾ, ಕೆದ್ನಾ ಪಿವ್ಚಾಕ ನಜ್ಜ, ಜೇವಣಾಂಚೆ ಒಟ್ಟು ಸುರ್ವೇಕ ಮಧ್ಯೇಂತು ಆನಿ ಕಡೇರಿ ಪೀವ್ಕಾಕೀ, ಇತ್ಯಾದಿ ವಿಂಗವಿಂಗಡ ವಿವರ ದಿಲ್ಲಾಂ.

2. ದೂಧ: ವಾಗ್ಭಟಾನ ದುದ್ದಾಚೆ ವಿಷಯಾಂತೂಯಿ ದಿಗs ವ್ಯಾಖ್ಯಾನ ಬರಯಿಲಾಂ. ಗಾಯ್ಚೆ ದೂಧ, ಮ್ಹಶೀಚೆ ದೂಧ, ಒಂಟೇಚೆ ದೂಧ, ಚಿವ್ವೇಂಚೆ ದೂಧ, ಬೊಕ್ಡೇಚೆ ದೂಧ, ಹಸ್ತೇಚೆ ದೂಧ, ಹರ್ವೆಂ ದೂಧ, ಖತ್ಖತೊ ಕಾಳ್ಳೇಲೆ ದೂಧ, ಇತ್ಯಾದಿ ವಿವರಿಸೂನು ಬರಯಿಲಾಂ. ಧಂಯ, ತಾಕ, ವ್ಹೇ (ಧಂಯ್ಯಾಚೆ ಉದ್ದಾಕ), ಲೋಣಿ, ದುದ್ದಾಚಿ ಸಾಯಿ, ತೂಪ, ಪೋರ್ನೆ ತೂಪ, ಇತ್ಯಾದೀಚೆಂ ಚಾಂಗ ಆನಿ ವಾಯ್ಟ ಗೂಣ, ಕೆದ್ನಾ ಖಂಚೆ ಪಿಲ್ಲ್ಯಾರಿ ಏಕಯಿ ಖೆಲ್ಲ್ಯಾರಿ ಚಾಂಗ ಮ್ಹೋಣು ಸಕ್ಕಡ ಬರಯಿಲಾಂ.

3. ಕಿಲಾಟ (ದೂಧ, ತಾಕ ಆನಿ ಸಾಕ್ಕರ), ಪೀಯೂಷ (ಬಾಳಾಂತಿ ಜಾಲ್ಲೆ ಕೂಡ್ಲೆ ಧಾರ ಕಾಳ್ಳೇಲೆ ಗಾಯ್ಚೆ ಅಥವಾ ಇತರ ಪ್ರಾಣೀಂಚೆ ದೂಧ), ಕುರ್ಸಿಕಾ (ಕೋವಾ), ಮೊರಣ (ಕೋವಾ ಜಾಲ್ಲೆಮಾಗ್ಗೀರಿ ವರ್ಲೇಲೆ ನಿಶ್ಶೆಂ), ಇತ್ಯಾದಿ ದುದ್ದಾಚೆ ಉತ್ಪನ್ನಾಚೆ ಚಾಂಗ ಆನಿ ವಾಯ್ಟ ಗೂಣ ವಾಗ್ಭಟಾನ ಬರಯಿಲಾಂ.

4. ಕೊಬ್ಬಾಚೊ ರೊಸ್ಸು (ವಿಂಗವಿಂಗಡ ಜಾತೀಚೆ ಕೊಬ್ಬು ಸಾಂಗ್ಲಾ). ಕೊಬ್ಬಾಚೆ ರೊಸ್ಸಾಚೊ ಪಾಕು, ಗೋsಡ, ಸಾಕ್ಕರ, ಇತ್ಯಾದೀಚೆ ಗೂಣ ದಿಲ್ಲಾಂ.

5. ಮ್ಹೋವು, ಹೂನ ಕೆಲ್ಲೊಲೊ ಆನಿ ಥಂಡು ಮ್ಹೋವು.

6. ತಿಳೇಲ ತ್ಯಾಲ, ಎರಂಡೇಲ ತ್ಯಾಲ, ಸಾಸಮಾಚೆ ತ್ಯಾಲ (ಸರ್ಷಪ ತೈಲ), ವಿಭೀತಕಿ ತ್ಯಾಲ, ನಿಂಬ ತ್ಯಾಲ, ಉಮಾ ತ್ಯಾಲ, ಕುಸುಂಭ ತ್ಯಾಲ.

7. ಪ್ರಾಣೀಲಿ ಚರ್ಬಿ (ಮೇದಸ್ಸು), ಅಸ್ತಿ ಮಜ್ಜಾ, ಆನಿ ಚರ್ಬಿದ್ರವ (ವಸಾ), ಇತ್ಯಾದಿ ವಾತ ದೋಷ ಕಮ್ಮಿ ಕರ್ತಾತಿ.

8. ಮದ್ಯ (ಸೋರೊ ಆನಿ ಸೂರು). ವಾರುಣಿ ಮದ್ಯ, ವಿಭೀತಕ ಮದ್ಯ, ಅರಿಷ್ಟ ಮದ್ಯ, ಮಾರ್ದ್ವಿಕ ಮದ್ಯ, ಖರ್ಜೂರ ಮದ್ಯ, ಸಾಕ್ಕರೇಚೆ ಮದ್ಯ, ಗೊಡ್ಡಾಚೆ ಮದ್ಯ, ಶೀಧು ಆನಿ ಪಕ್ವರಸ ಶೀಧು, ಮ್ಹೋವಾಚೆ ಮದ್ಯ, ಶುಕ್ತ (ನೀರಾ), ಶಾಂಡಾಕಿ, ಧಾನ್ಯಾಮ್ಲ, ಇತ್ಯಾದಿ ಆಯುರ್ವೇದಾಂತು ವಕ್ಕದ ಕರ್ತನಾ ಉಪೇಗು ಕರ್ತಾತಿ.

9. ಪ್ರಾಣೀಲೆ ಮೂತ ವಕ್ಕದ ಮ್ಹೋಣು ಉಪೇಗು ಜಾತ್ತಾ. ಗಾಯ್ಚೆ, ಬೊಕ್ಡೇಚೆ, ಮ್ಹಶೀಚೆ, ಹಸ್ತೇಚೆ, ಘೋಡ್ಯಾಚೆ, ಒಂಟ್ಯಾಚೆ, ಗಾಡ್ವಾಚೆ ಮೂತ ವಕ್ಕದ ಮ್ಹೋಣು ಪೊಟ್ಟಾಂತು ದಂತಾಕ, ಸುಜ್ಜೀಕ, ಪೊಟ್ಟಾಚಿ ದುಕ್ಕೀಕ, ರಕ್ತಹೀನತಾ, ಕಫ, ವಾತ ದೋಷ ಆಸ್ಸ ಜಾಲ್ಲ್ಯಾರಿ ಜಿಬ್ಬೇಕ ರೂಚಿ ನಾಜಾಲ್ಲ್ಯಾರಿ, ದೇಹಾಂತು ವೀಷ ಭರ್ಲಾಂ ಮ್ಹೋಣು ಜಾಲ್ಲ್ಯಾರಿ, ಕೆಲವು ಚರ್ಮರೋಗಾಂಕ, ಮೂಲವ್ಯಾಧೀಕ, ಇತ್ಯಾದಿ ರೋಗಾಕ ವಕ್ಕದ ಮ್ಹೋಣು ದಿತ್ತಾತಿ.

ಅನ್ನ ಸ್ವರೂಪ ವಿಜ್ಞಾನ

1. ವಾಗ್ಭಟಾನ ಹೇ ಅಧ್ಯಾಯಾಂತು ತಾಂದ್ಲಾಕ ವಿವರಿಸೀಲಾಂ. ವಿಂಗವಿಂಗಡ ನಾಂವಾಚೊ, ಬಣ್ಣಾಚೊ, ಗಾತ್ರಾಚೊ, ರುಚೀಚೊ, ತಾಂದೂಲು ವಿವರಿಸೀಲಾ. ಜೋಳು (ಜ್ವಾರೀ, ಬಾಜ್ರಾ), ಯವಾ (ಜವಾ, ಬಾರ್ಲಿ), ವಂಶಯವ, ಗೋಂವು, ಧಾನ್ಯ (ಶಿಂಬಿಧಾನ್ಯ), ಮೂಗು, ಕುಳಿತು, ಉಡಿದು, ತೋರಿ, ಚಣೊ, ತಿಂಗಳವರೊ, ಅವ್ರೊ, ಇತ್ಯಾದಿ ಶಿಂಬಿಧಾನ್ಯ ವಿವರಿಸಿಲಾಂ. ಲ್ಹಾಯಿ (ಲಾಜಾ), ಫೋವು, ಚಾರುಂಬೂರೊ, ಸಕ್ತೂ, ಇತ್ಯಾದಿ ಆನಿ ಪಿಣ್ಯಾಕ (ತಿಳಾಚಿ ಪೇಂಡಿ, ನಾರ್ಲಾಚಿ ಪೇಂಡಿ, ನೆಲಕಡ್ಲ್ಯಾಚಿ ಪೇಂಡಿ) ವಿವರಿಸೀಲಾಂ.

2. ಸಾರು (ಮಾಸಾಚೊ ಸಾರು, ದಾಳೀಚೊ ಸಾರು, ಕುಳ್ತಾಚೊ ಸಾರು). ರಸಾಳೆಂ (ಧಂಯ, ದೂಧ ಆನಿ ಸಾಕ್ಕರ ಮಿಶ್ರಣ ಕೋರ್ನು ಏಳಾಚಿ ಪಿಟ್ಟಿ ಘಾಲ್ಕಾ) ಪಾನಕ ಆನಿ ಪಾಕು. ವೇಸವಾರ (ಮಾಸಾಚಿ ಶೇವಂಯಿ, ಗೋಡ, ಜೀರೆಂ ಘಾಲ್ಲೇಲೆ ಖಾಣ).

3. ಮಾಂಸ ವರ್ಗ: ಸಸ್ಯಾಹಾರಿ ಪ್ರಾಣೀಂಚೆ ಮಾಸ, ರುಕ್ಕಾರಿ ಗೂಡು ಬಾಂದೂಚೆ ಪಕ್ಷೀಚೆ ಮಾಸ, ಭೂಂಯ್ಚೇರಿ ಚೊಲ್ಚೆ ಪಕ್ಷೀಚೆ ಮಾಸ, ವರ್ತಕ ಪಕ್ಷಿ, ಮೋರು, ಕುಂಕಡ, ಕ್ರಕರ, ಪಾರ್ವೊ, ಗುಬ್ಬಚ್ಚಿ, ಇತ್ಯಾದಿ ಪಕ್ಷೀಚೆ ಮಾಸ, ಬೀಳಾಂತು ವಾಸ ಕೊರ್ಚೆ ಪ್ರಾಣೀಂಚೆ ಮಾಸ, ಇತರ ಕ್ರವ್ಯಾದ (ಜಂಗ್ಲೀ ಮಾಂಸಾಹಾರಿ) ಮೃಗಾಚೆ ಮಾಸ, ಗಾಯಿ, ಡುಕ್ಕರ, ಮ್ಹಶಿ, ಬೊಕ್ಕೋಡು. ಮೆಂಡೊ (ಆವಿಕಂ, ಶೀಪ್), ಹಸ್ತಿ, ಘೋಡೊ, ಒಂಟೆ, ಖಡ್ಗಮೃಗ, ಶಶ (ಸೋಸೊ), ಇತ್ಯಾದಿ ಪ್ರಾಣೀಚೆ ಮಾಸ, ಉದ್ಕಾಂತು ವಾಸ ಕೊರ್ಚೆ ಪಕ್ಷಿ ಹಂಸ, ಬಕ ಪಕ್ಷಿ, ಇತ್ಯಾದಿ ಪಕ್ಷೀಚೆ ಮಾಸ, ವಿಂಗವಿಂಗಡ ವಿಧಾಚಿ ಮಾಸ್ಳಿ (ಝುಳ್ಕೆ), ಅಶ್ಶಿ ಆಠ ವಿಧಾಚೆ ಮಾಂಸಾಹಾರ ದಿಲ್ಲ್ಯಾಂತಿ.

ವಾಗ್ಭಟಾಲೆ ಕಾಳ್ಗತೀಂತು ಸಾಮಾನ್ಯ ಜಣ ಮಾಸ ಖಾತ್ತಾತಿ ಆಶ್ಶೀಲೀಂತಿ. ಬ್ರಾಹ್ಮಣ ಜಣ ಮಾಂಸಾಹಾರ ಘೇನಾಂತಿ ಆಶ್ಶೀಲೀಂತಿ.

4. ವಾಗ್ಭಟಾನ ಪಾಲ್ಲೊ, ಪಾಳ, ಕಾಂದೊ, ಫಂಳ, ಪುಷ್ಪ, ಇತ್ಯಾದಿ ಮಸ್ತ ಸಸ್ಯರಾಶಿ (ಶಾಕ) ಕಶ್ಶಿ ಆಹಾರಾಕ ಆನಿ ಔಷಧಾಕ ಚಾಂಗ ಮ್ಹೊಣು ಅಷ್ಟಾಂಗ ಹೃದಯಂ ಗ್ರಂಥಾಂತು ಸಾಂಗ್ಲಾಂ.

ಸುನಿಶಣ್ಣಕ, ರಾಜಕ್ಷವ, ವಾಸ್ತುಕ, ಕಾಕಮಾಚೀ, ಚಾಂಗೇರಿ, ಪತೋಲಾ, ಸಪ್ತಲಾ, ಸಾಂಗೇಷ್ಟ, ಅವಳ್ಗುಜ, ಅಮೃತ, ವಿತ್ರಾಗ್ರ, ಬೃಹತಿ, ವಾಸಾ, ಕುಂತಲಿ, ತಿಲಪರ್ಣಿಕಾ, ಮಂಡೂಕಪರ್ಣಿ, ಕರ್ಕೋತ, ಕಾರವೆಲ್ಲಕ, ಪರ್ಪತ, ನಾದಿಕಲಾಯ, ಗೋಜಿಹ್ವ, ವಾರ್ತಾಕ, ವನತಿಕ್ತಕ, ಕರೀರ (ಕೀರ್ಲು), ಕುಲಕ, ನಂದಿ, ಕುಚೇಲ, ಶಕುಲಾದಿನಿ, ಕಟಿಲ್ಲ, ಕೋಶಾತಕ, ಕರ್ಕಶ, ಇತ್ಯಾದಿ ಸಸ್ಯಾಂಚೆ ನಾಂವ್ವಂ ಸಾಂಗ್ಲ್ಯಾಂತಿ.

ತಂಡುಲೀಯ, ಮುಂಜಾತ, ಪಾಲಡ್ಕ್ಯ, ಉಪೋದಕ, ಚಂಕ್ಷು, ವಿದಾರಿ, ಜೀವಂತಿ, ಕೂಷ್ಮಾಂಡ, ತ್ರಪುಸ, ತುಂಬ, ಶೀರ್ಣವ್ರಂತ (ತೌಶೆಂ), ಮೃಣಾಲ (ಕಮಲಾಚೊ ದೆಂಟೊ), ಕಾಲಂಬ, ನಾಳಿಕಾ, ಮಾರ್ಶ, ಕುಟಿಂಜರ, ಕುಟುಂಬಕ, ಚಿಲ್ಲಿ, ಲತ್ವಾಕ, ಲೋಣೀಕ, ಕುರೂಟಕ, ಗವೇಧುಕ, ಜೀವಂತ, ಝುಂಝು, ಈಡಗಜ, ಯವ ಶಾಕ, ಸುವರ್ಚಲ, ಇತ್ಯಾದಿ ಸಸ್ಯೋತ್ಪನ್ನ ವಿವರಿಸೀಲಾಂ.

ಆಲುಕ (ಸಕ್ಕಡ ಗೆಡ್ಡೆ ಆನಿ ಕಾಂದೆ), ಸುಪ್ಯಾನಿ (ಧಾನ್ಯಾಚೆ ಝಾಡ್ಡಾಂಚೆ ಪಾನ್ನ್ಸ), ಲಕ್ಷ್ಮಣಂ, ಇತ್ಯಾದೀಂಕ ಉಲ್ಲೇಖ ಕೆಲ್ಲಾಂ. ತರ್ಕಾರಿ, ಚಿರಿಬಿಲ್ವ, ಶತಾವರಿ, ಪತ್ತೂರ, ಕಾಸಮರ್ದ, ಮೂಲರ್ಕ, ಪಿಂಡಾಲು, ಕುಠೇರಾ, ಶಿಗ್ರು, ಸುರಸ, ಸುಮುಖ, ಆಸುರಿ, ಭುಸ್ತೃಣ, ಫಣಿಜ್ಜ, ಜಂಬೀರ, ಧಾನ್ಯಕ (ಧನಿಯಾ, ಕೊತ್ತಂಬರಿ), ಲಶುನ (ಲೊಸೂಣ), ಪಲಾಂಡು, ಗೃಂಜನಕ, ಸೂರಣ (ಸೂರ್ನು), ಭೂಕಂದ (ಆಳಂಬೆ), ಇತ್ಯಾದಿ ಸಾಂಗ್ಲ್ಯಾಂತಿ.

5. ವಾಗ್ಭಟಾನ ದ್ರಾಕ್ಷ, ದಾಳಿಂಬ, ಕೇಳೆಂ, ಬಿಲ್ವಫಂಲ, ತರ್ನೆ ಕಪಿತ್ಥಂ, ಜಾಂಬೂಳ, ಆಂಬೊ, ಚಿಂಚಾಂಬ, ಶಮೀಫಂಲ, ಪೀಲುಫಂಲ, ಮಾತುಲುಂಗಫಂಲ, ಭಲ್ಲಾತಕ, ಪಾಲೇವತ, ಆರುಕ, ಲಕುಚ, ಇತ್ಯಾದಿ ಆರ್ದ್ರ (ಪಿಕ್ಕೀಲೆಂ ಫಂಲ), ಆಮ್ಮೆಂ, ಶುಷ್ಕ (ಸುಕ್ಕಯೀಲೆಂ), ಫಲಾಂಕ ಉಲ್ಲೇಖ ಕೆಲ್ಲಾಂ.

6. ಲವಣ: ಸೈಂಧವ ಲವಣ, ಸಾಮುದ್ರಂಲವಣ (ರಾಂದ್ವಾಚೆ ಮೀಟ), ಸೌವರ್ಚಲ ಲವಣ, ಬಿಡಾಲವಣ, ಕೃಷ್ಣಲವಣ (ಕಾಲಾನಮಕ್), ಔದ್ಭಿದ ಲವಣ, ಪಾಂಸು ಲವಣ, ಇತ್ಯಾದಿ.

7. ಸ್ವಾದ (ಮಸಾಲಾವಸ್ತು, ಸ್ಪೈಸ್): ಯವಕ್ಷಾರ ಜವಾರ ಝಾಡ್ಡಾಕ ಜೊಳೋನು ಉದ್ಕಾಂತು ಖಿರೋನು, ಗಾಳ್ನು ಸುಕ್ಕೋನು ಕೊರ್ಚೆ ಮೀಟ. ಹೀಂಗು, ಹರಿತಕೀ, ಆಮಲಕೀ, ವಿಭೀತಕೀ, ತ್ರಿಫಲಾ

(ತೆಪ್ಪಳ), ತ್ರಿಜಾತ, ಚತುರ್ಜಾತ, ಮರಿಚ (ಮೀರಿಂ), ಪಿಪ್ಪಲಿ, ಆದ್ರಕ (ಆಲ್ಲೆಂ), ಸೂಂಠಿ, ತ್ರಿಕಟುಕ, ಚವಿಕಾ, ಚಿತ್ರಕ, ಪಂಚಕೋಲ, ಮಹಾ ಪಂಚಮೂಲ, ಹ್ರಸ್ವ ಪಂಚಮೂಲ, ಮಧ್ಯಮ ಪಂಚಮೂಲ, ಜೀವನ ಪಂಚಮೂಲ, ತೃಣ ಪಂಚಮೂಲ, ಇತ್ಯಾದಿ ಮಸಾಲಾವಸ್ತು ಘಾಲ್ನು ಆಹಾರಾಚಿ ರೂಚಿ ಚಡ್ಡ ಕರ್ತಾತಿ. ಮಸಾಲಾವಸ್ತು ಆಹಾರ ಜೀರ್ಣ ಜಾವ್ಚಾಕ, ಪಚನಾಂಕ ಆನಿ ಉತ್ಕಡೇಕ ಸಹಾಯು ಕರ್ತಾ.

ಅನ್ನ ಸಂರಕ್ಷಣೀಯ

ವಾಗ್ಭಟಾಲೆ ಕಾಳ್ಗತೀಂತು ವೈದ್ಯಾನ ರಾಯ್ಯಾಲೆ ರಾವ್ಳಾರಾಚೆಲಾಗ್ಗಿ ಘ್ಽರ ಕೋರ್ನು ರಾಬ್ಲೊಕಾ ಆಶ್ಶೀಲೆಂ. ರಾಯ್ಯಾಕ ಕೆದ್ನಜಾಯಿ ತೆದ್ನಾ ವೈದ್ಯಾನ ಪಾವ್ಕಾಆಶ್ಶೀಲೆಂ. ರಾಯ್ಯಾಲೆ ಖಾಣ ಜೇವಣ ಧೋರ್ನು ತಾಗ್ಗೇಲೆ ಶಯನ ವರೇಕ ವೈದ್ಯಾನ ಪೊಳೋನುಘೇವ್ಕಾಆಶ್ಶೀಲೆಂ.

ರಾಯ್ಯಾಕ ವೀಷ ಮಿಶ್ರಿತ ಆಹಾರಾಂತುತಾಕ್ಕೂನು ರಕ್ಷಣ ಕೋರ್ಕಾ ಆಶ್ಶೀಲೆಂ. ಖಂಚೇಯಿ ಆಹಾರ ವೀಷ ಮಿಶ್ರಿತಕೀ ನಾ ಮ್ಹೊಣು ವೈದ್ಯಾಕ ಪಳಯಿಲೆಕೂಡ್ಲೆ ಕೋಳ್ಕಾ ಆಶ್ಶೀಲೆಂ. ಕೋಣೆ ಆಹಾರಾಂತು ವೀಷ ಮಿಶ್ರ ಕೆಲ್ಲಾಂಕೀ ತಾಕ್ಕಾ ಪಳಯಿಲೆ ಕೂಡ್ಲೆ ವೈದ್ಯಾಕ ಕೋಳ್ಕಾ ಆಶ್ಶೀಲೆಂ. ಆಹಾರಾಕ ಉಜ್ಜಾಂತು ಘಾಲ್ನು ಪರೀಕ್ಷೆ ಕೋರ್ಕಾ. ಪಕ್ಷೀಂಕ ಘಾಲ್ನು ಪಕ್ಷಿ ಮೆಲ್ಲ್ಯಾರಿ ತೇಂ ವಿಷಮಿಶ್ರಿತ ಮ್ಹೊಣು ಸಿದ್ಧ ಜಾತ್ತಾ. ವಿಷಮಿಶ್ರಿತ ಆಹಾರ ಖೆಲ್ಲೆಕೂಡ್ಲೆ ಎಕ್ಕೇಕ ಪಕ್ಷಿ ಎಕ್ಕೇಕ ನಮೂನೇರಿ ಪರಿಣಾಮ ದಾಕ್ಕೈತಾ. ವಿಷಮಿಶ್ರಿತ ಆಹಾರಾಚೆವೈರಿ ಮೂಸು ಬಸ್ಲ್ಯಾರಿ ತೋ ಮೂಸು ತಕ್ಷಣ ಮರ್ತಾ. ವಿಷಮಿಶ್ರಿತ ಆಹಾರ ಖೆಲ್ಲೊಲೊ ಮನೀಷು ವಿಂಗವಿಂಗಡ ವಿಷಾಕ ವಿಂಗವಿಂಗಡ ರೀತೀರಿ ಪರಿಣಾಮು ಜಾಲ್ಲೊಲೊ ದಾಕ್ಕೈತಾ.

ವೀಷ ಖೆಲ್ಲೇಲೆ ಮನ್ಶ್ಯಾಕ ಉಶಿರ, ಕಂದನ, ಪದ್ಮಕ, ಸೋಮವಲ್ಕ, ತಾಲಿಸ, ಕುಷ್ಟ, ಗುಡುಚಿ, ತಗರ ಇತ್ಯಾದಿ ವಕ್ದಾನಿ ಉಪಶಮನ ಕೋರ್ಕಾ. ತೋಂಡಾಂತು ಆನಿ ಆಂತಾಂತು ವೀಷ ಪಳ್ಳಾಂ ಜಾಲ್ಲ್ಯಾರಿ ಹರಿದ್ರ, ದಾರುಹರಿದ್ರ, ಕಟಭಿ, ನಿರ್ಗುಂಡಿ, ನಿಶ್ಪಾವ, ಹಿಂಗುಪತ್ರಿ, ಇತ್ಯಾದಿ ವಕ್ದಂ ದೀವ್ಯೇತ.

ವಿಷಾಚೆ ಬಾಧೇನಿ ಪಳವಳತಲೆ ರೋಗೀಕ ವೊಂಕೂಂಕ ವಕ್ಕದ ಆನಿ ಹಾಗ್ಗೂನು ವೊಚ್ಚಾಕ ವಕ್ಕದ ದೀವ್ನು ತಾಮ್ರರಜ (ತಾಂಬ್ಯಾಚಿ ಪಿಟ್ಟಿ) ಅಥವಾ ಭಾಂಗ್ರಾಚಿ ಪಿಟ್ಟಿ ಮ್ಹೋವಾಂತು ಮಿಶ್ರ ಕೋರ್ನು ಪಿವೊಕಾ.

ವಿರುದ್ಧಾಹಾರಂ ಮ್ಹಳ್ಯಾರಿ ಏಕ ಆಹಾರ ಆನ್ನೇಕ ಆಹಾರಾಕ ವಿಷಮ ಜಾವ್ನು ಪರಿಣಾಮು ಕೊರ್ಚೆಂ. ದೂಧ ಮಸ್ತ ನಮೂನ್ಯಾಚೆ

ಆಹಾರಾಚೆಓಟ್ಟು ವಿಷಮ ಪರಿಣಾಮು ಕರ್ತಾ. ತೂಪ ಆನಿ ಮ್ಹೋವು ಓಟ್ಟೂಚಿ ಘೇವ್ಹಾಕ ನಜ್ಜ.

ಸಲ್ಪ ಜನಾಂಕ ಅಭಿಸಂಸ್ಕೃತಿ ಜಾತ್ತಾ. ಅಭಿಸಂಸ್ಕೃತಿ ಮ್ಹಳ್ಯಾರಿ ವಿರುದ್ಧಾಹಾರು ಘೆತ್ಲ್ಯಾರೀಯಿ ವಿಷಮ ಪರಿಣಾಮು ಜಾಯ್ನಾ ನಾತ್ತೀಲೆ ಆಸ್ಸೂಚೆಂ. ಸಲ್ಪ ಜನಾಂಕ ನಿರಂತರ ವಕ್ಕದ ಘೇವ್ನು ಅಭಿಸಂಸ್ಕೃತಿ ಜಾವ್ನು ತೇ ವಕ್ಕದ ಘೇವ್ಚೆ ರಾಬ್ಬಯ್ಲ್ಯಾರಿ ತಳಮಳ ಸೂರು ಜಾತ್ತಾ. ತೆದ್ದನಾ ವಕ್ಕದ ಎಕ್ಕsಪಟಿ ರಾಬ್ಬೈನಾತ್ತೀಲೆ ಪಾದ–ಪಾದಾರಿ ವಕ್ಕಾಚಿ ಮಾತ್ರಾ ಊಣೆ ಕರ್ತsಯೇವ್ಕಾ. ಉಪಯುಕ್ತ ವಕ್ಕದ ಎಕ್ಕsಪಟಿ ಅತ್ಯಧಿಕ ಮಾತ್ರೇರಿ ದಿವ್ಹಾಕ ನಜ್ಜ. ಮಾತ್ರಾ ಪಾದ–ಪಾದಾನ ಚsಡ ಕರ್ತsವೊಚ್ಹೂಕಾ.

ಆಪ್ಣಾಲೆ ಅನುಭವಾಂತು ಖಂಚೊ ಆಹಾರು ಅಹಿತಕೀ ತೋ ಅಹಿತಾಹಾರು ಸೊದ್ದೂನು ಕಾಣು ತೋ ಆಹಾರು ಘೆವ್ಹಾಕ ನಜ್ಜ. ನೀದ ಸsಮ ಪಳ್ಳ್ಯಾರಿ ಮನುಷ್ಯಾಕ ಆರೋಗ್ಯ ವರ್ತಾ. ಸುಖ–ದುಃಖ, ಪುಷ್ಟಿ–ಕೃಶ, ಬಲ–ಅಬಲ, ವೃಷತಾ–ಕ್ಲಿವತಾ, ಜ್ಞಾನ–ಅಜ್ಞಾನ, ಜೀವಿತಂ–ಅಜೀವಿತಂ, ಇತ್ಯಾದಿ ಸಕ್ಕಡ ನೀದ ಸsಮ ಪಳ್ಳ್ಯಾರಿ–ಪsಣಾ ಜಾಲ್ಲ್ಯಾರಿ ಹೊಂದೂನು ಆಸ್ಸs. ರಾತ್ತೀ ಕಾಮ ಕರ್ತಲ್ಯಾಂಕ ದಿಸಾಚೆ ನೀದ ಕೋರ್ಕಾ ಜಾತ್ತಾ. ಅರ್ದ ವೇಳು ಕೆಲ್ಲ್ಯಾರಿ ಪಾವ್ತಾ.

ವಾಗ್ಭಟಾನ ಆರೋಗ್ಯ ಪರಿಪಾಲನ ಕೊರೂಂಕ ಸಕ್ಕಡಾನಿ ಗ್ರಾಮ್ಯಧರ್ಮು ಮ್ಹಳ್ಯಾರಿ ತಾಗ್ಗೇಲೆ ಕಾಳ್ಗತೀರಿ ಆಶ್ಶೀಲೆ ಜ್ಞಾನಾಂಕ ಆನಿ ಸಂಗತೀಕ ಸsಮ ಜಾವ್ನೊ ನೀತಿನಿಯಮು ಪಾಲನ ಕೋರ್ಕಾ ಮ್ಹೋಣು ಉಪದೇಶು ಕೆಲ್ಲಾ. ಆರೋಗ್ಯ ಪರಿಪಾಲನಾಂತು ಮೈಥೂನ ಮ್ಹಳ್ಯಾರಿ ದಾರ್ಲೆ–ಬಾಯ್ಲೆ ಸಂಯೋಗು (ಇಂಟರ್‌ಕೋರ್ಸು) ಏಕು ಮುಖ್ಯ ವಿಷಯು. ಮೈಥೂನ ಕೊರ್ಚೆ ವಿಷಯಾಂತು ವಾಗ್ಭಟಾನ ರೀತಿನೀತಿ ಸಾಂಗ್ಲ್ಯಾಂತಿ. ತೇ ರೀತಿನೀತೀಚೆ ಪ್ರಕಾರ ಸಂಯೋಗು ಕೆಲ್ಲ್ಯಾರಿ ಆರೋಗ್ಯ ಚಾಂಗ ವರ್ತಾ ಮ್ಹೋಣುಮ್ಹಳ್ಳಾಂ.

ಅನ್ನ ಸಂರಕ್ಷಣೀಯ ಅಧ್ಯಾಯಾಂತು ರಾಯ್ಯಾಕ ಏಕ ಬುದ್ಧಿವಂತ ವೈದ್ಯು ಲಾಗ್ಗಿ ಆಸ್ಸ ಮ್ಹೋಣು ಜಾಲ್ಲ್ಯಾರಿ ತೇ ರಾಯ್ಯಾಕ ಸೂಖ ಆನಿ ಶಾಂತಿ ಆಸ್ತಾ ಮ್ಹೋಣು ವಾಗ್ಭಟಾನ ಕಡೇರಿ ಬರಯಿಲಾಂ.

ಮಾತ್ರಾಶಿತೀಯ (ಆಹಾರ ಸೇವನಾಚಿ ಇತಿಮಿತಿ)

ಆಹಾರ ಗುರು ಅಥವಾ ಲಘು ಜಾವ್ನು ಆಸ್ತಾ. ಆಹಾರ ಅತಿಮಾತ್ರಾ ಅಥವಾ ಹೀನಮಾತ್ರಾ ಜಾವ್ಹಾಕ ನಜ್ಜ. ಅಲಸಕ (ಖೆಲ್ಲೇಲೆ ಪೊಟ್ಟಾಂತು ವೊರ್ಚೆಂ), ವಿಸೂಚಿಕಾ (ಖೆಲ್ಲೇಲೆ ಖಾಣ ಸುಯ್ಯೇವರಿ ಖೊಂಬ್ಚೆಂ), ದಂಡಕಾಲಸಕ (ಖೆಲ್ಲೇಲೆ ನಂತರ ದೇಹ ರುಕ್ಕಾಕಚೊ ಬೊಡ್ಡೊ

ಸೊ ಜಾವ್ನೆಂ), ಆಮವಿಷಂ (ಆಹಾರ ಜಾವ್ನುಆಶ್ಶೀಲೆ ವೀಷ ಜಾವ್ನೆಂ), ಇತ್ಯಾದಿ ರೋಗು ಆಹಾರಾಚೆ ಇತಿಮಿತಿ ದವ್ವರ್ನಾ ಜಾಲ್ಲ್ಯಾರಿ ಯೆತ್ತಾತಿ.

ಶೂಲಘ್ನಂ (ಶೂಲ ಮ್ಹಳ್ಳೇಲೆ ಪೋಟ್ಟಾಚೆ ದುಕ್ಕೀಕ ದಿವ್ಚೆ ವಕ್ಕದ), ಅಜೀರ್ಣಂ, ಆಮದೋಷಂ, ಇತ್ಯಾದಿ ರೋಗಾಕ ವಕ್ಕದ ದಿತ್ತನಾ ರೋಗಾಚೊ ಹೇತು ಪೊಳೋಕಾ ಆನಿ ವ್ಯಾಧಿ ಕಸ್ಸಲೀ ಮ್ಹೊಣು ಪೊಳೋಕಾ. ಹೇತು ಪರ್ಯಾಯ, ವ್ಯಾಧಿ ಪರ್ಯಾಯ, ಆನಿ ತದರ್ಥಕಾರಿ ವಕ್ಕದಂ ಪೊಳೋನು ವೆಂಚೂಕಾ. ಅಜೀರ್ಣ ಜಾವ್ಚೆ ಆಹಾರ (ಅಜೀರ್ಣಕಶನ್ನಾಃ) ಘೆತ್ಲ್ಯಾರಿ ಕಫದೋಷ (ಆಮಾಜೀರ್ಣ), ಪಿತ್ತದೋಷ (ವಿದಗ್ಧಾಜೀರ್ಣ) ಆನಿ ವಾತದೋಷ (ವಿಸ್ಥಬ್ಧಾಜೀರ್ಣ) ಜಾತ್ತಾತಿ. ವಿಲಂಬಿಕಾ ಆನಿ ರಸಶೇಷಾಜೀರ್ಣ ಜಾತ್ತಾತಿ.

ಸಮಶನ, ಅಧ್ಯಶನ ಆನಿ ವಿಷಮಾಶನ ಮ್ಹೊಣು ತೀನಿ ವಿಧಾಚೆ ಅಶನ (ಜೇವಣ) ಆಸ್ಸತಿ. ಮನುಷ್ಯಾನ ಜೇವಣಾಂಕ ಬೊಸ್ಚೆ ಘೂಡೆ, ಬಶ್ಶೀಲೆ ವೇಳಾರಿ ಆನಿ ಜೇವಣ ಜಾಲ್ಲೆ ಮಾಗ್ಗೀರಿ ಕೆಲವು ರೀತಿನೀತಿ ಪಾಲನ ಕೋರ್ಕಾ ಮ್ಹೊಣು ವಾಗ್ಭಟಾನ ಬರಯಿಲಾಂ. ಖಂಚೆ ಆಹಾರ ಘೇವ್ಕಾ ಆನಿ ಖಂಚೆ ಘೆವ್ಚಾಕ ನಜ್ಜ ಮ್ಹೊಣು ಬರಯಿಲಾಂ. ಆಹಾರ ಘೆವ್ಚೆ ಸಮಯಾಚೆ ಪ್ರಕಾರ ಖಂಚೆ ಆಹಾರ ಕಿತ್ಲೆಂ ಘೇವ್ಕಾ ಮ್ಹೊಣು ಸಾಂಗ್ಲಾಂ.

ಆಹಾರಾಚೆ ಒಟ್ಟು ಉದ್ದಾಕ ಕಿತ್ಲೆಂ ಆನಿ ಕೆದ್ನಾ ಪೀವ್ಕಾ ಮ್ಹೊಣು ಸಾಂಗ್ಲಾಂ. ವಿವಿಧ ತರಾಚೆ ಅನುಪಾನ (ಜೇವಣಾಚೆ ನಂತರ ಪಿವ್ಚೆ ಉದ್ದಾಕ ಅಥವಾ ಅನ್ಯ ಪೇಯ) ಸಾಂಗ್ಲ್ಯಾಂತಿ. ಮಧುಮೇಹ, ಅಕ್ಷುರೋಗ, ತಾಳ್ಯಾಂತುಲೆ ರೋಗು, ವ್ರಣ; ಹೇಂ ಆಶ್ಶೀಲ್ಯಾನಿ ಬಿಲ್ಕುಲ್ ಅನುಪಾನ ಕೊರೂಂಕ (ಉದ್ದಾಕ ಪಿವ್ಚಾಕ) ನಜ್ಜ ಮ್ಹೊಣು ಸಾಂಗ್ಲಾಂ.

ದ್ರವ್ಯಾದಿ ವಿಜ್ಞಾನ

ಏಕ ಸಾಮಾನಾಚೆ ಭಿತ್ತರಿ ಆಸ್ಸೂಚೆ ಮೂಲವಸ್ತೂಕ ತಾಜ್ಜೆ ದ್ರವ್ಯ ಮ್ಹಣ್ತಾತಿ. ದ್ರವ್ಯ ನಂತಾ ಸಕ್ಕಡ ಸಾಮಾನಾಂತು ರಃಸ, ಗೂಣ, ವೀರ್ಯ, ವಿಪಾಕ, ಪ್ರಭಾವ, ಮ್ಹೊಣು ವೈಶಿಷ್ಟ್ಯ ಆಸ್ಸತಿ. ಪಂಚ ಮಹಾಭೂತ ಆಕಾಶು, ವಾಯು, ಅಗ್ನಿ, ಉದ್ದಾಕ, ಆನಿ ಪೃಥ್ವಿ ದ್ರವ್ಯಾಂತು ಆಸ್ಸತಿ. ಪಾರ್ಥಿವ ದ್ರವ್ಯ ಮ್ಹಳ್ಯಾರಿ ಗೂರು, ಸ್ಥೂಲ, ಸ್ಥೀರ ಆನಿ ಗಂಧ ಗೂಣ ಆಶ್ಶೀಲೆ ದ್ರವ್ಯ. ಆಪ್ಯ ದ್ರವ್ಯ ಮ್ಹಳ್ಯಾರಿ ದ್ರವ, ಶೀತ, ಸ್ನಿಗ್ಧ, ಮಂದ, ಸಾಂದ್ರ ಆನಿ ರಸ ಗೂಣ ಆಶ್ಶೀಲೆ ದ್ರವ್ಯ. ಆಗ್ನೇಯ ದ್ರವ್ಯಾಂತು ರುಕ್ಷ, ತೀಕ್ಷ್ಣ, ಉಷ್ಣ, ವಿಸದ, ಸೂಕ್ಷ್ಮ ಆನಿ ರೂಪ ಗೂಣ ಆಸ್ಸತಿ. ವಾಯವ್ಯ ದ್ರವ್ಯಾಂತು ರುಕ್ಷ, ವಿಸದ, ಲಘು ಆನಿ ಸ್ಪರ್ಶ ಗೂಣ ಆಶ್ಶೀಲೆ ದ್ರವ್ಯ. ಆಕಾಶೀಯ ದ್ರವ್ಯಾಂತು ಸೂಕ್ಷ್ಮ, ವಿಸದ, ಲಘು ಆನಿ ಶಬ್ಧ ಗೂಣ ಆಸ್ಸತಿ.

ಸಾಮಾನಾಂತು ಆಸ್ಲೂಚೆ ವೀರ್ಯ ಆಠ ನಮೂನ್ಯಾಚೆ ಆಸ್ಸ. ಗೂರು, ಸ್ನಿಗ್ಧ, ಹೀಮ (ಶೀತ), ಮೃದು, ಲಃಘು, ರುಕ್ಷ, ಉಷ್ಣ ಆನಿ ತೀಕ್ಷ್ಣ. ಸಾಮಾನಾಂತು ಆಸ್ಲೂಚೆ ವಿಪಾಕ ತೀನಿ ತರಾಚೆ. ಮಧುರ, ಲವಣ ಆನಿ ಆಮ್ಲ. ಹೇ ತೀನಿ ವಿಪಾಕ ಮಿಶ್ರ ಜಾಲ್ಲ್ಯಾರಿ ತಿಕ್ತ, ಉಷ್ಣ, ಕಷಾಯ ಆನಿ ಕಟು ಪ್ರಭಾವ ಉದ್ಭವ ಜಾತ್ತಾತಿ. ರಃಸ, ಗೂಣ, ವೀರ್ಯ ಆನಿ ವಿಪಾಕ ನಾತ್ತೀಲೆ ದ್ರವ್ಯಾನ ಪ್ರಭಾವ ಉದ್ಭವ ಜಾತ್ತಾ. ದಂತಿ ಮ್ಹಳ್ಳೇಲೆ ವಕ್ದಾನ ಪಾತ್ತಳ ಉತ್ಕಡೆ ಜಾವ್ಚೆ ತಾಜ್ಜೊ ಪ್ರಭಾವು. ಮೃದ್ವಿಕಾ ಮ್ಹಳ್ಳೇಲೆ ವಕ್ದಾನ ಲಘು ಉತ್ಕಡೆ ಜಾವ್ಚೆ ತಾಜ್ಜೊ ಪ್ರಭಾವು. ಘೃತ ಮ್ಹಳ್ಳೇಲೆ ವಕ್ದಾನ ದೀಪನ ಜಾವ್ಚೆ ತಾಜ್ಜೊ ಪ್ರಭಾವು.

ವಿಚಿತ್ರ ಪರ್ಯಾಯಾರಬ್ಧ ಮ್ಹಳ್ಯಾರಿ ಆಮ್ಮಿ ಲೆಕ್ಕೀಲೆ ಜಾಯ್ನಾ ಜಾವ್ಚೆ. ಗೋಧೂಮ ಮ್ಹಳ್ಳೇಲೆ ವಕ್ದಾನ ವಾತ ಕಮ್ಮಿ ಜಾತ್ತಾ ಆನಿ ಯವ ವಕ್ದಾನ ವಾತ ಚಃಡ ಜಾತ್ತಾ. ಮತ್ಸ್ಯ ಆನಿ ಕ್ಷೀರ ಅನುಕ್ರಮಾನ ಉಷ್ಣ ಆನಿ ಶೀತ ಪ್ರಭಾವು ಕರ್ತಾತಿ. ಸಿಂಹಾಚೆ ಮಾಸ ಆನಿ ಡುಕ್ರಾಚೆ ಮಾಸ ಅನುಕ್ರಮಾನ ಕಟು ವಿಪಾಕ ಆನಿ ಮಧುರ ವಿಪಾಕ ದಿತ್ತಾತಿ.

ರಸಭೇದೀಯ

ಆಯುರ್ವೇದಾಂತು ರಸ ಮ್ಹಳ್ಯಾರಿ ಸಾಮಾನಾಚೆ ವೈಶಿಷ್ಟ್ಯ. ಜಿಬ್ಬೇನ ಆಮ್ಮಿ ಖಂಚೇಯಿ ಸಾಮಾನಾಚೆ ರಸ ಸೊದ್ದೂನು ಕಾಡ್ಯೇತ. ಸ ತರಾಚೆ ರಸ ಆಸ್ಸತಿ. ಮಧುರ ರಸ ಹಾಂತು ಪೃಥ್ವಿ ಆನಿ ಆಪ ಪಂಚಮಹಾಭೂತ (ಪ.ಮ.ಭೂತ) ಆಸ್ಸತಿ. ಆಮ್ಲ ರಸ ಹಾಂತು ಪೃಥ್ವಿ ಆನಿ ಅಗ್ನಿ ಪ.ಮ.ಭೂತ ಆಸ್ಸತಿ. ಲವಣ ರಸ ಹಾಂತು ಆಪ ಆನಿ ಅಗ್ನಿ ಪ.ಮ.ಭೂತ ಆಸ್ಸತಿ. ತಿಕ್ತ ರಸ ಹಾಂತು ಆಕಾಶ ಆನಿ ವಾಯು ಪ.ಮ.ಭೂತ ಆಸ್ಸತಿ. ಕಟು ರಸ ಹಾಂತು ಅಗ್ನಿ ಆನಿ ವಾಯು ಪ.ಮ.ಭೂತ ಆಸ್ಸತಿ. ಕಷಾಯ ರಸ ಹಾಂತು ಪೃಥ್ವಿ ಆನಿ ವಾಯು ಪ.ಮ.ಭೂತ ಆಸ್ಸತಿ.

ವಕ್ಕದ ದಿತ್ತನಾ ರೋಗಾಕ ಖಂಚೆ ರಸ ಆಶ್ಶೀಲೆ ವಕ್ಕದ ದಿಲ್ಯಾರಿ ಚಾಂಗಕೀ ತೇಂ ವಕ್ಕದ ದೀವ್ಕಾ. ವೈದ್ಯಾಕ ಸಕ್ಕಡ ವಕ್ದಾಂಚೆ ರಸ ಜ್ಞಾನ ಆಸ್ಲೂಕಾ. ವೈದ್ಯಾಕ ಖಂಚೊ ರೋಗು ಖಂಚೆ ರಸಾನಿ ಗೂಣ ಕೋರ್ಯೇತ ಮ್ಹೋಣು ಗೊತ್ತು ಆಸ್ಲೂಕಾ. ಸಕ್ಕಡ ವಕ್ದಾಂಕ ವಿಂಗವಿಂಗಡ ಸ್ಕಂಧಾಂತು ವಿಭಜನ ಕೆಲ್ಲಾಂ. ಮಧುರ ಸ್ಕಂಧ, ಆಮ್ಲ ಸ್ಕಂಧ, ಲವಣ ಸ್ಕಂಧ, ತಿಕ್ತ ಆನಿ ಕಟು ಸ್ಕಂಧ, ಕಷಾಯ ಸ್ಕಂಧ, ಇತ್ಯಾದಿ. ಎಕ್ಕಃಚಿ ವಕ್ದಾಕ ಅನೇಕ ರಸ ಆಸ್ಲೂನು 2, 3, 4, ಅಥವಾ 5 ರಃಸ ಮೇಳ್ನು ಆಶ್ಶೀಲೆಂ ವಕ್ದಂ ವೈದ್ಯಾಕ ಗೊತ್ತು ಆಸ್ಲೂಕಾ. ವಕ್ದಾಚೆ ರಸ ಮಾಂತ್ರ ನ್ಹಂಯಿ, ತಾಜ್ಜೊ

ಗೂಣು, ವೀರ್ಯ, ಇತ್ಯಾದಿ ವಿಂಗವಿಂಗಡ ಮಿಶ್ರಣ ಆಸ್ಸೂನು ವೈದ್ಯಾನ ರೋಗಾಕ ತಕೀತ ವಕ್ಕದ ದೀವ್ಕಾ.

ದೋಷಾದಿ ವಿಜ್ಞಾನೀಯ

ಪ್ರತಿ ಏಕ ಜೀವಿ ದೋಷ, ಧಾತು ಆನಿ ಮಲ ಹೇ ತೀನಿ ಪಾಳಾರಿ ರೂಕು ಸೊ ರಾಬ್ಲಾ. ರುಕ್ಕಾಕ ಪಾಳ ಆಸ್ಲ್ಯಾಮ್ಹಣ್ಕೆ ಜೀವೀಕ ದೋಷ, ಧಾತು ಆನಿ ಮಲ ಆಸ್ಸತಿ. ರುಕ್ಕಾಚೆ ಪಾನ, ಫೆಲ್ಲೆ, ಘೂಲ ಆನಿ ಫಽಲ ಸಕ್ಕಡ ಹೇ ಪಾಳಾರಿ ರಾಬ್ಲ್ಯಾಂತಿ. ತೀನಿ ತರಾಚೆ ದೋಷ, ವಾತ, ಪಿತ್ತ ಆನಿ ಕಫ. ಸ ತರಾಚೆ ಧಾತು, ರಸ, ರಕ್ತ, ಮಾಂಸ, ಮೇದ, ಅಸ್ಥಿ, ಮಜ್ಜ ಆನಿ ಶುಕ್ರ. ತೀನಿ ತರಾಚೆ ಮಽಲ, ಪುರೀಷ (ಗೂ), ಮೂತ್ರ ಆನಿ ಹೂಮ.

ಮನುಷ್ಯಾಲೆ ಆಂಗಾಂತು ದೋಷ, ಧಾತು ಆನಿ ಮಽಲ ವಿಕೃತ ಜಾಲ್ಲ್ಯಾರಿ, ತಾಕ್ಕಾ ಅನಾರೋಗ್ಯ ಯೆತ್ತಾ. ದೋಷಾಂತು ಧಾತು ಅಥವಾ ಮಽಲ ಶಿರ್ಕೂನು, ಧಾತೂಂತು ಮಽಲ ಅಥವಾ ದೋಷ ಶಿರ್ಕೂನು ಆನಿ ಮಽಲಾಂತು ದೋಷ ಅಥವಾ ಧಾತು ಶಿರ್ಕೂನು ರೋಗು ಯೆತ್ತಾ.

ವಕ್ಕದ ದಿತ್ತನಾ ದೋಷ ದುಷ್ಟಿ, ಧಾತು ದುಷ್ಟಿ ಆನಿ ಮಲ ದುಷ್ಟಿ ಲೆಕ್ಕಾಕ ಘೇವ್ಕಾ. ಖಂಚೆ ದೋಷ, ಧಾತು ಆನಿ ಮಽಲ ಕಿತ್ಲೆಕಿತ್ಲೆ ವಿಕೃತ ಜಾಲ್ಲ್ಯಾಂತಿ ಆನಿ ಖಂಯಿಖಂಯಿ ಜಾಲ್ಲ್ಯಾಂತಿ ಮ್ಹೊಣು ಪೊಳೋನು ವಕ್ಕದ ದೀವ್ಕಾ. ಓಜಸ್ ಮ್ಹಳ್ಯಾರಿ ಧಾತೂಂಚೆ ಕೇಂದ್ರ. ಹೇಂ ಸ್ನಿಗ್ಧ, ಸೋಮಾತ್ಮಕ ಆನಿ ಶುದ್ಧ ಆಸ್ತಾ. ಓಜಸ್ ಚಾಂಗ ಆಸ್ಸಜಾಲ್ಲ್ಯಾರಿ ಆರೋಗ್ಯ ಲಾಯ್ಕ ಆಸ್ತಾ.

ದೋಷಾಂಕ ಸಽಮ ಆನಿ ವಿವೃದ್ಧ್ಯ (ಚಽಡೂಣೆ ಜಾಯ್ನಾತಶ್ಶಿ) ದವ್ವಲ್ಯಾರಿ ಆರೋಗ್ಯ ವರ್ತಾ. ದೋಷಾದಿ ವಿಷಮ ಜಾಲ್ಲ್ಯಾರಿ ವ್ಯಾಧಿ ಯೆತ್ತಾತಿ. ದೋಷಾಂತು, ಧಾತೂಂತು ಆನಿ ಮಲಾಂತು ಚಽಡೂಣೆ ಜಾಯ್ನಾತಶ್ಶಿ ವಾಗ್ಭಟಾನ ಸಾಂಗೀಲೆ ವರೀಚಿ ದಿನಚರ್ಯ ಆನಿ ಋತುಚರ್ಯ ಕೋರ್ಕಾ.

ದೋಷಭೇಧೀಯ

ವಾತ ದೋಷ ಆಸ್ಸೂಚೆ ವಾತ–ಸ್ಥಾನಾಂತು. ಪಿತ್ತ ದೋಷ ಆಸ್ಸೂಚೆ ಪಿತ್ತ–ಸ್ಥಾನಾಂತು. ಕಫ ದೋಷ ಆಸ್ಸೂಚೆ ಕಫ–ಸ್ಥಾನಾಂತು. ಸ್ಥಾನ ಸಾಮಾನ್ಯ ಆಸ್ಸೂಂಕಪೂರೊ ಅಥವಾ ವಿಶೇಷ ಆಸ್ಸೂಂಕಪೂರೊ. ಆಂತಂ, ಕೂರ್ಟು, ಜಾಂಗ್ಯೊ, ಕಾನ, ಹಾಡ ಆನಿ ಚರ್ಮ ಇತ್ಲೆ ಸಕ್ಕಡ ವಾತ–ಸ್ಥಾನ ಜಾವ್ನು ಆಸ್ಸತಿ. ನಾಭಿ (ಬೊಂಬ್ಲೇಚೆ ಸುತ್ತು), ಆಮಾಶಯ, ಸ್ವೇದ, ಲಸಿಕಾ, ರುಧಿರಾ, ರಸ, ದೃಕ್ ಆನಿ ಸ್ಪರ್ಶನ ಇತ್ಲೆ ಸಕ್ಕಡ ಪಿತ್ತ–ಸ್ಥಾನ ಜಾವ್ನು ಆಸ್ಸತಿ.

ಉರ (ಹರ್ದೆಂ), ಕಂಠ, ಸಿರ, ಕ್ಲೋಮ (ಅನ್ನನಾಳ), ಪರ್ವ (ಗಾಂಟಿ), ಆಮಾಶಯ, ರಸ, ಮೇದ, ಘ್ರಾಣ, ಜಿಹ್ವಾ ಇತ್ಲೆ ಸಕ್ಕಡ ಕಫ–ಸ್ಥಾನ ಜಾವ್ನು ಆಸ್ಸತಿ. ವಾತ ಪಾಂಚ ವಿಧಾಚೆ ಆಸ್ಸತಿ: ಪ್ರಾಣ, ಉದಾನ, ವ್ಯಾನ, ಸಮಾನ ಆನಿ ಅಪಾನ. ಪಿತ್ತ ಪಾಂಚ ವಿಧಾಚೆ ಆಸ್ಸತಿ: ಪಾಚಕ, ರಂಜಕ, ಸಾಧಕ, ಆಲೋಚಕ ಆನಿ ಭ್ರಾಜಕ. ಕಫ ಪಾಂಚ ವಿಧಾಚೆ ಆಸ್ಸತಿ: ಅವಲಂಬಕ, ಕ್ಲೇದಕ, ಬೋಧಕ, ತರ್ಪಕ ಆನಿ ಶ್ಲೇಶಕ.

ದೋಷಾಂಕ ಚಯ ಆನಿ ಪ್ರಕೋಪ ಜಾತ್ತಾ. ಚಯ ಮ್ಹಳ್ಯಾರಿ ವಾಡ್ಡೂನು ಭೋರ್ನು ಯೆವ್ಚೆ. ಪ್ರಕೋಪ ಮ್ಹಳ್ಯಾರಿ ತೀಕ್ಷ್ಣ ಪರಿಣಾಮು ಜಾವ್ಚೊ.

ಭಾಯ್ಲಾನ ಯೆವ್ಚೊ ರೋಗು (ಬಾಹ್ಯ ರೋಗಮಾರ್ಗಂ) ಶಾಖೇಚೆ (ಹಾಥುಪಾಯು), ರಕ್ತಾಚೆ ಆನಿ ತ್ವಕ್ (ಚರ್ಮಾಂಚೆ) ಮುಖಾಂತರ ಯೆತ್ತಾ. ಮಶ (ಮಚ್ಚೆ), ವ್ಯಂಗ (ಕರ್ಗೂನು ವೊಚ್ಚೆ), ಗಂಡ (ಗೂಂಟ), ಅಲಜಿ (ಬೊಕ್ಕೊ), ಅರ್ಬುದ (ವ್ರಣ), ದುರ್ನಾಮ (ಮೂಲವ್ಯಾಧಿ), ಗುಲ್ಮ (ಪೊಟ್ಟಾಂತು ಗೂಳೊ), ಸೋಫಾ (ಪಾಯ್ಯಾಂತು ಸೂಜಿ) ಹೇ ಸಕ್ಕಡ ಬಾಹ್ಯ ರೋಗಮಾರ್ಗಾನ ಆಯ್ಯಿಲೆ ರೋಗ.

ಆಂತರ ರೋಗಮಾರ್ಗಂ (ಭಿತ್ತವೈಲೆ ರೋಗ) ಅಂತಃಕೋಷ್ಟ ಮ್ಹಳ್ಯಾರಿ ಆಮಾಶಯ ಆನಿ ಪಕ್ವಾಶಯ (ಪೋಟ ಆನಿ ಆಂತಂ) ಹಾಂತು ಯೆತ್ತಾತಿ.

ಮಧ್ಯಮ ರೋಗಮಾರ್ಗ ಸಿರ, ಹೃದಯ, ಮೂತ್ರಕೋಶ, ಮರ್ಮಾಣ್ಯ, ಅಸ್ತಿ ಆನಿ ಗಾಂಟ್ಯೊ ಜಾವ್ನು ಆಸ್ಸತಿ. ದೃಷ್ಟಾಪಚಾರಜ, ಪೂರ್ವಾಪರಾಧಜ ಆನಿ ಸಂಕರಜ ಮ್ಹೊಣು ತೀನಿ ವಿಧಾಚೆ ರೋಗ ಆಸ್ಸಜಾತ್ತಾತಿ. ದೃಷ್ಟಾಪಚಾರಜ ರೋಗ ಸಕ್ಕಡ ದೋಷಜ ರೋಗ ಜಾವ್ನು ಆಸ್ಸತಿ. ಪೂರ್ವಾಪರಾಧಜ ರೋಗಾಂಕ ಉಲ್ಲಿ ವಕ್ಕದ ದೀವ್ಕಾ. ಕರ್ಮಜ ರೋಗ ಸಕ್ಕಡ ಕರ್ಮ ನಾ ಜಾಲ್ಲ್ಯಾರಿ ಗೂಣ ಜಾತ್ತಾತಿ. ಉಭಯಜನ್ಮ ಅಥವಾ ಸಂಕರಜ ರೋಗ ಗೂಣ ಕೊರೂಂಕ ದೋಷನಿವಾರಣ ಆನಿ ಕರ್ಮ ನಿವಾರಣ ಜಾವ್ಕಾತಿ.

ಸ್ವತಂತ್ರ ರೋಗು ಮ್ಹಳ್ಯಾರಿ ಸೀಧಾ ಯೆವ್ಚೊ ಸಾಮಾನ್ಯ ರೋಗು. ಪರತಂತ್ರ ರೋಗು ಪೂರ್ವರೂಪಜ ಅಥವಾ ಉಪದ್ರವ ರೋಗು ಜಾತ್ತಾ. ವಕ್ಕದ ದಿವ್ಚೆ ಘೂಢೆ ರೋಗಾಚಿ ಪ್ರಕೃತಿ, ಅಧಿಸ್ಥಾನ, ಅಂತರ ಆನಿ ಹೇತು ಸೊದ್ದೂನು ಕಾಡ್ಕಾ.

ವೈದ್ಯಾಕ ದುಷ್ಯಾದೀಚೆ ಜ್ಞಾನ ಆಸ್ಸೂಕಾ. ರೋಗೀಲೆ ಆನಿ ರೋಗಾಚೆ ದೇಶ, ಬಽಲ, ಕಾಲ, ಅನಲ, ಪ್ರಕೃತಿ, ವಽಯ, ಸತ್ವ, ಸತ್ಮ್ಯ, ಆಹಾರ, ಇತ್ಯಾದೀಂತು ಕಸ್ಸಲೆ ದುಷ್ಯ ಜಾಲ್ಲಾಂ ಮ್ಹೊಣು ಸೊದ್ದೂನು

ಕಾಡ್ಕಾ. ಹೇಂ ಸಕ್ಕಡ ಕಳೈಮಾಗ್ಗಿರಿ ರೋಗು ಗೂಣ ಕೊರೂಂಕ ಹಾತು ಘಾಲ್ಕಾ. ವ್ಯಾಧಿ ಸಂಸ್ಥಾನ, ರೋಗೀಲೆ ದೇಹಾಚೆ ಸತ್ವ ಆನಿ ಬಲಾಬಲ, ಇತ್ಯಾದಿ ಪೊಳೋನು ವಕ್ಕದ ದಿವ್ಕಾ.

ಭಿಷಗ್ಬ್ರುವ (ಭಿಷಗ್ ಬ್ರುವ) ಮ್ಹಳ್ಯಾರಿ ಆಪ್ಪಣ ವೈದ್ಯು ಮ್ಹೋಣು ಸಾಂಗೂನು ಕಾಮ ಸಃಮ ಕರ್ನಾ ಜಾಲ್ಲ್ಯಾರಿ ವ್ಯಾಧಿ ಲಘು ಆಸ್ಲ್ಯಾರಿ ಗುರು ಆಸ್ಸಮ್ಹೋಣ್ಚೆ ಆನಿ ಗುರು ಆಸ್ಲ್ಯಾರಿ ಲಘು ಮ್ಹೋಣ್ಚೆ ಅಶ್ಶಿ ಚೂಕಿ ಕರ್ತಲೊ. ವಕ್ಕದ ರೋಗಾಚೆ ತೀವ್ರತೇಕ ತಕ್ಕ ಜಾವ್ನು ದೀವ್ಕಾ. ದೋಷ ವಿಕಲ್ಪ ಆಸ್ತಾತಿ. 25 ನಮೂನ್ಯಾಚೆ ದೋಷಾಂಚೆ ವಿಕಲ್ಪ ಜಾವ್ಚಾಕ ಪೂರೊ. 62 ನಮೂನ್ಯಾಚೆ ರೋಗ ಆಸ್ಸತಿ. ರಸ, ರಕ್ತ, ಇತ್ಯಾದಿ ಧಾತೂಂಚೆ ವಿಕಲ್ಪ ಲ್ಯಾಕ ಕೆಲ್ಲ್ಯಾರಿ ಹಝಾರಕಟ್ಲೆ ರೋಗ ದೆಕ್ಕಿಪಡ್ತಾತಿ.

ದೋಷೋಪಕ್ರಮಣೀಯ

ದೋಷಾಂಚೆ ಉಪಕ್ರಮಣ ಜಾಲ್ಲೇಲೆ ವೇಳಾರಿ ರೋಗು ಉದ್ಭವ ಜಾತ್ತಾತಿ. ಉಪಕ್ರಮಣ ಮ್ಹಳ್ಯಾರಿ ಹಳು ಹಳು ಆಕ್ರಮಣ ಕೊರ್ಚೆಂ. ವಾತ, ಪಿತ್ತ ಆನಿ ಕಫ ದೋಷಂ ವಿಂಗವಿಂಗಡ ಜಾವ್ನು ಅಥವಾ ಎಕ್ಕಾಕೇಕ ಸಂಯುಕ್ತ ಜಾವ್ನು ಉಪಕ್ರಮಣ ಕರ್ತಾತಿ. ಎಕ್ಕಃಚಿ ಧಾತೂಂತುತಾಕ್ಕೂನು ಆನ್ನೇಕ ಧಾತೂಕ ವಿಸ್ತರಣ ಕರ್ತಾತಿ. ಸಾಮಾ ರೋಗು (ಸಾಮಾಹ) ಆಮಾಕ ಆಯ್ಯಿಲೊ ರೋಗು ಆನಿ ನಿರಾಮಾ ರೋಗು ಆಮಾಕ ಯೇನಿ ಜಾಲ್ಲೊಲೊ. ಕಾಯಾಗ್ನಿ ನಿರ್ಬಲ ಜಾಲ್ಲೇಲೆ ವೇಳಾರಿ ಆನಿ ವಾತಾದಿ ದೋಷ ಉಪಕ್ರಮಣ ಜಾಲ್ಲೇಲೆ ವೇಳಾರಿ ಆಮಾ ಧಾತು ದೋಷಯುಕ್ತ ಜಾತ್ತಾ. ಆಮಾಶಯಾಂತು ದುಷ್ಟತ್ವ ಸೃಷ್ಟಿ ಜಾತ್ತಾ. ದೋಷಯುಕ್ತ ಜಾಲ್ಲೇಲೆ ಆಮಾ ಧಾತು ದೇಹಾಂತು ವೊರೂಂಕ ನಜ್ಜ. ಕಾಲು ಪೊಳೋನು ವಕ್ಕದ ದಿಲ್ಲ್ಯಾರಿ ಖಂಚೋಯಿ ರೋಗು ಉಪಶಮನ ಕೋರ್ಯೇತ. ಗ್ರೀಷ್ಮ, ವರ್ಷ, ಶರತ್, ಹೇಮಂತ ಆನಿ ವಸಂತ ಋತೂಂಕ ತಕೀತ ವಕ್ಕದ ದೀವ್ಕಾ. ಖಾಲಿ ಪೊಟ್ಟಾರಿ, ಜೆವ್ತನಾ-ಖಾತ್ತನಾ, ಖಾವ್ನು ಜಾಲ್ಲೆಮಾಗ್ಗಿರಿ ಆನಿ ನಿದ್ದೋಚೆ ಘೂಡೆ ಮ್ಹೋಣು ಕೆದ್ನಾ ಮ್ಹೋಣು ಪೊಳೋನು ವಕ್ಕದ ದೀವ್ಕಾ. ಅಪಾನ, ಸಮಾನ, ವ್ಯಾನ, ಇತ್ಯಾದೀಂತು ಖಂಚೆ ವಾತ ಜಾಲ್ಲಾಂ ಮ್ಹೋಣು ಪೊಳೋನು ಔಷಧ ದಿವ್ಚೊ ಸಮಯು ನಿರ್ಣಯ ಕೋರ್ಕಾ.

ದ್ವಿವಿಧೋಪಕ್ರಮಣೀಯ

ವಾಗ್ಭಟಾನ ಔಷದೀಂಚೆ ಮೂಲಕ ದೋಷಾಂಕ ಸಃಮ ಕೊರ್ಚೆಂ ಕಾರ್ಯಾಕ ಉಪಕ್ರಮಣ ಕೊರ್ಚೆಂ ಮ್ಹೋಣು ನಾಂವ ದಿಲ್ಲಾಂ. ದ್ವಿವಿಧ ಉಪಕ್ರಮಣ ಮ್ಹಳ್ಯಾರಿ ಆಲ್ತೆ ಆನಿ ಪೆಲ್ತೆ ದಿಕ್ಕಾನ ಉಪಕ್ರಮಣ ಕೊರ್ಚೆಂ.

ವ್ಯಾಧೀಕ ಉಪಕ್ರಮ್ಯ ಮ್ಹೊಣು ನಾಂವ ದಿಲ್ಲಾಂ. 1. ಅಪತರ್ಪಣ ಆನಿ ಸಂತರ್ಪಣ. 2. ಬೃಹ್ಮಣ (ಭೃತ್ವ ಕೊರ್ಚೆಂ) ಆನಿ ಲಂಘನ (ಲಾಘವ ಕೊರ್ಚೆಂ). 3. ಸ್ನೇಹನ ಆನಿ ರುಕ್ಷಣ. 4. ಸ್ಥಂಭನ ಆನಿ ಸ್ವೇದನ ಮ್ಹೊಣು ಚಾರಿ ಜೋಡಿ ಆಲ್ತೆ ಆನಿ ಪೆಲ್ತೆ ಉಪಕ್ರಮಣ ಆಸ್ಸತಿ.

ಶೋಧನ ಪಾಂಚ ವಿಧಾಚೆ ಆಸ್ಸ. 1. ನಿರೂಹ, 2. ವಮನ, 3. ಕಾಯರಿಕ (ವಿರೇಚನ), 4. ಸಿರೋರಿಕ, 5. ಅಸ್ರವಿಸ್ರುತಿ.

ಶಮನ ಸಾತ ವಿಧಾಚೆ ಆಸ್ಸ. 1. ಪೇಚನ, 2. ದೀಪನ, 3. ಕ್ಷುತ್, 4. ತೃತ್, 5. ವ್ಯಾಯಾಮ, 6. ಆತಪ, 7. ಮಾರುತ.

ಕೃಶ ರೋಗೀಂಕ ಬೃಹ್ಮಣ ಕೋರ್ಕಾ ಆನಿ ಪುಷ್ಟ ರೋಗೀಂಕ ಲಂಘನ ಕೋರ್ಕಾ. ಹೆಂ ದೊನ್ನೀಯಿ ಔಷಧಿ ದೀವ್ನು ಕೋರ್ಯೇತ. ಬೃಹ್ಮಣ ಜಾವ್ಸೊ ಲಂಘನ ಜಾವ್ಸೊ ಅತಿಶಯ ಕೊರೂಂಕ ನಜ್ಜ.

ಶೋಧನಾದಿ ಗಣ ಸಂಗ್ರಹ

ಶೋಧನ ಕೊರೂಂಕ ಉಪೇಗು ಕೊರ್ಚೆ ಔಷಧ ವಿಂಗಡಿಸೂನು ಗಣ ಸಂಗ್ರಹ ಮ್ಹೊಣು ವಿಭಾಗ ಕೆಲ್ಲ್ಯಾಂತಿ.

1. ನಿರೂಹ ಶೋಧನ ವಕ್ದಂ (ವಸ್ತಿ, ಎನೆಮಾ).
2. ವಮನ ಶೋಧನ ವಕ್ದಂ (ಛರ್ದನಾ, ವೊಂಕೋಚೆ ವಕ್ಕದ).
3. ಕಾಯರಿಕ (ವಿರೇಚನ) ವಕ್ದಂ (ಉತ್ಕಡೇಚೆ ವಕ್ದಂ).
4. ಸಿರೋರಿಕ ನಾಂಕಾಂತು ಘಾಲ್ಚೆಂ ವಕ್ದಂ.
5. ಅಸ್ರವಿಸ್ರುತಿ ಶೋಧನ ಕೊರ್ಚಾಕ ರಕ್ತಮೋಕ್ಷನ ಕೋರ್ಕಾ.

ವಕ್ದಾಂಚೆ ನಾಂವ್ವಂ ದಿಲ್ಲ್ಯಾಂತಿ.

ಕಫಹರ ವಕ್ದಂ (ಕಫ ದೋಷ ಹರಣ ಕರ್ತಲೆ ವಕ್ದಂ), ಜೀವನೀಯ ವಕ್ದಂ (ದೇಹಾಕ ಆನಿ ಮನಾಕ ಉಲ್ಲಾಸು ದಿವ್ಚೆ ವಕ್ದಂ), ವಿದಾರಿಯಾದಿ, ಶಾರಿಬಾದಿ, ಪದ್ಮಕಾದಿ, ಪರುಷಕಾದಿ, ಅಂಜನಾದಿ, ಪತೋಲಾದಿ, ಗುಡೂಚಿಯಾದಿ, ಆರಗ್ವಧಯಾದಿ, ಅಸನಾದಿ, ವರಣಾದಿ, ಊಷಕಾದಿ, ವಿರತರಾದಿ, ರೋಧ್ರಾದಿ, ಅರ್ಕಾದಿ, ಸುರಸಾದಿ, ಮುಷ್ಕಕಾದಿ, ವತ್ಸಕಾದಿ, ವಚಾಹರಿದ್ರಾದಿ, ಪ್ರಿಯಾಂಗುರ್ವಾದಿ, ಅಂಬಷ್ಟಾದಿ, ಮುಷ್ಟಾದಿ, ನ್ಯಾಗ್ರೋಧಾದಿ, ಏಲಾದಿ, ಶ್ಯಾಮಾದಿ, ಮ್ಹೊಣು ವಾಗ್ಭಟಾನ ವಕ್ದಾಂಕ ವಿಂಗವಿಂಗಡ 33 ವಿಭಾಗ ಕೆಲ್ಲ್ಯಾಂತಿ. ಪ್ರತಿಏಕ ವಿಭಾಗಾಂತು 20–40 ವಕ್ದಾಂಚೆ ನಾಂವ್ವಂ ದಿಲ್ಲ್ಯಾಂತಿ. ಹೇ ವಕ್ದಾಂಕ ಕಲ್ಕ (ಚಟ್ನಿ), ಕ್ವಾಥ (ಕಽಡೊ), ಸ್ನೇಹ (ಮುಲಾಮು), ಲೇಹ (ಲೇಂಯೆಂ), ಪಾನ (ಪೇಯ), ನಸ್ಯ, ಅನುವಾಸನ (ಗಾಂಡೀಂತು ದಿವ್ಚೆ ಮಿಶ್ರಣ), ಇತ್ಯಾದಿ ರೂಪಾಂತು ದೀವ್ಕಾ.

ಸ್ನೇಹವಿಧಿ

ಸ್ನೇಹನಾ ವಕ್ದಾಂಕ ಉಪೇಗು ಕೊರ್ಚೊ ನಮೂನೊ ಸ್ನೇಹವಿಧಿ ಮ್ಹೋಣು ವಾಗ್ಭಟು ಸಾಂಗ್ತಾ. ತ್ಯಾಲ, ತೂಪ, ಮಜ್ಜಾ, ವಸಾ, ಇತ್ಯಾದಿ ಸ್ನೇಹನಾ ಆಹಾರ ಜಾವ್ನು ಆಸ್ಸತಿ.

ಸ್ವೇದವಿಧಿ

ಅಂಗಾಕ ಶ್ಯಾಖೊ (ಶೇಽಖೊ) ದೀವ್ನು ಚಿಕಿತ್ಸಾ ಕೊರ್ಚೊ ನಮೂನೊ ಸ್ವೇದವಿಧಿ ಮ್ಹಣ್ತಾತಿ. ತಾಪ, ಉಪನಾಹ, ಊಶ್ಮ ಆನಿ ದ್ರವ ಸ್ವೇದ ಮ್ಹೋಣು ಚಾರಿ ಸ್ವೇದ ಆಸ್ಸತಿ.

ವಮನ ಆನಿ ವಿರೇಚನ ವಿಧಿ

ರೋಗೀಕ ವೊಂಕೋನು ಚಿಕಿತ್ಸಾ ಕೊರ್ಚೊ ನಮೂನ್ಯಾಕ ವಮನ ವಿಧಿ ಆನಿ ಉತ್ಕಡೆ ಕೊರೋನು ಚಿಕಿತ್ಸಾ ಕೊರ್ಚ್ಯಾಕ ವಿರೇಚನ ವಿಧಿ ಮ್ಹಣ್ತಾತಿ. ಖಂಚೆ ನಮೂನ್ಯಾಚೆ ರೋಗೀಕ ಅಥವಾ ರೋಗಾಕ ಹೀ ವಿಧಿ ಉಪೇಗು ಕೋರ್ಯೇತ ಆನಿ ಕಶ್ಶಿ ಕೋರ್ಕಾ ಮ್ಹೋಣು ವಾಗ್ಭಟಾನ ಹೇ ಅಧ್ಯಾಯಾಂತು ವಿವರ ದಿಲ್ಲಾಂ.

ವಸ್ತಿ ವಿಧಿ

ಹೇ ಚಿಕಿತ್ಸೇಂತು ವಕ್ಕದ ಗಾಂಡೀಂತು ಘಾಲ್ನು ಥೊಡೋ ವೇಳು ಸೋಡ್ಕಾ. ವಕ್ಕದ ಗಾಂಡೀಂತು ಘಾಲ್ಚಾಕ ಜಾಯಿ ಜಾಲ್ಲೇಲೆ ಸಕ್ಕಡ ಸಲಕರಣೇಂಚೆ ವಿವರ ವಾಗ್ಭಟಾನ ಹೇ ಅಧ್ಯಾಯಾಂತು ದಿಲ್ಲಾಂ.

ನಸ್ಯ ವಿಧಿ

ನಾಂಕ ಮಾತ್ತ್ಯಾಚೆ ರಂಧ್ರ. ತೋಂಡ ಹರ್ದ್ಯಾಚೆ ರಂಧ್ರ. ಮಾತ್ತ್ಯಾಂತು ವಕ್ಕದ ಭೋರ್ಕಾ ಜಾಲ್ಲ್ಯಾರಿ ತೇಂ ವಕ್ಕದ ನಾಂಕಾಂತು ಘಾಲ್ಕಾ. ವಿರೇಚನ, ಬೃಹ್ಮಣ ಆನಿ ಶಮನ ಮ್ಹೋಣು ತೀನಿ ತರಾಚೆ ನಸ್ಯವಿಧಿ ಸಾಂಗ್ಲ್ಯಾತಿ.

ಧೂಮಪಾನ ವಿಧಿ

ಖಂಚೇಯಿ ವಕ್ಕದ ಚಟ್ನಿ ಕೋರ್ನು ಸುಕ್ಕೋನು ಬೀಡಿ ಕೋರ್ಯೇತ. ವಕ್ದಾಚೆ ಬೀಡಿ ತಾಂಡೂನು ಚಿಕಿತ್ಸಾ ಕೊರ್ಚೆ ನಮೂನ್ಯಾಕ ಧೂಮಪಾನ ವಿಧಿ ಮ್ಹೋಣು ನಾಂವ. ವಾಗ್ಭಟಾನ ದೂಮಪಾನ ವಿಧೀಚೆ ವಿವರ ಹೇ ಅಧ್ಯಾಯಾಂತು ದಿಲ್ಲಾಂ.

ಗಂಡೂಷಾದಿ ವಿಧಿ

ಖಂಚೇಯಿ ವಕ್ಕದ ತೊಂಡಾಂತು ಭsರಿ ಘೇವ್ನು ಥೊಡೋ ವೇಲು ತೊಂಡಾಂತು ದೊವ್ರೋರ್ನು ಘೆವ್ಚಿ ಚಕಿತ್ಸಾ ಗಂಡೂಷ ಮ್ಹಣ್ತಾತಿ.

ವಕ್ಕದ ತೊಂಡಾಂತು ಅರ್ಧ ಭರ್ಲ್ಯಾರಿ ತೇಂ ಕಬಲ ವಿಧಿ ಮ್ಹಣ್ತಾತಿ.

ತೊಂಡಾಂತು ಭಿತ್ತರಿ ಮುಡಿಮಾಕ ಆನಿ ಗಾಲ್ಲಾಂಕ ವಕ್ಕದ ಲಾವ್ಚಾಕ ಪ್ರತಿಸಾರಣ ಮ್ಹಣ್ತಾತಿ.

ಮುಖಲೇಪನ (ಮುಖಾಲೇಪ) ಮ್ಹಳ್ಯಾರಿ ಭಾಯ್ಲ್ಯಾನ ತೊಂಡಾಕ ವಕ್ಕದ ಸಾರಿಸೂಚೆಂ.

ಮಾತ್ತ್ಯಾಕ ತ್ಯಾಲ ರೊಗೊಡ್ಚೆ ವಿಧೀಕ ಮೂರ್ಧತೈಲ ಅಭ್ಯಂಗ ಮ್ಹಣ್ತಾತಿ.

ಪರಿಷೇಕ ಮ್ಹಳ್ಯಾರಿ ತ್ಯಾಲ ವೈಲ್ಯಾನ ಮಾತ್ತ್ಯಾರಿ ಥೆಂಬೊಥೆಂಬೊ ಕೋರ್ನು ರೊಕೋಚೆಂ.

ಪಿಚುಃ ಮ್ಹಳ್ಯಾರಿ ಏಕ ಆಂಗ್ಟಿ ವಕ್ದಾಂತು ತಿಂಬೋನು ಮಾತ್ತ್ಯಾಕ ಬಾಂದೂಚಿ.

ವಸ್ತಿ ತೈಲ (ಸಿರೋವಸ್ತಿ) ಮ್ಹಳ್ಯಾರಿ ಮಾತ್ತ್ಯಾಕ ಸುತ್ತು ಟೊಪ್ಪಿಶೀ ಚರ್ಮಾಂಚಿ ಪಟ್ಟಿ ಬಾಂದೂನು ತಾಂತು ವಕ್ಕದ ಘಾಲ್ನು ಏಕದೋನಿ ಘಂಟೊ ತಶ್ಶೀಂಚಿ ಸೊಡ್ಚೆಂ.

ಕಾನ್ನಾಂತು ತ್ಯಾಲ ಸೊಡ್ಚಿ ಚಿಕಿತ್ಸಾ ಕರ್ಣಪೂರಣ ಮ್ಹಣ್ತಾತಿ.

ಅಕ್ಷ್ಚೋತನ ಆನಿ ಅಂಜನ ವಿಧಿ

ದೋಳ್ಯಾಚೆ ವ್ಯಾಧೀಂಕ ಚಿಕಿತ್ಸಾ ದಿವ್ಚಾಕ 10–12 ಥೇಂಬೇ ವಕ್ಕದ ದೋಳ್ಯಾಂತು ಘಾಲ್ಕಾ. ಹೇ ವಿಧೀಕ ಅಕ್ಷ್ಚೋತನ ಮ್ಹಣ್ತಾತಿ.

ತೀನಿ ತರಾರಿ ಅಂಜನ ಲಾವ್ಯೇತ, 1. ಲೇಖನ, 2. ರೋಪಣ, 3. ದೃಷ್ಟಿ ಪ್ರಸಾದನ. ತೀನಿ ವಿಧಾಚೆ ಅಂಜನ, 1. ಪಿಂಡ, 2. ರಸಕ್ರಿಯಾ, 3. ಚೂರ್ಣ. ಖಂಚೆ ವ್ಯಾಧೀಕ ಅಕ್ಷ್ಚೋತನ ವೀಧಿ ಕೆದ್ನಾ, ಕಶ್ಶಿ ಆನಿ ಇತ್ತ್ಯಾಕ ಕೋರ್ಕಾ ಆನಿ ಖಂಚೆ ವ್ಯಾಧೀಕ ಅಂಜನ ಕಸ್ಸಲ್ಯಾನಿ, ಕಶ್ಶಿ ಆನಿ ಕೆದ್ನಾ ಲಾವ್ಕಾ ಇತ್ಯಾದಿ ಮಸ್ತ ವಿವರ ವಾಗ್ಭಟಾನ ಬರಯಿಲಾಂ.

ತರ್ಪಣ ಪುಟಪಾಕ ವಿಧಿ

ತರ್ಪಣ ವಿಧೀಂತು ಉಡಿದು ಆನಿ ಬಾರ್ಲಿ ವಾಟ್ನೊನು ಪೀಟ ಕೋರ್ನು ತೇ ಪಿಟ್ಟಾನ ದೋಳ್ಯಾಚೆ ಸುತ್ತು ಘಾಳಿ ಬಾಂದೂನು ದೋಳೆ

ಬಂದ ಕೋರ್ನುಂ ತುಪ್ಪಾಂತು ಮಿಶ್ರ ಕೆಲ್ಲೇಲೆಂ ವಕ್ಕದ ಘಾಲ್ಕಾ. 1–2 ನಿಮಿಷ ಜಾಲ್ಲೆ ಮಾಗ್ಗೀರಿ ಧೂವ್ವು ಕಾಡ್ಕಾ.

ಪುಟಪಾಕ ವಿಧೀಂತು ಪುಟಪಾಕ ತಯ್ಯಾರಿ ಕೋರ್ಕಾ. ಪ್ರಾಣೀಚೆ ಉದಾಹರಣೇಂಕ ಬೊಕ್ಕೋಡೀಚೆ ಮಾಂಸ, ಚರ್ಬಿ, ಆಂತಂ, ಹರ್ದೆ ಇತ್ಯಾದಿ ತುಪ್ಪಾಂತು ಆನಿ ಚಿವ್ವೇಂಚೆ ದುದ್ದಾಂತು ಗೋಡ ವಕ್ಕಾಂಚೆ ಒಟ್ಟು ಲಾನಃ ವಾಟ್ಲೊಕಾ. ಹೇಂಚಿ ಪುಟಪಾಕ ತರ್ಪಣ ವಿಧೀನ ದೋಳ್ಯಾಚೆ ವೈರಿ ದೊವ್ವೋರ್ಕಾ. ಪುಟಪಾಕ ವಿಧಿ ಕೆಲ್ಲೆಮಾಗ್ಗೀರಿ ವಕ್ಕಾನಿ ಕೆಲ್ಲೇಲಿ ಬೀಡಿ ತಾಂಡೂಕಾ.

ಯಂತ್ರ ವಿಧಿ

ಲೋಕ್ಡಾಂಚಿ ವಿಂಗವಿಂಗಡ ಆಕಾರಾಚಿ ಆನಿ ದಿಗ್ಗಾಯೇಚಿ ಚಿಮ್ಟಿ (ಸ್ವಸ್ತಿಕ ಯಂತ್ರ, ಸಂದಂಶ ಯಂತ್ರ, ಮುಚುಂಡಿ, ತಾಲ ಯಂತ್ರ, ಕಂಕಮುಖ ಯಂತ್ರ, ಇತ್ಯಾದಿ) ಶೈಲ ಚಿಕಿತ್ಸಾ ಕೊರೂಂಕ ಉಪೇಗು ಕರ್ತಾತಿ.

ಮೂಲವ್ಯಾಧೀಕ ಆನಿ ಭಗಂದರ ವ್ಯಾಧೀಕ ತುತ್ತೂರಿ ಆಕಾರಾಚೆ ಯಂತ್ರ ಉಪೇಗು ಕರ್ತಾತಿ.

ನಾಂಕಾಂತುಲೆ ವ್ರಃಣ ಪರೀಕ್ಷೆ ಕೊರೂಂಕ ಆನಿ ತಾಂಚಿ ಚಿಕಿತ್ಸೆ ಕೊರೂಂಕ ಘ್ರಣಯಂತ್ರ ಉಪೇಗು ಕರ್ತಾತಿ.

ಅಂಗುಲಿ ತ್ರಾಣಕ ಯಂತ್ರಾಕ ವೈದ್ಯು ಖಂಚೇಯಿ ಬೇಹೋಶ ರೋಗೀಲೆ ತೋಃಂಡ ಉದಾರೆ ಕರ್ತನಾ ಆಪ್ಣ್ಯಾಲೆಂ ಹಾತ್ತಾಚೆ ಬೊಟ್ಟಾಂಕ ಘಾಯು ಜಾಯ್ನಾತಶ್ಶಿ ಬೊಟ್ಟಾಂಕ ಟೊಪ್ಪಿಶೀ ಘಾಲೂಂಕ ಉಪೇಗು ಕರ್ತಾತಿ.

ಯೋನಿ ದರ್ಶನ ನಾಡಿ ಮ್ಹಳ್ಳೇಲೆ ಯಂತ್ರ ಯೋನೀಚೆ ಭಿತ್ತರಿ ಪೊಳೋಚಾಕ, ಪ್ರಕ್ಷಾಲನ ನಾಡಿ ಯೋನೀಚೆ ಆನಿ ಇತರ ರಂಧ್ರಾಂಕ ಧುವ್ಚಾಕ ಆನಿ ವಕ್ಕದ ಪ್ರಕ್ಷಾಲನ ಕೊರೂಂಕ, ಉದಕೋದರ ನಾಡಿ ಪೊಟ್ಟಾಂತು ಉದ್ದಾಕ ಭರ್ಲೇಲೆಂ ಕಾಡೂಂಕ, ಇತ್ಯಾದಿ ವಿವಿಧ ನಾಡಿ ಯಂತ್ರ ವೈದ್ಯಾಂಕ ಪ್ರಯೋಗು ಕೋರ್ಚಾಕ ಮೆಳ್ತಾತಿ.

ಶ್ರುಗ ಯಂತ್ರ, ಅಲಾಬು, ಘಟೀ, ಶಲಾಕಾ, ಇತ್ಯಾದಿ ಯಂತ್ರ ಆಂಗಾಂತು ವಿಂಗವಿಂಗಡ ಕಡೇನ ಭರ್ಲೇಲೆ ಉದ್ದಾಕ ಚೀಂವ್ವು ಕಾಡ್ತಾತಿ.

ಮಸೂರದಳ ವಕ್ರ ಶಲಾಕಾ ಏಕ ತರಾಚಿ ಶಲಾಕಾ. ಕರ್ಣ ಶೋಧನ ಶಲಾಕಾ, ಜಾಂಭವೀಷ್ಟ ಶಲಾಕಾ, ಇಂದುವಕ್ರ ಶಲಾಕಾ, ಕೋಲಸ್ತಿ ಶಲಾಕಾ, ಕ್ಷಾರಕರ್ಮ ಶಲಾಕಾ, ಮ್ಹೊಣು ವಿವಿಧ ತರಾಚೆ ಶಲಾಕಾ ಉಪೇಗು ಜಾತ್ತಾತಿ.

ಶಂಕು ಯಂತ್ರ ಏಕ ಕೊಕ್ಕೆಂ. ಶರಪುಂಖ, ಬಡಿಶ, ಗರ್ಭ, ಅಶ್ಮರ್ಯಾಹರಣ, ದಂತಾಕರ್ಶಣ, ಇತ್ಯಾದಿ ಶಂಕು ಯಂತ್ರ ಆಸ್ಸತಿ.

ಗುರುತ್ವಾಕರ್ಶಣ (ಮ್ಯಾಗ್ನೆಟಿಕ್) ಧಾತ್ತೋರು, ಲಾಡಿ ಆನಿ ಸೂತ, ಆಂವ್ಗ್ದಲೆಂ, ವಾಟ್ಲ್ಯಾಚೊ ಧಾತ್ತೋರು ಆನಿ ರಗಡೊ, ಚೂಪು ಕೊರೂಂಕ ಚರ್ಮಾಚಿ ಪಟ್ಟಿ, ಸುಕ್ಕಯಿಲೆಂ ಪ್ರಾಣೀಚೆ ಆಂತಂ, ಜೀಬ, ಕೇಸಾಚಿ ಸಾರ್ನಿ, ಇತ್ಯಾದಿ ಉಪಯಂತ್ರ ಆನಿ ಅನುಯಂತ್ರ ಮ್ಹೊಣು ಉಪೇಗು ಜಾತ್ತಾತಿ.

ವೈದ್ಯಾನ ತಾಗ್ಗೇಲೊ ಹಾತು, ಬೊಟ್ಟಂ, ಪಾಯ, ತೊಂಡ, ದಾಂತ, ಇತ್ಯಾದಿ ಯಂತ್ರರೂಪಾನ ಉಪೇಗು ಕೋರ್ಕಾ ಜಾವ್ಚಾಕ ಪೂರೊ.

ಶಸ್ತ್ರ ವಿಧಿ

ಶಸ್ತ್ರ ವಿಧೀಂತು ಚೂಪು ಸಲಕರಣೇನ ಚಿಕಿತ್ಸಾ ಕರ್ತಾತಿ. 26 ವಿಧಾಚೆ ಶಸ್ತ್ರ ಆಸ್ಸತಿ. ತಾಂಕಾ ಆಯಸ್ (ಸ್ಟೀಲ) ಲೊಕ್ಡಾನಿ ಕರ್ತಾತಿ. ಮಂದಲಾಗ್ರ ಶಸ್ತ್ರ, ವೃದ್ಧಿಪತ್ರ, ಉತ್ಪಲ, ಅದ್ಯರ್ಧ, ಸರ್ಪಾಸ್ಯ, ಏಷಣಿ, ವೇತಸ, ಶರಾರಿ, ಕುಶಪತ್ರ, ಅರ್ಧಚಂದ್ರಾನನ, ಅರ್ಮುಖ, ವ್ರೀಹಿವಕ್ತ್ರ, ಕುಠಾರಿ, ತಾಮ್ರಶಲಕಾ, ಬದಿಶಃ, ಕರಪತ್ರ, ಕರ್ತರಿ, ನಖ ಶಸ್ತ್ರ, ದಂತಲೇಖನ, ಸೂಚಿ, ಸೂಚಿಕುರ್ಚಃ, ಖಾಜ, ಯೂಥಿಕಾ, ಆರಾ, ಕರ್ಣ ವೇಧಿನಿ, ಇತ್ಯಾದಿ ತರಾಚೆ ಶಸ್ತ್ರ ಆಸ್ಸತಿ. ಶಸ್ತ್ರಾಚೊ ಉಪೇಗು ಕಸ್ಸಲೊ, ಕಶ್ಶಿ ಆನಿ ಖಂಯಿ ಕೋರ್ಕಾ ಮ್ಹೊಣು ವಾಗ್ಭಟಾನ ವಿವರ ದಿಲ್ಲಾಂ.

ಜಲೀಕಾ ಮ್ಹಳ್ಯಾರಿ ರಗತ ಪಿವ್ಚೆ ಜಿಗಣೆ. ವಿಷಯುಕ್ತ ಆನಿ ವಿಷರಹಿತ ಜಲೀಕಾ ಆಸ್ಸತಿ. ರಕ್ತಮೋಕ್ಷನ (ರೋಗೀಲೆ ದೇಹಾಂತುತಾಕ್ಕೂನು ರಗತ ದೇವ್ರೋಂಚೆ) ಚಿಕಿತ್ಸೇಕ ವಿಷರಹಿತ ಜಿಗಣೇಕ ಮಾಂತ್ರ ಉಪೇಗು ಕೋರ್ಕಾ.

ಸಿರಾವ್ಯಧ ವಿಧಿ

ರಕ್ತದೋಷಜ ರೋಗು ಸಿರಾವ್ಯಧ ವಿಧೀನ ಗೂಣ ಕೋರ್ಯೆತ. ಮಾತ್ತ್ಯಾಚೊ ಆನಿ ದೋಳ್ಯಾಚೊ ರೋಗು, ಕಾನ್ನಾಂಚೊ ರೋಗು, ನಾಂಕಾಚೊ ರೋಗು, ಪೀನಸೊ, ಮುಖಾಚೊ ರೋಗು, ಇತ್ಯಾದಿ ರೋಗ ಸಿರಾವ್ಯಧ ವಿಧೀನ ಗೂಣ ಕೋರ್ಯೇತ. ಸಿರಾ ಮ್ಹಳ್ಯಾರಿ ರಕ್ತವಾಹಿನಿ.

ಉನ್ಮಾದ, ಅಪಸ್ಮಾರ, ವಿದ್ರಧ, ತೃತೀಯಕ, ಚಾತುರ್ಥಿಕ, ಪ್ರವಾಹಿಕ, ಶುಕ್ರರೋಗು, ಗಳಗಂಡ, ಅಪಚಿ, ಸಕ್ಥಿರೋಗು, ವಿಶ್ವಾಚಿವಾತ, ಇತ್ಯಾದಿ ರೋಗಾಂಕ ಸಿರಾವ್ಯಧ ಕೋರ್ನು ರಗತ ದೇವಯಿಲ್ಯಾರಿ ಹೇ ರೋಗ ಉಪಶಮನ ಜಾತ್ತಾತಿ.

ಶಲ್ಯಾಹರಣ ವಿಧಿ

ಶಲ ಮ್ಹಳ್ಯಾರಿ ಚೊಲ್ಚೊ ವಸ್ತು. ಶಲ್ಯ ಮ್ಹಳ್ಯಾರಿ ಶಲಾಚೊ ಸಂಬಂಧ ಪಾವಿಲೆಂ. ದೇಹಾಚೆ ಭಿತ್ತರಿ ಖಂಚೇಯಿ ಏಕಕಡೆ ಕಸ್ಸಲೋಯಿ ಏಕು ಚೊಲ್ಚೊ ವಿದೇಹೀ ವಸ್ತು ರಿಗ್ಲ್ಯಾರಿ ತಾಜ್ಜೆ ನಿಮ್ತಿ ಅನಾರೋಗ್ಯ ಜಾತ್ತಾ. ತೋ ವಸ್ತು ವೈದ್ಯಾನ ದೇಹಾಂತುತಾಕ್ಕೂನು ಭಾಯ್ರ ಕಾಡ್ಕಾ. ಶಲ್ಯಾಕ ಭಾಯ್ರಕಾಡ್ಚೆ ವಿಧೀಕ ಶಲ್ಯಾಹರಣ ಮ್ಹಣ್ತಾತಿ.

ಶಲ್ಯ 5 ತರಾಚೆ ಆಸ್ಸತಿ. ವಕ್ರ, ರಜು, ತಿರ್ಯಕ, ಊರ್ಧ್ವ ಆನಿ ಅಧಃ. ಶಲ್ಯ ಚರ್ಮಾಂತು, ಮಾಂಸಖಂಡಾಂತು, ಪೇಶೀಂತು, ಸ್ನಾಯೂಂತು, ಸೀರೇಂತು, ಸ್ರೋತಾಂತು, ಧಮನೀಂತು, ಗಾಂಟೀಂತು, ಅಸ್ತೀಂತು, ಕೋಷ್ಟಾಂತು, ಇತ್ಯಾದಿ ಜಾಗ್ಯಾರಿ ಶಿರ್ಕೂಂಕ ಪೂರೊ. ವಿಂಗವಿಂಗಡ ಆಕಾರಾಚೆ, ಗಾತ್ರಾಚೆ, ಮೂಲಾಚೆ, ಶಲ್ಯ ಕಾಡ್ಚೆ ಕಶ್ಶಿ ಮ್ಹೊಣು ವಾಗ್ಭಟಾನ ವಿವಿರ ದಿಲ್ಲಾಂ. ದೋಳ್ಯಾಂತುಲೆ, ಕಾನ್ನಾಂತುಲೆ, ತಾಳ್ಯಾಂತುಲೆ, ಮಾಂಸಖಂಡಾಚೆ ಆಳಾಂತು ಶಿರ್ಕಲೇಲೆ ಶಲ್ಯ ಕಶ್ಶಿ ಕಾಡ್ಕಾ ಮ್ಹೊಣು ಸಾಂಗ್ಲಾಂ.

ಶಸ್ತ್ರಕರ್ಮ ವಿಧಿ

ಶೋಫ (ಕರಟ) ಪಿಕ್ಲಾಂ ಮ್ಹೊಣು ಜಾಲ್ಲ್ಯಾರಿ ತಾಕ್ಕಾ ಲೇಪು ಲಾಯ್ಲ್ಯಾರಿ ಶೋಫ ಸಮ ಪಿಕ್ಕೂನು ಭೆತ್ತೂನು ವತ್ತಾ. ಭೆತ್ತನಿ ಜಾಲ್ಲ್ಯಾರಿ ತಾಕ್ಕಾ ಏಕ ಚೂಪು ಪೆಸ್ಕಾತೀನ ಘಾಯು ಘಾಲ್ಯೇತ. ಶೋಫಾಚೆ ಗಾತ್ರ ಆನಿ ಸ್ಥಿತೀಕ ತಕೀತ ತಾಕ್ಕಾ ಆಂವ್ಗಲೆಂ ಸುತ್ತಾವ್ಕಾ.

ಸಲ್ಪ ಘಾಯಾಂಕ ಸೀವನಕ್ರಮ (ಶಿವೋಂಚೆ) ಉಪೇಗು ಕೋರ್ಕಾ. ಆಯಸಾಚೆ ಸುವ್ವೇನ ಆನಿ ಸ್ನಾಯೂಚೆ ಸುತ್ತಾನಿ ಶಿವೋಂಕಾ. ದೆಂಟ್ಯಾಚೆ ಸಾಲ್ಲೇನ ಶಿವೋಂಯೇತ.

ಘಾಯು ಘಾಲ್ಲೆಮಾಗ್ಗೀರಿ ಅಥವಾ ಶಿವೋನು ಜಾಲ್ಲೆ ಮಾಗ್ಗೀರಿ ಶೋಫಾಕ ಅಥವಾ ವ್ರಣಾಕ ಬಂಧನ (ಬ್ಯಾಂಡೇಜ) ಘಾಲ್ನು ಬಂದ ಕೋರ್ಕಾ. ಶೋಫಾಚೆ ಬೊಕ್ಕ್ಯಾಂತು ಆನಿ ವ್ರಣಾಚೆ ಭಿತ್ತರಿ ಮೂಸು ಬೈಸೂನು ಮೊಟ್ಟೆ ದವ್ವರ್ತಾತಿ. ಮೊಟ್ಟ್ಯಾಂತುತಾಕ್ಕೂನು ಕೀಡೇ ಜನ್ಮತಾತಿ ಆನಿ ಪೀಡಾ ಚಡಡ ಕರ್ತಾತಿ. ಬಂಧನ ಕೋರ್ನು ಹೇಂ ತಡವೂಕಾ.

ಕ್ಷಾರಾಗ್ನಿ ಕರ್ಮ ವಿಧಿ

ಪಾಪ್ಪಡಾ ಖಾರು ಕಶ್ಶಿ ತೀಕ್ಷ್ಣ ಆಸ್ಸಕೀ ತಶ್ಶೀಂಚೆ ಖಂಚೋಯಿ ಖಾರು ತೀಕ್ಷ್ಣ ಜಾವ್ನು ಅಗ್ನಿ ಮ್ಹಣ್ಕೆ ಕಾಮ ಕರ್ತಾ. ಕ್ಷಾರಲೇಪನ (ಕೋಽಟರಿ) ಮಸ್ತ ಸಕ್ಕಡ ವ್ಯಾಧೀಂತು ಉಪೇಗಾಕ ಯೆತ್ತಾ. ಕ್ಷಾರಾಕ ಕಶ್ಶಿ

ತಯ್ಯಾರಿ ಕೋರ್ಕಾ ಆನಿ ಕ್ಷಾರಲೇಪನ ಕಶ್ಶಿ ವ್ಯಾಧೀಂತು ಪ್ರಯೋಗ ಕೋರ್ಕಾ ಮ್ಹೋಣು ವಾಗ್ಭಟಾನ ಸಂಪೂರ್ಣ ವಿವರ ದಿಲ್ಲಾಂ.

ಅಗ್ನಿ ಕ್ರಮ ಮ್ಹಳ್ಯಾರಿ ಕ್ಷಾರಾಚೆ ಬದ್ಲಾಕ ಉಜ್ಜಾನಿ ತಾಪ್ಪೋಚೆಂ. ಹೂನ ಲೊಕ್ಡಾನಿ ತಾಪ್ಪೋಯೇತ. ಹೂನ ತೆಲ್ಲಾನಿ ತಾಪ್ಪೋಯೇತ. ಖಂಚೆ ವ್ಯಾಧೀಕ ಖಂಚೆ ನಮೂನ್ಯಾಚೊ ಉಜ್ಜೋ ಅಥವಾ ತಾಪು ಕಶ್ಶಿ ಅನಿ ಕಿತ್ಲೊ ವೇಳು ಲಾವ್ಕಾ ಮ್ಹೋಣು ವಿವರ ವಾಗ್ಭಟಾನ ದಿಲ್ಲಾಂ.

ಆಯುರ್ವೇದ ವೈದ್ಯಾಂಕ ಮಾಗಣಿ ಚಡಿ

ಸಾಮಾನ್ಯ ಜನಾಂಕ ವೈದ್ಯಕೀಯ ಜ್ಞಾನ ಊಣೆ. ನ್ಯೂಸ್‌ಪೇಪರಾಂತು ಆನಿ ಮ್ಯಾಗಝೀನ್ನಾಂತು ವಾಜ್ಜೀಲೆಲೆ ಮಾಹಿತಿ ಅರ್ಧಮ್ಮರ್ಧ ಆಸ್ತಾ. ಕ್ವ್ಯಾಕ್ (ಢೋಂಗಿ) ಡಾಕ್ಟ್ರಂ ತಾಂಗೇಲೆ ವಕ್ಕದ ಶೆಂಬರೀಂತು ಶೆಂಬರಿ ರೋಗೀಂಕ ಗೂಣ ಕೆಲ್ಲಾಂ ಮ್ಹೋಣು ಘಟ್ಟಿ ಆಹ್ವಾನ ದಿತ್ತಾತಿ. ಢೋಂಗಿ ವೈದ್ಯ ತಾಂಗೇಲೆಂ ವಕ್ಕದ ಮ್ಹೈನೆಕಟ್ಲ್ಯಾನಿ ಘೇತ್ಲ್ಯಾರಿ ಮಾಂತ್ರ ವ್ಯಾಧಿ ಗೂಣ ಜಾತ್ತಾ ಮ್ಹೋಣು ಸಾಂಗೂನು ಪೂರಾ ವಕ್ಕದ ಏಕ್ಕಡಪಟಿ ದೀವ್ನು ತಾಂಗೇಲೆ ಚಾರ್ಜ (ದುಡ್ಡು) ಪೂರ್ತಿ ಘೆತ್ತಾತಿ. ರೋಗಿ ಮಾಂತ್ರ ದೀಸವತ್ತಾಂವತ್ತಾಂ ಕ್ಷೀಣ ಜಾವ್ನು ಕಡೇರಿ ಏಕದೀಸು ಮರ್ತಾ.

ಭಾರತೀಯ ವೈದ್ಯಕೀಯಾಂತು ಸರಕಾರಾನ ಆಧುನಿಕ ಪದ್ಧತಿ (ಎಲ್ಲೋಪಥಿ) ವಿಂಗಡ ದವ್ವಲ್ಯಾ. ಆಯುರ್ವೇದ, ಯೋಗಾ, ಯೂನಾನಿ, ಸಿದ್ಧ ಆನಿ ಹೊಮೊಪಥಿ ಪದ್ಧತಿ ಏಕ ಗುಂಪಾಂತು ದವ್ವಲ್ಯಾ ಆನಿ ಆಧುನಿಕ ಪದ್ಧತಿ (ಎಲ್ಲೊಪಥಿ) ಹೇ ಗುಂಪಾಂತು ಮೇಳಡಯ್ನಿ. ಪ್ರತಿಏಕ ಪದ್ಧತೀಚೊ ವೈದ್ಯು ಆಪ್ಣಾಲಿ ಪದ್ಧತಿ ಅತ್ಯುತ್ತಮ ಪದ್ಧತಿ ಮ್ಹೋಣು ಸಾಂಗ್ತಾ.

ವಾಸ್ತವಿಕ ಪರಿಸ್ಥಿತಿ ಪಳೈಲ್ಯಾರಿ ಹಳ್ಳೀಂತು ಆನಿ ಸಾನಸಾನ ಗಾಂವಾಂತು ಜಡಣ ಆಧುನಿಕ ವೈದ್ಯಕೀಯ ಪದ್ಧತೀಚಿ ಚಿಕಿತ್ಸಾ ಸರಕಾರೀ ಆಸ್ಪತ್ರೇಂತು ಪ್ರಾಪ್ತ ಕರ್ತಾತಿ. ಗರ್ಭವತೀ ಬಾಯ್ಲಮನ್ಶೇಂಕ ಪ್ರಾಥಮಿಕ ಆರೋಗ್ಯ ಕೇಂದ್ರ (ಪ್ರಾ.ಆ.ಕೇ., ಪ್ರೈಮರಿ ಹೆಲ್ತ್ ಸೆಂಟರ್) ಮ್ಹೋಣು ನಾಂವಾಂಚೆ ಸಾನ ಮಿತಸೇವೇಚೆ ಸರಕಾರೀ ಆಸ್ಪತ್ರೇಂತು ಪಳವಣ ದಿತ್ತಾತಿ. ಹೇ ಪ್ರಾ.ಆ.ಕೇ.ಂತು ಹಳ್ಳೇಚೆ ದುರ್ಬಳೊ ಲೋಕು ಸಕ್ಕಡ ನಮೂನ್ಯಾಚೆ ಆರೋಗ್ಯ ಸೇವಾ ಪ್ರಾಪ್ತ ಕೋರ್ನು ಘೆತ್ತಾತಿ. ಪ್ರಾ.ಆ.ಕೇ.ಂತು ಬಾಳಾಂತೀರೊ ಕರ್ತಾತಿ. ಚೆರ್ಡೂವಾಂಕ ಜನ್ಮಾ ಆಯ್ಲೆಕೂಡ್ಲೆ ಬೀ.ಸೀ.ಜಿ., ಹೆಪಟೈಟಿಸ್ ಬೀ., ಹೇ ಲಸ ದಿತ್ತಾತಿ; ನಂತರ ಡಿಫ್ತೇರಿಯಾ, ಪರ್ಟಸ್ಸಿಸ್ (ನಾಯಿಕೆಮ್ಮು), ಟಿಟ್ಯಾನಸ್ (ಧನುರ್ವಾತ), ಪೋಲಿಯೋ, ಮಂಪ್ಸ (ಕೆಪ್ಪಟರಾಯು), ಮೀಸಲ್ಸ, ರುಬೆಲ್ಲಾ, ಟೈಫಾಯ್ಡ, ನಿಮೋನಿಯಾ, ರೋಟಾ

ವೈರಸ್, ಹೆಪಟೈಟಿಸ್ ಏ., ಇತ್ಯಾದೀ ರೋಗು ಯೇನಾತಶ್ಶಿ ಲಸ (ವ್ಯಾಕ್ಸಿನೇಶನ್) ದಿತ್ತಾತಿ.

ಹಳ್ಳೇಂತು ಆನಿ ಸಾನಸಾನ ಗಾಂವಾಂತು ಎಂ.ಬೀ.ಬೀ.ಎಸ್. ಪಾಸ್ ಜಾಲ್ಲೇಲೆ ಡಾಕ್ಟ್ರಂ ಅಭ್ಯಾಸು ಕೊರ್ಚೆಂ ಮಸ್ತ ದಿಸ್ಸನಾ. ಬೀ ಏ ಎಸ್.ಎಮ್. ಪಾಸ್ ಜಾಲ್ಲೇಲೆ ಆಯುರ್ವೇದಿಕ ವೈದ್ಯ ವರೇನ ಹಳ್ಳೇಂತು ಅಭ್ಯಾಸು ಕೊರ್ಚೆಂ ಊಣೆ. ಯೂನಾನಿ ಡಾಕ್ಟ್ರ ಮುಸಲ್ಮಾನ ರೋಗೀಂಕ ಶುಶ್ರೂಷೆ ಕರ್ತಾತಿ. ಸಿದ್ಧ ವೈದ್ಯ ಗಾಂಟೀಚೆ ಆನಿ ಹಾಡ್ಡಾಚೆ ದುಕ್ಕೀಂಕ, ಸುಜ್ಜೀಂಕ, ಇತ್ಯಾದೀಂಕ ತ್ಯಾಲ ದಿತ್ತಾತಿ. ಆನಿ ಹಾಡ ಕುಡ್ಕೆ ಜಾಲ್ಲೇಲೆಂ ಸಮಕೋರ್ನು ಬೊಸೊನು ಪಟ್ಟಿ ಬಾಂದೂನು ಚಿಕಿತ್ಸೆ ಕರ್ತಾತಿ. ಹೊಮೊಪಥಿ ಡಾಕ್ಟ್ರಂ ಆಯುರ್ವೇದ ವೈದ್ಯಾಲೆವರೀಚಿ ಪ್ರತಿಏಕ ನಮೂನ್ಯಾಚೆ ರೋಗಾಕ ಚಿಕಿತ್ಸೆ ದಿತ್ತಾತಿ.

ಅತ್ಯಾಧುನಿಕ ವೈದ್ಯಕೀಯ ಶುಶ್ರೂಸೆ ಭಾರೀ ಮ್ಹಾರಗ ಜಾಲ್ಲ್ಯಾ. ಜೀವು ವಾಂಚೋಕಾ ಮ್ಹೋಣು ಕಿತ್ಲೋಯಿ ದುಡ್ಡು ಖರ್ಚೀಲ್ಯಾರಿ ಹೋಡಶ್ಣಂಯಿ ಮ್ಹೋಣು ಸಕ್ಕಡ ಉಪಾಯ ಕರ್ತಲೊ ಲೋಕು ಗಾಂವಾಂತು ಆನಿ ಪರಗಾಂವಾಂತು ಲಭ್ಯಜಾವ್ಚೆ ಪ್ರತಿಏಕ ವೈದ್ಯಕೀಯ ಸವಲತ್ತು ಪ್ರಾಪ್ತ ಕೋರ್ನು ಘೆತ್ತಾತಿ. ಏಕ ಡಾಕ್ಟ್ರಾಲೆ ಲಾಗ್ಗಿ ಘೆತ್ತೀಲೆಂ ಶುಶ್ರೂಷೆ ಫಲಕಾರಿ ಜಾಯ್ನಿಜಾಲ್ಲ್ಯಾರಿ ಆನ್ನೇಕ ಡಾಕ್ಟ್ರಾಲೆ ಲಾಗ್ಗಿ ವತ್ತಾತಿ. ಖಂಚೆ ವೈದ್ಯಾಲೆಲಾಗ್ಗಿ ವೊಚ್ಚೂಕಾ ಮ್ಹೋಣು ರೋಗೀಂಕ ಆನಿ ತಾಂಗೇಲೆ ಕುಟುಂಬಾಚ್ಯಾಂಕ ಸಲಹೆ ದಿತ್ತಲೆ ಮಸ್ತ ಜಣ ಆಸ್ತಾತಿ.

ಹೋಡ ಹೋಡ ನಗರಾಂತು (ಬೆಂಗಳೂರ, ಚೆನ್ನೈ, ಮುಂಬೈ, ಇತ್ಯಾದಿ) ಆಸ್ಪತ್ರೇಂತು ಆಧುನಿಕ ವೈದ್ಯಕೀಯ ಚಿಕಿತ್ಸೆ ದಿವ್ಚೆಂ ಸಾಮಾನ್ಯ. ಹೋಡ ಹೋಡ ಆಸ್ಪತ್ರೇಂತು ಆಯುರ್ವೇದ ಆನಿ ಇತರ ಭಾರತೀಯ ವೈದ್ಯಕೀಯ ಪದ್ಧತೀಚಿ ಚಿಕಿತ್ಸೆ ಸಾಮಾನ್ಯ ಜಾವ್ನು ದೀನಾಂತಿ. ಪರಂತು ಸಗ್ಳೇ ಭಾರತಾಂತು ಎಕ್ಕೇಕ ಕಡೇನ ಆಯುರ್ವೇದಾಚಿ ಆನಿ ಇತರ ಭಾರತೀಯ ವೈದ್ಯಕೀಯ ಪದ್ಧತೀಂತು ಮಾಂತ್ರ ಚಿಕಿತ್ಸೆ ದಿವ್ಚೆ ಹೋಡ ಹೋಡ ಆಸ್ಪತ್ರೆ ಆಸ್ಸತಿ. ಅಸ್ಸಲೆ ಆಸ್ಪತ್ರೇಂತು ಕೆಲವು ರೋಗಾಂಕ ಚಿಕಿತ್ಸೆ ದೀನಾಂತಿ. ತೆದ್ದನಾ ಆಯುರ್ವೇದ ವೈದ್ಯ ಸ್ವತಃ ತೇ ರೋಗೀಂಕ ಆಧುನಿಕ ವೈದ್ಯಕೀಯ ಚಿಕಿತ್ಸೆ ಕೊರೋನು ಘೇಯ್ಯಾತಿ ಮ್ಹೋಣು ಸಾಂಗೂನು ಹೋಡ ಆಧುನಿಕ ಆಸ್ಪತ್ರೇಕ ಪೆಟೋನು ದಿತ್ತಾತಿ.

ಖಂಚೇಯಿ ಎಕ ಡಾಕ್ಟ್ರಾಕ ಜಾವ್ಕೊ ವೈದ್ಯಾಕ ಜಾವ್ಕೊ ಆಪ್ಲ್ಯಾಕ ವ್ಹಯಿಸೂನು ಘೇವ್ಚಾಕ ಜಾಯ್ನಾನಾತ್ತೀಲೆ ರೋಗೀಕ ವಿಂಗಡ ಆನ್ನೇಕ ಡಾಕ್ಟ್ರಾಲೆಲಾಗ್ಗಿ ಪೆಟೋನು ದಿವ್ಚಿ ವ್ಯವಸ್ಥಾ ಕೊರ್ಚೆಂ ಆಸ್ಸ. ಸರಕಾರಾನ

ಚೊಲೋಚಿ ಆಸ್ಪತ್ರೇಂತು ಚಡಾವತ ಜಾವ್ನು ಆಧುನಿಕ ವೈದ್ಯಕೀಯ ಚಿಕಿತ್ಸೇಚಿ ಪ್ರಮುಖ ಚಿಕಿತ್ಸೆ ಜಾವ್ನು ಆಸ್ಸ.

ಆಯುರ್ವೇದ ಶಿಕ್ಷಣ ಸಂಸ್ಥೇಂಕ ತಾಂಗೇಲೆ ವಿದ್ಯಾರ್ಥೀಂಕ ವೈದ್ಯಕೀಯ ಶಿಕ್ಷಣ ದಿವ್ಚೆಕತಿರ ಸಂಸ್ಥೇಲೀಚಿ ಏಕಿ ಆಯುರ್ವೇದ ಆಸ್ಪತ್ರೆ ಚಲಾಯಿಸುಕಾ ಜಾತ್ತಾ. ಭಾರತಾಂತು ಹಜ್ಞಾರಕಟ್ಲೆ ಆಯುರ್ವೇದ ಶಿಕ್ಷಣ ಸಂಸ್ಥೆ ಆಸ್ಸತಿ. ಅಸ್ಸಲೆ ಪ್ರತಿಏಕ ಸಂಸ್ಥೇಚಿ ತಾಂಗೇಲೀಚಿ ಆಯುರ್ವೇದ ಆಸ್ಪತ್ರೇಂತು ಹಜ್ಞಾರಕಟ್ಲೆ ರೋಗೀಂಕ ಆಯುರ್ವೇದ ಚಿಕಿತ್ಸೆ ದಿತ್ತಾತಿ.

ಜಾಗತಿಕ ಜ್ಞಾನ

ವೈದ್ಯಕೀಯ ವಿಜ್ಞಾನ ಸಗ್ಳೇ ಜಗತ್ತಾಕ ಸಂಬಂಧ ಪಾವೀಲೆಂ ವಿಜ್ಞಾನ. ಭಾರತಾಂತು ಸೊದ್ದೂನು ಕಾಳ್ಳೇಲಿ ವೈದ್ಯಕೀಯ ಪದ್ಧತಿ ಸಕ್ಕಡ ದೇಶಾಂತು ಏಕನ್ನಂಯಿಏಕರೀತೀರಿ ಅನುಕರಣ ಕರ್ತಾತಿ. ಜಪಾನ, ಚೀನಾ, ಮಲಯಾ, ಮಧ್ಯ ಏಶ್ಯಾ, ಪರ್ಸಿಯಾ, ಸೀರಿಯಾ, ಈಜಿಪ್ಟ, ಇತ್ಯಾದಿ ದೇಶಾಂತು ಪ್ರಾಚೀನ ಕಾಲಥೋನ್ಸು ಭಾರತಾಚೆ ವೈದ್ಯಾನಿ ವೊಚ್ಛೂನು ಆಮ್ಗೇಲಿ ವೈದ್ಯಕೀಯ ಪದ್ಧತಿ ಪ್ರಯೋಗ ಕೆಲ್ಲ್ಯಾ. ವೈದ್ಯಾನಿ ಪರದೇಶಾಕ ವೊಚ್ಛೂನು ಥಂಯಿ ಚಾಲು ಆಶ್ಶೀಲಿ ವೈದ್ಯಕೀಯ ಪದ್ಧತಿ ಭಾರತಾಂತು ಹಾಣು ಹಾಂಗಾ ಪ್ರಯೋಗ ಕೆಲ್ಲ್ಯಾ.

ಸತ್ರಾಚೆ ಶತಮಾನಾಂತು ಪ್ರಾರಂಭ ಜಾವ್ನು ಇಟಲೀಂತು, ಜರ್ಮನೀಂತು, ಇಂಗ್ಲೇಂಡಾಂತು, ದಕ್ಷಿಣ ಆನಿ ಉತ್ತರ ಅಮೇರಿಕಾಂತು ಆನಿ ಇತರ ವಿಂಗವಿಂಗಡ ದೇಶಾಂತು ವೈದ್ಯಕೀಯ ವಿಜ್ಞಾನ ಮಸ್ತ ಪ್ರಗತಿ ಪಾವ್ಲೆಂ. ಏಕ ದೇಶಾಂತು ಸೊದ್ದೂನು ಕಾಳ್ಳೇಲೆಂ ವಕ್ಕದ ಆನ್ನೇಕ ದೇಶಾಂತು ಪ್ರಯೋಗ ಕೆಲ್ಲೆಂ. ವೈದ್ಯಕೀಯ ಮಾಹಿತಿ ಪ್ರತಿಏಕ ರೋಗೀಕ ಮೇಳ್ಳಾ. ಖಂಚೇಯಿ ದೇಶಾಂತು ಶೋಧನ ಕೆಲ್ಲೇಲಿ ವೈದ್ಯಕೀಯ ಪದ್ಧತಿ ಆನಿ ನವೀಂನವೀಂ ವಕ್ದಂ ಜಗತ್ತಾಚೆ ಪ್ರತಿಏಕ ದೇಶಾಂತು ರೋಗನಿವಾರಣೇಕ ಉಪೇಗು ಜಾತ್ತಾ. ಆತ್ತಂ ಅನುಭವೀ ವೈದ್ಯ ತಾನ್ನಿ ಪ್ರಯೋಗ ಕೊರ್ಚಿ ಪದ್ಧತಿ ಖಂಚೆ ದೇಶಾಂತು ಶೋಧನ ಜಾಲ್ಲೇಲಿ ಮ್ಹೋಣು ಯೆಚ್ಚನ ಕರ್ನಾಂತಿ. ತಾಂಗೇಲೆ ರೋಗೀಕ ಸ್ವಸ್ಥ ಕೊರೂಂಕ ಜಗತ್ತಾಂತು ಆಶ್ಶೀಲೆಪೈಕಿ ಅತ್ಯುತ್ತಮ ಪದ್ಧತಿ ಆನಿ ನಿರ್ಣಾಯಕ ವಕ್ಕದ ಕಾಮಾಕ ಲಾಗ್ಗೈತಾತಿ.

ಅಪೂರ್ಣ ಜ್ಞಾನ

ವೈದ್ಯಕೀಯ ಜ್ಞಾನ 2016 ಇಸ್ವೇಂತೂಂಯೀ ಅಪೂರ್ಣ ಜಾವ್ನು ಆಸ್ಸ. ಮನುಷ್ಯಾಲೆಂ ದೇಹ ಅನಾರೋಗ್ಯ ಪೀಡಿತ ಜಾಲ್ಲೇಲೆ ವೇಳಾರಿ

ಡಾಕ್ತ್ರಾನ ದಿವ್ಚೆ ಔಷಧ ಆನಿ ಶುಶ್ರೂಷಾ ಅಂದಾಜೊ ಶೇಕಡಾ 40 ವ್ಯಾಧೀಂಕ ಲಾಗ್ತಾ ಮ್ಹೊಣು ಖಂಡಿತ ನಾ. ಮಸ್ತಕಾಳ ಅಭ್ಯಾಸು ಕೋರ್ನು ಆಶ್ಶೀಲೊ, ಹಜ್ಹಾರಕಟ್ಲೆ ರೋಗೀಂಕ ಶುಶ್ರೂಷೆ ಕೋರ್ನು ಅನುಭವ ಆಶ್ಶೀಲೊ ಬುದ್ಧೋಂತು ಡಾಕ್ತ್ರಾಕವರೇಕ ಕೆಲವು ವ್ಯಾಧೀಂಕ ಗೂಣ ಕೊರ್ಚ್ಯಾಂತು ಯಃಶ ಮೇಳ್ನಾ. ಸಾಮಾನ್ಯ ಆನಿ ಅಸಾಮಾನ್ಯ ವ್ಯಾಧಿ ಆಸ್ಸತಿ. ಸಾಮಾನ್ಯ ರೋಗಾಂಕ ಗೂಣ ಕೊರ್ಚ್ಯಾಂತು ಚಃಡ ಸಿದ್ಧಿ ಮೆಳ್ತಾ. ಅನೇಕ ವ್ಯಾಧೀ ಕಿತ್ಲೆ ಪ್ರಯತ್ನ ಕೆಲ್ಲ್ಯಾರೀಯಿ ಗೂಣ ಜಾಯ್ನಾಂತಿ. ಶುಶ್ರೂಸೆ ಸಂಪೂರ್ಣ ವಿಫಲ ಜಾವ್ಚಿ ಅನೇಕ ವ್ಯಾಧಿ ಆಜೀಕಯಿ ಆಸ್ಸತಿ.

ಮನುಷ್ಯಾಲೆ ದೇಹ ಜೀವಂತ ವೈವಿಧ್ಯಮಯ ವೈಯಕ್ತಿಕ ಯಂತ್ರ. ದೇಹಾಂತುಲಿ ವಿವಿಧತಾ ಅನಂತ ಆನಿ ಅದೃಶ್ಯ. ವೈದ್ಯಕೀಯ ಏಕಿ ವೃತ್ತಿ. ವೈದ್ಯಾಲೆ ಕಾಮ ರೋಗೀನ ಹುಷಾರ ನಾಜಾವ್ಚ್ಯಾಕ ಕಾರಣ ಸೊದ್ದೂನು ಕಾಡ್ಚೆ. ವೈದ್ಯಾಲೆಲಾಗ್ಗಿ ಚಃಡ ರೋಗೀನ ಆಯ್ಲ್ಯಾರಿ ವೈದ್ಯಾಕ ಆದಾಯ ಚಡ್ತಾ. ಜೀವನೋಪಾಯ ಸುಲಭ ಜಾತ್ತಾ. ವೈದ್ಯಾನ ರೋಗೀಕ ನಿರಾಶಾ ದಾಕ್ಕೋಚಾಕ ನಜ್ಜ. 'ಯೆಚ್ಚನ ಕೋರ್ನಾಕ್ಕಾ, ಮ್ಹಾರಾಯಾ! ಹೇಂ ವಕ್ಕದ ಘೇ. ಘಾಲ್ಲೆ ತೂಂ ಹುಷಾರ ಜಾವ್ನು ಉಠಾನು ಬಸ್ತಾ. ವ್ಹಯಿಕಿನಂಯಿ ಪಃಳೆ,' ಮ್ಹೊಣು ರೋಗೀಲೆಂ ಮನಾಕ ಸಾಂತ್ವನ ದೀವ್ಕಾ.

ಮನೀಷು ಮರ್ತಾ ಮ್ಹಳ್ಳೇಲೆ ಖಂಡಿತ. ಜನ್ಮಾಂಕ ಆಯ್ಯೀಲೆ ವೇಳಾರಿ ಚೆಡ್ಡಾಲೆ ಆಯುಶ್ಯ ಕೆದ್ನಾ ಮುಗ್ದಃತಾ ಮ್ಹೊಣು ಕೋಣಾಂಕಯಿ ಗೊತ್ತು ಆಸ್ಸನಾ. ಆಯುರ್ವೇದ ಜಾವ್ವೊ ಇತರ ವೈದ್ಯಕೀಯ ಪದ್ಧತಿ ಜಾವೋ ಚೆಡ್ಡಾಲೆಂ ಸ್ವಾಸ್ತ್ಯ ರಾಕ್ಚಾಕ ಪಳಯ್ತಾ. ಆಯು (ಜೀವನ) ಚಾರಿ ವಿಧಾಚೆ ಆಸ್ಸಃ. 1. ಹಿತಾಯು, 2. ಅಹಿತಾಯು, 3. ಸುಖಾಯು ಆನಿ 4. ದುಃಖಾಯು.

ಮನುಷ್ಯಾಲೆ ದೇಹಾಂತು ಶರೀರ, ಇಂದ್ರಿಯ, ಸತ್ವ ಆನಿ ಆತ್ಮ ಮ್ಹೊಣು ಚಾರಿ ಜೀವು ಆಸ್ಸತಿ. ಶರೀರಾಕ ಪೃಥ್ವಿ, ಜಲ, ತೇಜಸ್, ವಾಯು ಆನಿ ಆಕಾಶಾನಿ ನಿರ್ಮಾಣ ಕೆಲ್ಲಾಂ. ಕರ್ಮೇಂದ್ರಿಯ ಆನಿ ಜ್ಞಾನೇಂದ್ರಿಯ ಮ್ಹೊಣು ದೋನಿ ತರಾಚೆ ಇಂದ್ರಿಯ ಆಸ್ಸತಿ. ಸತ್ವಾಂತು ಬುದ್ಧಿ, ಜ್ಞಾನ ಆನಿ ಚಿತ್ತ ಆಸ್ಸತಿ. ತಾಂಕಾ ಸಾತ್ವಿಕ, ರಾಜಸಿಕ ಆನಿ ತಾಮಸಿಕ ಮ್ಹೊಣು ಸ್ಥಿತಿ ಆಸ್ಸತಿ. ಜೀವು ಮನನ ಕರ್ತಾ ಜಾಲ್ಲೇಲೆ ನಿಮಿತ್ತ ತೋ ಮನೀಷು.

ಆತ್ಮಾಂತು ಚೈತನ್ಯ ಆಸ್ಸಃ. ಆತ್ಮು ಸಗ್ಳೇ ಶರೀರಾಂತು ವ್ಯಾಪಕ ಜಾವ್ನು ನಿರಂತರ ಗತಿಶೀಲ ಜಾವ್ನು ಆಸ್ಸಃ. ಆತ್ಮು ಮಾಂತ್ರ ಚೇತನ. ಬಾಕಿ ಸಕ್ಕಡ ಜಃಡ. ಆತ್ಮು ಪ್ರಧಾನ ಅಧಿಕರಣ (ಅಧಿಕಾರಿ). ತೋಚಿ ಜ್ಞಾತಾ, ಕರ್ತಾ, ಭೋಕ್ತಾ, ನಿತ್ಯ, ಸಾಕ್ಷಿ ಆನಿ ಈಶ್ವರು. ಆತ್ಮಾಕ ಇಚ್ಛಾ ಆಸ್ಸಃ. ದ್ವೇಷ ಆಸ್ಸಃ. ತೋಚಿ ಸೂಖ ಪಾವ್ತಾ. ದುಃಖ ಪಾವ್ತಾ. ಸಕ್ಕಡ ನಮೂನ್ಯಾಚೆ

ಪ್ರಯತ್ನ ಕರ್ತಾ. ಜ್ಞಾನ ಸಂಪಾದನೆ ಕರ್ತಾ. ಚರಕ ಸಂಹಿತೇಂತು ಆತ್ಮೋಂಚಿ ಶ್ವಾಸು ಘೆತ್ತಾ, ದೋಳ್ಯಾನಿ ಪಳೈತಾ, ಮನಾಂಕ ಆನಿ ಇಂದ್ರಯಾಂಕ ಪ್ರೇರಣ ಕರ್ತಾ, ಇಂದ್ರಿಯಾನಿ ದಿವ್ಚೆ ಸೂಚನೇಂಕ ಅರ್ಥು ಕೋರ್ನು ಘೆತ್ತಾ, ಅಹಂಕಾರು ಪಾವ್ತಾ, ಉಡ್ಗಾಸು ದವ್ವರ್ತಾ, ಬುದ್ಧಿ ಆನಿ ಜ್ಞಾನ ಸಂಪಾದನ ಕರ್ತಾ, ಇಂದ್ರಿಯಾಂಕ ಧೃತಿ ದಿತ್ತಾ, ಆನಿ ಕಡೇರಿ ಮರ್ತಾ ಮ್ಹೊಣು ಸಾಂಗ್ಲಾಂ.

ಸಮದೋಷ, ಸಮಧಾತು, ಸಮಮಲಕ್ರಿಯಾ, ಸಮಅಗ್ನಿ, ಸಮಮನ ಆನಿ ಸಮ ಆತ್ಮ ಜಾಲ್ಲೇಲೆ ವೇಳಾರಿ ಮನೀಷು ಸ್ವಸ್ಥ ಆಸ್ತಾ. ಸಮಸ್ಥಿತಿ ಆಶ್ಶೀಲೆ ಮನುಷ್ಯಾಕ ಆರೋಗ್ಯ (ಸ್ವಾಸ್ತ್ಯ) ಮೆಳ್ತಾ. ಅಸಮಸ್ಥಿತಿ ಜಾಲ್ಲೇಲೆ ವೇಳಾರಿ ಮನೀಷು ಅಸ್ವಸ್ಥ ಜಾತ್ತಾ. ಮೊರ್ಚೆ ವೇಳಾರಿ ಸಕ್ಕಡ ಅಸಮ ಜಾವ್ನು ಮನೀಷು ಮರ್ತಾ.

ಆಯುರ್ವೇದಾಚೆ ಮುಖಾಂತರ ವೈದ್ಯು ಸ್ವಸ್ಥ ಆಶ್ಶೀಲ್ಯಾಲೆ ಸ್ವಾಸ್ತ್ಯ ರಕ್ಷಣ ಕರ್ತಾ ಆನಿ ಆತುರ ಆಶ್ಶೀಲ್ಯಾಕ (ಅನಾರೋಗ್ಯ ಜಾಲ್ಲೇಲೆ ವೇಳಾರಿ) ವಿಕಾರ ಪ್ರಶಮನ ಕರ್ತಾ.

ಮೋರೂಂಕ ಸಿದ್ಧ ಜಾಲ್ಲೇಲೆ ರೋಗೀಂಕ ಪೊಳೊಪೊಳೋನು ಅನುಭವ ಆಶ್ಶೀಲೆ ವೈದ್ಯಾಕ ಖಂಚೊ ರೋಗಿ ಥೋಡೆವೇಳಾನ ಅಥವಾ ಥೊಡೇ ದೀಸಭಿತ್ತರಿ ಖಂಡಿತ ಮರ್ತಾ ಮ್ಹೊಣು ದಿಸ್ತಾಕೀ ತೇ ರೋಗೀಕ ವೈದ್ಯಾನ ಶುಶ್ರೂಸೆ ಕೋರ್ಕಾವೇ? ರೋಗೀಕ ಆಯ್ಯೀಲಿ ವ್ಯಾಧಿ ಖಂಡಿತ ಗೂಣ ಜಾಯ್ನಾ ಮ್ಹೊಣು ವೈದ್ಯಾಕ ಕಳ್ಳೇಲೆತವಳಿ ತಾಣಿ ಆನಿ ರೋಗೀಲೆ ಸಂಬಂಧೀಕಾನಿ ಆಶಾ ಸೊಳ್ಳೇಲೆ ವೇಳಾರಿ ವೈದ್ಯಾನ ತಾಗ್ಗೇಲಿ ಪೇಽಟ ಬಾಂದೂನು ಚಿಕಿತ್ಸೆ ದೀನಾನಾತ್ತೀಲೆ ವೊಚ್ಚೆ ಸೂಕ್ತವೇ?

ಮೊರೂಂಕ ತಯ್ಯಾರಿ ಜಾಲ್ಲೇಲೆ ರೋಗೀಕ ಪ್ರಾಚೀನ ಕಾಳ ಥೋರ್ನು ವೀಸಾಚೆ ಶತಮಾನಾಚೆ ಆಖೇರಿ ವರೇಕ ಖಂಚೋಯಿ ವೈದ್ಯು ವಕ್ಕದ ದೀನಾ ಆಶ್ಶೀಲೊ. ಮೊರೂಂಕ ಜಾಲ್ಲೇಲೆ ರೋಗೀಂಕ ಚಿಕಿತ್ಸೆ ದೀನಾಆಶ್ಶೀಲೊ. ಗೂಣ ಕರ್ತಾ ಮ್ಹೊಣು ರೋಗೀಲೆ ಪಳವಣ ವಹಿಸೂನು ಘೇನಾಆಶ್ಶೀಲೊ. ದುಡ್ಡು ಕೊರೂಂಕ ಹೇಂ ಮೆಳ್ಳೇಲೇಂ ಏಕ ಚಾನ್ಸ ಮ್ಹೊಣು ತಸ್ಸಲೆ ರೋಗೀಂಕ ವಾಂಚೋಚಾಕ ಪ್ರಯತ್ನ ಕರ್ನಾಆಶ್ಶೀಲೊ.

ಪರಂತು 2016 ಇಸ್ವೇಂತು ಪ್ರತಿಏಕ ಮರ್ತಽಲೆ ರೋಗೀಕ ಎಂಬ್ಯೂಲೆನ್ಸಾಂತು ಘಾಲ್ನು ಆಸ್ಪತ್ರೇಕ ಹೋರ್ನು ಎಡ್ಮಿಟ್ ಕೋರ್ನು, 'ಐಸೀಯೂ'ಂತು ಘಾಲ್ನು, ರೋಗೀಲೆ ದೇಹಾಚೆ ಪ್ರತಿಏಕ ವೊಟ್ಟ್ಯಾಂತು ನಽಳಿ ರಿಗ್ಗೋನು, ರಕ್ತನಾಳಾಂತು ತರತರಾಚೆ ದ್ರವ, ದ್ರವ್ಯ (ಫ್ಲುಯಿಡ್ಸ್) ಆನಿ ವಕ್ಕದ ಭೋರ್ನು ತಾಗ್ಗೇಲೊ ಆಖೇರೀಚೊ ಉಸ್ವು ಬಂದ ಜಾವ್ವೊತಾಂಯಿ ಶುಶ್ರೂಷೆ ಕರ್ತಾತಿ.

ಮೆಡಿಕಲ್ ಇನ್ಶೂರೆನ್ಸ ಮ್ಹೋಣು ನಂವೇಂ ಏಕ ವಿಧಾನ ಎಕ್ವೀಸಾಚೆ ಶತಮಾನಾಂತು ಜನಪ್ರಿಯ ಜಾಲ್ಲಾಂ. ಸಾಮಾನ್ಯ ಜಾವ್ನು ವರ್ಸಾಕ ಧಾ ಹಝ್ಝಾರ ರುಪ್ಪಯ್ಯೊ ಪ್ರೀಮಿಯಂ ಭರ್ಲೇಲೆ ಜನಾಂಕ ಇನ್ಶೂರೆನ್ಸ ಕಂಪನಿ ತಾನ್ನಿ ನಿಗದಿ ಕೆಲ್ಲೇಲೆ ಆಸ್ಪತ್ರೇಂತು ಶುಶ್ರೂಸೇಕ ವರ್ಸಾಕ 3 ಲಕ್ಷ ರುಪ್ಪಯ್ಯೊವರೇಕ ಖರ್ಚಾಚೊ ದುಡ್ಡು ಭರ್ತಾ. ಪನ್ನಾಸ ಹಝ್ಝಾರ ರುಪ್ಪಯ್ಯೊ ಪ್ರೀಮಿಯಂ ಭರ್ಲ್ಯಾರಿ ಕಿತ್ಲೆ ಲಕ್ಷ ರುಪ್ಪಯ್ಯೊ ಆಸ್ಪತ್ರೇಂತು ಶುಶ್ರೂಷೇಕ ಖರ್ಚೂಯೇತ ಮ್ಹೋಣು ಅಂದಾಜೊ ಕೋರ್ಯೇತ. ಇನ್ಶೂರೆನ್ಸ ನಾತ್ತಿಲೆ ರೋಗೀಂಕ ಆಸ್ಪತ್ರೇಚೆ ಬಿಲ್ಲ ಪಾವ್ತೀಕೊರೂಂಕ ಸ್ವಂತ ದುಡ್ಡು ಖರ್ಚು ಕೋರ್ಕಾ ಜಾತ್ತಾ. ಹಾತ್ತಾಂತು ಆಶ್ಶಿಲೊ ದುಡ್ಡು ಖಾಲಿ ಜಾವ್ನು, ಘಽರ, ಭಾಂಗರ, ಇತ್ಯಾದಿ ವಿಕ್ಕೂನು, ಬ್ಯಾಂಕಾಚೆಲಾಗ್ಗಿ ಅಥವಾ ಮಿತ್ರಾಲೆಲಾಗ್ಗಿ ಉಷಿಣೆ ಘೇವ್ನು, ಸಮಾಜಸೇವೇಚೆ ಸಂಸ್ಥೇಚೆಲಾಗ್ಗಿ ಆನಿ ಸರಕಾರಾಲೆಲಾಗ್ಗಿ ಅನುದಾನ ಮಾಗ್ಗೂನು, ಮೋರೂಂಕ ಜಾಲ್ಲೇಲೆ ರೋಗೀಲೆವರೇಕ ಶುಶ್ರೂಷೆ ಕರಯಿತಾತಿ. ಬಾಮ್ಮೂಣು ಅಥವಾ ಬಾಯ್ಲು ಸೀಕ ಜಾವ್ನು ಮಽರ್ನಾ ತಶ್ಶಿ ಆಸ್ಪತ್ರೇಂತು ಚಿಕಿತ್ಸೆ ಕೊರೋನು ಜನಾನಿ ಪಾಪಾರಿ ಜಾವ್ಚೆಂ ಸಾಮಾನ್ಯ ಜಾಲ್ಲಾಂ.

ದೇಹಾಚೆ ವೈವಿಧ್ಯತೇಚೆ ನಿಮಿತ್ತ ಏಕ ದೇಹಾಕ ಲಾಗ್ಗೀಲಿ ವ್ಯಾಧಿ ಆನ್ನೇಕ ದೇಹಾಕ ಲಾಗ್ಗನಾ. ಏಕ ರೋಗಾಕ ದಿವ್ಚೆ ವಕ್ಕದ ರೋಗೀಲೆಂ ದೈಹಿಕ ಆನಿ ಮಾನಸಿಕ ವ್ಯತ್ಯಾಸು ಪೊಳೋನು ಬದಲ್ಲೂಕಾ ಜಾತ್ತಾ. ಮೋಟಾರಕಾರ ರಪೇರಿ ಕೆಲ್ಲೇಲೆವರಿ ದೇಹ ಕಂಪ್ಯೂಟರಾಚೆ ಸಹಾಯಾನ ರಿಪೇರಿ ಕೊರೂಂಕ ಜಾಯ್ನಾ. ವಿಂಗಡ ಜರೂರಿ ಖರ್ಚಾಕ ಮ್ಹೋಣು ದವ್ವರ್ಲೊಲೊ ದುಡ್ಡು ಡಾಕ್ಟ್ರಾಕ ಆನಿ ವಕ್ಕಾಕ ದೀವ್ನು ಮಾಗ್ಗೀರಿ ವ್ಯಾಧಿ ಗೂಣ ಜಾಯ್ನಾಜಾಲ್ಲ್ಯಾರಿ ರೋಗೀಕ ಬೇಜಾರು ಜಾತ್ತಾ. ರೋಗಿ ಆನಿ ತಾಗ್ಗೇಲೆ ಕುಟುಂಬ ಕೊಪ್ಪಾತಿ. ಹಾಂತು ಚೂಕಿ ಕೊಣಾಲಿ?

ಹಾಂವ ಡಾಕ್ತ್ರ ಜಾಲ್ಲೊಂ!

4. ಘಾರವಂದಿ ವಕ್ದಂ

ಹಳ್ಳೇಂತು ಆನಿ ಸಾನಸಾನ ಗಾಂವಾಂತು ಆಜೀಕಯಿ ಘರ್ವಂದ ವಕ್ದಾಂಕ ಉಪೇಗು ಕರ್ತಾತಿ. ಸಾಮಾನ್ಯ ಮನುಷ್ಯಾಕ ಖಂಚೇಯಿ ಸೀಕಾಚೆ ಅಥವಾ ವಕ್ದಾಚೆ ಜ್ಞಾನ ಆಸ್ಸನಾ. ಖಂಚೇಯಿ ಏಕ ವಕ್ಕದ ದಿವ್ಚೆ ಮ್ಹಳ್ಯಾರಿ ಭಂಯ ಜಾತ್ತಾ. ಪಾತ್ತಳ ಉತ್ಕಡೆ, ತಾಪು, ಶಿಂಯಾಚೊ ಕಲ್ಕಲೊ, ಮಾತ್ತ್ಯಾಚಿ ಉಸ್ಸಳಿ ಆನಿ ಘುವ್ವಳಿ, ವೋಂಕಿ, ಪೊಟ್ಟಾದೂಕಿ, ಇತ್ಯಾದಿ ಜಾಲ್ಲೇಲೆ ವೇಳಾರಿ ಚೆರ್ಡೂವಾಂಕ, ಬಾಮ್ಣಾಕ, ಬಾಯ್ಲೇಕ, ಆವ್ಸೂಕ, ಬಾಪ್ಸೂಕ, ಮಾಂಯ್ಕು, ಮಾಂವಾಂಕ, ಇತ್ಯಾದಿ ಲಾಗ್ಗೀಚೆ ಸಂಬಂಧೀಕಾಂಕ ಘರ್ವಂದಿ ವಕ್ಕದ ದಿವ್ಚಾಕ ಘರಾಂತುಲೆ ಜನಾಂಕ ಧೈರ್ಯ ಜಾವ್ಕಾ. ಖಂಯೀಪುಣಿ ಚುಕ್ಕೂನು ವತ್ತಕೀ ಮ್ಹೋಣು ಭಂಯ ಜಾತ್ತಾ. ಘರ್ವಂದಿ ವಕ್ಕದ ದೀವ್ನು ದೀವ್ನು ಅನುಭವ ಜಾಲ್ಲೇಲೆ ಮ್ಹಾಲ್ಘಡ್ಯಾಂಕ ತಾಂಗೇಲೆ ಹಾತ್ತೂಗುಣಾಚೆ ಬದ್ದಲ ವಿಶ್ವಾಸು ಯೇವ್ಕಾ. ಖಂಚೆ ಕಾಯಿಲೇಕ ಘರ್ವಂದಿ ವಕ್ಕದ ದಿಲ್ಲ್ಯಾರಿ ಚಾಂಗ ಮ್ಹೋಣು ತಾಂಕಾ ನಿರ್ಣಯ ಕೋರ್ಕಾ ಜಾತ್ತಾ. ತಸ್ಸಲೆ ಮ್ಹಾಲ್ಘಡೆ ಲೋಕು ದೀಸವತ್ತಾಂ ವತ್ತಾಂ ಮಸ್ತ ಊಣೆ ಜಾಲ್ಲ್ಯಾಂತಿ. ಘರ್ವಂದಿ ವಕ್ಕದ ದೀವ್ನು ಅಭ್ಯಾಸ ನಾತ್ತೀಲೆ ಅನುಭವು ನಾತ್ತೀಲೆ ಗೌಸಾಬ್ರಾ ಲೋಕು ಆತ್ತಂ ಘರ್ವಂದಿ ವಕ್ಕದ ದಿವ್ಚೆ ಬದಲಾಕ ವೈದ್ಯಾಕ ಜಾವ್ವೊ ಡಾಕ್ತ್ರಾಕ ಜಾವ್ವೊ ಆಪ್ಪೋನು ತಾಂಗೇಲಿ ಜವಾಬ್ದಾರಿ ಹಗುರ ಕೋರ್ನು ಘೆತ್ತಾತಿ.

ಹಾಂಗಾ ದಿಲ್ಲೇಲೆ ಘರ್ವಂದಿ ವಕ್ದಂ ಆತ್ತಂ 2016 ಇಸ್ವೇಂತು ಮಸ್ತ ಜನಾಂಕ ಅಗತ್ಯ ಮ್ಹೋಣು ದಿಸ್ಸನಾ. ಥೋಡೇಪುಣಿ ವೈದ್ಯಕೀಯ ಜ್ಞಾನ ಆಶ್ಶೀಲೆ ಮ್ಹಾಲ್ಘಡಾನಿ ಧೈರ್ಯಾರಿ ಹೀ ವಕ್ದಂ ಸಾನ ಸಾನ ಕಾಯಿಲೇಕ ತಾಂಗೇಲೆ ಘರ್ಕಡೆ ಆನಿ ಸೆಜ್ಜಾರಿ ಜನಾಂಕ ದೀವ್ನು ಅಭ್ಯಾಸು ಕೋರ್ನು ಘೇವ್ಕಾ. ಘರ್ವಂದಿ ವಕ್ದಾಂತು ಆಹಾರಾಕ ಉಪೇಗು ಕೊರ್ಚೆ ಜೀನಸ್ ಆಸ್ಸತಿ ಶಿವಾಯಿ ರಾಸಾಯನಿಕ ವಕ್ದಂ ನಾಂತಿ.

ಘರ್ವಂದಿ ವಕ್ದಾಂಕ ಚಾರಿತ್ರಿಕ ಪ್ರಾಮುಖ್ಯತಾ ಆಸ್ಸ ಮ್ಹೋಣು ಲೆಕ್ಕೂನು ಥೊಡೇ ವಿವರ ಹೇ ಪುಸ್ತಕಾಂತು ದಿಲ್ಲಾಂ.

1. ಭೂಕ ಜಾವ್ನಾಕ ವಕ್ಕದ:

ಅ) ಆಲ್ಲೆಂ ಚೂರು ಕೋರ್ನು ಲಿಂಬಿಯಾಚೆ ರೊಸ್ಸಾಂತು ಏಕಿ ರಾತಿ ತಿಂಬಯ್ಯಾ. ಹೆರ್ದೀಸು ಆಲ್ಲೆಂ ಕಾಣು ವತ್ತಾಕ ಸುಕ್ಕಯಾತಿ. ಹೇ ಶುಂಠೀಕ 'ಭಾವನಾ ಶುಂಠಿ' ಮ್ಹಣ್ತಾತಿ. ಪ್ರತಿ ದೀಸು ದಿಸಾಕ ದೋನಿಪಟಿ ಜೆವ್ಣಾಂಚೆ ಘೂಢೆ ಏಕು ಭಾವನಾ ಶುಂಠೀಚೊ ಕುಡ್ಕೊ ತೊಣ್ಣಾಂತು ಘಾಲ್ನು ಚೀವ್ನು ರೊಸ್ಸು ಪೀವ್ಕಾ ಆನಿ ಚೊಂತೊ ಥೂಕೋರ್ಕಾ.

ಆ) ವತ್ತಾಕ ಸುಕ್ಕಯಿಲೆ ಆಲ್ಲೆಂ ಅಥವಾ ಶುಂಠೀ ಧಾಢಾನು ಪಿಟ್ಟಿ ಕರ್ಯಾತಿ. ಆವ್ವಳೊ ಸುಕ್ಕೋನು ಪಿಟ್ಟಿ ಕರ್ಯಾತಿ. ಅಳಲೆ ಕಾಯಿ ಸುಕ್ಕೋನು ಪಿಟ್ಟಿ ಕರ್ಯಾತಿ. ಲಿಂಬಿಯಾಚೊ ರೊಸ್ಸು ಕಾಣು ದವ್ವರ್ಯಾತಿ. ಏಕ ಗ್ಲಾಸ ಹೂನ ಉದ್ಕಾಕ ಅರ್ಧ ಚಮ್ಚೆ ಶುಂಠೀಚಿ, ಆವ್ವಳ್ಯಾಚಿ ಆನಿ ಅಳಲಿಕಾಯೀಚಿ ಪಿಟ್ಟಿ ಘಾಲ್ನು ಅರ್ಧ ಚಮ್ಚೆ ಲಿಂಬಿಯಾಚೊ ರೊಸ್ಸು ಆನಿ ಥೋಡೇಂಚಿ ಮೀಟ ಘಾಲ್ನು ಮಿಕ್ಸ ಕರ್ಯಾತಿ. ಹೇಂ ವಕ್ಕದ ದಿಸಾಕ ದೋನಿಪಟಿ ಜೆವ್ಣೆ ಘೂಢೆ ಪಿಯ್ಯಾತಿ.

ಇ) ಏಕ ಮುಷ್ಟಿ ಸಾಸಮ ಮಿಕ್ಸೀಂತು ಸುಕ್ಕೇ ಕೋರೂಂಕ ಜಾವ್ಕಾ ಜಾಲ್ಲೇಲೆ ತಿತ್ಲೆಂ ದೂಧ ಘಾಲ್ನು ಪೀಟ ವಾಟ್ಟೀಯಾ. ಹೇಂ ಪೀಟ ಏಕ ದೊಣ್ಣ್ಯಾಂತು ಘಾಲ್ನು ಫ್ರಿಜ್ಜಾಂತು ದವ್ವರ್ಯಾ. ದೋನಿ ತೀನಿ ದೀಸ ವಾಯ್ಟು ಜಾಯ್ನಾ, ದೊವ್ವೋರ್ಯೇತ. ಏಕ ಗ್ಲಾಸ ಹೂನ ಉದ್ಕಾಂತು ಅರ್ಧ ಚಮ್ಚೆ ಪೀಟ ಮೇಳೋನು ಖಿರೋನು ದಿಸಾಕ ದೋನಿಪಟಿ ಪೀವ್ಕಾ.

2. ಜೇವೀಲೆಂ ಜೀರ್ಣ ಜಾವ್ನಾಕ ವಕ್ಕದ:

ಅ) ಏಕ ಗ್ಲಾಸ ಹೂನ ಉದ್ಕಾಂತು ದೋನಿ ಚಿಟ್ಕಿ ಶುಂಠೀ ಪಿಟ್ಟಿ ಆನಿ ಅರ್ಧ ಚಮ್ಚೆ ಮೀಟ ಘಾಲ್ನು ಮಿಕ್ಸ ಕೋರ್ನು ಪ್ರತಿ ದೀಸು ಜೇವ್ಣೆ ಅರ್ಧ ಘಂಟೊ ಘೂಢೆ ಪೀವ್ಕಾ.

ಆ) ಹೋಡು ಕುಡ್ಕೊ ಆಲ್ಲೆಂ ಏಕ ದೊಣ್ಣ್ಯಾಂತು ಗುಳ್ಡಣ್ಯಾನ ಜಜ್ಜೂನು ಆಯ್ಯೀಲೊ ರೊಸ್ಸು ಆನ್ನೇಕ ದೊಣ್ಣ್ಯಾಂತು ಘಾಲ್ನು ದವ್ವರ್ಯಾತಿ. ಏಕ ಲಿಂಬಿಯೊ ಕಾತ್ತೋರ್ನು ತಾಜ್ಜೊ ರೊಸ್ಸು ಆನ್ನೇಕ ದೊಣ್ಣ್ಯಾಂತು ಘಾಲ್ನು ದವ್ವರ್ಯಾತಿ. ಮಿಟ್ಟಾಚಿ ಬಾಟ್ಲಿ ಲಾಗ್ಗೀಚಿ ದವ್ವರ್ಯಾತಿ. ಏಕ ಗ್ಲಾಸ ಉದ್ಕಾಕ ಏಕ ಚಮ್ಚೆ ಆಲ್ಲ್ಯಾಚೊ ರೊಸ್ಸು ಏಕ ಚಮ್ಚೆ ಲಿಂಬಿಯಾಚೊ ರೊಸ್ಸು ಆನಿ ಅರ್ಧ ಚಮ್ಚೆ ಮೀಟ ಘಾಲ್ನು ಮಿಕ್ಸ ಕೋರ್ನು ಜೆವ್ಣೆ ಅರ್ಧ ಘಂಟೊ ಘೂಢೆ ದಿಸಾಕ ದೋನಿಪಟಿ ಪಿಯ್ಯಾತಿ.

ಇ) ಸುಕ್ಕೀಲಿ ಆಲ್ಲೆ ಅಥವಾ ಶುಂಠಿ ಪಿಟ್ಟಿ ಕೋರ್ನು ತಾಕ್ಕಾ ಗೊಡ್ಡಾಚಿ ಪಿಟ್ಟಿ ಭರ್ಶೀಯಾತಿ. ಹೇ ಚೂರ್ಣ ದಿಸಾಕ ತೀನಿ ಪಟಿ ಖಾವ್ಕಾ.

ಈ) ಸಾಣೇ ಘಾತ್ತೋರು ಆಸ್ಲ್ಯಾರಿ ಹಳದೀಚೊ ಏಕು ಕೊಂಬೊ ದುದ್ಧಾಂತು ಝೋರೋನು ಯೆವ್ವೆ ಪೀಟ ಅರ್ಧ ಗ್ಲಾಸ ಹೂನ ದುದ್ಧಾಂತು

ಮೇಳೋನು ದಿಸಾಕ ದೋನಿಪಟಿ ಖಾಲಿ ಅಥವಾ ಭರ್ಲೇಲೆ ಪೊಟ್ಟಾರಿ ಪೀವ್ಕಾ. ಸಾಣೇಚೊ ಘಾತ್ತೋರು ನಾ ಜಾಲ್ಲ್ಯಾರಿ ಅರ್ಧ ಚಮ್ಚೆ ಪೆಂಟಾಂತು ಮೆಳ್ಳಿ ಹಳದೀಚಿ ಪಿಟ್ಟಿ ದುದ್ಧಾಂತು ಮೇಳೋನು ಪೀವ್ಯೇತ.

ಎ) ಸಾಸಮ ಏಕ ಉತ್ತಮ ವಕ್ಕದ: ಸಾಸಮ ರುಚೀಕ ನಂತಾ ಜೀರ್ಣಶಕ್ತೀಕ ಚಡ ಕರ್ತಾ. ಸಾಸಮಾಚೆ ಫಣ್ಣ, ಸಾಸಮಾಚೊ ಮಾಸೋಲು, ಸಾಸಮಾಚಿ ಚಟ್ಣೀ, ಇತ್ಯಾದಿ ಖಾವ್ಕಾ.

ಏ) ಏಕ ಚಮ್ಚೆ ಏಳಾಪಿಟ್ಟಿ ಆನಿ ದೋನಿ ಚಮ್ಚೆ ಸಾಕ್ಕರ ಏಕ ಗ್ಲಾಸ ಹೂನ ದುದ್ದಾಂತು ಖಿರೋನು ಪ್ರತಿದಿವಸು ರಾತ್ತಿ ನಿದೋಚೆ ಘೂಢೆ ಪೀವ್ಕಾ.

ಉ) ಏಕ ಏಳಾಸಾಂಗ ಜೇವಣ ಜಾಲ್ಲೆ ಮಾಗ್ಗೀರಿ ತೊಣ್ಣಾಂತು ಘಾಲ್ನು ಅಡಿಕೆ ಚಾಬ್ಲ್ಯಾಮ್ಹಣ್ಕೆ ಚಾಬ್ಲೂನು ರೊಸ್ಸು ಗೀಳ್ಕಾ.

ಊ) ರಾತ್ತಿ ಏಕ ಚಮ್ಚೆ ಮೆತ್ತಿ ಉದ್ಕಾಂತು ತಿಂಬತ ಘಾಲ್ನು ಸಕಾಣಿ ಉಠಾಯಿಲೆಸತ್ತಾನ ತಿಂಬಿಲಿ ಮೆತ್ತಿ ತೊಣ್ಣಾಂತು ಘಾಲ್ನು ಉದ್ದಾಕ ಪೀವ್ಕಾ. ಅಶ್ಶಿ ಪಂದ್ರ ದೀಸ ಕರ್ಯಾ.

3. ಆಮವಾತ, ಮಲಬದ್ಧತಾ:

ಅ) ಸುಕ್ಕೀಲಿ ಆಲ್ಲೆ ಅಥವಾ ಶುಂಠಿ ಪಿಟ್ಟಿ ಕೋರ್ನು ತಾಕ್ಕಾ ಗೊಡ್ಡಾಚಿ ಪಿಟ್ಟಿ ಭರ್ಶೀಯಾತಿ. ಹೇ ಚೂರ್ಣ ದಿಸಾಕ ತೀನಿ ಪಟಿ ಖಾವ್ಕಾ.

ಆ) ದೋನಿ ಚಮಚ ಮ್ಹೋವು ತೊಣ್ಣಾಂತು ಘಾಲ್ನು ಘೋಳಾನು ದಿಸಾಕ ದೋನಿಪಟಿ ರಾತ್ರಿ ನಿದ್ದೋಚೆ ಘೂಢೆ ಆನಿ ಸಕಾಣಿ ಉಠಾಯಿಲೆಸತ್ತಾನ ಖಾವ್ಕಾ.

ಇ) ರಾತ್ರಿ ನಿದ್ದೋಚೆ 15 ನಿಮಿಷ ಘೂಢೆ ಏಕ ಗ್ಲಾಸಾಂತು ಉದ್ಕಾಕ ಆನಿ 15 ಸುಕ್ಕೀಲೆ ದ್ರಾಕ್ಷ ಘಾಲ್ನು ಹಾಂತ್ಲಾಚೆ ಲಾಗ್ಗಿ ದವ್ವರ್ಯಾತಿ. ಮ್ಹೋವಾ ಬಾಟ್ಲಿ, ಏಕ ಚಮಚ, ಏಕು ಲಿಂಬಿಯೊ ಆನಿ ಪೆಸ್ಕಾತಿ ಲಾಗ್ಗೀಚಿ ದವ್ವರ್ಯಾತಿ. ಸಕಾಣಿ ಉಠಾಯಲೆ ತಕ್ಷಣ ತಿಂಬೀಲೆ ದ್ರಾಕ್ಷಾಚೆ ಉದ್ಕಾಕ ಏಕ ಚಮಚ ಮ್ಹೋವು ಆನಿ ಏಕ ಲಿಂಬಿಯಾಚೊ ರೊಸ್ಸು ಘಾಲ್ನು ಮಿಕ್ಸ ಕೋರ್ನು ಪಿಯ್ಯಾತಿ.

ಈ) 2 ಪೊಡಿಪಾನ್ನಾಚೆವ್ವೈರಿ 4 ಪುದಿನಾ ಪಾನ್ನ ದವ್ವರ್ಯಾತಿ. ತಾಜ್ಜೇರಿ 2 ಮಿರ್ಯಾಕಣ, ಸೊಲ್ಲಯೀಲಿ 4 ಏಳಾಸಾಂಗ ಆನಿ ರುಚೀಕ ತಕೀತ ಮೀಟ ಘಾಲ್ನು ಖಾವ್ವೆ ಪಾನಶೇ ಮಡಿಚೀಯಾತಿ. ತೊಣ್ಣಾಂತು ಘಾಲ್ನು ಪಾನಶೇ ಚಾಬ್ಲೂನು ಚಾಬ್ಲೂನು ರೊಸ್ಸು ಗೀಳಾತಿ ಆನಿ ವರ್ಲೇಲೆ ಥೂ–ಕರ್ಯಾತಿ.

ಎ) 50 ಗ್ರಾಮ ಮೆತ್ತಿ ಮಿಕ್ಸೀಂತು ಘಾಲ್ನು ಪಿಟ್ಟಿ ಕೋರ್ನು ಏಕ ಕರಂಡ್ಯಾಂತು ಘಾಲ್ನು ದವ್ವರ್ಯಾ. ಪ್ರತಿದೀಸು ಏಕ ಮ್ಹೈನೊ ಏಕ

ಕಾಯ್ಲೇಂತು ಥೋಡೀ ಮೆತ್ತೀಚಿ ಪಿಟ್ಟಿ ತಾಂಬ್ಡೀಜಾವ್ನೊತಾಂಯಿ ಭಾಜ್ಜೂನು ಅರ್ಧ ಗ್ಲಾಸ ಧಯ್ಯಾಂತು ಘಾಲ್ನು ಮಿಕ್ಸ ಕೋರ್ನು ಖಾವ್ಕಾ.

4. ಸಂಧಾಂತು ದೂಕಿ:

ಅ) ಸುಕ್ಕೀಲಿ ಆಲ್ಲೆ ಅಥವಾ ಶುಂಠಿ ಪಿಟ್ಟಿ ಕೋರ್ನು ತಾಕ್ಕಾ ಗೊಡ್ಡಾಚಿ ಪಿಟ್ಟಿ ಭರ್ಶೀಯಾತಿ. ಹೇ ಚೂರ್ಣ ದಿಸಾಕ ತೀನಿ ಪಟಿ ಖಾವ್ಕಾ.

ಆ) ಸಾಣೇ ಫಾತ್ತೋರು ಆಸ್ಲ್ಯಾರಿ ಹಳದೀಚೊ ಏಕು ಕೊಂಬೊ ದುದ್ಧಾಂತು ಘೊರೋನು ಯೆವ್ಚೆ ಪೀಟ ಅರ್ಧ ಗ್ಲಾಸ ಹೂನ ದುದ್ಧಾಂತು ಮೇಳೋನು ದಿಸಾಕ ದೋನಿಪಟಿ ಖಾಲಿ ಅಥವಾ ಭರ್ಲೇಲೆ ಪೊಟ್ಟಾರಿ ಪೀವ್ಕಾ. ಸಾಣೇಚೊ ಫಾತ್ತೋರು ನಾ ಜಾಲ್ಲ್ಯಾರಿ ಅರ್ಧ ಚಮ್ಚೆ ಪೆಂಟಾಂತು ಮೆಳ್ಳಿ ಹಳದೀಚಿ ಪಿಟ್ಟಿ ದುದ್ಧಾಂತು ಮೇಳೋನು ಪೀವ್ಯೇತ.

ಇ) ಏಕ ಮುಷ್ಟಿ ಸಾಸಮ ಮಿಕ್ಸೀಂತು ಸುಕ್ಕೇ ಕೋರೂಂಕ ಜಾವ್ಕಾ ಜಾಲ್ಲೇಲೆ ತಿತ್ಲೆಂ ದೂಧ ಘಾಲ್ನು ಪೀಟ ವಾಟ್ಟೇಯಾ. ಹೇಂ ಪೀಟ ಏಕ ದೊಣ್ಣ್ಯಾಂತು ಘಾಲ್ನು ಫ್ರಿಜ್ಜಾಂತು ದವ್ವರ್ಯಾ. ದೋನಿ ತೀನಿ ದೀಸ ವಾಯ್ಟು ಜಾಯ್ನಾ, ದೊವ್ರೋರ್ಯೇತ. ದೂಕಿ ಆನಿ ಸೂಝಿ ಆಯ್ಯೀಲೆ ಸಂದಾಚೆ ಸುತ್ತೂಚಿ ಹೇಂ ಪೀಟ ದಾಟss ಲಾವ್ನು ಸುಕ್ಕೂಂಕ ಸೋಡ್ಕಾ. ನ್ಹಾತ್ತನಾ ಧೂವ್ನು ಕಾಡ್ಕಾ.

ಈ) ಏಕ ಮುಷ್ಟಿ ಮೆತ್ತಿ, ಅರ್ಧ ಮುಷ್ಟಿ ಜೀರೆಂ ಆನಿ ಧಾ ಮೀರ್ಯಾಕss ವಿಂಗವಿಂಗಡ ಭಾಜ್ಜೂನು ಮಿಕ್ಸೀಂತು ಘಾಲ್ನು ಪಿಟ್ಟಿ ಕೋರ್ನು ಏಕ ಬಾಟ್ಲೇಂತು ಘಾಲ್ನು ದವ್ವರ್ಯಾ. ಪ್ರತಿದೀಸು ಸಕಾಣಿ ತಾನ್ನೀಂಚೆ ಜಾಲ್ಲೆಮಾಗ್ಗೀರಿ ಅರ್ಧ ಚಮ್ಚೆ ಪಿಟ್ಟಿ ತೊಣ್ಣಾಂತು ಘಾಲ್ನು ವೈರಿ ಸಾದಾ ಉದ್ದಾಕ ಪಿಯ್ಯಾ.

5. ಖಾಂಕಿ:

ಅ) ಹೋಡು ಕುಡ್ಕೊ ಆಲ್ಲೆಂ ಏಕ ದೊಣ್ಣ್ಯಾಂತು ಗುಳ್ಡಣ್ಯಾನ ಜಜ್ಜೂನು ಆಯ್ಯೀಲೊ ರೊಸ್ಸು ಆನ್ನೇಕ ದೊಣ್ಣ್ಯಾಂತು ಘಾಲ್ನು ದವ್ವರ್ಯಾತಿ. ಮ್ಹೋವಾಚಿ ಬಾಟ್ಲಿ ಲಾಗ್ಗೀಚಿ ದವ್ವರ್ಯಾ. ಅರ್ಧ ಚಮ್ಚೆ ಆಲ್ಲ್ಯಾಚೊ ರೊಸ್ಸು ಆನಿ ಅರ್ಧ ಚಮ್ಚೆ ಮ್ಹೋವು ಮಿಕ್ಸ ಕೋರ್ನು ಭರ್ಲೇಲೆ ಪೊಟ್ಟಾರಿ ಜಿಬ್ಬೆನ ಲೇವ್ನು ದಿಸಾಕ ದೋನಿಪಟಿ ಘೇವ್ಕಾ. ತಾಜ್ಜೆ ವೈರಿ ಉದ್ದಾಕ ಪಿವ್ಚಾಕ ನಜ್ಜ.

ಆ) ವತ್ತಾಕ ಸುಕ್ಕಯಿಲೆ ಆಲ್ಲೆಂ ಅಥವಾ ಶುಂಠೀ ಧಾಢಾನು ಪಿಟ್ಟಿ ಕರ್ಯಾತಿ. ಆವ್ವಳೊ ಸುಕ್ಕೋನು ಪಿಟ್ಟಿ ಕರ್ಯಾತಿ. ಅಳಲೆ ಕಾಯಿ ಸುಕ್ಕೋನು ಪಿಟ್ಟಿ ಕರ್ಯಾತಿ. ಲಿಂಬಿಯಾಚೊ ರೊಸ್ಸು ಕಾಣು ದವ್ವರ್ಯಾತಿ. ಏಕ ಗ್ಲಾಸ ಹೂನ ಉದ್ಕಾಕ ಅರ್ಧ ಚಮ್ಚೆ ಶುಂಠೀಚಿ, ಆವ್ವಳ್ಯಾಚಿ ಆನಿ ಅಳಲೆಕಾಯೀಚಿ ಪಿಟ್ಟಿ ಘಾಲ್ನು ಅರ್ಧ ಚಮ್ಚೆ ಲಿಂಬಿಯಾಚೊ ರೊಸ್ಸು ಆನಿ

ಥೋಡೇಂಚಿ ಮೀಟ ಘಾಲ್ನು ಮಿಕ್ಸ ಕರ್ಯಾತಿ. ಹೇಂ ವಕ್ಕದ ದಿಸಾಕ ದೋನಿಪಟಿ ಜೆವ್ಣೆ ಘುಢೆ ಪಿಯ್ಯಾತಿ.

ಇ) ಏಕು ಕಂತೊ ಪುದಿನಾ ಪಾನ್ನಾಂಕ ಧೂವ್ನು ಕೊಚ್ಚಾನು ಮಿಕ್ಸೀಂತು ಘಾಲ್ನು ಥೊಡೇ ಉದ್ದಾಕ ಘಾಲ್ನು ತಾಜ್ಜೊ ರೊಸ್ಸು ಕಾಣು ಏಕ ಬಾಟ್ಲೇಂತು ಘಾಲ್ನು ದವ್ವರ್ಯಾತಿ. ಹೋಡು ಕುಡ್ಕೊ ಆಲ್ಲೆಂ ಏಕ ದೋಣ್ಣ್ಯಾಂತು ಗುಳ್ಡಣ್ಯಾನ ಜಜ್ಜೂನು ಆಯ್ಯೀಲೊ ರೊಸ್ಸು ಆನ್ನೇಕ ದೋಣ್ಣ್ಯಾಂತು ಘಾಲ್ನು ದವ್ವರ್ಯಾತಿ. ಮ್ಹೋವಾಚಿ ಬಾಟ್ಲಿ ಲಾಗ್ಗೀಚಿ ದವ್ವರ್ಯಾ. ಏಕ ಲಿಂಬಿಯೊ ಕಾತ್ತೋರ್ನು ತಾಜ್ಜೊ ರೊಸ್ಸು ಆನ್ನೇಕ ದೋಣ್ಣ್ಯಾಂತು ಘಾಲ್ನು ದವ್ವರ್ಯಾತಿ. ಏಕ ಸಾನ ದವ್ಲ್ಯಾಂತು ಅರ್ಧ ಚಮ್ಚೊ ಪುದಿನಾ ರೊಸ್ಸು, ಅರ್ಧ ಚಮ್ಚೊ ಆಲ್ಯ್ಯಾಚೊ ರೊಸ್ಸು, ಏಕ ಚಮ್ಚೊ ಲಿಂಬಿಯಾಚೊ ರೊಸ್ಸು ಆನಿ ಏಕ ಚಮ್ಚೆ ಮ್ಹೋವು ಘಾಲ್ನು ಮಿಕ್ಸ ಕರ್ಯಾತಿ. (ಒಟ್ಟು ತೀನಿ ಚಮ್ಚೆ ಜಾತ್ತಾ.) ಹೇಂ ವಕ್ಕದ ಎಕ್ಕೇಕ ಚಮ್ಚೆ ದಿಸಾಕ ತೀನಿ ಪಟಿ ಭರ್ಲೇಲೆ ಪೊಟ್ಟಾರಿ ಘೇವ್ಕಾ. ತಾಜ್ಜೆ ವೈರಿ ಏಕ ಗ್ಲಾಸ ಸಾದಾ ಉದ್ದಾಕ ಪೀವ್ಕಾ.

ಈ) ಏಕ ಚಮಚ ಮ್ಹೋವು ತೊಣ್ಣಾಂತು ಘಾಲ್ನು ಜಿಬ್ಬೇನಿ ಲೇವ್ನು ಘೋಳಾನು ದಿಸಾಕ ತೀನಿ ಪಟ್ಟಿ ಭರ್ಲೇಲೆ ಪೊಟ್ಟಾರಿ ಖಾವ್ಕಾ.

ಎ) ಅರ್ಧ ಕಂತೆ ತುಂಬೆ ಝಾಡ್ಡಾಚೊ ಪಾಲ್ಲೊ ಧೂವ್ನು ಏಕ ಆಂವ್ಗಲ್ಯಾಂತು ಸುತ್ವಾನು ಕೊಳ್ಬೇಂತು ಘಾಲ್ನು ಜಜ್ಜೂನು ರೊಸ್ಸು ಕಾಣು ಏಕ ದೋಣ್ಣ್ಯಾಂತು ಘಾಲ್ನು ದವ್ವರ್ಯಾ. ಅರ್ಧ ಕಂತೆ ಆಡಸೋಗೆ ಝಾಡ್ಡಾಚೊ ಪಾಲ್ಲೊ ಧೂವ್ನು ಏಕ ಆಂವ್ಗಲ್ಯಾಂತು ಸುತ್ವಾನು ಕೊಳ್ಬೇಂತು ಘಾಲ್ನು ಜಜ್ಜೂನು ರೊಸ್ಸು ಕಾಣು ಏಕ ದೋಣ್ಣ್ಯಾಂತು ದವ್ವರ್ಯಾ. ಏಕ ದವ್ಲ್ಯಾಂತು ಏಕ ಚಮಚ ಮ್ಹೋವು ಘಾಲ್ನು ತಾಂತು ಎಕ್ಕೇಕ ಚಮ್ಚೆ ತುಂಬೇಚೊ ರೊಸ್ಸು ಆನಿ ಆಡ್ಸೋಗೇಚೊ ರೊಸ್ಸು ಮಿಕ್ಸ ಕೋರ್ನು ತೊಣ್ಣಾಂತು ಘಾಲ್ನು ಗೀಳ್ಯಾತಿ.

ಏ) ಸೂಂಠಿ, ಜೀರೆಂ ಆನಿ ಮಿರ್ಯಾಚೊ ಕಷಾಯು: ಏಕ ತೋಪಾಂತು ಚಾರಿ ಗ್ಲಾಸ ಉದ್ದಾಕ ಘಾಲ್ನು ತಾಂತು 4 ಚಮ್ಚೆ ಜೀರ್ಯಾಚಿ ಪಿಟ್ಟಿ, 8 ಮಿರ್ಯಾಚೆ ಕಣ, 2 ಸೆಂಟಿಮೀಟರ ದೀಗಿ ಶುಂಠೀಚೊ ಕುಡ್ಕೊ, ದೋನಿ ಗೊಡ್ಡಾಚೆ ಚಿಟ್ಟೆ (ಗೊಡೂ ಕೊರೂಂಕ) ಘಾಲ್ನು ರಾನ್ನೀರಿ (ಗ್ಯಾಸಾರಿ) ದವ್ವರ್ಯಾ. ಖತ್ಖತೊ ಆಯ್ಲೆ ಮಾಗ್ಗೀರಿ 5 ನಿಮಿಷಾನಿ ಉದ್ದಾಕ ಊಣೆ ಜಾವ್ನು ಸೂಂಠಿಮಿರ್ಯಾಚೊ ಕಷಾಯು ಜಾತ್ತಾ. ಉಜ್ಜಾರಿ ತಾಕ್ಕೂನು ಕಾಣು ಸಕಲ ದವ್ವರ್ಯಾ. ಕಷಾಯು ನಿವ್ಲೆ ಮಾಗ್ಗೀರಿ ಥೋಡೋ ಥೋಡೋ ಪೀವ್ಕಾ. ಚಾರಿ ಘಂಟ್ಯಾಕ ಏಕ ಪಟಿ ಅರ್ಧ ಗ್ಲಾಸ

ಪೀವ್ಯೇತ. ಖಾಲಿ ಅಥವಾ ಭರ್ಲೇಲೆ ಪೊಟ್ಟಾರಿ ಪೀವ್ಯೇತ. ಸಾನ ಚೆರ್ಡುವಾಂಕ ಊಣೆ ಪ್ರಮಾಣಾನ ದೀವ್ಕಾ.

ಉ) ಸಾಣೇ ಘಾತ್ತೋರು ಆಸ್ಲ್ಯಾರಿ ಹಳದೀಚೊ ಏಕು ಕೊಂಬೊ ದುದ್ಧಾಂತು ಝೊರೋನು ಯೆವ್ಚೆ ಪೀಟ ಅರ್ಧ ಗ್ಲಾಸ ಹೂನ ದುದ್ಧಾಂತು ಮೇಳೋನು ದಿಸಾಕ ದೋನಿಪಟಿ ಖಾಲಿ ಅಥವಾ ಭರ್ಲೇಲೆ ಪೊಟ್ಟಾರಿ ಪೀವ್ಕಾ. ಸಾಣೇಚೊ ಘಾತ್ತೋರು ನಾ ಜಾಲ್ಲ್ಯಾರಿ ಅರ್ಧ ಚಮ್ಚೆ ಪೆಂಟಾಂತು ಮೆಳ್ಳಿ ಹಳದೀಚಿ ಪಿಟ್ಟಿ ದುದ್ಧಾಂತು ಮೇಳೋನು ಪೀವ್ಯೇತ.

ಊ) ಏಕ ಮುಷ್ಟಿ ಸಾಸಮ ಮಿಕ್ಸೀಂತು ಸುಕ್ಕೇ ಕೋರೂಂಕ ಜಾವ್ಕಾ ಜಾಲ್ಲೇಲೆ ತಿತ್ಲೆಂ ದೂಧ ಘಾಲ್ನು ಪೀಟ (ಪೇಸ್ಟ) ವಾಟ್ಟೀಯಾ. ಹೇಂ ಪೀಟ ಏಕ ದೊಣ್ಣ್ಯಾಂತು ಘಾಲ್ನು ಫ್ರಿಜ್ಜಾಂತು ದವ್ವರ್ಯಾ. ದೋನಿ ತೀನಿ ದೀಸ ವಾಯ್ಟು ಜಾಯ್ನಾ, ದೊವ್ರೋರ್ಯೇತ. ಏಕ ಗ್ಲಾಸ ಹೂನ ಉದ್ಕಾಂತು ಅರ್ಧ ಚಮ್ಚೆ ಪೀಟ ಮೇಳೋನು ಖಿರೋನು ದಿಸಾಕ ದೋನಿಪಟಿ ನಿರಾಳೆ ಅಥವಾ ಭರ್ಲೇಲೆ ಪೊಟ್ಟಾರಿ ಪೀವ್ಕಾ.

ಐ) ಕೊಳ್ಳೇಂತು 20 ಮೀರ್ಯಾಕಣ, ಧಾ ಲವಂಗ ಆನಿ ದೋನಿ ಚಮ್ಚೆ ಸಾಕ್ಕರ ಘಾಲ್ನು ಧಾಢಾನು ಪಿಟ್ಟಿ ಕೋರ್ನು ಏಕ ಬಾಟ್ಲೇಂತು ಘಾಲ್ನು ದವ್ವರ್ಯಾತಿ. ಲೇಬಲ್ ಲಾಯ್ಯಾತಿ. ದಿಸಾಕ ದೋನಿಪಟಿ ಥೋಡೀಚಿ ಪಿಟ್ಟಿ ತೊಣ್ಣಾಂತು ಘಾಲ್ನು ಘೋಳಾನು ಖಾವ್ಕಾ.

6. ಶ್ವಾಸ ಸಂಬಂಧೀ ಕಾಯ್ಲೆ:

ಅ) ಮೀರ್ಯಾಕಣಾಚಿ ಪಿಟ್ಟಿ ಕರ್ಯಾತಿ. ಏಕ ಗ್ಲಾಸ ಹೂನ ಉದ್ಕಾಂತು ಧಾಢಾಯಿಲೊ ಶುಂಠೀಚೊ ಸಾನು ಕುಡ್ಕೊ, ಮೀರ್ಯಾಪಿಟ್ಟಿ ಆನಿ ಏಕ ಚಮ್ಚೆ ಮ್ಹೋವು ಘಾಲ್ನು ಮಿಕ್ಸ ಕರ್ಯಾತಿ. ಅರ್ಧ ಘಾಂಟೊ ತಶ್ಶೀಂಚಿ ದೊವ್ರೋರ್ನು ಮಾಗ್ಗೀರಿ ಶುಂಠಿ ಮುಳಾಂತು ಸೋಣು ವೈಲೆ ಉದ್ದಾಕ ಪಿಯ್ಯಾತಿ. ಹೇ ವಕ್ಕದ ದಿಸಾಕ ತೀನಿಪಟಿ ಭರ್ಲೇಲೆ ಪೊಟ್ಟಾರಿ ಪಿಯ್ಯಾತಿ.

ಆ) ಏಕು ಕಂತೊ ಪುದಿನಾ ಪಾನ್ನಾಂಕ ಧೂವ್ನು ಕೊಚ್ಚಾನು ಮಿಕ್ಸೀಂತು ಘಾಲ್ನು ಥೊಡೇ ಉದ್ದಾಕ ಘಾಲ್ನು ತಾಜ್ಜೊ ರೊಸ್ಸು ಕಾಣು ಏಕ ಬಾಟ್ಲೇಂತು ಘಾಲ್ನು ದವ್ವರ್ಯಾತಿ. ಹೋಡು ಕುಡ್ಕೊ ಆಲ್ಲೆಂ ಏಕ ದೊಣ್ಣ್ಯಾಂತು ಗುಳ್ಡಣ್ಯಾನ ಜಜ್ಜೂನು ಆಯ್ಯೀಲೊ ರೊಸ್ಸು ಆನ್ನೇಕ ದೊಣ್ಣ್ಯಾಂತು ಘಾಲ್ನು ದವ್ವರ್ಯಾತಿ. ಮ್ಹೋವಾಚಿ ಬಾಟ್ಲಿ ಲಾಗ್ಗೀಚಿ ದವ್ವರ್ಯಾ. ಏಕ ಲಿಂಬಿಯೊ ಕಾತ್ತೋರ್ನು ತಾಜ್ಜೊ ರೊಸ್ಸು ಆನ್ನೇಕ ದೊಣ್ಣ್ಯಾಂತು ಘಾಲ್ನು ದವ್ವರ್ಯಾತಿ. ಏಕ ಸಾನ ದವ್ಲ್ಯಾಂತು ಅರ್ಧ ಚಮ್ಚೊ ಪುದಿನಾ ರೊಸ್ಸು, ಅರ್ಧ ಚಮ್ಚೊ ಆಲ್ಲ್ಯಾಚೊ ರೊಸ್ಸು, ಏಕ ಚಮ್ಚೊ ಲಿಂಬಿಯಾಚೊ ರೊಸ್ಸು ಆನಿ ಏಕ ಚಮ್ಚೆ ಮ್ಹೋವು ಘಾಲ್ನು ಮಿಕ್ಸ

ಕರ್ಯಾತಿ. (ಒಟ್ಟು ಸಾಢೇತೀನಿ ಚಮ್ಚೆ ಜಾತ್ತಾ.) ಹೇಂ ವಕ್ಕದ ಎಕ್ಕೇಕ ಚಮ್ಚೆ ದಿಸಾಕ ತೀನಿ ಪಟಿ ಭರ್ಲೇಲೆ ಪೊಟ್ಟಾರಿ ಘೇವ್ಕಾ.

ಇ) ಕೊಳ್ಬೇಂತು 20 ಮೀರ್ಯಾಕಣ ಆನಿ ದೋನಿ ಚಮ್ಚೆ ಸಾಕ್ಕರ ಘಾಲ್ನು ಧಾಢಾನು ಪಿಟ್ಟಿ ಕೋರ್ನು ಏಕ ಬಾಟ್ಲೇಂತು ಘಾಲ್ನು ದವ್ವರ್ಯಾತಿ. ಲೇಬಲ್ ಲಾಯ್ಯಾತಿ. ಥೋಡೀಚಿ ಪಿಟ್ಟಿ ಏಕ ಚಮ್ಚೆ ಮ್ಹೋವಾಂತು ಮಿಕ್ಸ ಕೋರ್ನು ತೊಣ್ಣಾಂತು ಘಾಲ್ನು ಲೇಂವಣ ಖಾವ್ಕಾ.

7. ಮಾತ್ತ್ಯಾಚಿ ದೂಕಿ:

ಅ) ಸೂಂಠಿ, ಜೀರೆಂ ಆನಿ ಮಿರ್ಯಾಚೊ ಕಷಾಯು: ಏಕ ತೋಪಾಂತು ಚಾರಿ ಗ್ಲಾಸ ಉದ್ದಾಕ ಘಾಲ್ನು ತಾಂತು 4 ಚಮ್ಚೆ ಜೀರ್ಯಾಚಿ ಪಿಟ್ಟಿ, 8 ಮಿರ್ಯಾಚೆ ಕಣ, 2 ಸೆಂಟಿಮೀಟರ ದೀಗಿ ಶುಂಠೀಚೊ ಕುಡ್ಕೊ, ದೋನಿ ಗೊಡ್ಡಾಚೆ ಚಿಟ್ಟೆ ಘಾಲ್ನು ರಾನ್ನೀರಿ (ಗ್ಯಾಸಾರಿ) ದವ್ವರ್ಯಾ. ಖತ್ವತೊ ಆಯ್ಲೆ ಮಾಗ್ಗೀರಿ 5 ನಿಮಿಷಾನಿ ಉದ್ದಾಕ ಊಣೆ ಜಾವ್ನು ಸೂಂಠಿಮಿರ್ಯಾಚೊ ಕಷಾಯು ಜಾತ್ತಾ. ಉಜ್ಜಾರಿ ತಾಕ್ಕೂನು ಕಾಣು ಸಕಲ ದವ್ವರ್ಯಾ. ಕಷಾಯು ನಿವ್ಲೆ ಮಾಗ್ಗೀರಿ ಥೋಡೋ ಥೋಡೋ ಪೀವ್ಕಾ. ಚಾರಿ ಘಂಟ್ಯಾಕ ಏಕ ಪಟಿ ಅರ್ಧ ಗ್ಲಾಸ ಪೀವ್ಯೇತ. ಖಾಲಿ ಅಥವಾ ಭರ್ಲೇಲೆ ಪೊಟ್ಟಾರಿ ಪೀವ್ಯೇತ. ಸಾನ ಚೆರ್ಡುವಾಂಕ ಊಣೆ ಪ್ರಮಾಣಾನ ದೀವ್ಕಾ.

ಆ) ಹೋಡ ದೋನಿ ಶುಂಠೀಚೆ ಕುಡ್ಕ್ಯಾಂಕ ಧಾಡಾನು ಪಿಟ್ಟಿ ಕರ್ಯಾತಿ. ಹೀ ಪಿಟ್ಟಿ ಏಕ ಸಾನ ದೊಣ್ಣ್ಯಾಂತು ಘಾಲ್ನು ತಾಕ್ಕಾ ಥೆಂಬೊ ಥೆಂಬೊ ದೂಧ ಮಿಕ್ಸ ಕೋರ್ನು ಪೀಟ (ಪೇಸ್ಟ) ಕರ್ಯಾತಿ ಆನಿ ಹೋ ಪೇಸ್ಟು ಪಾತ್ತಳ ಕೋರ್ನು ಸಗ್ಳೇ ನಿಡ್ಲಾಕ ಲಾಯ್ಯಾತಿ. ದೋಳ್ಯಾಂತು ಪಣಾತಶ್ಮಿ ಪೊಳೋನು ಘೆಯ್ಯಾತಿ. ದಿಸಾಕ ಏಕ ಪಟಿ ಲಾವ್ನು ನ್ಹಾತ್ತನಾ ಧೂವ್ನು ಕಾಡ್ಯಾತಿ. ಜಾಯಿ ಜಾಲ್ಲ್ಯಾರಿ ಪರತ ಲಾಯ್ಯಾತಿ.

ಇ) ಏಕ ಚಮ್ಚೆ ಏಳಾಪಿಟ್ಟಿ ಆನಿ ದೋನಿ ಚಮ್ಚೆ ಸಾಕ್ಕರ ಏಕ ಗ್ಲಾಸ ಹೂನ ದುದ್ದಾಂತು ಖಿರೋನು ಪ್ರತಿದಿವಸು ರಾತ್ತಿ ನಿದೋಚೆ ಫೂಢೆ ಪೀವ್ಕಾ.

ಈ) ಮೈಗ್ರೇಯ್ನು ಕಾಯಿಲೆ: ಮೀರ್ಯಾಕಣ ಪಿಟ್ಟಿ ಕೋರ್ನು ಬಾಟ್ಲೇಂತು ಘಾಲ್ನು ಲೇಬಲ್ ಘಾಲ್ನು ದವ್ವರ್ಯಾ. ಏಕ ಚಮ್ಚೆ ದುದ್ಧಾಂತು ಥೊಡೀ ಪಿಟ್ಟಿ ಘಾಲ್ನು ಪೀಟ (ಫೇಸ್ಟ) ಕೋರ್ನು ನಿಡ್ಲಾಕ ಸಾರಯ್ಯಾತಿ. ಇತರ ಮಾತ್ತ್ಯಾಚೆ ದುಕ್ಕೀಕಯಿ ಹೇಂ ವಕ್ಕದ ಚಾಂಗ.

8. ಪೊಟ್ಟಾಚೆ ಭಿತ್ತವೈಲೆ ಇನ್‌ಫೆಕ್ಷನ್, ಪಾತ್ತಳ ಉತ್ಕಡೆ, ವ್ಹೋಂಕಿ:

ಅ) ಜಠರಾಚೆ ತ್ರಾಸ, ಅಜೀರ್ಣ, ಗ್ಯಾಸ, ವೊಂಕಾರೆ ಯೆವ್ಚೆ, ಮಲಬದ್ಧತಾ, ಇತ್ಯಾದಿ ಜಾಲ್ಲ್ಯಾರಿ ಏಕ ಗ್ಲಾಸ ಹೂನ ಉದ್ಕಾಂತು ದೋನಿ

ಚಿಟ್ಕಿ ಶುಂಠೀ ಪಿಟ್ಟಿ ಆನಿ ಅರ್ಧ ಚಮ್ಚೆ ಮೀಟ ಘಾಲ್ನು ಮಿಕ್ಸ ಕೋರ್ನು ಪಿಯ್ಯಾತಿ.

ಆ) ಏಕ ದಾಳಿಂಬ ಸೋಲ್ಲೋನು ತಾಜ್ಜೆ ಬೀ ಸಕ್ಕಡ ಏಕ ಆಂವ್ಗಲ್ಯಾಂತು ಸುತ್ವಾನು ಕೊಳ್ಬೇಂತು ಜಜ್ಜೂನು ಯೆವ್ಚೊ ರೊಸ್ಸು ಏಕ ಗ್ಲಾಸಾಂತು ಘಾಲ್ನು ದವ್ವರ್ಯಾ. ದವ್ಲ್ಯಾಂತು ಏಕ ಚಮಚ ಮ್ಹೋವು ಆನಿ ಏಕ ಚಮಚ ದಾಳಿಂಬಾಚೊ ರೊಸ್ಸು ಮಿಕ್ಸ ಕೋರ್ನು ಜಿಬ್ಬೇನಿ ಲೇವ್ನು ಜೇವಣ ಜಾಲ್ಲೆ ಮಾಗ್ಗೀರಿ ದಿಸಾಕ ದೋನಿಪಟಿ ಖಾವ್ಕಾ.

ಇ) ಅರ್ಧ ಚಮಚ ಅಳಲೆಕಾಯೀಚಿ ಪಿಟ್ಟಿ ಏಕ ಚಮಚ ಮ್ಹೋವಾಂತು ಘಾಲ್ನು ಮಿಕ್ಸ ಕೋರ್ನು ಜಿಬ್ಬೇನಿ ಲೇವ್ನು ಜೇವಣ ಜಾಲ್ಲೆ ಮಾಗ್ಗೀರಿ ದಿಸಾಕ ದೋನಿಪಟಿ ಖಾವ್ಕಾ.

ಈ) 50 ಗ್ರಾಮ ಮೆತ್ತಿ ಮಿಕ್ಸೀಂತು ಘಾಲ್ನು ಪಿಟ್ಟಿ ಕೋರ್ನು ಏಕ ಕರಂಡ್ಯಾಂತು ಘಾಲ್ನು ದವ್ವರ್ಯಾ. ಪ್ರತಿದೀಸು ಏಕ ಮ್ಹೈನೊ ಏಕ ಕಾಯ್ಲೀಂತು ಥೋಡೀ ಮೆತ್ತೀಚಿ ಪಿಟ್ಟಿ ತಾಂಬ್ಡೀಜಾವ್ನೊತಾಂಯಿ ಭಾಜ್ಜೂನು ಅರ್ಧ ಗ್ಲಾಸ ಧಯ್ಯಾಂತು ಘಾಲ್ನು ಮಿಕ್ಸ ಕೋರ್ನು ಖಾವ್ಕಾ.

ಎ) ಏಕಿ ಏಳಾಸಾಂಗ ಸುವ್ವೇಕ ಖೊಂಬೂನು ಗ್ಯಾಸಾಚೆ ಉಜ್ಜಾರಿ ಸಮsಂಚಿ ಲಾಸ್ಸೂನು ತಾಜ್ಜೊ ಗೊಬ್ಬೋರು ದಿಸಾಕ ದೋನಿಪಟಿ ಖೆಲ್ಲ್ಯಾರಿ ವೋsಂಕಿ ಆನಿ ವೊಂಕಾರೆ ರಾಬ್ತಾತಿ.

9. ಕೊಲೆಸ್ಟೆರಾಲ್ ಕಮ್ಮಿ ಕೊರೂಂಕ, ಬೊಜ್ಜೊ (ಸ್ಥೂಲ ದೇಹ):

ಅ) ಏಕ ಗ್ಲಾಸ ಹೂನ ಉದ್ಕಾಂತು ದೋನಿ ಚಿಟ್ಕಿ ಶುಂಠೀ ಪಿಟ್ಟಿ ಆನಿ ಅರ್ಧ ಚಮ್ಚೆ ಮೀಟ ಘಾಲ್ನು ಮಿಕ್ಸ ಕೋರ್ನು ಪ್ರತಿದೀಸು ಪಿಯ್ಯಾತಿ.

ಆ) ದೋನಿ ಚಮಚ ಮ್ಹೋವು ಏಕ ಗ್ಲಾಸ ಹೂನ ಉದ್ಕಾಂತು ಖಿರೋನು ದಿಸಾಕ ತೀನಿ ಪಟ್ಟಿ ಭರ್ಲೇಲೆ ಪೊಟ್ಟಾರಿ ಪೀವ್ಕಾ.

ಇ) 15 ತೆಪ್ಪಳ ದೋನಿ ಗ್ಲಾಸ ಉದ್ಕಾಂತು ಘಾಲ್ನು ಸಿಜ್ಜಯಾತಿ. ಉದ್ದಾಕ ಆಟ್ಟೂನು ಏಕ ಗ್ಲಾಸ ಜಾಲ್ಲೆಮಾಗ್ಗೀರಿ ಹೋ ಕಷಾಯು ಏಕ ಬಾಟ್ಲೇಂತು ಘಾಲ್ನು ದವ್ವರ್ಯಾತಿ. ಪ್ರತಿ ದೀಸು ಏಕ ಪಟಿ ಭರ್ಲೇಲೆ ಪೊಟ್ಟಾರಿ ಅರ್ಧ ಗ್ಲಾಸ ತೆಪ್ಪಾಚೊ ಕಷಾಯು ಆನಿ ಅರ್ಧ ಚಮಚೆ ಮ್ಹೋವು ಮಿಕ್ಸ ಕೋರ್ನು ಪೀವ್ಕಾ.

ಈ) ಸಾಣೀ ಘಾತ್ತೋರು ಆಸ್ಲ್ಯಾರಿ ಹಳದೀಚೊ ಏಕು ಕೊಂಬೊ ದುದ್ಧಾಂತು ಝೊರೋನು ಯೆವ್ಚೆ ಪೀಟ ಅರ್ಧ ಗ್ಲಾಸ ಹೂನ ದುದ್ಧಾಂತು ಮೇಳೋನು ದಿಸಾಕ ದೋನಿಪಟಿ ಖಾಲಿ ಅಥವಾ ಭರ್ಲೇಲೆ ಪೊಟ್ಟಾರಿ ಪೀವ್ಕಾ. ಸಾಣೀಚೊ ಘಾತ್ತೋರು ನಾ ಜಾಲ್ಲ್ಯಾರಿ ಅರ್ಧ ಚಮ್ಚೆ ಪೆಂಟಾಂತು ಮೆಳ್ಳಿ ಹಳದೀಚಿ ಪಿಟ್ಟಿ ದುದ್ಧಾಂತು ಮೇಳೋನು ಪೀವ್ಯೇತ.

ಎ) ಏಕ ಮುಷ್ಟಿ ಸಾಸಮ ಮಿಕ್ಸೀಂತು (ಸುಕ್ಕೇ ಕೋರೂಂಕ ಜಾವ್ಕಾ ಜಾಲ್ಲೇಲೆ ತಿತ್ಲೆಂ) ದೂಧ ಘಾಲ್ನು ಸಾಸಮಾಚೆ ಪೀಟ (ಪೇಸ್ಟ) ವಾಟ್ಟೀಯಾ. ಹೇಂ ಪೀಟ ಏಕ ದೊಣ್ಣ್ಯಾಂತು ಘಾಲ್ನು ಫ್ರಿಜ್ಜಾಂತು ದವ್ವರ್ಯಾ. ದೋನಿ ತೀನಿ ದೀಸ ವಾಯ್ಟು ಜಾಯ್ನಾ, ದೊವ್ವೋರ್ಯೇತ. ಏಕ ಗ್ಲಾಸ ಹೂನ ಉದ್ಕಾಂತು ಅರ್ಧ ಚಮ್ಚೆ ಸಾಸಮಾಚೆ ಪೀಟ ಮೇಳೋನು ಖಿರೋನು ದಿಸಾಕ ದೋನಿಪಟಿ ನಿರಾಳೆ ಅಥವಾ ಭರ್ಲೇಲೆ ಪೊಟ್ಟಾರಿ ಪೀವ್ಕಾ. ಕೊಲೆಸ್ಟೆರೋsಲ್ ಊಣೆ ಜಾತ್ತಾ.

ಏ) ರಾತ್ತಿ ಏಕ ಚಮ್ಚೆ ಮೆತ್ತಿ ಉದ್ಕಾಂತು ತಿಂಬತ ಘಾಲ್ನು ಸಕಾಣಿ ಉಠಾಯಿಲೆಸತ್ತಾನ ತಿಂಬಿಲಿ ಮೆತ್ತಿ ತೊಣ್ಣಾಂತು ಘಾಲ್ನು ಉದ್ದಾಕ ಪೀವ್ಕಾ. ಅಶ್ಶಿ ಪಂದ್ರ ದೀಸ ಕರ್ಯಾ.

ಉ) 50 ಗ್ರಾಮ ಮೆತ್ತಿ ಮಿಕ್ಸೀಂತು ಘಾಲ್ನು ಪಿಟ್ಟಿ ಕೋರ್ನು ಏಕ ಕರಂಡ್ಯಾಂತು ಘಾಲ್ನು ದವ್ವರ್ಯಾ. ಪ್ರತಿದೀಸು ಏಕ ಮ್ಹೈನೊ ಏಕ ಕಾಯ್ಲೇಂತು ಥೋಡೀ ಮೆತ್ತೀಚಿ ಪಿಟ್ಟಿ ತಾಂಬ್ಡೀಜಾವ್ವೊತಾಂಯಿ ಭಾಜ್ಜೂನು ಅರ್ಧ ಗ್ಲಾಸ ಧಯ್ಯಾಂತು ಘಾಲ್ನು ಮಿಕ್ಸ ಕೋರ್ನು ಖಾವ್ಕಾ.

ಊ) 50 ಗ್ರಾಮ ಮೆತ್ತಿ ಮಿಕ್ಸೀಂತು ಘಾಲ್ನು ಪಿಟ್ಟಿ ಕೋರ್ನು ಏಕ ಕರಂಡ್ಯಾಂತು ಘಾಲ್ನು ದವ್ವರ್ಯಾ. ಪ್ರತಿದೀಸು ಏಕ ಗ್ಲಾಸ ಉದ್ದಾಕ ತಾಪ್ಪೋನು ತಾಂತು ಏಕ ಚಮ್ಚೆ ಚಾ ಪಿಟ್ಟಿ ಘಾಲ್ನು ಖತ್ತುತೊ ಆಯ್ಲೆ ಮಾಗ್ಗೀರಿ ಗಾಳ್ನು ಕಾಳೊ ಚಾ ಕರ್ಯಾ. ರುಚೀಕ ಥೊಡೀ ಸಾಕ್ಕರ ಘಾಲ್ಯಾ. ಅರ್ಧ ಚಮ್ಚೆ ಮೆತ್ತೀಚಿ ಪಿಟ್ಟಿ ಘಾಲ್ನು ಮಿಕ್ಸ ಕೋರ್ನು ಪೀವ್ಕಾ.

10. ಸ್ವರ ಭೇಧ, ತಾಳ್ಯಾಂತು ಕುಚಕೂಚೊ:

ಅ) ಏಕು ಕಂತೊ ಪುದಿನಾ ಪಾನ್ನಾಂಕ ಧೂವ್ನು ಕೊಚ್ಚಾನು ಮಿಕ್ಸೀಂತು ಘಾಲ್ನು ಥೊಡೇ ಉದ್ದಾಕ ಘಾಲ್ನು ತಾಜ್ಜೊ ರೊಸ್ಸು ಕಾಣು ಏಕ ಬಾಟ್ಲೇಂತು ಘಾಲ್ನು ದವ್ವರ್ಯಾತಿ. ಹೋಡು ಕುಡ್ಕೊ ಆಲ್ಲೆಂ ಏಕ ದೊಣ್ಣ್ಯಾಂತು ಗುಳ್ಡಣ್ಯಾನ ಜಜ್ಜೂನು ಆಯ್ಯಿಲೊ ರೊಸ್ಸು ಆನ್ನೇಕ ದೊಣ್ಣ್ಯಾಂತು ಘಾಲ್ನು ದವ್ವರ್ಯಾತಿ. ಮ್ಹೋವಾಚಿ ಬಾಟ್ಲಿ ಲಾಗ್ಗೀಚಿ ದವ್ವರ್ಯಾ. ಏಕ ಲಿಂಬಿಯೊ ಕಾತ್ತೋರ್ನು ತಾಜ್ಜೊ ರೊಸ್ಸು ಆನ್ನೇಕ ದೊಣ್ಣ್ಯಾಂತು ಘಾಲ್ನು ದವ್ವರ್ಯಾತಿ. ಏಕ ಸಾನ ದವ್ಲ್ಯಾಂತು ಅರ್ಧ ಚಮ್ಚೊ ಪುದಿನಾ ರೊಸ್ಸು, ಅರ್ಧ ಚಮ್ಚೊ ಆಲ್ಲ್ಯಾಚೊ ರೊಸ್ಸು, ಏಕ ಚಮ್ಚೊ ಲಿಂಬಿಯಾಚೊ ರೊಸ್ಸು ಆನಿ ಏಕ ಚಮ್ಚೆ ಮ್ಹೋವು ಘಾಲ್ನು ಮಿಕ್ಸ ಕರ್ಯಾತಿ. (ಒಟ್ಟು ತೀನಿ ಚಮ್ಚೆ ಜಾತ್ತಾ.) ಹೇಂ ವಕ್ಕದ ಎಕ್ಕೇಕ ಚಮ್ಚೆ ದಿಸಾಕ ತೀನಿ ಪಟಿ ಭರ್ಲೇಲೆ ಪೊಟ್ಟಾರಿ ಘೇವ್ಕಾ. ತಾಜ್ಜೆ ವೈರಿ ಏಕ ಗ್ಲಾಸ ಸಾದಾ ಉದ್ದಾಕ ಪೀವ್ಕಾ.

ಆ) ಏಕ ಚಮಚ ಮ್ಹೊವು ತೊಣ್ಣಾಂತು ಘಾಲ್ನು ಜಿಬ್ಬೇನಿ ಲೇವ್ನು ಘೋಳಾನು ದಿಸಾಕ ತೀನಿ ಪಟ್ಟಿ ಭರ್ಲೇಲೆ ಪೊಟ್ಟಾರಿ ಖಾವ್ಕಾ.

ಇ) ಸ್ಯೆತೆಂ, ಕಫ ಊಣೆ ಕೊರೂಂಕ: ಏಕ ಬೆಂಕಿಪೆಟ್ಟಿಗೇಚೆ ಕಾಡ್ಯೇನ ಕ್ಯಾಂಡಲ್ ಲಾವ್ನು ಏಕ ಹಳದೀಚೊ ಕೊಂಬೊ ಚಿಮಿಟೇನಿ ಜ್ಯೋತೀರಿ ಧರ್ಲೇಲೆ ತವಳಿ ಯೆವ್ಚೊ ಧುವ್ವೋರು ತೋಂಡ ಬಂದ ಕೋರ್ನು ನಾಂಕಾಂತು ಭಿತ್ತರಿ ಘೇವ್ನು ತೋಂಡ ಉದಾರೆ ಕೋರ್ನು ತೊಂಡಾನಿ ಭಾಯ್ರ ಸೋಡ್ಕಾ. ಅಶ್ಶಿ ಧಾ ಪಟಿ ಕರ್ಯಾ.

ಈ) ಚೆರ್ಡುವಾಂಕ ತಾಳ್ಯಾ ದೂಕಿ ಕಾಡೂಂಕ: ಲೊಖಂಡಾಚೆ ಕಾಯ್ಲೇಂತು ಸಾತ ಆಠ ಹಳದೀ ಕೊಂಬೆ ಲಾಸ್ನೂಕಾ. ಇಂಗಳೊ ಕೋರ್ಕಾ. ಹೇ ಇಂಗಳ್ಯಾಕ ಏಕ ಕೊಳ್ಬೇಂತು ರುಚೀಕ ತಕೀತ ಮೀಟ ಘಾಲ್ನು ಧಾಥಾನು ದಾಂತ ಘಾಸೂಚಿ ಪಿಟ್ಟಿ ಕೋರ್ಕಾ. ಹೇ ಪಿಟ್ಯೇನಿ ಸಕಾಣಿ ದನ್ಪಾರಾ ಆನಿ ರಾತ್ತಿ ದಾಂತ ಘಾಸ್ಲ್ಯಾರಿ ತಾಳ್ಯಾಚಿ ದೂಕಿ ಊಣೆ ಜಾತ್ತಾ.

ಎ) ಮೀರ್ಯಾಕಣ ಪಿಟ್ಟಿ ಕೋರ್ನು ಬಾಟ್ಲೇಂತು ಘಾಲ್ನು ಲೇಬಲ್ ಘಾಲ್ನು ದವ್ವರ್ಯಾ. ಏಕ ಗ್ಲಾಸ ಹೂನ ಉದ್ಕಾಂತು ಅರ್ಧ ಚಮ್ಚೆ ಮೀರ್ಯಾಪಿಟ್ಟಿ, ಏಕ ಚಮ್ಚೆ ಮೀಟ ಘಾಲ್ನು ಖಿರೋನು ದಿಸಾಕ ತೀನಿ ಪಟಿ ಘೋಟು ಭೋರ್ಕಾ.

11. ಭಷ್ಟಿಪಣಾಚೊ ತ್ರಾಸು:

ಏಕ ತೋಪಾಂತು ತೀನಿ ಗ್ಲಾಸ ಉದ್ಕಾಕ ಘಾಲ್ನು 3 ಸೆಂಟಿಮೀಟರ್ ದೀಗ ಆಲ್ಲೆಂ ಘಾಲ್ನು ರಾನ್ನೀರಿ ದೊವ್ವೋರ್ನು 15 ಮಿನಿಟ ಖತ್ವತೊ ಕಾಣು ನಿರ್ವ್ವೋನು ದವ್ವರ್ಯಾತಿ. ತಾಂತು 3 ಚಮಚೆ ಸಾಕ್ಕರ ಘಾಲ್ನು ಮಿಕ್ಸ ಕೋರ್ನು ಬಾಟ್ಲೇಂತು ಘಾಲ್ನು ದವ್ವರ್ಯಾತಿ. ಹೇಂ ಡ್ರಿಂಕ ದಿಸಾಕ ಎಕ್ಕೇಕ ಗ್ಲಾಸ ತಿನಿಪಟಿ ಪೀವ್ಕಾ.

12. ತಾಳ್ಯಾಚಿ ದೂಕಿ:

ಅ) ಏಕ ಶುಂಠೀಚೊ ಕುಡ್ಕೊ ಏಕ ಲವಂಗ ಆನಿ ಏಕು ಮಿಟ್ಟಾಚೊ ಹರಳು ಏಕ ಸಾನ ಆಂವ್ಗಲ್ಯಾಚೆ ಕುಡ್ಕ್ಯಾಂತು ಗುಟ್ಲಾನು ತೊಣ್ಣಾಂತು ದವ್ವರ್ಯಾತಿ ಆನಿ ಚಾಬ್ಲೂನು ಚಾಬ್ಲೂನ ತಾಜ್ಯೊ ರೊಸ್ಸು ಚೀವ್ನು ಹಳು ಹಳು ಎದ್ದೇದ್ದೇಂಚಿ ಗಿಳ್ಯಾತಿ.

ಆ) ಮೀರ್ಯಾಕಣ ಪಿಟ್ಟಿ ಕೋರ್ನು ಬಾಟ್ಲೇಂತು ಘಾಲ್ನು ಲೇಬಲ್ ಘಾಲ್ನು ದವ್ವರ್ಯಾ. ಏಕ ಗ್ಲಾಸ ಹೂನ ಉದ್ಕಾಂತು ಅರ್ಧ ಚಮ್ಚೆ ಮೀರ್ಯಾಪಿಟ್ಟಿ, ಏಕ ಚಮ್ಚೆ ಮೀಟ ಘಾಲ್ನು ಖಿರೋನು ದಿಸಾಕ ತೀನಿ ಪಟಿ ಘೋಟು ಭೋರ್ಕಾ.

13. ಪೋಟ ಘುಗ್ಗೀಲೆ ತೆದ್ದನಾ:

ಅ) ವತ್ತಾಕ ಸುಕ್ಕಯಿಲೆ ಆಲ್ಲೆಂ ಅಥವಾ ಶುಂಠೀ ಧಾಢಾನು ಪಿಟ್ಟಿ ಕರ್ಯಾತಿ. ಆವ್ವಳೊ ಸುಕ್ಕೋನು ಪಿಟ್ಟಿ ಕರ್ಯಾತಿ. ಅಳಲೆ ಕಾಯಿ ಸುಕ್ಕೋನು ಪಿಟ್ಟಿ ಕರ್ಯಾತಿ. ಲಿಂಬಿಯಾಚೊ ರೊಸ್ಸು ಕಾಣು ದವ್ವರ್ಯಾತಿ. ಏಕ ಗ್ಲಾಸ ಹೂನ ಉದ್ದಾಕ ಅರ್ಧ ಚಮ್ಚೆ ಶುಂಠೀಚಿ, ಆವ್ವಳ್ಯಾಚಿ ಆನಿ ಅಳಲಿಕಾಯೀಚಿ ಪಿಟ್ಟಿ ಘಾಲ್ನು ಅರ್ಧ ಚಮ್ಚೆ ಲಿಂಬಿಯಾಚೊ ರೊಸ್ಸು ಆನಿ ಥೋಡೇಂಚಿ ಮೀಟ ಘಾಲ್ನು ಮಿಕ್ಸ ಕರ್ಯಾತಿ. ಹೇಂ ವಕ್ಕದ ದಿಸಾಕ ದೋನಿಪಟಿ ಜೆವ್ಣೆ ಘೂಢೆ ಪಿಯ್ಯಾತಿ.

ಆ) ಜೀರ್ಯಾಚೊ ಕಷಾಯು: ಏಕ ತೋಪಾಂತು ದೇಡ ಗ್ಲಾಸ ಉದ್ದಾಕ ತಾಪ್ಪಯಾ. ಏಕ ಸಾನ ಕಾಯ್ಲೇಂತು ಅರ್ಧ ಚಮ್ಚೆ ತೂಪ ಘಾಲ್ನು 2 ಚಮ್ಚೆ ಜೀರೆಂ ಘಾಲ್ನು ಭಾಜ್ಜೂನು ತಾಂತು ಖತ್ತತೊ ಆಯ್ಯೀಲೆ ಉದ್ದಾಕ ಘಾಲ್ನು ಆನ್ನೇಕ ಖತ್ತತೊ ಆಯ್ಲೆ ಮಾಗ್ಗೀರಿ ಅರ್ಧ ಗ್ಲಾಸ ಜಾವ್ವೋತಾಂಯಿ ಆಟ್ಟೋನು ಘೇಯ್ಯಾ. ರುಚೀಕ ತಕೀತ ಮೀಟ ಘಾಲ್ಯಾ. ಹೋ ಜೀರ್ಯಾಚೊ ಕಷಾಯು ದಿಸಾಕ ತೀನಿಪಟಿ ಖಾಲಿ ಅಥವಾ ಭರ್ಲೇಲೆ ಪೊಟ್ಟಾರಿ ಪೀವ್ಕಾ.

ಇ) 2 ಪೊಡಿಪಾನ್ನಾಚೆವ್ಯೆರಿ 4 ಪುದಿನಾ ಪಾನ್ನ ದವ್ವರ್ಯಾತಿ. ತಾಜ್ಜೇರಿ 2 ಮಿರ್ಯಾಕಂಣ, ಸೊಲ್ಲಯೀಲಿ 4 ಎಳಾಸಾಂಗ ಆನಿ ರುಚೀಕ ತಕೀತ ಮೀಟ ಘಾಲ್ನು ಖಾವ್ಚೆ ಪಾನಶೇ ಮಡಿಚೀಯಾತಿ. ತೊಣ್ಣಾಂತು ಘಾಲ್ನು ಪಾನಶೇ ಚಾಬ್ಬೂನು ಚಾಬ್ಬೂನು ರೊಸ್ಸು ಗೀಳಾತಿ ಆನಿ ವರ್ಲೇಲೆ ಥೂಕರ್ಯಾತಿ.

14. ಹೃದಯ ಸಂಬಂಧೀ ಕಾಯಿಲೆ:

ಅ) ಏಕ ಗ್ಲಾಸ ಹೂನ ಉದ್ದಾಂತು ದೋನಿ ಚಿಟ್ಕಿ ಶುಂಠೀ ಪಿಟ್ಟಿ ಆನಿ ಅರ್ಧ ಚಮ್ಚೆ ಮೀಟ ಘಾಲ್ನು ಮಿಕ್ಸ ಕೋರ್ನು ಪ್ರತಿ ದೀಸು ಪಿಯ್ಯಾತಿ.

ಆ) ಜೀರ್ಯಾಚೊ ಕಷಾಯು: ಏಕ ತೋಪಾಂತು ದೇಡ ಗ್ಲಾಸ ಉದ್ದಾಕ ತಾಪ್ಪಯಾ. ಏಕ ಸಾನ ಕಾಯ್ಲೇಂತು ಅರ್ಧ ಚಮ್ಚೆ ತೂಪ ಘಾಲ್ನು 2 ಚಮ್ಚೆ ಜೀರೆಂ ಘಾಲ್ನು ಭಾಜ್ಜೂನು ತಾಂತು ಖತ್ತತೊ ಆಯ್ಯೀಲೆ ಉದ್ದಾಕ ಘಾಲ್ನು ಆನ್ನೇಕ ಖತ್ತತೊ ಆಯ್ಲೆ ಮಾಗ್ಗೀರಿ ಅರ್ಧ ಗ್ಲಾಸ ಜಾವ್ವೋತಾಂಯಿ ಆಟ್ಟೋನು ಘೇಯ್ಯಾ. ರುಚೀಕ ತಕೀತ ಮೀಟ ಘಾಲ್ಯಾ. ಹೋ ಜೀರ್ಯಾಚೊ ಕಷಾಯು ದಿಸಾಕ ತೀನಿಪಟಿ ಖಾಲಿ ಅಥವಾ ಭರ್ಲೇಲೆ ಪೊಟ್ಟಾರಿ ಪೀವ್ಕಾ.

ಇ) ಹಳದೀ ಟೋಣಿಕ್ಕ: ಪ್ರತಿದೀಸು ಏಕ ಗ್ಲಾಸ ಥಂಡ ಉದ್ದಾಂತು ಅರ್ಧ ಚಮ್ಚೆ ಹಳದೀಪಿಟ್ಟಿ ಮೇಳೋನು ಖಿರೋನು ದನ್ಪಾರಾ ಆನಿ ರಾತ್ತಿ ಜೇವಣ ಜಾಲ್ಲೆ ಮಾಗ್ಗೀರಿ ಪಿಲ್ಲ್ಯಾರಿ ಹಾರ್ಟ, ಲಿವರ್ ಆನಿ ಶ್ವಾಸಕೋಶಾಚೆ ಆರೋಗ್ಯಾಕ ಸಹಾಯು ಜಾತ್ತಾ.

15. ತೊಂಡಾಚೆ ಭಿತ್ತರಿ ಗುಳ್ಳೆ:

ಅ) ಏಕ ಚಮಚ ಮ್ಹೋವು ತೊಣ್ಣಾಂತು ಘೇವ್ನು ಗುಳ್ಳೆ ಜಾಲ್ಲೇಲೆ ಕಡೇನ ಮ್ಹೋವಾಕ ಹೋಳಯಾ.

ಆ) ಏಕ ಚಮಚ ಮ್ಹೋವು ಅರ್ಧ ಗ್ಲಾಸ ಹೂನ ಉದ್ಕಾಂತು ಘಾಲ್ನು ಮಿಕ್ಸ ಕೋರ್ನು ದಿಸಾಕ ತೀನಿ ಪಟಿ ಜೇವಣ ಜಾಲ್ಲೆ ಮಾಗ್ಗೀರಿ ಘೋಟು ಭರ್‍ಯಾ.

ಇ) ಏಕ ಚಮ್ಚೆ ಗಸ್ಗಸೊ ಆನಿ ಥೋಡೀ ಸೋಯಿ (ನಾರ್ಲಾಚಿ ಸೋಯಿ) ಮಿಕ್ಸ ಕೋರ್ನು ತೊಣ್ಣಾಂತು ಘಾಲ್ನು ಚೀವ್ನು ಖಾಯ್ಯಾತಿ.

ಈ) ಮೀರ್ಯಾಕಣ ಪಿಟ್ಟಿ ಕೋರ್ನು ಬಾಟ್ಲೇಂತು ಘಾಲ್ನು ಲೇಬಲ್ ಘಾಲ್ನು ದವ್ವರ್ಯಾ. ಏಕ ಗ್ಲಾಸ ಹೂನ ಉದ್ಕಾಂತು ಅರ್ಧ ಚಮ್ಚೆ ಮೀರ್ಯಾಪಿಟ್ಟಿ, ಏಕ ಚಮ್ಚೆ ಮೀಟ ಘಾಲ್ನು ಖಿರೋನು ದಿಸಾಕ ತೀನಿ ಪಟಿ ಘೋಟು ಭೋರ್ಕಾ.

16. ಕಾಮ ಕೋರ್ನು ಸುಸ್ತ ಜಾವ್ಚೆ:

ಅ) ಏಕ ಚಮಚ ಮ್ಹೋವು ತೊಣ್ಣಾಂತು ಘಾಲ್ನು ಘೋಳಾನು ದಿಸಾಕ ದೋನಿಪಟಿ ಜೇವಣ ಜಾಲ್ಲೆ ಮಾಗ್ಗೀರಿ ಖಾವ್ಕಾ.

ಆ) ಏಕ ಗ್ಲಾಸ ಉದ್ಕಾಂತು ಏಕ ಚಮ್ಚೆ ಜೀರ್‍ಯಾಚಿ ಪಿಟ್ಟಿ, ಏಕ ಚಮ್ಚೆ ಕೊತ್ತಂಬರಿ ಪಿಟ್ಟಿ ಆನಿ ತೀನಿ ಚಮ್ಚೆ ಸಾಕ್ಕರ ಘಾಲ್ನು ಖಿರೋನು ಪೀವ್ಕಾ.

ಇ) ಸಾಣೇ ಘಾತ್ತೋರು ಆಸ್ಲ್ಯಾರಿ ಹಳದೀಚೊ ಏಕು ಕೊಂಬೊ ದುದ್ಧಾಂತು ಝೊರೋನು ಯೆವ್ಚೆ ಪೀಟ ಅರ್ಧ ಗ್ಲಾಸ ಹೂನ ದುದ್ಧಾಂತು ಮೇಳೋನು ದಿಸಾಕ ದೋನಿಪಟಿ ಖಾಲಿ ಅಥವಾ ಭರ್ಲೇಲೆ ಪೊಟ್ಟಾರಿ ಪೀವ್ಕಾ. ಸಾಣೇಚೊ ಘಾತ್ತೋರು ನಾ ಜಾಲ್ಲ್ಯಾರಿ ಹಳದೀಚಿ ಪಿಟ್ಟಿ ದುದ್ಧಾಂತು ಮೇಳೋನು ಪೀವ್ಯೇತ.

ಈ) ಕಾಳಾಜೀರ್‍ಯಾಚೊ ಕಷಾಯು: ಏಕ ಲೀಟರ್ ಉದ್ಕಾಂತು 5 ಸಾಂಬರಬಳ್ಳಿ ಪಾನ, 5 ತುಳಸಿಪಾನ, ಏಕ ಮುಷ್ಟಿ ಧಂವೆ ತುಂಬೇ ಪಾನ, 10 ಮಿರ್ಯಾ ಕಣ, 4 ಸೆಂಟಿಮೀಟರ್ ದೀಗಿ ಶುಂಠೀ ಕುಡ್ಕೊ, 4 ಕಲ್ಲುಸಕ್ಕರೆ ಕುಡ್ಕೊ, 1 ಚಮ್ಚೆ ಕಾಳಾಜೀರೆಂ ಘಾಲ್ನು ಸುಮಾರ 1 ಘಂಟೊ ಖತ್ವತೊ ಕಾಳ್ಯಾರಿ ಅರ್ಧ ಲೀಟರ್ ಕಷಾಯು ಜಾತ್ತಾ. ವೀಸ ದೀಸ ಸಕಾಣಿ ತಾನ್ನೀಂಚೆ ಜಾಲ್ಲೆನಂತರ ಕಾಲು ಗ್ಲಾಸ (ಪಂಚ್ವೀಸ ಎಮ್.ಎಲ್.,) ಕಷಾಯು ಪೀವ್ಕಾ.

ಈ) ಸಾಸಮಾಚೆ ತ್ಯಾಲ ಪೆಂಟಾಂತು ಮೆಳ್ತಾ. ಸಾಸಮಾಚೆ ತ್ಯಾಲ ಸಗ್ಳೇ ಆಂಗಾಕ ಲಾವ್ನು ರೊಗೋಡ್ನು 5 ನಿಮಿಷ ಸೋಣು ಹೂನ ಉದ್ಕಾನಿ ನ್ಹಾವ್ಕಾ. ಸಾಬೂನು ಘಾಲ್ನು ತ್ಯಾಲ ಧೂವ್ನು ಕಾಡ್ಕಾ.

17. ವಿಚ್ಛೂ ಚಾಬ್ಬಿಲ್ಯಾಕ ಪರಿಹಾರ: ವಿಚ್ಛೂ ಚಾಬ್ಬಿಲೆ ಕಡೇನ ಘಂಟ್ಯಾಕ ಏಕ ಪಟಿ ಥೋಡೋ ಮ್ಹೋವು ಲಾವ್ನು ಸೂಜಿ ಊಣೆ ಜಾವ್ನೋತಾಂಯಿ ಘಷ್ಷೀಯಾತಿ.

18. ಬಾಯ್ಲೆಮನ್ಶೇಕ ಥಂವೆಂ ಆಂಗಾಚಿ ವೊಚ್ಚೆಂ:

ಅ) ರಸಬಾಳೆ ಕೇಳೆಂ ಹಾಣು ಹೋಳು ಕೋರ್ನು ಏಕ ಪ್ಲೇಟಾರಿ ದವ್ವರ್ಯಾ. ಪ್ರತಿ ಹೋಳಾರಿ ದೋನಿ ಥೆಂಬೊ ಮ್ಹೋವು ಆನಿ ಏಕು ಥೆಂಬೊ ತೂಪ ಘಾಲ್ನು ಸಕಾಣಿ ತಾನ್ನೀಚೆ ಒಟ್ಟು ಆನಿ ರಾತ್ರಿ ಜೇವಣ ಜಾಲ್ಲೆ ಮಾಗ್ಗೀರಿ ಏಕು ಆಠ್ವಡೊ ಖಾವ್ಕಾ.

ಆ) ಥಾ ಆವ್ವಳೆ ಏಕ ಆಂವ್ಗಲ್ಯಾಂತು ಗುಟ್ಲಾನು ಏಕ ಕೊಳ್ಳೇಂತು ಘಾಲ್ನು ಜಜ್ಜೂನು ಯೆವ್ವೊ ರೊಸ್ಸು ಏಕ ಗ್ಲಾಸಾಂತು ಘಾಲ್ನು ದವ್ವರ್ಯಾ. ರಸಬಾಳೆ ಕೇಳೆಂ ಹಾಣು ಹೋಳು ಕೋರ್ನು ಏಕ ಪ್ಲೇಟಾರಿ ದವ್ವರ್ಯಾ. ಪ್ರತಿ ಹೋಳಾರಿ ದೋನಿ ಥೆಂಬೆ ಆವ್ವಳ್ಯಾಚೊ ರೊಸ್ಸು ಆನಿ ದೋನಿ ಥೆಂಬೆ ಮ್ಹೋವು ಘಾಲ್ನು ಕಾಲ್ಲೋನು ಖಾವ್ಕಾ.

19. ನೀದ ಸಮ ಯೇನಾ ಜಾಲ್ಲ್ಯಾರಿ:

ಅ) ರಾತ್ತಿ ನಿದ್ದೋಚೆ ಘೂಢೆ ದೋನಿ ಚಮಚ ಮ್ಹೋವು ಅರ್ಧ ಗ್ಲಾಸ ಉದ್ಕಾಂತು ಮಿಕ್ಸ ಕೋರ್ನು ಪೀವ್ಕಾ.

ಆ) ಗಸ್ಗಸೊ ಪೆಂಟಾಂತು ಮೆಳ್ತಾ. ಸಾಂಜ್ವಾಳಾ ಏಕ ಗ್ಲಾಸ ಉದ್ಕಾಂತು ದೋನಿ ಚಮ್ಚೆ ಗಸ್ಗಸೊ ಘಾಲ್ನು ಮಿಕ್ಸ ಕೋರ್ನು ದವ್ವರ್ಯಾ. ರಾತ್ತಿ ನಿದ್ದೋಚೆ ಘೂಢೆ ಮೋವು (ಮೆದು) ಜಾಲ್ಲೋಲೊ ಗಸ್ಗಸೊ ಚಾಬ್ಬೂನು ಖಾವ್ನು ತಾಜ್ಜೆ ವೈರಿ ಉದ್ದಾಕ ಪೀವ್ಕಾ.

ಇ) ಗಸಗಸೆ ಪಾಯಸ: 25 ಗ್ರಾಮ ಗಸ್ಗಸೊ ಕಾಲು ಲೀಟರ್ ಉದ್ಕಾಂತು ಸಿಜ್ಜsಯಾತಿ. 10 ನಿಮಿಷ ಸಿಜ್ಲೆ ಮಾಗ್ಗೀರಿ ತಾಕ್ಕಾ ಕಾಲು ವsಳೆ ನಾಲ್ಲಾಚೊ ರೊಸ್ಸು ಕಾಣು ಭರ್ಶೀಯಾತಿ. ಗೋsಡ ಜಾವ್ಚೆತಿತ್ಲಿ ಸಾಕ್ಕರ ಘಾಲ್ಯಾತಿ. ಮೊರಂಬಳಾಕ ತೂಪ, ಏಳಾ ಪಿಟ್ಟಿ ಆನಿ ಕೇಸರ ದುದ್ದಾಂತು ಜಜ್ಜೂನು ಸಕ್ಕಡ ಮಿಕ್ಸ ಕೋರ್ನು ಮಾಗ್ಗೀರಿ ಖತ್ತ್ವತೊ ಯೆವ್ವೊವರೇಕ ಸಿಜ್ಜಯಾತಿ. ನಂತರ ನಿವ್ಲೆ ಮಾಗ್ಗೀರಿ ರಾತ್ರೀಚೆ ಆಹಾರಾಚೆ ಒಟ್ಟು ಖಾವ್ಕಾ.

ಈ) ಗಸ್ಗಸೇಚೆ ಚೂರ್ಣ: 100 ಗ್ರಾಮ ತಾಂಬ್ಡಿ ಖಡೆಸಾಕ್ಕರ ಪೆಂಟಾಂತುತಾಕ್ಕೂನು ಹಾಣು ಧಾಢಾನು ಸಾನಸಾನ ಚೂರು ಕೋರ್ನು ಏಕ ಬಾಟ್ಲೇಂತು ಘಾಲ್ನು ತಾಂತು 50 ಗ್ರಾಮ ಗಸ್ಗಸೊ ಆನಿ ಅರ್ಧ ಚಮ್ಚೆ ಏಳಾಚಿ ಪಿಟ್ಟಿ ಘಾಲ್ನು ಮಿಕ್ಸ ಕೋರ್ನು 'ಗಸ್ಗಸೇಚೆ ಚೂರ್ಣ' ಮ್ಹೋಣು ಲೇಬಲ್ ಘಾಲ್ನು ದವ್ವರ್ಯಾತಿ. ರಾತ್ತಿ ನಿದ್ದತsನಾ ಏಕ ಗ್ಲಾಸ ಹೂನ ದುದ್ಧಾಂತು ಏಕ ಚಮ್ಚೆ ಗಸ್ಗಸೇಚೆ ಚೂರ್ಣ ಘಾಲ್ನು ಖಿರೋನು ಪೀವ್ಕಾ.

ಎ) ಬ್ರಾಹ್ಮೀತೈಲ ಪೆಂಟಾಂತು ಮೆಳ್ತಾ. ನಿದ್ದೋಚೆ ಘೊಡೆ ಮಾತ್ತ್ಯಾಕ ಥೊಡೇಂಚಿ ಬ್ರಾಹ್ಮೀತೈಲ ಲಾವ್ನು ರೊಗೊಡ್ಯಾತಿ. ಏಕ ಆಂವ್ಗಲ್ಯಾನಿ ಮಾತ್ತೆಂ ಪುಷ್ಯಾತಿ.

20. ದಾಂತಾಚೆ ವಸಡಾಂತು ಸೂಜಿ ಆನಿ ರಗತ ಯೆವ್ಚೆ:

ಅ) ಏಕ ಕೊಳ್ಬೇಂತು ಸಾನು ಶುಂಠೀಚೊ ಕುಡ್ಕೊ, ಥೊಡೀ ಹಿಪ್ಪಲಿ, ದೋನಿ ತೇಜ ಪತ್ರೆ, ಥೊಡೇಂಚಿ ಸೈಂಧವ ಲವಣ ಘಾಲ್ನು ಹಿಪ್ಪಲಿ ಚೂರ್ಣ ಕೋರ್ನು ಏಕ ಬಾಟ್ಲೇಂತು ಘಾಲ್ನು ಲೇಬಲ್ ಘಾಲ್ನು ದವ್ವರ್ಯಾತಿ. ದಿಸಾಕ ದೋನಿ ಪಟಿ ಏಕ ದವ್ಲ್ಯಾಂತು ಏಕ ಚಮಚ ಮ್ಹೋವು ಆನಿ ಏಕ ಚಮಚ ಹಿಪ್ಪಲಿ ಚೂರ್ಣ ಮಿಕ್ಸ ಕೋರ್ನು ವಸಡಾಂಕ ಭಾಯ್ರಭಿತ್ತರಿ ಲಾವ್ನು ಘಸ್ಸೂಕಾ.

ಇ) ಮಿರ್ಯಾಕಣ ಪಿಟ್ಟಿ ಕೋರ್ನು ಬಾಟ್ಲೇಂತು ಘಾಲ್ನು ಲೇಬಲ್ ಘಾಲ್ನು ದವ್ವರ್ಯಾ. ಏಕ ಗ್ಲಾಸ ಹೂನ ಉದ್ಕಾಂತು ಅರ್ಧ ಚಮ್ಚೆ ಮಿರ್ಯಾಪಿಟ್ಟಿ, ಏಕ ಚಮ್ಚೆ ಮೀಟ ಘಾಲ್ನು ಖಿರೋನು ದಿಸಾಕ ತೀನಿ ಪಟಿ ಘೋಟು ಭೋರ್ಕಾ.

21. ಸಾನ ಚೆರ್ಡೂವಾಲಿ ಕ್ಷೀಣತಾ:

ಅ) ಆಹಾರು ಸಮ ಮೇಳ್ನಾನಾತ್ತೀಲೆ ಕ್ಷೀಣ ಜಾಲ್ಲೇಲೆ ಸಾನ ಚೆರ್ಡೂವಾಂಕ ಪ್ರತಿ ದೀಸು ಅರ್ಧ ಚಮಚ ಮ್ಹೋವು ಖಾವೋಕಾ. ಅಥವಾ ರಾತ್ತಿ ಅರ್ಧ ಗ್ಲಾಸ ದುದ್ದಾಂತು ಅರ್ಧ ಚಮಚ ಮ್ಹೋವು ಘಾಲ್ನು ಖಿರೋನು ಪಿವ್ಕಾಕ ದೀವ್ಯೇತ.

ಆ) 2 ವರ್ಸಾಚೆ ಭಿತ್ತವ್ಲೆ ಚೆರ್ಡೂವಾಂಕ ದೋನಿ ಬೀ ಲೊಸೂಣ ದೋನಿ ಚಮ್ಚೆ ಸಾಸಮಾಚೆ ತೆಲ್ಲಾಂತು ಜಜ್ಜೂನು ತೇಂ ತ್ಯಾಲ ಹರ್ದೆ, ಘಾಟಿ, ಗಳೊ, ಹಾತು, ಪಾಯು, ಇತ್ಯಾದಿ ಸಕ್ಕಡ ಕಡೇನ ವಾರಾಕ ಏಕಪಟಿ ರೊಗೋಡ್ಕಾ. ಬೆಪ್ಪು ಉದ್ಕಾನಿ ನ್ಹಾಣೋಕಾ.

22. ತಾಪು:

ಅ) ಸೂಂಠಿ, ಜೀರೆಂ ಆನಿ ಮಿರ್ಯಾಚೊ ಕಷಾಯು: ಏಕ ತೋಪಾಂತು ಚಾರಿ ಗ್ಲಾಸ ಉದ್ದಾಕ ಘಾಲ್ನು ತಾಂತು 4 ಚಮ್ಚೆ ಜೀರ್ಯಾಚಿ ಪಿಟ್ಟಿ, 8 ಮಿರ್ಯಾಚೆ ಕಣ, 2 ಸೆಂಟಿಮೀಟರ ದೀಗಿ ಶುಂಠೀಚೊ ಕುಡ್ಕೊ, ದೋನಿ ಗೊಡ್ಡಾಚೆ ಚಿಟ್ಟೆ ಘಾಲ್ನು ರಾನ್ನೀರಿ (ಗ್ಯಾಸಾರಿ) ದವ್ವರ್ಯಾ. ಖತ್ಕತೊ ಆಯ್ಲೆ ಮಾಗ್ಗೀರಿ 5 ನಿಮಿಷಾನಿ ಉದ್ದಾಕ ಊಣೆ ಜಾವ್ನು ಸೂಂಠಿಮಿರ್ಯಾಚೊ ಕಷಾಯು ಜಾತ್ತಾ. ಉಜ್ಜಾರಿ ತಾಕ್ಕೂನು ಕಾಣು ಸಕಲ ದವ್ವರ್ಯಾ. ಕಷಾಯು ನಿವ್ಲೆ ಮಾಗ್ಗೀರಿ ಥೋಡೋ ಥೋಡೋ ಪೀವ್ಕಾ. ಚಾರಿ ಘಂಟ್ಯಾಕ ಏಕ ಪಟಿ ಅರ್ಧ ಗ್ಲಾಸ ಪೀವ್ಯೇತ. ಖಾಲಿ

ಅಥವಾ ಭರ್ಲೇಲೆ ಪೊಟ್ಟಾರಿ ಪೀವ್ಯೇತ. ಸಾನ ಚೆರ್ಡುವಾಂಕ ಊಣೆ ಪ್ರಮಾಣಾನ ದೀವ್ಕಾ.

ಆ) ಡುಕ್ರಾಚೊ ತಾಪು (ಹಂದಿಜ್ವರ) ಆಸ್ಸ ಮ್ಹೋಣು ಕಳ್ಳೆಂ ಮ್ಹೋಣು ಜಾಲ್ಲ್ಯಾರಿ ಏಕ ಬಾಟ್ಲೇಚೆ ಥಾಂಗ್ಣ್ಯಾಂತು (ಮುಚ್ಚಳಿಕೆ) ಏಕು ಕರ್ಪೂರಾಚೊ ಕುಡ್ಕೊ ಆನಿ ಏಕಿ ಏಳಾಸಾಂಗ ಜಜ್ಜೂನು ತಾಜ್ಜೊ ಪೊರ್ಮೊಳು ತೀನಿ ಘಂಟ್ಯಾಕ ಏಕಪಟಿ ನಾಂಕಾಂತು ಹುಂಗೂಕಾ.

ಇ) ಸೈತ್ಯಾಚೊ ತಾಪು: ಕಾಳಾಜೀರ್‍ಯಾಚೊ ಕಷಾಯು: ಏಕ ಲೀಟರ್ ಉದ್ಕಾಂತು 5 ಸಾಂಬರಬಳ್ಳಿ ಪಾನ, 5 ತುಳಸಿಪಾನ, ಏಕ ಮುಷ್ಟಿ ಧಂವೆ ತುಂಬೇ ಪಾನ, 10 ಮಿರ್ಯಾ ಕಽಣ, 4 ಸೆಂಟಿಮೀಟರ್ ದೀಗಿ ಶುಂಠೀ ಕುಡ್ಕೊ, 4 ಕಲ್ಲುಸಕ್ಕರೆ ಕುಡ್ಕೊ, 1 ಚಮ್ಚೆ ಕಾಳಾಜೀರೆಂ ಘಾಲ್ನು ಸುಮಾರ 1 ಘಂಟೊ ಖತ್ವತೊ ಕಾಳ್ಯಾರಿ ಅರ್ಧ ಲೀಟರ್ ಕಷಾಯು ಜಾತ್ತಾ. ವೀಸ ದೀಸ ಸಕಾಣಿ ತಾನ್ನೀಂಚೆ ಜಾಲ್ಲೆನಂತರ ಕಾಲು ಗ್ಲಾಸ (ಪಂಚ್ವೀಸ ಎಮ್.ಎಲ್.,) ಕಷಾಯು ಪೀವ್ಕಾ.

23. ವಾಜ್ಜೂಚೆ ಚೆರ್ಡುವಾಂಕ ಸ್ಮರಣ ಶಕ್ತೀಕ ಆನಿ ತಂಪಾಯೇಕ:

ಅ) ಜೀರೆಂ ಆನಿ ಗೊಡ್ಡಾಚೊ ಉಂಡೊ: 2 ಸೆಂಟಿಮೀಟರ ವ್ಯಾಸಾಚೆ ಆವ್ವಾಳೆ ತಿತ್ತೂಲೆ ಹೋಡ ಚಾರಿ ಉಂಡೆ ಕೋರೂಂಕ 100 ಗ್ರಾಮ ಜೀರೆಂ ಜಾಯಿ. 150 ಗ್ರಾಮ ಗೋಡ ಜಾಯಿ. ಜೀರ್‍ಯಾಕ ಮಿಕ್ಸೀಂತು ಘಾಲ್ನುಲಾನೀಂಚೆ ಪಿಟ್ಟಿ ಕೋರ್ಕಾ. ಏಕ ಕಾಯ್ಲೇಂತು ಜೀರ್‍ಯಾಚಿ ಪಿಟ್ಟಿ ಆನಿ ಗೋಡ ಘಾಲ್ನು ದಾಟೂ ಪಾಕು ಜಾವ್ನೊತಾಂಯಿ ಹೂನ ಕೋರ್ನು ಸಕಲ ದೇವಂಯಾ. ಚಿಕೇಚಿ ನಿವ್ಲೆ ಮಾಗ್ಗೀರಿ ಉಂಡೊ ಬಾಂದೀಯಾ. ತಾನಿ ಆಯ್ಯೀಲೆ ವೇಳಾರಿ ಏಕು ಉಂಡೊ ತೋಣ್ಣಾಂತು ಘಾಲ್ನು ಘೋಳಾನು ಖಾವ್ಕಾ ಆನಿ ಉದ್ದಾಕ ಪೀವ್ಕಾ.

ಆ) ಜೀರೆಂ ಆನಿ ಮೀರ್ಯಾಚಿ ಖಽಡಿ: ಏಕ ನಾಲ್ರಾಚೆ ಸೊಯ್ಯೇಕ ಅರ್ಧ ಕೇಜಿ ಗೋಽಡ ಆನಿ ಚಾರಿ ಚಮ್ಚೆ ತೂಪ ಘಾಲ್ನು ಚಾಳ್ತಽ ರಾಬ್ಬೂನು ತಾಕ್ಕಾ ಏಕ ಚಮ್ಚೆ ಮೀರ್ಯಾಚಿ ಪಿಟ್ಟಿ ಆನಿ ಏಕ ಚಮ್ಚೆ ಜೀರ್‍ಯಾಚಿ ಪಿಟ್ಟಿ, ಏಕ ಚಮ್ಚೆ ಏಳಾಚಿ ಪಿಟ್ಟಿ ಘಾಲ್ನು ಘಟ್ಟಿ ಪಾಕು ಜಾಲ್ಲೆ ಮಾಗ್ಗೀರಿ ಏಕ ಪ್ಲೇಟಾರಿ ಸಾರೋನು ನಿವ್ಲೆ ಮಾಗ್ಗೀರಿ ಕುಡ್ಕೆ ಕೋರ್ನು ಖಽಡಿ ಕರ್ಯಾತಿ.

ಇ) ಮೀರ್ಯಾಕಣಾಚೊ ಸಾರು. ಅರ್ಧ ಲೀಟರ್ ಉದ್ಕಾಂತು ಏಕ ಚಮ್ಚೆ ಮೀರ್ಯಾಚಿ ಪಿಟ್ಟಿ ಘಾಲ್ನು ರುಚೀಕ ತಕೀತ ಮೀಟ ಆನಿ ಸಾಕ್ಕರ ಘಾಲ್ನು ಖತ್ವತೊ ಕಾಣು ನಿವ್ಹೋನು ಫ್ರಿಜ್ಜಾಂತು ದವ್ವರ್ಯಾತಿ. ಜೇವಣಾಂಚೆ ವೇಳಾರಿ ಏಕ ಕಪ್ಪಾಂತು ಥೋಡೋ ಸಾರು ಮೈಕ್ರೋವೇವ್ ಒವೆನ್ನಾಂತು ಹೂನ ಕೋರ್ನು ಯೆದೋಯೆದೋ ಹೀರ್ವೂನು ಪೀವ್ಕಾ.

24. ತೋಂಡಾಚಿ ಘಾಣಿ ದೂರಕೊರೂಂಕ: ಅರ್ಧ ಚಮ್ಚೆ ಜೀರೆಂ ತೊಣ್ಣಾಂತು ಘಾಲ್ನು ಚಾಬ್ಬೂನು ಚಾಬ್ಬೂನು ಜೀರ್ಯಾಚೊ ರೊಸ್ಸು ಚೀಂವತ ಚೀಂವತ ಖಾಯ್ಯಾತಿ.

25. ಚಿವ್ವೇಂ ದೂಧ ಚಡ ಕೋರೂಂಕ ವಕ್ಕದ:

ಅ) ಚಪಾತಿಚೆ ಒಟ್ಟು ಖಾವ್ಹಾಕ ಹೀ ಚಟ್ನಿ ಕರ್ಯಾತಿ. ದೋನಿ ಚಮ್ಚೆ ಮೆತ್ತಿ ಉದ್ಕಾಂತು ಏಕ ಘಂಟೊ ತಿಂಬಯ್ಯಾತಿ. ಜೀರ್ಯಾಚಿ ಪಿಟ್ಟಿ ಕರ್ಯಾತಿ. ಮಿಕ್ಸೀಂತು ತಿಂಬೀಲಿ ಮೆತ್ತಿ, ಏಕ ಚಮ್ಚೆ ಜೀರ್ಯಾಚಿ ಪಿಟ್ಟಿ, ರುಚೀಕ ತಕೀತ ಮೀಟ ಆನಿ ಅರ್ಧ ವಾಳೆಂ ನಾರ್ಲಾ ಸೋಯಿ ಘಾಲ್ನು ಥೊಡೇಂಚಿ ಬೆಪ್ಪು ಉದ್ದಾಕ ಘಾಲ್ನು ಲಾನಾಂಚಿ ವಾಟ್ಟೀಯಾ. ತ್ಯಾಲ, ಸಾಸಮ ಆನಿ ಕರಿಬೇವಾನಿ ಫಣ್ಣ ದಿಯ್ಯಾ.

ಆ) ಪೆಜ್ಜೇಕ ತಾಂದೂಲು ಸಿಜ್ಜಯ್ತನಾ ಏಕ ಚಮ್ಚೆ ಮೆತ್ತಿ ಘಾಲ್ನು ಸಿಜ್ಜೋನು ಪ್ಯಾಜ ಜೇವಾತಿ.

26. ಪಿತ್ತಹರ ಆನಿ ಆಸಿಡಿಟಿ: ಜೀರ್ಯಾಚೊ ಕಷಾಯು: ಏಕ ತೋಪಾಂತು ದೇಡ ಗ್ಲಾಸ ಉದ್ದಾಕ ತಾಪ್ಪಯಾ. ಏಕ ಸಾನ ಕಾಯ್ಲೇಂತು ಅರ್ಧ ಚಮ್ಚೆ ತೂಪ ಘಾಲ್ನು 2 ಚಮ್ಚೆ ಜೀರೆಂ ಘಾಲ್ನು ಭಾಜ್ಜೂನು ತಾಂತು ಖತ್ಖತೊ ಆಯ್ಯೀಲೆ ಉದ್ದಾಕ ಘಾಲ್ನು ಆನ್ನೇಕ ಖತ್ಖತೊ ಆಯ್ಲೆ ಮಾಗ್ಗೀರಿ ಅರ್ಧ ಗ್ಲಾಸ ಜಾವ್ವೋತಾಂಯಿ ಆಟ್ಟೋನು ಘೇಯ್ಯಾ. ರುಚೀಕ ತಕೀತ ಮೀಟ ಘಾಲ್ಯಾ. ಹೋ ಜೀರ್ಯಾಚೊ ಕಷಾಯು ದಿಸಾಕ ತೀನಿಪಟಿ ಖಾಲಿ ಅಥವಾ ಭರ್ಲೇಲೆ ಪೊಟ್ಟಾರಿ ಪೀವ್ಹಾ.

27. ಚರ್ಮ ರೋಗು: ಚರ್ಮ (ಚಾಮ) ರೋಗು ವಿವಿಧ ಆಸ್ಸತಿ.

ಅ) ಸಾಮಾನ್ಯ ಚರ್ಮರೋಗು: ಖೊರ್ಜು. ಖೊರ್ಜಾಕ ಹಳದೀಪಿಟ್ಟಿ ಮ್ಹೋವಾಂತು ಮೇಳೋನು ಪೀಟ ಕೋರ್ನು ಲಾವ್ನು ಪೊಳೋಯೇತ.

ಆ) ಸಾನ ಚೆರ್ಡೂವಾಂಕ ಚರ್ಮರೋಗು ಮ್ಹೋಣು ದಿಸ್ಲ್ಯಾರಿ ಮ್ಹೋವಾಂತು ಆವ್ವಳ್ಯಾಚೆ ಚೂರ್ಣ ದೀವ್ಹಾ. ಆವ್ವಳ್ಯಾಚೆ ಚೂರ್ಣ ಕೊರ್ಚೆ ವಿಧಾನ: ಏಕ ಕೊಳ್ಗೇಂತು ಶುಂಠೀಚೊ ಏಕು ಕುಡ್ಕೊ, ಹಿಪ್ಪಲೀಚೊ ಕುಡ್ಕೊ, ದೋನಿ ಆವ್ವಳೊ, ಗೊಡಕಾಷ್ಟಾಚೊ ಕುಡ್ಕೊ, ಭದ್ರಮುಷ್ಟೀಚೊ ಕುಡ್ಕೊ, ಹಳದೀಚೊ ಏಕು ಕೊಂಬೊ, ಅರ್ಧಮುಷ್ಟಿ ಏಕ್ಪಾನ್ನೇಚೊ ಪಾಲ್ಲೊ, ದೋನಿ ಚಮ್ಚೆ ಜೀರೆಂ, ದೋನಿ ಚಮ್ಚೆ ಕೊತ್ತಂಬರಿ ಆನಿ ಧಾ ಮೀರ್ಯಾಚೆ ಕಣ ಘಾಲ್ನು ಲಾನ ಕೋರ್ನು ಮಿಕ್ಸೀಂತು ವಾಟ್ಟೂನು ಏಕ ಬಾಟ್ಲೇಂತು ಘಾಲ್ನು ದವ್ವರ್ಯಾತಿ. ಅರ್ಧ ಚಮ್ಚೆ ಚೂರ್ಣ ಅರ್ಧ ಗ್ಲಾಸ ದುದ್ದಾಂತು ಮೇಳೋನು ಪ್ರತಿದೀಸು ದೋನಿಪಟಿ ನಿರಾಳೆ ಪೊಟ್ಟಾರಿ ಅಥವಾ ಭರ್ಲೇಲೆ ಪೊಟ್ಟಾರಿ ಪೀವ್ಹೋಕಾ.

ಇ) ಚರ್ಮಾಚಿ ಕಾಂತಿ: ನಿಡ್ಲಾಚೆ, ಗಾಲ್ಲಾಚೆ, ಗಳ್ಯಾಚೆ, ಹಾತ್ತಾಚೆ, ಪಾಯ್ಯಾಚೆ, ಫಾಟೀಚೆ, ಪೊಟ್ಟಾಚೆ ಆನಿ ಹರ್ದ್ಯಾಚೆ ಚರ್ಮಾಂಕ ಸಾಸಮಾಚೆ ತ್ಯಾಲ ಲಾವ್ನು 5 ನಿಮಿಷ ಸೋಣು ನ್ಹಾಲ್ಲ್ಯಾರಿ ಚರ್ಮಾಚಿ ಕಾಂತಿ ವಾಢ್ತಾ.

ಈ) 100 ಗ್ರಾಮ ಚಣ್ಯಾದಾಳಿ, 100 ಗ್ರಾಂಮ ಮುಗಾದಾಳಿ, ಏಕ ಚಮ್ಚೆ ಮೆತ್ತಿ ಆನಿ ಏಕ ಚಮ್ಚೆ ಕಾಳಾಜೀರೆಂ ಏಕ ಮಿಕ್ಸೀಂತು ಘಾಲ್ನು ಪಿಟ್ಟಿ ಕೋರ್ನು ಏಕ ಬಾಟ್ಲೇಂತು ಘಾಲ್ನು ದವ್ವರ್ಯಾ. ನ್ಹಾತ್ತನಾ ಮಾತ್ತ್ಯಾಕ ಆನಿ ಆಂಗಾಕ ಸಾಬೂನಾಚೆ ಬದಲಾಕ ಲಾಯ್ಯಾತಿ.

ಎ) 10 ಆವ್ವಳೊ ವತ್ತಾಕ ಸುಕ್ಕಯಾತಿ. ರಾತ್ತಿ ಏಕ ಗ್ಲಾಸ ಉದ್ಕಾಂತು ಏಕು ಆವ್ವಳೊ, ಏಕ ಚಮ್ಚೆ ಕೊತ್ತಂಬರಿ, ಏಕ ಚಮ್ಚೆ ಮೆತ್ತಿ ಘಾಲ್ನು ತಿಂಬೋನು ಸಕಾಣಿ ಉದ್ದಾಕ ನಿಸ್ತಾನು ಕೊಳ್ಳೇಂತು ಧಾಢಾನು ಪೀಟ ಕೋರ್ನು ಚರ್ಮಾಚೆ ಕಾಯಲೆ ಆಶ್ಶೀಲೆ ಕಡೇನ ಪೀಟ ಲಾವ್ಕಾ.

28. ಮೂತ್ರಪಿಂಡಾಚೊ ಕಾಯಿಲೆ: ಸಾಣೇ ಫಾತ್ತೋರು ಆಸ್ಲ್ಯಾರಿ ಹಳದೀಚೊ ಏಕು ಕೊಂಬೊ ದುದ್ಧಾಂತು ಝೊರೋನು ಯೆವ್ವೆ ಪೀಟ ಅರ್ಧ ಗ್ಲಾಸ ಹೂನ ದುದ್ಧಾಂತು ಮೇಳೋನು ದಿಸಾಕ ದೋನಿಪಟಿ ಖಾಲಿ ಅಥವಾ ಭರ್ಲೇಲೆ ಪೊಟ್ಟಾರಿ ಪೀವ್ಕಾ. ಸಾಣೇಚೊ ಫಾತ್ತೋರು ನಾ ಜಾಲ್ಲ್ಯಾರಿ ಅರ್ಧ ಚಮ್ಚೆ ಪೆಂಟಾಂತು ಮೆಳ್ಚಿ ಹಳದೀಚಿ ಪಿಟ್ಟಿ ದುದ್ಧಾಂತು ಮೇಳೋನು ಪೀವ್ಯೇತ.

29. ಆಲ್ಜೈಮರ್ ವ್ಯಾಧೀ ಯೇನಾ ತಶ್ಶಿ:

ಅ) ಪ್ರಾಯ ಜಾಲ್ಲೇಲೆ ಮ್ಹಾಲ್ಘಡ್ಯಾಂಕ ದೈನಂದೀನ ಹಳದಿ ವಕ್ಕದ ದೀವ್ಕಾ. ಸಾಣೇ ಫಾತ್ತೋರು ಆಸ್ಲ್ಯಾರಿ ಹಳದೀಚೊ ಏಕು ಕೊಂಬೊ ದುದ್ಧಾಂತು ಝೊರೋನು ಯೆವ್ವೆ ಪೀಟ ಅರ್ಧ ಗ್ಲಾಸ ಹೂನ ದುದ್ಧಾಂತು ಮೇಳೋನು ದಿಸಾಕ ದೋನಿಪಟಿ ಖಾಲಿ ಅಥವಾ ಭರ್ಲೇಲೆ ಪೊಟ್ಟಾರಿ ಪೀವ್ಕಾ. ಸಾಣೇಚೊ ಫಾತ್ತೋರು ನಾ ಜಾಲ್ಲ್ಯಾರಿ ಅರ್ಧ ಚಮ್ಚೆ ಪೆಂಟಾಂತು ಮೆಳ್ಚಿ ಹಳದೀಚಿ ಪಿಟ್ಟಿ ದುದ್ಧಾಂತು ಮೇಳೋನು ಪೀವ್ಯೇತ.

ಆ) ಹಳದೀಚೊ ಚಹಾ: ಏಕ ಕಪ್ಪ ಹೂನ ದುದ್ಧಾಂತು ಏಕ ಚಮ್ಚೆ ಸಾಕ್ಕರ ಆನಿ ಅರ್ಧ ಚಮ್ಚೆ ಹಳದೀ ಪಿಟ್ಟಿ ಮೇಳೋನು ಖತ್ತಾತೊ ಕಾಣು ಕಾಫೀವರೀಚಿ ದಿಸಾಕ ದೋನಿಪಟಿ ಪೀವ್ಯೇತ.

ಇ) ಪ್ರತಿದೀಸು ಸಾಣೇ ಫಾತ್ತಾರಿ ಗಾಂಧ ಉದ್ಕಾಂತು ಝೊರೋನು ನಿಡ್ಲಾಕ ಲಾವ್ಕಾ.

ಈ) ಪ್ರತಿದೀಸು ಸಾಣೇ ಫಾತ್ತಾರಿ ಆಲ್ಲೆಂ ಝೊರೋನು ನಿಡ್ಲಾಕ ಲಾವ್ಕಾ.

ಎ) ಅಶ್ವಗಂಧ ಕೊಂಬೇ ಪೆಂಟಾಂತು ಮೆಳ್ತಾತಿ. 20 ಅಶ್ವಗಂಧ ಕೊಂಬೆ ಏಕ ಕೊಳ್ಬೇಂತು ಜಜ್ಜೂನು ಪಿಟ್ಟಿ ಕೋರ್ನು ಏಕ ಬಾಟ್ಲೇಂತು ಘಾಲ್ನು ದವ್ವರ್ಯಾತಿ. ಪ್ರತಿದೀಸು ಸಕಾಣಿ ನಿರಾಳೆ ಪೊಟ್ಟಾರಿ ಏಕ ಚಮ್ಚೆ ಮ್ಹೋವಾಂತು ಥೊಡೀ ಅಶ್ವಗಂಧ ಪಿಟ್ಟಿ ಮಿಕ್ಸ ಕೋರ್ನು ಖಾವ್ಕಾ. ಅಥವಾ ಏಕ ಗ್ಲಾಸ ಹೂನ ದುದ್ಧಾಂತು ಅರ್ಧ ಚಮ್ಚೆ ಅಶ್ವಗಂಧ ಪಿಟ್ಟಿ ಮಿಕ್ಸ ಕೋರ್ನು ಪೀವ್ಕಾ.

30. ಭುಜ್ಜಾಚೆ ದುಕ್ಕೀಕ:

ಅ) ಪೆಂಟಾಂತು ಸಾಸಮಾಚೆ ತ್ಯಾಲ ಮೆಳ್ತಾ. ನ್ಹಾವ್ಚೆ ಘೂಡೆ ಭುಜಾಕ ತ್ಯಾಲ ರೊಗೋಡ್ನು 5 ನಿಮಿಷ ಸೋಣು ನ್ಹಾವ್ಕಾ.

ಆ) ಏಕ ಮುಷ್ಟಿ ಸಾಸಮ ಮಿಕ್ಸೇಂತು ಸುಕ್ಕೇ ಕೋರೂಂಕ ಜಾವ್ಕಾ ಜಾಲ್ಲೇಲೆ ತಿತ್ಲೆಂ ದೂಧ ಘಾಲ್ನು ಪೀಟ ವಾಟ್ಟೇಯಾ. ಹೇಂ ಪೀಟ (ಪೇಸ್ಟ) ದೂಕಿ ಆಶ್ಶೀಲೆ ಭುಜ್ಜಾಕ ಲಾವ್ನು ಸುಕ್ಕೊತಾಂಯಿ ಸೋಡ್ಕಾ. ಹೆರ್ದೂಸು ನ್ಹಾತ್ತನಾ ಧೂವ್ನು ಕಾಡ್ಕಾ. ಏಕ ದೀಸು ಭಿತ್ತರಿ ದೂಕಿ ಊಣೆ ಜಾಲ್ಲಿಜಾಲ್ಲ್ಯಾರಿ ಪ್ರತಿ ದೀಸು ಲಾವ್ನು ದೂಕಿ ಸಂಪೂರ್ಣ ವೊಚ್ಚೊತಾಂಯಿ ಉಪೇಗು ಕೋರ್ಕಾ.

31. ಪಾಯ್ಯಾಚೆ ನಃರ ಉಬ್ಬೂನು ಆಯ್ಲ್ಯಾರಿ: ಸಾಸಮಾಚೆ ತ್ಯಾಲ ಪೆಂಟಾಂತು ಮೆಳ್ತಾ. ಪಾಯ್ಯಾಚೆ ಉಬ್ಬೂನು ಆಯ್ಯೆಲೆ ನರಾಕ ಆನಿ ಸಗ್ಳೇ ಪಾಯ್ಯಾಕ ಸಾಸಮಾಚೆ ತೇಲ ಲಾವ್ನು ಹೂನ ಆನಿ ತಾಜ್ಜೆ ಮಾಕ್ಷಿ ಶ್ಯಾಳ ಉದ್ದಾಕ ಪರತ ಪರತ ಧಾಪಟಿ ರೊಕೋಕಾ.

32. ಬೊಕ್ಕೊ:

ಅ) ಏಕ ಮುಷ್ಟಿ ಸಾಸಮ ಮಿಕ್ಸೇಂತು ಸುಕ್ಕೇ ಕೋರೂಂಕ ಜಾವ್ಕಾ ಜಾಲ್ಲೇಲೆ ತಿತ್ಲೆಂ ದೂಧ ಘಾಲ್ನು ಪೀಟ ವಾಟ್ಟೇಯಾ. ಹೇಂ ಪೀಟ ಏಕ ದೊಣ್ಣ್ಯಾಂತು ಘಾಲ್ನು ಫ್ರಿಜ್ಜಾಂತು ದವ್ವರ್ಯಾ. ದೋನಿ ತೀನಿ ದೀಸ ವಾಯ್ಟ ಜಾಯ್ನಾ, ದೊವ್ವೋರ್ಯೇತ. ಬೊಕ್ಕ್ಯಾರಿ ಥೊಡೇಂ ಪೀಟ ಲಾವ್ನು ತಾಜ್ಜೆವ್ಯೆರಿ ಏಕ ಬ್ಯಾಂಡೇಜಾಚಿ ಪಟ್ಟಿ ಲಾಯ್ಯಾ. ಪಟ್ಟಿ ಪ್ರತಿ ದೀಸು ನವೀಚಿ ಲಾವ್ಕಾ.

ಆ) 50 ಗ್ರಾಮ ಮೆತ್ತಿ ಮಿಕ್ಸೇಂತು ಘಾಲ್ನು ಪಿಟ್ಟಿ ಕೋರ್ನು ಏಕ ಕರಂಡ್ಯಾಂತು ಘಾಲ್ನು ದವ್ವರ್ಯಾ. ಏಕ ದೊಣ್ಣ್ಯಾಂತು ಥೊಡೀ ಮೆತ್ತೀಚಿ ಪಿಟ್ಟಿ ಘಾಲ್ನು ಥೊಡೇಂಚಿ ಉದ್ದಾಕ ಮಿಕ್ಸ ಕೋರ್ನು ಬೊಕ್ಕ್ಯಾಕ ದಿಸಾಕ ತೀನಿಪಟಿ ಲಾವ್ಕಾ.

33. ವಿಷ ಸೇವನೆ: ಕೋಣಯಿ ವಿಃಷ ಸೇವನೆ ಕೆಲ್ಲಾಂ ಮ್ಹೋಣು ಸಂಶಯು ಆಸ್ಲ್ಯಾರಿ ತಕ್ಷಣ ಏಕ ಮುಷ್ಟಿ ಸಾಸಮ ಮಿಕ್ಸೇಂತು ಸುಕ್ಕೇ

ಕೋರೂಂಕ ಜಾವ್ಕಾ ಜಾಲ್ಲೇಲೆ ತಿತ್ಲೆಂ ದೂಧ ಘಾಲ್ನು ಪೀಟ (ಪೇಸ್ಟ್) ವಾಟ್ನೂನು ತೇಂ ಪೀಟ ವೋಽಂಕಿ ಜಾವ್ನೊ ತಿತ್ಲೆಂ ಖಾವೋಕಾ.

34. ಪೆಟ್ಟು ಪೋಣು ದೂಕಿ: ಪೆಟ್ಟು ಪೋಣು ದೂಕಿ ಜಾಲ್ಲೇಲೆ ಕಡೇನ ಸಾಸಮಾಚೆ ಪೀಟ ಲಾವ್ಕಾ. ಏಕ ಮುಷ್ಟಿ ಸಾಸಮ ಮಿಕ್ಸೀಂತು ಸುಕ್ಕೇ ಕೋರೂಂಕ ಜಾವ್ಕಾ ಜಾಲ್ಲೇಲೆ ತಿತ್ಲೆಂ ದೂಧ ಘಾಲ್ನು ಪೀಟ (ಪೇಸ್ಟ್) ವಾಟ್ಟೇಯಾ. ಹೇಂ ಪೀಟ ಏಕ ದೊಣ್ಣ್ಯಾಂತು ಘಾಲ್ನು ಫ್ರಿಜ್ಜಾಂತು ದವ್ವರ್ಯಾ. ದೋನಿ ತೀನಿ ದೀಸ ವಾಯ್ಟು ಜಾಯ್ನಾ, ದೊವ್ರೋರ್ಯೇತ. ಪೆಟ್ಟು ಜಾಲ್ಲೇಲೆ ಕಡೇನ ಅಥವಾ ದೂಕಿ ಆಶ್ಶೀಲೆ ಕಡೇನ ಪೀಟ ಲಾವ್ನು ಸುಕ್ಕೋಕಾ. ಹೆರ್ದಿಽಸು ನ್ಹಾತ್ತನಾ ಧೂವ್ನು ಕಾಡ್ಕಾ.

35. ಗೋಡ ಮೂತ:

ಅ) ಸಾಸಮಾ ತ್ಯಾಲ ರಾಂದ್ಹಾಕ ಉಪೇಗು ಕೆಲ್ಲ್ಯಾರಿ ರಕ್ತಾಂತು ಗ್ಲುಕೋಸ ಊಣೆ ಜಾತ್ತಾ.

ಆ) ಚಾರಿಪಾಂಚ ಮುಷ್ಟಿ ಸಾಂಬರಪಳ್ಳಿ ಪಾನ ಏಕ ಆಂವ್ಗಲ್ಯಾಂತು ಗುಟ್ಲಾನು ಕೊಳ್ಬೇಂತು ಜಜ್ಜೇಯಾ. ಆಯ್ಯೇಲೊ ರೊಸ್ಸು ಏಕ ಬಾಟ್ಲೇಂತು ಘಾಲ್ನು ಫ್ರಿಜ್ಜಾಂತು ದವ್ವರ್ಯಾ. ಪ್ರತಿದೀಸು ಸಕಾಣಿ ಏಕ ಚಮ್ಚೆ ಮ್ಹೋವಾಂತು ಥೋಡೋ ರೊಸ್ಸು ಘಾಲ್ನು ಮಿಕ್ಸ ಕೋರ್ನು ಪಿಯ್ಯಾತಿ.

ಇ) 20 ಆವ್ವಳೆ ವತ್ತಾಕ ಸುಕ್ಕೋನು ಸಮ ಸುಕ್ಕಿಲೆ ಆವ್ವಳೆ ಏಕ ಕೊಳ್ಬೇಂತು ಪಿಟ್ಟಿ ಕರ್ಯಾ. ಪಿಟ್ಟಿ ಏಕ ಬಾಟ್ಲೇಂತು ಘಾಲ್ನು ಫ್ರಿಜ್ಜಾಂತು ದವ್ವರ್ಯಾ. ಪ್ರತಿದೀಸು ಏಕ ಚಮ್ಚೆ ಮ್ಹೋವಾಂತು ಅರ್ಧ ಚಮ್ಚೆ ಪಿಟ್ಟಿ ಮಿಕ್ಸ ಕೋರ್ನು ನಿರಾಳೆ ಅಥವಾ ಭರ್ಲೇಽಲೆ ಪೊಟ್ಟಾರಿ ಖಾವ್ಕಾ.

ಈ) ಚಣ್ಯಾ ಪೀಟ: ನ್ಹಾತ್ತನಾ ಸಾಬೂನು ಲಾವ್ಚೆ ಬದಲಾಕ ಚಣ್ಯಾ ಪೀಟ ಆಂಗಾಕ ಲಾಯ್ಯಾತಿ.

36. ಚೆರ್ಡೂಽವಾಂಲೆ ಪೊಟ್ಟಾಂತು ಜಂತು:

ಅ) ಪೊಟ್ಟಾಂತು ಕ್ರೀಮಿ (ಜಂತು, ದಂತು) ನಾಶ ಕೊರೂಂಕ ಏಕ ತೋಪಾಂತು ಚಾರಿ ಗ್ಲಾಸ ಉದ್ದಾಕ ಘಾಲ್ನು ತಾಂತು ಕೊಚ್ಚೊಲು ಕೆಲ್ಲೇಲೆ ಏಕ ವಾಯುವಿಳಂಗ ಆನಿ ಏಕ ಮಸಿಂಗಾಸಾಂಗೇಚೆ ಕುಡ್ಕೆ ಘಾಲ್ನು ಸಿಜ್ಜೋನು ಉದ್ದಾಕ ಆಟ್ನೂನು ಏಕ ಗ್ಲಾಸ ಕರ್ಯಾತಿ. ದೋನಿ ಚಮಚ ಹೋ ಕಷಾಯು ಆನಿ ಏಕ ಚಮಚ ಮ್ಹೋವು ಏಕ ದವ್ವ್ಯಾಂತು ಘಾಲ್ನು ಮಿಕ್ಸ ಕೋರ್ನು ದಿಸಾಕ ದೋನಿಪಟಿ ಜೇವಣ ಜಾಲ್ಲೆ ಮಾಗ್ಗಿರಿ ಖಾವ್ಕಾ.

ಆ) ಸಾಸಮ ಝೂಡ್ಡಾರಿ ಜಾತ್ತಾ. ಝೂಡ್ಡಾಚೊ ಪಾಲ್ಲೊ ಫ್ರೆಶ್ಶ ಅಥವಾ ಸುಕ್ಕೋನು ಪೆಂಟಾಂತು ವಿಕ್ತಾತಿ. ಹೋ ಪಾಲ್ಲೊ ಹಾಣು (ಸುಕ್ಕೀಲೊ ಜಾಲ್ಲ್ಯಾರಿ ತಿಂಬೋನು) ಜೀರೆಂ, ಹಳದೀಚಿ ಪಿಟ್ಟಿ, ತರ್ನಿ ಮಿರ್ಸಾಂಗ ಘಾಲ್ನು ಮೊವೂ ಜಾವ್ನೊತಾಂಯಿ ಸಿಜ್ಜೋನು ಆನಿ ತುಪ್ಪಾಂತು

ಪಿಯ್ಯಾವಾಚೆ ಫಣ್ಣಿ ಘಾಲ್ನು ಉಪ್ಕರಿ ಕೋರ್ನು ಜೇವಣಾಚೆ ವೇಳೇರಿ ಥೊಡೇಂಚಿ ಖಾವೋಕಾ. ಫ್ರಿಜ್ಜಾಂತು ದವ್ವಲ್ಯಾರಿ ದೋನಿ ತೀನಿ ದೀಸ ವಾಯ್ಟು ಜಾಯ್ನಾ.

37. ಪಾಯ್ಯಾ ಖುಳಿಯೇಚಿ ಚರ್ಮ ಭೆತ್ತೆಂ:

ಅ) ಪಾಯ್ಯಾಚೆ ಖುಳಿಯೇಚೆ ಚರ್ಮ ಭೇತ್ತೂನು ದೂಕಿ ಜಾಲ್ಲೇಲೆ ವೇಳಾರಿ ಸಾಂಜೆ ಪಾಯಿ ಹೂನ ಉದ್ಕಾನಿ ಧೂವ್ನು ಪುಸೂನು ನಂತರ ಏಕ ದೊಣ್ಣ್ಯಾಂತು ದೋನಿ ಚಮಚೆ ಸಾಸಮಾಂಚೆ ತ್ಯಾಲ ಆನಿ ದೋನಿ ಚಮಚೆ ತೀಳೇಲ ತ್ಯಾಲ ಘಾಲ್ನು ಮಿಕ್ಸ ಕೋರ್ನು ಬಿರ್ಕು ಪಳ್ಳೇಲೆ ಕಡೇನ ಲಾವ್ನು ರೊಗೋಡ್ಕಾ. ನಿದ್ದೋಚೆ ಘೂಢೆ ತ್ಯಾಲ ಧೂವ್ನು ಕಾಡ್ಕಾ. ಪರಿಣಾಮ ದೂಕಿ ಊಣೆ ಜಾತ್ತಾ ಆನಿ ಬೇತ್ತೂಚೆ ಊಣೆ ಜಾತ್ತಾ.

ಆ) ಬೇವಾಚೊ ಮುಲಾಮು: ಮ್ಹೋವಾಮೇಣ ಪೆಂಟಾಂತು ಮೆಳ್ತಾ. 100 ಗ್ರಾಮ ಮ್ಹೋವಾ ಮೇಣ ಹಾಣು ದವ್ವರ್ಯಾ. ದೋನಿ ಮುಷ್ಟಿ ಬೇವಾಚೊ ಪಾಲ್ಲೊ ಏಕ ಆಂವ್ಗಲ್ಯಾಂತು ಗುಟ್ಲಾನು ಕೊಳ್ಬೇಂತು ಘಾಲ್ನು ಜಜ್ಜೀಯಾ. ಆಯ್ಯೀಲೊ ರೊಸ್ಸು ಏಕ ದೊಣ್ಣ್ಯಾಂತು ಘಾಲ್ನು ದವ್ವರ್ಯಾ. ಏಕ ತೋಪಾಂತು ಮ್ಹೋವಾಮೇಣ, ಬೇವಾಚೊ ರೊಸ್ಸು ಆನಿ ತೀನಿ ಚಮ್ಚೆ ನಾರ್ಲೇಲ ತ್ಯಾಲ ಘಾಲ್ನು ಹೂನ ಕೋರ್ನು ಏಕ ಸ್ಟೀಲಾಚೆ ಚಮ್ಚ್ಯಾನಿ ಮಿಕ್ಸ ಕರ್ಯಾ. ಮೇಣ ದ್ರವ ಜಾಲ್ಲೆಮಾಗ್ಗೀರಿ ನಿವ್ವಾಕ ಸೊಡಾತಿ. ನಿವ್ಲೆ ಮಾಗ್ಗೀರಿ ಮೇಣ ಘಟ್ಟಿ ಜಾವ್ನು ಮುಲಾಮು ಜಾತ್ತಾ. ಹೋ ಮುಲಾಮು ಏಕ ಸಾನ ಉದಾರೆ ತೊಂಡಾಚೆ ಬಾಟ್ಲೇಂತು ಘಾಲ್ನು ದವ್ವರ್ಯಾ. ಪ್ರತಿದೀಸು ನ್ಹಾಲ್ಲೆಮಾಗ್ಗೀರಿ ಪಾಯ್ಯಾಚೆ ಖುಳ್ವೇಕ ಭೇತ್ತಿಲೆ ಕಡೇನ ಲಾವ್ಕಾ.

38. ಮುಡ್ಮಾಂಕ ವಕ್ಕದ:

ಅ) ತೊಂಡಾರಿ, ಗಳ್ಯಾರಿ ಆನಿ ಫಾಟೀರಿ ಮುಡಿಮ್ಮ ಜಾತ್ತಾತಿ. ಗಾಂಧ ಸಾಣೇ ಫಾತ್ರಾರಿ ಸಾಸಮಾಚೆ ತೆಲ್ಲಾಂತು ಝೊರೋನು ತಾಜ್ಜೆ ಪೀಟ ಮುಡಿಮ್ಮಾಕ ಸಾಂಜೆ ಲಾವ್ಕಾ ಆನಿ ರಾತ್ತಿ ನಿದ್ದೋಚೆ ಘೂಢೆ ಧೂವ್ನು ಕಾಡ್ಕಾ.

ಆ) 50 ಗ್ರಾಮ ಮೆತ್ತಿ ಮಿಕ್ಸೀಂತು ಪಿಟ್ಟಿ ಕೋರ್ನು ಕರಂಡ್ಯಾಂತು ಘಾಲ್ನು ದವ್ವರ್ಯಾ. ಚಾರಿ ಲಿಂಬೀಯೊ ಕಾತ್ತೋರ್ನು ರೊಸ್ಸು ಕಾಣು ಏಕ ಬಾಟ್ಲೇಂತು ಘಾಲ್ನು ದವ್ವರ್ಯಾ. ದಿಸಾಕ ದೋನಿಪಟಿ ಥೋಡೀ ಮೆತ್ತೀಚಿ ಪಿಟ್ಟಿ ಆನಿ ಥೊಡೋ ಲಿಂಬಿಯಾ ರೊಸ್ಸು ಮಿಕ್ಸ ಕೋರ್ನು ಮುಡ್ಮಾಂಕ ಲಾವ್ಕಾ.

39. ಭಷ್ಟೀಪಣ ರಾಬ್ಚೆವೇಳಾರಿ ಯೆವ್ಚಿ ಆಂಗಾಚಿ ಹೂನಸಾಣಿ: ಕಾಳಾಜೀರ್ಯಾಚೊ ಕಷಾಯು: ಏಕ ಲೀಟರ್ ಉದ್ಕಾಂತು 5 ಸಾಂಬರಬಳ್ಳಿ

ಪಾನ, 5 ತುಳಸಿಪಾನ, ಏಕ ಮುಷ್ಟಿ ಧಂವೆ ತುಂಬೇ ಪಾನ, 10 ಮಿರ್ಯಾ ಕಽಣ, 4 ಸೆಂಟಿಮೀಟರ್ ದೀಗಿ ಶುಂಠೀ ಕುಡ್ಕೊ, 4 ಕಲ್ಲುಸಕ್ಕರೆ ಕುಡ್ಕೊ, 1 ಚಮ್ಚೆ ಕಾಳಾಜೀರೆಂ ಘಾಲ್ನು ಸುಮಾರ 1 ಘಂಟೊ ಖತ್ವತೊ ಕಾಳ್ಯಾರಿ ಅರ್ಧ ಲೀಟರ್ ಕಷಾಯು ಜಾತ್ತಾ. ಹೋ ಕಷಾಯು ಬಾಟ್ಲೇಂತು ಘಾಲ್ನು ಫ್ರಿಜ್ಜಾಂತು ದವ್ವರ್ಯಾ. ವೀಸ ದೀಸ ಸಕಾಣಿ ತಾನ್ನೀಂಚೆ ಜಾಲ್ಲೆನಂತರ ಕಾಲು ಗ್ಲಾಸ (ಪಂಚ್ವೀಸ ಎಮ್.ಎಲ್.) ಕಷಾಯು ಪೀವ್ಕಾ.

40. ಮಾತ್ತ್ಯಾಂತು ಹೊಟ್ಟು ಆನಿ ಕೇಸು ಝಡ್ಜೊ:

ಅ) ರಾತ್ತಿ ಏಕ ಗ್ಲಾಸ ಉದ್ಕಾಂತು ಏಕ ಚಮ್ಚೆ ಜೀರೆಂ ಆನಿ ಏಕ ಚಮ್ಚೆ ಮೆತ್ತಿ ತಿಂಬತ ಘಾಲಾತಿ. ಸಕಾಣಿ ಏಕ ಮುಷ್ಟಿ ಮೆತ್ತೀ ಪಾಲ್ಲೊ, ತಿಂಬೀಲೆಂ ಜೀರೆಂ ಆನಿ ಮೆತ್ತಿ ಆನಿ ಕಾಲು ವಽಳೆಂ ನಾರ್ಲಾಚಿ ಸೋಯಿ ಏಕ ಮಿಕ್ಸೀಂತು ಘಟ್ಟಿ ಚಟ್ನಿಶೀ ಸುಕ್ಕೇಂಚಿ ವಾಟ್ಟೂಕಾ. ಹೇಂ ಪೀಟ ಮಾತ್ತ್ಯಾಕ ಸಾರೋನು 10 ನಿಮಿಷ ನಂತರ ಹೂನ ಉದ್ಕಾನಿ ಧೂವ್ನು ಕಾಡ್ಕಾ ಅಥವಾ ನ್ಹಾವ್ಕಾ.

ಆ) 100 ಗ್ರಾಮ ಚಣ್ಯಾದಾಳಿ, 100 ಗ್ರಾಂಮ ಮುಗಾದಾಳಿ, ಏಕ ಚಮ್ಚೆ ಮೆತ್ತಿ ಆನಿ ಏಕ ಚಮ್ಚೆ ಕಾಳಾಜೀರೆಂ ಏಕ ಮಿಕ್ಸೀಂತು ಘಾಲ್ನು ಪಿಟ್ಟಿ ಕೋರ್ನು ಏಕ ಬಾಟ್ಲೇಂತು ಘಾಲ್ನು ದವ್ವರ್ಯಾ. ನ್ಹಾತ್ತನಾ ಮಾತ್ತ್ಯಾಕ ಆನಿ ಆಂಗಾಕ ಸಾಬೂನಾಚೆ ಬದಲಾಕ ಲಾಯ್ಯಾತಿ.

ಇ) ಮೀರ್ಯಾಕಽಣ ಪಿಟ್ಟಿ ಕೋರ್ನು ಬಾಟ್ಲೇಂತು ಘಾಲ್ನು ಲೇಬಲ್ ಘಾಲ್ನು ದವ್ವರ್ಯಾ. ನ್ಹಾವ್ಚೆ ಘೂಢೆ ಅರ್ಧ ಗ್ಲಾಸ ಧಯ್ಯಾಂತು ಅರ್ಧ ಚಮ್ಚೆ ಮೀರ್ಯಾಚಿ ಪಿಟ್ಟಿ ಘಾಲ್ನು ಮಿಕ್ಸ ಕೋರ್ನು ಮಾತ್ತ್ಯಾಕ ಸಾರೋನು 10 ನಿಮಿಷ ಸೋಣು ಹೂನ ಉದ್ಕಾನಿ ಸಾಬೂನು ಅಥವಾ ಶ್ಯಾಂಪೂ ಘಾಲ್ನು ಧೂವ್ನು ಕಾಡ್ಕಾ.

ಘರ್ವಂದಿ ವಕ್ದಾಂತು ವಿಶ್ವಾಸು

ಆತ್ತಂ 2016 ಇಸ್ವೇಂತು ಘರ್ವಂದಿ ವಕ್ದಾಂಕ ಉಪೇಗು ಕೊರ್ಚೆ ಭಾರಿ ಊಣೆ ಜಾಲ್ಲಾಂ. ಆಧುನಿಕ ವೈದ್ಯಕೀಯ ಪದ್ಧತೀಚೆ ಅನುಸಾರ ಚಿಕಿತ್ಸೆ ಕರ್ತಾತಿ. ದೇಹಾಂತು ವ್ಯತ್ಯಾಸು ದಿಸ್ಲೆಕೂಡ್ಲೆ ಡಾಕ್ಟ್ರಾಲೆ ಸಲಹೆ ಘೇವ್ಕಾ. ದುಡ್ಡು ಖರ್ಚತಾ ಮ್ಹೋಣು ಬಸ್ಲ್ಯಾರಿ ಮಾಗ್ಗೀರಿ ವ್ಯಾಧೀ ವಿಪರೀತ ಜಾವ್ನು ಅನಿಕಯಿ ಚಽಡ ದುಡ್ಡು ಖರ್ಚೂಕಾ ಜಾವ್ಚಾಕ ಪೂರೊ. ಆರೋಗ್ಯ ಪಾಲನೆ ಕೊರ್ಚ್ಯಾಕ ಸ್ವಚ್ಛತೇ ಮುಖ್ಯ ಆಧಾರು.

ಆಮ್ಗೇಲಿ ಖಾಣಜೇವಣಾಚಿ ಪದ್ಧತಿ ಆಧುನಿಕ ಸ್ವಚ್ಛತೇಚೆ ಜ್ಞಾನಾಂಚೆ ಅನುಸಾರ ಪಾಲನ ಕೋರ್ಕಾ. ಹಾತ್ತಾನಿ ಖಾತ್ತಽಲ್ಯಾನಿ ಹಾತು ಧೂವ್ನು ಖಾಣಾಂತು ಹಾತು ಘಾಲ್ಕಾ. ಚಮ್ಚಾನಿ ಖಾತ್ತಽಲ್ಯಾನಿ ಚಮ್ಚೆ ಪುಟಽ

ಆಸ್ಸವೇ ಮ್ಹೊಣು ಪೊಳೋನು ಚಮ್ಚೆ ಉಪೇಗು ಕೋರ್ಕಾ. ಪಾನ್ನಾರಿ ಜೆವ್ಚೆ ಜಾಲ್ಲ್ಯಾರಿ ಪಾನ್ನಾರಿ ಉದ್ದಾಕ ಘಾಲ್ನು ಪುಸ್ಸೂನು ಘೇವ್ಕಾ. ವಾಟ್ಟ್ಯಾಂತು ಆನಿ ವಾಟ್ಟೋಳೀಂತು ಜೆವ್ಚೆ ಜಾಲ್ಲ್ಯಾರಿ ತೇಂ ಸ್ವಚ್ಛ ಆಸ್ಸೂಕಾ. ಪ್ರಸಾದು ಮ್ಹೊಣು ಹಾತ್ತಾಂತು ಘೇವ್ನು ಖಾತ್ತಽನಾ ಮಸ್ತಪಟಿ ಆಮ್ಗೇಲೊ ಹಾತು ಸ್ವಚ್ಛ ಆಸ್ಸಽನಾ. ಪ್ರಸಾದು ಘೇವ್ಚೆ ಘೂಡೆ ಹಾತು ಸ್ವಚ್ಛ ಕೊರ್ಚಾಕ ಆಳ್ಸಾಯಿ ಕೊರೂಂಕ ನಜ್ಜ. ಪ್ರಸಾದು ದಿತ್ತಽಲೆ ಭಟ್ಮಾಮ್ಮಾನ ಅಥವಾ ವಿಂಗಡ ವ್ಯಕ್ತೀನ ಪ್ರಸಾದಾಕ ಏಕ ಸಾನ ಸ್ವಚ್ಛ ಸೋಗೇಚೆ (ಪಾನ್ನಾಚೆ) ದೊಣ್ಣ್ಯಾಂತು ಘಾಲ್ನು ದೀವ್ಕಾ. ಸಾನ ಚೆರ್ಡೂಂವಾಂಕ ಪ್ರಸಾದು ಖಾವೋಚೆ ಜಾಲ್ಲ್ಯಾರಿ ಸ್ವಚ್ಛತೇಕ ವಿಶೇಷ ಧ್ಯಾನ ದೀವ್ಕಾ. ತಾಂಕಾ ವಾಂತಿಭೇಧಿ ವಗ್ಗಿ ಜಾತ್ತಾ.

ಪಿವ್ಚೆ ಉದ್ದಾಕ ಶುದ್ಧ ಆಸ್ಸ ಮ್ಹೊಣು ಖಚಿತ ಕೋರ್ನು ಪೀವ್ಕಾ. ಉದ್ದಾಕಚೆ ಗ್ಲಾಸ ಸ್ವಚ್ಛ ಆಸ್ಸೂಕಾ. ಬಾಂಯ್ಚೆ ಉದ್ದಾಕ ಖತ್ಖತೊ ಕಾಣು ನಿವ್ವೋನು ಪೀವ್ಕಾ. ತಳ್ಯಾಚೆ ಆನಿ ನ್ಹಂಯಿಚೆ ಉದ್ದಾಕ ಪಿವ್ಚಾಕ ನಜ್ಜ. ತಾಂತು ಭಯಂಕರ ರೋಗು ಎವ್ಚೆ ಕ್ರಿಮಿಕೀಟ ಆಸ್ಸೂಂಕ ಪೂರೊ. ಗುಡ್ಡ್ಯಾರಿ ಆಸ್ಸೂಚೆ ಶಿಲೇಂತುಲೆ ಬೊಂಬ್ಳೇಚೆ ತೀರ್ಥಾಂತು ಭಯಂಕರ ರೋಗಾಚೆ ಕ್ರಿಮಿಕೀಟ ಆಸ್ಸೂಂಕ ಸಾಧ್ಯ ಆಸ್ಸ. ಭಟ್ಮಾಮ್ಮಾನ ದಿವ್ಚೆ ತೀರ್ಥ ಶುದ್ಧ ಆಸ್ಸ ಮ್ಹೊಣು ಆಮ್ಮಿ ಪಿತ್ತಾತಿ. ದೇವಾಲೆ ತೀರ್ಥ ತಯ್ಯಾರಿ ಕರ್ತಽನಾ ಶುದ್ಧ ಉದ್ದಾಕ ಉಪೇಗು ಕೊರ್ಚೆ ಭಟ್ಮಾಮ್ಮಾಲಿ ಜವಾಬ್ದಾರಿ.

ಖಾವ್ಚೊ ಆಹಾರು ತಯ್ಯಾರಿಸೂನು ದವ್ವಲ್ಯಾರಿ ವೇಳು ಜಾಲ್ಲೇಲೆ ತಶ್ಶೀಂಚೆ ತಾಂತು ಕ್ರಿಮಿಕೀಟ ಉತ್ಪನ್ನ ಜಾತ್ತಾತಿ ಮ್ಹೊಣು ಆಮ್ಕಾ ಗೊತ್ತುಆಸ್ಸೂಕಾ. ಬೆಳ್ಳಽಲೇಲೆ ಆಹಾರು ಖಾವ್ಚಾಕ ನಜ್ಜ. ಆಹಾರಾಂತು ಉತ್ಪನ್ನ ಜಾವ್ಚೆ ಕ್ರೀಮಿ ಆಹಾರು ಹಳಸೂಚಾಕ ತಾಂಗೇಲೆ ಆಗಾಂತೂಲೆ ವೀಷ ಆಹಾರಾಂತು ದೇಂವ್ವೈತಾತಿ. ಹೇಂ ವೀಷ ಹೂನ ಕೆಲ್ಲ್ಯಾರಿ ಆನಿ ಖತ್ಖತೊ ಕಾಳ್ಳ್ಯಾರೀಯಿ ನಾಶ ಜಾಯ್ನಾ. ಖತ್ಖತೊ ಕಾಳ್ಳ್ಯಾರಿ ಕ್ರೀಮಿ ಮೊರೂಂಕ ಪೂರೊ ಪರಂತು ತಾಂಗೇಲೆ ವೀಷ ನಾಶ ಜಾಯ್ನಾ. ತೇಂ ವೀಷ ಪೊಟ್ಟಾಂತು ಗೆಲ್ಲ್ಯಾರಿ ಆಮ್ಕಾ ತಕ್ಷಣ ಗ್ಯಾಸ್ಟ್ರೋಎಂಟರೈಟಿಸ್ ಜಾವ್ನು ಹುಷಾರನಾ ಜಾತ್ತಾ.

ಆರೋಗ್ಯಾಕ ರಾಕ್ಕೂಂಕ ಆಮ್ಮಿ ಕೋರ್ಕಾ ಜಾಲ್ಲೇಲೆ ವಿಷಯು ಸಕ್ಕಡ ಇಸ್ಕೂಲಾಂತು ಆಮ್ಕಾ ಶಿಕೈತಾತಿ. ಜಾಲ್ಲ್ಯಾರಿ ಆಮ್ಮಿ ತೇಂ ಆತ್ತಂ ವಿಸಲ್ಯಾಂತಿ. ಆಮ್ಮಿ ಸಕ್ಡಾನಿ ತೋ ಇಸ್ಕೂಲಾಚೊ ಪಾಠು ವಾಪಸ್ ವಾಜ್ಜೂಕಾ ಆನಿ ತೇತಕೀತ ಆಮ್ಗೇಲೆ ಆರೋಗ್ಯಾಕ ರಾಕ್ಕೂಕಾ.

ಹಾಂವ ಡಾಕ್ಟ್ರ ಜಾಲ್ಲೊಂ!

5. ಆಮ್ಗೆಲೊ ಡಾಕ್ಟ್ರ

ಭಾರತಾಂತು ಕ್ರಿ. ಶ. 2016 ಇಸ್ವೇಂತು ಏಕ ಡಾಕ್ಟ್ರಾಕ ಗುರ್ತು ಕೋರ್ಕಾ ಜಾಲ್ಲ್ಯಾರಿ ತಾಗ್ಗೇಲೆ ಖಾಂದ್ಯಾರಿ ಏಕ ಸ್ಟೆತೋಸ್ಕೋಪು ಲಾಂಬೂನು ಆಸ್ಸೂಕಾ. ಸಾಮಾನ್ಯ ಜಾವ್ನು ಡಾಕ್ಟ್ರ 'ಏಪ್ರನ್' ಮ್ಹಳ್ಳೇಲೆಂ ಏಕು ಧಽವೊ ಕೋಟು ಘಾಲ್ನು ಆಸ್ತಾ. ಡಾಕ್ಟ್ರಾಲೆ ಕ್ಲಿನಿಕ್ಕಾಕ ಗೆಲ್ಲ್ಯಾರಿ ಕ್ಲಿನಿಕ್ಕಾಚೆ ಭಾಯ್ರ ಏಕು ಸಾನು ಬೋರ್ಡು ಆಸ್ತಾ. ತೇ ಬೋರ್ಡಾರಿ ತೇ ಕ್ಲಿನಿಕ್ಕಾಚೆ ನಾಂವ, ಡಾಕ್ಟ್ರಾಲೆ ನಾಂವ ಆನಿ ಡಾಕ್ಟ್ರಾಲಿ ಡಿಗ್ರಿ ಬೊರೋನು ಆಸ್ತಾ. 'ಜೆನರಲ್ ಪ್ರಾಕ್ಟೀಶನರ್' ಮ್ಹೋಣು ಬೊರೋಚೆ ಬದಲಾಕ ಆತ್ತಂ 'ಫ್ಯಾಮಿಲಿ ಪ್ರಾಕ್ಟೀಶನರ್' ಮ್ಹೋಣು ಬರ್ಯೈತಾತಿ. ಅಥವಾ ಡಾಕ್ಟ್ರ ಸ್ಪೆಶಲಿಸ್ಟು ಜಾಲ್ಲ್ಯಾರಿ 'ಕಾರ್ಡಿಯೋಽಲಜಿಸ್ಟ್' ಇತ್ಯಾದಿ ಪೋಸ್ಟಗ್ರಾಜುವೇಟ್ ಡಿಗ್ರಿ ಸಮೇತ ಬೊರೋನು ಆಸ್ತಾ.

ಮೆಟ್ಟಂ ಚೋಣು ಕ್ಲಿನಿಕ್ಕಾಚೆ ಭಿತ್ತರಿ ಗೆಲ್ಲ್ಯಾರಿ ಏಕ ವೇಯ್ಟಿಂಗ್ ರೂಮು (ವಸ್ರೊ) ಆಸ್ತಾ. ವೇಯ್ಟಿಂಗ ರೂಮಾಂತು ಏಕಿ ಮೇಜಿ ಆನಿ ಸಾತಾಠ ಖುರ್ಚ್ಯೊ ಆಸ್ತಾತಿ. ಹೇ ರೂಮಾಂಕ 'ರಿಸೆಪ್ಶನ್ ರೂಮು' ಮ್ಹಣ್ತಾತಿ. ಮೆಜ್ಜೇಚೆ ಮಾಕ್ಷಿ ಏಕ ಖುರ್ಚೇರಿ ಏಕಿ ಬಾಯ್ಲುಮನೀಷಿ 'ರಿಸೆಪ್ಶನಿಸ್ಟ್' ಬೈಸೂನು ಆಸ್ತಾ. ತೀ ಆಯ್ಯೇಲೆ ಪೇಶಂಟಾಂಕ ವಿಚಾರ್ಸೂನು ತಾಂಕಾ ಸರ್ದೀ ಪ್ರಕಾರ ಡಾಕ್ಟ್ರಾಲೆ ಲಾಗ್ಗಿ ಭಿತ್ತರಿ ಪೇಟ್ಯೈತಾ. ತಿಗ್ಗೇಲೆ ಮೆಜ್ಜೇರಿ ಏಕು ಟೆಲೆಫೋನು ಆಸ್ತಾ. ಆತ್ತಂ ಏಕು ಮೊಬೈಲ್ ಫೋನೂಯಿ ಆಸ್ತಾ. ಮೆಜ್ಜೇರಿ ಉದಾರೆ ಕೆಲ್ಲೇಲೆ ಏಕ ರಿಜಿಸ್ಟರ್ ಪುಸ್ತಕ ಆಸ್ತಾ. ತಾಜ್ಜೇರಿ ಪೇಶಂಟಾನಿ 'ಎಪ್ಪೋಽಂಯ್ಟುಮೆಂಟ್' ಘೆತ್ತೀಲೆ ನಾವ್ವಂ ಆನಿ ಇತರ ಮಾಹಿತಿ ಬರಯಿಲಿ ಆಸ್ತಾ.

ವಸ್ರ್ಯಾಂತುತಾಕ್ಕೂನು ಬಾಗೀಲ ದಾಂಟ್ವೂನು ಭಿತ್ತರಿ ಗೆಲ್ಲ್ಯಾರಿ ಡಾಕ್ಟ್ರಾಲೆ ಆಫೀಸಾಂತು ವತ್ತಾತಿ. ಆಫೀಸಾಂತು ಏಕಿ ಹೋಡಿ ಮೇಜಿ ದಿಸ್ತಾ. ಮೆಜ್ಜೇರಿ ಪುಸ್ತಕಂ, ಪೆನ್ನಂ, ಇಂಜೆಕ್ಷನ್ನಾಚಿ ಸಿರಿಂಜ, ಏಕ ಜೋಂಯ್ಟು

ಹ್ಯಾಮ್ಮರ, ಏಕ ಬ್ಲಡ್‌ಪ್ರೆಶರ್ ಪೊಳೋಚೆ ಮಶೀನ, ಏಕ ಥರ್ಮೊರ್ಽಮೀಟರ್ ಇತ್ಯಾದಿ ಆಸ್ತಾ. ಮೆಜ್ಜೇಚೆ ಪೆಲ್ದಿಕಡೆ ಏಕ ಡಾಕ್ಟ್ರಾಲೆ ಆಸನ ಆನಿ ಆಯ್ಲೆದಿಕಡೆ ಪೇಶಂಟಾನಿ ಬೊಶ್ಶ್ಯೊ ದೋನಿ ಖುರ್ಚ್ಯೊ ಆಸ್ತಾತಿ. ಡಾಕ್ಟ್ರಾಲೆ ಆಫಿಸಾಚೆ ಏಕ ಬದೀನ ಏಕ ಫಡ್ದೊ ದಿಸ್ತಾ. ತೇ ಫಡ್ದ್ಯಾಚೆ ಮಾಕ್ಷಿ ಏಕ ಪೇಶಂಟಾಂಕ ಪರೀಕ್ಷೆ ಕೊರ್ಚೆ ಕೌಚ ಆಸ್ತಾ. ಕೌಚ ಮ್ಹಳ್ಯಾರಿ ಏಕು ಎತ್ತಽರ ಮಾಂಚೊ. ಅಡ್ಡೇಸ ಮೀಟರ್ ದೀಗ, ಏಕ ಮೀಟರ್ ಎತ್ತರ ಆನಿ ಅರ್ಧ ಮೀಟರ್ ರೂಂದ ಆಶ್ಶೀಲೊ ಮಾಂಚೊ. ಮಾಂಚಾಕ ರೆಕ್ಸಿನ್ ಮುಚ್ಚೇಲೇಲೆಂ ಫೋಮ್ ರಬ್ಬರಾಚೆ ಹಾಂತೂಳ ಆಸ್ತಾ. ಮಾತ್ತ್ಯಾಕ ಏಕ ಉಶ್ಶೆಂ ದೊವ್ವೋನ್ನು ಆಸ್ತಾ. ಉಶ್ಶ್ಯಾಕ ಧಽವೆಂ ಆಂವ್ಗಲ್ಯಾಚೆ ಸ್ವಚ್ಛ ಕವರ ಆಸ್ತಾ. ಪೇಶಂಟಾಕ ಪಾಂಗೂರ್ಚ್ಯಾಕ ಏಕ ಧಽವೇ ಶೀಟ ಆಸ್ತಾ. ಮಾಂಚಾವ್ವೈರಿ ಚೊಡೂಂಕ ಏಕ ಸ್ಟೆಪ್ಪ (ಮ್ಯಾಟ) ಆಸ್ತಾ.

ಡಾಕ್ಟ್ರಾಲೆಲಾಗ್ಗಿ ಕಸ್ಸಲ್ಯಾಕ ವೊಚ್ಚೂಕಾ?

ಮನುಷ್ಯಾಕ ಆಪ್ಪಽಣ ಹುಷಾರ ನಾ ಮ್ಹೊಣು ಕಳ್ತಾ. ಹುಷಾರ ನಾ ಜಾಲ್ಲ್ಯಾರಿ ಪೊಟ್ಟಾಕ ಭೂಕ ಆಸ್ಸನಾ, ಆಂಗಾಂತು ಬಽಲ ಆಸ್ಸನಾ, ನೀದ ಸಮ ಪಽಣಾ, ಕಾಮ ಕೊರೂಂಕ ಮಽನ ಜಾಯ್ನಾ, ಇತ್ಯಾದಿ. ತೆದ್ದನಾ ಆಮ್ಮಿ ನುತ್ತಽಚೆ ನಿದ್ದೋನು ಆಸ್ತಾತಿ. ಆಮ್ಗೇಲೆ ಕಾಮಾಂಕ ಅಥವಾ ಆಮ್ಗೇಲೆ ಆಂಗ್ಡೀಕ ವಚ್ಚಽನಾಂತಿ. ವಿಶ್ರಾಮ ಕರ್ತಾತಿ. ಘರ್ಕಡೆ ಆಮ್ಕಾ ಸಿತ್ತಾಚೆ ಬದ್ಲಾಕ ಪೇಽಜ ವಾಡ್ತಾತಿ. ರಾಂದಯಿ, ಉಪ್ಕರಿ, ಇತ್ಯಾದಿ ವಾಣಾಂತಿ. ಬದಲಾಕ ನೊಣ್ಚೆಂ ವಾಡ್ತಾತಿ. ಕಷಾಯು ಕೋನ್ನು ದಿತ್ತಾತಿ. ಆಂಗಾಕ ಆಪ್ಪೋಣು ಪಳ್ಳೈತಾತಿ. ತಾಪು ಅಸ್ಲ್ಯಾರಿ ಆಂಗ ಹುನಽ ಆಸ್ತಾ. ಘರ್ಕಡೆ ಥರ್ಮೋರ್ಽಮೀಟರ ಆಸ್ಲ್ಯಾರಿ ತೇಂ ಖಾಕ್ಕ್ಯಾಂತು ಅಥವಾ ಜಿಬ್ಬೇಚೆ ಮುಳಾಂತು ಏಕದೋನಿ ನಿಮಿಷ ದೊವ್ವೋನ್ನು ತಾಪು ಆಸ್ಸವೇ ಪಳ್ಳೈತಾತಿ. ಹೇ ವೇಳಾರಿ ಆಮ್ಕಾ ಖಂಚೇಯಿ ಏಕ ವಕ್ಕದ ಜಾಯಿ ಮ್ಹೊಣು ದಿಸ್ತಾ. ಘರ್ಕಡೆ ಆಶ್ಶೀಲೆಂ ಖಂಚೇಯಿ ಘೂಡೆ ಹಾಣು ದವ್ವಲ್ಲೇಲಿ ಮಾತ್ರಾ ಆಸ್ಸ ಜಾಲ್ಲ್ಯಾರಿ ತೀ ಮಾತ್ರಾ ದೀವ್ಯಾಂಕೀ ಮ್ಹೊಣು ಚಿಂತನೆ ಕರ್ತಾತಿ.

ಸಾಧಾರಣ ಸೈತ್ತ್ಯೆಂ, ಮಾತ್ತ್ಯಾಚೆ ದೂಕಿ, ಸಾಧಾರಣ ಘಾಯು, ಖಂಯಿಯೀಚೆ ಪಾಯು ಅಥವಾ ಹಾತು ಆಡ್ಡೋಳ್ಳು ಥೊಡೀ ದೂಕಿ ಅಥವಾ ಸೂಜಿ ಆಯ್ಲ್ಯಾರಿ ಡಾಕ್ಟ್ರಾಲೆಲಾಗ್ಗಿ ವೊಚ್ಚೆ ಅಗತ್ಯ ನಾ. ಸೈತ್ತ್ಯಾಕ 'ಕೋಲ್ಡ ಸಿರಪ್', ದುಕ್ಕೀಕ ಪಾರಾಸಿಟಮೋಽಲ್ ಮಾತ್ರಾ, ಘಾಯಾಕ ಖಂಚೇಯಿ ಆಂಟಿಬಯೋಽಟಿಕ್ ಮುಲಾಮು ಆನಿ ಬ್ಯಾಂಡೇಜಾಚೆ ಕಾಪ್ಪೂಸು ಆನಿ ಪ್ಲಾಸ್ಟರ್, ಖೊಜ್ಜೂಕ ಕೆಲಾಡ್ರಿಲ್ ಲೋಶನ್ನ, ಇತ್ಯಾದಿ ವಸ್ತು ಆತ್ತಂ ಖಂಚೇಯಿ ಏಕ ವಕ್ದಾಚೆ ಆಂಗ್ಡೀಂತು ಮೆಳ್ತಾಂತಿ.

ಮಾತ್ತ್ಯಾಕ ದೂಕಿ, ಸೈತೆಂ, ತಾಪು, ಅಜೀರ್ಣ, ಮಲಬದ್ಧತೆ, ಖಾಂಕಿ, ವೋಂಕಿ, ಇತ್ಯಾದಿ ನಂತಾ ಚರ್ಮಾಂತು ಖೊರೋಜು, ಮಚ್ಛೆ ಆನಿ ಕಃಲೆಂ, ಗೂಳೊ, ಬೊಕ್ಕೊ, ಇತ್ಯಾದೀಕ ಆಮ್ಕಾ ಚಿಕಿತ್ಸೆ ಕೋರ್ನು ಘೆವ್ಚೆಕತಿರ ಆಮ್ಮಿ ಡಾಕ್ಟ್ರಾಲೆಲಾಗ್ಗಿ ವೊಚ್ಚೂಕಾಕೀ ನಾಕ್ಕಾ ಮ್ಹೋಣು ಆಮ್ಮಿ ನಿಶ್ಚಯ ಕೋರ್ಕಾ ಜಾತ್ತಾ. ಡಾಕ್ಟ್ರಾಕ ಫೋನು ಕೋರ್ನು ಆಮ್ಗೇಲಿ ಸಮಸ್ಯಾ ಸಾಂಗೂನು ಕಸ್ಸಲೆಂ ಕೋರ್ಕಾ ಮ್ಹೋಣು ತಾಕ್ಕಾ ನಿಮ್ಗೂಯೇತ. ಗುರ್ತು ಆಶ್ಶೀಲೆ ಡಾಕ್ಟ್ರಂ ಹೇಂ ವಿಷಯಾಂತು ಸಹಾಯು ಕರ್ತಾತಿ.

ವಕ್ಕದ ಖಂಚೆ ಘೆವ್ಚೆಂ ಮ್ಹೋಣು ಆಮ್ಕಾ ಸಾಮಾನ್ಯ ಮನುಷ್ಯಾಂಕ ಕಃಳ್ನಾ. ಡಾಕ್ಟ್ರಾಕ ವಕ್ದಾಚೆ ನಾಂವ ಮಾಂತ್ರ ನ್ಹಂಯಿ, ತಾಕ್ಕಾ ಖಂಚೆ ವಕ್ಕದ ದೀವ್ಕಾ ಮ್ಹೋಣು ಗೊತ್ತು ಆಸ್ತಾ ಮ್ಹೋಣು ಆಮ್ಮಿ ಡಾಕ್ಟ್ರಾಲೆಲಾಗ್ಗಿ ವೊಚ್ಚೆಂ.

ಆಮ್ಗೇಲೊ ಡಾಕ್ಟ್ರು

ಪ್ರತಿಏಕ ಕುಟುಂಬಾಕ ತಾನ್ನಿ ಸಾಮಾನ್ಯ ಜಾವ್ನು ವೊಚ್ಚೆ ಡಾಕ್ಟ್ರಾಕ 'ಆಮ್ಗೇಲೊ ಡಾಕ್ಟ್ರು' ಅಥವಾ ಆಮ್ಗೇಲಿ ಡಾಕ್ಟರ್ಣಿ ಮ್ಹಣ್ತಾತಿ. ವೈದ್ಯಕೀಯಾಂತು ವಿಶ್ವಾಸು ಮುಖ್ಯ ಸೊತ್ತು. ಗುರ್ತು ಆಶ್ಶೀಲೆ ಡಾಕ್ಟ್ರಾಲೆವ್ಹೈರಿ ಆಮ್ಕಾ ವಿಶ್ವಾಸು ಆಸ್ತಾ. ಕುಟುಂಬಾಂತುಲೆ ಜನಾಂಕ ಕೆದ್ನಾಯಿ ಪುಣಿ ಸೀಕ ಜಾಲ್ಲ್ಯಾರಿ ಖಂಚೆ ಡಾಕ್ಟ್ರಾಲೆಲಾಗ್ಗಿ ವತ್ತಾತಿಕೀ ತೇಚಿ ಡಾಕ್ಟ್ರಾಲೆಲಾಗ್ಗಿ ಆಮ್ಮಿ ವೊಪಾಸ ವೊಪಾಸ ವತ್ತಾತಿ. ತೋಚಿ ಆಮ್ಗೇಲೊ ಡಾಕ್ಟ್ರು ಅಥವಾ ಡಾಕ್ಟರ್ಣಿ. ಮಸ್ತ ಸಕ್ಕಡ ಗುಟ್ಟಾಚೆ ವಿಷಯು ಡಾಕ್ಟ್ರಾಕ ಸಾಂಗೂಕಾ ಜಾತ್ತಾ. ತಾಣೆ ನಿಮ್ಗಿಲೇಂಲೆ ಸಕ್ಕಡ ಪ್ರಶ್ನ್ಯಾಂಕ ಮಃನ ಬಿಚ್ಚೂನು ವಾಸ್ತವಿಕ ಉತ್ತರ ದೀವ್ಕಾ ಜಾತ್ತಾ. ಆಮ್ಗೇಲಿ ಆರ್ಥಿಕ ಸ್ಥಿತಿ ಪೊಳೋನು ಏಕ ಡಾಕ್ಟ್ರು ಆಮ್ಕಾ ವಕ್ಕದ ದಿತ್ತಾ. ಶ್ರೀಮಂತ ಕುಟುಂಬಾಚ್ಯಾಂಕ ಚಃಡ ಮೊಲ್ಲಾಚೆ ವಕ್ಕದ ದಿವ್ಚಾಕ ಪೂರೊ. ವಿಂಗವಿಂಗಡ ಲಾಬೊರೇಟರಿ ತಪಾಸಣಾ ಆನಿ ಎಕ್ಸರೇ, ಸ್ಕ್ಯಾನಿಂಗ, ಇತ್ಯಾದಿ ಕೊರೋಚಾಕ ಪೂರೊ. ದುರ್ಬಳೆ ಕುಟುಂಬಾಚ್ಯಾಂಕ ಊಣೆ ಮೊಲ್ಲಾಚೆ ವಕ್ದಂ ಆನಿ ತಪಾಸಣಾ ಸಾಂಗೂಂಕ ಪೂರೊ. ದುರ್ಬಳೆ ಕುಟುಂಬಾಚ್ಯಾಂಕ ಸರಕಾರೀ ಆಸ್ಪತ್ರೇಕ ವೊಚ್ಚಾಕ ಸಾಂಗೂಂಕ ಪೂರೊ. ಸೀಕಾಚೆ ಗೂಣ ಆನಿ ಲಕ್ಷಣ ಮಾಂತ್ರ ನ್ಹಂಯಿ. ರೋಗೀಲೆ ಆರ್ಥಿಕ, ಸಾಮಾಜಿಕ ಆನಿ ಮಾನಸಿಕ ಸ್ಥಿತಿಗತಿ ಆನಿ ಆವಶ್ಯಕತಾ ಪೊಳೋನು ಡಾಕ್ಟ್ರು ಚಿಕಿತ್ಸೆ ದಿತ್ತಾ.

ಸಾಮಾನ್ಯ ಜಾವ್ನು ಡಾಕ್ಟ್ರಾಂಕ ಭೆಟ್ಟೂಚೆಂ ಏಕ ಹೊಳ್ಳೆಂ ಕಷ್ಟಾಚೆ ಕಾಮ. ಡಾಕ್ಟ್ರಾಲೆಲಾಗ್ಗಿ ಎಪ್ಪೋಃಂಯ್ಟುಮೆಂಟ್ ಘೆತ್ಲೆಶಿವಾಯ ವೊಚ್ಚಾಕ ಜಾಯ್ನಾ. ಮಸ್ತಪಟಿ ಎಪ್ಪೋಃಂಯ್ಟುಮೆಂಟ್ ಆಮ್ಕಾ ಜಾವ್ಕಾ ಜಾಲ್ಲೇಲೆ ವೇಳಾರಿ ಮೇಳ್ನಾ. ಡಾಕ್ಟ್ರಾಲೆಂ ಕ್ಲಿನಿಕ್ಕಾಚೆ ಟೈಮಿಂಗ್ಸ ಆನಿ ಆಮ್ಗೇಲೆ

ಅನುಕೂಲತಾ ಮೇಳ್ನು ಯೇನಾ. ಕಡೇರಿ ಕಶ್ಶೀಂಪುಣಿ ಏಕ ಡಾಕ್ಟ್ರಾಲೆಲಾಗ್ಗಿ ಎಪ್ಪೋಽಂಯ್ಟುಮೆಂಟ್ ಕೋರ್ನು ಗೇಲ್ಲೀಂತಿ ಮ್ಹೋಣು ಜಾಲ್ಲ್ಯಾರಿ ಆಮ್ಗೇಲಿ ಸಮಸ್ಯೆ ಸಕ್ಕಡ ತಾಗ್ಗೇಲೆ ಎದ್ರಾಕ ದೊವ್ವೋರ್ಚೆಕತಿರ ಸುರ್ವೇಽಕಽಚಿ ಆಮ್ಮಿ ತಯ್ಯಾರಿ ಕೋರ್ಕಾ. ತೇ ಡಾಕ್ಟ್ರಾಲೆ ಕ್ಲಿನಿಕ್ಕಾಕ ಗೆಲ್ಲೇಲೆ ವೇಳಾರಿ ಆಮ್ಗೇಲಿ ಸಕ್ಕಡ ಸಮಸ್ಯೆ ತಾಗ್ಗೇಲೆಲಾಗ್ಗಿ ಸಾಂಗೂನು ಸಲಹೆ ಘೇವ್ಕಾ. ಖಂಚೋಯಿ ವಿಷಯು ವಿಸೋರ್ನು ಗೇಲ್ಲ್ಯಾರಿ ಮಾಗ್ಗೀರಿ ಘೋನಾರಿ ಡಾಕ್ಟ್ರಾಲೆಲಾಗ್ಗಿ ಉಲ್ಲೋನು ಸಮಾಧಾನ ಕೋರ್ನು ಘೇವ್ಯೇತ.

ಗಾವಾಂತು ಮಸ್ತ ಡಾಕ್ಟ್ರಂ ಆನಿ ಆಸ್ಪತ್ರೆ ಆಸ್ಲ್ಯಾರಿ ಆಮ್ಕಾ ಆಮ್ಗೇಲೆ ಮ್ಹೋಣು ದೋನಿತೀನಿ ಡಾಕ್ಟ್ರಂ ಆಸ್ತಾತಿ. ಡಾಕ್ಟ್ರಾಂಚೆಪೈಕಿ 'ಫ್ಯಾಮಿಲಿ ಡಾಕ್ತು' ಆನಿ ಸ್ಪೆಶಲಿಸ್ಟು ಡಾಕ್ತು ಮ್ಹೋಣು ಆಸ್ಸತಿ. ಆಮ್ಮಿ ಸುರ್ವೇಽಕಽಚಿ ಹೋಡ ಸ್ಪೆಶಲಿಸ್ಟ್ ಡಾಕ್ಟ್ರಾಲೆಲಾಗ್ಗಿ ವೊಚ್ಚಾಕ ನಜ್ಜಽ. ಮಸ್ತ ಸಕ್ಕಡ ಸೀಕ ಪ್ರಾಥಮಿಕ ವೈದ್ಯಾಲೆಲಾಗ್ಗಿ (ಫ್ಯಾಮಿಲೀ ಡಾಕ್ಟ್ರಾಲೆಲಾಗ್ಗಿ) ಘೆತ್ತೀಲೆ ವಕ್ದಾನಿ ಗೂಣ ಜಾತ್ತಾ. ಆಸ್ಪತ್ರೇಂತು 'ಕೆಸೋಽಲ್ಟಿ' ಅಥವಾ 'ಎಮರ್ಜೆನ್ಸೀ' ಮ್ಹೋಣು ವಿಭಾಗ ಆಸ್ತಾತಿ. ಗಾಂವಾಂತು ಆಮ್ಗೇಲೊ ಡಾಕ್ತು ನಾ ಜಾಲ್ಲ್ಯಾರಿ ಆಮ್ಮಿ ಖಂಚೇಯಿ ಏಕ ಆಸ್ಪತ್ರೇಚೆ 'ಎಮರ್ಜೆನ್ಸೀ" ವಿಭಾಗಾಂತು ವೊಚ್ಚೂನು ಥಂಚೆ ಡಾಕ್ಟ್ರಾಕ ಕನ್ಸಲ್ಟ ಕೋರ್ನು ಟ್ರೀಟ್‌ಮೆಂಟ್ ಘೇವ್ಯೇತ. ವಿಂಗಡ ಉಪಾಯ ನಾ ಜಾಲ್ಲ್ಯಾರಿ ಆಮ್ಮಿ ಗುರ್ತು ನಾತ್ತೀಲೆ, ಶಿಕ್ಷಣ ಪೂರ್ಣ ಜಾಯ್ನಾನಾತ್ತೀಲೆ ಆನಿ ಅನುಭವ ನಾತ್ತೀಲೆ ಡಾಕ್ಟ್ರಾಂಲೆಲಾಗ್ಗಿ ವೊಚ್ಚೂಕಾ ಜಾವ್ಚಾಕಪೂರೊ. ಮಾರ್ಗಾಽರಿ ಏಕ್ಸಿಡೆಂಟ್ ಜಾಲ್ಲ್ಯಾರಿ ಎಂಬೂಲೆನ್ಸ ಆಪ್ಪೋನು ಆಮ್ಮಿ ಆಸ್ಪತ್ರೇಕ ವೊಚ್ಚೂಕಾ ಜಾತ್ತಾ. ಘರ್ಕಡೆ ಕೋಣಯಿ ಸೀರಿಯಸ್ ರೀತೀರಿ ಹುಷಾರ ನಾ ಜಾಲ್ಲೀಂತಿ ಜಾಲ್ಲ್ಯಾರಿ ಆಮ್ಮಿ ಅಂಬೂಲೆನ್ಸಾಕ ಆಪ್ಪೋಕಾ ಜಾತ್ತಾ. ಆಮ್ಕಾ ಹೇ ವಿಷಯಾಂತು ಸಹಾಯು ಆನಿ ಸಲಹೆ ದಿತ್ತಽಲೆ ಲಾಗ್ಗಿ ಜಾವ್ಕಾ ಜಾತ್ತಾತಿ. ಕೆಲವುಪಟಿ ಪೋಲೀಸಾಂಚಾಂಕ ಆಪ್ಪೋಕಾ ಜಾತ್ತಾ. ಖಂಚೆ ಕಂಡೀಶನ್ನ 'ಎಮರ್ಜೆನ್ಸೀ' ಆನಿ ಖಂಚಿ ನ್ಹಂಯಿ ಮ್ಹೋಣು ನಿರ್ಧಾರ ಕೊರ್ಚೆಂ ಸುಲಭ ನಾ. 'ಎಮರ್ಜೆನ್ಸೀ' ರೂಮಾಚೆ ಡಾಕ್ಟ್ರಾಕ ಅಥವಾ ನರ್ಸಾಕ ಘೋನ್ ಕೋರ್ನು ಕೆಲವುಪಟಿ ನಿಮ್ಣೂಕಾ ಜಾತ್ತಾ.

ಆಮ್ಗೇಲೆ ಕೌಟುಂಬಿಕ ಡಾಕ್ಟ್ರಾನ ತಾಗ್ಗೇಲೆ ಪ್ರತಿಏಕ ಪೇಶಂಟಾಲೆ ಘರ್ಕಡೆ ಜನ್ಮಾಂಕ ಆಯ್ಯೀಲೆ ಚೆರ್ಡಾಽಕತಾಕ್ಕೂನು ಮರಣ ಪಾವ್ಚೆ ಪರ್ಯಂತ ಆರೋಗ್ಯಾಚಿ ಮಾಹಿತಿ ದಿವ್ಚೊ ಏಕು ಮುಖ್ಯ ವಿಷಯು. ಪ್ರತಿಏಕ್ಕ್ಯಾನ ಕಶ್ಶಿ ಆರೋಗ್ಯ ರಾಕ್ಕೂನು ಘೇವ್ಕಾ ಮ್ಹೋಣು ಆತ್ತಂ ಸರಕಾರಾನ ಆನಿ ವಿವಿಧ ಆಸ್ಪತ್ರೇನ ಜನಾಂಕ ಮಾಹಿತಿ ದಿವ್ಚೊ ಕ್ರಮು ಆಸ್ಸಽ. ಆರೋಗ್ಯ ಸಂರಕ್ಷಣಾಚೆ ವಿಷಯಾಂತು ವಿಂಗವಿಂಗಡ ಅಭಿಪ್ರಾಯು ಆಸ್ಸತಿ. ಕೋಣಾಂಕ ನಮ್ಮೂಗಿಚೆ ಮ್ಹೋಣು ಎಕ್ಕೇಕಪಟಿ ಆಮ್ಕಾ ಕಽಳ್ನಾ.

ಸಾಮಾನ್ಯ ಜಾವ್ನು ಪ್ರತಿಏಕ ಕುಟುಂಬಾಕ ಏಕು ದಾಂತಾಚೊ ಡಾಕ್ಟ್ರು ಆನಿ ಏಕು ದೋಳ್ಯಾಚೊ ಡಾಕ್ಟ್ರು ಜಾವ್ಕಾಜಾತ್ತಾ. ಸಾನಥೋರ್ನ್ಯಾ ಚೆರ್ಡ್ವಾಂಕ ದಾಂತಾಚೆ ಡಾಕ್ಟ್ರಾಲೆಲಾಗ್ಗಿ ಹೋರ್ನ್ಯಾ ಪರೀಕ್ಷೆ ಕೊರೋಚೊ ಅಭ್ಯಾಸು ದೊವ್ವೋರ್ನ್ಯಾ ಫೇವ್ಕಾ. ದುರ್ಬಳ್ಯಾಂಕ ಸರಕಾರೀ ದಂತವೈದ್ಯ ಆಸ್ಸತಿ. ಸರಕಾರಾನ ದೋಳ್ಯಾಚೆ ರೋಗಾಂಕ ಚಿಕಿತ್ಸೆ ಕೊರೋಚಾಕ ದುರ್ಬಳ್ಯಾಂಕ ಸವಲತ್ತು ಕೋರ್ನ್ಯಾ ದಿಲ್ಲಾ. ಗೌಸಾಬ್ರಾ ಲೋಕು ಮಾಂತ್ರ 2016 ಇಸ್ವೇಕಸಮೇತ ಸರಕಾರೀ ದಂತವೈದ್ಯಾಲೆ ಅಥವಾ ದೋಳ್ಯಾಚೆ ವೈದ್ಯಾಲೆಲಾಗ್ಗಿ ವೊಚ್ಚೂನು ಸರಕಾರಾಚೆ ಖರ್ಚಾರಿ ಚಿಕಿತ್ಸೆ ಕೊರ್ಚೆಂ ಅಪರೂಪ. ಸರಕಾರೀ ಸುವಿಧಾ ದುರ್ಬಳ್ಯಾಂಕ (ಬೀಪೀಎಲ್ ಕುಟುಂಬಾಚಾಂಕ), ದಲಿತಾಂಕ ಆನಿ ಶೆಡ್ಯೂಲ್ ಕಾಸ್ಟ ಶೆಡ್ಯೂಲ್ ಟ್ರೈಬಾಚೆ ಜನಾಂಕ ಮಾಂತ್ರ ಮೆಳ್ತಾ. ಹೆಲ್ತ ಇನ್ಸೂರೆನ್ಸ ಆಶ್ಶೀಲ್ಯಾನಿ ಡಾಕ್ಟ್ರಾಲೆಲಾಗ್ಗಿ ವತ್ತನಾ ತಾಂಗೇಲೆ ಇನ್ಸೂರೆನ್ಸ ಕಾರ್ಡ ಆನಿ ಇತರ ಮೆಡಿಕಲ್ ರೆಕಾರ್ಡ ಸಕ್ಕಡ ಒಟ್ಟು ಫೇವ್ನು ವೊಚ್ಚೂಕಾ. ಆಪ್ಣ್ಯಾನ ಘೆವ್ಚೆ ಸಕ್ಕಡ ವಕ್ದಂ ಡಾಕ್ಟ್ರಾಕ ದಾಕ್ಕೋಚೆಕತಿರ ಫೇವ್ನು ವೊಚ್ಚೂಕಾ. ಡಾಕ್ಟ್ರಾಕ ನಿಮ್ಗೂಕಾ ಜಾಲ್ಲೇಲೆ ಸಕ್ಕಡ ಪ್ರಶ್ನೆ ಏಕ ಕಾಗದಾರಿ ಬೊರೋನು ಫೇವ್ನು ವೊಚ್ಚೆಂ ಸೂಕ್ತ.

ಕೆಲವು ಪಟಿ ಡಾಕ್ಟ್ರಾನ ಬೊರೋನು ದಿಲ್ಲೇಲೆ ವಕ್ಕದ ಆಮ್ಮಿ ಘೇನಾಂತಿ. ಇತ್ತ್ಯಾಕ ಘೇನಿ ಮ್ಹೋಣು ಡಾಕ್ಟ್ರಾನ ನಿಮ್ಗಿಲ್ಯಾರಿ ಆಮ್ಮಿ ಸಾಂಗೂಕಾ. ಸಿಗರೇಟ ತಾಂಡೀತಲ್ಯಾನ, ಸೋರೊ ಪಿತ್ತಲ್ಯಾನ, ಡ್ರಗ್ಸ ಘೆತ್ತಲ್ಯಾನ, ಚೆಡಿಯೇಲೆಲಾಗ್ಗಿ ಗೇಲ್ಲೇಲ್ಯಾನ, ಇತ್ಯಾದಿ ಚಟ ಆಶ್ಶೀಲೆ ಪೇಶಂಟಾನಿ ಡಾಕ್ಟ್ರಾಲೆಲಾಗ್ಗಿ ಖಂಚೋಯಿ ವಿಷಯು ನಿಪ್ಪೋನು ದೊವ್ವೋಚ್ಯಾಕ ನಜ್ಜ.

ಆರೋಗ್ಯ ಸಂರಕ್ಷಣೇಕ ಕೆಲವು ಸರಕಾರೀ ಆರೋಗ್ಯ ಸೇವಾ ಕೇಂದ್ರಾಂತು ಮಾಂತ್ರ ವಿಶೇಷ ಸವಲತ್ತು ಪ್ರಾಪ್ತ ಜಾತ್ತಾ. ಉದಾಹರಣೇಂಕ ನವಜಾತ ಶಿಶೂಂಕ ಲಸಿಕೆ ಘಾಲ್ಚಾಕ (ವ್ಯಾಕ್ಸಿನೇಶನ್ ದಿವ್ಚಾಕ) ಸರಕಾರೀ ಕೇಂದ್ರಾಂತು ವೊಚ್ಚೆ ಅಗತ್ಯ ಜಾತ್ತಾ. ಸಲ್ಪ ಚೈಲ್ಡ ಸ್ಪೆಶಲಿಸ್ಟ ಡಾಕ್ಟ್ರಂ ವ್ಯಾಕ್ಸಿನೇಶನ್ 'ಕಿಟ್ಟ' ತಾಂಗೇಲೆ ಪ್ರೈವ್ಹೇಟ್ ಕ್ಲಿನಿಕ್ಕಾಂತು ದೊವ್ವೋರ್ನ್ಯಾ ಆಸ್ತಾತಿ. ಚಾಳೀಸ ಪನ್ನಾಸ ವರ್ಸ ಪ್ರಾಯೇಚೆ ದಾರ್ಲೆ ಮನ್ಶ್ಯಾಂಕ ಸಮಯ ಸಮಯಾಕ ಲೆಬೋರೇಟರೀಂತು ರಕ್ತ ಆನಿ ಮಲ ಮೂತ್ರ ಪರೀಕ್ಷೆ, ಇತ್ಯಾದಿ ಜಾಯಿ ಜಾತ್ತಾ. ಗುರ್ಭಿಣ್ಯಾಂಕ ಬಾಳಾಂತಿ ಜಾವ್ವೊತಾಂಯಿ, ಬಾಳಾಂತಿ ಜಾತ್ತನಾ ಆನಿ ಜಾಲ್ಲೆಮಾಗ್ಗೀರಿ ಡಾಕ್ಟರ್ಣೀಲಿ ಸೇವಾ ಅಗತ್ಯ ಆಸ್ಸ.

ಸಾಮಾನ್ಯ ಜಾವ್ನು ಡಾಕ್ಟ್ರಾಕ ಪೊಳೋಚಾಕ ಆನಿ ಕನ್ಸಲ್ಟೇಶನ್ನಾಕ ವತ್ತಲೊ ಮನೀಷು ಚೆಲ್ಲಾಂತು ದುಡ್ಡು ಫೇವ್ನು ವತ್ತಾ. ಆತ್ತಂ 2016 ಇಸ್ವೇಂತು ಡಾಕ್ಟ್ರಾಲೆ ಫೀಸ ಉಣೇಮ್ಹಳ್ಯಾರಿ ಶೆಂಬರಿ ರುಪ್ಪಯ್ಯೊ. ಫ್ಯಾಮಿಲೀ

ಪ್ರಾಕ್ಟೀಶನರ್ ಜಾಲ್ಯಾರಿ ದೊನ್ಶೆಂ ರುಪ್ಪಯ್ಯೊ. ಮೆಡಿಕಲ್ ಸ್ಪೆಶಲಿಸ್ಟು ಜಾಲ್ಯಾರಿ ತೀನ್ಶೆಂ ರುಪ್ಪಯ್ಯೊ. ಸರ್ಜನ್ನು, ಪೆಡಿಯಾಟ್ರೀಶನ್, ಗೈನೆಕೋಽಲೊಜಿಸ್ಟ, ಇತ್ಯಾದಿ ಜಾಲ್ಯಾರಿ ಚಾರ್ಶಿ ರುಪ್ಪಯ್ಯೊ ಆನಿ ಸೈಕಿಯಾಟ್ರಿಸ್ಟು ಜಾಲ್ಯಾರಿ ಸಶ್ಶಿ ರುಪ್ಪಯ್ಯೊ ಕನ್ಸಲ್ಟೇಶನ್ ಫೀಸ ಆಸ್ಸಽ. ಡಾಕ್ಟ್ರಾಲೆ ರೂಮಾಂತು ಪೇಶಂಟಾನ ಭಿತ್ತರಿ ವೊಚ್ಚೆ ಫೂಢೇಚಿ ತಾಗ್ಗೇಲಿ ರಿಸೆಪ್ಶನಿಸ್ಟ 'ಕನ್ಸಲ್ಟೇಶನ್ ಫೀಸ' ಘೆತ್ತಾ. ಡಾಕ್ಟ್ರಾಲೆ ಕ್ಲಿನಿಕ್ಕಾಂತು ಕೆಲ್ಲೇಲೆ ಕನ್ಸಲ್ಟೇಶನ್ನಾಚೊ ಖರ್ಚು ಇನ್ಶೂರೆನ್ಸ ಕಂಪನಿ ರಿಇಂಬರ್ಸ ಕಽರ್ನಾ. ಹೆಲ್ತ ಇನ್ಶೂರೆನ್ಸ ಆಶ್ಶೀಲೆ ಪೇಶಂಟಾಕ ಡಾಕ್ಟ್ರಾಲೆ ಕನ್ಸಲ್ಟೇಶನ್ನಾಕ ದಿವ್ಚೆ ಫೀಸ ತಾಗ್ಗೇಲೆ ಹಾತ್ತಾಂತುತಾಕ್ಕೂನು ಪಡ್ತಾ.

ಡಾಕ್ಟ್ರಾನಿ ಜಾವ್ನೊ ಪೇಶಂಟಾನಿ ಜಾವ್ನೊ ತಾಂಕಾ ಧರ್ಮಾಂಕ ಮೆಳ್ಚಿ ಸರಕಾರೀ, ಸಾರ್ವಜನಿಕಾಲೊ ಅಥವಾ ಇನ್ಸೂರೆನ್ಸಾಚೆ ಸವಲತ್ತು ಅಪಸ್ವಾರ್ಥು ಕೋರ್ನು ದುರುಪಯೋಗ ಕೊರೂಂಕ ನಜ್ಜ. ಉದಾಹರಣೇಕ ದೋಳ್ಯಾಂತು ಮೋತಿ (ಕೆಟರ್ಯಾಕ್ಟ) ಆಯ್ಲ್ಯಾರಿ ದುರ್ಬಳ್ಯಾಂಕ ಸರಕಾರ ಲಕ್ಷಕಟ್ಲ್ಯಾನಿ ರುಪ್ಪಯ್ಯೊ ಖರ್ಚೂನು ಧರ್ಮಾಂಕ ನೇತ್ರಶಸ್ತ್ರಚಿಕಿತ್ಸಾತಜ್ಞ ಡಾಕ್ಟ್ರಾಂಕರಾನ ಒಪರೇಶನ್ ಕೋರ್ನುಘೆವ್ಚಾಕ ಸವಲತ್ತು ದಿತ್ತಾ. ಕೆಲವು ವ್ಯಾಪಾರೀ ಲೋಕಾನಿ ಕೋಟಿಕಟ್ಲ್ಯಾನಿ ದುಡ್ಡು ಇನ್ವೆಸ್ಟ ಕೋರ್ನು ದೋಳ್ಯಾಚೆ ಡಾಕ್ಟ್ರಾಂಕ ಕಾಮಾಂಕ ದೊವ್ರೋರ್ನು ನೇತ್ರಚಿಕಿತ್ಸಾಲಯ ಉಘಡ್ಲ್ಯಾಂತಿ. ದೋಳ್ಯಾಚಿ ಮೋತಿ ಸಮಽಂಚಿ ಪಿಕ್ಚೆ ಫೂಢೆ ಒಪರೇಶನ್ ಕೊರ್ಚೆ ಅಗತ್ಯ ನಾ ಪರಂತು ದುಡ್ಡು ಮೆಳ್ತಾ ಮ್ಹೋಣು ಮೋತಿ ಸಮಽಂಚಿ ಪಿಕ್ಚೆ ಫೂಢೆ ಸ್ವಾರ್ಥೀ ವ್ಯಾಪಾರೀ ಕಾಮಾಂಕ ದವ್ರಲ್ಲೇಲೆ ಡಾಕ್ಟ್ರಾಂಕರಾನ ಒಪರೇಶನ್ ಕರೈತಾತಿ. ಅಶ್ಶಿ ಸರಕಾರೀ ಸವಲತ್ತು ದುರುಪಯೋಗ ಕೊರ್ಚೆಂ ಸಽಮ ನ್ಹಂಯಿ.

ಇನ್ಶೂರೆನ್ಸ್ ಕಂಪನೀ ಚಿಕಿತ್ಸೇಕ ಜಾಲ್ಲೋಲೊ ಖರ್ಚು ಭರ್ತಾ ಮ್ಹೋಣು ಸಲ್ಪ ಪೇಶಂಟ ತಾಂಗೇಲೆ ಅಸಾಮಾನ್ಯ ಕಾಯಿಲೆ ಗೂಣ ಜಾತ್ತಾಕೀ ನಾ ಮ್ಹೋಣು ಗೊತ್ತು ನಾ ಜಾಲ್ಯಾರೀಯಿ ಆಸ್ಪತ್ರೇಕ ಎಡ್ಮಿಟ್ಟ ಜಾತ್ತಾತಿ. ಆಸ್ಪತ್ರೇಂತು ತಾಂಕಾ ಗೂಣ ಜಾವ್ಚೆಂ ಖಂಡಿತ ನಾತ್ತೀಲೆ ಚಿಕಿತ್ಸೆ ದಿತ್ತಾತಿ. ತೇ ಚಿಕಿತ್ಸೇಚೆ ನಿಮ್ಶಿ ಅಹಿತಕಽರ ಪರಿಣಾಮು (ಕೋಂಪ್ಲಿಕೇಶನ್) ಜಾವ್ಚಾಕ ಸಾಧ್ಯ ಆಸ್ಸಽ. ಪೇಶಂಟಾನ ಭೊಗ್ಲ್ಯಾರಿ ಜಾಲ್ಲೆಂ. ಖರ್ಚು ಮಾಂತ್ರ ಪೇಶಂಟಾಲೆ ಹಾತ್ತಾಂತುತಾಕ್ಕೂನು ಪಽಣಾ.

ಹಾಂವ ಡಾಕ್ತು ಜಾಲ್ಲೊಂ!

6. ಡಾಕ್ಟ್ರಾಲೊ ನೇಮು, 1

"ಯೋ, ಬೈಸ. ತುಕ್ಕಾ ಕಸ್ಸಲೆ ತೊಂದ್ರೆ?" ಪೇಶಂಟಾನ ಹಾಳ್ಳೇಲೆ ಪೇಪರ್ಸ ಪಳೈತಽಚಿ ಡಾಕ್ತು ನಿಮ್ಗೀತಾ. ಪೇಪರ್ಸ ಮ್ಹಳ್ಯಾರಿ ಪೇಶಂಟಾಲೆ ಚಾರ್ಟ. ಚಾರ್ಟ ಮ್ಹಳ್ಯಾರಿ ಏಕ ಫೈಲ. ಫೈಲಾಂತು ಪ್ರಿಂಟ ಜಾಲ್ಲೇಲೀಂ ಫೋಽರ್ಮ ಆಸ್ಸತಿ. ಎದ್ರಾಚೆ ಫೋಽರ್ಮಾರಿ ವೈಲೆ ತುದ್ಯೇರಿ ಡಾಕ್ಟ್ರಾಲೆ ನಾಂವ, ಡಿಗ್ರಿ, ಮೆಡಿಕಲ್ ರಿಜಿಸ್ಟ್ರೇಶನ್ ನಂಬರ, ವಿಳಾಸು, ಇತ್ಯಾದಿ ಆಸ್ತಾ. ನಂತರ ಪೇಶಂಟಾಲೆ ನಾಂವ, ಪ್ರಾಯ, ಲಿಂಗ, ವಿಳಾಸ, ಇತ್ಯಾದಿ ಬೊರೋನು ಆಸ್ತಾ. ಹೇಂ ಸಕ್ಕಡ ರಿಸೆಪ್ಶನಿಸ್ಟ ಸುರ್ವೇಕಽಚಿ ತಯ್ಯಾರಿ ಕೋರ್ನು ದವ್ವರ್ತಾ. ಚಾರ್ಟಾಂತು ಪೇಶಂಟಾಲೆ ದೇಹಾಚೆ ತಾಪಮಾನ, ನಾಡೀಚೆ ವೇಗಮಾನ, ಬ್ಲಡ್ ಪ್ರೆಶ್ಶರ್ ರೀಡಿಂಗ್ ಇತ್ಯಾದಿ ನರ್ಸ ಆಸ್ಸ ಜಾಲ್ಲ್ಯಾರಿ ತೀ ಪರೀಕ್ಷಾ ಕೋರ್ನು ಬೊರೋನು ದವ್ವರ್ತಾ. ನರ್ಸ ನಾ ಜಾಲ್ಲ್ಯಾರಿ ಡಾಕ್ತು ಹೇಂ ಸಕ್ಕಡ ಪೇಶಂಟಾಕ ಕೌಚಾರಿ ನಿದಾನು ಪರಿಕ್ಷೆ ಕೋರ್ನು ಮೊಳೋನು ಚಾರ್ಟಾಂತು ಬೊರೋನು ಘೆತ್ತಾ. ದೊನ್ನೀಚೆ ಫೋಽರ್ಮಾರಿ ಪೇಶಂಟಾಲೆ ನಾಂವ, ಪ್ರಾಯ, ಲಿಂಗ ಇತ್ಯಾದಿ ನಂತಾ ಡಾಕ್ಟ್ರಾನ ಬೊರೋನು ದಿಲ್ಲೇಲೆ ವಕ್ದಾಂಚೆ ನಾಂವ, ಲೆಬೋರೇಟರೀಚೆ ರಿಸಲ್ಟ ಇತ್ಯಾದಿ ಬೊರೋಚಾಕ ಪ್ರಿಂಟ ಕೆಲ್ಲೇಲೆ ಕೋಽಲಂ ಆಸ್ತಾತಿ.

"ದೋನಿ ದೀಸ ಧೋರ್ನು ಜೋರು ತಾಪು ಆನಿ ಶಿಂಯ್ಯಾಂ ಕಲ್ಕಲೊ, ಡಾಕ್ಟ್ರಾ!"

ತಾಪು ಆನಿ ಶಿಂಯ್ಯಾಂಚೊ ಕಲ್ಕಲೊ ಮ್ಹಳ್ಳೆ ಕೂಡ್ಲೆ ಡಾಕ್ಟ್ರಾಲೆ ಮಾತ್ತ್ಯಾಂತು ಸಕಲ ದಿಲ್ಲೊಲೊ ವಿಚಾರು ಯೆತ್ತಾ.

1. ಪೇಶಂಟಾಲಿ ಪ್ರಾಯ ಸಾನಿ ಜಾಲ್ಲ್ಯಾರಿ ವೈರಸ್ ಫೀವರ, ಮಲೇರಿಯಾ, ಫೈಲೇರಿಯಾ, ಡೆಂಗೂ, ಚಿಕನ್ಗೂನ್ಯಾ, ನಿಮೋನಿಯಾ, ಇತ್ಯಾದಿ ವಿಚಾರು ಯೆತ್ತಾ.

2. ಪೇಶಂಟು ವ್ಹಾರ್ಡಿಕ ಜಾಲ್ಲೇಲಿ ಮಧ್ಯವಯಸ್ಕ ಬಾಯ್ಲ ಮನೀಷಿ ಜಾಲ್ಲ್ಯಾರಿ ಪೆಲ್ವಿಕ್ ಇನ್‌ಫ್ಲಮೇಶನ್ ಮ್ಹೋಣು ಲೆಕ್ಕೂನು ಪೊಟ್ಟಾಂತು ದೂಕಿ ಆಸ್ಸವೇ ಮ್ಹೋಣು ನಿಮ್ಗೀತಾ.

3. ಪೇಶಂಟು ದಾಲ್ಲೊ ಮನೀಷು ಚಾಳೀಸ ಪನ್ನಾಸ ವರ್ಸಾಚೊ ಜಾಲ್ಲ್ಯಾರಿ ಕಿಡ್ನೀ ಆನಿ ಬ್ಲ್ಯಾಡರ್ ಇನ್‌ಫ್ಲಮೇಶನ್ ಮ್ಹೋಣು ಲೆಕ್ಕೂನು ಮೂತ್ರ ಪರೀಕ್ಷೆ ಕೋರೋಕಾ ಮ್ಹೋಣು ಲೆಕ್ತಾ.

ಲೆಬೋರೇಟರಿ ಪರೀಕ್ಷಾ

ಆತ್ತಂ 2016 ಇಸ್ವೇಂತು ಡಾಕ್ಟ್ರು ತಾಗ್ಗೇಲೆಲಾಗ್ಗಿ ಯೆವ್ಚೆ ಪ್ರತಿಏಕ ಪೇಶಂಟಾಲಿ ರಕ್ತ ಪರೀಕ್ಷಾ ಕರ್ತಾತೀಚಿ. 1. ಹಿಮೋಗ್ಲೊಬಿನ್, 2. ಟೋಟಲ್ ಡಬ್ಲ್ಯುಬೀಸೀ (ವ್ಹೈಟ್ ಬ್ಲಡ್ ಸೆಲ್) ಕೌಂಟ, 3. ಡಿಫರೆನ್ಶಿಯಲ್ ಡಬ್ಲ್ಯುಬೀಸೀ ಕೌಂಟ, ಹೇಂ ತೀನಿ ರಕ್ತ ಪರೀಕ್ಷಾ ಕರ್ತಾತೀಚಿ.

1. ಹಿಮೋಗ್ಲೋಬಿನ್ ನೋಽರ್ಮಲ್ ಜಾಲ್ಲ್ಯಾರಿ ಪೇಶಂಟಾಲೆ ಸ್ವಾಸ್ಥ್ಯ ಮಸ್ತ ಪಾಡ ಜಾಯ್ನಿ ಮ್ಹೋಣು ಡಾಕ್ಟ್ರಾಕ ಕಳ್ತಾ. ರೋಗು ಸೀರಿಯಸ್ ಜಾಲ್ಲ್ಯಾರಿ ಹಿಮೋಗ್ಲೋಬಿನ್ ಊಣೆ ಆಸ್ತಾ. ಉದಾಹರಣೇಂಕ ದುರ್ಬಳೆ ಘರ್ಕಡ್ಚೇ ಚೆರ್ಡೂವಾಂಕ ಚಾಂಗ ಆಹಾರು ಮೇಳ್ನಾ ಜಾಲ್ಲೇಲೆ ನಿಮಿತ್ತ ತಾಂಗೇಲೆ ಹಿಮೊಗ್ಲೋಬಿನ್ ಊಣೆ ಆಸ್ತಾ. ಶ್ರೀಮಂತ ಘರಾಚೆ ಚೆರ್ಡಾಲೆ ಹಿಮೊಗ್ಲೋಬಿನ್ ಊಣೆ ಆಸ್ಲ್ಯಾರಿ ತೇ ಚೆರ್ಡಾಕ ಆಹಾರಾಚೆ ಪ್ರಶ್ನೆ ಯೇನಾ. ವಿಂಗಡ ರೋಗು ಆಸೂಂಕ ಪೂರೊ ಮ್ಹೋಣು ಲೆಕ್ಕೂಕಾ. ಹಾಂತು ಪೇಶಂಟಾಲಿ ಆರ್ಥಿಕ ಪರಿಸ್ಥಿತಿ ಲೆಕ್ಕಾಕ ಘೇವ್ಕಾ.

2. ನಂತರ ಡಾಕ್ಟ್ರಾಲೆ ದೋಳೆ ಟೋಟಲ್ ಡಬ್ಲ್ಯುಬೀಸೀ ಕೌಂಟಾರಿ ವತ್ತಾತಿ. ಹೇಂ ನೋಽರ್ಮಲ್ ಜಾಲ್ಲ್ಯಾರಿ ಸ್ವಾಸ್ಥ್ಯ ಮಸ್ತ ಪಾಡ ಜಾಯ್ನಿ ಮ್ಹೋಣು ಕಳ್ತಾ. ಟೋಟಲ್ ಡಬ್ಲ್ಯುಬೀಸೀ ಥೋಡೇ ಊಣೆ ಜಾಲ್ಲ್ಯಾರಿ ವೈರಸ್ ಇನ್‌ಫೆಕ್ಷನ್, ಟೈಫಾಯ್ಡ, ಜೋಽಂಡೀಸ, ಇತ್ಯಾದಿ ಮ್ಹೋಣು ಲೆಕ್ತಾ. ವಿಪರೀತ ಚಽಡ ಜಾಲ್ಲ್ಯಾರಿ ಲುಕೀಮಿಯಾ ಮ್ಹೋಣು ಡಾಕ್ಟ್ರಾಕ ಸಂಶಯು ಯೆತ್ತಾ. ಲುಕೀಮಿಯಾ ಏಕ ಕ್ಯಾನ್ಸರ್ ರೋಗು.

3. ಡಿಫರೆನ್ಶಿಯಲ್ ಕೌಂಟಾಂತು ವಿಂಗವಿಂಗಡ ಕಽಣ ನೋಽರ್ಮಲ್ ಜಾಲ್ಲ್ಯಾರಿ ತೊಂದ್ರೆ ನಾ. ಖಂಚೇಯಿ ಏಕ ಚಽಡ ಅಥವಾ ಊಣೆ ಆಸ್ಸ ಜಾಲ್ಲ್ಯಾರಿ ತೊಂದ್ರೆ ಆಸ್ಸ ಮ್ಹೋಣು ಲೆಕ್ಕೂಯೇತ. ತಾಪು ಆನಿ ಶಿಂಯ್ಯಾಂಚೊ ಕಲ್ಕಲೊ ಆಶ್ಶಿಲೆ ಪೇಶಂಟಾಲೆ ನ್ಯೂಟ್ರೋಫಿಲ್ ಕೌಂಟ ಚಽಡ ಜಾಲ್ಲ್ಯಾರಿ ಯುರಿನರಿ ಇನ್‌ಫೆಕ್ಷನ್ ಮ್ಹೋಣು ಅಂದಾಜೊ ಕರ್ತಾ. ನ್ಯೂಟ್ರೋಫೀಲ್ ಕಽಣ ಮಸ್ತ ಚಽಡ ಜಾಲ್ಲ್ಯಾರಿ ಎಕ್ಯೂಟ್ ಇನ್‌ಫೆಕ್ಷನ್ ಮ್ಹೋಣು ಅಂದಾಜೊ ಕೋರ್ಯೇತ. ಲಿಂಫೋಸೈಟ ಕೌಂಟ ಚಽಡ

ಜಾಲ್ಲ್ಯಾರಿ ವೈರಸ್ ಇನ್‌ಫೆಕ್ಷನ್ ಟೈಫಾಯ್ಡ್, ಜೋಽಂಡೀಸ, ಇತ್ಯಾದಿ ರೋಗು ಆಸ್ಸವೇ ಮ್ಹೋಣು ವಿಂಗಡ ಪರೀಕ್ಷಾ ಕೋರ್ಕಾ ಜಾತ್ತಾ. ಲಿಂಫೋಸೈಟ್ಸ ಮಸ್ತ ಚಽಡ ಜಾಲ್ಲ್ಯಾರಿ ಟೈಫಾಯ್ಡ ತಾಪು ಆಸ್ಸೂಂಕ ಪೂರೋ ಮ್ಹೋಣು ಲೆಕ್ಕೂನು ಟೈಫಾಯ್ಡ ತಾಪಾಚೆ ರಕ್ತ ಪರೀಕ್ಷಾ 'ವಿಡಾಲ್ ಟೆಸ್ಟ' ಕೊರೋಕಾ ಮ್ಹೋಣು ಡಾಕ್ಟ್ರು ನಿರ್ಧಾರ ಕರ್ತಾ.

ಇಯೋಸಿನೋಫಿಲ್ ಕೌಂಟ ಚಽಡ ಜಾಲ್ಲ್ಯಾರಿ ಎಲ್ಲರ್ಜಿಽಕೀ, ಆಂತಾಂತು ಕ್ರೀಮಿ, ದಂತಾಚಿ ಬಾಧಾ, ಚರ್ಮಾಚೊ ಖೊರೋಜು, ಇತ್ಯಾದಿ ಲೆಕ್ಕಾಕ ಯೆತ್ತಾತಿ. ಮ್ಹೋಣು ಇತ್ತೆನಿಮ್ಮಿ ಡಿಫರೆನ್ಶಿಯಲ್ ಕೌಂಟ ನೋಽರ್ಮಲ್ ನಾ ಮ್ಹೋಣು ವಿಂಗವಿಂಗಡ ರೋಗಾಂಚೊ ಅಂದಾಜೊ ಡಾಕ್ಟ್ರಾಕ ಮನಾಂತು ಯೆತ್ತಾ.

ಹಿಮೋಗ್ಲೋಬಿನ್ನ

ಹಿಮೋಗ್ಲೋಬಿನ್ನ ಮ್ಹಳ್ಳೇಲೆ ರಕ್ತಾಂತು ಆಸ್ಸೂಚೆ ತಾಂಬ್ಡೆ ರಕ್ತ ಕಣಾಂತುಲೆ ಬಣ್ಣಾಚೊ ರಾಸಾಯನಿಕ ವಸ್ತು. ಹೇ ವಸ್ತೂಕ ಲೆಬೋರೇಟರೀಂತು ಕೆಮಿಕಲ್ ಟೆಸ್ಟ ಕೋರ್ನು ಶೆಂಬರಿ ಎಮ್ಮೆಲ್ (ಮಿಲ್ಲಿಲೀಟರ್) ರಕ್ತಾಂತು ಕಿತ್ಲೆಂ ಗ್ರಾಮ ಹಿಮೊಗ್ಲೊಬಿನ್ ವಸ್ತು ಆಸ್ಸ ಮ್ಹೋಣು ಮೊಜ್ಜೀತಾತಿ. 14 ತಾಕ್ಕೂನು 16 ಗ್ರಾಮ ಆಸ್ಲ್ಯಾರಿ ತೇ ಮನುಷ್ಯಾಲೆ ಸ್ವಾಸ್ಥ್ಯ ನೋಽರ್ಮಲ್ ಮ್ಹೋಣು ಧೃಢ ಜಾತ್ತಾ. ಭಷ್ಟಿ ಜಾತ್ತಲೆ ಬಾಯ್ಲುಮನ್ಶ್ಯಾಂಕ ಮ್ಹೈನೆಮ್ಹೈನ್ಯಾಕ ರಕ್ತಸ್ರಾವ ಜಾವ್ನು ಆಂಗಾಂತು ಕೆದ್ನಾಯಿ ರಗತ ಚಿಕೇಚಿ ಊಣೆ ತಾಂಬ್ಡೆ ಆಸ್ತಾ. ತಾಂಗೇಲೆ ಹಿಮೋಗ್ಲೋಬಿನ್ನ ಪ್ರತಿ ಶೆಂಬರಿ ಎಮ್ಮೆಲ್ ರಕ್ತಾಂತು ಸುಮಾರ 11 ತಾಕ್ಕೂನು 13 ಗ್ರಾಮ ಜಾವ್ನು ಆಸ್ತಾ.

ಹಿಮೋಗ್ಲೋಬಿನ್ನ ಏಕ ಆಧುನಿಕ ವೈದ್ಯಕೀಯಾಚೆಂ ವಿಶೇಷ ಆವಿಷ್ಕಾರು. ಘೂಢೆ ಧೋರ್ನು ಡಾಕ್ಟ್ರಾನಿ ಹುಷಾರ ನಾತ್ತೀಲೆ ಜಽಣ ನಿವ್ವಳೇಲೆ ಬಣ್ಣಾಚೆ ಆಸ್ತಾತಿ ಇತ್ತ್ಯಾಕ ಮ್ಹೋಣು ಪ್ರಶ್ನೆ ಕರ್ತಾತಿ ಆಶ್ಶೀಲೀಂತಿ. ಹಿಮೋಗ್ಲೋಬಿನ್ನ ಊಣೆ ಜಾಲ್ಲೇಲೆ ಪೇಶಂಟಾಲೆ ದೋಳ್ಯಾಚೆ ಸುತ್ತಾಂತು ತಾಂಬ್ಡೆಸಾಣಿ ಊಣೆ ಆಸ್ತಾ. ಜಿಬ್ಬೇಚೊ ಬಣ್ಣು ನಿವ್ವಳೋಲೊ ಆಸ್ತಾ. ಹಾತ್ತಾಚೆ ಬೊಟ್ಟಾಂಚೆ ನಾಂಕೂಟ ಒತ್ತ್ಯೇಲ್ಯಾರಿ ಮಸ್ತ ತಾಂಬ್ಡೆಸಾಣಿ ದಿಸ್ಸನಾ.

ಹಿಮೋಗ್ಲೋಬಿನ್ನ ಕಿತ್ಲೆ ಆಸ್ಸ ಮ್ಹೋಣು ಕಶ್ಶಿ ಪರೀಕ್ಷೆ ಕೊರ್ಚೆಂ? ಕ್ರಿ. ಶ. ಇಕುಣೀಸಾಚೆ ಶತಮಾನಾಂತು ಏಕ ಡಾಕ್ಟ್ರಾನ ಏಕು ಥೆಂಬೊ ರಗತ ಏಕ ಎಮ್ಮೆಲ್ ಉದ್ಕಾಂತು ಮಿಶ್ರಣ ಕೋರ್ನು ತೇ ಮಿಶ್ರಣಾಚೊ ಬಣ್ಣು ನೋಽರ್ಮಲ್ ಆಶ್ಶೀಲೆ ರಕ್ತಾಚೆ ಒಟ್ಟು ಹಿಮೋಗ್ಲೋಬಿನೋಮೀಟರ್ ಮ್ಹಳ್ಳೇಲಿ ಏಕಿ ಸಾನ ಪ್ಯಾಟ ಉಪೇಗು ಕೋರ್ನು ತುಲನೆ ಕೆಲ್ಲೆಂ. ತೇ

ಪೆಟ್ಟೇಂತು ಶಾಶ್ವತ ತಾಂಬ್ಡೆ ಬಣ್ಣಾಚೆ ದೋನಿ ಟ್ಯೂಬಂ ಆಸ್ತಾತಿ. ತೇ ಟ್ಯೂಬಾಂಚೆ ಮಧ್ಯೇಂತು ಪೇಶಂಟಾಲೆ ರಗತ ಮಿಶ್ರ ಕೆಲ್ಲೇಲೆ ದ್ರವ ಘಾಲ್ಲೇಲೆ ಟ್ಯೂಬ ದೊವ್ವೋರ್ನು ತುಲನೆ ಕೋರ್ನು ಪೇಶಂಟಾಲೆ ಹಿಮೋಗ್ಲೋಬಿನ್ ಲ್ಯಾಕ ಕೋರ್ಚೆ ಆಶ್ಶಿಲೆಂ. ಮಸ್ತ ಕಾಳ ನಂತರ ವಿದ್ಯುತ್ಚಾಲಿತ ಸ್ಪೆಕ್ಟ್ರೋಫೋಟೋಮೀಟರ ಮ್ಹಳ್ಳೇಲೆ ಮಶೀನ ವಿಜ್ಞಾನೀನ ತಯ್ಯಾರಿ ಕೆಲ್ಲೆಂ. ತೇಚಿ ವೇಳಾರಿ ರಕ್ತಕಽಣ ಲ್ಯಾಕ ಕೊರ್ಚ್ಯಾಕ ಮೈಕ್ರೋಸ್ಕೋಪು ಆನಿ ಗ್ಲಾಸ ಚೇಂಬರ ಮಾರ್ಕೇಟಾಂತು ಆಯ್ಲೀಂತಿ. ಆತ್ತಂ 2016 ಇಸ್ವೇಂತು ಏಕ ಥೆಂಬೊ ರಕ್ತಾಕ ಖಾವ್ಚೋನು ರಕ್ತಕಣಾಂಕ ಕೌಂಟ ಕೊರ್ಚೆ ಇಲೆಕ್ಟ್ರೋಽನಿಕ್ ಸೆಲ್‌ಕೌಂಟರ್ ಆಯ್ಲ್ಯಾಂತಿ. ಸೆಲ್ ಕೌಂಟರಾಕ ಆನಿ ಸ್ಪೆಕ್ಟ್ರೋಫೋಟೋಮೀಟರಾಕ ಜೋಡಿಸಿಲೇಲೆ ಸಕ್ಕಡ ಕಾಮ ಕಂಪ್ಯೂಟರ್ ಮುಖಾಂತರ ಜಾವ್ಚೆ ಮಶೀನ ಆಯ್ಲ್ಯಾಂತಿ. ಆತ್ತಂಚೆ ನವೇಂ ಮಶೀನಂ ಧಾಪಂದ್ರಾ ಪೇಶಂಟಾಲೆ ರಕ್ತಾಂತುಲೆ ಹಿಮೋಗ್ಲೋಬಿನ್ನ ಆನಿ ಟೋಟಲ್ ಡಬ್ಲ್ಯುಬೀಸೀ ಕೌಂಟ ಘಡಿಯೇಂಭಿತ್ತರಿ ಮೊಜ್ಜೀತಾತಿ.

ಹಿಮೋಗ್ಲೋಬಿನ್ನ ಮನುಷ್ಯಾಲೆ ದೇಹಾಂತು ಖಂಯಿ ಉತ್ಪನ್ನ ಜಾತ್ತಾ? ಖಂಚೆ ವಕ್ಕದ ದಿಲ್ಲ್ಯಾರಿ ಹಿಮೋಗ್ಲೋಬಿನ್ನ ಚಽಡ ಕೋರ್ಯೇತ ಮ್ಹೊಣು ಡಾಕ್ತ್ರಾನಿ ಸೊದ್ದೂನು ಕಾಳ್ಳೆಂ. ಮನುಷ್ಯಾಲೆ ಹದ್ರ್ಯಾಚೆ ಹಾಡ್ಡಾಂತು, ಜಾಂಗೇಚೆ ಹಾಡ್ಡಾಂತು, ಪಾಯ್ಯಾಚೆ ಹಾಡ್ಡಾಂತು, ಆನಿ ಕೆಲವು ಹಾಡ್ಡಾಂತು ಬೋನ್ ಮ್ಯಾರೋ ಮ್ಹಳ್ಳೇಲೆ ತಾಂಬ್ಡೇಂಚಿ ದಾಟಽಚಿ ಮಜ್ಜಾ ಆಸ್ಸ. ಹೇ ಮಜ್ಜೇಂತು ತಾಂಬ್ಡೆ ರಕ್ತಕಽಣ ಉತ್ಪತ್ತಿ ಜಾತ್ತಾತಿ.

ಮಜ್ಜಾಚಿ ಪರೀಕ್ಷಾ (ಬೋನ್ ಮ್ಯಾರ್ರೋ ಸ್ಟಡಿ)

ರಕ್ತಾಕ ಸಂಬಂಧ ಪಾವೀಲೊ ಖಂಚೋಯಿ ಏಕು ರೋಗಾಚೆ ತಪಾಸಣೆ ಕೊರೂಂಕ ಡಾಕ್ತ್ರಾಕ ಕೆಲವುಪಟಿ ಹಾಡ್ಡಾಂತುಲೆ ಮಜ್ಜಾಚಿ (ಬೋನ್ ಮ್ಯಾರ್ರೋಚಿ) ಪರೀಕ್ಷಾ ಕೊರೋಕಾ ಜಾತ್ತಾ. ಹೀ ಪರೀಕ್ಷಾ ಪೆಥೋಽಲೊಜಿಸ್ಟಾನಿ ಕೊರ್ಚೆಂ. ಖಂಚೇಯಿ ತರಬೇತಿ ಪಾವೀಲೆ ಡಾಕ್ತ್ರಾನ ಕೋರ್ಯೇತ. ಹಾಡ್ಡಾಂತುಲೆ ಅರ್ಧ ಎಮ್ಮೆಲ್ ಇತ್ಲೆಂ ಮಜ್ಜಾಕ ಭಾಯ್ರ ಕಾಣು ಪರೀಕ್ಷೆ ಕೊರೂಂಕ ಡಾಕ್ತು ಏಕ ಸೂವ ಹಾಡ್ಡಾಂತು ರಿಗ್ಗೈತಾ. ತಾಕ್ಕಾ 'ಬೋನ್ ಮ್ಯಾರ್ರೋ ನಿಡಲ್' ಮ್ಹಣ್ತಾತಿ. ಹೇಂ ಏಕ ದಾಟೇಚಿ ಹೀಡಿ ಆನಿ ಭಿತ್ತವ್ಯೆಲೆ ಸೂವ ಆಶ್ಶೀಲೆ ಏಕ ಸೂವ (ನೀಡಲ್). ಹೇಂ ನೀಡಲ್ ಸಾಮಾನ್ಯ ಜಾವ್ನು ಹದ್ರ್ಯಾಚೆ (ಸ್ಟರ್ನಮ್) ಹಾಡ್ಡಾಂತು ರಿಗ್ಗೋನು ಅರ್ಧ ಎಮ್ಮೆಲ್ ಮಜ್ಜಾ ಕಾಡ್ತಾತಿ. ಹಾಡ್ಡಾಂತು ಆಶ್ಶೀಲೆ ಮಜ್ಜಾ ಸಿರಿಂಜಾನಿ ಚೀವ್ನು ಕಾಡ್ಕಾ. ಲೋಕಲ್ ಎನೆಸ್ತೇಶಿಯಾ ದೀವ್ಕಾ ಜಾತ್ತಾ. ಮಜ್ಜಾ ಕಾಳ್ಳೆ ನಂತರ ತಾಜ್ಜೆ ಸಾತಾಠ ಪಾತಽಳ ಸ್ಮಿಯರ ಗ್ಲಾಸ ಸ್ಲೈಡಾರಿ ಕೋರ್ನು ಘೆತ್ತಾತಿ.

ಸುಕ್ಕೀಲೆ ಸ್ಮಿಯರಾಂಕ 'ಹಿಮೊಟೋಕ್ಸಿಲಿನ್-ಇಯೋಸಿನ್ ಬಣ್ಣು' ದೀವ್ಕಾ. ಸ್ಮಿಯರ ಮೈಕ್ರೋಸ್ಕೋಪಾಂತು ಪಳೈಲ್ಯಾರಿ ಬಣ್ಣು ದಿಲ್ಲೇಲೆ ಮಜ್ಜಾಂತು ವಿಂಗವಿಂಗಡ ರಕ್ತಕಣ ದಿಸ್ತಾತಿ. ಮಜ್ಜಾ ಸ್ಟಡಿ ಕೋರ್ನು ಡಾಕ್ಟ್ರು ಪೇಶಂಟಾಲೆ ರಕ್ತಾಚಿ ಕಾಯಿಲೇಚಿ ಜಾನಕಾರಿ ಘೆತ್ತಾ. ತಾಂಬ್ಡೆ ರಕ್ತ ಕಣಾಂಚೆ ಉತ್ಪನ್ನ ಆನಿ ವಾಡ್ಡಪ ನೋರ್ಮಲ್ ಆಸ್ಸವೇ ಮ್ಹೊಣು ಡಾಕ್ಟ್ರು ಸ್ಟಡಿ ಕರ್ತಾ.

ಹಿಮೋಗ್ಲೋಬಿನ್ ಆನಿ ಆಮ್ಲಜನಕ (ಓಕ್ಸಿಜೆನ್)

ಹಿಮೋಗ್ಲೋಬಿನ್ನಾಚೆ ಮುಖ್ಯ ಕಾಮ ಓಕ್ಸೀಜೆನ್ನಾಕ ಭಾಯ್ಲೆ ವಾರ್ಯಾಂತು ತಾಕ್ಕೂನ ಹೀರ್ನು ದೇಹಾಚೆ ಪ್ರತಿಏಕ ಕಣಾಂಕ ಪಾವೋಚೆಂ. ಮನುಷ್ಯಾನ ವಾಂಚೂನು ವೋರ್ಕಾ ಜಾಲ್ಲ್ಯಾರಿ ತಾಕ್ಕಾ ಸದಾಕಾಳ ಪ್ರಾಣವಾಯು (ಉಸ್ರು) ಪ್ರಾಪ್ತ ಜಾವ್ಕಾ. ಏಕ ಮನುಷ್ಯಾಲೊ ಉಸ್ರು ಬಂದ ಜಾಲ್ಲ್ಯಾರಿ ತೋ ಚಡ ಮ್ಹಳ್ಯಾರಿ ಪಾಂಚ ಧಾ ನಿಮಿಷ ವಾಂಚೂಂಕ ಪೂರೊ. ಮನುಷ್ಯಾನ ಉಸ್ರು ಭಿತ್ತರಿ ಘೆತ್ತನಾ ವಾರ್ಯಾಂತು ಆಶ್ಶೀಲೆಂ ಆಮ್ಲಜನಕ ಶ್ವಾಸಕೋಶಾಂತು ಆಸ್ಸೂಚೆ ಪಾತ್ತ್ಯಳ ಪರೇಂತುಲ್ಯಾನ ಸಾನಸಾನ ರಕ್ತನಾಳಾಂತು ಆಸ್ಸೂಚೆ ರಕ್ತಾಂತು ವತ್ತಾ. ರಕ್ತಾಚೆ ಭಿತ್ತರಿ ಆಯ್ಲೆಕೂಡ್ಲೆ ವಾರ್ಯಾಂತು ಆಶ್ಶೀಲೆ ಆಮ್ಲಜನಕ ತಾಂಬ್ಡೆ ರಕ್ತಕಣಾಂತು ಆಶ್ಶೀಲೆ ಹಿಮೊಗ್ಲೋಬಿನ್ನಾಕ ಚಾಬ್ಬೂನು ಬಸ್ತಾ ಆನಿ ಹಿಮೊಗ್ಲೋಬಿನ್+ಓಕ್ಸಿಜೆನ್ ಕಂಪೌಂಡ ಮೊಲೆಕ್ಯೂಲ್ ಜಾತ್ತಾ. ಶ್ವಾಸಕೋಶಾಂತುಲೆ ರಗತ ಹೃದಯಾಂತು ವೊಚ್ಚೂನು ಸಗ್ಳೇ ದೇಹಾಂತು ರಕ್ತ ಸಂಚಾರ ಜಾತ್ತಾ. ಹೃದಯಾಂತು ಆಶ್ಶೀಲೆ ರಗತ ಹೋಡ ಏಕ ಅವೋರ್ಟಾ ಮ್ಹಳ್ಳೇಲೆ ರಕ್ತನಾಳಾಚೆ ಮುಖಾಂತರ ಸಕ್ಕಡ ಅಂಗಾಂಗಾಂತು ವೊಚ್ಚೂನು ಪಾವ್ತಾ. ರಗತ ದೂರ ದೂರ ಸಕ್ಕಡ ರಕ್ತನಾಳಾಂತು ಪಾವ್ಚೆ ತಶ್ಶಿ ಹೃದಯ ರಕ್ತಾಕ ಬಲಾನ ವೊತ್ತೂನು ಲಕೈತಾ. ಹೇ ವೊತ್ತಣಾಕ ಬ್ಲಡ್ ಪ್ರೆಶರ್ ಮ್ಹಣ್ತಾತಿ.

ಹಿಮೋಗ್ಲೋಬಿನ್ ಮೊಲೆಕ್ಯೂಲಾಕ ಆನಿ ತಸ್ಸಲೇ ಇತರ ರಾಸಾಯನಿಕ ವಸ್ತೂಂಕ ಏಕ ವಿದ್ಯುತ್ ಚಾರ್ಜ ಆಸ್ತಾ. ರಾಸಾಯನಿಕ ವಸ್ತು ಖಾಲಿ ಆಸ್ಸನಾ. ತಾಂಕಾ ಆನ್ನೇಕ ರಾಸಾಯನಿಕ ವಸ್ತು ವಿದ್ಯುತ್ ಚಾರ್ಜಾಚೆ ನಿಮಿತ್ತ ಚಾಬ್ಬೂನು ಬಸ್ತಾ. ತಶ್ಶೀಂಚಿ ಹಿಮೊಗ್ಲೋಬಿನ್ ಖಾಲಿ ಆಸ್ಸನಾ. ತಾಕ್ಕಾ ಆಮ್ಲಜನಕ ಚಾಬ್ಬೂನು ಬಸ್ತಾ ಅಥವಾ ಅಂಗಾರಾಮ್ಲ (ಕಾರ್ಬನ್ ಡಯಾಕ್ಸೈಡ್) ಚಾಬ್ಬೂನು ಆಸ್ತಾ.

ಸಾನಸಾನ ರಕ್ತನಾಳಾಚೆ ಮುಖಾಂತರ ದೇಹಾಚೆ ಸಕ್ಕಡ ಕಣಾಕ ತಾಂಬ್ಡೆ ರಕ್ತಕಣಾಂತು ಆಶ್ಶೀಲೆ ಹಿಮೊಗ್ಲೋಬಿನ್+ಓಕ್ಸೀಜೆನ್ ಕಂಪೌಂಡ ಮೊಲೆಕ್ಯೂಲ ವೊಚ್ಚೂನು ಪಾವ್ತಾ. ದೇಹಾಚೆ ಸಕ್ಕಡ ಕಣಾಂಕ ಶಕ್ತಿ ಆನಿ

ಉಷ್ಣ ಉತ್ಪನ್ನ ಕೊರೂಂಕ ಆಮ್ಲಜನಕ ಅಗತ್ಯ ಆಸ್ಸ. ಕಣಾಂತು ಆಸ್ಸೂಚೆ ವಿದ್ಯುತ್ ಚಾರ್ಜ ಹಿಮೋಗ್ಲೋಬಿನ್+ಓಕ್ಸಿಜೆನ್ನಾಚೆ ಚಾರ್ಜಾಕಯಿ ಚಡ ಬಲವಾನ ಜಾಲ್ಲೇಲೆ ನಿಮಿತ್ತ ಹಿಮೋಗ್ಲೋಬಿನ್+ಓಕ್ಸಿಜೆನ್ ಕಂಪೌಂಡ ಮೊಲೆಕ್ಯೂಲ ಭೆತ್ತೂನು ಹಿಮೋಗ್ಲೋಬಿನ್ ವಿಂಗಡ ಆನಿ ಆಮ್ಲಜನಕ ವಿಂಗಡ ಜಾವ್ನು ಆಮ್ಲಜನಕ ಏಟಮ್ಮಾಕ ಕಣಾಂತುಲೆ ರಾಸಾಯನಿಕ ವಸ್ತು ತಾಂಡೂನು ಘೆತ್ತಾ. ಆಮ್ಲಜನಕ ಏಟಮ್ಮ ಹಿಮೋಗ್ಲೋಬಿನ್ ಸೋಣು ಕಣಾಂತು ಮೆಳ್ತಾ. ಹಿಮೋಗ್ಲೋಬಿನ್ ಖಾಲಿ ಜಾತ್ತಾ.

ದೇಹಾಚೆ ಪ್ರತಿಏಕ ಕಣಾಂತು ಶಕ್ತಿ ಆನಿ ಉಷ್ಣ ಉತ್ಪನ್ನ ಜಾವ್ನು ಕಣ ಕಾಮ ಕರ್ತಾತಿ. ಕಣಾನ ಕಾಮ ಕರ್ತನಾ ಕಣಾಂತು ಕಾರ್ಬನ್ ಡೈಯೋಕ್ಸೈಡ್ (ಅಂಗಾರಾಮ್ಲ) ಮ್ಹಳ್ಳೇಲೆ ಮಲ ಉತ್ಪನ್ನ ಜಾತ್ತಾ. ಹೇಂ ಅಂಗಾರಾಮ್ಲ ಮೊಲೆಕ್ಯೂಲ ತಾಂಬ್ಡೆ ರಕ್ತಕಣಾಂತು ಆಶ್ಶಿಲೆ ಖಾಲಿ ಜಾಲ್ಲೇಲೆ ಹಿಮೋಗ್ಲೋಬಿನ್ ಮೊಲೆಕ್ಯೂಲಾಕ ಚಾಬ್ಬೂನು ತಾಂಬ್ಡೆ ರಕ್ತಕಣಾಂಚೆ ಒಟ್ಟು ರಕ್ತಾಂತು ಹೊಳ್ತಾ. ರಕ್ತಾಂತು ಕಾರ್ಬನ್ ಡಯಾಕ್ಸೈಡ ತೀನಿ ರೀತೀರಿ ಮಿಶ್ರ ಜಾವ್ನು ಆಸ್ತಾ. ಏಕ ಸಡಿಲ ರೀತೀರಿ, ದೊನ್ನೀಚೆ ಹಿಮೊಗ್ಲೋಬಿನ್ನಾಕ ಚಾಬ್ಬೂನು ಆನ್ನಿ ತಿನ್ನೀಚೆ ಕಾರ್ಬೋನಿಕ ಏಸಿಡ್ ಜಾವ್ನು. ಕಾರ್ಬೋನಿಕ ಏಸಿಡ್ ಬೈಕಾರ್ಬೋನೇಟ್ ಆಯೋನ್ಸ ಜಾವ್ನು ಆಸ್ತಾ. ರಗತ ಶ್ವಾಸಕೋಶಾಕ ಆಯ್ಯೀಲೆ ವೇಳಾರಿ ರಕ್ತಾಂತು ಆಶ್ಶಿಲೆಂ ಅಂಗಾರಾಮ್ಲ ಶ್ವಾಸಕೋಶಾಚೆ ಪಾತ್ತಳ ಪರೇಕ ದಾಂಟ್ಟೂನು ಭಾಯ್ರ ವೊಚ್ಚೆ ಉಸ್ರಾಂತು ಭಾಯ್ರ ಪಡ್ತಾ. ಹಿಮೋಗ್ಲೋಬಿನ್ ವೋಪಾಸ ಖಾಲಿ ಜಾಲ್ಲೇಲೆ ನಿಮಿತ್ತ ವಾರ್‍ಯಾಂತುಲೆ ಆನ್ನೇಕ ಓಕ್ಸಿಜೆನ್ ಏಟಮ್ ಹಿಮೋಗ್ಲೋಬಿನ್ನಾಂಚೆ ಒಟ್ಟು ಮೇಳ್ನು ಹಿಮೋಗ್ಲೋಬಿನ್+ಓಕ್ಸಿಜೆನ್ ಕಂಪೌಂಡ ಮೊಲೆಕ್ಯೂಲ್ ಜಾವ್ನು ಪುನಃ ರಕ್ತಸಂಚಾರಾಂತು ಮೆಳ್ತಾ.

ನೀಲ ವರ್ಣ ವ್ಯಾಧಿ (ಸಯಾನೋಸಿಸ್)

ಖಾಲಿ ಜಾಲ್ಲೇಲೆ ಹಿಮೋಗ್ಲೋಬಿನ್ನಾಂತು ತಾಂಬ್ಡೊ ಬಣ್ಣು ಊಣೆ ಜಾವ್ನು ನೀಳ ಜಾಲ್ಲೇಲೆವರಿ ದಿಸ್ತಾ. ವೊಂಟಾಚೊ ಬಣ್ಣು ನೀಳ ಜಾಲ್ಯಾರಿ ತಾಕ್ಕಾ 'ಸಯಾನೋಸಿಸ' ಮ್ಹಣ್ತಾತಿ. ನಾಂಕೂಟಾಂಚೊ ಬಣ್ಣು ಸಾಮಾನ್ಯ ಜಾವ್ನು ತಾಂಬ್ಡೊ ಆಸ್ತಾ. ಶ್ವಾಸಾಂತು ಆಶ್ಶಿಲೆ ಓಕ್ಸಿಜೆನ್ ಶ್ವಾಸಕೋಶಾಚೆ ಕ್ಯಾಪಿಲ್ಲರೀ ರಕ್ತನಾಳಾಂತು ಸಮ ಜಾವ್ನು ಮೇಳ್ನಿ ಜಾಲ್ಯಾರಿ ಆಂಗಾಂತು ಖಾಲಿಜಾಲ್ಲೇಲೆ ಓಕ್ಸಿಜೆನ್ನಾತ್ತೀಲೆ ಹಿಮೋಗ್ಲೋಬಿನ್ ಚಡ ಜಾವ್ನು 'ಸಯಾನೋಸಿಸ' ದಿಸ್ತಾ. ತೆದ್ನಾ ಆಂಗ ಥಂಡ ಆಸ್ತಾ. ದೋನಿ ನಮೂನ್ಯಾಚೊ ನೀಲ ವರ್ಣ ಚರ್ಮ ವ್ಯಾಧಿ ಜಾತ್ತಾತಿ: 1. ಸುತ್ತಾಂತು: ಹಾತು ಪಾಯು ಥಂಡ ಆನಿ ನೀಲ ವರ್ಣಾಚೆ. ಥಂಡಿ ಆಶ್ಶಿಲೆ

ಪ್ರದೇಶಾಂತು ಕಾಂಯಿ ಕಾಯಿಲೆ ನಾತ್ಲ್ಯಾರೀಯಿ ಸಲ್ಪ ಜನಾಂಕ ಸಯಾನೋಸಿಸ್ ಆಸ್ತಾ. ಹೃದಯ ಬಲಹೀನ ಜಾಲ್ಲೇಲೆ ವೇಳಾರೀಯಿ ಚರ್ಮ ನೀಲ ಆನಿ ಥಂಡ ಜಾತ್ತಾ. ಹಾಕ್ಕಾ ಸುತ್ತಾಚೆ (ಪೆರಿಫೆರಲ್) ಸಯಾನೋಸಿಸ್ ಮ್ಹಣ್ತಾತಿ.

2. ಕೇಂದ್ರಾಂತು (ಸೆಂಟ್ರಲ್) ಸಯಾನೋಸಿಸ್: ಶ್ವಾಸಕೋಶಾಂತು ಕಾಯಿಲೆ ಜಾವ್ನು ಅಥವಾ ಹೃದಯಾಂತು ಉಜ್ವೆ-ದಾವೆ ರಗತ ಮಿಶ್ರಣ ಜಾವ್ಚೆ ಕಾಯಿಲೆ ಜಾಲ್ಲ್ಯಾರಿ ಜಿಬ್ಬೇಂತು, ವೊಂಟಾಂತು, ಹಾತ್ತಾಂತು, ಪಾಯ್ಯಾಂತು, ಇತ್ಯಾದಿ ಸಕ್ಕಡ ಕಡೇನ ನೀಳ ಬಣ್ಣು ದಿಸ್ತಾ. ಆಂಗ ಥಂಡ ಆಸ್ಸನಾ. ಬದ್ಲಾಕ ಬೆಪ್ಪು ಆಸ್ತಾ.

ಹಾತು ಪಾಯು ಥಂಡ ಅಥವಾ ಬೆಪ್ಪು ಆಸ್ಸೂಚಾಕ ತಾಂತೂಲೆ ರಗತ ಕಾರಣ. ರಕ್ತನಾಳಾಂತು ರಗತ ಖಂಚೇಯಿ ಕಾಯಿಲೇಚೆನಿಮಿತ್ತ ಊಣೆ ಜಾಲ್ಲ್ಯಾರಿ ಆಂಗ ಥಂಡ ಆಸ್ತಾ. ಹ್ರದಯಾಂತುತಾಕ್ಕೂನು ಭಾಯ್ರ ಪೊಡ್ಚೆ ರಗತಾಚೆ ಪ್ರಮಾಣ ಊಣೆ ಜಾವ್ಚೆ ಕಾಯಿಲೇಂತು ಹಾತ್ಪಾಯ ಥಂಡ ಆಸ್ತಾತಿ ಆನಿ ತೇ ಪ್ರಮಾಣ ಚಡ ಜಾವ್ಚೆ ಕಾಯಿಲೇಂತು ಹಾತ್ಪಾಯ ಬೆಪ್ಪು ಆಸ್ತಾತಿ.

ಮಸ್ತ ಸಕ್ಕಡ ರಕ್ತಪ್ರವಾಹ ಸಮನಾತ್ತೀಲೆ ಹಿಮೋಗ್ಲೋಬಿನ್ ಸಮಚಿ ಓಕ್ಸಿಜೆನ್ ಭರ್ನಾನಾತ್ತೀಲೆ ಕಾಯಿಲೇಂತು ಹಾತ್ತಾಚೆ ಬೊಟ್ಟಾಂಕ ಘೋಳಾಚೆ ಬಡ್ಡಿಯೇಂಚೊ (ಡ್ರಮ್ ಸ್ಟಿಕ್) ಆಕಾರು ಯೆತ್ತಾ. ಹಾಕ್ಕಾ 'ಕ್ಲಬ್ಬಿಂಗ್' ಮ್ಹಣ್ತಾತಿ. ಜನ್ಮಾಆಯ್ಯೀಲೆ ಚೆರ್ಡಾಕ ನೀಲ ವರ್ಣ ವ್ಯಾಧಿ ಆಸ್ಸಜಾಲ್ಲ್ಯಾರಿ ತೇಂ ಜಲ್ಮಜಾತ ನೀಲವರ್ಣ ಹೃದಯ ರೋಗಾಚೆ ಲಕ್ಷಣ. ಹೊಡ್ಡಾಂಕ 'ಕೋರ್ ಪುಲ್ಮೊನಾಲೆ' ಮ್ಹಳ್ಳೇಲೆ ಶ್ವಾಸಕೋಶಾಚೆ ವ್ಯಾಧೀನಿಮಿತ್ತ ಜಾವ್ಚೆ ಹೃದಯ ರೋಗಾಂತು ವರೇಕ ಕ್ಲಬ್ಬಿಂಗ್ ದಿಸ್ತಾ. ಶ್ವಾಸಕೋಶಾಂತು ಪೂ ಜಾವ್ನು, ಶ್ವಾಸನಾಳಾಂತು ಅರ್ಬುದ ರೋಗ ಜಾವ್ನು, ಹೊಡ್ಡ ಆಂತಾಂತು ಬೊಕ್ಕೆ (ಅಲ್ಸರೇಟೀವ್ಹ್ ಕೊಲೈಟಿಸ್) ಜಾವ್ನು, ಜೀರ್ಣಶಕ್ತಿ ವಿಪರೀತ (ಮಾಲೆಬ್ಸೋರ್ಶನ್) ಜಾವ್ನು, ಇತ್ಯಾದಿ ರೋಗಾಚೆ ನಿಮಿತ್ತಯಿ ಬೊಟ್ಟಾಂಕ ಘೋಳಾಚೆ ಬಡ್ಡೀಂಚೊ ಆಕಾರು ಯೆತ್ತಾ ಮ್ಹೋಣು ಡಾಕ್ಟ್ರಾಂಕ ಉಡ್ಗಾಸು ಆಸ್ಸೂಕಾ.

ನಾಡಿ ಪರೀಕ್ಷಾ

ಪ್ರಾಚೀನ ಕಾಳಘೋರ್ನು ವೈದ್ಯಾನಿ ನಾಡಿ ಪರೀಕ್ಷೇಕ ಆದ್ಯತೆ ದಿಲ್ಲ್ಯಾ. ಹಾತ್ತಾಮುಳಾಚೆ ಗಾಂಟೀಕ ಮನಗಟ ಮ್ಹಣ್ತಾತಿ. ಶರೀರವಿಜ್ಞಾನಾಂತು ನೆಲಾರಿ ರಾಬ್ಬೂನು ತೋಂಡ ಎದ್ರಾಕ ಕೋರ್ನು ರಾಬ್ಬೀಲೆ ಮನುಷ್ಯಾಲೊ ಹಾತು ಉದಾರೆಜಾವ್ನು ಆಸ್ತಾ. ಹಾತ್ತಾಚೆ ಆನಿ

ಮನಗಟಾಚೆ ಎದ್ರಾಚೆ ಆನಿ ಮಾಕ್ಷೀಚೆ ಅಂಗ ಮ್ಹೊಣು ವಿಂಗವಿಂಗಡ ವಿವರ ದಿತ್ತಾದಿ. ಮನಗಟಾಚೆ ಎದ್ರಾಚೆ ಅಂಗಾಂತು ನಾಡಿ ಆಪ್ಹೋಣು ಪೊಳೋಕಾ. ಹೀ ನಾಡಿ ಶುದ್ಧರಕ್ತನಾಳಾಚಿ ನಾಡಿ. ತಾಜ್ಜೆ ಲಾಗ್ಗೀಚಿ ಆಸ್ಸೂಚೆ ಅಶುದ್ಧರಕ್ತನಾಳಾಚಿ ನಾಡಿ ಹಾತ್ತಾಕ ಲಾಗ್ಗಿ ತಿತ್ಲಿ ಬsಲ ನಾತ್ತೀಲೆ ನಿಮ್ತಿ ತೀ ನಾಡಿ ಹಾತ್ತಾಕ ಲಾಗ್ಗನಾ. ಜನ್ಮಾಆಯ್ಯಿಲೆ ಚೆರ್ಡಾಲಿ ನಾಡೀಚೆ ವೇಗ 100–110 ಪ್ರತಿ ನಿಮಿಷ. ಹೇಂ ಪ್ರಾಯ ಜಾಲ್ಲೇಲೆ ತಶ್ಶೀಚಿ ಊಣೆ ಜಾವ್ನು 20 ವರ್ಸಾರಿ 65–85 ಪ್ರತಿ ನಿಮಿಷ ಜಾತ್ತಾ. ಮಸ್ತ ಸಕ್ಕಡ ರೋಗಾಂತು 'ಅತಿವೇಗ ನಾಡಿ' (ಟೆಕಿಕಾರ್ಡಿಯಾ) ಆಸ್ತಾ. ಭಾವುಕತೇನ, ಭಂಯ ಜಾಲ್ಲೇಲೆ ವೇಳಾರಿ, ವ್ಯಾಯಾಮ ಕರ್ತನಾ, ತಾಪು ಆಯ್ಯಿಲೆ ವೇಳಾರಿ, ಥೈರೋಯ್ಡು ಗ್ರಂಥಿ ಅತಿರೇಕ ಜಾಲ್ಲೇಲೆತವಳಿ, ರಕ್ತಸ್ರಾವ ಜಾಲ್ಲೆ ಮಾಗ್ಗೀರಿ, ಹೃದಯ ರೋಗಾಚೆನಿಮಿತ್ತ, ಇತ್ಯಾದಿ ಕಾರಣಾನಿ ಅತಿವೇಗ ನಾಡಿ ಆಸ್ತಾ.

'ಮಂದ ನಾಡಿ' (ಬ್ರಾಡಿಕಾರ್ಡಿಯಾ) ಜಾವ್ಚೆ ಊಣೆ. ಥೈರೋಯ್ಡು ಗ್ರಂಥಿ ಮಂದ ಜಾಲ್ಲೇಲೆ ವೇಳಾರಿ, ಪಿತ್ತನಾಳ ಬಂದ ಜಾವ್ನು ಯೆವ್ಚೆ ಹಳ್ದೂವೆಂ ಕಾಯಿಲೆ ನಿಮಿತ್ತ, ಮಸ್ತಿಷ್ಕಾಂತು ಪೊತ್ತಣ ಚsಡ ಜಾಲ್ಲೇಲೆ ವೇಳಾರಿ, ಹೃದಯಾಚೆ ಭಿತ್ತವೈಲೆ ಸಂಚಾರ ಎಡವಟ್ಟ (ಹಾರ್ಟ ಬ್ಲೋsಕ್) ಜಾಲ್ಲೇಲೆ ವೇಳಾರಿ, ಕೆಲವು ವಕ್ಕದ ಘೆತ್ತೀಲೆ ವೇಳಾರಿ, ಇತ್ಯಾದಿ ಕಾರಣಾನಿ ಮಂದ ನಾಡಿ ಜಾತ್ತಾ.

<u>ನಾಡೀಚೆ ತಾಳ (ರ್‍ಹಿಧಮ್):</u> ನಾಡೀಚೆ ತಾಳ (ರ್‍ಹಿಧಮ್) ಚsಡ ಊಣೆ ಆಸ್ಸ ಜಾಲ್ಲ್ಯಾರಿ ಈಸೀಜಿ (ಇಲೆಕ್ಟ್ರೋಕಾರ್ಡಿಯೋಗ್ರಾಮ) ಕಾಣು ಪೊಳೋಕಾ. 1. ಎಕ್ಸಟ್ರಾ ಸಿಸ್ಟೋಲಿ (ಮಧ್ಯೇಂತು ನಾಡಿ ಉಠಾಚೆ), 2. ಪರೋsಕ್ಸಿಸ್ಮಲ್ ಟೆಕಿಕಾರ್ಡಿಯಾ (ಮಧ್ಯೇಂತು ಅತಿವೇಗ 160–200 ಪ್ರತಿ ನಿಮಿಷ), 3. ಏಟ್ರಿಯಲ್ ಫ್ಲಟ್ಟರ್ (ಹೃದಯಾಚೆ ಏಟ್ರಿಯಂ ಫಾಫುಡ್ಚೆ, 210–300 ಪ್ರತಿ ನಿಮಿಷ), 4. ಏಟ್ರಿಯಲ್ ಫಿಬ್ರಿಲ್ಲೇಶನ್ (ಹೃದಯಾಚೆ ಏಟ್ರಿಯಂ ಕಡ್ಕಡ್ಚೆ, 400–500 ಪ್ರತಿ ನಿಮಿಷ), 5. ಭಾಗಶಹ ಅಥವಾ ಸಂಪೂರ್ಣ ಹಾರ್ಟ ಬ್ಲೋsಕ್ (ಹೃದಯಾಚೆ ಭಿತ್ತವೈಲೆ ಸಂಚಾರ ಎಡವಟ್ಟ ಜಾವ್ಚೆ), ಇತ್ಯಾದಿ ಕಾರಣಾನಿ ನಾಡೀಚೆ ತಾಳ ಗೊಂದೋಳು ಜಾಲ್ಲೇಲೆ ತವಳಿ ಜಾತ್ತಾ ಮ್ಹೊಣು ವಿಂಗವಿಂಗಡ ಹೃದಯ ರೋಗಾಂಕ ಗುರ್ತು ಕೆಲ್ಲ್ಯಾಂತಿ.

<u>ನಾಡೀಚೆ ಪೊತ್ತಣ:</u> ನಾಡೀಚೆ ಪೊತ್ತಣ ರಕ್ತಾಚೆ ಪೊತ್ತಣಾಕ (ಬ್ಲಡ್ ಪ್ರೆಶರ್ರಾಕ) ಸsಮ ಜಾವ್ನು ಆಸ್ತಾ. ಸಿಸ್ಟೋಲಿಕ್ ರಕ್ತಪೊತ್ತಣ ಚsಡ ಆಸ್ಸ ಜಾಲ್ಲ್ಯಾರಿ ನಾಡೀಚೆ ಪೊತ್ತಣ ಚsಡ ಆಸ್ತಾ. ನಾಡಿ ಆಪ್ಹೋಣು ಪೊತ್ತಣ ಪೊಳೋಚೆ ರೀತೀಚೆ ಬದ್ಲಾಕ ಬ್ಲಡ್ ಪ್ರೆಶರ್ ಮಶೀನಾನಿ ಪೊಳೋಚೆ ರೀತಿ

ಸುಲಭ ಆನಿ ನಂಬಿಕಾರ್ಹ ರೀತಿ. ಬ್ಲಡ್ ಪ್ರೆಶ್ಶರ ಕಶ್ಶಿ ಪೊಳೋಚೆ ಮ್ಹೊಣು ಹೇ ಪುಸ್ತಕಾಂತು ಮುಕಾರಿ ದಿಲ್ಲಾಂ.

ನಾಡೀಚೆ ವಿಸ್ತಾರ (ವ್ಹೋಽಲ್ಯೂಮ): ನಾಡೀಚೆ ವಿಸ್ತಾರ (ವ್ಹೋಽಲ್ಯೂಮ) ಮ್ಹಳ್ಯಾರಿ ಹೃದಯಾನ ಮಾರ್ಚೆ ಪೆಟ್ಟಾಚೆ ಗಾತ್ರ. ಹೇಂ ಮನಗಟಾಚೆ ನಾಡೀಕಯಿ ಗಳ್ಯಾಚೆ ನಾಡೀಂತು ಸ್ಪಷ್ಟಜಾವ್ನು ಉದ್ದೇನು ಯೆತ್ತಾ.

ನಾಡೀಚೆ ಪಾಳ (ವೇವ್): ನಾಡೀಚೆ ಪಾಳ (ವೇವ್) ಕಶ್ಶಿ ಆಸ್ಸ ಮ್ಹೊಣು ಪೊಳೋನು ವಿವಿಧ ಹೃದ್ರೋಗಾಂಕ ಲೆಕ್ಕಾಕ ಘೇವ್ಯೇತ. 1. ಕೊಸ್ಸೋಳ್ಚೆ ಪಾಳ (ಕೊಲ್ಲ್ಯಾಪ್ಸಿಂಗ್ ಪಲ್ಸ), 2. ಹಗೂರ ಉಠಾನು ಹಗೂರ ದೆವ್ಚೆಂ ಪಾಳ (ಪ್ಲೇಟೋ ಪಲ್ಸ), 3. ಜವಳಿ ಪಾಳ (ಪಲ್ಸಸ್ ಬಿಸ್‌ಫೆರಿಯೆನ್ಸ್), 4. ಏಕ ಸೋಣು ಏಕ ಪಾಳ (ಪಲ್ಸಸ್ ಆಲ್ಟರ್‌ನ್ಯಾನ್ಸ್), 5. ವಿಚಲಿತ ಪಾಳ (ಪಲ್ಸಸ್ ಪೆರಾಡೋಽಕ್ಸಸ್), ಇತ್ಯಾದಿ ವಿವಿಧ ಪಾಳಾಂಚೆ ನಾಡಿ ಡಾಕ್ಟ್ರಾಂಕ ಪೊಳೋಚಾಕ ಮೆಳ್ತಾತಿ.

ಅಶುದ್ಧ ರಕ್ತನಾಳಾಚಿ ನಾಡಿ (ವೀನಸ್ ಪ್ರೆಶರ್): ಅಶುದ್ಧ ರಕ್ತನಾಳಾಚಿ ನಾಡಿ ಗಳ್ಯಾಂತು ದೆಕ್ಕಿಪಡ್ತಾ. ಹೃದಯ ಬಲಹೀನ ಜಾಲ್ಲೇಲೆತವಳಿ ಹೀ ನಾಡಿ ಗಳ್ಯಾಚೆ ದೋನಿ ಬದೀನ ಘುಗ್ಗೀಲಿ ದೆಕ್ಕಿಪಡ್ತಾ. ಹೃದಯ ಬಲಹೀನ ಜಾಲ್ಯಾರಿ ಪಿತ್ತಜನಕಾಂಗ ಅಶುದ್ಧ ರಕ್ತಾನ ಘುಗ್ತಾ ಆನಿ ಆಪ್ಪುಳ್ಯಾರಿ ದುಕ್ತಾ.

ಸ್ಟೆತೋಸ್ಕೋಪು

ಪ್ರಾಚೀನ ಕಾಳಥೋನ್ರು ವೈದ್ಯಾಂಕ ರೋಗಲಕ್ಷಣ ಸಿದ್ಧ ಕೊರೂಂಕ ಹರ್ದ್ಯಾಕ ಕಾನು ದೀವ್ನು ಶ್ವಾಸು ಘೆವ್ಚೊ ಆನಿ ಸೊಡ್ಚೊ ಶಬ್ದು ಆಯ್ಕೂಕಾ ಜಾತ್ತಾಆಶ್ಶೀಲೆಂ. ಸತ್ರಾಚೆ ಶತಮಾನಾಂತು ಏಕ ಡಾಕ್ಟ್ರಾನ ಬಾಯ್ಲುಮನ್ಶೇಕ ಪರೀಕ್ಷೆ ಕರ್ತನಾ ತಿಗ್ಗೇಲೆ ಹರ್ದ್ಯಾಕ ಕಾನು ದಿವ್ಚೆ ಸಮ ನ್ಹಂಯಿ ಮ್ಹೊಣು ಏಕಿ ವಾಶ್ಯಾಚಿ ನಽಳಿ ಉಪೇಗು ಕೆಲ್ಲಿ. ನವ್ವ ಅಂಗುಲ ದೀಗಿ ದೋನಿ ಅಂಗುಲ ವ್ಯಾಸ ಆಶ್ಶೀಲಿ ವಾಶ್ಯಾಚಿ ನಽಳಿ ಉಪೇಗು ಕೆಲ್ಲಿ. ನಳಿಯೇಚಿ ಏಕಿ ಕೊಂಡಿ ರೋಗೀಲೆ ಹರ್ದ್ಯಾಕ ಆನಿ ಆನ್ನೇಕ ಕೊಂಡಿ ವೈದ್ಯಾಲೆ ಕಾನ್ನಾಕ ದೊವ್ವೋನ್ರು ಹರ್ದ್ಯಾಚೆ ಶಬ್ದಾಂಕ ಆಯ್ಕುಲೊ. ಹೇ ನಳಿಯೇಕ ಸ್ಟೆತೋಸ್ಕೋಪು ಮ್ಹೊಣು ನಾಂವ ದಿಲ್ಲೆಂ.

ವರ್ಸ ವತ್ತಾಂವತ್ತಾಂ ಸ್ಟೆತೋಸ್ಕೋಪಾಂತು ಆವಿಷ್ಕಾರು ಜಾವ್ನು ಆತ್ತಂಚೊ ಮಸ್ತ ಸುಧಾರಣೆ ಜಾಲ್ಲೋಲೊ, ದೋನಿ ಕಾನ್ನಾನಿ ಆಯ್ಕೂಚೊ, ಪ್ರತಿಧ್ವನಿ ಕೊರ್ಚೆ ಪಟಳ (ಡಯಾಫ್ರಾಮ್) ಆಶ್ಶೀಲೊ ಸ್ಟೆತೋಸ್ಕೋಪು ಆಯ್ಲಾ. ಹರ್ದ್ಯಾಂತುಲೆ ಶಬ್ದಾಂಕ ಆತ್ತಂ 2016 ಇಸ್ವೇಂತು ಆಯ್ಕೂಚೆ

ಅಗತ್ಯ ದಿಸ್ಸನಾ ಇತ್ತ್ಯಾಕ ಮ್ಹಳ್ಯಾರಿ ಆತ್ತಂ ಶ್ವಾಸಕೋಶಾಕ ಪರೀಕ್ಷೆ ಕೊರೂಂಕ ಎಕ್ಸರೇ ಕಾಡ್ತಾತಿ. ಕಂಪ್ಯೂಟರ್ ಟೊಮೋಗ್ರಾಫಿ, ಅಲ್ಟ್ರಾಸೌಂಡ ಸ್ಕ್ಯಾನ, ಇತ್ಯಾದಿ ಕರ್ತಾತಿ. ಮ್ಯಾಗ್ನೆಟಿಕ್ ರೆಸೊನೆನ್ಸ ಇಮೇಜಿಂಗ್ (ಎಮ್.ಆರ್.ಐ.) ಕರ್ತಾತಿ. ತಾಜ್ಜೆ ನಿಮ್ತಿ ಸ್ಟೆತೋಸ್ಕೋಪಾಚೆ ಉಪೇಗು ಮಸ್ತ ಊಣೆ ಜಾಲ್ಲಾ. ಡಾಕ್ಟ್ರಾಂಕ ಗುರ್ತು ಕೊರೂಂಕ ಮಾಂತ್ರ ತಾಂಗೇಲೆ ಖಾಂದ್ಯಾರಿ ಆಸ್ಸೊಚೊ ಸ್ಟೆತೋಸ್ಕೋಪು ಕಾಮಾಂಕ ಯೆತ್ತಾ.

ಮೈಕ್ರೋಸ್ಕೋಪು

ಮೈಕ್ರೋಸ್ಕೋಪು (ಮೈಕ್ರೋ=ಸೂಕ್ಷ್ಮ, ಸ್ಕೋಪು+ದಾಕ್ಕೋಚೆ): ಹೇಂ ಏಕ ಲೆಬೋರೇಟರೀಂತು (ಪ್ರಯೋಗಶಾಲೇಂತು) ಟೆಕ್ನೀಶಿಯನ್ನಾನಿ ಆನಿ ಡಾಕ್ಟ್ರಾನಿ ಉಪೇಗು ಕೊರ್ಚೆಂ ದೃಶ್ಯಕ (ಓಪ್ಟಿಕಲ್) ಸಾಧನ. ಘೂಢೆ ಧೋರ್ನು ಜಗತ್ತಾಂತು ಭೂತಕಾನ್ನಡಿ ದೋರ್ನು ಪಳೈಲ್ಯಾರಿ ಸಾನು ವಸ್ತು ಹೋಡು ಜಾವ್ನು ದಿಸ್ತಾ ಮ್ಹೋಣು ಜನಾಂಕ ಗೊತ್ತು ಆಶ್ಶಿಲೆಂ. ವಜ್ರ ಇತ್ಯಾದಿ ಸಾನಸಾನ ವಸ್ತೂಕ ದಾಟ ಗ್ಲಾಸಾನಿ ಪಳೈತಾತಿ ಆಶ್ಶಿಲೀಂತಿ.

<u>ಸಿಂಪಲ್ ಮೈಕ್ರೋಸ್ಕೋಪು:</u> ಏಕ ನಳಿಯೇಂತು, ಸಕಲ ಏಕ ಆನಿ ವೈರಿ ಏಕ, ದಾಟ ಗ್ಲಾಸಾಚೆ ಉರೂಟ ಪಾವ್ಲ್ಯೊ ದೊವ್ವೋರ್ನು ಪಳೈಲ್ಯಾರಿ ಅತಿ ಸೂಕ್ಷ್ಮ ವಸ್ತು ಮಸ್ತ ಹೋಡ ಜಾವ್ನು ದಿಸ್ತಾ ಮ್ಹೋಣು ಜನಾಂಕ ಗೊತ್ತು ಆಶ್ಶಿಲೆಂ. ಹೇ ಸಾಧನಾಕ ಸಿಂಪಲ್ ಮೈಕ್ರೋಸ್ಕೋಪು ಮ್ಹೋಣು ನಾಂವ. ಅಸ್ಸಲೊ ಎಕು ತೀನಿ ಅಂಗುಲ ದೀಗು ಸಿಂಪಲ್ ಮೈಕ್ರೋಸ್ಕೋಪು ದೋಳ್ಯಾಕ ಸಿರ್ಕಾನು ಸೂಕ್ಷ್ಮ ವಸ್ತು ಪೊಳೋಚಾಕ ಅಥವಾ ಸಾನ ಅಕ್ಷರ ವಾಜ್ಜೊಚಾಕ ಜನಾನಿ ಪ್ರಾಚೀನ ಕಾಳಧೋರ್ನು ಉಪೇಗು ಕೆಲ್ಲಾ.

<u>ಕಂಪೌಂಡ ಮೈಕ್ರೋಸ್ಕೋಪು:</u> ಇಂಗ್ಲೇಂಡಾಚೆ ವಿಜ್ಞಾನೀನ ಕ್ರಿ. ಶ. ಸತ್ರಾಚೆ ಶತಮಾನಾಂತು ಧಾ ಅಂಗುಲ ದೀಗ ಏಕ ನಳಿಯೇಚೆ ಮೆಜ್ಜೇರಿ ದೊವ್ವೋರ್ಚೆ ದೃಶ್ಯಕ ಯಂತ್ರ ಶೋಧನ ಕೋರ್ನು ತಾಂಗೇಲೆ ಫ್ಯಾಕ್ಟರೀಂತು ತಯ್ಯಾರಿ ಕೆಲ್ಲೆಂ. ಹೇ ಸಲಕರಣೇಂಕ ಕಂಪೌಂಡ ಮೈಕ್ರೋಸ್ಕೋಪು ಮ್ಹೋಣು ನಾಂವ ದಿಲ್ಲೆಂ. ಕಂಪೌಂಡ ಮ್ಯಕ್ರೋಸ್ಕೋಪಾಚೆ ನಳಿಯೇಕ ಧೋರೂಂಕ ಏಕ ಲೊಕಂಡಾಚೆ ಕವಚ ಕೆಲ್ಲೆಂ. ಕವಚಾಕ ಪಾಯಗಾರ ಕೆಲ್ಲೇತಿ. ಮಧ್ಯೇಂತು ವಸ್ತು ದೊವ್ವೋರ್ಚ್ಯಾಕ ಏಕ ಮಾಣಯಿ ಸಿರ್ಕಾಯ್ಲಿ. ಮಾಣಯೇಕ ಏಕು ವೊಟ್ಟೊ ಕೆಲ್ಲೊ. ವೊಟ್ಟ್ಯಾಚೆ ಮುಳಾಂತು ಏಕಿ ಕಾನ್ನಡಿ ದವ್ವರ್ಲಿ. ಕಂಡಿಯೇಂತು ದಿಸ್ಸೊ ಸೂರ್ಯಾಲೊ ಉಝ್ವಾಡು ಕಾನ್ನಡೇಂತುತಾಕ್ಕೂನ ಮಾಣಯೇಚೆ ವೊಟ್ಟ್ಯಾಂತುತಾಕ್ಕೂನ ನಳಿಯೇಂತು ದಿಸ್ಚೆ ತಶ್ಶಿ ತೀನಿ ಬಗsಯಿ ಏಕ ರೇಖೇರಿ ಸರೂತ ಜೋಡಿಸೀಲೆಂ.

ಕಂಪೌಂಡ ಮೈಕ್ರೋಸ್ಕೋಪಾನಿ ಖಂಚೋಯಿ ಸೂಕ್ಷ್ಮ ವಸ್ತೂ ದೊನ್ಶಿ, ಪಾಂಯ್ಶಿ, ಏಕ ಹಜಾರ ವಾಂಟ್ಯಾನಿ ಹೋಡ ಜಾವ್ನು ದಿಸ್ತಾ. ಥೋಡೇ ವರ್ಸ ಭಿತ್ತರಿ ಕಂಪೌಂಡ ಮೈಕ್ರೋಸ್ಕೋಪು ಮಸ್ತಕಡೇನ ಉಪೇಗಾಕ ಆಯ್ಲೊ. ಜನಾನಿ ಹೇಂ ಸಾಧನ ಮೊಲ್ಲಾಕ ಘೇವ್ನು ವಿಂಗವಿಂಗಡ ವೃತ್ತೀಂತು ಸೂಕ್ಷ್ಮ ವಸ್ತು ಪೊಳೋಚಾಕ ಉಪೇಗು ಕೆಲ್ಲೊ

<u>ಮೈಕ್ರೋಸ್ಕೋಪಾಚಿ ಕ್ರಾಂತಿ:</u> ಡಾಕ್ಟಾನಿ ತಾಂಗೇಲೆ ವೈದ್ಯಕೀಯ ಪ್ರಯೋಗಶಾಲೇಂತು ಮೈಕ್ರೋಸ್ಕೋಪಾಕ ತಾಂಗೇಲೆ ಕಾಮಾಂತು ಪ್ರಯೋಗ ಕೋರೂಂಕ ಸೂರು ಕೆಲ್ಲೆಂ. ಏಕ ಗ್ಲಾಸಾಚೆ ಕುಡ್ಕ್ಯಾರಿ (ಸ್ಲೈಡಾರಿ) ಎಕು ಥೆಂಬೊ ರಗತ ಘಾಲ್ನು ತಾಜ್ಜೆವೈರಿ ಏಕ ಪಾತ್ತಳ ಗ್ಲಾಸಾಚೆ ಕವರಸ್ಲಿಪ್ ದೊವ್ವೋನ್ನು ಮೈಕ್ರೋಸ್ಕೋಪಾಂತು ಪಳೈಲೆಂ. ಆನ್ನೇಕ ಗ್ಲಾಸಾಚೆ ಸ್ಲೈಡಾರಿ ಎಕು ಥೆಂಬೊ ರಗತ ಘಾಲ್ನು ತಾಜ್ಜೇರಿ ಆನ್ನೇಕ ಸ್ಲೈಡ ತಾಂಡ್ಲ್ಯಾರಿ ರಕ್ತಾಚೆ ಸ್ಮಿಯರ ಜಾತ್ತಾ. ಹೇಂ ಸ್ಮಿಯರ ಸ್ಟೇಯ್ನ ಕೋರ್ನು (ಬಣ್ಣು ಘಾಲ್ನು) ಡಿಫರೆನ್ಶಿಯಲ್ ಕೌಂಟ ಕೋರ್ಯೇತ.

ಮೈಕ್ರೋಸ್ಕೋಪು ಉಪೇಗಾಕ ಆಯ್ಲೆ ಮಾಗ್ಗೀರಿ ಮನುಷ್ಯಾಲೆ ರಕ್ತಾಂತು ತಾಂಬ್ಡೆ ಕಽಣ, ಧಽವೆ ಕಽಣ, ಇತ್ಯಾದಿ ಆಸ್ಸತಿ ಮ್ಹೋಣು ಡಾಕ್ಟ್ರಾಂಕ ಕಳ್ಳೆಂ. ವೈದ್ಯಕೀಯಾಕ ಸಂಬಂಧ ಪಾವೀಲೆಂ ಮಸ್ತ ಸಂಗತಿ ವಿಜ್ಞಾನೀನ ಮೈಕ್ರೋಸ್ಕೋಪಾಚೆ ಮುಖಾಂತರ ಡಾಕ್ಟ್ರಾಂಕ ದಾಕ್ಕೈಲೆಂ. ಏಕ ಎಮ್ಮೆಲ್ ರಕ್ತಾಂತು ಕಿತ್ಲೆ ಕಽಣ ಆಸ್ಸತಿ ಮ್ಹೋಣು ಲ್ಯಾಕ ಕೊರೂಂಕ ಗ್ಲಾಸಾಚೆ ಏಕ ದಾಟ ಸ್ಲೈಡಾಂತು ಗೂಡು (ಚೇಂಬರ್) ಕೋರ್ನು ತಾಂತು ಪಾತ್ತಳ ಕೆಲ್ಲೇಲೆಂ ರಗತ ಸೋಣು ಕಽಣ ಲ್ಯಾಕ ಕೆಲ್ಲೆಂ. ಆತ್ತಂ ಕಽಣ ಲ್ಯಾಕ ಕೊರೂಂಕ ಇಲೆಕ್ಟ್ರೋನಿಕ್ ಯಂತ್ರ ಕಂಪ್ಯೂಟರ ಉಪೇಗು ಕರ್ತಾತಿ.

<u>ಇಲೆಕ್ಟ್ರೋಽನ್ ಮೈಕ್ರೋಸ್ಕೋಪು:</u> ಇಲೆಕ್ಟ್ರೋಽನ್ ಮೈಕ್ರೋಸ್ಕೋಪು ಉಪೇಗು ಕೋರ್ನು ಅತೀ ಸೂಕ್ಷ್ಮ ಜಂತು ಪೊಳೋಚಾಕ ಜಾತ್ತಾ. ಜಂತೂಚೆ ಭಿತ್ತರಿ ಆಸ್ಸೂಚೆ ಶರೀರ ರಚನಾ, ತಾಂಗೇಲೆ ಹೃದಯಕೀ, ಆಂತಂಕೀ, ಮೆಂದುಕೀ, ಇತ್ಯಾದೀಚೆ ಚಿತ್ರ ದಿಸ್ತಾತಿ. ಶರೀರಾಚೆ ಕಽಣ ಆನಿ ತೇ ಕಣಾಂತು ಆಸ್ಸೂಚೆ ಪ್ರತಿಏಕ ಅಣೂಂಕ ಅಧ್ಯಯನ ಕೋರ್ನು ವಿಜ್ಞಾನೀನಿ ಅಪಾರ ಪ್ರಮಾಣಾಂಚಿ ಮಾಹಿತಿ ಸಂಗ್ರಹ ಕೆಲ್ಲ್ಯಾ.

ಪೆಥೋಽಲೊಜಿಸ್ಟಾಕ ಮೈಕ್ರೋಸ್ಕೋಪು ಏಕ ಅನನ್ಯ ಸಾಧನ. ತಾಣೆ ಮೈಕ್ರೋಸ್ಕೋಪಾನ ಪೊಳೋಚೆ ಕೆಲವು ಸಂಗತಿ ಸಕಲ ದಿಲ್ಲ್ಯಾ.

1. ರಕ್ತಾಚೆ ಸ್ಮಿಯರಾಕ ಬಣ್ಣು ಘಾಲ್ನು ಪೊಳೋಕಾ. ರಕ್ತಕಽಣ ಆರೋಗ್ಯವಂತ ಜಾವ್ನು ಆಸ್ಸತಿಕೀ ಅಥವಾ ಅಸ್ವಸ್ಥ ಜಾವ್ನು ಆಸ್ಸತಿ? ತಾಂಬ್ಡೆ ರಕ್ತಕಽಣಾಂಚೊ ಆಕಾರು, ಗಾತ್ರ, ತಾಂತೂಲೆ ಹಿಮೋಗ್ಲೋಬಿನ್ನಾಚೊ ಬಣ್ಣು ಸಽಮ ಆಸ್ಸವೇ? ಧಽವೆ ರಕ್ತಕಣಾಂಕ ಲ್ಯಾಕ (ಕೌಂಟ) ಕೋರ್ನು ತಾಂಗೇಲೆ

ಪರಸ್ಪರ ಸಂಖ್ಯೆ ಸಾಮಾನ್ಯ ಜಾವ್ನು ಆಸ್ಸವೇ? ಧsವೆ ರಕ್ತಕಣಾಂಚೆಪೈಕಿ ನ್ಯೂಟ್ರೋಫಿಲ್ ಕsಣ ಶೆಂಬರೀಂತು 60–70 ಆಸ್ಸೂಕಾ. ಲಿಂಫೋಸೈಟ್ಸ 20–40 ಆಸ್ಸೂಕಾ. ಇಯೋಸಿನೋಫಿಲ್ಸ 3–10 ಆಸ್ಸೂಕಾ. ಬೆಸೋಫಿಲ್ಸ್ 0–5 ಆಸ್ಸೂಕಾ. ಖಂಚೇಯಿ ಧsವೆಂ ರಕ್ತಕsಣ ಚsಡ ಅಥವಾ ಊಣೆ ಜಾಲ್ಲ್ಯಾರಿ ಪೇಶಂಟಾಲೆ ಆರೋಗ್ಯ ಸsಮ ನಾ ಮ್ಹೊಣು ಅರ್ಥು.

2. ಮುತ್ತಾಂತು ಕೆಲವು ಸಂಗತಿ ಮೈಕ್ರೋಸ್ಕೋಪಾಂತು ಪೊಳೋಕಾ. ಮೂತ ಸೆಂಟ್ರಿಫ್ಯೂಜಾಂತು ಘುಂವ್ಡಾನು ತಾಜ್ಜೆ ಮುಳಾಂತುಲೆ ಘಟ್ಟಿ ವಸ್ತು (ಡಿಪೋsಸಿಟ್) ಸಕ್ಕಡ ಏಕ ಗ್ಲಾಸ ಸ್ಲೈಡಾರಿ ಘಾಲ್ನು ಪೊಳೋಕಾ. ತಾಂತು ಆಸ್ಸೂಚೆ ರಕ್ತಕsಣ, ಸ್ಕ್ವೈಮಸ್ ಕsಣ, ಕ್ಯಾನ್ಸರ್ ಕsಣ, ಇತ್ಯಾದಿ ಮೈಕ್ರೋಸ್ಕೋಪಾಂತು ಪೊಳೋಯೇತ.

3. ಜೈವಕುಡಿ (ಬಾಯೋsಪ್ಸಿ) ಪೊಳೋನು ತಾಂತು ಕಸ್ಸಲೊ ರೋಗು ಆಸ್ಸs ಮ್ಹೊಣು ಪೊಳೋಚಾಕ ಮೈಕ್ರೋಸ್ಕೋಪು ಜಾವ್ಕಾ. ಉದಾಹರಣೇಕ ಚರ್ಮರೋಗತಜ್ಞ ಡಾಕ್ತ್ರಾನ ಪೇಶಂಟಾಲೆ ಚರ್ಮಾಂತು ಆಯ್ಯಿಲೆ ಕಲೇಚೊ ಸಾನು ಕುಡ್ಕೊ ಕಾಣು ಪೆಥೋsಲೊಜಿಸ್ಟಾಲೆ ಪರೀಕ್ಷೇಕತಿರ ಪೆಟೋನು ದಿಲ್ಲ್ಯಾರಿ ಪೆಥೋsಲೊಜಿಸ್ಟು ತಾಜ್ಜೆ ಚೂರುಚೂರು ಕೋರ್ನು ಪಾರಾಫಿನ್ ಆಯ್ಕಟ್ಟ ಕೋರ್ನು ಪಾತ್ತsಳ ಸೆಕ್ಷನ್ ಕರ್ತಾ. ಸೆಕ್ಷನ್ ಸ್ಟೇಯ್ನ ಕೋರ್ನು ಮೈಕ್ರೋಸ್ಕೋಪಾಂತು ಪಳೈತಾ. ಚರ್ಮರೋಗತಜ್ಞು ಕೆತ್ಲೋಯಿ ಅನುಭವೀ ಡಾಕ್ತ್ರು ಜಾಲ್ಲ್ಯಾರೀಯಿ ಚರ್ಮಾಚೆ ಸಕ್ಕಡ ಕsಲೇಂಚೆ ರೋಗನಿರ್ಣಯ ಕೊರೂಂಕ ಘಾವ ಆಸ್ಸನಾ. ಪೇಥೋsಲೊಜಿಸ್ಟು ತೇ ಕಲೇಚೆ ಪರೀಕ್ಷೆ ಕಣಾಂಚೆ ಸ್ಥರಾರಿ ಕೋರ್ನು ರೋಗನಿರ್ಣಯ ಕರ್ತಾ. ಕಲೇಚೆ ಕಾರಣ ಖಾಲಿ ಇನ್‌ಫೆಕ್ಷನ್‌ಕೀ, ಬಿನೈನ್ ಗ್ರೋತುಕೀ ಅಥವಾ ವಿಂಗಡ ಕಸ್ಸಲೆ ಮ್ಹೊಣು ಕಣಾಂಚೆ ಸ್ಥರಾರಿ ಮೈಕ್ರೋಸ್ಕೋಪಾಚೆ ಮೂಲಕ ಕೋರ್ಯೇತ.

ಮೈಕ್ರೋಸ್ಕೋಪು ಶುದ್ಧ ಆಯುರ್ವೇದ ಅಭ್ಯಾಸು ಕರ್ತಲೆ ವೈದ್ಯಾಂಕ ಅಗತ್ಯ ಮ್ಹೊಣು ದಿಸ್ಸನಾ. ಆಧುನಿಕ ವೈದ್ಯಕೀಯಾಂತು ಜಾಲ್ಲೇಲೆ ಅಪಾರ ಅಭಿವೃದ್ಧೀಚೆ ನಿಮಿತ್ತ ಪೇಶಂಟಾಲೆ ವ್ಯಾಧೀಚೆ ರೋಗನಿರ್ಣಯ ಸೂಕ್ಷ್ಮ ಸ್ಥರಾರಿ ಜಾತ್ತಾ. ಖಂಚೇಯಿ ವ್ಯಾಧೀನಿಮಿತ್ತ ಶರೀರಾಚೆ ಆಂಗಾಂಗಾಂಚೆ ಕಣಾಚೆವೈರಿ ಜಾಲ್ಲೇಲೆ ಪರಿಣಾಮು ಮೈಕ್ರೋಸ್ಕೋಪಾಂತು ಅಧ್ಯಯನ ಕೋರ್ನು ಚಿಕಿತ್ಸೆ ದಿಲ್ಲ್ಯಾರಿ ವಕ್ದಾಂಚೊ ಪರಿಣಾಮು ಸುನಿಶ್ಚಿತ ಜಾತ್ತಾ. ಅಗತ್ಯ ಪಳ್ಳೇಲೆ ವೇಳಾರಿ ಇಲೆಕ್ಟ್ರೋನ್ ಮೈಕ್ರೋಸ್ಕೋಪಾಂತು ವರೇಕ ಅಧ್ಯಯನ ಕೋರ್ಯೇತ.

ಹಾಂವ ಡಾಕ್ಟ್ರು ಜಾಲ್ಲೊಂ!

7. ಡಾಕ್ಟ್ರಾಲೊ ನೇಮು, 2

"ಯೋ, ಬೈಸ. ತುಕ್ಕಾ ಕಸ್ಸಲೆ ತೊಂದ್ರೆ?" ಮ್ಹೋಣು ನಿಮ್ಹೂನು ಡಾಕ್ಟ್ರು ಪೇಶಂಟಾಕ ತಾಗ್ಗೇಲೆ ಕ್ಲಿನಿಕ್ಕಾಚೆ ರೂಮಾಂತು ಘಡ್ಯಾಳ್ಯಾಚೆ ಮಾಕ್ಷಿ ಆಶ್ಶೀಲೆ ಕೌಚಾರಿ ನಿದ್ದೆ ಮ್ಹೋಣು ಸಾಂಗ್ತಾ. ಪೇಶಂಟಾನಿ ಕೌಚಾರಿ ನಿದ್ದಲೆ ಮಾಗ್ಗೀರಿ ಡಾಕ್ಟ್ರು ಏಕ ಪೇಟಿಕ ಹಾಣು ಪೇಶಂಟಾಲೆ ಹಾತ್ತಾಚೆ ಬದೀನ ದವ್ವರ್ತಾ. ತೇ ಪೆಟ್ಟೇಂತು ರಕ್ತಾಚೆ ವ್ಹೊತ್ತಣ (ಬ್ಲಡ್ ಪ್ರೆಶ್ಶರ) ತಪಾಸಣೆ ಕೊರ್ಚೆಂ ಮಶೀನ ಆಸ್ಸ. ಪೆಟ್ಟೇಚೆ ಧಾಂಗ್ಣೆಂ ಉಕ್ಕೋಳ್ಳು ನೀಟ ದವ್ವರ್ಲ್ಯಾರಿ ಧಾಂಗ್ಣ್ಯಾಂತು ಏಕ ಗ್ಲಾಸಾಚೆ ಪಾದರಸ (ಮರ್ಕ್ಯೂರಿ) ಭರ್ಲೇಲಿ ನಳಿ ದಿಸ್ತಾ. ತೇ ನಳ್ಯೇರಿ ಏಕಿ ಮಿಲ್ಲಿಮೀಟರ್ ಅಳತೆಪಟ್ಟಿ ಗುರ್ತು ಕೇಲ್ಲೇಲಿ ಆಸ್ಸ. ನಳ್ಯೇಚಿ ಮುಳಾಂತುಲಿ ಕೊಂಡಿ ಉರೂಟ ಆಸ್ಸೂನು ತಾಂತು ಪಾದರಸ ಆಸ್ತಾ. ಕೊಂಡ್ಯೇಕ ದೋನಿ ದಿಗ ರಬ್ಬರಾಚೆ ಟ್ಯೂಬಂ ಸಿರ್ಕಾಯಿಲೇಂ ದಿಸ್ತಾತಿ. ಏಕ ಟ್ಯೂಬಾಚೆ ಕೊಂಡ್ಯೇಕ ಏಕು ರಬ್ಬರಾಚೊ ಘುಗ್ಗೊ ಆನಿ ಆನ್ನೇಕ ಕೊಂಡ್ಯೇಕ ಹಾತ್ತಾ ರಟ್ಟ್ಯಾಕ ಬಾಂದೂಚೆ ಏಕ ಕಟಿಬಂಧ (ಕಫ್ಫ) ಆಸ್ಸ. ರಬ್ಬರಾಚೆ ಟ್ಯೂಬ, ರಬ್ಬರಾಚೊ ಘುಗ್ಗೊ, ರಬ್ಬರಾಚೆ ಕಟಿಬಂಧ, ಗ್ಲಾಸಾಚೆ ಪಾದರಸ ಭರ್ಲೇಲಿ ನಳಿ ಇತ್ಯಾದಿ ಸಕ್ಕಡ ಮೇಳ್ಳು ಹೇಂ ಮಶೀನ ಪೇಶಂಟಾಲೆ ರಕ್ತವ್ಹೊತ್ತಣ ಮೊಜ್ಜೂಂಕ ಸಿದ್ಧ ಜಾವ್ನು ಆಸ್ಸ.

<u>ರಕ್ತವ್ಹೊತ್ತಣ (ಬ್ಲಡ್‌ಪ್ರೆಶರ್) ಮಶೀನ (ಸ್ಫಿಗ್ಮೊಮೆನೋಮೀಟರ್):</u> ಡಾಕ್ಟ್ರಾನ ಪೇಶಂಟಾಲೆ ರಕ್ತವ್ಹೊತ್ತಣ ಪೊಳೋಚೆ ಏಕ ಮುಖ್ಯ ಆನಿ ಅಗತ್ಯ ಕೋರ್ಕಾಜಾಲ್ಲೇಲಿ ಪರೀಕ್ಷಾ. ಪೇಶಂಟಾಲಿ ಪ್ರಾಯ ವೀಸ ವರ್ಸಾಕಯಿ ಚಡ ಮ್ಹೋಣು ಜಾಲ್ಯಾರಿ ತಾಗ್ಗೇಲೆ ನಾಡೀಚೆ ವೇಗ (ಪಲ್ಸ ರೇಟ), ಆಂಗಾಚಿ ಹೂನ್ಸಾಣಿ (ಬೋಡಿ ಟೆಂಪರೇಚರ್), ರಕ್ತವ್ಹೊತ್ತಣ (ಬ್ಲಡ್ ಪ್ರೆಶ್ಶರ), ಇತ್ಯಾದಿ ಪ್ರತಿಏಕ ಡಾಕ್ಟ್ರು ಬೊರೋನು (ರೆಕಾರ್ಡ ಕೋರ್ನು) ಘೆತ್ತಾ. ಬ್ಲಡ್ ಪ್ರೆಶರ್ ಪೊಳೋಚೆ ಮಶೀನಾಕ ಸ್ಫಿಗ್ಮೊಮೆನೋಮೀಟರ್ ಮ್ಹೋಣು ನಾಂವ. ರಕ್ತಾಚೆ ವ್ಹೊತ್ತಣ ಪೇಶಂಟಾಲಿ ನಾಡಿ ಆಪ್ಪೋಣು ಅಂದಾಜೊ ಕೋರ್ಯೇತ.

ಪ್ರಾಚೀನ ಕಾಲಥೋನ್ರ್ಯು ಮನುಷ್ಯಾಕ ರಕ್ತ ಧಾತು, ಸ್ರೋತ, ಸಿರಾ, ಧಮನಿ, ಇತ್ಯಾದಿ ಗೊತ್ತು ಆಶ್ಶಿಲೆಂ. ರಕ್ತವೊತ್ತಣ ಕಾಯಿಲೆ ಆಶ್ಶಿಲಿ ಆನಿ ತೇ ವ್ಯಾಧೀಕ 'ಕಡಕ್ ನಾಡಿ ರೋಗು' ಮ್ಹೋಣು ನಾಂವ ದಿಲ್ಲೇಲೆಂ. ನಾಡಿ ಕಠೀಣ ಆಸ್ಸ ಜಾಲ್ಲ್ಯಾರಿ ವಾತ ದೋಷ ಸಽಮ ನಾ ಮ್ಹೋಣು ತಾಕ್ಕಾ ಔಷಧಿ ದಿತ್ತಾತಿ ಆಶ್ಶಿಲೀಂತಿ. ರಕ್ತಾಚೆ ವೊತ್ತಣ (ಬ್ಲಡ್ ಪ್ರೆಶ್ಶರ) ಚಽಡ ಆಸ್ಸs ಮ್ಹೋಣು ಕಳ್ಳೇಲೆ ಕ್ರಿ. ಶ. ಆಠ್ರಾಚೆ ಶತಮಾನಾಂತು. ಘುಳ್ಳೆ ಕಾಳಾಂತು 'ಕಡಕ್ ನಾಡಿ ರೋಗು' ಆಶ್ಶೀಲೆ ಪೇಶಂಟಾಲೆ ಸಿರಾವ್ಯಧ (ವಿವಿಸೆಕ್ಷನ್, ಬ್ಲಡ್ ಲೆಟ್ಟಿಂಗ್) ಕೋರ್ನ್ಯು ರಗತ ಭಾಯ್ರ ಕಾಡ್ತಾತಿ ಆಶ್ಶಿಲೀಂತಿ. ಆಂಗಾಂತು ರಗತ ಊಣೆ ಜಾಲ್ಲ್ಯಾರಿ ರಕ್ತಾಚೆ ವೊತ್ತಣ ಊಣೆ ಜಾವ್ನು ನಾಡಿ ಮೋವ್ವು ಜಾತ್ತಾಶ್ಶೀಲಿ. ವಾರಾಕ ಏಕಪಟಿ ಸಿರಾವ್ಯಧ ಕೋರ್ಕಾ ಆಶ್ಶಿಲೆಂ.

ರಕ್ತಾಚೆ ವೊತ್ತಣ ಚಽಡ ಜಾವ್ಚಾಕ ಕಾರಣ ಆಂಗಾಂತು ಒಟ್ಟು ರಗತ ಪ್ರಮಾಣ ಚಽಡ ಜಾವ್ನು ನ್ಹಂಯಿ ಮ್ಹೋಣು ವೀಸಾಚೆ ಶತಮಾನಾಚೆ ಆದೀಂತು ಡಾಕ್ಟ್ರಾಂಕ ಕಳ್ಳೆಂ. ಆಂಗಾಂತು ಆಶ್ಶೀಲೆ ಸಕ್ಕಡ ಶುದ್ಧರಕ್ತನಾಳ ಚಿರ್ಮೂಟೇನು ಸಪೂರ ಜಾಲ್ಲೇಲೆ ವೇಳಾರಿ ರಕ್ತಾಚೆ ವೊತ್ತಣ ಚಽಡ ಜಾತ್ತಾ ಮ್ಹೋಣು ಕಳ್ಳೆಂ. ರಕ್ತವೊತ್ತಣ ಊಣೆ ಕೊರೂಂಕ ಸಿರಾವ್ಯಧ ಕೊರ್ಚೆ ಅಗತ್ಯ ನಾ. ಚಿರ್ಮೂಟೇಲೆಲೆ ರಕ್ತನಾಳ ವಕ್ಕದ ದೀವ್ನು ಸಢೀಲ್ ಕೆಲ್ಲ್ಯಾರಿ ರಕ್ತವೊತ್ತಣ ಊಣೆ ಜಾತ್ತಾ ಮ್ಹೋಣು ವಿಜ್ಞಾನೀನ ಕ್ರಿ. ಶ. ವೀಸಾಚೆ ಶತಮಾನಾಂಚೆ ಮಧ್ಯ ಕಾಳಾಂತು ಸೊದ್ದೂನು ಕಾಳ್ಳೆಂ. ಚಿರ್ಮೂಟೇಲೆಲೆ ರಕ್ತನಾಳ ಸಢೀಲ್ ಕೊರೂಂಕ ಕೆಲವು ವಕ್ದಂ ತಯ್ಯಾರಿ ಕೆಲ್ಲೀಂತಿ. ತಾಂತು ಏಕ 'ಸರ್ಪಾಸಿಲ್' ಮ್ಹಳ್ಳೇಲೆ ವಕ್ಕದ ಜಾವ್ನು ಆಸ್ಸs.

ರಕ್ತವೊತ್ತಣ (ಬ್ಲಡ್ ಪ್ರೆಶ್ಶರ) ಪರೀಕ್ಷಾ

ಬ್ಲಡ್ ಪ್ರೆಶರ್ ಪೊಳೋಚೆ ಮಶೀನ 'ಸ್ಫಿಗ್ಮೋಮೆನೋಮೀಟರ್' ಏಕ ಆಧುನಿಕ ವೈದ್ಯಕೀಯಾಚೆ ಹೋಡ ಆವಿಷ್ಕಾರು. ರಕ್ತಾಚೆ ವೊತ್ತಣ ದೇಹಾಚೆ ಸಕ್ಕಡ ರಕ್ತನಾಳಾಂತು ಏಕಲೇಕ ಆಸ್ಸs. ಪಾಯ್ಯಾಂತುಲೆ, ಜಾಂಗೇಂತುಲೆ, ಬೊಟ್ಟಾಂತುಲೆ, ಗಳ್ಯಾಂತುಲೆ, ಇತ್ಯಾದಿ ಖಂಚೇಯಿ ಆಂಗಾಂತು ಆಸ್ಸೂಚೆ ರಕ್ತನಾಳಾಂತು ರಕ್ತಾಚೆ ವೊತ್ತಣ ಸೇಮ (ತೇಂಚಿ ಎಕ್ಕಽಚಿ) ಜಾವ್ನು ಆಸ್ತಾ. ಹಾತ್ತಾಚೆ ರಟ್ಟ್ಯಾಂತು ಏಕ ಹೋಡ ಊರ್ಧ್ವಾಂಗ ಶುದ್ಧರಕ್ತನಾಳ (ಬ್ರಾಕಿಯಲ್ ಆರ್ಟರಿ) ಆಸ್ಸs. ಹಾತ್ತಾಕ ರಬ್ಬರಾಚೆ ಕಟಿಬಂಧ (ಕಫ್ಫ) ಬಾಂದೂಚಾಕ ಅನುಕೂಲ ಜಾತ್ತಾ ಮ್ಹೋಣು ಪೇಶಂಟಾಲೆ ರಕ್ತವೊತ್ತಣ ಹಾತ್ತಾಚೆ ರಟ್ಟ್ಯಾಕ ಕಫ್ಫ ಬಾಂದೂನು ಮೊಜ್ಜೀತಾತಿ.

ಸಾಧಾರಣ ಮನುಷ್ಯಾಕ ಚಾರಿ ಅಂಗುಲ ರೂಂದ ಆನಿ 14 ಅಂಗುಲ ದೀಗ ಆಂವ್ಗಲ್ಯಾಚೆ ಕಫ್ಫ (ಚೀಲ) ಜಾಯಿ. ಹೇ ಚಿಲ್ಲಾಂತು ತೇ ಚಿಲ್ಲಾಕಯಿ ಚಿಕೇಸಾನ ರಬ್ಬರಾಚೆ ಏಕ ಚೀಲ ದವ್ವರ್ತಾತಿ. ಹೇ ರಬ್ಬರಾಚೆ ಚಿಲ್ಲಾಕ ಏಕ ರಬ್ಬರಾಚೆ ಟ್ಯೂಬ ಶಿರ್ಕಾನು ತೇ ಟ್ಯೂಬಾಚಿ ಕೊಂಡಿ ಪಾದರಸಾಚೆ (ಮರ್ಕ್ಯೂರೀಚೆ) ನಳಿಯೇಕ ಜೋಡಿಸೀತಾತಿ. ಕಫ್ಫಾಚೆ ಭಿತ್ತರಿ ಆಶ್ಶೀಲೆ ರಬ್ಬರಾಚೆ ಚಿಲ್ಲಾಂತು ವೊತ್ತಣ ಚಡ್ಡ ಕೊರೂಂಕ ಏಕ ಉಪಾಯು ಕೆಲ್ಲೊ. ತೇ ಚಿಲ್ಲಾಕ ಏಕ ರಬ್ಬರಾಚೆ ಟ್ಯೂಬ ಸಿರ್ಕಾಯ್ಲೆಂ ಆನಿ ತಾಜ್ಜೆ ಕೊಂಡೀಕ ಏಕು ರಬ್ಬರಾಚೊ ಘುಗ್ಗೊ ಸಿರ್ಕಾಯ್ಲೊ. ಘುಗ್ಗೊ ವೊತ್ತೂನು ವೊತ್ತೂನು ಹಾತ್ತಾಚೆ ರಟ್ಟ್ಯಾಚೆ ಚಿಲ್ಲಾಂತು ವಾರೆಂ ಭೋರ್ಕಾ. ವಾರೆಂ ಭರ್ತಾಭರ್ತಾಂ ಚಿಲ್ಲಾಂತು ವೊತ್ತಣ ಹಳುಹಳು ಚಡ್ಡ ಚಡ್ಡ ಕೋರ್ಕಾ.

ಹಾತ್ತಾಚೆ ರಟ್ಟ್ಯಾಚೆ ಚೀಲ ಆನಿ ಘುಗ್ಗೊ ದೊನ್ನೀಯಿ ಪಾದರಸ (ಮರ್ಕ್ಯೂರಿ) ಭರ್ಲೇಲೆ ಮಿಲ್ಲಿಮೀಟರ್ ಅಳತೆಪಟ್ಟಿ ಗುರ್ತು ಕೆಲ್ಲೇಲೆ ಗ್ಲಾಸಾಚೆ ನಳಿಯೇಕ ಸಿರ್ಕಾನು ಆಸ್ತಾ. ಚಿಲ್ಲಾಂತು ವೊತ್ತಣ ಚಡ್ಡ ಜಾತ್ತನಾ ಗ್ಲಾಸಾಚೆ ನಳಿಯೇಂತು ಪಾದರಸಾಚೆ ಸಮಾಂತರ ಚಡ್ತಾ. ಅಳತೆಪಟ್ಟೀರಿ ದಾಕ್ಕೋಚೆ ಸಮಾಂತರಾಕ ತಕೀತ ರಕ್ತವೊತ್ತಣ ಮೊಜ್ಜೂಯೇತ.

ರಬ್ಬರಾಚೆ ಚಿಲ್ಲಾಂತು ಏಕಪಟಿ ಭರ್ಲೇಲೆ ವಾರೆ ಭಾಯ್ರ ಯೇನಾತಶ್ಶಿ ಏಕ ಪಟಲ (ವಾಲ್ವ) ದವ್ವರ್ಲೆಂ. ಹೇಂ ಪಟಲ ಘುಗ್ಗ್ಯಾಂತು ತಾಕ್ಕೂನು ವಾರೆಂ ಹಾತ್ತಾಚೆ ರಟ್ಟ್ಯಾಕ ಬಾಂದೀಲೆಲೆ ಕಫ್ಫಾಂತು ವೊಚ್ಚಾಕ ಸೊಡ್ತಾ. ತೇಂ ವಾರೆಂ ವೋಪಾಸ ಘುಗ್ಗ್ಯಾಂತು ಯೆವ್ವಾಕ ಸೋಣಾ. ಪಟಲ ಬಂದ ಕೊರೂಂಕ ಆನಿ ಮೆಕ್ಕೋಳೂಂಕ ಪಟಲಾಂತು ಏಕ ಮಳಸೂದ (ಸ್ಕ್ರೂ) ದವ್ವರ್ಲೆಂ. ರಕ್ತವೊತ್ತಣ ಪೊಳೋನು ಜಾಲ್ಲೆ ಮಾಗ್ಗೀರಿ ಹೇಂ ಮಳಸೂದ ಮೇಕ್ಕಳ್ಯಾರಿ ಚಿಲ್ಲಾಂತು ಭರ್ಲೇಲೆ ಸಕ್ಕಡ ವಾರೆಂ 'ಘೂಸ್" ಮ್ಹೋಣು ಭಾಯ್ರ ವತ್ತಾ.

ಡಾಕ್ಟ್ರ ತಾಂಗೇಲೆ ಮೆಡಿಕಲ್ ಕೋಲೇಜಾಂತು ಪೇಶಂಟಾಲೆ ರಕ್ತವೊತ್ತಣ ಪೊಳೋಚಾಕ ಶಿಕ್ತಾತಿ. ಸ್ಟೆತೋಸ್ಕೋಪಾಚೆ ಹರ್ದ್ಯಾಮೂಕ (ಚೆಸ್ಟ್ ಪೀಸ್) ಹಾತ್ತಾರಟ್ಟ್ಯಾಚೆ ರಕ್ತನಾಳಾಚೆ ವೈರಿ ದೊವ್ವೋರ್ನು ಸ್ಟೆತೋಸ್ಕೋಪಾಚೆ ಕಾಂಕಳೆಂ (ಇಯರ್ ಪೀಸ್) ಕಾನ್ನಾಂತು ದೊವ್ವೋರ್ನು ನಾಡೀಚೊ ಶಬ್ಧು ಆಯ್ಕತಾತಿ. ಘುಗ್ಗೋ ವೊತ್ತೂನು ವೊತ್ತೂನು ಶಬ್ಧು ಬಂದ ಜಾಲ್ಲೆ ಮಾಗ್ಗೀರಿ ಮಳಸೂದ ಹಳುಹಳೂ ಘುಂವ್ಡಾನು ವಾರೆಂ ಸೊಡ್ತಾತಿ. ಪಾದರಸಾಚೆ ಸಮಾಂತರ ಹಳುಹಳೂ ದೆಂವ್ತಾ ಆನಿ ನಾಡೀಚೊ ಶಬ್ಧು ವೋಪಾಸ ಆಯ್ಕೂಂಕ ಯೆತ್ತಾ. ಶಬ್ಧು ವೋಪಾಸ ಆಯ್ಕೂಂಕ ಆಯ್ಯೇಲೆ ವೇಳೇಚೆ ಪಾದರಸಾಚೆ ಸಮಾಂತರ ಅಳತೆಪಟ್ಟೀರಿ ಅಂಕೆ ಪೊಳೋಕಾ. ಹೀ ಅಂಕೆ 'ಸಿಸ್ಟೋಲಿಕ್" ರಕ್ತವೊತ್ತಣ.

ಆನಕಯಿ ವಾರೆ ಹಳುಹಳೂ ಸೊಡ್ಕಾ. ಹಳುಹಳೂ ಪಾದರಸಾಚೆ ಸಮಾಂತರ ದೆಂವ್ತಾ ಆನಿ ನಾಡೀಚೊ ಶಬ್ದು ಮಂದ ಜಾತ್ತಾ. ತೆದ್ದನಾ ದಿಸ್ಚೆ ಅಂಕೆ 'ಡಯಾಸ್ಟೋಲಿಕ್' ರಕ್ತವೊತ್ತಣ. ವಾರೆಂ ಪೂರ್ತಿ ಸೋಣು ಕಟಿಬಂಧ ಮೆಕ್ಕೋಳ್ಕಾ. ಮಡ್ಜೂನು ಪೆಟ್ಟೇಂತು ದೊವ್ವೋರ್ಕಾ.

ರಕ್ತಾಚೆ ವೊತ್ತಣಾಕ 'ಸಿಸ್ಟೋಲಿಕ್' ಆನಿ ಡಯಾಸ್ಟೋಲಿಕ್ ಮ್ಹೋಣು ದೋನಿ ಸ್ತರ ಆಸ್ಸತಿ. ಹೃದಯ ವೊತ್ತಿಲೆಲೆ ವೇಳಾರಿ ಆಸ್ಸೂಚೆ ರಕ್ತಾಚೆ ವೊತ್ತಣ 'ಸಿಸ್ಟೋಲಿಕ್' ಆನಿ ಹೃದಯ ಆರಾಮಾರಿ ಆಸ್ತನಾ ರಕ್ತಾಚೆ ವೊತ್ತಣ ಡಯಾಸ್ಟೋಲಿಕ್ ಮ್ಹೋಣು ನಾಂವ ದಿಲ್ಲಾಂ. ನಾಡಿ ಘುಗ್ಗೀಲೆ ವೇಳಾರಿ ಸಿಸ್ಟೋಲಿಕ್ ಆನಿ ನಾಡಿ ಘುಗ್ಗನಾತ್ತಿಲೆ ವೇಳಾರಿ ಡಯಾಸ್ಟೋಲಿಕ್ ವೊತ್ತಣ ಜಾವ್ನು ಆಸ್ತಾ.

ನೋಽರ್ಮಲ್ ಬ್ಲಡ್‌ಪ್ರೆಶ್ಶರ: ಸ್ಫಿಗ್ಮೋಮೆನೋಮೀಟರಾನ ತಪಾಸಣೆ ಕೋರ್ನು ಸ್ವಸ್ಥ ಮನುಷ್ಯಾಕ ನೋಽರ್ಮಲ್ ಸಿಸ್ಟೋಲಿಕ್ ಬ್ಲಡ್ ಪ್ರೆಶ್ಶರ 120 ಮಿ.ಮಿ. ಥೋರ್ನು 150 ಮಿ.ಮಿ. (ಮಿಲ್ಲಿಮೀಟರ್ ಆಫ್ ಮರ್ಕ್ಯೂರಿ) ಮ್ಹೋಣು ಕಳ್ತಾ. ಸ್ವಸ್ಥ ಮನುಷ್ಯಾಲೆ ನೋಽರ್ಮಲ್ ಡಯಾಸ್ಟೋಲಿಕ್ ರಕ್ತವೊತ್ತಣ 60 ಥೋರ್ನು 80 ಮಿ.ಮಿ. ಜಾವ್ನು ಆಸ್ತಾ. ಸದಾಕಾಲ ಚಽಡ ರಕ್ತವೊತ್ತಣ ಆಸ್ಸೂಚೆಂ ಏಕ ವ್ಯಾಧೀಚೆ ಲಕ್ಷಣ. ಸಿಸ್ಟೋಲಿಕ್ ರಕ್ತವೊತ್ತಣ 220 ಮಿ.ಮಿ. ಕಯಿ ಚಽಡ ಆಸ್ಸಜಾಲ್ಯಾರಿ ತಾಜ್ಜೆ ನಿಮ್ತಿ ಹೃದಯ ಗಾತ್ರ ಹೋಡ ಜಾವ್ನು ಕಡೇರಿ ಹೃದಯ ಬಲಹೀನ ಜಾತ್ತಾ. ದೋಳ್ಯಾಂತು ರಕ್ತನಾಳ ದಾಟ ಜಾವ್ನು ರೆಟಿನೋಪಥಿ ಮ್ಹಳ್ಳೇಲಿ ವ್ಯಾಧಿ ಜಾವ್ನು ದೃಷ್ಟಿ ವೊಚ್ಚಾಕ ಪೂರೊ. ಮೂತ್ರಜನಕಾಂಗಾಂತು (ಕಿಡ್ನೀಂತು) ರಕ್ತನಾಳ ದಾಟ ಜಾವ್ನು ಕಿಡ್ನಿ ಸಮ ಕಾಮ ಕರ್ನಾಜಾವ್ನು ನಿಷ್ಕ್ರಿಯ ಜಾತ್ತಾ. ಮೆಂದಾಂತು (ಬ್ರೇಯ್ನಾಂತು) ಕ್ಯಾಪಿಲ್ಲರಿ ಭೆತ್ತೂನು ರಕ್ತಸ್ರಾವ ಜಾಲ್ಲ್ಯಾರಿ ಪಾರ್ಶ್ವವಾಯು ರೋಗು, ಮೂರ್ಛಾವಸ್ಥಾ, ಕಡೇರಿ ಮರಣ, ಇತ್ಯಾದಿ ಜಾತ್ತಾ.

ಡಾಕ್ಟ್ರಾನ ಕ್ಲಿನಿಕ್ಕಾಕ ಆಯ್ಯಿಲೆ ಪೇಶಂಟಾಲೆ ಬ್ಲಡ್ ಪ್ರೆಶ್ಶರ ಪಳ್ಳೈಲೆಂ. ತೇಂ 128/72 (ಸಿಸ್ಟೋಲಿಕ್ – 128 ಮಿಮಿ. ಆನಿ ಡಯಾಸ್ಟೋಲಿಕ್ – 72 ಮಿಮಿ) ಆಶ್ಶೀಲೆಂ. ಡಾಕ್ಟ್ರು ಹೀ ಅಂಕೆ ಪೇಶಂಟಾಲೆ ಚಾರ್ಟಾಂತು ಬೊರೋನು (ಎಂಟರ್ ಕೋರ್ನು) ಘೆತ್ತಾ. "ಬ್ಲಡ್ ಪ್ರೆಶ್ಶರ್ ನೋಽರ್ಮಲ್ ಆಸ್ಸ," ಮ್ಹಣ್ತಾ.

ಪ್ರಯೋಗಾಲಯಾಂತು ಪ್ರಾಣಿ

ಪ್ರಾಚೀನ ಕಾಳಾಂತು ವಕ್ದಾಂಕ ಪ್ರಾಣೀಂಕ ದೀವ್ನು ತೇ ವಕ್ದಾಂಚೊ ಪರಿಣಾಮು ಕಸ್ಸಲೊ ಮ್ಹೋಣು ಪರೀಕ್ಷಾ ಕರ್ನಾಂತಿ ಆಶ್ಶೀಲೀಂತಿ. ಪ್ರಾಣೀಲೆ ಶರೀರರಚನೇಕ ಮನುಷ್ಯಾಲೆ ಶರೀರರಚನೇಚೆ ಒಟ್ಟು ಸಂತುಲನ ಕರ್ನಾಂತಿ

ಆಶ್ಶೀಲೀಂತಿ. ಕ್ರಿ. ಶ. ಸೋಳಾಚೆ ಶತಮಾನಾಂತು ಪ್ರಾಣೀಂಕ ವೈದ್ಯಕೀಯ ಪ್ರಯೋಗಾಲಯಾಂತು ಸಂಶೋಧನೇಚೆ ಉದ್ದೇಶಾನ ತಾಂಚೇರಿ ವಿವಿಧ ಪ್ರಯೋಗು ಕೆಲ್ಲ್ಯಾರಿ ತೇಂ ಪಾಪಕರ್ಮ ಮ್ಹೋಣು ಲೆಕ್ಕೂಂಕ ನಜ್ಜ ಮ್ಹೋಣು ಸಕ್ಕಡ ವಿಜ್ಞಾನೀನ ತೀರ್ಮಾನು ಕೆಲ್ಲೊ.

ಮನುಷ್ಯಾಕ ದಿವ್ಚೆ ವಿವಿಧ ವಕ್ದಾಂಕ ಸುರ್ವೇಕ ಪ್ರಾಣೀಂಚೆ ವೈರಿ ಪ್ರಯೋಗು ಕೋರ್ನು ನಂತರ ಮನುಷ್ಯಾಕ ದಿವ್ಚಿ ಪದ್ಧತಿ ಚಾಲು ಜಾಲ್ಲಿ. ಗ್ಲಾಸಾಚೆ ಸಿರಿಂಜ ಆನಿ ಲೋಖಂಡಾಚಿ ಸೂವ ತಯ್ಯಾರಿ ಕೊರೂಂಕ ಶಿಕ್ಲೀಂತಿ. ಸಿರಿಂಜ, ಸೂವ, ಕಾತ್ತರಿ, ಪೆಸ್ಕಾತಿ, ಬಾಟ್ಲಿ, ಇತ್ಯಾದಿ ಖಂಚೋಯಿ ವಸ್ತು ಸ್ವಚ್ಛ ಆಸ್ಸನಾ. ತಾಂತು ರೋಗಕ್ರೀಮಿ ಆಸ್ತಾತಿ ಮ್ಹೋಣು ವೈದ್ಯಾಂಕ ಕಳ್ಳೆಂ. ಖತ್ಖತೊ ಯೆತ್ತಲೆ ಉದ್ಕಾಂತು 10 ನಿಮಿಷ ದವ್ವಲ್ಯಾರಿ ತಾಂತೂಲೆ ಕ್ರಿಮಿ ನಾಶ ಜಾತ್ತಾ ಮ್ಹೋಣು ಡಾಕ್ಟ್ರಾಂಕ ಕಳ್ಳೆಂ.

ಡಾಕ್ಟ್ರಾನ ದಿವ್ಚೆ ವಕ್ಕದ ರೋಗೀಲೆ ಆಂಗಾಕ ವಗ್ಗಿ ಲಾಗ್ಗೂಕಾ ಜಾಲ್ಲ್ಯಾರಿ ತೊಂಡಾನಿ ದಿವ್ಚೆ ಬದಲಾಕ ಮಾಂಸಖಂಡಾಂತು ಸೂವ ರಿಗ್ಗೋನು ದೀವ್ಕಾ ಮ್ಹೋಣು ಕಳ್ಳೆಂ. ಸಿರಿಂಜಾಂತು ವಕ್ಕದ ಭೋರ್ನು ಸುವ್ವೇನ ಖೊಂಬೂನು ದಿಲ್ಲ್ಯಾರಿ ರೋಗಾರಿ ವಗ್ಗಿ ಪರಣಾಮು ಜಾತ್ತಾ ಮ್ಹೋಣು ಕಳ್ಳೆಂ. ಹೇ ಕಾರ್ಯವಿಧೀಕ 'ಇಂಜೆಕ್ಷನ್' ಮ್ಹೋಣು ನಾಂವ ದಿಲ್ಲೆಂ. ಆಂಗಾಂತು ಉದ್ದಾಕ ಊಣೆ ಜಾಲ್ಲೇಲೆ ಆನಿ ತೊಂಡಾನಿ ಉದ್ದಾಕ ಪಿವ್ಚಾಕ ಜಾಯ್ನಾನಾತ್ತೀಲೆ ರೋಗೀಕ ಮನಗಟಾಚೆ ಮಾಕ್ಷಿ ಆಸ್ಲೂಚೆ ರಕ್ತನಾಳಾಂತು ಸೂವ ರಿಗ್ಗೋನು ಹಳುಹಳೂ ಖತ್ಖತೊ ಕಾಣು ನಿವ್ವಯೀಲೆ ಉದ್ದಾಕ ದೀವ್ಯೆತ ಮ್ಹೋಣು ವೈದ್ಯಾನಿ ಸೊದ್ದೂನು ಕಾಳ್ಳೆಂ. ಖಂಚೇಯಿ ವಕ್ಕದ ಉದ್ಕಾಂತು ಸಂಪೂರ್ಣ ಖಿರ್ತಾ ಮ್ಹೋಣು ಜಾಲ್ಲ್ಯಾರಿ ತೇಂ ವಕ್ಕದ ಮಾಂಸಖಂಡಾಂತು ಇಂಜೆಕ್ಷನ್ ದಿವ್ಚಾಕ ಉಪೇಗು ಕೋರ್ಯೇತ ಮ್ಹೋಣೂಯಿ ಸೊದ್ದೂನು ಕಾಳ್ಳೇಂ. ಸಿರಿಂಜಾಂತು ವಕ್ಕದ ಭೋರ್ನು ಸುವ್ವೇಕ ಮಾಂಸಖಂಡಾಂತು ಖೊಂಬೂನು ವಕ್ಕದ ಸೀಧಾ ಪೇಶಂಟಾಲೆ ಆಂಗಾಚೆ ಭಿತ್ತರಿ ಸೇರಿಸೂಚಾಕ ಡಾಕ್ಟ್ರಂ ಶಿಕ್ಲೀಂತಿ. ಉದ್ದಾಕ ಹೂನ ಕೋರ್ನು ಖತ್ಖತೊ ಕಾಣು ಉದ್ಕಾಂತುಲೆ ಕ್ರಿಮಿ ಸಕ್ಕಡ ನಾಶ ಜಾತ್ತಾತಿ ಮ್ಹೋಣೂಯಿ ಸೊದ್ದೂನು ಕಾಳ್ಳೇಂ. ಖತ್ಖತೊ ಕಾಣಾನಾತ್ತೀಲೆ ಬಾಂಯ್ಚೆ ಉದ್ದಾಕ ಹಾನಿಕಾರಕ ಮ್ಹೋಣು ಡಾಕ್ಟ್ರಾಂಕ ಕಳ್ಳೆಂ. ಖಂಚೇಯಿ ಪ್ರಾಣೀಚೆ ಶರೀರಾಂತು ಉದ್ಕಾಂತು ಸಂಪೂರ್ಣ ಖೀರ್ನಾನಾತ್ತೀಲೊ ವಸ್ತು ತಾಜ್ಜೆ ರಕ್ತನಾಳಾಚೆ ಮುಖಾಂತರ, ಉದಾಹರಣೇಕ ತ್ಯಾಲ, ಚೂರ್ಣ, ಚರ್ಬಿ, ಇತ್ಯಾದಿ ಸೇರಿಸಿಲ್ಯಾರಿ ತೀ ಪ್ರಾಣಿ ತಾಪು ಯೇವ್ನು ಮರ್ತಾ ಮ್ಹೋಣು ಸೊದ್ದೂನು ಕಾಳ್ಳೇಂ.

ರಕ್ತಾಚೆ ಟ್ರಾನ್ಸ್‌ಫ್ಯೂಝನ್

ಪ್ರಾಚೀನ ಕಾಳಾಂತು ಏಕ ಮನುಷ್ಯಾಲೆ ರಗತ ಆನ್ನೇಕ ಮನುಷ್ಯಾಲೆ ದೇಹಾಂತು ಸೇರಿಸೂಚಾಕ ಜಾತ್ತಾ ಮ್ಹಳ್ಳೇಲೆ ಜ್ಞಾನ ವೈದ್ಯಾಂಕ ಯೇನಿ ಆಶ್ಶಿಲೆಂ.

ಕ್ರಿ. ಶ. ಎಕೂಣೀಸಾಚೆ ಶತಮಾನಾಚೆ ಅಂತ್ಯಾಂತು ಡಾಕ್ತ್ರಾನಿ ಏಕ ಮನುಷ್ಯಾಲೆ ರಗತ ಆನ್ನೇಕ ಮನುಷ್ಯಾಲೆ ದೇಹಾಂತು ಸೇರಿಸೂಚಾಕ ಪ್ರಯತ್ನ ಕೆಲ್ಲೆಂ. ಏಕ ಮನುಷ್ಯಾಲೆ ಆಂಗಾಂತುತಾಕ್ಕೂನು ಶೆಂಬರಿ ಎಮ್ಮೇಲ್ಲ ರಗತ ಕಾಣು ಉಮ್ಮಿಥಾಲ್ಲ್ಯುನ್ನಿ ಲಾಂಬೋಚಾಕ ಜಾವ್ಚೆ ಸಾನ ಏಕ ಬಾಟ್ಲೇಂತು ಘಾಲ್ಲೆಂ. ತೇ ಬಾಟ್ಲೇಕ ಏಕ ರಬ್ಬರಾಚಿ ಬೂಚಿ ಘಾಲ್ಲಿ. ತೇ ಬೂಚೇಕ ದೋನಿ ವೊಟ್ಟೆ ಕೆಲ್ಲೆ. ಏಕ ವೊಟ್ಟ್ಯಾಂತು ವಾರೆಂ ಭಿತ್ತರಿ ವೊಚ್ಚಾಕ ವ್ಯವಸ್ಥೆ ಕೆಲ್ಲಿ. ಆನ್ನೇಕ ವೊಟ್ಟ್ಯಾಂತು ಏಕ ರಬ್ಬರಾಚೆ ಟ್ಯೂಬ ಶಿರ್ಕಾನು ಟ್ಯೂಬಾಚೆ ಆನ್ನೇಕ ಕೊಂಡಿಯೇಕ ಏಕಿ ಸೂವ ಶಿರ್ಕಾಯ್ಲಿ. ತೀ ಸೂವ ಪೇಶಂಟಾಲೆ ಹಾತ್ತಾ ರಟ್ಟ್ಯಾಚೆ ಅಶುದ್ಧರಕ್ತನಾಳಾಂತು ಖೊಂಬ್ಲಿ. ರಗತ ಬಾಟ್ಲೇಂತು ತಾಕ್ಕೂನು ದೇವ್ನು ಪೇಶಂಟಾಲೆ ರಕ್ತಾಂತು ಗೆಲ್ಲೆಂ. ಟ್ಯೂಬಾಕ ಏಕ ಮಳಸೂದ ಶಿರ್ಕಾನು ರಗತ ಥೆಂಬೊ ಥೆಂಬೊ ದೆಂವ್ಚೆತಶ್ಶಿ ಘುಂವ್ಡಾಯ್ಲೆಂ. ಏಕದಂ ವೇಗಾರಿ ಪೇಶಂಟಾಲೆ ಆಂಗಾಂತು ಉದ್ದಾಕ ಜಾವ್ಚೊ ರಗತ ಜಾವ್ಚೊ ದೇವೋಂಚಾಕ ನಜ್ಜ. ಹಳುಹಳೂ ದೇವೋಂಕಾ ಮ್ಹೊಣು ಡಾಕ್ತ್ರಾನಿ ಪ್ರಯೋಗ ಆನಿ ಚೂಕಿ ಕೋರ್ನು ಟ್ರಾಯಲ್ ಎಂಡ ಎರ್ರರ್ ನಮೂನ್ಯಾರಿ ಸೊದ್ದೂನು ಕಾಳ್ಳೆಂ.

ಅಶ್ಶಿ ಕೆಲ್ಲೆ ಮಾಗ್ಗೀರಿ ಕೆಲವು ಪೇಶಂಟಂ ತಾಂಗೇಲೆ ಹಾರ್ಟ, ಕಿಡ್ನಿ, ಲಿವರ, ಬ್ರೇಯ್ನು, ಇತ್ಯಾದಿ ನಿಷ್ಕ್ರಿಯ ಜಾವ್ನು ಮೇಲ್ಲೀಂತಿ. ಕೆಲವು ಪೇಶಂಟಾಂಕ ಖಂಚೇಯಿ ತೊಂದ್ರೆ ಜಾಯ್ನಿ. ಕೆಲವು ಪೇಶಂಟಾನಿ ಮೊರೂಂಕ ಆನಿ ಇತರ ಕೆಲವು ಪೇಶಂಟಾಂಕ ಕಾಂಯಿ ತೊಂದ್ರೆ ಜಾಯ್ನಿ ಇತ್ಯಾಕ ಮ್ಹೊಣು ಹಾಜ್ಜೆ ಕಾರಣ ಸೊದ್ದೂನು ಕಾಡೂಂಕ ಡಾಕ್ತ್ರಾನಿ ಏಕ ಪ್ರಯೋಗು ಕೆಲ್ಲೊ. ಶೆಂಬರಿ ಜನಾಲೆ ರಗತ ಸಿರಿಂಜಾನಿ ಕಾಣುಘೇವ್ನು ವಿಂಗವಿಂಗಡ ಗ್ಲಾಸಾಚೆ ಟೆಸ್ಟಟ್ಯೂಬಾಂತು ಘಾಲ್ನು ಲೇಬಲ್ ಕೆಲ್ಲೆಂ. ಪ್ರಥಮ ಟ್ಯೂಬಾಂತುಲೆ ಏಕು ಥೆಂಬೊ ರಗತ ವರ್ಲೇಲೆ ಪ್ರತಿಏಕ ಟ್ಯೂಬಾಚೆ ಏಕು ಥೆಂಬೊ ರಕ್ತಾಚೆ ಒಟ್ಟು ಏಕ ಗ್ಲಾಸ ಸ್ಲೈಡಾರಿ ಮಿಶ್ರ ಕೆಲ್ಲ್ಯಾರಿ ಕೆಲವು ಮಿಶ್ರಣ ಭೆತ್ತೂನು ವತ್ತಾತಿ. ಕೆಲವು ಮಿಶ್ರಣ ಭೆತ್ತೂನು ವಚ್ಚನಾಂತಿ. ಭೇತ್ತೂನು ವಚ್ಚನಾತ್ತೀಲೆ ದೋನಿ ರಗತ ಏಕ ಗ್ರೂಪಾಚೆ ಅನಿ ಭೆತ್ತೂನು ಗೆಲ್ಲೇಲೆ ರಗತ ವಿಂಗವಿಂಗಡ ಗ್ರೂಪಾಚೆ ಮ್ಹೊಣು ಡಾಕ್ತ್ರಾಂಕ ಕಳ್ಳೆಂ. ಶೆಂಬರೀಂತು ಸುಮಾರ 60 ರಗತ ಆನ್ನೇಕ ರಗತಾಚೆ ಒಟ್ಟು ಭೆತ್ತನಾತ್ತೀಲೆ ಮಿಶ್ರ ಜಾಲ್ಲೀಂತಿ (ಗ್ರೂಪ ಏ). 20 ರಗತ ಆನ್ನೇಕ ರಗತಾಚೆ ಒಟ್ಟು ಭೆತ್ತನಾತ್ತೀಲೆ

ಮಿಶ್ರ ಜಾಲ್ಲೀಂತಿ (ಗ್ರೂಪ ಬೀ). 10 ರಗತ ಆನ್ನೇಕ ರಗತಾಚೆ ಒಟ್ಟು ಭೆತ್ತನಾತ್ತೀಲೆ ಮಿಶ್ರ ಜಾಲ್ಲೀಂತಿ. (ಗ್ರೂಪ ಏಬಿ) ಆನಿ ವರ್ಲೇಲೆ 10 ರಗತ ಖಂಚೇಯಿ ರಗತಾಚೆ ಒಟ್ಟು ಭೆತ್ತನಾತ್ತೀಲೆ ಮಿಶ್ರ ಜಾಲ್ಲೀಂತಿ (ಗ್ರೂಪ ಓ). ಅಶ್ಶಿ ಚಾರಿ ಗ್ರೂಪಂ ಆಸ್ಸತಿ ಮ್ಹೋಣು ಡಾಕ್ಟ್ರಾನಿ ಸಿದ್ಧ ಕೆಲ್ಲೆಂ. ಆಧುನಿಕ ವೈದ್ಯಕೀಯಾಂತು ರಕ್ತಾಂಚೆ ಗ್ರೂಪಾಚೊ ಹೋ ಏಕು ಮುಖ್ಯ ಆವಿಷ್ಕಾರು ಜಾಲ್ಲೊ.

ವೀಸಾಚೆ ಶತಮಾನಾಚೆ ಮಧ್ಯಕಾಳಾಂತು ಡಾಕ್ಟ್ರಾನಿ ಮನುಷ್ಯಾಲೆ ಅಶುದ್ಧರಕ್ತನಾಳಾಂತು ಏಕಿ ಸೂವ ರಿಗ್ಗೋನು ರಕ್ತಜಾಳಾಂತು ದ್ರವ ಸೇರಿಸೂಯೇತ ಮ್ಹೋಣು ಸೊದ್ದೂನು ಕಾಳ್ಳೆಂ. ಶೆಂಬರಿ ಎಮ್ಮೆಲ್ ಉದ್ಕಾಂತು 5 ಗ್ರಾಮ ಗ್ಲುಕೋಸ ಪಿಟ್ಟಿ ಮಿಶ್ರ ಕೋರ್ನು ಖತ್ತತೊ ಕಾಣು ತಾಂತು ಆಸ್ಸೂಚೆ ಕ್ರಿಮೀಂಕ ನಾಶ ಕೋರ್ಯೇತ ಮ್ಹೋಣು ಡಾಕ್ಟ್ರಾಂಕ ಕಳ್ಳೆಂ. ಅಶ್ಶಿ ಎಕ್ಕಾಚೆ ಮಾಕ್ಷಿ ಏಕ ನವೆನವೆ ವೈದ್ಯಕೀಯ ಸಂಗತಿ ಆವಿಷ್ಕಾರ ಜಾಲ್ಲೀಂತಿ.

ವಿಂಗವಿಂಗಡ ಪ್ರಾಣೀಚೆ ಆನಿ ಮನುಷ್ಯಾಲೆ ರಗತ ಮಿಶ್ರ ಜಾತ್ತವೇ ಮ್ಹೋಣು ಪ್ರಯೋಗ ಕೊರ್ಚೆ ವೇಳಾರಿ ಮನುಷ್ಯಾಲೆ ರಕ್ತಾಚೆ ಆನಿಏಕ ವೈವಿಧ್ಯತಾ ದೆಕ್ಕಿಪಳ್ಳಿ. 'ರ್ಹೀಸಸ್' ಜಾತೀಚೆ ಮಾಂಕಡಾಚೆ ರಗತ ಆನಿ ಮನುಷ್ಯಾಲೆ ರಗತ ಮಿಶ್ರ ಕೋರ್ನು ಪಳಯಿಲೆ ತವಳಿ ಕೆಲವು ಮನುಷ್ಯಾಲೆ ರಗತ ಭೆತ್ಲೆಂ. ಕೆಲವು ಮನುಷ್ಯಾಲೆ ರಗತ ಭೆತ್ತsನಿ. ಮನುಷ್ಯಾಲೆ ಭೆತ್ತೀಲೆ ರಗತ 'ರ್ಹೀಸಸ್' ಅಂಶ ನಾತ್ತೀಲೆ ರಗತ ಆನಿ ಭೆತ್ತನಾತ್ತೀಲೆ ರಗತ ರ್ಹೀಸಸ್ ಅಂಶ ಆಶ್ಶೀಲೆಂ ರಗತ ಮ್ಹೋಣು ಸಿದ್ಧ ಜಾಲ್ಲೆಂ. 'ಆರ್ ಹೆಚ್ ಪೋsಸಿಟೀವ್ಹ್' ಆನಿ 'ಆರ್ ಹೆಚ್ ನೆಗೆಟೀವ್ಹ್' ಮ್ಹೋಣು ಹೇ ದೋನಿ ನಮೂನ್ಯಾಚೆ ರಕ್ತಾಂಕ ಗುರ್ತು ಕೆಲ್ಲೆಂ. ಆತ್ತಂ ಕೋಣಾಲೇಯಿ ರಕ್ತಾಚೆ ಗ್ರೂಪ ಸಾಂಗ್ತನಾ 'ಏ+' ಮ್ಹಳ್ಯಾರಿ ಅರ್ಥು ಗ್ರೂಪ 'ಏ ಆರ್ ಹೆಚ್ ಪೋsಸಿಟೀವ್ಹ್' ಮ್ಹೋಣು ಜಾತ್ತಾ. 'ಏ–' ಮ್ಹಳ್ಯಾರಿ ಅರ್ಥು ಗ್ರೂಪ 'ಏ ಆರ್ ಹೆಚ್ ನೆಗೆಟೀವ್ಹ್' ಮ್ಹೋಣು ಜಾತ್ತಾ. ಅಶ್ಶಿ 'ಬೀ+', 'ಬೀ–', 'ಏಬೀ+', ಏಬೀ–', 'ಓ+' ಆನಿ 'ಓ–' ಮ್ಹೋಣು ರಗತಾಂತು ವಾಂಟೊ ಜಾಲ್ಲಾ.

ಮಸ್ತ ಸಕ್ಕಡ ಕಾಯಿಲೇಂಕ ಬ್ಲಡ್ ಟ್ರಾನ್ಸಫ್ಯೂಝನ್ ಕೋರ್ಕಾ ಜಾತ್ತಾ. ಬಾಳಾಂತೀಕ ರಕ್ತಸ್ರಾವ ಚsಡ ಜಾಲ್ಲ್ಯಾರಿ, ಎಕ್ಸಿಡೆಂಟ ಜಾವ್ನು ಪೆಟ್ಟು ಜಾವ್ನು ಮಸ್ತ ರಗತ ಹೋಳ್ಳು ಗೆಲ್ಲೆ ಮ್ಹೋಣು ಜಾಲ್ಲ್ಯಾರಿ, ಶಸ್ತ್ರಚಿಕಿತ್ಸಾ (ಸರ್ಜರಿ) ಕರ್ತನಾ ಮಸ್ತ ರಗತ ಹೋಳ್ಳು ವೊಚ್ಚಾಕ ಪೂರೊ ಮ್ಹೋಣು ಜಾಲ್ಲ್ಯಾರಿ, ಖಾಣ ಜೇವಣ ಸಮ ನಾತ್ತೀಲೆ ರಕ್ತಾಂತು ಹಿಮೋಗ್ಲೋಬಿನ್ ಅಂಶ ಮಸ್ತ ಊಣೆ ಜಾಲ್ಲಾಂ ಮ್ಹೋಣು ಜಾಲ್ಲ್ಯಾರಿ ಬ್ಲಡ್ ಟ್ರಾನ್ಸಫ್ಯೂಝನ್ ಕರ್ತಾತಿ.

ಗರ್ಭವೈಷಮ್ಯ ವ್ಯಾಧಿ

ಗರ್ಭವೈಷಮ್ಯ ಮ್ಹಳ್ಯಾರಿ ಇಂಗ್ಲೀಷಾನ ಪ್ರಿ–ಎಕ್ಲ್ಯಾಂಪ್ಸಿಯಾ ಅಥವಾ ಟೊಽಕ್ಸೀಮಿಯಾ ಆಫ್ ಪ್ರೆಗ್ನೆನ್ಸಿ. ಹೇ ಕಾಯಿಲೇಂತು ಗುರ್ಭಿಣೀಕ ರಕ್ತವೊತ್ತಣ ತೀವ್ರ ಉಚ್ಚ ಪ್ರಮಾಣಾರಿ ಆಸ್ತಾ. ಗರ್ಭವೈಷಮ್ಯ ಗುರ್ಭಿಣೀಕ 20 ವಾರ ಧೋರ್ನು ಬಾಳಾಂತಿ ಜಾವ್ನು ದೋನಿ ವಾರ ವರೇಕ ಕೆದ್ನಾಯಿ ಯೆವ್ಚಾಕ ಪೂರೊ. ಗರ್ಭವೈಷಮ್ಯ ಜಾಲ್ಲೇಲೆ ಗರ್ಭಿಣೀಲೆ ಮುತ್ತಾಂತು ಆಲ್ಬುಮಿನ್ನ ದೆಕ್ಕಿಪಡ್ತಾ. ಶೇಕಡಾ 5 ಗುರ್ಭಿಣ್ಯಾಂಕ ಹೀ ಕಾಯಿಲೆ ಯೆತ್ತಾ ಮ್ಹಳ್ಯಾರಿ ಶೆಂಬರಿ ಗುರ್ಭಿಣೀ ಬಾಯ್ಲುಮನ್ಶ್ಯಾಂಪೈಕಿ ಪಾಂಚ ಗುರ್ಭಿಣ್ಯಾಂಕ ಹೀ ಕಾಯಿಲೆ ಯೆತ್ತಾ. ಹೇ ಕಾಯಿಲೇಚೆ ಕಾರಣ ಆಜಿಕಽಯಿ ಕೋಣಾಂಕಯಿ ಗೊತ್ನಾ. ಘುಲ್ಲಟ ಗುರ್ಭಿಣ್ಯಾಂಕ ಹೀ ಕಾಯಿಲೆ ಚಽಡ ಯೆತ್ತಾ. ಗುರ್ಭೀಣಿ ಜಾವ್ಚೆ ಘೂಢೇಚಿ ರಕ್ತವೊತ್ತಣ ಕಾಯಿಲೆ ಆಶ್ಶೀಲ್ಯಾಂಕ ಹೀ ಕಾಯಿಲೆ ಯೆವ್ಚೆ ಚಽಡ. ಗುರ್ಭಿಣೀಲಿ ಪ್ರಾಯ 15 ವರ್ಸಾಕಽಯಿ ಊಣೆ ಅಥವಾ 35 ವರ್ಸಾಕಽಯಿ ಚಽಡ ಆಸ್ಸಲ್ಯಾರಿ ಹೀ ಕಾಯಿಲೆ ಯೆವ್ಚೆ ಚಽಡ. 200 ಗರ್ಭವೈಷಮ್ಯ ವ್ಯಾಧಿ ಜಾಲ್ಲೇಲೆ ಗರ್ಭಿಣ್ಯಾಂಚೆಪೈಕಿ ಎಕ್ಲೇಕ ರಕ್ತವೊತ್ತಣ ಅತಿ ತೀವ್ರ ಚೋಣು ಅಪಸ್ಮಾರ ಆಘಾತ (ಎಪಿಲೆಪ್ಟಿಕ್ ಫಿಟ್ಸ್) ಜಾತ್ತಾ. ಹೇ ವ್ಯಾಧೀಕ ಎಕ್ಲ್ಯಾಂಪ್ಸಿಯಾ ಮ್ಹಣ್ತಾತಿ. ಹಾಂತು ಚಾರೀಂತು ಏಕ ಗುರ್ಭಿಣೀಕ ಬಾಳಾಂತಿ ಜಾಲ್ಲೇಲೆ 4 ದೀಸ ಭಿತ್ತರಿ ವಿಪರೀತ ಗರ್ಭವೈಷಮ್ಯ ಆನಿ ಅಧಿಕತರ ರಕ್ತವೊತ್ತಣ ಚೋಣು ಅಪಸ್ಮಾರ ಆಘಾತ ಜಾವ್ನು ಮರಣ ಯೆವ್ಚೆ ಸಾಧ್ಯ ಆಸ್ಸ. ಗರ್ಭವೈಷಮ್ಯ ವ್ಯಾಧಿ ಆಶ್ಶೀಲೆ ಗುರ್ಭಿಣೀಕ ಸಂಪೂರ್ಣ ಆರಾಮ (ರೆಸ್ಟ) ಕೊರ್ರೋಕಾ. ತೀಣೆ ಜಾಲ್ಲೆತಿತ್ಲೆಂ ಹಾಂತ್ಲಾರಿ ನಿದ್ದೂನು ಆಸ್ಸೂಕಾ. ಬಾತ್‌ರೂಮಾಕ ಸಮೇತ ವೊಚ್ಚಾಕ ನಜ್ಜ. ಗರ್ಭವೈಷಮ್ಯ ವ್ಯಾಧಿ ಆಶ್ಶೀಲೇನ ಬಾಳಾಂತಿ ಜಾತ್ತನಾ ಅಪಸ್ಮಾರ ಆಘಾತ ಜಾಯ್ನಾತಶ್ಶಿ ಮೆಗ್ನೀಸಿಯಂ ಸಲ್ಫೇಟ್ ದ್ರಾವಣ ರಕ್ತನಾಳಾಂತು ದೀವ್ಕಾ ಜಾತ್ತಾ. ಸಿಝೇರಿಯನ್ ಸೆಕ್ಷನ್ ಕೋರ್ನು ಚೆರ್ಡಾಕ ಭಾಯ್ರ ಕಾಡ್ಕಾ ಜಾತ್ತಾ. ಸಿಝೇರಿಯನ್ ಸೆಕ್ಷನ್ ಕೊರೂಂಕ ಜಾಯ್ನಾ ಜಾಲ್ಲ್ಯಾರಿ ರಕ್ತನಾಳಾಂತು ಹೈಡ್ರಲ್ಲಾಝೀನ್ ಆನಿ ಲಬೆಟಲೋಲ್ ದೀವ್ನು ಸಕಲ್ಲಾನ ಬಾಳಾಂತಿ ಕೋರ್ಯೇತ. ಗರ್ಭವೈಷಮ್ಯ ವ್ಯಾಧಿ ಬಾಳಾಂತಿ ಜಾವ್ನು 2 ಮ್ಹೈನೆ ಆಸ್ತಾ. ನಂತರ ತಿಗ್ಗೇಲೆ ರಕ್ತವೊತ್ತಣ ನೋಽರ್ಮಲ್ ಯೆವ್ಚಾಕ ಪೂರೊ.

ಹಾಂವ ಡಾಕ್ಟ್ರ ಜಾಲ್ಲೊಂ!

8. ಡಾಕ್ಟ್ರಾಲೊ ನೇಮು, 3

"ಡಾಕ್ಟ್ರಾ, ಮಾಕ್ಕಾ ಜೋರು ಖಾಂಕಿ ಆನಿ ಮಸ್ತ ಕಽಫ ವತ್ತಾ," ಮ್ಹೊಣು ಪೇಶಂಟಾನ ಸಾಂಗ್ಲೆಂ. ಡಾಕ್ಟ್ರಾನ ಪೇಶಂಟಾಕ ಕೌಚಾರಿ ನಿದಾನು ಸ್ಟೆತೋಸ್ಕೋಪಾನ ಹರ್ದ್ಯಾಂತುಲೆ ಶಬ್ಧಾಂಕ ಆಯ್ಕಲೊ. "ಶ್ವಾಸು ಭಿತ್ತರಿ ಘೇ," ಮ್ಹಣಾಲೊ. "ಆತ್ತಂ ಶ್ವಾಸು ಸೋಡಿ," ಮ್ಹಣಾಲೊ. ಅಶ್ಶಿ ಹರ್ದ್ಯಾಚೆ ವೈಲೆ, ಸಕಲ್ಚೆ, ಬದೀಚೆ, ವೈಲಿ ಫಾಟಿ, ಮಧ್ಯೇಚಿ ಫಾಟಿ ಆನಿ ಸಕಲ್ಚಿ ಫಾಟಿ ಇತ್ಯಾದಿ ಭಾಗಾಂತು ಸ್ಟೆತೋಸ್ಕೋಪು ದೊವ್ವೋನ್ನು ಶಬ್ಧಾಂಕ ಆಯ್ಕಲೊ. ನಂತರ ಹಾರ್ಟಾಚೆ ವೈರಿ ಸ್ಟೆತೋಸ್ಕೋಪು ದೊವ್ವೋನ್ನು ಹಾರ್ಟಾಚೆ ಶಬ್ಧಾಂಕ ದೋನಿತೀನಿ ಕಡೇನ ಆಯ್ಕಲೊ.

ಕ್ರಿ. ಶ. ಆಠ್ರಾಚೆ ಶತಮಾನಾಚೆ ಅಂತ್ಯವರೇಕ ಡಾಕ್ಟ್ರಾನಿ ಪೇಶಂಟಾಲೆ ಕಾಗಳ (ಕಂಪ್ಲೇಂಟ) ಮಾಂತ್ರ ಲೆಕ್ಕಾಕ ಘೆವ್ಚೆ ಆಶ್ಶಿಲೆಂ. ಖಾಂಕಿ ಕೆದ್ನಾ ಯೆತ್ತಾ? ಕಿತ್ಲೆ ದೀಸ ಧೋರ್ನು ಖಾಂಕಿ ಯೆತ್ತಾ? ಖಾಂಕಿ ಸುಕ್ಕಿಕೀ? ಕಽಫ ಸಲ್ಪಕೀ? ಕಽಫ ಕಠಿಣಕೀ? ತಾಪು ಆಸ್ಸಕೀ? ತಾಪು ಸಾನೂಕೀ ಅಥವಾ ಜೋರು? ಇತ್ಯಾದಿ ನಿಮ್ಗೂನು ವಕ್ಕದ ದಿವ್ಚೆ ಆಶ್ಶಿಲೆಂ. ಪೇಶಂಟಾಕ ಆಪ್ಪೋಣು ಪರೀಕ್ಷೆ ಕರ್ನಾಂತಿ ಆಶ್ಶಿಲೀಂತಿ. ಬಾಯ್ಲೆಮನ್ಶಾಂಕ ದೂರ ಬೊಸೋನು ತಾಂಗೇಲೆ ಕಾಗಳ ವಿಚಾರ್ಸೂನು ತಾಂಗೇಲೆ ಆಂಗಾರಿ ಹಾತು ಘಾಲ್ನಾನಾತ್ತಿಲೆಂ ರೋಗಾಕ ನಿರ್ಣಯ ಕೋರ್ನು ವಕ್ಕದ ದಿವ್ಚೆ ಆಶ್ಶಿಲೆಂ. ಸ್ಟೆತೋಸ್ಕೋಪು ನಾ ಆಶ್ಶಿಲೊ. ರಕ್ತವೊತ್ತಣ ಮಶಿನ ನಾ ಆಶ್ಶಿಲೆಂ. ತಾಪು ಪೊಳೋಚಿ ಪಾದರಸಾಚಿ ಕಾಡ್ಡಿ (ಥರ್ಮೋಮೀಟರ್) ನಾ ಆಶ್ಶಿಲಿ. ಸಾಧ್ಯ ಜಾಲ್ಲ್ಯಾರಿ ಪೇಶಂಟು ವೈದ್ಯಾಲೆಲಾಗ್ಗಿ ಯೆತ್ತಾ. ಅಥವಾ ವೈದ್ಯು ಪೇಶಂಟಾಲೆ ಘರ್ಕಡೆ ಯೆತ್ತಾ. ಆಸ್ಪತ್ರೆ ಮ್ಹೊಣು ನಾ ಆಶ್ಶಿಲೆಂ. ಪೇಶಂಟಾನ ಘರ್ಕಡೆ ನಿದ್ದೋನು ಆಸ್ತನಾ ಸಂಬಂಧಿಕಾನಿ ಡಾಕ್ಟ್ರಾಲೆಲಾಗ್ಗಿ ವೊಚ್ಚೂನು ತಾಂಕಾ ಗೊತ್ತು ಆಶ್ಶಿಲೆಂ ವಿವರ ಡಾಕ್ಟ್ರಾಕ ಸಾಂಗ್ಲ್ಯಾರಿ ಪಾವ್ತಾಶ್ಶಿಲೆಂ. ಚೆರ್ಡೂವಾಂಕ ಹುಷಾರನಾಜಾಲ್ಲ್ಯಾರಿ ಆವ್ಸೂನ ಡಾಕ್ಟ್ರಾಲೆ ಲಾಗ್ಗಿ ವೊಚ್ಚೂನು ಚೆರ್ಡ್ಡಾಲೆ ಕಾಯಿಲೇಚೆ ವಿವರ ಸಾಂಗೂನು ಡಾಕ್ಟ್ರಾನ

ನಿಮ್ಗೀಲೆಲೆ ಪ್ರಶ್ನೇಂಕ ಉತ್ತರ ದಿಲ್ಲ್ಯಾರಿ ಪೂರೊಆಶ್ಶೀಲೆಂ. ಡಾಕ್ತ್ರು ಪೇಶಂಟಾನ ಅಥವಾ ಪೇಶಂಟಾಲೆ ಸಂಬಂಧಿಕಾನಿ ಸಾಂಗೀಲಿ ಕಾಣಿ ಆಯ್ಕೂನು ರೋಗನಿರ್ಣಯ ಕೋರ್ನು ವಕ್ಕದ ದಿವ್ಚೆ ಆಶ್ಶೀಲೆಂ.

ಆಧುನಿಕ ರೋಗನಿರ್ಣಯ ವಿದ್ಯಾ

ಮಾಗ್ಗೀರಿ ಆಠ್ರಾಚೆ ಶತಮಾನಾಂಚೆ ನಂತರ ಪೇಶಂಟಾಲೆ ಕಾಗಳ ಮಾಂತ್ರ ಪಾವ್ನಾ. ರೋಗು ಕಶ್ಶಿ ಉತ್ಪನ್ನ ಜಾಲ್ಲಾ? ಆಂಗಾಂತು ಶಾರೀರಿಕ (ಅನಾಟೊಮಿಕಲ್) ವ್ಯತ್ಯಾಸು ಕಸ್ಸಲೊ ಜಾಲ್ಲಾ? ದೇಹಾಂತು ಭಿತ್ತರಿ ಕಸ್ಸಲೆ ಚಲ್ತsa ಆಸ್ಸs? ಮ್ಹೋಣು ಪೊಳೋಚಾಕ ಡಾಕ್ತ್ರಾನಿ ಸೂರು ಕೆಲ್ಲೆಂ. ಖಾಂಕಿ ಯೆತ್ತಲೆ ಪೇಶಂಟಾಲೆ ಹರ್ದ್ಯಾಕ ಕಾನು ದೀವ್ನು ತಾಗ್ಗೇಲೆ ಶ್ವಾಸಾಚೆ ಶಬ್ಧಾಂಕ ಆಯ್ಕೂನು ಶ್ವಾಸಕೋಶಾಂತು ಕಸ್ಸಲೊ ರೋಗು ಮ್ಹೋಣು ಪೊಳೋಚಾಕ ಸೂರು ಕೆಲ್ಲೆಂ. ಖಾಂಕೀಕ ವಕ್ಕದ ದಿವ್ಚೆ ಬದಲಾಕ ಖಾಂಕೀಚೆ ಕಾರಣ ಜಾಲ್ಲೇಲೆ ರೋಗಾಕ ವಕ್ಕದ ದಿವ್ಕಾ ಮ್ಹೋಣು ಡಾಕ್ತ್ರಾಂಕ ಮನಾಂತು ಗೆಲ್ಲೆ. ಖಾಂಕಿ ಯೆವ್ಚಾಕ ತಾಳ್ಯಾಂತು ಕsಫ ಜಾಲ್ಲಾಂಕೀ, ಶ್ವಾಸನಾಳೇಂತು ಕsಫ ಭರ್ಲಾಂಕೀ ಏಕಯಿ ಶ್ವಾಸಕೋಶಾಂತು ಕ್ರೀಮಿ ಸೇರ್ವೂನು ಹಾನಿ ಜಾಲ್ಲ್ಯಾಕೀ? ಪ್ರತಿಏಕ ಖಾಂಕೀಕ ಏಕ್ಕsಚಿ ವಕ್ಕದ ದಿವ್ಚೆ ರಾಬ್ಬೋನು ಖಾಂಕಿ ಶರೀರಾಂತು ಖಂಚೆಕಡೇನತಾಕ್ಕೂನು ಯೆತ್ತಾ? ಸೈತೆಂ ಜಾಲ್ಲಾಂಕೀ, ಬ್ರೋsಂಕೈಟಿಸ್ ಜಾಲ್ಲಾಂಕೀ, ನಿಮೋನಿಯಾ ಜಾಲ್ಲ್ಯಾಕೀ? ನಿಮೋನಿಯಾ ಜಾಲ್ಲ್ಯಾಜಾಲ್ಲ್ಯಾರಿ ತಾಕ್ಕಾ ಖಂಚಿ ಕ್ರಿsಮಿ (ಬ್ಯಾಕ್ಟೀರಿಯಾ ಅಥವಾ ವೈರಸ್ಸ) ಕಾರಣ? ನಿಮೊಕೊಕ್ಕಸ್ ಮ್ಹಳ್ಳೇಲೆ ಕ್ರಿಮೀನಿ ಹೀ ನಿಮೋನಿಯಾ ಜಾಲ್ಲಾಂಕೀ, ಟ್ಯುಬರ್‌ಕ್ಯುಲೊಸಿಸ್ ಕ್ರಿಮೀನಿ ಜಾಲ್ಲಾಂಕೀ ಮ್ಹೋಣು ಕಾರಣ ಸೊಧ್ಧೂನು ತೇತಕೀತ ವಕ್ಕದ ದಿವ್ಚಾಕ ಸೂರು ಕೆಲ್ಲೆಂ.

ಎಕ್ಸರೇ (ಕ್ಷ-ಕಿರಣ)

ಕ್ರಿ. ಶ. 1895 ಇಸ್ವೇಂತು ವಿಲ್ಹೆಲ್ಮ ರೆಂಟಗೆನ್ ಮ್ಹಳ್ಳೇಲೆ ವಿಜ್ಞಾನೀನ ದೋನಿ ಖನಿಜಾಚೆ ಮಧ್ಯೆ ವಿದ್ಯುತ್ ಕರೆಂಟ ಹರಿಸೂನು ಏಕು ವಿಶೇಷ ಶಕ್ತೀಚೊ ಕಿರಣ ಉತ್ಪನ್ನ ಕೆಲ್ಲೆಂ. ಸೂರ್ಯಾಲೆ ಪ್ರಕಾಶಾಂತು ದಿಸ್ಚೆ ಆನಿ ದಿಸ್ಸನಾತ್ತೀಲೆ ಕಿರಣ ಆಸ್ಸsತಿ. ದಿಸ್ಚೆ ಕಿರಣ ಪ್ರಿಸಂ ಮುಖಾಂತರ ಧಾಣು ನೇರಳೆ (ವಯೋಲೆಟ್), ಅತಿನೀಳ (ಇಂಡಿಗೋ), ನೀಳ (ಬ್ಲೂ), ಪಾಚ್ವೆಂ (ಗ್ರೀನ್), ಹಳ್ದೂವೆಂ (ಯೆಲ್ಲೊ), ಕಡುಹಳ್ದೂವೆಂ (ಓರೆಂಜ), ತಾಂಬ್ಡೆ (ರೆಡ್) ಮ್ಹೋಣು (ವಿಬ್ಗ್ಯೋರ್) ದಿಸ್ತಾತಿ. ದಿಸ್ಸನಾತ್ತೀಲೆ ಕಿರಣ ನೇರಳೆ ಬಣ್ಣಾಂಚೆ ನಂತರ (ಅಲ್ಟ್ರಾವಯೋಲೆಟ್) ಆನಿ ತಾಂಬ್ಡೆ ಬಣ್ಣಾಚೆ ಘೂಡೆ

ಆಸ್ತಾತಿ. ಹಾಂತು ವಿಶೇಷ ಏಕ ಬಲವಂತ ಕಿರಣಾಂಕ ಕ್ಷ-ಕಿರಣ (ಎಕ್ಸರೇ) ಮ್ಹೋಣು ನಾಂವ ದಿಲ್ಲೆಂ.

ಡಾಕ್ಟ್ರಾಂಕ ಎಕ್ಸರೇ ಕಿರಣ ಮಸ್ತ ಉಪೇಗು ಜಾಲ್ಲೆಂ. ದೇಹ ಕಾತ್ತರ್ನಾನಾತ್ತೀಲೆ ದೇಹಾಚೆ ಭಿತ್ತರಿ ಪೊಳೋಚಾಕ ಪ್ರಯತ್ನ ಕರ್ತಾಂ ಕರ್ತಾಂ ವಿಜ್ಞಾನೀನ ವಿದ್ಯುತ್ ಉಪೇಗು ಕೋರ್ನು ಸೂರ್ಯಾಲೆ ಪ್ರಕಾಶಾಚೆ ತಿತ್ಲೋಚಿ ಪ್ರಕಾಶು ಪ್ರಯೋಗಾಲಯಾಂತು ಉತ್ಪನ್ನ ಕೋರ್ನು ತಾಂತು ಉಠಾಚೆ ಎಕ್ಸರೇ ಕಿರಣಾಂಕ ಮನುಷ್ಯಾಲೆ ಆಂಗಾಂತು ಧಾಳ್ಳೆಂ. ಹೇ ಮಶೀನಾಕ ಎಕ್ಸರೇ ಟ್ಯೂಬ ಮ್ಹೋಣು ನಾಂವ ದಿಲ್ಲೆಂ.

ಎಕ್ಸರೇ ಏಕು ಹೋಡು ವೈಜ್ಞಾನಿಕ ಆವಿಷ್ಕಾರು. ಮನುಷ್ಯಾಲೆ ಆಂಗಾಕ ಬಾಧಾ ಕರ್ನಾನಾತ್ತೀಲೆ ಕ್ಷ-ಕಿರಣ ಆಂಗಾಂತುಲ್ಯಾನ ವೊಚ್ಚೂನು ಪೆಲ್ಲೆದಿಕಡೇನ ಭಾಯ್ರ ಯೆತ್ತಾ. ಹೇಂ ಬಿಂಬ ಡಾಕ್ಟ್ರಾಲೆ ದೋಳ್ಯಾಂಕ ಏಕ ವಿಶೇಷ ವಿಧಾಚೆ ಗ್ಲಾಸಾಚೆ ಫಡ್ಡ್ಯಾರಿ (ಸ್ಕ್ರೀನಾರಿ) ದಿಸ್ತಾ. ಡಾಕ್ಟ್ರಾಲೆ ಕ್ಲಿನಿಕ್ಕಾಂತು ಎಕ್ಸರೇ ಮಶೀನ ಆಯ್ಲೀಂತಿ. ಪೇಶಂಟಾಕ ಎಕ್ಸರೇ ಟ್ಯೂಬಾಚೆ ಎದ್ರಾಕ ಆನಿ ಫಡ್ಡ್ಯಾಚೆ (ಸ್ಕ್ರೀನಾಚೆ) ಮಾಕ್ಷಿ ರಾಬ್ಬೋನು ಹರ್ದ್ಯಾಂತು ಕಸ್ಸಲಿ ಕಾಯಿಲೆ ಆಸ್ಸ ಮ್ಹೋಣು ಡಾಕ್ಟ್ರಾಂಕ ದಿಸ್ಲೆಂ.

ಫೋಟೋಗ್ರಾಫಿಕ್ ಕಾಗದ: ಫೋಟೋಗ್ರಾಫಿಕ್ ಕಾಗದ ಆನ್ನೇಕ ಹೋಡು ವೈಜ್ಞಾನಿಕ ಆವಿಷ್ಕಾರು. ತಾಜ್ಜೆ ಫೂಡೆ ಪ್ರತಿಬಿಂಬಾಕ ಕಶ್ಶಿ ಧೋರ್ನು ಕಾಗ್ದಾರಿ ದಾಕ್ಕೋಚೆಂ ಮ್ಹೋಣು ವಿಜ್ಞಾನಿ ಸಂಶೋಧನೆ ಕರ್ತಾತಿ ಆಶ್ಶೀಲೀಂತಿ. ಕಾಳೆ ಶಾಯ್ಯೇಚೆ ಚಿತ್ರಾರಿ ಮೇಣಾಚೆ ಕಾಗದ ಒತ್ತುವ್ನೂನು ಕಾಗ್ದಾರಿ ಚಿತ್ರಾಚೆ ಪ್ರತಿಬಿಂಬ ಹಾಡೋನು ದಾಕ್ಕೈತಾತಿ ಆಶ್ಶೀಲೀಂತಿ. ಸೂರ್ಯಾಚೊ ಉಝ್ವಾಡು ಕೆಲವು ಧsವೆ ರಾಸಾಯನಿಕ ವಸ್ತೂಂಕ ಕಾಳೆ ಕರ್ತಾ ಮ್ಹೋಣು ಸೊದ್ದೂನು ಕಾಳ್ಳೆಂ. ಕಾಳ್ಳಾಚೆ ಕೂಡಾಂತು ಏಕದೋನಿ ಖನಿಜಾಂಕ ಮಿಶ್ರ ಕೋರ್ನು ತಯ್ಯಾರಿ ಕೆಲ್ಲೇಲೆ ಪೇಸ್ಟ ಏಕ ಕಾಗದಾಕ ಸಾರೋನು ತೇ ಕಾಗದ ಏಕ ಕ್ಷsಣ ಉಝ್ವಾಡಾಂತು ರಾಬ್ಬೀಲೆ ಮನುಷ್ಯಾಲೆ ಎದ್ರಾಕ ಧಲ್ಯಾರಿ ಮನುಷ್ಯಾಲೆ ಪ್ರತಿಬಿಂಬ ತೇ ಕಾಗದಾರಿ ಉದ್ದೇನು ಯೆವ್ಚೆ ತಂತ್ರ ಸೊದ್ದೂನು ಕಾಳ್ಳೆಂ.

ಅಸ್ಸಲೆ ಪೇಸ್ಟ ಲಾಯ್ಯೀಲೆ ಕಾಗ್ದಾಕ 'ಫೋಟೋಗ್ರಾಫಿಕ್' ಕಾಗದ ಮ್ಹೋಣು ನಾಂವ ದಿಲ್ಲೆಂ. ಸೂರ್ಯಾಚೆ ಉಝ್ವಾಡಾಚೆ ಬದಲಾಕ ವಿದ್ಯುತ್ ಪ್ರಕಾಶಾಚೆ ಎದ್ರಾಕ ರಾಬ್ಬೀಲೆ ಮನುಷ್ಯಾಲೆ ಪ್ರತಿಬಿಂಬ ಫೋಟೋಗ್ರಾಫಿಕ್ ಪೇಪರಾರಿ ಯೆತ್ತಾ ಮ್ಹೋಣು ವಿಜ್ಞಾನೀನ ಸಿದ್ಧ ಕೆಲ್ಲೆಂ. ಹೇ ಚಿತ್ರಾಕ ಫೋಟೋಗ್ರಾಫ್ ಅಥವಾ ಫೋಟೋ ಮ್ಹೋಣು ನಾಂವ ದಿಲ್ಲೆಂ. ಹೇಂ ಚಿತ್ರ ಉರ್ಟ (ಉಜ್ವೆಂ ದಾವೆ ಬದೀನ) ಜಾವ್ನು ಯೆತ್ತಾ ಆಶ್ಶೀಲೆಂ. ತಶ್ಶಿ ಜಾವ್ನು ಉರ್ಟ ಆಶ್ಶೀಲೆ ಸರೂತ ಕೊರೂಂಕ ಏಕ ಉಪಾಯ ಸೊದ್ದೂನು

ಕಾಳ್ಳೊ. ಉರ್ಟಿ ಚಿತ್ರಾಚೆ ಪ್ರಿಂಟ ಕಾಳ್ಳೆಂ. ಸರೂತ ಚಿತ್ರ ಯೇವ್ಕಾ ಜಾಲ್ಲ್ಯಾರಿ ಫೋಟೋ ಆನಿ ಪ್ರಿಂಟ ಹೇಂ ದೊನ್ನೀಯಿ ಕಾಡ್ಕಾ ಜಾಲ್ಲೆಂ.

ಎಕ್ಸರೇ ಫಿಲ್ಮ

ಪೆಟ್ರೋಲಿಯಂ ಪದಾರ್ಥಾರಿ ಸಂಶೋಧನೆ ಕರ್ತಲೆ ವಿಜ್ಞಾನೀನ ನಾಫ್ತಾ ಮ್ಹಳ್ಳೇಲೆ ಪೆಟ್ರೋಲಿಯಂ ಉಪವ್ಯುತ್ಪತ್ತಿ ಸೊದ್ದೂನು ಕಾಳ್ಳೆಂ. ನಾಫ್ತಾಚೆ ಪಾತ್ತಳ ಪಾರದರ್ಶಕ ಪಟಲ ತಯ್ಯಾರಿ ಕೆಲ್ಲೆಂ. ಹೇ ಪಟಲಾಕ ಫಿಲ್ಮ ಮ್ಹೊಣು ನಾಂವ ದಿಲ್ಲೆಂ. ಫಿಲ್ಮ ಆಯ್ಲೆ ಮಾಗ್ಗೀರಿ ಫೋಟೋಗ್ರಾಫ ಕಾಡ್ತಲೆ ವಿಜ್ಞಾನೀನ ತಾಂಗೇಲೆ ಪ್ರಥಮ ಚಿತ್ರಾಕ ಫಿಲ್ಮಾಂತು ಕಾಣು ತೇ ಫಿಲ್ಮಾಂತುಲ್ಯಾನ ಉರ್ಝ್ವಾಡು ಪಾಸ್ ಕೋರ್ನು ಫೋಟೋಗ್ರಾಫಿಕ್ ಕಾಗದಾರಿ ಪ್ರಿಂಟ ಕಾಳ್ಳೆಂ. ಫಿಲ್ಮಾಕ 'ನೆಗೆಟೀವ್ಹ' ಮ್ಹೊಣು ಆಪ್ಪೈಲೆಂ. ಎಕ್ಸರೇ ಅಥವಾ ಫೋಟೋ ಫಿಲ್ಮ ಕಾಳ್ಳಾಚೆ ಕೂಡಾಂತು ಧೂವ್ನು ಸುಕ್ಕೋಕಾ. ಹಾಕ್ಕಾ ಫಿಲ್ಮ 'ಡೆವೆಲಪ್' ಕೊರ್ಚೆಂ ಮ್ಹಣ್ತಾತಿ.

ಏಕ ಮನುಷ್ಯಾಲೆ ಹರ್ದ್ಯಾಚೆ ಭಿತ್ತವೈಲ್ಯಾನ ಎಕ್ಸರೇ ಪಾಸ್ ಜಾವ್ನು ಹರ್ದ್ಯಾಚೆ ಅಸ್ತಿಪಂಜರಾಚೆ ಚಿತ್ರ ಫೋಟೋಗ್ರಾಫಿಕ್ ಕಾಗದಾರಿ ಧೋರ್ಯೆತ ಮ್ಹೊಣು ಸಿದ್ಧ ಕೆಲ್ಲೆಂ. ಎಕ್ಸರೇ (ಕ್ಷ-ಕಿರಣ) ಮನುಷ್ಯಾಲೆ ಆಂಗಾಂತು ಪಾಸ್ ಜಾವ್ನು ಮಾಕ್ಷಿ ಧರ್ಲೇಲೆ ಫೋಟೋಗ್ರಾಫಿಕ್ ಕಾಗದಾರಿ ಹರ್ದ್ಯಾಚೆ ಹಾಡ್ಡಾಚೆ ಭಿತ್ತರಿ ಆಶ್ಶೀಲೆ ಶ್ವಾಸಕೋಶಾಂಚೆ ಚಿತ್ರ ದಾಕ್ಕೈತಾ ಮ್ಹೊಣು ಸಿದ್ಧ ಕೆಲ್ಲೆಂ. ಹೇ ಚಿತ್ರಾಕ ಎಕ್ಸರೇ ಫಿಲ್ಮ ಮ್ಹೊಣು ನಾಂವ ದಿಲ್ಲೆಂ. ಹರ್ದ್ಯಾಚೆ ಎಕ್ಸರೇ ಚಿತ್ರಾಕ ಫಿಲ್ಮಾರಿ ಕಾಣು ಫಿಲ್ಮ 'ಡೆವೆಲಪ್' ಕರ್ತಾತಿ. ಫಿಲ್ಮ ಡೆವೆಲಪ್ ಕೊರೂಂಕ ತಾಕ್ಕಾ ಫಿಕ್ಸರ ಆನಿ ಡೆವೆಲಪ್ಪರ ಮ್ಹೊಣು ದೋನಿ ರಾಸಾಯನಿಕ ದ್ರವಾಂತು ಬುಡ್ಡೋನು ಉದ್ಕಾಂತು ಧೂವ್ಕಾ. ಹೇ ನೆಗೆಟೀವ್ಹ ಫಿಲ್ಮಾಕ ಲೈಟ ಪೆಟ್ಟ್ಯೇಚೆ (ಎಕ್ಸರೇ ಬೋಃಕ್ಸಾಚೆ) ಎದ್ರಾಕ ದೊವ್ವೋರ್ನು ಪೋಳೋಕಾ. ಎಕ್ಸರೇ ಫೋಟೋಚೆ ಪ್ರಿಂಟ ಕಾಡ್ಚೆ ಅಗತ್ಯ ನಾ. ಡಾಕ್ತ್ರ ನೆಗೆಟೀವ್ಹ ಫಿಲ್ಮ ಲೈಟ ಪೆಟ್ಟ್ಯೇಚೆ ಎದ್ರಾಕ ಧೋರ್ನು ಪಳ್ಳೈತಾತಿ.

ಕ್ರಿ. ಶ. ವೀಸಾಚೆ ಶತಮಾನಾಂಚೆ ಮಧ್ಯಭಾಗಾಂತು ಇಂಗ್ಲೇಂಡಾಂತು ಆನಿ ಅಮೇರಿಕಾಂತು ಎಕ್ಸರೇ ಮಶೀನ ತಯ್ಯಾರಿ ಕೊರೂಂಕ ಫ್ಯಾಕ್ಟರಿ ಬಾಂದ್ಲೀಂತಿ. ಫೋಟೋಗ್ರಾಫಿಕ್ ಕಾಗದಾಚಿ ಫ್ಯಾಕ್ಟರಿ ಸ್ಥಾಪನೆ ಕೆಲ್ಲೀಂತಿ. ಪೆಟ್ರೋಲಿಯಂ ನ್ಯಾಫ್ತಾಚೆ ಫಿಲ್ಮ ತಯ್ಯಾರಿ ಕೊರ್ಚಿ ಫ್ಯಾಕ್ಟರಿ ಸೂರು ಕೆಲ್ಲಿ. ಎಕ್ಸರೇಂತು ಏಕಪಟಿ ಏಕ ಸ್ತಬ್ಧ ಚಿತ್ರ ಕಾಡ್ಯೇತ. ಹರ್ದ್ಯಾಂತು ಖಂಚೇಯಿ ತೊಂದ್ರೆ ಆಸ್ಸಜಾಲ್ಲ್ಯಾರಿ ಎಕ್ಸರೇ ಫಿಲ್ಮಾಂತು ದಿಸ್ತಾ. ಹಾಡ ಕುಡ್ಕೆ ಜಾಲ್ಲ್ಯಾರಿ ಎಕ್ಸರೇ ಕಾಡ್ತಾತಿ. ಫಾಟೀಚೆ ಭೆಂಡಾಂತು ರೋಗು ಆಸ್ಸೂಂಕ ಪೂರೊ ಮ್ಹೊಣು ಸಂಶಯು ಜಾಲ್ಲ್ಯಾರಿ ಫಾಟೀಚೆ ಭೆಂಡಾಚಿ

ಎಕ್ಸರೇ ಕಾಡ್ತಾತಿ. ಎಕ್ಸರೇಚಿ ಸುವಿಧಾ ಆಧುನಿಕ ವೈದ್ಯಕೀಯ ಪದ್ಧತೀಚೆ ಏಕ ಪ್ರಮುಖ ರೋಗನಿರ್ಣಯಾಚೆ (ಡಯಗ್ನೋಸ್ಟಿಕ್) ಸಾಧನ.

ಆತ್ತಂ 2016 ಇಸ್ವೇಂತು ಪೇಶಂಟಾಲೆ ಎಕ್ಸರೇ ಚಿತ್ರ ಡಿಜಿಟಲ್ ತಂತ್ರಜ್ಞಾನಾಂಚೆ ಮುಖಾಂತರ ಕಂಪ್ಯೂಟರಾಂತು ಫೈಲ ಕರ್ತಾತಿ. ತಾಜ್ಜೆ ಪ್ರಿಂಟ ಫೋಟೋಗ್ರಾಫಿಕ್ ಕಾಗ್ದಾರಿ ಕಾಣು ಡಾಕ್ತ್ರಾಂಕ ಪೊಳೋಚಾಕ ದಿತ್ತಾತಿ.

"ತುಕ್ಕಾ ಶ್ವಾಸಕೋಶಾಂತು ಕಸ್ಸಲೆ ಜಾಲ್ಲಾಂ ಮ್ಹೊಣು ಪೊಳೋಚಾಕ ಹದ್ಯಾಚಿ ಎಕ್ಸರೇ ಕಾಡ್ಯಾಂ," ಮ್ಹೊಣು ಡಾಕ್ತ್ರು ಮ್ಹಣಾಲೊ.

ಸೀಟೀ ಸ್ಕ್ಯಾನ

ಸೀಟೀ (ಕಂಪ್ಯೂಟರ್ ಟೊಮೋಗ್ರಾಫೀ) ಸ್ಕ್ಯಾನ ಉಪೇಗು ಕೋರ್ನು ಆತ್ತಂ ಆಂಗಾಂತು ರೋಗಾಚೆ ಲಕ್ಷಣ ಕಿತ್ಲೆ ಹೋಡ, ಖಂಚೆ ಜಾಗ್ಯಾರಿ ಆನಿ ಖಂಚೆ ಕಾರಣಾನ ಜಾಲ್ಲಾಂ ಮ್ಹೊಣು ಡಾಕ್ತ್ರ ವಿವರ ಪ್ರಾಪ್ತ ಕರ್ತಾತಿ. ಟೊಮೋಗ್ರಾಫ್ ಮ್ಹಳ್ಯಾರಿ ಆಂಗಾಚೆ ಶೆಂಬರಿ ಇತ್ಲೆಂ ಸಪೂರ ಕುಡ್ಕ್ಯಾಂಚೆ ಶೆಂಬರಿ ಇತ್ಲೆಂ ಎಕ್ಸರೇ ಚಿತ್ರ. ಟೊಮೋಗ್ರಾಫ್ ಕಾಡ್ಚೆ ಮಶೀನಾಕ ಏಕ ಕಂಪ್ಯೂಟರ್ ಲಾಯ್ಲ್ಯಾರಿ ತೇಂ ಕಂಪ್ಯೂಟರ್ ಟೊಮೋಗ್ರಾಫ್ (ಸೀಟೀ) ಮಶೀನ ಜಾತ್ತಾ. ವಿಂಗವಿಂಗಡ ದಿಕ್ಕಾನ ಸೀಟೀ ಕಾಳ್ಯಾರಿ ತೇಂ 'ಸ್ಕ್ಯಾನ' ಜಾತ್ತಾ. ಸೀಟೀ ಸ್ಕ್ಯಾನ ಉಪೇಗು ಕೋರ್ನು ಏಕ ಆಂಗಾಚೆ ವಿಂಗವಿಂಗಡ ಸ್ಥರಾರಿ ಅನೇಕ ಎಕ್ಸರೇ ಚಿತ್ರ ಕಾಣು ಪೊಳೋಯೇತ. ಉದಾಹರಣೇಕ ಪೊಟ್ಟಾಚೆ ಸೀಟೀ ಸ್ಕ್ಯಾನ ಕಾಡ್ಚೆ ಮ್ಹೊಣು ಜಾಲ್ಲ್ಯಾರಿ ಪೊಟ್ಟಾಚೆ ಶೆಂಬರಿ ಇತ್ಲಿ ಶೀರಾ ಕೆಲ್ಲೇಲೆವರಿ ಶೆಂಬರಿ ಇತ್ಲಿ ಎಕ್ಸರೇ ಚಿತ್ರ ಕಾಡ್ತಾತಿ. ತಾಂತು ಥೋಡೇ ಚಿತ್ರ ಮಾಂತ್ರ ಪ್ರಿಂಟ್ ಕರ್ತಾತಿ. ಮಾತ್ತ್ಯಾಚೆ ಸೀಟೀ ಸ್ಕ್ಯಾನ ಕಾಣು ಮೆಂದಾಂತು ಆಸ್ಸೂಚಿ ವ್ಯಾಧೀಚೆ ವಿವರ ಖಾಲಿ ಏಕ ಸ್ತಬ್ಧ ಎಕ್ಸರೇ ಚಿತ್ರಾಂತು ದಿಶ್ಶೀಲ್ಯಾಕಯಿ ಚಡ ವಿವರ ಡಾಕ್ತ್ರಾಂಕ ಸೀಟೀ ಸ್ಕ್ಯಾನಾಂತು ಪೊಳೋಚಾಕ ಮೆಳ್ತಾ. ಎಕ್ಸರೇ ಆನಿ ಸೀಟೀ ಸ್ಕ್ಯಾನ ವೈದ್ಯಕೀಯ ರಂಗಾಂತು ಚಾಲು ಜಾಲ್ಲೆ ನಂತರ ಡಾಕ್ತ್ರಾಂಕ ವಿವಿಧ ವ್ಯಾಧೀಂಚೆ ಜ್ಞಾನ ಮಸ್ತ ವಾಡ್ಲೆಂ.

<u>ಕ್ಷ–ಕಿರಣ ಹಾನಿಕಾರಕ:</u> ಎಕ್ಸರೇ ಪ್ರಯೋಗು ಸೂರು ಜಾಲ್ಲೇಲೆ ಥೊಡೇ ವರ್ಸ ನಂತರ ಎಕ್ಸರೇಚೆ ಕಿರಣ ಮನುಷ್ಯಾಕ ಹಾನಿಕಾರಕ ಮ್ಹೊಣು ಜನಾಂಕ ಕಳ್ಳೆಂ. ಕ್ಷ–ಕಿರಣಾಚೆ ಉಪೇಗು ಕರ್ತನಾ ಜಾಗ್ರತೆ ಕೋರ್ಕಾ ಮ್ಹೊಣು ಡಾಕ್ತ್ರಾಂಕ ಪೂರ್ತಿ ಜ್ಞಾನ ನಾತ್ತೀಲೆ ಎಕ್ಸರೇ ಕಾಡ್ತಲೆ ಮಸ್ತ ಡಾಕ್ತ್ರಂ ಕ್ಷ–ಕಿರಣಾಚೆ ವಾಯ್ಟ ಪ್ರಭಾವಾಚೆ ನಿಮಿತ್ತ ಕ್ಯಾನ್ಸರ್ ಜಾವ್ನು ಮೆಲ್ಲಿಂತಿ. ಕ್ಷ–ಕಿರಣಾನ ಪ್ರಾಣೇಂತು ಕ್ಯಾನ್ಸರ್ ಜಾತ್ತಾ ಮ್ಹೊಣು ವಿಜ್ಞಾನೀನ

ಸಿದ್ಧ ಕೆಲ್ಲೆಂ. ಪ್ರಾಣೀಂಚೇರಿ ಕ್ಷ-ಕಿರಣ ಸೋಣು ಪಳೈಲೆಂ. ತಾಜ್ಜೆ ಮಾಗ್ಗೀರಿ ಎಕ್ಸರೇ ಚಿತ್ರ ಕಾಡ್ತಲೆ ಡಾಕ್ತ್ರಾನ ಏಕ ಸೀಸಾಚೆ ಫಢ್ಡ್ಯಾಚೆ ಮಾಕ್ಷಿ ರಾಬ್ಬೂಕಾ ಮ್ಹೋಣು ತಾಕೀತ ಕೆಲ್ಲಿ. ಕ್ಷ-ಕಿರಣಾಚೆ ಧಂಧ್ಯಾಂತು ಕಾಮ ಕರ್ತಲೆ ಸಕ್ಡಾನಿ ತಾಂಗೇಲೆ ದೇಹಾಕ ಲಾಗ್ಗೀಲೆ ಕ್ಷ-ಕಿರಣಾಂಕ ಲ್ಯಾಕ ಕೊರ್ಚ್ಯಾಕ ಏಕ ಕ್ಷ-ಕಿರಣ ಗಣಕ (ಕೌಂಟರ) ಲಾಂಬೋಕಾ ಮ್ಹೋಣು ನೇಮು ಕೆಲ್ಲೊ. ಕಡೇರಿ ಎಕ್ಸರೇಚೆ ಬದಲಾಕ ವಿಂಗಡ ಖಂಚೇಯಿ ಸುರಕ್ಷಿತ ಬಿಂಬಕ (ಇಮೇಜಿಂಗ) ತಂತ್ರ ಜಾಯಿ ಮ್ಹೋಣು ವಿಜ್ಞಾನಿ ಸೊದ್ದೂಚಾಕ ಲಾಗ್ಲೀಂತಿ.

ಇಲೆಕ್ಟ್ರೋsನಿಕ್ಸಾಚೊ ವಿಸ್ತಾರು

ಕ್ರಿ. ಶ. ವೀಸಾಚೆ ಶತಮಾನಾಚೆ ಮಧ್ಯ ಭಾಗಾಂತು ಇಲೆಕ್ಟ್ರೋsನಿಕ್ಸಾಚಿ ಕ್ರಾಂತಿ ಜಾಲ್ಲಿ. ಟೆಲಿಗ್ರಾಮು ಪೆಟೋಚೆ ಮೂಲಕ ಇಲೆಕ್ಟ್ರೋsನಿಕ್ಸಾಚೆ ಯೂಗ ಆರಂಭ ಜಾಲ್ಲೆಂ. ಇಲೆಕ್ಟ್ರಿಸಿಟಿ ಮ್ಹಳ್ಯಾರಿ ವಿದ್ಯುತ್‌ಶಕ್ತಿ. ಇಲೆಕ್ಟ್ರೋsನ್ ಮ್ಹಳ್ಯಾರಿ ಏsಟಮ್ಮಾಚೆ ಸುತ್ತು ಸುತ್ತೂಚೆ ಇಲೆಕ್ಟ್ರಿಕ್ ಚಾರ್ಜ. ಇಲೆಕ್ಟ್ರೋsನಾನಿ ಆನಿ ಇಲೆಕ್ಟ್ರೋಮ್ಯಾಗ್ನೆಟಿಕ್ ಶಕ್ತೀನ ಚೊಲ್ಚೆ ಯಂತ್ರಾಂಕ ಗ್ರಾಹಕಾಲೆ (ಕನ್ಸ್ಯೂಮರ್) ಇಲೆಕ್ಟ್ರೋsನಿಕ್ಸ್ ಮ್ಹೋಣು ನಾಂವ ದಿಲ್ಲಾಂ. ಸುರ್ವೇಚೆ ಯಂತ್ರ ಟೆಲಿಗ್ರಾಫ್ ಯಂತ್ರ. ನಂತರ ರೇಡಿಯೋ. ನಂತರ ಟೆಲಿವಿಝನ್ ಆಯ್ಲೆಂ. ಚಲನಚಿತ್ರ (ಸಿನ್ಯಾಮ) ಸೌಂಡ ಕೆಮೆರಾ ಆಯ್ಲೊ. ಏಕ ನಿಮಿಷಾಂತು ಚೋವೀಸ ಘೋಟೋ ಕಾಣು ತೇ ಘೋಟೋಂಕ ಎಕ್ಕಾಮಾಕ್ಷಿ ಏಕ ಜಲ್ದೀ ಜಲ್ದೀ ಚಲಾಯ್ಲಿಲ್ಯಾರಿ ಚಲನ ಜಾವ್ಚೆ ಚಿತ್ರ ದೆಕ್ಕಿಪಡ್ತಾ. ಸುರ್ವೇಕ ಶಬ್ಧು ನಾತ್ತೀಲೆ ಚಲನಚಿತ್ರ ಆಯ್ಲೆಂ. ನಂತರ ಘೋಟೋಂಕ ಶಬ್ಧು ಚಾಬ್ಬೋನು ಚಲನಚಿತ್ರಾಚೆ ಒಟ್ಟು ಶಬ್ಧು ಆಯ್ಕೂಚೆ ತಶ್ಶಿ ಕೆಲ್ಲೆಂ. ಚಲನಚಿತ್ರಾಕ 'ಸಿನೇಮಾ' ಮ್ಹೋಣು ನಾಂವ ದಿಲ್ಲೆಂ. ಅಮೇರಿಕಾಂತು ಚಲನಚಿತ್ರಾಕ 'ಮೂವೀ' ಮ್ಹೋಣು ನಾಂವ ದಿಲ್ಲೆಂ.

ಕ್ರಿ. ಶ. 1965 ಇಸ್ವೇಂತು ಭಾರತಾಂತು ಕಂಪ್ಯೂಟರ್ ಟೈಪರೈಟರ ಆಯ್ಲೆಂ. ಹೇ ಏಕ ಲೆಬೊರೇಟರೀಚೆ ಡಾಕ್ತ್ರಾಂಕ ಉಪ್ಕಾರಾಕ ಪಳ್ಳೇಲೆ ವಿಶೇಷ ಸಾಧನ. ಟೈಪರೈಟರಾಕ ಕಂಪ್ಯೂಟರ ಜೋಡಿಸೂನು ಕಾಗದಾರಿ ಪ್ರಿಂಟ ಕೊರ್ಚೆ ಸಾಧನ. ತಾಂತು ಏಕ ಮೋsನಿಟರ ಆನಿ ಏಕ ಮೆಮರಿ ಸಾಧನ ಆಸ್ಸೂನು ಟೈಪ ಕೆಲ್ಲೇಲೆ ಪ್ರಿಂಟ ಕೊರ್ಚೆ ಘೂಢೇಚಿ ಪೊಳೋಚಾಕ ಸಾಧ್ಯ ಜಾಲ್ಲೆ. ಪ್ರಿಂಟ ಕೊರ್ಚೆ ಘೂಢೆ ತಪ್ಪು ಟೈಪ ಕೆಲ್ಲೇಲೆ ತಿದ್ದೂನು ಘೆವ್ಚಾಕ ಸಾಧ್ಯ ಜಾಲ್ಲೆಂ. ಮೆಮರಿ ಸಾಧನಾಂತು ಪತ್ರ, ರಿಪೋರ್ಟು ಇತ್ಯಾದಿ ಫೈಲಾಚೆ ರೂಪಾಂತು ಸ್ಟೋರ ಕೊರ್ಚ್ಯಾಕ ಸಾಧ್ಯ ಜಾಲ್ಲೆಂ. ಪೇಶಂಟಾಲೊ ರಿಪೋರ್ಟು ಟೈಪ ಕೋರ್ನು ಪ್ರಿಂಟ ಕೊರೂಂಕ ಆನಿ ನಂತರ ಮೆಮರೀಂತು ಸ್ಟೋರ ಕೊರ್ಚ್ಯಾಕ ಲೆಬೊರೇಟರೀಚೆ ಡಾಕ್ತ್ರಾಂಕ ಸಾಧ್ಯ

ಜಾಲ್ಲೆಂ. ಆತ್ತಂ 2016 ಇಸ್ವೇಂತು ವೈದ್ಯಕೀಯ ಲೆಬೊರೇಟರಿಂತು ಲ್ಯಾಪ್-ಟಾಪ್ ಕಂಪ್ಯೂಟರಾಂಕ ಆನಿ ಲೇಜ಼ರ್ ಪ್ರಿಂಟರಾಂಕ ಉಪೇಗು ಕರ್ತಾತಿ. ರಿಪೋರ್ಟು ಡಾಕ್ಟ್ರಾಂಕ ಇಮ್ಮೈಲಾನಿ, ಎಸ್.ಎಮ.ಎಸ್. ಮೂಲಕ ಅಥವಾ ವಾಟ್ಸಪ್ ಮೂಲಕ ಪೆಟೋನು ದಿತ್ತಾತಿ. ಮೊಬೈಲ್ ಫೋನಾರೀಯಿ ರಿಪೋರ್ಟು ವಾಜ್ಜೂನು ಸಾಂಗ್ತಾತಿ. ಫ್ಯಾಕ್ಸ್ ಮೂಲಕ ಪೆಟೋನು ದಿವ್ಚೇಂಯಿ ಮಸ್ತ ಕಡೇನ ಆಸ್ಸ.

ಕ್ರಿ. ಶ. ವೀಸಾಚೆ ಶತಮಾನಾಚೆ ಮಧ್ಯಭಾಗಾಂತು ಮೈಕ್ರೋಫೋನು ಆನಿ ಸ್ಪೀಕರ ಮ್ಹಳ್ಳೇಲೆ ನಾದಾಚೆ ಸಾಧನ ಆಯ್ಲಿಂತಿ. ಟ್ರಾನ್ಸಿಸ್ಟರ್ ರೇಡಿಯೋ ಆಯ್ಲೊ. ಇಲೆಕ್ಟ್ರೋಮ್ಯಾಗ್ನೆಟಿಕ್ ಪಾಳsಂ ಎಂಟೆನ್ನಾ ಮುಖಾಂತರ ಆಕಾಶಾರಿ ಸಂಪ್ರೋಕ್ಷಣ ಜಾವ್ನು ಪ್ರತಿಸಂಪ್ರೋಕ್ಷಣ ಜಾತ್ತಾತಿ. ರೇಡಿಯೋ ರಿಸೀವರ ಆನ್ನೇಕ ಎಂಟೆನ್ನಾಚೆ ಮೂಲಕ ತೇ ಪಾಳಾಂಕ ಗ್ರಹಣ ಕರ್ತಾ. ಏಕ್ಕೆ ಠಾಕ್ಕೂನು ಆನಿಏಕ್ಕೆ ದೂರ ರೇಡಿಯೋ ಲಹರಾ ಮೂಲಕ ಶಬ್ದು ಪ್ರಸಾರಣ ಕೊರ್ಚೆಂ ಸಾಧ್ಯ ಜಾಲ್ಲೆಂ. ಪ್ರತಿಏಕ ಘರ್ಕಡೆ ರೇಡಿಯೋ ಪ್ಯಾಟ ಪೋಳೊಚಾಕ ಮೆಳ್ಳಿ. ಎಲೆಕ್ಟ್ರೋಮ್ಯಾಗ್ನೆಟಿಕ್ ಪಾಳಾಂಚೆ ಮುಖಾಂತರ ಚಿತ್ರಾಚೆ ಪಾಳsಂ (ಲಹರ) ಆಕಾಶಾರಿ ಸಂಪ್ರೋಕ್ಷಣ ಕೋರ್ನು ಪ್ರತಿಸಂಪ್ರೋಕ್ಷಣ ಕೊರ್ಚೆಂ ತಂತ್ರಜ್ಞಾನಾಚೆ ಟೆಲಿವಿಜ಼ನ್ನ ಮ್ಹಳ್ಳೇಲೆ ವಿಚಿತ್ರ ಯಂತ್ರ ಆಯ್ಲೆಂ.

ಕ್ರಿ. ಶ. ವೀಸಾಚೆ ಶತಮಾನಾಚೆ ಉತ್ತರಾರ್ಧಾಂತು ವಿಡಿಯೋ ಮ್ಹಳ್ಳೇಲೆ ಸಂಶೋಧನೆ ಆಯ್ಲೆಂ. ವಿಡಿಯೋ ಕೆಮೆರಾ ಆನಿ ವಿಡಿಯೋ ಮೋsನಿಟರ್ ಆಯ್ಲಿಂತಿ. ಸಿನೇಮಾಚೆ ಫಿಲ್ಮಾಚೆ ಬದ್ಲಾಕ ಆಡಿಯೋ ಆನಿ ವಿಡಿಯೋ ಟೇಪು ಆಯ್ಲೊ. ಆಡಿಯೋ ಮ್ಹಳ್ಯಾರಿ ಶಬ್ದಾದಿ. ವಿಡಿಯೋ ಮ್ಹಳ್ಯಾರಿ ಚಿತ್ರಾದಿ. ವಿಡಿಯೋ ಟೇಪಾಂತು ಚಿತ್ರ ಆನಿ ಆಡಿಯೋ ಟೇಪಾಂತು ಶಬ್ದು ದೊನ್ನೀಯಿ ರೆಕಾರ್ಡ ಕೊರ್ಚೆಂ ಸಾಧ್ಯ ಜಾಲ್ಲೆಂ. ಸಂಗೀತಾಚೆ ಕಸೆಟ್ಟ ಆನಿ ಸಿನೇಮಾಚೆ ಕಸೆಟ್ ಆಯ್ಲಿಂತಿ. ವಿಡಿಯೋ ಟೇಪಾಚೆ ಕಸೆಟ್ಟಾಂತು ವಿಡಿಯೋ ರೆಕಾರ್ಡ ಕೊರೂಂಕ ವೀಸೀಆರ ಆನಿ ವಿಡಿಯೋ ಖೇಳೋಚಾಕ ವೀಸೀ ಪ್ಲೇಯರ ಮಶೀನಂ ಉತ್ಪಾದನೆ ಜಾಲ್ಲಿಂತಿ. ವಿಡಿಯೋ ಪೋಳೋಚಾಕ ಮೋsನೀಟರ್ ಆಯ್ಲಿಂತಿ.

ಗ್ಲಾಸಾಚೆ ಝsಡ ಝsಡ ಟೆಲಿವಿಜ಼ನ್ ಟ್ಯೂಬಾಚೆ ಬದಲಾಕ ಆತ್ತಂ 2016 ಇಸ್ವೇಂತು ಎಲ್.ಸೀ.ಡೀ. (ಲಿಕ್ವಿಡ್ ಕ್ರಿಸ್ಟಲ್ ಡಿಸ್‌ಪ್ಲೇ) ಮ್ಹಳ್ಳೇಲೆ ಹಗೂರ ಮೋsನಿಟರ ಆನಿ ಪಾತ್ತsಳ ವಿರವಿರೀತ ಟೆಲಿವಿಜ಼ನ್ ಆಯ್ಲ್ಯಾಂತಿ. ಸಕ್ಕಡ ನಮೂನ್ಯಾಚೆ ಚಿತ್ರ ಮ್ಹಳ್ಯಾರಿ ಸಿನೇಮಾ, ವಿಡಿಯೋ, ಎಕ್ಸರೇ ಚಿತ್ರ, ಸ್ಕ್ಯಾನಾಚೆ ಚಿತ್ರ, ಇತ್ಯಾದಿ ಟೆಲಿವಿಜ಼ನ್ನಾಂತು ಪೋಳೋಯೇತ.

ಅಲ್ಟ್ರಾಸೌಂಡ ಸ್ಕ್ಯಾನ

ಕ್ರಿ. ಶ. ವೀಸಾಚೆ ಶತಮಾನಾಚೆ ಅಂತ್ಯ ಆನಿ ಎಕ್ವೀಸಾಚೆ ಶತಮಾನಾಚೆ ಆದೀಂತು ಶಬ್ಧ (ಸೌಂಡ) ವಿಜ್ಞಾನ ಭಾರಿ ಉನ್ನತಿ ಪಾವ್ಲಿ. ವಿದ್ಯುತ್ತಾನ ಸೃಷ್ಟಿ ಕೆಲ್ಲೊಲೊ ವಿಶೇಷ ಇಲೆಕ್ಟ್ರೋಮ್ಯಾಗ್ನೆಟಿಕ್ ಶಬ್ಧು (ಅಲ್ಟ್ರಾಸೌಂಡ್) ಮನುಷ್ಯಾಲೆ ದೇಹಾಂತು ಸರೂತ ಭಿತ್ತರಿ ವತ್ತಾ ಆನಿ ದೇಹಾಚೆ ಪೆಲ್ಲೆದಿಕಡೆ ವೊಚ್ಚಾಕ ಥಾವು ಆಸ್ಸs ಮ್ಹೋಣು ಸೊದ್ದೂನು ಕಾಳ್ಳೆಂ. ಶಬ್ಧಾಚಿ ತೀವ್ರತಾ ಚsಡ ಊಣೆ ಕೋರ್ನು ಆಂಗಾಂತುಲೆ ಶಾರೀರಿಕ ಚಿತ್ರ ದೆಕ್ಕಿಪೊಡೂಂಕ ಸಾಧ್ಯ ಜಾಲ್ಲೆಂ. ದೇಹಾಚೆ ಆಂತರಿಕ ಶರೀರರಚನಾ ಎಕ್ಸರೇ ಮುಖಾಂತರ ಪೊಳೋಚೆ ಬದಲಾಕ ಹೋ ವಿಶೇಷ ಶಬ್ಧು ಉಪೇಗು ಕೋರ್ನು ತಾಜ್ಜೆ ಚಿತ್ರ ಮೋsನಿಟರಾಂತು ಪೊಳೋಚಾಕ ಸೂರು ಜಾಲ್ಲೆಂ. ಅಲ್ಟ್ರಾಸೌಂಡಾಚೆ ನಿಮಿತ್ತ ವೈದ್ಯಕೀಯ ಕಾಮಗಾರಾಂಕ ಎಕ್ಸರೇ ನಿಮಿತ್ತ ಜಾವ್ಚೆ ತಸ್ಸಲೆ ಕ್ಯಾನ್ಸರ್‌ಕಾರಕ ದುಷ್ಪರಿಣಾಮ ಜಾಯ್ನಾ ಮ್ಹೋಣು ಸಾಬೀತ ಜಾಲ್ಲಾಂ. ಆತ್ತಂ ಡಾಕ್ತ್ರ ಅಲ್ಟ್ರಾಸೌಂಡಾನೀಂಚಿ ಮಸ್ತ ಸಕ್ಕಡ ರೋಗಾಂಚಿ ಪರೀಕ್ಷಾ ಕರ್ತಾತಿ.

ಅಲ್ಟ್ರಾಸೌಂಡ ಮಶೀನಾಕ ಜಾಯಿಜಾಲ್ಲೇಲಿ ಏಕಿ ವಿಶೇಷ ಹೀಡಿ ತಯ್ಯಾರ ಕೆಲ್ಲಿ. ತೇ ಹಿಡೀನ ಇಲೆಕ್ಟ್ರೋಮ್ಯಾಗ್ನೆಟಿಕ್ ಶಬ್ಧು ಸೃಷ್ಟಿ ಕೊರೂಂಕ ಆನಿ ಇಲೆಕ್ಟ್ರೋಮ್ಯಾಗ್ನೆಟಿಕ್ ಚಿತ್ರ ಗ್ರಹಣ ಕೊರೂಂಕ ಸಾಧ್ಯ ಜಾತ್ತಾ. ಮಶೀನಾಂತು ಉತ್ಪನ್ನ ಜಾಲ್ಲೋಲೊ ವಿಶೇಷ ಶಬ್ಧು ತಂತೀಚೆ ಆನಿ ಹಿಡೀಚೆ ಮುಖಾಂತರ ದೇಹಾಂತು ಧಾಣು ತಾಜ್ಜಿ ಪ್ರತಿಧ್ವನಿ ತೇಚಿ ಹಿಡೀಂತು ಆನಿ ತಂತೀಂತು ಪರತ ಗ್ರಹಣ ಜಾತ್ತಾ.

ಅಲ್ಟ್ರಾಸೌಂಡ ಸ್ಕ್ಯಾನಾಚೆ ಮಶೀನಾಂತು ಏಕ ಕಂಪ್ಯೂಟರ್, ಏಕ ಹೀಡಿ, ಏಕ ಮೋsನಿಟರ ಆನಿ ಏಕ ಪ್ರಿಂಟರ ಆಸ್ತಾತಿ. ಅಲ್ಟ್ರಾಸೌಂಡಾನಿ ದಿಶ್ಶಿಲೆಂ ಚಿತ್ರ ಮೋsನಿಟರಾಂತು ಪೊಳೋಯೇತ. ಏಕ ಸ್ತಬ್ಧ ಚಿತ್ರ ಪ್ರಿಂಟ ಕೋರ್ಯೇತ. ಖಂಯಿ ಜಾವ್ಕಾ ಥಂಯಿ, ದೇಹಾಚೆ ಖಂಚೇಯಿ ಅಂಗಾರಿ ಹೀಡಿ ಘೂಂವ್ಡಾನು ತೇ ಅಂಗಾಂತು ಭಿತ್ತವೈಲೆ ಶರೀರ ರಚನಾ ಆನಿ ತಾಂತುಲೊ ರೋಗಾಚಿ ನಿದಾನ (ಪ್ಯಾಥೋಲೊಜಿ) ಪೋಳೋಯೇತ. ಹೇ ಟೆಸ್ಟಾಕ ಅಲ್ಟ್ರಾಸೌಂಡ ಸ್ಕ್ಯಾನಿಂಗ್ ಮ್ಹೋಣು ನಾಂವ ದಿಲ್ಲಾಂ.

ಕ್ರಿಮಿ ವಿಜ್ಞಾನ (ಬ್ಯಾಕ್ಟೀರಿಯೋsಲಜಿ)

"ವ್ಹೈರೇ ನಾಣ್ಣಾ, ತುಗ್ಗೇಲೆ ಕsಫ ಪರೀಕ್ಷಕೋರ್ಕಾರೇ! ಥಾಯಿ ಏಕಿ ಸಾನಿ ಸ್ವಚ್ಛ ಬಾಟ್ಲಿ ಘೇವ್ನು ತಾಂತು ಸಗ್ಳೋದೀಸು ಯೆವ್ಚೆ ಕsಫ ಥೂsಕೋರ್ನು ಲ್ಯಾಬಾಕ ಹಾಣು ದೀ, ಜಾಯ್ತುವೇ?" ಮ್ಹೋಣು ಡಾಕ್ತ್ರಾನ ಪೇಶಂಟಾಕ ಸಾಂಗ್ಲೆಂ.

ಕ್ರಿ. ಶ. ಎಕುಣೀಸಾಚೆ ಶತಮಾನಾಂತು ವಿಜ್ಞಾನೀನ ಕುಷ್ಟ ರೋಗಾಚೆ, ಪ್ಲೇಗ್ ರೋಗಾಚೆ, ಡಿಫ್ತೀರಿಯಾ, ಟಿಟ್ಯಾನಸ್, ನಾಯಿಕೆಮ್ಮು (ಪರ್ಟುಸ್ಸಿಸ್), ಕೊಲೆರಾ, ಕ್ಷಯ, ಇತ್ಯಾದಿ ರೋಗಾಚೆ ಕ್ರಿಮೀಂಕ ಸೊದ್ದೂನು ಕಾಳ್ಳೆಂ. ದಂತಜಂತು ಆನಿ ಇತರ ಆಂತಾಂಚೆ ಕ್ರಿಮೀಂಕ ಮೈಕ್ರೋಸ್ಕೋಪಾನಿ ಪೊಳೋನು ಆನಿ ಇತರ ಪ್ರಯೋಗು ಕೋರ್ನು ತಾಂಚೆ ಸಂಪೂರ್ಣ ಜೀವನಚಕ್ರಾಚೆ ವಿವರಣ ದಿಲ್ಲೆಂ. ಮಾನವಕುಲಾಕ ಕ್ಷಯ ರೋಗು ವೇದಾಂಚೆ ಕಾಳಾಂತುತಾಕ್ಕೂನು ಬಾಧಾ ದಿತ್ತsಲೊ. ಆತ್ತಂ ಕಫಾಂತು ಟೀ.ಬೀ.ಚಿ ಕ್ರೀಮಿ ಕಶ್ಶಿ ಪೊಳೊಚೆಂ ಮ್ಹೊಣು ವಿವರ ಸಕಲ ದಿಲ್ಲಾಂ.

ಕಫಾಂತು ಟೀ.ಬೀ. ಕ್ರೀಮಿ ಆಸ್ಸಜಾಲ್ಲ್ಯಾರಿ ನಾಣ್ಣಾಕ ಟೀ.ಬೀ. ಮ್ಹಳ್ಳೋಲೊ ಭಯಂಕರ ರೊಗು ಆಸ್ಸs ಮ್ಹೊಣು ಶೇಕಡಾ 99 ಖಂಡೀತ ಜಾತ್ತಾ. ಹೇಂ ಟೆಸ್ಟ ಕರ್ತಲೆ ಲೆಬೋರೇಟರಿ ಟೆಕ್ನೀಶಿಯನ್ನಾನ ಕಫಾಂತು ಟೀ.ಬೀ. ಆಸ್ಸಜಾಲ್ಲ್ಯಾರಿ ತೀ ತಾಕ್ಕಾ ಯೇನಾತಶ್ಶಿ ಜಾಗ್ರತೆ ಕೋರ್ಕಾ. ಹಾತ್ತಾಂಕ ಗ್ಲೌಸ ಘಾಲ್ನು ಘೇವ್ಕಾ. ತೊಂಡಾಕ ಆನಿ ನಾಂಕಾಕ ಮಾಸ್ಕ ಬಾಂದೂನು ಘೇವ್ಕಾ. ಕೂಡಾಂತು ವಿಂಗಡ ಕೋಣsಯಿ ಆಸ್ಸತಿ ಮ್ಹೊಣು ಜಾಲ್ಲ್ಯಾರಿ ತಾಂಕಾ ಟೀ.ಬೀ. ಯೇವ್ಚಾಕ ನಜ್ಜ; ತಾನ್ನಿ ಭಾಯ್ರ ವೊಚ್ಚೂಕಾ.

ಭಾರತಾಂತು ಕ್ಷಯ ರೋಗು ಏಕ ಕ್ರಿಮೀಚೆ ನಿಮಿತ್ತ ಯೆತ್ತಾ ಮ್ಹೊಣು ವೈದ್ಯಾಂಕ ಗೊತ್ತು ನಾಆಶ್ಶಿಲೆಂ. ಖಾಂಕಿ, ಕಫಾಂತು ರಗತ, ಸೋಣು ಸೋಣು ತಾಪು, ಭೂಖ ನಾ, ದೀಸ ವತ್ತಾವತ್ತಾಂ ಪೇಶಂಟು ಕ್ಷೀಣ ಜಾವ್ಚೆ, ಇತ್ಯಾದಿ ಲಕ್ಷಣ ಆಶ್ಶಿಲೆ ಪ್ರತಿಏಕ ರೋಗಾಕ ಕ್ಷಯ ರೋಗು ಮ್ಹೊಣು ಲೆಕ್ತಾತಿಆಶ್ಶಿಲೀಂತಿ. ತಾಕ್ಕಾ ಎಕ್ಕೇಕು ಡಾಕ್ಟ್ರು ಏಕ್ಕೇಕ ವಕ್ಕದ ದಿತ್ತಾಆಶ್ಶಿಲೊ. ಖಂಚೇಯಿ ವಕ್ಕದ ಹೇ ರೋಗಾಕ ಗೂಣ ಕರ್ನಾಆಶ್ಶಿಲೆಂ.

ಏsಸಿಡ್ ಫಾಸ್ಟ ಸ್ಟೇಯ್ನ

ಝೀಲ್–ನೀಲ್ಸೆನ್ ಸ್ಟೇಯ್ನ ಮ್ಹಳ್ಳೇಲೆ ಏಕ ಏsಸಿಡ್ ಫಾಸ್ಟ ಸ್ಟೇಯ್ನಾನಿ ಕಫಾಂತು ಟೀ.ಬೀ. ಕ್ರೀಮಿ ಆಸ್ಸಕೀ ನಾ ಮ್ಹೊಣು ಪಳೈತಾತಿ.

ಹೇಂ ಸ್ಟೇಯ್ನ ಕೊರೂಂಕ ದೋನಿ ನಮೂನ್ಯಾಚೆ ಸ್ಟೇಯ್ನ ಆನಿ ಏಕ ಏsಸಿಡ್ ಜಾವ್ಕಾ. ಝೀಲ್–ನೀಲ್ಸೆನ್ ಆನಿ ಮೆಥಿಲೀನ್ ಬ್ಲೂ ಸ್ಟೇಯ್ನಾಚಿ ಬಾಟ್ಲಿ ಲಾಗ್ಗಿ ದೊವ್ರೋನ್ನು ಘೇವ್ಕಾ. ಸಲ್ಫ್ಯೂರಿಕ್ ಏsಸಿಡ್ಡಾಚಿ ಬಾಟ್ಲಿ ಲಾಗ್ಗೀ ದೊವ್ರೋರ್ಕಾ. ಏsಸಿಡ್ಡ 1:10 ಡೈಲೂಟ ಕೆಲ್ಲ್ಯಾರಿ ಪೂರೊ. (ಡೈಲೂಟ ಕರ್ತನಾ ಏsಸಿಡ್ ಉದ್ಕಾಂತು ಥೆಂಬೊಥೆಂಬೊ ಘಾಲ್ಕಾ. ಏsಸಿಡ್ಡಾಂತು ಉದ್ದಾಕ ಘಾಲೂಂಕ ನಜ್ಜ.) ಬಾಟ್ಲೇಂತುತಾಕ್ಕೂನು ಕsಫ ಕಾಡೂಂಕ ಏಕ ಕಾಪ್ಸಾಚೆ ಸ್ವ್ಯಾಬ ಜಾಯಿ. ಸ್ಪಿರಿಟಾಚೆ ಬಾಟ್ಲೇಂತು ಉಜ್ಜೊ

ಜೋಳೋಚಾಕ ಏಕ ದಿಗsಚಿ ಸ್ವಾಬ ದೊವ್ರೋರ್ಕಾ. ಹೇಂ ಸ್ವ್ಯಾಬ ಸ್ಮಿಯರಾಕ ಮುಳಾಂತು ಉಜ್ಜೊ ಲಾವ್ಚಾಕ ಜಾಯಿ. ಸ್ಪಿರಿಟ್ ಲ್ಯಾಂಪ ಆನಿ ಕಾಡ್ಡಿಯೇಚಿ ಪ್ಯಾಟ ಲಾಗ್ಗೀ ದೊವ್ರೋನ್ರ್ಚ ಘೇವ್ಕಾ. ಏಕ ದಿಗೂಚಿ ಜೋಡಿೀದಾಂಡೊ ಆನಿ ಏಕ ರುಂದs ಆಯ್ದsನ ಜಾವ್ಕಾ. ಏಕದೋನಿ ಸ್ವಚ್ಛ ಗ್ಲಾಸ ಸ್ಲೈಡ ಜಾವ್ಕಾತಿ. ಏಕು ಮೈಕ್ರೋಸ್ಕೋಪು ಜಾಯಿ.

ಕಫಾಚೆ ಬಾಟ್ಲೇಚೆ ಧಾಂಕ್ಣೆ ಕಾಡ್ತನಾ ಕsಫ ಶಿಂಪೂಂಕ ನಜ್ಜ. ಕsಫ ಮಸ್ತ ಆಸ್ಸಜಾಲ್ಲ್ಯಾರಿ ಸೆಂಟ್ರಿಫ್ಯೂಜ್ ಕೋರ್ನ್ರ್ಚ ಡಿಪೋಸಿಟ್ಟಾಚೆ ಸ್ಮಿಯರ್ ಕೋರ್ಕಾ. ಮಸ್ತ ನಾಜಾಲ್ಲ್ಯಾರಿ ಕಾಪ್ಸಾಚೆ ಸ್ವ್ಯಾಬಾನಿ ಕಫಾಚೊ ಏಕು ಥೆಂಬೊ ಏಕ ಗ್ಲಾಸ ಸ್ಲೈಡಾರಿ ದೊವ್ರೋನ್ರ್ಚ ಹಳೂಚಿ ಘುಂವ್ಡಾನು ಉರೂಂಟ ಸ್ಮಿಯರ ಕೋರ್ಕಾ. ಹೇ ಸ್ಮಿಯರ ಸುಕ್ಲೆ ಮಾಗ್ಗೀರಿ ಸ್ಟೇಯ್ನ ಕೊರ್ಚೆ ಜೋಡಿೀದಾಂಡ್ಯಾರಿ ದೊವ್ರೋನ್ರ್ಚ ಜೋಡಿೀದಾಂಡೊ ರುಂದs ಆಯ್ದನಾರಿ ದೊವ್ರೋರ್ಕಾ. ಸ್ಮಿಯರಾರಿ ಜ್ಹೀಲ್–ನೀಲ್ಸೆನ್ ಸ್ಟೇಯ್ನ ರೊಕೋೀಕಾ. ಸ್ಪಿರಿಟ್ ಲ್ಯಾಂಪ ಕಾಡ್ಡಿ ಲಾವ್ನು ಜೊಳೋಕಾ. ಸ್ಪಿರಿಟ್ ಸ್ವ್ಯಾಬಾಕ ಉಜ್ಜೊ ಲಾವ್ನು ಸ್ಮಿಯರಾಚೆ ಸ್ಲೈಡಾಚೆ ಮುಳಾಂತು ಧೋರ್ನ್ರ್ಚ ಸ್ಟೇಯ್ನಾಂತು ಧುವ್ರೋರು ಯೆವ್ಚೆ ತಿತ್ಲೆಂ ಸ್ಲೈಡ ಮುಳಾಂತುಲ್ಯಾನ ಹೂನ ಕೋರ್ಕಾ. ಏಕ ದೋನಿ ಬಬ್ಬಲ್ ಆಯ್ಲ್ಯಾರಿ ಪೂರೊ. ಉಜ್ಜ್ಯಾಚೆ ಸ್ವ್ಯಾಬ ವಾಡ್ವಾನು ಘೇವ್ಕಾ. 10 ನಿಮಿಷ ಜಾಲ್ಲೆ ಮಾಗ್ಗೀರಿ ಡೈಲೂಟ ಏsಸಿಡಾನಿ ಧೂವ್ನು ಕಾಡ್ಕಾ. ಸ್ಲೈಡ ಜೋಡಿೀದಾಂಡ್ಯಾರಿ ದೊವ್ರೋನ್ರ್ಚ ಡಿಸ್ಟಿಲ್ಡ ಉದ್ದಾಕ ರೊಕೋನು ಧೂವ್ಕಾ. ವೋಪಾಸ ಸ್ಲೈಡ ಜೋಡಿೀದಾಂಡ್ಯಾರಿ ದೊವ್ರೋನ್ರ್ಚ ತಾಜ್ಜೇರಿ ಮೆಥಿಲೀನ್ ಬ್ಲೂ ಸ್ಟೇಯ್ನ ರೊಕೋೀಕಾ. 1 ನಿಮಿಷ ದೊವ್ರೋರ್ಕಾ. ಮಾಗ್ಗೀರಿ ಸ್ಲೈಡಾಕ ಡಿಸ್ಟಿಲ್ಡ ಉದ್ಕಾನಿ ಧೂವ್ಕಾ ಆನಿ ಸುಕ್ಕೂಂಕ ದೊವ್ರೋರ್ಕಾ. ಸ್ಲೈಡ ಸುಕ್ಲೆ ಮಾಗ್ಗೀರಿ ಮೈಕ್ರೋಸ್ಕೋಪಾಚೆ ಮುಳಾಂತು ದೊವ್ರೋನ್ರ್ಚ ಟೀ.ಬೀ. ಕ್ರೇಮಿ ಆಸ್ಸತಿವೇ ಮ್ಹೋಣು ಓsಯಿಲ್ ಇಮ್ಮರ್ಶನ್ ಲೆನ್ಸಾನಿ ಪೊಳೋಕಾ. ಟೀ.ಬೀ. ಕ್ರೇಮಿ ತಾಂಬ್ಡೆ ಸಪೂರ ಚಿಕೇ ಬೆಂಡ ಜಾಲ್ಲೇಲೆ ಕಾಡ್ಡಿಶೀ ದಿಸ್ತಾತಿ. ಕಾಡ್ಡಿಯೇರಿ ಸಾನಸಾನ ಗಾಂಟಿ ಆಸ್ತಾತಿ.

ಕ್ರಿ. ಶ. 1882 ಇಸ್ವೇಂತು ರೋsಬರ್ಟ ಕೋsಕ್ ಮ್ಹಳ್ಳೇಲೆ ಡಾಕ್ಟ್ರಾನ ಟೀ.ಬೀ. ಕ್ರಿಮೀಂಕ ಗುರ್ತು ಕೆಲ್ಲೆಮಾಗ್ಗೀರಿ ಕಫಾಂತು ಜಾವ್ನೋ ವಿಂಗಡ ಕಡೇನ ಜಾವ್ನೋ ಟೀ.ಬೀ. ಕ್ರಿಮಿ ದಿಸ್ಸsನಿ ಜಾಲ್ಲ್ಯಾರಿ ಪೇಶಂಟಾಲಿ ಕಾಯಿಲೆ ಟೀ.ಬೀ. ಮ್ಹೋಣು ಲೆಕ್ಕೂಂಕ ಜಾಯ್ನಾ. ಆತ್ತಂ ದೇಹಾಕ ಕ್ಷೀಣ ಕೊರ್ಚೊ ಖಂಚೋಯಿ ವಿಂಗಡ ರೋಗು ಟೀ.ಬೀ. ರೋಗು ಮ್ಹೋಣು ಲೆಕ್ಕೂನು ಚೂಕಿ ಕೋರೂಂಕ ಸಾಧ್ಯ ನಾ.

ಕ್ಷಯ ರೋಗಾಕ ವಕ್ಕದ

ಕ್ರಿ. ಶ. 1944 ಇಸ್ವೇಚೆವರೇಕ ಕ್ಷಯ ರೋಗು ಗೂಣ ಕೊರೂಂಕ ಸೆನೆಟೋರಿಯಮ್ ಮ್ಹಳ್ಳೇಲೆ ಆಸ್ಪತ್ರೇಂತು ಪೇಶಂಟಾಕ ರಾಬ್ಬೋನು ಘೇತ್ತಾತಿ ಆಶ್ಶೀಲೀಂತಿ. ಸೆನೆಟೋರಿಯಮ್ಮಾಂತು ಶೆಂಬರೀಂತು ಪನ್ನಾಸ ಅಥವಾ ತಾಜ್ಜಾಕಯಿ ಚಡ್ಡ ಪೇಶಂಟ ಟೀ.ಬೀ. ರೋಗಾಕ ಬಲಿ ಜಾತ್ತಾತಿ ಆಶ್ಶೀಲೀಂತಿ. ಸೆನೆಟೋರಿಯಮ್ಮಾಂತು ಎಕ್ಸರೇ ಕಾಣು ಕಫಾಂತು ಟೀ.ಬೀ ಕ್ರೀಮಿ ಆಸ್ಸವೇ ಮ್ಹೋಣು ಪಳೈತಾತಿ ಆಶ್ಶೀಲೀಂತಿ. ಚಾಂಗ ಆಹಾರು ಆನಿ ಸ್ವಚ್ಚತಾ, ಚಾಂಗ ಹವೋ ಇತ್ಯಾದಿ ಪೇಶಂಟಾಂಕ ಮೆಳ್ತಾಶ್ಶೀಲೆಂ. ಮಾಂಟೂಸ್ ಟೆಸ್ಟ ಮ್ಹೋಣು ಹಾತ್ತಾಚೆ ಚರ್ಮಾಂತು ಟೀ.ಬೀ. ಕ್ರೀಮೀಚೆ ಸತ್ವ 'ಟ್ಯುಬರ್ಕ್ಯುಲಿನ್' ಇಂಜೆಕ್ಷನ್ ದೀವ್ನು ಪೇಶಂಟಾಕ ಟೀ.ಬೀ. ಲಾಗ್ಲ್ಯಾವೇ? ಮ್ಹೋಣು ಪಳೈತಾತಿ ಆಶ್ಶೀಲೀಂತಿ. ಟೀ.ಬೀ. ಲಾಗ್ಗೀಲೆ ಜನಾಂಕ ಮಾಂಟೂಸ್ ಇಂಜೆಕ್ಷನ್ ದಿಲ್ಲೇಲೆ ಕಡೇನ ಚರ್ಮ ಸುಜ್ಜೂನು ತಾಂಬ್ಡೆ ಜಾತ್ತಾ.

ಸಲ್ಪ ಪೇಶಂಟಾಂಕ ಶಸ್ತ್ರಚಿಕಿತ್ಸೆ ಕೋರ್ನು ನ್ಯೂಮೋಥೊರ್‍ಯಾಕ್ಸ್ (ವಾರೆ ಭರ್ಲೇಲೆ ಹರ್ದೆಂ) ಆಸ್ಸಕೋರ್ನು ಟೀ.ಬೀ. ಆಶ್ಶೀಲೆ ಶ್ವಾಸಕೋಶಾಕ ಕೊಸ್ಳಾಯ್ತಾತಿ ಆಶ್ಶೀಲೀಂತಿ. ನಂತರ ಹರ್ದ್ಯಾಚೆ ಎದ್ರಾಚೆಂ ಕೆಲವು ಹಾಡ್ಡಾಂಕ ಕುಡ್ಕೆ ಕೋರ್ನು ಶ್ವಾಸಕೋಶ ಘುಗ್ಗೂನಾ ತಶ್ಶಿ ಪೊಳೋನು ಘೆತ್ತಾತಿ. ಹೇ ಶಸ್ತ್ರಚಿಕಿತ್ಸೇಕ 'ಥೋರ್‍ಯಾಕೋಪ್ಲಾಸ್ಟಿ' ಮ್ಹೋಣು ನಾಂವ ದಿಲ್ಲೆಂ. ಕೊಸ್ಸಳೇಲೆ ಶ್ವಾಸಕೋಶಾಂತು ವಾರೆ ಯೇನಾಜಾವ್ನು ತಾಂತು ಟೀ.ಬೀ. ಕ್ರಿಮೀಂಕ ವಾಸ ಕೊರೂಂಕ ಜಾಯ್ನಾ.

ಮಾಗ್ಗೀರಿ 1944 ಇಸ್ವೇಂತು 'ಸ್ಟ್ರೆಪ್ಟೋಮೈಸಿನ್' ಮ್ಹಳ್ಳೇಲೆ ವಕ್ಕದ ಟೀ.ಬೀ. ರೋಗಾಚೆ ಪ್ರಾಣೀಂಕ ದೀವ್ನು ಪ್ರಯೋಗು ಕೆಲ್ಲೊ. ಹೇಂ ವಕ್ಕದ ಟೀ.ಬೀ. ರೋಗಾಕ ಜಾತ್ತಾ ಮ್ಹೋಣು ಕಳ್ಳೆಮಾಗ್ಗೀರಿ ಟೀ.ಬೀ. ಪೇಶಂಟಾಂಕ ದಿವ್ಚಾಕ ಸೂರು ಕೆಲ್ಲೆಂ. ಪ್ರತಿ ದೀಸು ಏಕ 'ಸ್ಟ್ರೆಪ್ಟೋಮೈಸಿನ್' ಇಂಜೆಕ್ಷನ್ 2 ಮ್ಹೈನೆ ದೀವ್ಕಾ. ಹೇಂ ವಕ್ಕದ ತೋಣ್ಣಾನಿ ದಿಲ್ಲ್ಯಾರಿ ಉಪೇಗು ಜಾಯ್ನಾ.

1952 ಇಸ್ವೇಂತು 'ಐಸೋನಿಯಾಝೆಡ್' ಮ್ಹಳ್ಳೇಲೆ ತೋಣ್ಣಾಂತು ಘೆವ್ಚೆ ವಕ್ಕದ ಆಯ್ಲೆಂ. 1970 ಇಸ್ವೇಂತು 'ರಿಫ್ಯಾಂಪಿಸಿನ್' ಮ್ಹಳ್ಳೇಲೆ ತೋಣ್ಣಾಂತು ಘೆವ್ಚೆ ವಕ್ಕದ ಆಯ್ಲೆಂ. 'ಸ್ಟ್ರೆಪ್ಟೋಮೈಸಿನ್' ಟೀ.ಬೀ. ರೋಗಾರಿ ಲಾಯ್ಕ ಕಾಮ ಕರ್ತಾ. ಜಾಲ್ಯಾರಿ ತೇಂ ಇಂಜೆಕ್ಷನ್ ವಕ್ಕದ ಆನಿ ಪ್ರತಿ ದಿವಸು ದೋನಿ ಮ್ಹೈನೆ ದೀವ್ಕಾ. ತಶ್ಶಿ ಜಾವ್ನು ಡಾಕ್ಟ್ರಾನಿ ಸ್ಟ್ರೆಪ್ಟೋಮೈಸಿನ್ ವಕ್ಕದ ಖಾಯ್ತಿ ಕರ್ನಿ. ತೋಣ್ಣಾಂತು ದಿವ್ಚೆ ದೋನಿ ವಕ್ಕದ 'ಐಸೋನಿಯಾಝೆಡ್' ಆನಿ 'ರಿಫ್ಯಾಂಪಿಸಿನ್' ಚಡ್ಡ ಕಾಳ (ದೇಡ ದೋನಿ ವರ್ಸ) ದಿವ್ಚಾಕ ಸುಲಭ ಮ್ಹೋಣು ಡಾಕ್ಟ್ರಾಂಕ ಖಾಯ್ತಿ ಜಾಲ್ಲೆಂ.

ಟೀ.ಬೀ. ಕ್ರಿಮೀಂಕ ಏಕ ವಕ್ಕದ ಮಾಂತ್ರ ದಿಲ್ಲ್ಯಾರಿ ತೇಂ ವಕ್ಕದ ಥೋಡೇ ಕಾಳ ಲಾಗ್ತಾ. ಮಾಗ್ಗೀರಿ ಟೀ.ಬೀ. ಕ್ರೀಮಿ ತೇ ವಕ್ದಾನಿ ಮರ್ನಾಂತಿ. ಕ್ರಿಮೀಚೆ ಹೇ ಗುಣಾಕ 'ರೆಸಿಸ್ಟೆನ್ಸ್' ಮ್ಹೋಣು ನಾಂವ ದಿಲ್ಲಾಂ. ಆತ್ತಂ 2016 ಇಸ್ವೇಂತು ಮಸ್ತ ಕಡೇನ ಟೀ.ಬೀ. ರೋಗಾಕ ಸ್ಟ್ರೆಪ್ಟೋಮೈಸಿನ್, ಐಸೊನಿಯಾಝಿಡ್ ಆನಿ ರಿಫ್ಯಾಂಪಿಸಿನ್ ಹೇ ತಿನ್ನೀಯಿ ವಕ್ದಂ ಪ್ರತಿದೀಸು ದೋನಿ ಮ್ಹೈನೆ ದೀವ್ಕಾ ಜಾಲ್ಲಾಂ. ನಂತರ ಸ್ಟ್ರೆಪ್ಟೋಮೈಸಿನ್ ರಾಬ್ಬೋಕಾ. ವರ್ಲೇಲೇ ದೋನಿ ವಕ್ದಂ ದಿನಂಪ್ರತಿ ದೇಡ ವರ್ಸ ಘೇವ್ಕಾ. ಆತ್ತಂ ಶ್ವಾಸಕೋಶಾಂತು ಟೀ.ಬೀ.ಚೊ ಬೊಕ್ಕೊ/ವೊಟ್ಟೊ (ಕ್ಯಾವಿಟಿ) ಆಸ್ಲ್ಯಾರಿ ಥೊರ್ಯಾಕೋಪ್ಲಾಸ್ಟೀಚೆ ಬದ್ಲಾಕ 'ಲೋಬೆಕ್ಟೊಮಿ' ಅಥವಾ 'ನ್ಯುಮೋನೆಕ್ಟೊಮಿ' ಮ್ಹಳ್ಳೇಲೆ ಶಸ್ತ್ರಚಿಕಿತ್ಸೆ ಕೋರ್ನು ಶ್ವಾಸಕೋಶಾಚೊ ಕುಡ್ಕೊ ಅಥವಾ ಸಗ್ಳೇಂ ಶ್ವಾಸಕೋಶ ಕಾಣು ಸೊಡ್ತಾತಿ. ಟೀ.ಬೀ. ರೋಗಾಕ ಆನಿಕಯಿ ಕೆಲವು ವಕ್ದಂ ಆಯ್ಲ್ಯಾಂತಿ. ಸಕ್ಕಡ ಮೇಳ್ನು ಜಗತ್ತಾಂತು ಟೀ.ಬೀ. ರೋಗಾನಿ ಜನಾನಿ ಮೊರ್ಚೆಂ ಶೇಕಡಾ 85 ಊಣೆ ಜಾಲ್ಲಾಂ.

ಉಸುರುಮೇಟಿ (ಅಸ್ತಮಾ)

ಉಸುರುಮೇಟಿ ಜಗತ್ತಾಂತು ಪ್ರಾಚೀನ ಕಾಳಥೋರ್ನು ಆಶ್ಶೀಲಿ ಏಕಿ ಭಯಂಕರ ವ್ಯಾಧಿ. ಹೇ ವ್ಯಾಧೀಕ ಮಸ್ತ ಕಾರಣ ಆಸ್ಸತಿ. ಏಕ ಕಾರಣ ಪೋಟ್ಟಾಂತು ದಂತಜಂತು ಆಸ್ಲೊಚೆ. ಆನ್ನೇಕ ಕಾರಣ ರಕ್ತಾಂತು ಆನಿ ಇತರ ಧಾತೂಂತು ಫೈಲೇರಿಯಾಚೆ ತಸ್ಸಲೆ ಕ್ರೀಮಿ ಯೇವ್ನು ವಾಸಕೋರ್ನು ಎಲ್ಲರ್ಜಿ ಉತ್ಪನ್ನ ಕೋರ್ಚೆಂ. ಕೇರಳಾ ಆನಿ ಕನಡಾ ಪ್ರದೇಶಾಂತು ಹಸ್ತೇ ಪಾಯ್ಯ್ಯಾಚೊ ರೋಗು ಜನಾಂಕ ಬಾಧಾ ದಿತ್ತಾಆಶ್ಶೀಲೆ ವೇಳಾರಿ ಹೆಟ್ರಾಝಾನ ವಕ್ಕದ ಯೆವ್ಚೆ ಪೂಢೆ ಮಸ್ತ ಜನಾಂಕ ಉಸುರುಮೇಟಿ ವ್ಯಾಧಿ ಬಾಧಾ ದಿತ್ತಾ ಆಶ್ಶೀಲಿ. ಎಲ್ಲರ್ಜೀಚೆ ಅಸ್ತಮಾಕ ವಿಂಗಡ ಕಾರಣsಯಿ ಆಸ್ಸತಿ.

ಚೆಡ್ಡೂವಾಂಕ ಉಸುರುಮೇಟಿ ಯೆವ್ಚೆ ಚsಡ. ದಂತಜಂತೂಚಿ ಬಾಧಾ ಆನಿ ಎಲ್ಲರ್ಜೀ ಹಾಕ್ಕಾ ಕಾರಣ. ಶ್ವಾಸನಾಳ ಸಪೂರ ಜಾವ್ನು ಉಸುರುಮೇಟಿ ಯೆತ್ತಾ. ಮಸ್ತನಮೂನ್ಯಾಂಚೆ ಆಯುರ್ವೇದ ಆನಿ ಆಧುನಿಕ ಪದ್ಧತೀಂಚೆ ವಕ್ಕದ ಆಸ್ಸತಿ ಜಾಲ್ಲ್ಯಾರಿ ವಕ್ಕದ ಘೆತ್ತsರಾಬ್ಬೊಕಾ. ದೇಹಾಚೆ ಆರೋಗ್ಯ ವೃದ್ಧಿ ಜಾಲ್ಲೆ ಮಾಗ್ಗೀರಿ ಮಸ್ತ ಚೆಡ್ಡೂವಾಲಿ ಉಸುರುಮೇಟಿ ಆಪಾಪೀಚಿ ಮಾಯಜಾತ್ತಾ.

ಹಾಂವ ಡಾಕ್ತ್ರು ಜಾಲ್ಲೊಂ!

9. ಡಾಕ್ಟ್ರಾಲೊ ನೇಮು, 4

"ಮಾಕ್ಕಾ ಹರ್ದ್ಯಾಂತು ದೂಕಿ ಆನಿ ದಾವೆ ಹಾತ್ತಾಂತು ಸಣಸಣ ಆಸ್ಸ, ಡಾಕ್ಟ್ರಾ," ಮ್ಹೋಣು ಪೇಶಂಟಾನ ಸಾಂಗ್ಲೆ ಕೂಡ್ಲೆ ಡಾಕ್ತ್ರು ಮ್ಹಣಾಲೊ, "ಯೋ, ಕೌಚಾರಿ ನಿದ್ದೆ. ತುಗ್ಗೇಲೀ ಈಸೀಜಿ ಕಾಡ್ಯಾಂ," ಆನಿ ಪೇಶಂಟಾಕ ಹಾತ್ತಾಚೆ ರಟ್ಟ್ಯಾಕ ಧೋರ್ನು ಚಮ್ಕಾನು ಫಡ್ದ್ಯಾ ಮಾಕ್ಷಿ ಹೋರ್ನು ಕೌಚಾರಿ ನಿದಾಯ್ತಾ. ವೊಣತಿಲಾಗ್ಗಿ ಆಶ್ಶೀಲೆಂ ಏಕ ಸ್ಟೂಲ ಲಾಗ್ಗಿ ತಾಂಡೂನು ತಾಜ್ಜೇರಿ ಆಶ್ಶೀಲೆ ಈಸೀಜಿ ಮಶೀನ ಮೆಕ್ಕಳ್ತಾ. ಪೇಶಂಟಾಲೆ ಹಾತ್ತಾಂಕ ಆನಿ ಪಾಯ್ಯಾಂಕ ಈಸೀಜಿ 'ಜೆಲ್ಲಿ' ಲಾವ್ನು ಕ್ಲಿಪ್ಪ ಬಸೈತಾ. ಶರ್ಟಾಚಿ ಗುಬ್ಬಿ ಮೆಕ್ಳೋಳ್ನು ಹರ್ದ್ಯಾಚೆ ದಾವೆ ಬದೀನ ಆಸ್ಸೊಚೆ ಹಾರ್ಟಾಚೆ ವೈರಿ ಸ ಕಡೇನ 'ಜೆಲ್ಲಿ' ಲಾಯ್ತಾ ಆನಿ ರಬ್ಬರ ಬಲ್ಬ ಆಶ್ಶೀಲೆ ಇಲೆಕ್ಟ್ರೋಡ ಚಾಬ್ಬೈತಾ.

ಸಲ್ಪ ಈಸೀಜಿ ಮಶೀನಾಂತು ವಿಂಗಡ ನಮೂನ್ಯಾಚೆ ಇಲೆಕ್ಟ್ರೋಡ್ ಆಸ್ಸೂಂಕ ಪೂರೊ. ಈಸೀಜಿ ಮಶೀನ ವೊಣತೀರಿ ಆಶ್ಶೀಲೆ ವಿದ್ಯುತ್ ಸೋಽಕೆಟ್ಟಾಕ ಕನೆಕ್ಟ ಕರ್ತಾ ಆನಿ 'ಆನ್' ಕರ್ತಾ. ತಕ್ಷಣ ಈಸೀಜಿ ಮಶೀನಾಚೊ ಕಾಂಟೊ ವೈರಿಸಕಲ ವೈರಿಸಕಲ ವೊಚ್ಚೊ ದಿಸ್ತಾ. ಮಶೀನ ಸಮಽ ಕಾಮ ಕರ್ತಾ ಮ್ಹೋಣು ಮೊಳೋನು ಈಸೀಜಿ ಕಾಗದಾಚಿ ಫಾಳಿ ಮುಕಾರಿ ವೊಚ್ಚಾಕ ಡಾಕ್ತ್ರು ಮಶೀನ ಚಾಲು ಕರ್ತಾ. ಏಕ ದಿಗೀ ಕಾಗ್ದಾಚೆ ಫಾಳಿ ಮಶಿನಾಂತುತಾಕ್ಕೂನು ಭಾಯ್ರ ಯೆತ್ತಾ. ತೇ ಫಾಳೀರಿ ಮಶೀನಾಂಚೊ ಕಾಂಟೊ ಹೃದಯಾಂತು ಉಠಾಚೆ ವಿದ್ಯುತ್ ಲಹರಾಕ ಸಮಜಾವ್ನು ಪಾಳಂ ಗಿಚ್ವೇಲೆಲೆಂ ದಿಸ್ತಾತಿ.

<u>ಮನುಷ್ಯಾಲೆ ಹೃದಯ:</u> ಮನುಷ್ಯಾಲೆ ಹೃದಯ ಏಕ ವಿಶೇಷ ಪ್ರಾಕೃತಿಕ ಮಾಂಸಪೇಶೀಚೊ ವಸ್ತು. ಮನುಷ್ಯು ಜೀವಂತ ಆಸ್ಸಕೀ ನಾ ಮ್ಹೋಣು ಡಾಕ್ಟ್ರಾನಿ ಮೊಳೋಚೆಂ ಹೃದಯಾಚೊ ಡಬ್ಡಬೊ ಸ್ಟೆತೋಸ್ಕೋಪಾನಿ ಆಯ್ಕೂನು ಆನಿ ಮನಗಟಾಚಿ ನಾಡಿ ಆಪ್ಪೋಣು. ಹೃದಯ ಕಾಮ ಕರ್ನಾ ಮ್ಹೋಣು ಜಾಲ್ಲ್ಯಾರಿ ತಾಜ್ಜೊ ಡಬ್ಡಬೊ

ಆಯ್ಕಿಪಽಣಾ ಆನಿ ಹಾತ್ತಾಕ ನಾಡಿ ಲಾಗ್ಗಽನಾ. ಕೆಲವುಪಟಿ ಹೃದಯ ರಾಬ್ಬಿಲೆ ತಕ್ಷಣ ಹೃದಯಾಕ ಪುನರುತ್ಥಾನ (ರಿಸಸ್ಸಿಟೇಶನ್) ಕೊರೂಂಕ ಹಾತ್ತಾನಿ ಭಾಯ್ರ ಹರ್ದ್ಯಾರಿ ವೊತ್ತೂನು ಪ್ರಯತ್ನ ಕೆಲ್ಲ್ಯಾರಿ ಹೃದಯ ಪುನರುತ್ಥಾನ ಜಾತ್ತಾ. ಸಾನ ಪ್ರಾಯೇಚೆ ಮಾರ್ಗಾರಿ ಅಪಘಾತ ಜಾವ್ನು ಪಳ್ಳೇಲೆ ವ್ಯಕ್ತೀಕ ಅಶ್ಶಿ ಪುನರುತ್ಥಾನ ಕೆಲ್ಲೇಲೆಂ ಆಸ್ಸ.

<u>'ಗತಿಸೃಷ್ಟಕ' (ಪೇಸ್ ಮೇಕರ್)</u>: ಹೃದಯಾಚೆ ಮಾಂಸಪೇಶೀಂತು ಮಧ್ಯೇಂತು ಏಕ 'ಗತಿಸೃಷ್ಟಕ' (ಪೇಸ್ ಮೇಕರ್) ಆಸ್ಸ. ಗತಿಸೃಷ್ಟಕಾಂತುತಾಕ್ಕೂನು ಭಾಯ್ರಸೋರ್ನು ಸಗ್ಗೇ ಹೃದಯಾಂತು ಸಕ್ಕಡ ಕಡೇನ ವಿಕ್ಕೂಚೆ ನರಾಂಚೆ ಜಾಳ ಏಕ ಆಸ್ಸ. ಗತಿಸೃಷ್ಟಕಾಂತು ವಿದ್ಯುತ್ಶಕ್ತೀಚೊ ಆವೇಶು ಪ್ರತಿ ನಿಮಿಷ 65 ಥೋರ್ನು 85 ವರೇಕ ಏಕ್ಕಽಚಿ ಸಮಯಾಂತರಾರಿ ಸೃಷ್ಟಿ ಜಾತ್ತಾ. ಹೋ ಆವೇಶು (ಇಂಪಲ್ಸ್) ಹೃದಯಾಚೆ ನರಜಾಲಾಚೆ ಮುಖಾಂತರ ಮಾಂಸಪೇಶೀಕ ವೊಚ್ಚೂನು ಹೃದಯಾಕ ಚಕ್ರಗತೀನ ಆವ್ವೂಳ್ಚಾಕ ಆನಿ ಫಾವ್ವೂರ್ಚಾಕ ಪ್ರೇರಣಾ ದಿತ್ತಾ. ಹೃದಯ ಆವ್ವೂಳ್ತನಾ ರಗತ ಹೃದಯಾಂತುತಾಕ್ಕೂನು ಭಾಯ್ರ ವತ್ತಾ. ಹೃದಯ ಫಾವ್ವೂರ್ತನಾ ರಗತ ಹೃದಯಾಚೆ ಭಿತ್ತರಿ ಯೆತ್ತಾ.

<u>ಹೃದಯಾಚಿ ಶರೀರರಚನಾ:</u> ಹೃದಯಾಂತು ಒಟ್ಟೂಕ ಚಾರಿ ಕೀಶೆ ಆಸ್ಸಂತಿ. ದೋನಿ ದಾವೆ ಆನಿ ದೋನಿ ಉಜ್ವೆ ಕೀಶೆ ಆಸ್ಸಂತಿ. ದಾವೇಂತು ಆನಿ ಉಜ್ವೇಂತು ಏಕ ಸಾನ ಆನಿ ಏಕ ಹೋಡ ಕೀಶೆ ಆಸ್ಸತಿ. ಸಾನ ಕಿಶೇಕ ಏಟ್ರಿಯಂ ಮ್ಹಣ್ತಾತಿ ಆನಿ ಹೋಡ ಕಿಶೇಕ ವೆಂಟ್ರಿಕಲ್ ಮ್ಹಣ್ತಾತಿ.

ಮನುಷ್ಯಾಲೆ ದೇಹಾಂತು ರಕ್ತಸಂಚಾರ ಸದಾಕಾಳ ರಕ್ತನಾಳಾಚೆ ಜಾಳಾಂಚಾನ (ವ್ಯಾಸ್ಕ್ಯುಲರ್ ನೆಟ್‌ವರ್ಕ) ಚಲ್ತಽ ಆಸ್ತಾ. ದೋನಿ ರಕ್ತನಾಳಾಂಚೆ ಜಾಳಂ ಆಸ್ಸತಿ. ಏಕ ಜಾಳ ಅಶುದ್ಧ ರಕ್ತಾಕ ಅಂಗಾಂಗಾಂತುತಾಕ್ಕೂನು ಶುದ್ಧಕೊರೂಂಕ ಶ್ವಾಸಕೋಶಾಕ ಹಾಡ್ತಾ. ಶ್ವಾಸಕೋಶಾಂತು ಶುದ್ಧಜಾಲ್ಲೇಲೆ ರಗತ ಹೃದಯಾಕ ಹಾಡ್ತಾ. ಅಶುದ್ಧ ರಕ್ತನಾಳಂ ಪಾತ್ತಳ ಆನಿ ಮೋವು ನಳಿಯೋ. ಅಶುದ್ಧ ರಕ್ತನಾಳಾಂಕ 'ವೇಯ್ನ' ಮ್ಹಣ್ತಾತಿ. ಶುದ್ಧ ರಕ್ತನಾಳಂ ದಾಟ ಆನಿ ಕಠಿಣ ನಳಿಯೋ. ಶುದ್ಧ ರಕ್ತನಾಳಾಂಕ 'ಆರ್ಟರೀ' ಮ್ಹಣ್ತಾತಿ.

ಹೃದಯ ದೋನಿ ಶ್ವಾಸಕೋಶಾಚೆ ಮಧ್ಯೇಂತು ತಾಂಕಾ ಲಾಗ್ಗೂನು ಎದ್ರಾಕ ಹರ್ದ್ಯಾಚೆ ಗೂಡಾಂತು ಬಸ್ಲಾಂ. ಅಂಗಾಂಗಾಂತುಲೆ ಸಕ್ಕಡ ಅಶುದ್ಧ ರಗತ ವೈಲೆ (ಸುಪೀರಿಯರ್) ಆನಿ ಸಕಲ್ಚೆ (ಇನ್ಫೀರಿಯರ್) ಮುಖ್ಯ ಅಶುದ್ಧರಕ್ತನಾಳಾಚೆ (ವೆನೆಕಾವಾಂಚೆ) ಮುಖಾಂತರ ಉಜ್ವೆ ಏಟ್ರಿಯಮ್ಮಾಂತು ಯೆತ್ತಾ.

ಉಜ್ವೆ ಏಟ್ರಿಯಮ್ಮಾಚೆ ಆನಿ ಉಜ್ವೆ ವೆಂಟ್ರಿಕಲ್ಲಾಚೆ ಮಧ್ಯೇಂತು ತ್ರಿಘಟ ಪಟಲ (ಟ್ರೈಕಸ್ಪಿಡ್ ವಾಲ್ವ್) ಆಸ್ಸ. ಉಜ್ವೆ ವೆಂಟ್ರಿಕಲ್ ಆವ್ವೊಳ್ಳು ರಕ್ತಾಕ ತ್ರಿಘಟ ಪಟಲಾಚೆ ಮುಖಾಂತರ ಮುಖ್ಯ ಶ್ವಾಸರಕ್ತನಾಳಾಂತು (ಪಲ್ಮೊನರಿ ಆರ್ಟರೀಂತು) ಲಕೈತಾ. ಹೇಂ ಮುಖ್ಯ ಶ್ವಾಸರಕ್ತನಾಳ ಚಾರಿ ಘೆಲ್ಲೆ ಜಾವ್ನು ದೊನ್ದೋನಿ ಘೆಲ್ಲೆ ಎಕ್ಕೇಕ ಶ್ವಾಸಕೋಶಾಂತು ರಿಗ್ತಾತಿ. ಅಂಗಾಂಗಾಂತುಲೆ ಸಕ್ಕಡ ಅಶುದ್ಧ ರಗತ ಶಾಸಕೋಶಾಂತು ಯೇವ್ನು ಶುದ್ಧ ಜಾತ್ತಾ. ಶುದ್ಧ ಜಾಲ್ಲೆ ಮಾಗ್ಗೀರಿ ಹೃದಯಾಂತು ಯೇವ್ನು ವೋಪಾಸ ಸಕ್ಕಡ ಅಂಗಾಂಗಾಕ ಪೂರಣ (ಸರಬರಾಜು) ಜಾತ್ತಾ.

ಪ್ರತಿಏಕ ಶ್ವಾಸಕೋಶಾಂತುಲ್ಯಾನ ದೋನಿ ರಕ್ತನಾಳ ಶುದ್ಧ ಜಾಲ್ಲೇಲೆ ರಗತ ಒಟ್ಟು ಮೇಳೋನು ಹೃದಯಾಚೆ ದಾವೆ ಏಟ್ರಿಯಮ್ಮಾಂತು ಯೆತ್ತಾತಿ. ಅಶ್ಶಿ ಚಾರಿ ರಕ್ತನಾಳಂ ದಾವೆ ಏಟ್ರಿಯಮ್ಮಾಂತು ಯೆತ್ತಾತಿ. ದೋನಿ ಶ್ವಾಸಕೋಶಾಚೆ ರಗತ ಚಾರಿ ರಕ್ತನಾಳಾಂತುಲ್ಯಾನ ದಾವೆ ಏಟ್ರಿಯಮ್ಮಾಂತು ಯೆತ್ತಾ.

ಏಟ್ರಿಯಮ್ಮಾಂತುತಾಕ್ಕೂನು ವೆಂಟ್ರಿಕಲ್ಲಾಕ ವೊಚ್ಚೆ ವಾಟ್ಟೇರಿ ಏಕ ಪಟಲ (ವಾಲ್ವ) ಆಸ್ಸ. ದಾವೆ ಏಟ್ರಿಯಮ್ಮಾಚೆ ಆನಿ ದಾವೆ ವೆಂಟ್ರಿಕಲ್ಲಾಚೆ ಮಧ್ಯೆ ಆಸ್ಸೂಚೆ ಪಟಲಾಕ ಮೈಟ್ರಲ್ ಪಟಲ ಮ್ಹಣ್ತಾತಿ. ಉಜ್ವೆ ಏಟ್ರಿಯಮ್ಮಾಚೆ ಆನಿ ಉಜ್ವೆ ವೆಂಟ್ರಿಕಲ್ಲಾಚೆ ಮಧ್ಯೆ ಆಸ್ಸೂಚೆ ಪಟಲಾಕ ತ್ರಿಘಟ ಪಟಲ ಮ್ಹಣ್ತಾತಿ. ದಾವೆ ವೆಂಟ್ರಿಕಲ್ಲಾಂತುತಾಕ್ಕೂನು ಮುಖ್ಯ ಶುದ್ಧರಕ್ತನಾಳಾಚೆ (ಅವೋರ್ಟಾಚೆ) ಮಧ್ಯೆ ಆಸ್ಸೂಚೆ ಪಟಲಾಕ ಅವೋರ್ಟಿಕ್ ಪಟಲ ಮ್ಹಣ್ತಾತಿ.

ಸಕ್ಕಡ ಪಟಲ ಏಕದಿಕ್ಪಟಲ ಜಾವ್ನು ಆಸ್ಸತಿ. ಮೈಟ್ರಲ್ ಪಟಲ ಏಟ್ರಿಯಮ್ಮಾಂತುತಾಕ್ಕೂನು ವೆಂಟ್ರಿಕಲ್ಲಾಂತು ರಗತ ಹೋಳ್ಚಾಕ ಸೊಡ್ತಾ ಜಾಲ್ಲ್ಯಾರಿ ವಿರುದ್ಧ ದಿಕ್ಕಾನ ಹೋಳ್ಚಾಕ ಸೋಣಾ. ಅವೋರ್ಟಿಕ್ ಪಟಲ ದಾವೆ ವೆಂಟ್ರಿಕಲ್ಲಾಂತುತಾಕ್ಕೂನು ಅವೋರ್ಟಾಂತು ರಗತ ಪಾಸ್ ಜಾವ್ಚಾಕ ಸೊಡ್ತಾ ಜಾಲ್ಲ್ಯಾರಿ ವಿರುದ್ಧ ದಿಕ್ಕಾನ ಹೊಳ್ಚಾಕ ಸೋಣಾ. ತ್ರಿಘಟ ಪಟಲ ರಗತ ಉಜ್ವೆ ಏಟ್ರಿಯಮ್ಮಾಂತುತಾಕ್ಕೂನ ಉಜ್ವೆ ವೆಂಟ್ರಿಕಲ್ಲಾಕ ಹೊಳ್ಚಾಕ ಸೊಡ್ತಾ. ಜಾಲ್ಲ್ಯಾರಿ ವಿರುದ್ಧ ದಿಕ್ಕಾನ ಹೊಳ್ಚಾಕ ಸೋಣಾ. ಉಜ್ವೆ ವೆಂಟ್ರಿಕಲ್ಲಾಂತುತಾಕ್ಕೂನು ಮುಖ್ಯ ಶ್ವಾಸರಕ್ತನಾಳಾಕ ರಗತ ಶ್ವಾಸರಕ್ತಪಟಲ (ಪಲ್ಮೊನರಿ ವಾಲ್ವ) ಮುಖಾಂತರ ಹೊಳ್ತಾ. ವಿರುದ್ಧ ದಿಕ್ಕಾನ ಹೋಳ್ನಾ.

ಹೃದಯಾಂತು ರಕ್ತ ಸಂಚಾರು

ದಾವೆ ಆನಿ ಉಜ್ವೆ ಶ್ವಾಸಕೋಶಾಂತು ಶುದ್ಧ ಜಾಲ್ಲೇಲೆ ರಗತ ದೊನ್ದೋನಿ ರಕ್ತನಾಳಾಚೆ ಮುಖಾಂತರ ದಾವೆ ಏಟ್ರಿಯಮ್ಮಾಂತು ಯೇವ್ನು

ಪಡ್ತಾ. ಹಾಂಗಾತಾಕ್ಕೂನು ಮೈಟ್ರಲ್ ಪಟಲಾಚೆ (ಮೈಟ್ರಲ್ ವಾಲ್ವ್) ಮುಖಾಂತರ ದಾವೆ ವೆಂಟ್ರಿಕಲ್ಲಾಂತು ಆಯ್ಲೆ ತಕ್ಷಣ ದಾವೆ ವೆಂಟ್ರಿಕಲ್ಲ ಆವ್ವೊಳ್ನು ರಕ್ತಾಕ ಮುಖ್ಯ ಶುದ್ಧ ರಕ್ತನಾಳಾಂತು (ಅವೋರ್ಟ್ಾ) ಲಕೈತಾ. ಆವ್ವೊಳೇಲೆ ವೆಂಟ್ರಿಕಲ್ ತಕ್ಷಣ ಫಾವ್ವೊರ್ತಾ.

ಮುಖ್ಯ ಶುದ್ಧ ರಕ್ತನಾಳಾಕ ಅವೋರ್ಟ್ಾ ಮ್ಹೊಣು ನಾಂವ. ಹೃದಯಾಂತುತಾಕ್ಕೂನು ಉತಾಯಿಲಿ ಅವೋರ್ಟ್ಾ ಅರ್ಧವೃತ್ತಶೀ ಬಾಗ್ಗೂನು ಸಕಲ್ಚೆ ದಿಕ್ಕಾನ ಘುಂವ್ತಾ. ತಾಜ್ಜೆ ವೈಲ್ಯಾನ ಗಳ್ಯಾಕ ದೋನಿ ಶುದ್ಧ ರಕ್ತನಾಳ (ಭಿತ್ತವೈಲೆ ಆನಿ ಭಾಯ್ಲೆ ಕೆರೋಽಟಿಡ್ ಆರ್ಟರೀಸ್) ಉಜ್ವೆ ಆನಿ ದಾವೆ ಬ್ರಾಕಿಯಲ್ ಆರ್ಟರೀಸ್ (ಉಜ್ವೆ ಆನಿ ದಾವೆ ಹಾತ್ತಾಕ ವೊಚ್ಚೆ ಘೆಲ್ಲೆ) ಉದ್ದೇತಾತಿ. ಮಾಗ್ಗೀರಿ ಅವೋರ್ಟ್ಾ ಸಕಲ ಮುಕಾರಿ ವೊಚ್ಚೂನ ಪೊಟ್ಟಾಚೆ ಆನಿ ಪಾಯ್ಯಾಚೆ ಸಕ್ಕಡ ಅಂಗಾಂಗಾಂಕ ರಗತ ಪೂರಣ ಕರ್ತಾ.

ಪೊಟ್ಟಾಚೆ ಆನಿ ಪಾಯ್ಯಾಚೆ ಅಂಗಾಂಗಾಂತುತಾಕ್ಕೂನು ವೋಪಾಸ ಯೆವ್ಚೆ ಅಶುದ್ಧ ರಗತ ಪೂರಾ ಸಕಲ್ಚೆ ಅಶುದ್ಧ ರಕ್ತನಾಳಾಚೆ (ಇನ್ಫೀರಿಯರ್ ವೆನೆಕಾವಾಚೆ) ಮುಖಾಂತರ ಉಜ್ವೆ ಏಟ್ರಿಯಮ್ಮಾಂಕ ಯೆತ್ತಾ. ದೇಹಾಚೆ ವರ್ಲೇಲೆ ಭಾಗಾಂತುತಾಕ್ಕೂನು ವೋಪಾಸ ಯೆವ್ಚೆ ಅಶುದ್ಧ ರಗತ ಪೂರಾ ವೈಲೆ ಅಶುದ್ಧ ರಕ್ತನಾಳಾಚೆ (ಸುಪೀರಿಯರ್ ವೆನೆಕಾವಾಚೆ) ಮುಖಾಂತರ ಉಜ್ವೆ ಏಟ್ರಿಯಮ್ಮಾಂಕ ಯೆತ್ತಾ.

ಉಜ್ವೆ ಏಟ್ರಿಯಮ್ಮಾಂತುಲೆ ರಗತ ತ್ರಿಘಟ ಪಟಲಾಚೆ ಮುಖಾಂತರ ಉಜ್ವೆ ವೆಂಟ್ರಿಕಲ್ಲಾಂತು ಯೆತ್ತಾ. ತಕ್ಷಣ ಉಜ್ವೆ ವೆಂಟ್ರಿಕಲ್ಲ ಆವ್ವೊಳ್ನು ರಗತ ಶ್ವಾಸರಕ್ತಪಟಲಾಚೆ ಮುಖಾಂತರ ಶ್ವಾಸರಕ್ತನಾಳಾಂತು ವತ್ತಾ. ಥಂಯಿ ತಾಕ್ಕೂನು ಶ್ವಾಸಕೋಶಾಂಕ ವೊಚ್ಚೂನು ಥಂಯಿ ಶುದ್ಧ ಜಾತ್ತಾ. ಶ್ವಾಸಕೋಶಾಂತುಲೆ ರಕ್ತಾಂತು ಆಶ್ಶೀಲೆ ಅಂಗಾರಾಮ್ಲ ಭಾಯ್ಲೆ ವಾರ್ಯಾಂತು ವತ್ತಾ. ವಾರ್ಯಾಂತು ಆಶ್ಶೀಲೆ ಆಮ್ಲಜನಕ ಶ್ವಾಸಕೋಶಾಂತುಲೆ ರಕ್ತಾಂತು ಯೇವ್ನು ಮೆಳ್ತಾ. ಶ್ವಾಸಕೋಶಾಂತು ಶುದ್ಧ ಜಾಲ್ಲೇಲೆ ರಗತ ದೊನ್ನೋನಿ ರಕ್ತನಾಳಾಚೆ ಮುಖಾಂತರ ದಾವೆ ಏಟ್ರಿಯಮ್ಮಾಂತು ಯೇವ್ನು ಪಡ್ತಾ ಆನಿ ವೊಪಾಸ ರಕ್ತ ಸಂಚಾರಾಂತು ಮೇಳ್ನುವತ್ತಾ.

ಹೃದಯಾಚೆ ವಿದ್ಯುತ್ ಘಽಟೊ (ಈಸೀಜಿ)

ಹೃದಯಾಂತುಲೆ ಗತಿಸೃಷ್ಟಕಾಂತು (ಪೇಸ್ ಮೇಕರಾಂತು) ಉಠಾಚೆ ಇಲೆಕ್ಟ್ರೋಮ್ಯಾಗ್ನೆಟಿಕ್ ಲಹರಾಚೆ ಗಾತ್ರ ಬರೀ ಸಾನ. ಹಾತ್ತಾಕ ಆನಿ ಹರ್ದ್ಯಾಕ ತಂತೀನ ಜೋಡಿಸೂನು ಮಧ್ಯೇಂತು ಏಕ ಗೆಲ್ವಾನೋಮೀಟರ ದವ್ವಲ್ಯಾರಿ ಹೃದಯಾಂತುಲೆ ವಿದ್ಯುಚ್ಛಕ್ತೀಚೊ ಪರಿಚಯು ಗೆಲ್ವಾನೋಮೀಟರಾಚೊ ಕಾಂಟೊ ಹಾಲ್ತನಾ ದಿಸ್ತಾ.

ಗೆಲ್ವಾನೋಮೀಟರ ವಿದ್ಯುತ್ಶಕ್ತಿ ಆಸ್ಸಕೀನಾ ಆನಿ ವಿದ್ಯತ್ಶಕ್ತಿ ಆಸ್ಸಜಾಲ್ಲಯಾರಿ ಕಿತ್ಲಿ ಆಸ್ಸ ಮ್ಹೊಣು ಪೊಳೋಂಚಾಕ ವಿಜ್ಞಾನೀನಿ ತಯ್ಯಾರಿ ಕೆಲ್ಲೇಲೆ ಏಕ ವಿಶೇಷ ಸಂಶೋಧನ. ಗೆಲ್ವಾನೊಮೀಟರಾಚೊ ಕಾಂಟೊ ಹೂನ ಕೋರ್ನುರ್ಽ ಕಾಂಟ್ಯಾಚೆ ಚಲನ ಏಕ ಉಷ್ಣ–ಸಂವೇದನಶೀಲ (ಹೀಟ್–ಸೆನ್ಸಿಟೀವ್ಹ್) ಕಾಗ್ತಾರಿ ಬರ್ರೈಶಿ ಕೋರ್ಯೆರ್ಽತ. ಈಸೀಜಿ ಘಟಾಂತು ಹೃದಯಾಚೆ ವಿಂಗವಿಂಗಡ ಕಡೇನ ಉಠಾಚೆ ವಿದ್ಯುತ್ಶಕ್ತಿಚೆ ಸಂಚಾರಾಚೆ ರೇಖಾಚಿತ್ರ ಪೊಳೋಂಚಾಕ ಮೆಳ್ತಾ.

ಗತಿಸೃಷ್ಟಕಾಂತು ಉಠಾಯಿಲಿ ವಿದ್ಯುತ್ಶಕ್ತಿ ಹೃದಯಾಚೆ ಮಾಂಸ ಪೇಶೀಂಕ ಕ್ರಿಯಾನ್ವಿತ ಕರ್ತಾ. ದೋನಿ ಏಟ್ರಿಯಮ್ಮಾಕ ಒಟ್ಟೂಚಿ ಕ್ರಿಯಾನ್ವಿತ ಕರ್ತನಾ ದಿಸ್ಚೆ ಲಹರ 'ಪೀ' ಲಹರ. ಹಾಜ್ಜೆ ನಂತರ ವಿದ್ಯುತ್ಶಕ್ತಿ ವೆಂಟ್ರಿಕಲ್ಲಾಕ ಮಧ್ಯೇಂತುಲ್ಯಾನ ವತ್ತಾ. ದೋನಿ ವೆಂಟ್ರಿಕಲ್ಲಾಂಕ ಒಟ್ಟೂಚಿ ಕ್ರಿಯಾನ್ವಿತ ಕರ್ತನಾ 'ಕ್ಯೂಆರ್ಎಸ್ ಕೋಽಂಪ್ಲೆಕ್ಸ' ಲಹರ ದಿಸ್ತಾ. ನಂತರ ವಿದ್ಯುತ್ಶಕ್ತಿ ವೆಂಟ್ರಿಕಲ್ಲಾಚೆ ಭಾಯ್ಲ್ಯೆ ವೊಣ್ತೇಂತುಲ್ಯಾನ ವತ್ತಽನಾ 'ಟೀ' ಲಹರ ದಿಸ್ತಾ.

ಹೃದಯಾಚೆ ಕ್ರೀಯಾ ಸಽಮ ಆಶ್ಶೀಲೆ ವೇಳಾರಿ ಈಸೀಜಿ ಕಶ್ಶಿ ದಿಸ್ತಾ ಮ್ಹೊಣು ಡಾಕ್ಟ್ರಾಂಕ ಗೊತ್ತು ಆಸ್ಸ. ಹೃದಯಾಚಿ ಖಂಚೇಯಿ ಕ್ರೇಯಾ ಸಽಮ ನಾಜಾಲ್ಲ್ಯಾರಿ ಲಹರಂ ವಿಂಗವಿಂಗಡ ಸ್ವರೂಪ ದಾಕ್ಕೈತಾತಿ. ಹೃದಯಾಚಿ ತಾಳ (ರ್ಹಿಥಮ್) ನಿಯಮಿತಕೀ, ವೇಗ ಚಽಡಕೀ, ಊಣೆಕೀ, ಅನಿಯಮಿತಕೀ ಅಥವಾ ಲಹರಂ ಉಲ್ಟಾಪಲ್ಟಾ ಜಾಲ್ಲ್ಯಾಂತಿಕೀ ಮ್ಹೊಣು ಡಾಕ್ಟ್ರ ಪಳೈತಾತಿ ಆನಿ ಹೃದಯಾಂತು ರೋಗು ಆಸ್ಸಕೀ ನಾ ಮ್ಹೊಣು ನಿರ್ಧಾರ ಕರ್ತಾತಿ.

ಪೇಶಂಟಾಲಿ ಈಸೀಜಿ ಕಾಣು ತಾಜ್ಜೇರಿ ಆಯ್ಯಿಲೆ ಪಾಳಂ (ವೇವ್ಸ) ಪೊಳೋನು ಡಾಕ್ಟ್ರು ಸಾಂಗ್ತಾ, "ತುಕ್ಕಾ ಹಾರ್ಟಾಽಚೆ ತೊಂದ್ರೆ ಆಸ್ಸ," ಮ್ಹೊಣು. "ಜಾಲ್ಲ್ಯಾರಿ ಕಾಂಯಿ ಭಿವ್ಚೆ ಅಗತ್ಯ ನಾ. ಹಾರ್ಟಽ ಸ್ಪೆಶಲಿಸ್ಟಾಕ ದಾಕ್ಕೋನು ಒಪರೇಶನ್ ಜಾವ್ಕಾವೇ ಮ್ಹೊಣು ನಿಮ್ಹೂಂಯಾ," ಮ್ಹಣ್ತಾ. ಹಾರ್ಟಾಽಂತು ಕಸ್ಸಲೆ ತೊಂದ್ರೆ ಆಸ್ಸ ಮ್ಹೊಣು ಡಾಕ್ಟ್ರು ಅಂದಾಜೊ ಕರ್ತಾ. ತಕ್ಷಣ ಚಿಕಿತ್ಸಾ ಜಾಯಿಮ್ಹೊಣು ಜಾಲ್ಲ್ಯಾರಿ ಪೇಶಂಟಾಕ ಆಸ್ಪತ್ರೇಂತು ಎಡ್ಮಿಟ್ ಜಾವ್ಚಾಕ ಸಾಂಗ್ತಾ. ರೋಗಿವಾಹನಾಕ (ಎಂಬ್ಯೂಲೆನ್ಸಾಕ) ಆಪ್ಪೈತಾ.

ಸ್ಪೆಶಲಿಸ್ಟ ಡಾಕ್ಟ್ರ

ಆಧುನಿಕ ವೈದ್ಯಕೀಯಾಂತು ಕಿತ್ಲಿ ಪ್ರಗತಿ ಜಾಲ್ಲ್ಯಾ ಮ್ಹಳ್ಯಾರಿ ಖಾಲಿ ಎಂ.ಬೀ.ಬೀ.ಎಸ್., ಪಾಸ್ ಜಾಲ್ಲೇಲೆ ಡಾಕ್ಟ್ರಾಕ ಪ್ರತಿಏಕ ವಿಭಾಗಾಂತು 'ಜಾಣ' ಜಾವ್ಚಾಕ ಸಾಧ್ಯ ಜಾಯ್ನಾ. ಎಂ.ಬೀ.ಬೀ.ಎಸ್., ಜಾಲ್ಲೇಲೆ ಡಾಕ್ಟ್ರಾನ

'ಫ್ಯಾಮಿಲಿ ಪ್ರಾಕ್ಟೀಸ್' ಕೊರ್ಚೆ ಜಾಲ್ಯಾರೀಯಿ ಆತ್ತಂ ತಾಣೆ ದೋನಿ ವರ್ಸ ಪೋಸ್ಟ-ಗ್ರ್ಯಾಜ್ಯುವೇಟ್ ಶಿಕ್ಷಣ ಘೇವ್ಕಾ.

ಪೋಸ್ಟ-ಗ್ರ್ಯಾಜ್ಯುವೇಟ್ ಶಿಕ್ಷಣ ದೋನಿ ಸ್ಥರಾಚೆ ಆಸ್ಸ. 'ಡಿಪ್ಲೋಮಾ' ಆನಿ ಡಿಗ್ರಿ. ಡಿಪ್ಲೋಮಾ ಏಕ ವರ್ಸಾಚೊ ಕೋರ್ಸು. ಡಿಗ್ರಿ ತೀನಿ ವರ್ಸಾಚೊ ಕೋರ್ಸು. ಪೋಸ್ಟ-ಗ್ರ್ಯಾಜ್ಯುವೇಟ್ 'ಮೆಡಿಸಿನ್' ಕೋರ್ಸುಕೋರ್ನು ಎಂ.ಡೀ. ಡಿಗ್ರಿ ಮೆಳ್ತಾ ಆನಿ 'ಸರ್ಜರಿ' ಕೋರ್ಸುಕೋರ್ನು ಎಂ.ಎಸ್. ಡಿಗ್ರಿ ಮೆಳ್ತಾ. ಹ್ರದ್ರೋಗಾಚೊ (ಕಾರ್ಡಿಯೋಽಲಜಿಸ್ಟ್) ಸ್ಪೆಶಲಿಸ್ಟ ಜಾವ್ಕಾ ಜಾಲ್ಯಾರಿ ಎಂ.ಡೀ. ಡಿಗ್ರಿ ಕೆಲ್ಲೆ ಮಾಗ್ಗೀರಿ ಆನಿಕಯಿ ಏಕ ವರ್ಸ ಶಿಕ್ಕೂನು ಪರೀಕ್ಷಾ ಪಾಸ್ ಕೋರ್ನು 'ಫೆಲ್ಲೊಶಿಪ್' ಪ್ರಾಪ್ತ ಕೋರ್ಕಾ. ಹಾರ್ಟ ಸರ್ಜನ್ (ಥೋರ್ಯಾಸಿಕ್ ಸರ್ಜನ್) ಜಾವ್ಕಾ ಜಾಲ್ಯಾರಿ ಎಂ.ಎಸ್. ಕೋರ್ನು ದೋನಿ ವರ್ಸ ಥೋರ್ಯಾಸಿಕ್ ಸರ್ಜರಿ ವಿಭಾಗಾಂತು 'ರೆಸಿಡೆನ್ಸೀ' ಕೋರ್ನು ನಂತರ 'ಫೆಲ್ಲೋಶಿಪ್' ಪರೀಕ್ಷಾ ಪಾಸ್ ಜಾವ್ಕಾ. ವಿಂಗವಿಂಗಡ ಮಹಾವಿದ್ಯಾಲಯ (ಯುನಿವರ್ಸಿಟಿ) ತಾಂಗೇಲೆ ಸ್ಪೆಶಲಿಸ್ಟ ಶಿಕ್ಷಣಾಂತು ವಿಂಗವಿಂಗಡ ತರಾಚೊ ಡಿಪ್ಲೋಮಾ, ಡಿಗ್ರಿ ಆನಿ ಫೆಲ್ಲೊಶಿಪ್ ಕೋರ್ಸು ದಿತ್ತಾತಿ.

ಸಾಧಾರಣ ಸರ್ಜರೀಂತು ಸ್ಪೆಶಲಿಸ್ಟಾಕ 'ಜೆನೆರಲ್ ಸರ್ಜನ್' ಮ್ಹಣ್ತಾತಿ. ದೊಳ್ಯಾಚೆ ಸ್ಪೆಶಲಿಸ್ಟಾಕ 'ಒಫ್ತಾಲ್ಮೋಲೊಜಿಸ್ಟ' ಮ್ಹಣ್ತಾತಿ. ಬಾಯ್ಲಮನ್ಶಾಲೆ ಸ್ಪೆಶಲಿಸ್ಟಾಕ 'ಗೈನೆಕೋಽಲೊಜಿಸ್ಟ' ಮ್ಹಣ್ತಾತಿ. ಚರ್ಮಾಚೆ ಸ್ಪೆಶಲಿಸ್ಟಾಕ 'ಡರ್ಮಟೋಽಲೊಜಿಸ್ಟ' ಮ್ಹಣ್ತಾತಿ. ಲೆಬೋರೆಟರಿ ಸ್ಪೆಶಲಿಸ್ಟಾಕ 'ಪೆಥೋಽಲೊಜಿಸ್ಟ' ಮ್ಹಣ್ತಾತಿ. ಹಾಡ್ಡಾಚೆ ಸ್ಪೆಶಲಿಸ್ಟಾಕ 'ಒರ್ಥೋಪೆಡಿಕ್ ಸರ್ಜನ್' ಮ್ಹಣ್ತಾತಿ. ಚೆರ್ಡೂವಾಲೆ ಸ್ಪೆಶಲಿಸ್ಟಾಕ 'ಪಿಡಿಯಾಟ್ರೀಶನ್' ಮ್ಹಣ್ತಾತಿ. ಬಾಳಾಂತೀರ್ಯಾಚೆ ಸ್ಪೆಶಲಿಸ್ಟಾಕ 'ಒಬ್ಸಟೆಟ್ರಿಕ್ಸ್ ಸ್ಪೆಶಲಿಸ್ಟ' ಮ್ಹಣ್ತಾತಿ. ಅಶ್ಶಿ ವಿಶೇಷ ಶಿಕ್ಷಣ ಪಾವ್ನು ಡಿಪ್ಲೊಮಾ, ಡಿಗ್ರಿ ಆನಿ ಫೆಲ್ಲೊಶಿಪ್ ಪರೀಕ್ಷಾ ಪಾಸ್ ಕೆಲ್ಲೇಲೆ ಖಂಚೇಯಿ ಏಕ ವೈದ್ಯಕೀಯ ವಿಭಾಗಾಂತು ಪ್ರಾವಿಣ್ಯತಾ ಪಾವೀಲೆ ಸ್ಪೆಶಲಿಸ್ಟ ಡಾಕ್ತ್ರ ಹೋಡ ಹೋಡ ನಗರಾಂತು ಅಭ್ಯಾಸು ಕೋರ್ನುಘೇವ್ನು ಆಸ್ಸತಿ. ತಾಂಗೇಲೆ 'ಫೀಸ' ಚಽಡ ಆಸ್ತಾ. ಕಾರ್ಡಿಯಂ ಮ್ಹಳ್ಯಾರಿ ಹೃದಯ. ಕಾರ್ಡಿಯೋಽಲೊಜಿ ಮ್ಹಳ್ಯಾರಿ ಹೃದಯಾಚೆ ವಿಜ್ಞಾನ. ಥೋರ್ಯಾಕ್ಸ ಮ್ಹಳ್ಯಾರಿ ಹರ್ದೆಂ. ಥೋರ್ಯಾಸಿಕ್ ಸರ್ಜನ್ ಮ್ಹಳ್ಯಾರಿ ಹರ್ದ್ಯಾಚೊ ಶಸ್ತ್ರಚಿಕಿತ್ಸಕು.

ಕಾರ್ಡಿಯೋಽಲೊಜಿಸ್ಟ್ (ಹಾರ್ಟ ಸ್ಪೆಶಲಿಸ್ಟ್)

ಹಾರ್ಟ ಸ್ಪೆಶಲಿಸ್ಟಾನ ಪೇಶಂಟಾಲೆಂ ಕಾಗಳ (ಕಂಪ್ಲೇಂಟ) ಕಸ್ಸಲೆಂ ಮ್ಹೊಣು ನಿಮ್ಗೂನು ಜಾಲ್ಲೆ ಮಾಗ್ಗೀರಿ ಪ್ರಥಮ ಪರೀಕ್ಷಾ ಈಸೀಜೀ ಜಾವ್ನು

ಆಸ್ತಾ. ನಂತರ 'ಎಖೋಕಾರ್ಡಿಯೋಗ್ರಾಮ್' ಅಥವಾ 'ಎಖೊ' ಮ್ಹಳ್ಳೇಲೆ ಏಕ ಅಲ್ಟ್ರಾಸೌಂಡ ಸ್ಕ್ಯಾನ ಟೆಸ್ಟ. ನಂತರ 'ಎಕ್ಸರ್ಸೈಸ್ ಸ್ಟ್ರೆಸ್ ಟೆಸ್ಟ'. ಮುಖ್ಯ ಜಾವ್ನು ಹಾರ್ಟ ಸ್ಪೆಶಲಿಸ್ಟ ಪೇಶಂಟಾಲೆ ಪ್ರಾಯ ಇತ್ಯಾದಿ ಪೊಳೋನು ಖಂಚೊ ರೋಗು ಆಸ್ಸೂಂಕ ಪೂರೊ ಮ್ಹೋಣು ಅಂದಾಜೊ ಕರ್ತಾತಿ. ಹೇ ತೀನಿ ಟೆಸ್ಟಂ ಕೋರ್ನು ಪೇಶಂಟಾಲೊ ರೋಗು ಹಾರ್ಟಾಚೊ ಮ್ಹೋಣು ಜಾಲ್ಲ್ಯಾರಿ ಡಾಕ್ಟ್ರಾಕ ಕಳ್ತಾ.

'ಕೊರೊನರಿ ಏಂಜಿಯೋಗ್ರಾಮ್:' ಹಾರ್ಟಾಕ ರಗತ ಸಪ್ಲೈ ಕೊರ್ಚೆ ರಕ್ತನಾಳಾಂಕ 'ಕೊರೊನರಿ' ರಕ್ತನಾಳ ಮ್ಹೋಣು ನಾಂವ. ಕೊರೊನರಿ ರಕ್ತನಾಳ ದಾಟ ಜಾವ್ನು ಭಿತ್ತರಿ ಅಡಚಣೆ ಜಾಲ್ಲ್ಯಾ ಮ್ಹೋಣು ಜಾಲ್ಲ್ಯಾರಿ ತಾಂತು ಸಮಃ ರಕ್ತಸಂಚಾರ ಜಾಯ್ನಾ. ಹೋ ವಿಷಯು ಹೇ ಕೊರೊನರಿ ಏಂಜಿಯೋ ಗ್ರಾಮ್ ಟೆಸ್ಟಾಂತು ದೆಕ್ಕಿಪಡ್ತಾ.

ಕೊರೊನರಿ ಏಂಜಿಯೋಗ್ರಾಮ್ ಟೆಸ್ಟಾಂತು ಹೃದಯಾಚೆ ಭಿತ್ತರಿ ಏಕ ಸಾನ ಛಾಯಾಚಿತ್ರ ಯಂತ್ರ (ಕೆಮೆರಾ) ರಿಗ್ಗೋನು ತಾಂತೂಲ್ಯಾನ ಹೃದಯಾಂತು ಭಿತ್ತರಿ ಖಂಯಿ ಜಾಯಿ ಥಂಯಿ ಚಲನಚಿತ್ರ ಕಾಣು ತೇಂ ಚಲನಚಿತ್ರ ಛಾಯ್ರ ದವ್ವರ್ಲೇಲೆ ಏಕ ಮೋಽನಿಟರಾಂತು ಪಳೈತಾತಿ. ಹಾತ್ತಾಚೆ ಅಥವಾ ಪಾಯ್ಯಾಚೆ ಶುದ್ಧರಕ್ತನಾಳಾಂತು ಏಕ ಟ್ಯೂಬ (ಕ್ಯಾಥೆಟರ್) ಘಾಲ್ನು ತೇಂ ಟ್ಯೂಬಾಚಿ ಕೊಂಡಿ ಹೃದಯಾಂತು ವ್ಹರಯ್ತಾತಿ. ಟ್ಯೂಬಾಚಿ ಕೊಂಡಿ ಹೃದಯಾಂತು ದಾವೆ ಏಟ್ರಿಯಮ್ಮ, ದಾವೆ ವೆಂಟ್ರಿಕಲ್ಲ, ಆನಿ ಅವೋರ್ಟಾ ಪಾಸ್ ಜಾವ್ನು ಕೊರೊನರಿ ಆರ್ಟರೀಂತು ಭಿತ್ತರಿ ವತ್ತಾ. ಸಕ್ಕಡ ಕೊರೊನರಿ ಆರ್ಟರೀಂತು ಕೊಂಡಿ ರಿಗ್ಗೋನು ಪಳೈತಾತಿ. ಅಡಚಣೆ ಆಸ್ಲ್ಯಾರಿ ದಿಸ್ತಾ. ಹೇ ಒಪರೇಶನ್ನಾಕ ಹಾರ್ಟ-ಲಂಗ್ ಮಶೀನ ಜಾಯಿ.

ನಂತರ ಪೇಶಂಟಾಲೆ ರಕ್ತಾಂತು ಏಕ ರೇಡಿಯೋ ಒಪೇಕ್ ದ್ರಽವ ಇಂಜೆಕ್ಷನ್ ದೀವ್ನು ಹರ್ದ್ಯಾಚೆ ಎಕ್ಸರೇ ಕಾಡ್ತಾತಿ. ಎಕ್ಸರೇಂತು ಕೊರೊನರಿ ರಕ್ತನಾಳಾಂಚೊ ಫೋಟೋ ಪೊಳೋಯೇತ.

ಮ್ಯಾಗ್ನೆಟಿಕ್ ರೆಸೊನೆನ್ಸ ಏಂಜಿಯೋಗ್ರಾಮ್ (ಎಮ್ಆರ್ಎ): ಮ್ಯಾಗ್ನೆಟಿಕ್ ರೆಸೊನೆನ್ಸ ಏಂಜಿಯೋಗ್ರಾಮ್ (ಎಮ್ಆರ್ಎ) ಟೆಸ್ಟಾಂತು ದ್ರಽವಾಚೆ ಇಂಜೆಕ್ಶನ್ ದಿವ್ಚೆ ಅಗತ್ಯ ನಾ. ಹೃದಯಾಚೆ ಶರೀರರಚನಾ ಆನಿ ಸರ್ವ ಕೊರೊನರಿ ರಕ್ತನಾಳ ಹೇ ಟೆಸ್ಟಾಂತು ಸಮಃ ದಿಸ್ತಾಂತಿ. ಹೇಂ ಟೆಸ್ಟ ಕೋರ್ನು ಹೃದ್ರೋಗು ಕಸ್ಸಲೋಯಿ ಆಸ್ಸಜಾಲ್ಲ್ಯಾರಿ ದಿಸ್ತಾ.

'ಕೊರೊನರಿ ಏಂಜಿಯೋಪ್ಲಾಸ್ಟಿ:' ಕೊರೊನರಿ ಏಂಜಿಯೋ ಪ್ಲಾಸ್ಟಿ ಮ್ಹಳ್ಳೇಲೆ ಶಸ್ತ್ರಚಿಕಿತ್ಸಾ ಏಕ ಥೋರ್ಯಾಸಿಕ್ ಸರ್ಜನ್ನಾನ ಕೊರ್ಚೆಂ ಒಪರೇಶನ್ನ. ಹೇ ಶಸ್ತ್ರಚಿಕಿತ್ಸೇಂತು ಸರ್ಜನ್ನು ಏಕ ಅಸ್ತ್ರ ದಾಟ ಜಾವ್ನು ಭಿತ್ತರಿ

ಅಡಚಣಿ ಆಶ್ಶಿಲೆ ಕೊರೊನರಿ ರಕ್ತನಾಳಾಂತು ಫಾಲ್ಲು ಅಡಚಣಿ ಖರ್ಡೂನು ಕಾಡ್ತಾ.

<u>'ಕೊರೊನರಿ ಬೈ-ಪಾಸ್ ಸರ್ಜರಿ:'</u> ಕೊರೊನರಿ ಬೈ-ಪಾಸ್ ಸರ್ಜರೀಂತು ಸರ್ಜನ್ನು ಅಡಚಣಿ ಆಶೀಲೆ ಕೊರೊನರಿ ರಕ್ತನಾಳೇಕ ತಶ್ಶೀಂಚೆ ಆಸ್ಸೂಕ ಸೋಣು ಪಾಯ್ಯಾಂತುತಾಕ್ಕೂನು ಕಾಳ್ಳೇಲೆ ಏಕ ಅಶುದ್ಧರಕ್ತ ನಾಳೇಚೆ ಕುಡ್ಕ್ಯಾಕ ಜೋಡಿಸೀತಾ. ಅಡಚಣಿ ಆಶ್ಶೀಲೆ ಕೊರೊನರಿ ರಕ್ತನಾಳೇಕ ತಶ್ಶೀಂಚಿ ಸೋಣು ತಾಜ್ಜೆ ಘೂಡೆ ಆನಿ ಮಾಗ್ಗೀರಿ ರಕ್ತಸಂಚಾರು ಸsಮ ಆಶ್ಶೀಲೆಕಡೇನ ಪಾಯ್ಯಾಂತುಲೆ ಕುಡ್ಕ್ಯಾಕ ಜೋಡಿಸೂನು ರಕ್ತಸಂಚಾರಾಕ ನವೀ ಏಕ ವಾಟ ಸೃಷ್ಟಿ ಕರ್ತಾ.

ಹಾರ್ಟ ಎಟ್ಯಾಕ್

ಆಜಿಕಾಲಿ ವಾರ್ತಾಪತ್ರಿಕೇಂತು ಕೋಣsಯಿ ಮೆಲ್ಲೊ ಮ್ಹೋಣು ಸುದ್ದಿ ಆಸ್ಸಜಾಲ್ಲ್ಯಾರಿ ತೋ ಹಾರ್ಟ ಎಟ್ಯಾಕ್ ಜಾವ್ನು ಮೆಲ್ಲೊ ಮ್ಹೋಣು ಮರಣಾಚೆ ಕಾರಣ ದಿತ್ತಾತಿ. ಹಾರ್ಟ ಎಟ್ಯಾಕ್ ಮ್ಹಳ್ಯಾರಿ ಹೃದಯ ಅನಿರೀಕ್ಷಿತ ಜಾವ್ನು ಕಾಮ ಕೊರ್ಚೆಂ ಬಂದ ಜಾವ್ಚೆಂ. ದೇಹಾಚೆ ಸಕ್ಕಡ ಅಂಗಾಂಗಾಂಕ ರಗತ ವಿತರಣ (ಸಪ್ಲೈ) ಜಾವ್ಚೆವರೀಚಿ ಹೃದಯಾಕsಯಿ ರಗತ ವಿತರಣ ಜಾತ್ತಾ. ರಗತ ವಿತರಣ ಸಗ್ಗೇ ಅಂಗಾಂಗಾಂಕ ಹೃದಯಾನsಂಚಿ ಕೊರ್ಚೆಂ.

ಹೃದಯಾಕ ರಗತ ವಿತರಣ ಕೊರ್ಚೆ ರಕ್ತನಾಳಾಂಕ 'ಕೊರೊನರಿ' ರಕ್ತನಾಳ (ಕೊರೋನಾ=ಮುಕುಟ) ಮ್ಹೋಣು ನಾಂವ. ಹೃದಯಾಚೆ ಮುಕುಟಾರಿ ಅವೋರ್ಟಾ ರಕ್ತನಾಳ ಹೃದಯಾಂತುತಾಕ್ಕೂನು ಭಾಯ್ರ ಯೆತ್ತಾ. ಹೇ ಸ್ಥಾನಾರಿ ದೋನಿ ಶುದ್ಧರಕ್ತನಾಳಂ ಅವೋರ್ಟಾಂತುತಾಕ್ಕೂನು ಭಾಯ್ರಸೋರ್ನು ಹೃದಯಾಕ ಸುತ್ತು ಘಾಲ್ತಾತಿ. ಹೇ ದೋನಿ ರಕ್ತನಾಳಾಚೆ ಮಸ್ತ ಸಾನಸಾನ ಫೆಲ್ಲೆ ಹೃದಯಾಚೆ ಮಾಂಸಪೇಶೀಂತು ರಿಗ್ಗೂನು ಹೃದಯಾಕ ರಗತ ವಿತರಣ ಕರ್ತಾತಿ. ಸ್ವಸ್ಥ ಮನುಷ್ಯಾಲೆ ಕೊರೊನರಿ ರಕ್ತನಾಳ ಮೊವ್ವೂ ಲವಲವೀ ಆಸ್ತಾ. ಪ್ರಾಯ ಜಾಲ್ಲೇಲೆತಶ್ಶೀಂಚಿ ಕೊರೊನರಿ ರಕ್ತನಾಳಾಚೆ ವೊಣ್ತೀಂತು ಚರ್ಬಿ ಮಾಂಡ್ತಾ ಆನಿ ಹಳುಹಳು ದಾಟ ಆನಿ ರಾಕ್ಕೂಡಶೆಂ ಜಾತ್ತಾತಿ. ರಕ್ತನಾಳಾಚೆ ಭಿತ್ತsವೈಲೆ ವೊಣ್ತೀರಿ 'ಕೊಲೆಸ್ಟೆರೋsಲ್' ಮ್ಹಳ್ಳೇಲೆ ಚರ್ಬೀಚೆ ದಡ್ಡೊರೊ ಮಾಂಡೂನು ನಾಳೇಚಿ ವಾಟ ಸಪೂರ ಜಾತ್ತಾ. ಎಕೇಕಪಟಿ ಕೊರೊನರಿ ರಕ್ತನಾಳೇಚಿ ವಾಟ ಕೊಲೆಸ್ಟೆರೋsಲಾಚೊ ದಡ್ಡರೊ ಮಾಂಡೀಲೆಕಡೇನ ಸಂಪೂರ್ಣ ಬಂದ ಜಾವ್ನು ಹೃದಯಾಕ ರಗತ ವಿರತಣ ರಾಬ್ಬೂನು ಹಾರ್ಟ ಎಟ್ಯಾಕ್ ಜಾತ್ತಾ .

ಎಂಜೈನಾ ಪೆಕ್ಟೋರಿಸ್

ಕೊರೊನರಿ ನಾಳೇಚಿ ವಾಟ ಸಪೂರ ಜಾಲ್लೇಲೆ ವೇಳಾರಿ ಹೃದಯಾಕ ರಗತ ಬರೊಬ್ಬರಿ ವಿತರಣ ಜಾಯ್ನಾ. ರಗತ ವಿತರಣ ಜಾಯ್ನಾಜಾಲ್ಲ್ಯಾರಿ ಖಂಚೇಯಿ ಅಂಗ ವಾಂಚೂಕ ಸಾಧ್ಯನಾ. ತೇಂ ಆಂಗ ಸುಜ್ಞಾ ಆನಿ ತಾಕ್ಕಾ ಜಖಂ ಜಾತ್ತಾ. ಹೃದಯಾಕ ರಗತ ಸಮಃ ವಿತರಣ ಜಾಯ್ನಾನಾತ್ತಿಲೆತವಳಿ ಹೃದಯಾಕ ಜಖಂ ಜಾವ್ನು ತೇ ಪೇಶಂಟಾಲೆ ಹರ್ದ್ಯಾಂತು ದೂಕಿ ಯೆತ್ತಾ. ಹೀ ದೂಕಿ ಗಳ್ಯಾಂತು ಆನಿ ದಾವೆ ಹಾತ್ತಾಂತು ವಿರ್ಕತಾ. ಹಾಕ್ಕಾ 'ಎಂಜೈನಾ ಪೆಕ್ಟೋರಿಸ್' ಮ್ಹೋಣು ನಾಂವ. ಪೇಶಂಟಾನ ನೈಟ್ರೋಗ್ಲಿಸರಿನ್ ಮ್ಹಳ್ಳೇಲೆ ವಕ್ಕದ ಘೆತ್ಲ್ಯಾರಿ ರಕ್ತನಾಳ ವೋಪಾಸ ಘುಗ್ಗೂನು ಹೃದಯಾಕ ಮೆಳ್ಚೆ ರಗತ ಚಃಡ ಜಾತ್ತಾ ಆನಿ ದೂಕಿ ಊಣೆ ಜಾತ್ತಾ.

ಎಂಜೈನಾಚೆ ಪೇಶಂಟಾಲೆ ಕೊರೊನರಿ ರಕ್ತನಾಳಾಂತು ಏಕ್ಕೇಕಪಟಿ ಕೊಲೆಸ್ಟೆರೋಃಲಾಚೊ ದಡ್ಡೊರೊ ಮಾಂಡೀಲೆ ಕಡೇನ ರಕ್ತಾಕ ಸಲೀಸ ಜಾವ್ನು ಹೊಳ್ಚಾಕ ಜಾಯ್ನಾಶ್ತಿ ಜಾವ್ನು ಹೃದಯಾಚೆ ಮಾಂಸಪೇಶೀಕ ರಕ್ತಾಚೆ ವಿತರಣ ಬಂದ ಜಾವ್ಚಾಕ ಪೂರೊ. ತೆದ್ದಃನಾ ಹೃದಯ ಕ್ರೇಯಾ ರಾಬ್ಬೂನು ಹಾರ್ಟ ಎಟ್ಯಾಕ್ ಜಾತ್ತಾ.

ಏಕ್ಕೇಕಪಟಿ ಕೊಲೆಸ್ಟೆರೋಃಲಾಚೊ ದಡ್ಡೊರೊ ಮಾಂಡೀಲೆ ಕಡೇನ ರಗತ ಹೆಪ್ಪು (ಕ್ಲೋಃಟ್) ಮಾಂಡ್ತಾ. ಹೆಪ್ಪು ಮಾಂಡೀಲೆ ರಕ್ತಾಚೊ ಗೂಳೊ ರಕ್ತಾಕ ಮುಕಾರಿ ವೊಚ್ಚಾಕ ಸೋಣಾ. ತೆದ್ದಃನಾ ಹೃದಯಾಕ ರಕ್ತಸಂಚಾರ ಬಂದ ಜಾತ್ತಾ. ಹೃದಯಾಕ ರಗತ ವಿತರಣ ರಾಬ್ಲೆತಕ್ಷಣ ಹೃದಯ ಸ್ಥಬ್ಧ ಜಾತ್ತಾ ಆನಿ ಸಗ್ಳೇ ಆಂಗಾಂತು ರಕ್ತಸಂಚಾರ ರಪ್ಪ ಜಾತ್ತಾ.

ಹೃದಯ ಕ್ರೇಯಾ ಸ್ಥಬ್ಧ ಜಾಲ್ಲ್ಯಾರಿ ದೇಹಾಚೆ ಯಂತ್ರಾಕ ವಿದ್ಯುತ್ಶಕ್ತಿ ಬಂದ ಜಾತ್ತಾ. ಹೃದಯಾಚೆ ಮಾಕ್ಷೀಚೆ ಏಕ್ಕೇಕಃ ಅಂಗ ತಾಂಗೇಲಿ ಕ್ರೇಯಾ ಬಂದ ಕರ್ತಾತಿ. ಸುರ್ವೇಕ ದೋನಿ ಶ್ವಾಸಕೋಶ ತಡ್ಪಡ್ತಾತಿ. ಶ್ವಾಸಕೋಶಾಂತು ರಗತ ಭೋರ್ನು ಪೇಶಂಟು ಖಾಂಕ್ತಾ ಆನಿ ರಗತ ವೊಂಕ್ತಾ. ಉಭ್ವಾಸು ಘೇವ್ಚಾಕ ಜಾಯ್ನಾ. ಪೇಶಂಟಾಕ ಉಸ್ರು ಕಾಡೂಂಕ ಜಾಯ್ನಾ. ಹರ್ದ್ಯಾಚೆವ್ಯೆರಿ ಕೋಣಕೀ ಬಸ್ಲ್ಯಾವರಿ ಭಾಸ ಜಾತ್ತಾ. ಪ್ರಾಣವಾಯು ಬಂದ ಜಾತ್ತಾ. ಪೇಶಂಟಾಕ ಘಾಬ್ರಿ ಜಾವ್ನು ದೋಳ್ಯಾಂತು ಕಾಳೋಕು ಯೆತ್ತಾ. ದೋಳೆ ದಿಸ್ಸಃನಾಂತಿ. ತಕ್ಷಣ ಮೆಂದೂಂತು ರಕ್ತಸಂಚಾರ ಬಂದ ಜಾವ್ನು ಏಕ ದೋನಿ ನಿಮಿಷ ಜಾವ್ಚೆ ಭಿತ್ತರಿ ಪೇಶಂಟಾಲೊ ಭೋಧು ಚುಕ್ತಾ. ಹಾತ್ತಾಚೆ ಆನಿ ಪಾಯ್ಯಾಚೆ ಮಾಂಸಖಂಡ ಬಲಹೀನ ಜಾವ್ನು ದೇಹ ಕೊಸ್ಸೋಳ್ಳು ಪಡ್ತಾ. ಯಕೃತ, ಪ್ಲೀಹ, ಮೂತ್ರಜನಕಾಂಗ ಇತ್ಯಾದಿ ಅಂಗ ನಿಷ್ಕ್ರಿಯ ಜಾತ್ತಾತಿ. ಡಾಕ್ಟ್ರಾನ ತಾಗ್ಗೇಲೆ ಸ್ಟೆತೋಸ್ಕೋಪು ಹರ್ದ್ಯಾರಿ ದೊವ್ವೋರ್ನು ಪರೀಕ್ಷಾ ಕೆಲ್ಲ್ಯಾರಿ ಹೃದಯಾಚೊ

ಡಬ್ಬಡೊ ಆಯ್ಕನಾ. ಮನಗಟಾರಿ ಬೊಟ್ಟಂ ದೊವ್ರೋನ್ರು ಪರೀಕ್ಷಾ ಕೆಲ್ಲ್ಯಾರಿ ನಾಡಿ ಹಾತ್ತಾಕ ಲಾಗ್ಗನಾ. ಡಾಕ್ಟ್ರು ಪೇಶಂಟಾಲೆ ಸಂಬಂಧೀಕಾಂಕ ತಾಗ್ಗೇಲೆ ಮರಣ ಪ್ರಮಾಣ ಪತ್ರ ಬೊರೊನು ದಿತ್ತಾ. "ಸರಕಾರೀ ನೋಂದಣಿ ಆಫೀಸಾಂತು ಮರಣ ದಾಖಲ ಕೋರ್ನು ಸರಕಾರೀ 'ಮರಣ ಪ್ರಮಾಣ ಪತ್ರ' ಘೇವ್ನು ದವ್ವರ್‍ಯಾತಿ," ಮ್ಹೊಣು ಸಂಬಂಧೀಕಾಂಕ ಸಾಂಗ್ತಾ.

ಹೃದಯ ಕಸಿ

'ಬ್ರೇಯ್ನ ಡೆಡ್' ಮ್ಹಳ್ಯಾರಿ ಏಕ್ಸಿಡೆಂಟ್ ಜಾವ್ನು ಮೆಂದು ಮೋರ್ನು ಹೃದಯಕ್ರಿಯಾ ಆನಕಯಿ ಬಂದ ಜಾಯ್ನಿ ಜಾಲ್ಲೇಲೆ ವ್ಯಕ್ತಿ. ಸಾಮಾನ್ಯ ಜಾವ್ನು ಎಕ್ಸಿಡೆಂಟ್ ಜಾಲ್ಲೇಲೆ ತಕ್ಷಣ ಎಕ್ಸೆಡೆಂಟ್ ಜಾಲ್ಲೇಲೆ ಜಾಗ್ಯಾರೀಚಿ ಮೆಂದು ಆನಿ ಹೃದಯ ದೊನ್ನೀಯಿ ಮರ್ತಾತಿ. ಕೆಲವು ವ್ಯಕ್ತೀಂಕ ಲಾಗ್ಗಿಲೊ ಪೆಟ್ಟು ತಾಂಕಾ ಬೋಧ ಚುಕ್ಕ್ಯತಾ ಜಾಲ್ಲ್ಯಾರಿ ಮೆಂದು ಮೋರ್ನು ಆಸ್ಸನಾ. ಹೃದಯ ಕಾಮ ಕರ್ತಾ. ತಸ್ಸಲೆ ವ್ಯಕ್ತೀಂಕ ಆಸ್ಪತ್ರೇಕ ಸೇರ್ವಾನು ತಾಂಕಾ ವೆಂಟಿಲೇಟರಾನ ಶ್ವಾಸು ದೀವ್ನು ಬೋಧು ಯೆವ್ವೊ ವರೇಕ ಜೀವಂತ ದೊವ್ರೋನ್ರು ಘೆತ್ತಾತಿ. ಬೋಧು ಯೇನಾ ಜಾಲ್ಲ್ಯಾರಿ ಆನಿ ಮೆಂದೂಕ ಒಪರೇಶನ್ ಕೋರ್ನು ಸಮ ಕೊರೂಂಕ ಜಾಯ್ನಾ ಜಾಲ್ಲ್ಯಾರಿ ತಸ್ಸಲೆ ವ್ಯಕ್ತೀಕ ಕಿತ್ಲೆ ದೀಸ ವೆಂಟಿಲೇಟರಾನ ಶ್ವಾಸು ದೀವ್ಯೆತ?

ಬ್ರೇಯ್ನ ಡೆಡ್ ವ್ಯಕ್ತೀಲೆ ಹೃದಯ ಕಾಣು ವಿಂಗಡ ಹೃದ್ರೋಗಾಚೆ (ಹೃದಯ ವಿಪರೀತ ಬಲಹೀನ ಜಾಲ್ಲೇಲೆ) ರೋಗೀಚೆ ಶರೀರಾಂತು ಕಸಿ ಕೊರ್ಚೆ ವಿಧಾನ 2010 ಇಸ್ವೆಂಥೋರ್ನು ಭಾರತಾಂತು ಆಯ್ಲೆಂ. ಹೇ ಕಸಿೀಕ ಹಾರ್ಟ ಟ್ರಾನ್ಸಪ್ಲಾಂಟ ಮ್ಹೊಣು ಇಂಗ್ಲೀಷಾನ ನಾಂವ ದಿಲ್ಲಾಂ.

ಕೋಣಯಿ ಎಕ್ಲೊ ವ್ಯಕ್ತಿ ಬ್ರೇಯ್ನ ಡೆಡ್ ಮ್ಹೊಣು ಡಾಕ್ಟ್ರಾನಿ ಮೆಂದು ಆನಿ ಹೃದಯ ದೊನ್ನೀಯಿ ಪರೀಕ್ಷಾ ಕೋರ್ನು ಪ್ರಮಾಣ ಕೋರ್ಕಾ. ಸಂಬಂಧಿಕಾನಿ 'ಬೋಧ ಚುಕ್ಕೀಲೆ ವ್ಯಕ್ತೀಲೆಂ ಚಿಕಿತ್ಸೆ ಪೂರೊ, ವ್ಯಕ್ತಿ ಮೆಲ್ಲಾ ಮ್ಹೊಣು ಆಮ್ಮಿ ಕಬೂಲಿ ಕರ್ತಾತಿ; ವೆಂಟಿಲೇಟರ್ ಇತ್ಯಾದಿ ಬಂದ ಕರಾ; ವ್ಯಕ್ತೀಲೆ ಹೃದಯ ಕಸಿ ಕೊರೂಂಕ ಆಮ್ಮಿ ಸಮ್ಮತಿ ದಿತ್ತಾತಿ ಮ್ಹೊಣು ಅನುಮೋದನ ಕೋರ್ಕಾ. ವ್ಯಕ್ತೀಲೆ ಹೃದಯ ಕಸಿ ಕೊರೂಂಕ ಅನುಕೂಲ ಆಶ್ಶೀಲೊ ಹೃದ್ರೋಗಿ ಕಸಿ ಕೊರೋನು ಘೆವ್ಚಾಕ ತಯ್ಯಾರಿ ಆಸ್ಕೂಕಾ. ಕಸಿ ಕೊರ್ಚೆ ಆಸ್ಪತ್ರೇಂತು ಸಕ್ಕಡ ಸವಲತ್ತು ಮೇಳ್ಕಾ. ಏಕ ಘಂಟೆ ಭಿತ್ತರಿ ಹೃದಯ ಕಾಣು ಕಸಿ ಕೊರ್ಚಾಕ ಸಾಧ್ಯ ಜಾವ್ಕಾ.

ಹಾಂವ ಡಾಕ್ಟ್ರು ಜಾಲ್ಲೊಂ!

10. ಡಾಕ್ಟ್ರಾಲೊ ನೇಮು, 5

"**ಡಾ**ಕ್ಟ್ರಾ, ಮಾಕ್ಕಾ ಮಸ್ತಪಟಿ ಮುತ್ತೂಂಕ ವೊಚ್ಚೂಕಾ ಜಾತ್ತಾ," ಮ್ಹೋಣು ಪೇಶಂಟಾನ ಡಾಕ್ಟ್ರಾಕ ಸಾಂಗ್ಲೆಂ. ಪೇಶಂಟು 40 ವರ್ಸಾಚೊ ಥೊರೂ ಮನೀಷು. "ತುಗ್ಗೇಲೆಂ ಬ್ಲಡ್ ಆನಿ ಯೂರಿನ್ ಸುಗರ ಪೊಳೋಂಯಾಂ. ಹಾಂವ ಬೊರೋನು ದಿತ್ತಾಂ. ಫಾಲ್ಲ್ಯಾ ಸಕಾಣಿ ನಿರಾಳೆ ಪೊಟ್ಟಾರಿ ಲೆಬೊರೇಟರೀಕ ವೊಚ್ಚೂನು ಟೆಸ್ಟ ಕರಯಿ," ಮ್ಹೋಣು ಸಾಂಗೂನು ಡಾಕ್ಟ್ರಾನ ಟೆಸ್ಟಂ ಬೊರೋನು ದಿಲ್ಲೆಂ.

ಹೆರ್ದೂಸು ಪೇಶಂಟು ಸಕಾಣಿ ಚಿಕೇಚಿ ವಗ್ಗಿ ಉಠಾನು ಉತ್ಕಡೆ ವೊಚ್ಚೂನು, ದಾಂತ ಘಾಸೂನು, ಹೂನ ಉದ್ಕಾನ ನ್ಹಾವ್ನು, ಡ್ರೆಸ್ ಘಾಲ್ನು ನಿರಾಳೆ ಪೊಟ್ಟಾರಿ ಲೆಬೋರೇಟರೀಕ ವತ್ತಾ. ಥಂಯಿ ತಾಗ್ಗೇಲೆ ರಗತ ಕಾಡ್ತಾತಿ. ಮಾಗ್ಗೀರಿ ಬಾತ್‌ರೂಮಾಂತು ವೊಚ್ಚೂನು ತಾನ್ನಿ ದಿಲ್ಲೇಲೆ ಸಾನ ಪ್ಲಾಸ್ಟಿಕ್ ಬಾಟ್ಲೀಂತು ಮುತ್ತೂನು ಬಾಟ್ಲಿ ಹಾಣು ಲೆಬೋರೇಟರೀಂತು ಟೇಬಲ್ಲಾರಿ ದವ್ವರ್ತಾ. "ತಿಂಡಿ ತಿಂದು 2 ಘಂಟೆ ಮೇಲೆ ಪುನಃ ಬಂದು ರಕ್ತ ಮೂತ್ರ ಕೊಡಿ," ಮ್ಹೋಣು ಲೆಬೋರೇಟರೀಚೊ ಪೇಶಂಟಾಕ ಸಾಂಗ್ತಾ. ಪೇಶಂಟು ಲೆಬೋರೇಟರೀಚೆಲಾಗ್ಗಿ ಆಶ್ಶೀಲೆ ಹೊಟ್ಲಾಕ ವೊಚ್ಚೂನು ದೋನಿ ಇಡ್ಲಿ ಏಕ ಉದ್ದಿನ ವೊಡಾ ಚಟ್ಣಿ ಸಾಂಬಾರು ಖಾವ್ನು ಏಕ ಕಪ್ಪ ಕಾಫಿ ಪೀವ್ನು ಟೈಮ ಪಳೈತಾ. ನವ್ವ ಘಂಟೆ ಜಾಲ್ಲೇಲೆ. "ಇಕ್ರಾ ಘಂಟೆತಾಂಯಿ ಟೈಮ ಆಸ್ಸ," ಮ್ಹೋಣು ಸಾಂಗೂನು ತಾಗ್ಗೇಲೆ ಆಂಗ್ಡಿ ವತ್ತಾ.

ಪೇಶಂಟು ಏಕು ವ್ಯಾಪಾರಿ. ತಾಗ್ಗೇಲೆ ಆಂಗ್ಡೀಚೆ ಕಾಮಾಂಚೊ ಸಕಾಣಿ ಆಂಗ್ಡೀಚೆ ಬಾಗೀಲ ಕಾಡ್ತಾ ಜಾಲ್ಲೇಲೆ ನಿಮಿತ್ತ ಪೇಶಂಟಾಕ ಆಂಗ್ಡಿ ವೊಚ್ಚೆ ಅರ್ಜಂಟ ನಾ. ಜಾಲ್ಲ್ಯಾರಿ ಪೇಶಂಟು ಆಂಗ್ಡಿ ವೊಚ್ಚೂನು ಸಾಢಿಧಾ ಘಂಟೆತಾಂಯಿ ಕಾಮ ಕೋರ್ನು ಲೆಬೊರೇಟರೀಕ ಯೆತ್ತಾ. ಸುರ್ವೇಕ ಮೂತ ದಿತ್ತಾ. ಮಾಗ್ಗೀರಿ ತಾಗ್ಗೇಲೆ ರಗತ ಟೆಸ್ಟಾಕ ಕಾಡ್ತಾತಿ. "ಸಾಯಂಕಾಲ

ಬಂದು ರಿಪೋರ್ಟು ತಗೊಂಡು ಹೋಗಿ," ಮ್ಹೊಣು ಲೆಬೋರೇಟರೀಚೊ ಸಾಂಗ್ತಾ.

ಪೇಶಂಟು ಸಾಂಜೆ ವೊಚ್ಹೂನು ರಿಪೋರ್ಟು ಘೆತ್ತಾ. ತಾಂತು ಫಾಸ್ಟಿಂಗ್ ಬ್ಲಡ್ ಗ್ಲುಕೋಸ್ 210 ಮಿಲ್ಲಿಗ್ರಾಮ್ ಪರ್ಸೆಂಟ್ ಆನಿ ಯೂರಿನ್ ಗ್ಲುಕೋಸ್ '+' ಮ್ಹೊಣು ಆಸ್ಸ. ಪೋಸ್ಟಪ್ರಾಂಡಿಯಲ್ ಬ್ಲಡ್ ಗ್ಲುಕೋಸ್ 295 ಮಿಲ್ಲಿಗ್ರಾಮ್ ಪರ್ಸೆಂಟ್ ಆನಿ ಯೂರಿನ್ ಗ್ಲುಕೋಸ್ '++' ಮ್ಹೊಣು ಆಸ್ಸ.

ಪೇಶಂಟಾಕ ರಕ್ತಾಂತು ಸಾಕ್ಕರ ನೋರ್ಮಲ್ಲಾಕಯಿ ಚಡಿ ಆಸ್ಸ ಅನಿ ಮುತ್ತಾಂತು ಸಾಕ್ಕರ ವತ್ತಾ. ನೋರ್ಮಲ್ಲ ಫಾಸ್ಟಿಂಗ್ ಬ್ಲಡ್ ಗ್ಲುಕೋಸ್ 75–110 ಮಿಲ್ಲಿಗ್ರಾಮ ಪರ್ಸೆಂಟ ಆನಿ ಯೂರಿನ್ ಗ್ಲುಕೋಸ್ 'ನಿಲ್.' ನೋರ್ಮಲ್ಲ ಪೋಸ್ಟ ಪ್ರಾಂಡಿಯಲ್ ಬ್ಲಡ್ ಗ್ಲುಕೋಸ್ 95–140 ಮಿಲ್ಲಿಗ್ರಾಮ್ ಪರ್ಸೆಂಟ್ ಆನಿ ಯೂರಿನ್ ಗ್ಲುಕೋಸ್ 'ನಿಲ್.' ತೇ ದೀಸು ಸಾಂಜೇರಿ ಪೇಶಂಟು ಡಾಕ್ಟ್ರಾಲೆಲಾಗ್ಗಿ ಯೇವ್ನು ತಾಗ್ಗೇಲೊ ಲೆಬೊರೇಟರಿ ರಿಪೋರ್ಟು ದಾಕ್ಕೈತಾ.

"ತುಕ್ಕಾ ಡಯಾಬಿಟಿಸ್ ಮೆಲ್ಲಿಟಸ್ ಮ್ಹಳ್ಳೇಲೆ ಸೀಕ ಆಸ್ಸಗಾ. ಹೇ ಸೀಕಾಕ ಆತ್ತಂಚಿ ತೂಂವೆ ವಕ್ಕದ ಘೆವ್ಚಾಕ ಸೂರು ಕೆಲ್ಲ್ಯಾರಿ ರಕ್ತಾಂತು ಸಾಕ್ಕರ ಊಣೆ ಜಾತ್ತಾ ಆನಿ ಯೂರಿನ್ನಾಂತು ಸಾಕ್ಕರ ವಚ್ಚನಾ. ತೂಂವೆ ಖಾಣ ಜೇವಣ ಸಲ್ಪ ಊಣೆ ಕೋರ್ಕಾ ಜಾತ್ತಾ. ರಾತ್ತಿ ಸೀತ ಜೇವ್ನಾಕ್ಕಾ. ಚಪಾತಿ ಖಾ. ಗೊಡ್ಶೆಂ ಖಾವ್ನಾಕ್ಕಾ. ಚೆಪ್ಪಿ ಕಾಪಿ ಪೀ. ಚೆಪ್ಪೆ ಚಾ ಪೀ. ತುಗ್ಗೇಲೆ ದೇಹಾಚೆ ವಝನ ಊಣೆ ಕೊರ್ಚಾಕ ಪ್ರಯತ್ನ ಕರಿ. ಪ್ರತಿದೀಸು ವ್ಯಾಯಾಮ ಕೋರ್ಕಾ. ವೋಕಿಂಗ್ ಕೋರ್ಕಾ," ಮ್ಹಣ್ತಾ ಡಾಕ್ಟ್ರು.

ಮಧುಮೇಹ ಕಾಯಿಲೆ

ಡಯಾಬಿಟಿಸ್ಸಾಕ ಮಧುಮೇಹ ಅಥವಾ ಪ್ರಮೇಹ ಮ್ಹೊಣು ನಾಂವ ಆಶ್ಶೀಲೆಂ. ಪ್ರಾಚೀನ ವೈದ್ಯಾಂಕ ಮುತ್ತಾಂತು ಸಾಕ್ಕರ ವೊಚ್ಚೆಂ ಏಕ ಅನಾರೋಗ್ಯ ಮ್ಹೊಣು ಗೊತ್ತು ಆಶ್ಶೀಲೆಂ. ದೇಹಾಂತು ಓಜಸ್ಸು ಊಣೆ ಜಾಲ್ಲ್ಯಾರಿ ಪ್ರಮೇಹ ಜಾತ್ತಾ ಮ್ಹೊಣು ಚರಕ ಸಂಹಿತೇಂತು ಸಾಂಗ್ಲಾಂ. ಆಯುರ್ವೇದ ಪಂಡಿತ ಓಜಸ್ಸಾಕ ವಿಂಗವಿಂಗಡ ಕಲ್ಪನೆ ಕೋರ್ನು ವಿವರ ದಿತ್ತಾತಿ ಆಶ್ಶೀಲೀಂತಿ.

ಕ್ರಿ. ಶ. ವೀಸಾಚೆ ಶತಮಾನಾಂತು ವಕ್ದಾಂಕ ವ್ಯಾಪಾರಾಂತು ಲಾಯ್ಲೆಂ. ಏಕೂಣಿಸಾಚೆ ಶತಮಾನಾಂಚೆ ಅಂತ್ಯವರೇಕ ರೋಗಾಕ ವೈದ್ಯಾನಿ ಆನಿ ಡಾಕ್ಟ್ರಾನಿ ತಾಂಗೇಲೆಲಾಗ್ಗಿ ಆಶ್ಶೀಲೆ ವಕ್ದಾಚೆ ಪಾಳ, ಪಾನ್ನ, ಪಿಟ್ಟಿ, ಇತ್ಯಾದಿ ಧಾಡಾನು, ಸಿಜ್ಜೋನು, ಆಟ್ಟೋನು, ಅರಿಷ್ಟಾಂತು ಭರ್ಸೂನು,

ಇತ್ಯಾದಿ ಕೋರ್ನು ಕಷಾಯುಕೀ, ಚೂರ್ಣಕೀ, ಮಿಶ್ರಣಕೀ ತಯ್ಯಾರಿ ಕೋರ್ನು ದಿವ್ಚೆ ಆಶ್ಶೀಲೆಂ. ಸಲ್ಪ ಡಾಕ್ತ್ರಾಲೆ ಶೋಽಪಾಂತು ಏಕು ಕಂಪೌಂಡರು ಮ್ಹೊಣು ವಕ್ಕದ ತಯ್ಯಾರಿ ಕೊರ್ಚೆ ಕಾಮಾಂಕ ಆಶ್ಶೀಲೊ. ರೋಗೀಲೆಲಾಗ್ಗಿ ವಕ್ದಾಚೆ ಮೋಽಲ ಮ್ಹೊಣು ಥೊಡೋ ದುಡ್ಡು ಘೆತ್ತಾತಿ ಆಶ್ಶೀಲೀಂತಿ. ಡಾಕ್ತ್ರಾಲೆ ಅಸ್ಸಲೆ ಶೋಽಪಾಕ 'ಡಿಸ್ಪೆನ್ಸರಿ' ಮ್ಹೊಣು ನಾಂವ ಆಶ್ಶೀಲೆಂ. ವಿಂಗಽಡಿ ವಕ್ದಾಚಿ ಆಂಗಡಿ ಮ್ಹೊಣು ನಾಆಶ್ಶೀಲಿ. ಗ್ರಂಥಿಗೇ ಆಂಗ್ಡೀಂತು ಪಾಳ, ಪಾನ್ನ, ಪಿಟ್ಟಿ, ಇತ್ಯಾದಿ ಮೆಳ್ತಾತಿ ಆಶ್ಶೀಲೀಂತಿ. ಜಾಲ್ಲ್ಯಾರಿ ಖಾವ್ಚಾಕ ಆನಿ ಪಿವ್ಚಾಕ ತಯ್ಯಾರಿ ಆಶ್ಶೀಲೆಂ ವಕ್ಕದ ಗ್ರಂಥಿಗೇ ಆಂಗ್ಡೀ ಮೇಳ್ನಾ ಆಶ್ಶೀಲೆಂ. ಖಾವ್ಚಾಕ ಪಿವ್ಚಾಕ ತಯ್ಯಾರಿ ಆಶ್ಶೀಲೆಂ ವಕ್ಕದ ಡಾಕ್ತ್ರಾನ ದೀವ್ನಾ ಆಶ್ಶೀಲೆಂ.

ವಕ್ದಾಚೊ ವ್ಯವಸ್ಥಿತ ವ್ಯಾಪಾರು ಸೂರು ಜಾಲ್ಲೋಲೊ ವೀಸಾಚೆ ಶತಮಾನಾಂತು ಮ್ಹೊಣು ಅಂದಾಜೊ ಕೋರ್ಯೇತ. ತೆದ್ದನಾ 'ಫಾರ್ಮಸಿ' ಮ್ಹಳ್ಳೇಲಿ ವಕ್ದಾಚಿ ಆಂಗಡಿ ಆಯ್ಲಿ. ವಕ್ದಾಂಕ ಫ್ಯಾಕ್ಟರೀಂತು ತಯ್ಯಾರಿ ಕೊರ್ನು ಡಾಕ್ತ್ರಾಕರಾನ ತೇ ವಕ್ಕದ ಬೊರೋನು ದಿವ್ಚಿ ಪದ್ಧತಿ ಸೂರು ಜಾಲ್ಲಿ. ವಕ್ದಾಂತು ಸಂಶೋಧನೆ ತೀವ್ರ ಜಾಲ್ಲೆಂ. ಜರ್ಮನೀಂತು, ಇಂಗ್ಲೆಂಡಾಂತು, ಅಮೇರಿಕಾಂತು ಆನಿ ಇತರ ದೇಶಾಂತು ವ್ಯಾಪಾರೀನಿ ಜಗತ್ತಾಚೆ ಸಕ್ಕಡ ದೇಶಾಂತು ಚಾಲು ಆಶ್ಶೀಲೆಂ ಪ್ರಾಚೀನ ಪದ್ಧತೀಚೆ ವಕ್ದಂ ಹಾಣು ತಾಂಕಾ ಚೊಕ್ಕ ಕೋರ್ನು ಮಾತ್ರಾ (ಟ್ಯಾಬ್ಲೆಟ್ ಆನಿ ಕ್ಯಾಪ್ಸೂಲ್) ಏಕಯಿ ಮಿಕ್ಸಚರ ಕೋರ್ನು ವಿಕ್ಕೂಂಕ ದವ್ವರ್ಲೆಂ.

ಬ್ರಾಂಡ್ ಆನಿ ಜೆನೆರಿಕ್ ವಕ್ದಂ

ಫ್ಯಾಕ್ಟರೀಂತು ತಯ್ಯಾರಿ ಜಾಲ್ಲೇಲೆ ವಕ್ದಾಂಕ ವಿಶೇಷ 'ಬ್ರಾಂಡ್ ನಾಂವ' ದಿಲ್ಲೆಂ. ಬ್ರಾಂಡ್ ನಾಂವ ಆನಿ 'ಜೆನೆರಿಕ್ ನಾಂವ' ಮ್ಹೊಣು ಏಕ್ಕಽಚಿ ವಕ್ದಾಕ ದೋನಿ ನಾಂವ್ವ ಆಸ್ಸತಿ. ಬ್ರಾಂಡ್ ನಾಂವಾಚೆ ವಕ್ದಾಂಕ 'ಪೇಟೆಂಟ್' ಕೋರ್ನು ವಿಂಗಡ ವ್ಯಾಪಾರೀನ ತಯ್ಯಾರಿ ಕರ್ನಾತಶ್ಶಿ ಕಾನೂನು ಹಾಳ್ಳೊ. ಪೇಟೆಂಟ ಮ್ಹಳ್ಳ್ಯಾರಿ ಇಂಗ್ಲೇಂಡಾಂತು ಸತ್ರಾಚೆ ಶತಮಾನಾಂತು ಸೂರು ಜಾಲ್ಲೇಲೆಂ ಏಕು ವ್ಯಾಪಾರೀ ಕಾನೂನು. ಏಕ ವಿಜ್ಞಾನೀನ ಸಂಶೋಧನೆ ಕೋರ್ನು ಏಕ ವಕ್ಕದ ಸೊದ್ದೂನು ಕಾಳ್ಳ್ಯಾರಿ ತೇಂ ವಕ್ಕದ ವಿಂಗಡ ಕೋಣಽಯಿ ತಯ್ಯಾರಿ ಕೊರೂಂಕ ನಜ್ಜ. ತೇ ವಕ್ದಾನಿ ಮೆಳ್ಚೆ ಲಾಭ ತೇ ವಕ್ಕದ ಸೊದ್ದೂನು ಕಾಳ್ಳೇಲೆ ವಿಜ್ಞಾನೀಕ ಮಾಂತ್ರ ಮೇಳ್ಕಾ ಮ್ಹೊಣು ಕಾನೂನು ಹಾಳ್ಳೊ. ಹೇ ಪೇಟೆಂಟಾಚಿ ಅವಧಿ 20–50 ವರ್ಸ ಮ್ಹೊಣು ಕೆಲ್ಲೆಂ. ತೇಂ ವಕ್ಕದ ವಿಂಗಡ ಕೋಣಽಯಿ ತಯ್ಯಾರಿ ಕೋರ್ನು ವಿಕ್ಕೂಕಾ ಜಾಲ್ಲ್ಯಾರಿ ಪೇಟೆಂಟಾಚಿ ಅವಧಿ ಮುಗ್ದೂಕಾ. ಪೇಟೆಂಟಾಚೆ

ಅವಧೀಚೆ ನಂತರ ತೇಂ ವಕ್ಕದ ವಿಂಗಡ ಕೋಣಂಯಿ ತಯ್ಯಾರಿ ಕೋರ್ನು ವಿಕ್ಕೂನು ಲಾಭ ಪಾವ್ಯೇತ ಮ್ಹೋಣು ಕಾನೂನಾಂತು ಸಾಂಗ್ಲಾತಿ. ಅಮೇರಿಕಾಂತು ತಯ್ಯಾರಿ ಜಾಲ್ಲೇಲೆಂ ಆನಿ ಪೇಟೆಂಟ ಕೆಲ್ಲೇಲೆ ವಕ್ದಾಂಚೆ ಮೋಂಲ ವಿಪರೀತ ಮ್ಹಾರಘ ಆಸ್ತಾ.

ಮೆಡಿಕಲ್ ಕೋಂಲೇಜಾಂತು ಬ್ರಾಂಡ್ ನಾವಾಚೆ ವಕ್ದಾಂಕ ವೈದ್ಯಕೀಯ ವಿದ್ಯಾರ್ಥೀಂಕ ಶಿಕೋಚೆಂ ಅನಿವಾರ್ಯ ಜಾಲ್ಲೆಂ. ಸಕ್ಕಡ ನಾಟಿ (ದೇಶೀಯ) ವಕ್ದಂ ಮುಲ್ಲ್ಯಾಂತು ಪಳ್ಳೀಂತಿ. ಅಮೇರಿಕಾಚೆ ಆನಿ ಇತರ ಪಾಶ್ಚಾತ್ಯ ದೇಶಾಚೆ ವಕ್ದಾಚೆ ಫ್ಯಾಕ್ಟರೀಚೆ ಮಾಲಿಕಾನಿ ಕೋಟಿಕಟ್ಲೆ ಡಾಲರ ಲಾಭಾಚೊ ವ್ಯಾಪಾರು ಕೆಲ್ಲೊ.

ವಕ್ದಾಂಕ ಫ್ಯಾಕ್ಟರೀಂತು ತಯ್ಯಾರಿ ಕೋರ್ನು ಫಾರ್ಮಸೀಂತು ವಿಕ್ಕೂಂಕ ದವ್ವರ್ಲೀಂತಿ. ಡಾಕ್ತಾನಿ ಬೊರೋನು ದಿಲ್ಲೇಲೆ ವಕ್ಕದ ಮೊಲ್ಲಾಕ ಘೆವ್ಚಾಕ ಪೇಶಂಟಾಂಕ ಫಾರ್ಮಸೀಕ ವೊಚ್ಚೂಕಾ ಜಾಲ್ಲೆಂ. ಹಾಜ್ಜೆ ನಿಮಿತ್ತ ಡಾಕ್ತ್ರಾಂಕ ತಾಂಗೇಲೆ ಶೋಂಪಾಂತು ವಕ್ಕದ ತಯ್ಯಾರಿ ಕೊರ್ಚೆ ಕಾಮ ವರ್ಲೆಂ. ಶೋಂಪಾಂತು ವಕ್ಕದ ತಯ್ಯಾರಿ ಕೊರ್ಚೊ ಅಭ್ಯಾಸು ಹಳುಹಳು ರಾಬ್ಬೂನು ಗೆಲ್ಲೊ. ಡಿಸ್ಪೆನ್ಸರಿ ಮಾಯಜಾಲ್ಲಿ. ಫಾರ್ಮಸಿ ಆಯ್ಲಿ. 'ಮೆಡಿಕಲ್ ಶೋಂಪ' ಆಯ್ಲೆಂ. 'ಕನ್ಸಲ್ಟೇಶನ್ ರೂಮ' ಮ್ಹೋಣು ಡಾಕ್ತ್ರಾಲೆ ಶೋಂಪಾಕ ನಾಂವ ಆಯ್ಲೆಂ. ಸಕ್ಕಡ ವಕ್ದಂ ಪೇಶಂಟಾನ ಸುಲಭೇರಿ ಘೆವ್ಚೆತಶ್ಶಿ ಮಾತ್ರೇಚೆ (ಟ್ಯಾಬ್ಲೆಟ್ ಅಥವಾ ಕ್ಯಾಪ್ಸೂಲ್) ರೂಪಾರಿ ಫಾರ್ಮಸೀಂತು ಮೊಲ್ಲಾಕ ಮೆಳ್ಚಾಕ ಸೂರು ಜಾಲ್ಲೀಂತಿ.

ವಕ್ದಾಚಿ ಫ್ಯಾಕ್ಟರೀ ಆನಿ ಆಂಗಡಿ

ವಕ್ದಾಚೆ ಫ್ಯಾಕ್ಟರೀಚೆ ಮಾಲಿಕಾಂಕ ಭಾರೀ ಲಾಭ ಜಾಲ್ಲೆಂ. ವಕ್ದಾಚೆ ಪ್ಯಾಕ್ಟರೀನಿ ನವೆಂ ನವೆಂ ವಕ್ದಂ ವಿಂಗವಿಂಗಡ ಬ್ರಾಂಡ ನಾಂವಾರಿ ಬಜ್ಹಾರಾಂತು ಹಾಳ್ಳೆಂ. ನವೆಂ ನವೆಂ ವಕ್ದಾಂಚೊ ಪ್ರಯೋಗು ಕೊರೂಂಕ ತಾಂಗೇಲೆ ಪ್ರಯೋಗಾಲಯಾಂತು ಪ್ರಾಣೀಂಕ ಉಪೇಗು ಕೆಲ್ಲೊ. ಪ್ರಾಣೀಂಕ ನಿರ್ದಯ ರೀತೀರಿ ಹಿಂಸೆ ದೀವ್ನು ತಾಂಚೆ ವೈರಿ ವಿಜ್ಞಾನೀಂಕ ಜಾಯಿ ಜಾಲ್ಲೇಲೆ ತಶ್ಶಿ (ಲೆಕ್ಕೂಂಕ ಸಾಧ್ಯನಾತ್ತೀಲೆ ತಿತ್ಲೆ ಕ್ರೂರ ರೀತೀರಿ) ವಿವಿಧ ತರಾಚೆ ವಕ್ದಾಂಕ ಪ್ರಯೋಗು ಕೆಲ್ಲೊ. ಸಲ್ಪ ಪ್ರಾಣೀಂಕ ಬಾಂದೂನು ಘಾಲ್ನು ತಾಂಚೆ ಪೊಟ್ಟಾಂತು ನಳಿಯೋ ರಿಗ್ಗೋನು ಪ್ರತಿದೀಸು ದಿಸಾಕ ತೀನಿಪಟಿ ಮ್ಹೈನೆಕಟ್ಲ್ಯಾನಿ ಅರ್ಧಜೀವ ಅವಸ್ಥೇರಿ ವಕ್ಕದ ಚೆಪ್ಲೆಂ. ತಾಂಕಾ ಇಂಜೆಕ್ಷನ್ ದಿಲ್ಲೆಂ. ತೊಂಡಾಂತು ಮ್ಹೋಣು ನಾ, ನಾಂಕಾಂತು ಮ್ಹೋಣು ನಾ, ಗಾಂಡೀಂತು ಮ್ಹೋಣು ನಾ, ನಳಿಯೋ ರಿಗ್ಗೈಲ್ಯೋತಿ. ಹಾಲ್ಲನಾತಶ್ಶಿ ಸರಪಳೇನಿ ಪಂಜರಾಂತು ಬಾಂದೂನು ಘಾಲ್ನು ನಳಿಯೇಚೆ ಮುಖಾಂತರ

ಪ್ರಯೋಗಾಕ ದವ್ವರ್ಲೆಲೆ ವಕ್ಕದ ದಿಲ್ಲೆಂ. ಮಾಗ್ಗೀರಿ ಕಡೇರಿ ತಾಂಕಾ ಕಾತ್ತೋರ್ನು (ಡಿಸ್ಸೆಕ್ಷನ್ ಕೋರ್ನು) ಅಂಗಾಂಗ ಪರೀಕ್ಷೆ ಕೆಲ್ಲೆಂ. ದಿಲ್ಲೇಲೆ ವಕ್ಕಾಚೊ ಕಸ್ಸಲೊ ಪರಿಣಾಮು ಅಂಗಾಂಗಾಚೆವ್ಯೆರಿ ಜಾಲ್ಲಾ ಮ್ಹೊಣು ಪಳೈಲೆ. ತೇ ವಕ್ಕಾಚೊ ಪ್ರತಿಏಕ ಗೂಣು ಅವಗೂಣು ಪಳೈಲೊ.

ಪ್ಯಾನ್‌ಕ್ರಿಯಸ್

ಅಶ್ಶಿ ಏಕ ವಿಜ್ಞಾನೀನ ಏಕ ಪ್ರಾಣೇಚಿ ಪೊಟ್ಟಾಚಿ ಏಕ ಗ್ರಂಥಿ ಅಧ್ಯಯನ ಕೆಲ್ಲಿ. ತೇ ಗ್ರಂಥೀಚೆ ಕಾಮ ಕಸ್ಸಲೆ ಮ್ಹೊಣು ಅಧ್ಯಯನ ಕೊರೂಂಕ ಮನುಷ್ಯಾಂಕ ಒಪರೇಶನ್ನ ಕೆಲ್ಲ್ಯಾಮ್ಹಣ್ಕೇಚಿ ಪ್ರಾಣೀಕ ಬೋಧ ಚುಕ್ಕೋನು ಚೀರ್ನು ತಾಜ್ಜೆ ಪೊಟ್ಟಾಂತು ಆಶ್ಶೀಲೆ ತೇ ಗ್ರಂಥೀಕ ಕಾಣು ನಂತರ ಪೋಟ ಶಿವ್ಹೋನು ತಾಕ್ಕಾ ನಿರೀಕ್ಷಣಾಂತು ದವ್ವರ್ಲೆಂ. ತಾಜ್ಜೆ ರಗತ ಕಾಣು ಸಕ್ಕಡ ಟೆಸ್ಟ ಕೆಲ್ಲೆಂ. ಹಿಮೊಗ್ಲೋಬಿನ್ನ, ರಕ್ತಕಣಾಂಚೆ ಕೌಂಟ, ಸಾಕ್ಕರ, ಇತ್ಯಾದಿ ಸಕ್ಕಡ ಘ್ಯಾಕ್ಟರೀಚೆ ಲೆಬೋರೇಟರೀಂತು ಅಧ್ಯಯನ ಕೆಲ್ಲೆಂ. ತೀ ಗ್ರಂಥಿ ಕಾಳ್ಳೇಲೆ ಪ್ರಾಣೀಲೆ ರಕ್ತಾಂತು ಸಾಕ್ಕರ ಚಡ ಚಡ ಜಾವ್ನು ತೀ ಪ್ರಾಣಿ ದೋನಿ ತೀನಿ ಮ್ಹೈನ್ಯಾನಿ ಮೆಲ್ಲಿ. ಮನುಷ್ಯಾಂಕ ರಕ್ತಾಂತು ಸಾಕ್ಕರ ಚಡ ಚಡ ಜಾವ್ನು ಮೊರ್ಚೆ ರೀತೀರಿ ತೀ ಪ್ರಾಣಿ ಮೆಲ್ಲಿ. ತೆದ್ದನಾ ವಿಜ್ಞಾನೀನ ತೇ ಗ್ರಂಥೀಂತು ರಕ್ತಾಚೆ ಸಾಕ್ರೇಚೆ ಪ್ರಮಾಣ ನಿಯಮಿತ ಕೊರ್ಚೆಂ ರಾಸಾಯನಿಕ ಆಸ್ಸೂಂಕ ಪೂರೊ ಮ್ಹೊಣು ಅಂದಾಜೊ ಕೆಲ್ಲೊ.

ತೇ ಗ್ರಂಥೀಕ ಮೇದೋಜೀರಕ ಗ್ರಂಥಿ ಮ್ಹೊಣು ಸಾಂಗ್ತಾತಿ. ತಾಜ್ಜೆ ಇಂಗ್ಲೀಷ ನಾಂವ 'ಪ್ಯಾನ್‌ಕ್ರಿಯಸ್.' ಏಕ ಪ್ರಾಣೀಲಿ ಪ್ಯಾನ್‌ಕ್ರಿಯಸ್ ಗ್ರಂಥಿ ಕಾಳ್ಳಿ ಆನಿ ತೇ ಪಾನ್‌ಕ್ರಿಯಸ್ ನಾತ್ತೀಲೆ ಪ್ರಾಣೀಕ ಕಸ್ಸಲೆ ತೊಂದ್ರೆ ಜಾತ್ತಾ ಮ್ಹೊಣು ಪಳೈಲೆಂ. ಪಾನ್‌ಕ್ರಿಯಸ್ ಗ್ರಂಥಿ ಸುಕ್ಕೋನು ಅರಿಷ್ಟ (ಡಿಕೋಽಕ್ಷನ್) ಕೋರ್ನು ಗ್ರಂಥಿ ಕಾಳ್ಳೇಲೆ ಪ್ರಾಣೀಂಕ ಗ್ರಂಥೀಚೆ ಅರಿಷ್ಟಾಚೆ ಇಂಜೆಕ್ಷನ್ ನಿಯಮಿತ ರೀತೀರಿ ದಿಲ್ಲೆಂ. ಇಂಜೆಕ್ಷನ್ ದಿಲ್ಲೇಲಿ ಪ್ರಾಣೀಚೆ ರಕ್ತಾಂತು ಗ್ಲುಕೋಸ ಚಡ ಜಾಯ್ನಿ. ತೇ ಅರಿಷ್ಟಾಚೆ ಇಂಜೆಕ್ಷನ್ನ ಮಧುಮೇಹಾಚೆ ರೋಗೀಂಕ ದೀವ್ನು ಪಳೈಲೆ. ಅರಿಷ್ಟ ದಿಲ್ಲೇಲೆ ಮಧುಮೇಹಾಚೆ ರೋಗೀಲೆ ಬ್ಲಡ್ ಗ್ಲುಕೋಸ ನೋಽರ್ಮಲ್ ಜಾಲ್ಲೆಂ. ಪ್ರಾಣೀಂತು ಆಸ್ಸೂಚಿ ಗ್ರಂಥಿ ಆನಿ ಮನುಷ್ಯಾಲೆ ಆಂಗಾಂತು ತೇಚಿ ಜಾಗ್ಯಾರಿ ಆಸ್ಸೂಚಿ ಗ್ರಂಥಿ ದೊನ್ನೀಯಿ ರಚನೇಂತು ಆನಿ ಕ್ರೀಯೇಂತು ಏಕಲೇಕ ಮ್ಹೊಣು ವಿಜ್ಞಾನೀನ ಸಿದ್ಧ ಕೆಲ್ಲೆಂ. ಪ್ರಾಣೀಂತು ಜಾಲ್ಲ್ಯಾವರೀಚಿ ಮನುಷ್ಯಾಲೆ ರಕ್ತಾಂತು ಗ್ಲುಕೋಸಾಚೆ ಪ್ರಮಾಣ ನಿಯಮಿತ ಕೊರ್ಚೆ ಏಕ ರಾಸಾಯನಿಕ ತೇ ಪ್ಯಾನ್‌ಕ್ರಿಯಸ್ ಗ್ರಂಥೀಂತು ಉತ್ಪನ್ನ ಜಾತ್ತಾ ಮ್ಹೊಣು ವಿಜ್ಞಾನೀನ ಸಿದ್ಧ ಕೆಲ್ಲೆಂ. ತೇ ರಾಸಾಯನಿಕ ವಸ್ತೂಕ ಇನ್ಸುಲಿನ್ ಮ್ಹೊಣು ನಾಂವ ದಿಲ್ಲೆಂ.

ಮುಕಾರಿ ವಿಜ್ಞಾನೀನ ಪ್ಯಾನ್‌ಕ್ರಿಯಸ್ಸಾಂತು ದೋನಿ ನಮೂನ್ಯಾಚೆ ಕಽಣ (ಸೆಲ್ಸ) ಆಸ್ಸತಿ ಮ್ಹೊಣು ದಾಕ್ಕೈಲೆಂ. ಏಕ ನಮೂನ್ಯಾಚೆ ಕಽಣ ಜೀರಕ ರೊಸ್ಸು (ಎನ್‌ಝೈಮ್) ಉತ್ಪನ್ನ ಕರ್ತಾ. ಹೇ ಜೀರಕ ರೊಸ್ಸಾಂತು ಚಾರಿ ಎನ್‌ಝೈಮ್ ಆಸ್ಸತಿ. ಟ್ರಿಪ್ಸಿನ್, ಕೈಮೊಟ್ರಿಪ್ಸಿನ್, ಮೇದೋಜೀರಕ ಎಮಿಲೇಸ್ ಆನಿ ಮೇದೋಜೀರಕ ಲೈಪೇಸ್ ಮ್ಹೊಣು ಚಾರಿ ಎನ್‌ಝೈಮ್ ಹೇ ಗ್ರಂಥೀಂತು ಉತ್ಪನ್ನ ಜಾತ್ತಾತಿ. ಹೀಂ ಎನ್‌ಝೈಮ್ ವಿವಿಧ ತರಾಚೆ ಪ್ರೋಟೀನಾಂಕ, ಕೆಲವು ತರಾಚೆ ಸಾಕ್ರೇಕ, ಚರ್ಬೀಕ, ತೆಲ್ಲಾಕ, ತುಪ್ಪಾಕ, ಇತ್ಯಾದಿ ಮೇದಸ್ಸು ವಸ್ತೂಂಕ ಜೀರ್ಣ ಕರ್ತಾತಿ. ಹೋ ರೊಸ್ಸು ಆಮ್ಮಿ ಖೆಲ್ಲೇಲೆ ಆಹಾರಾಕ ಜೀರ್ಣ ಕೊರೂಂಕ ಸಹಾಯು ಕರ್ತಾ. ಹೋ ರೊಸ್ಸು ಪಾನ್‌ಕ್ರಿಯಸ್ಸಾಂತುತಾಕ್ಕೂನು 'ಡಕ್ಟಸ್ ಪಾನ್‌ಕ್ರಿಯಸ್' ನಾಳಾಂತುಲ್ಯಾನ ಆಂತಾಚೆ 'ಡುವೋಡಿನಮ್' ಮ್ಹಳ್ಳೇಲೆ ಭಾಗಾಕ ವತ್ತಾ.

ಪ್ಯಾನ್‌ಕ್ರಿಯಸ್ಸಾಂತು ಆಸ್ಸೂಚೆ ಆನಿಏಕ ನಮೂನ್ಯಾಚೆ ಕಣಾಂಕ 'ಲ್ಯಾಂಗರ್‌ಹ್ಯಾನ್ಸಾಲೆ ಬೆಟ್ಯೊ' (ಐಲೆಟ್ಸ ಆಫ್ ಲ್ಯಾಂಗರ್‌ಹ್ಯಾನ್ಸ್) ಮ್ಹೊಣು ನಾಂವ ದಿಲ್ಲಾಂ. ಹೇ ಬೆಟ್ಯೇಂತು ಉತ್ಪನ್ನ ಜಾವ್ಚೆ ರಾಸಾಯನಿಕ ಸೀಧಾ ರಕ್ತಾಂತು ವೊಚ್ಚೂನು ಮೆಳ್ತಾ. ಹಾಂಕಾ ಖಂಚೋಯಿ ನಾಳ ಅಥವಾ ತೂಂಬು ನಾಂತಿ. ಹೇ ಬೆಟ್ಯೇಂಕ ನಾಳನಾತ್ತಿಲೆ (ಡಕ್ಟಲೆಸ್ಸ್ ಗ್ರಂಥಿ) 'ಎಂಡೋಕ್ರೈನ್ ಗ್ರಂಥಿ' ಮ್ಹೊಣು ಮ್ಹಣ್ತಾತಿ. ಎಂಡೋಕ್ರೈನ್ ಗ್ರಂಥೀಂತು ಉತ್ಪನ್ನ ಜಾವ್ಚೆ ರೊಸ್ಸಾಕ ಹಾರ್ಮೋನ್ ಮ್ಹೊಣು ನಾಂವ ದಿಲ್ಲೆಂ. ಮೇದೋಜೀರಕ ಗ್ರಂಥೀಚೆ ನಾಳನಾತ್ತಿಲೆ ಗ್ರಂಥೀಂತು ತೀನಿ ತರಾಚೆ ಕಽಣ ಆಸ್ಸತಿ. 'ಆಲ್ಫಾ,' 'ಬೀಟಾ' ಆನಿ 'ಡೆಲ್ಟಾ.' ಹೇ ತೀನಿ ತರಾಚೆ ಕಽಣ ತೀನಿ ನಮೂನ್ಯಾಚೆ ಹಾರ್ಮೋನ್ ಉತ್ಪನ್ನ ಕರ್ತಾತಿ. ಇನ್ಸುಲಿನ್ ಹಾರ್ಮೋನು 'ಬೀಟಾ' ಕಣಾಂತು ಉತ್ಪನ್ನ ಜಾತ್ತಾ ಮ್ಹೊಣು ವಿಜ್ಞಾನೀಂಕ ಕಳ್ಳೆಂ.

ಡಯಾಬಿಟಿಸ್ ರೋಗು

ಪಾನ್‌ಕ್ರಿಯಸ್ಸಾಂತು 'ಬೀಟಾ' ಕಣಾಂತು ಉತ್ಪನ್ನ ಜಾವ್ಚೆ ಇನ್ಸುಲಿನ್ ಹಾರ್ಮೋನು ಮನುಷ್ಯಾಲೆ ರಕ್ತಾಂತು ಗ್ಲುಕೋಸಾಚೆ ಪ್ರಮಾಣಾಕ ನಿಯಂತ್ರಣ ಕರ್ತಾ. ಗ್ಲುಕೋಸಾಕ ಅಂಗಾಂಗಾಚೆ ಪ್ರತಿಏಕ ಕಣಾಂಚೆ ಭಿತ್ತರಿ ವೊಚ್ಚಾಕ ಇನ್ಸುಲಿನ್ ಅಗತ್ಯ ಜಾವ್ಕಾ ಮ್ಹಣ್ತಾತಿ. ರಕ್ತಾಂತು ಇನ್ಸುಲಿನ್ ಪ್ರಮಾಣ ಊಣೆ ಜಾಲ್ಲ್ಯಾರಿ ಅಂಗಾಂಗಾಚೆ ಕಣಾಂತು ಗ್ಲುಕೋಸ ಭಿತ್ತರಿ ವೊಚ್ಚೆ ಪ್ರಮಾಣಽಯಿ ಊಣೆ ಜಾತ್ತಾ ಆನಿ ಆಮ್ಮಿ ಖೆಲ್ಲೇಲೆ ಆಹಾರಾಂತುಲೆ ಗ್ಲುಕೋಸ ಕಾಮಾಂಕ ಯೇನಾನಾತ್ತಿಲೆ ರಕ್ತಾಂತು ವೋರ್ನು ವತ್ತಾ.

ಪೇಶಂಟಾಲೆ ಮೂತ್ರಜನಕಾಂಗ ತಾಗ್ಗೇಲೆ ರಕ್ತಾಂತು ಗ್ಲುಕೋಸಾಚೆ ಪ್ರಮಾಣ 200 ಮಿಲ್ಲಿಮೀಟರಾಕಽಯಿ ಊಣೆ ಆಸ್ಸಜಾಲ್ಲ್ಯಾರಿ ಗ್ಲುಕೋಸಾಕ

ಮುತ್ತಾಂತು ವೊಚ್ಚಾಕ ಸೋಣಾ. ರಕ್ತಾಂತು ಗ್ಲುಕೋಸ ಪ್ರಮಾಣ 200 ಮಿಲ್ಲಿಮೀಟರಾಕಽಯಿ ಚಽಡ ಜಾಲ್ಯಾರಿ ಮೂತ್ರಜನಕಾಂಗ ಗ್ಲುಕೋಸಾಕ ಮುತ್ತಾಂತು ವೊಚ್ಚಾಕ ಸೊಡ್ತಾ. ರಕ್ತಾಂತು ಆಶ್ಶೀಲೆ ಗ್ಲುಕೋಸಾಕ ಮುತ್ತಾಂತು ವೊಚ್ಚಾಕ ಸೋಣು ರಕ್ತಾಂತು ಗ್ಲುಕೋಸ ಊಣೆ ಕೊರೂಂಕ ಮೂತ್ರಜನಕಾಂಗ ಜಾಲ್ಲೆತಿತ್ಲೆಂ ಪ್ರಯತ್ನ ಕರ್ತಾ.

ಕೆಲವು ಮನುಷ್ಯಾಲೆ ದೇಹಾಂತು ಪಾನ್‌ಕ್ರಿಯಸ್ಸಾಂತುತಾಕ್ಕೂನು ಭಾಯ್ರಪೊಡ್ಚೆಂ ಇನ್ಸುಲಿನ್ ಪ್ರಮಾಣ ಇತ್ಯಾಕ ಊಣೆ ಜಾತ್ತಾ ಮ್ಹೋಣು ಡಾಕ್ಟ್ರಾಂಕ ಗೊತ್ತು ಆಸ್ಸಽನಾ. ಥೋರ ಜನಾಲೆ ಆಂಗಾಂತು ಚರ್ಬಿ ಚಽಡ ಜಾಲ್ಲೇಲೆತಶ್ಶೀಂಚಿ ಇನ್ಸುಲಿನ್ ಪ್ರಮಾಣ ಚಽಡ ಜಾಯ್ನಾ ಜಾವ್ನು ತಾಂಕಾ ಡಯಾಬಿಟಿಸ್ ರೋಗು ಯೆತ್ತಾ. ಥೋರ ಜನಾಂಕ ಡಯಾಬಿಟಿಸ್ ರೋಗು ಯೆವ್ಚೆಂ ಚಾನ್ಸ ಚಽಡ ಮ್ಹೋಣು ದಿಸ್ತಾ. ಖಾಣ ಜೇವಣ ಊಣೆ ಕೆಲ್ಲೇಲೆ ಆನಿ ಪ್ರತಿದೀಸು ವ್ಯಾಯಾಮ ಕರ್ತಲೆ ಥೋರ ಜನಾಲೆ ರಕ್ತಾಂತು ಗ್ಲುಕೋಸ ನೋಽರ್ಮಲ್ ಆಸ್ಸೂಂಕ ಸಾಧ್ಯ ಆಸ್ಸಽ.

ಆಮ್ಗೇಲೆ ಆಹಾರ

ಆಮ್ಮಿ ಖೆಲ್ಲೇಲೆ ಆಹಾರಾಂತು ತೀನಿ ಮುಖ್ಯ ರಾಸಾಯನಿಕ ವಸ್ತು ಆಸ್ಸತಿ. ಕಾರ್ಬೋಽಹೈಡ್ರೇಟ್ಸಽ, ಪ್ರೋಟೀನಽ ಆನಿ ಫ್ಯಾಟಽ. ಆಂಗಾಕ ಶಕ್ತಿ ಕಾರ್ಬೋಽಹೈಡ್ರೇಟ್ಸಾಂತುಲ್ಯಾನ ಅವತರಣ ಜಾವ್ಚೆ ಗ್ಲುಕೋಸ ದಿತ್ತಾ. ಕಾರ್ಬೋಽಹೈಡ್ರೇಟ್ಸಾಕ ಜೀರ್ಣ ಕೊರೋಚೆ ನಮುನಮೂನ್ಯಾಚೆ ಎನ್‌ಜೈಮ ತೋಣ್ಣಾಂತುಲೆ ಲಾಳೇಂತು, ಪೊಟ್ಟಾಚೆ ರೊಸ್ಸಾಂತು ಆನಿ ಪಾನ್‌ಕ್ರಿಯಸ್ಸಾಚೆ ರೊಸ್ಸಾಂತು ಆಸ್ಸ. ಪೊಟ್ಟಾಚೆ ರೊಸ್ಸಾಂತು ಆಸ್ಸೂಚೆ ಹೈಡ್ರೋಕ್ಲೋರಿಕ್ ಆಮ್ಲ ಜೀರ್ಣಕ್ರಿಯೇಂತು ಭಾಗುಘೆತ್ತಾ. ಹೇ ಸಕ್ಕಡ ಆಮ್ಲ ಆನಿ ಎನ್‌ಜಯಮ್ಮಾಚೆ ಕ್ರಿಯೇನ ಕಾರ್ಬೋಽಹೈಡ್ರೇಟ್ಸ ಖೀರ್ನು ಸುಕ್ರೋಸ, ಮಾಲ್ಟೋಸ ಆನಿ ಫ್ರಕ್ಟೋಸ ಇತ್ಯಾದಿ ವಿಂಗವಿಂಗಡ ಸಾಕ್ರೇಚೆ ರೂಪಾಂತು ಅವತರಣ ಜಾತ್ತಾ.

ಆಂತಾಂತು ಅವತರಣ ಜಾಲ್ಲೇಲೆ ಸುಕ್ರೋಸ, ಮಾಲ್ಟೋಸ ಆನಿ ಫ್ರಕ್ಟೋಸ ರಕ್ತಾಂತು ವತ್ತಾತಿ ಆನಿ ಮಾಗ್ಗೀರಿ ಯಕೃತ್ತಾಂತು (ಲಿವರಾಂತು) ವತ್ತಾತಿ. ಯಕ್ರತ್ತಾಂತು ಸುಕ್ರೋಸಾರಿ ಆನಿ ಮಾಲ್ಟೋಸಾರಿ ರಾಸಾಯನಿಕ ಕ್ರಿಯೆ ಜಾವ್ನು ಗ್ಲುಕೋಸ ತಯ್ಯಾರಿ ಜಾತ್ತಾ. ಯಕೃತ್ತಾಂತು ತಯ್ಯಾರಿ ಜಾಲ್ಲೇಲೆ ಗ್ಲುಕೋಸ ರಕ್ತಾಂತು ಯೆತ್ತಾ ಆನಿ ಸಕ್ಕಡ ಅಂಗಾಂಗಾಂಕ ವೊಚ್ಚೂನು ತಾಂಗೇಲೆ ಜೀವನೇಕ ಜಾಯಿಜಾಲ್ಲೇಲಿ ಶಕ್ತಿ ದಿತ್ತಾ.

ಜೀವನಾಕ ಗ್ಲುಕೋಸ ಅಗತ್ಯ ವಸ್ತು. ಆಮ್ಗೇಲೆ ದೇಹ ಏಕ ನ್ಹಂಯಿ ಏಕ ರೀತೀರಿ ಗ್ಲುಕೋಸ ತಯ್ಯಾರಿ ಕರ್ತಾ. ಮನುಷ್ಯಾನ ಕಾರ್ಬೋಽಹೈಡ್ರೇಟ್ಸ

ಖಾವ್ಚೆ ಊಣೆ ಕೆಲ್ಲ್ಯಾರಿ ಆಹಾರಾಂತು ಆಶ್ಶೀಲೆ ಪ್ರೋಟೀನ ಆನಿ ಫ್ಯಾಟ ಜೀರ್ಣ ಜಾವ್ನು ಗ್ಲುಕೋಸ ತಯ್ಯಾರಿ ಜಾತ್ತಾ. ಉಪಾಶಿ ಪಳ್ಳೇಲೆ ಮನ್ಶ್ಯಾಲೆ ಆಂಗಾಂತು ಮಾಂಸಾಂತು, ಮಜ್ಜಾಂತು ಆನಿ ಮೇದಾಂತು ಆಶ್ಶೀಲೆ ಪ್ರೋಟೀನ ಆನಿ ಫ್ಯಾಟ ಜೀರ್ಣ ಜಾವ್ನು ಗ್ಲುಕೋಸ ಜಾತ್ತಾ. ಉಪಾಶಿ ಪಳ್ಳೋಲೊ ಮನೀಷು ಭಾಗ್ತಾ. ಆಹಾರ ಊಣೆ ಕೆಲ್ಲೇಲೊ ಮನೀಷು ಭಾಗ್ತಾ ಆನಿ ತಾಗ್ಗೇಲೆ ರಕ್ತಾಂತು ಗ್ಲುಕೋಸ ಊಣೆ ಜಾತ್ತಾ.

ಆಂಗಾಕ ಶಕ್ತಿ ದಿವ್ಚೆ ಗ್ಲುಕೋಸಾಚೆ ಪ್ರಮಾಣ ರಕ್ತಾಂತು ವಿಪರೀತ ಚಡ ಜಾಲ್ಲ್ಯಾರಿ ಡಯಾಬಿಟಿಸ್ ರೋಗು ಯೆತ್ತಾ. ಗ್ಲುಕೋಸ ನಾತ್ತೀಲೆ ಅಂಗಾಂಗ ವಾಂಚನಾಂತಿ. ಗ್ಲುಕೋಸ ಪ್ರಮಾಣ ರಕ್ತಾಂತು ಹದ ಆಸ್ಕೂಕಾ. ಡಯಾಬೆಟಿಸ್ ರೋಗು ಏಕು ಗ್ಲುಕೋಸ ಜೀರಕ ಕ್ರಿಯೇಂತು ಯೆವ್ಚೊ ಗೊಂದೋಳು.

ವೈದ್ಯಾಂಕ ಡಯಾಬಿಟಿಸ್ಸಾಕ ಚಿಕಿತ್ಸೆ ಮ್ಹೊಣು ಮಸ್ತ ನಮೂನ್ಯಾಚೆ ನಾಟಿ ವಕ್ದಂ ಗೊತ್ತು ಆಸ್ಸತಿ. ಡಾಕ್ತ್ರಾಂಕ ಆಧುನಿಕ ವಕ್ದಂ ಗೊತ್ತು ಆಸ್ಸತಿ. 'ಟೈಪ್ ಟೂ' ಡಯಾಬಿಟಿಸ್ ಆಶ್ಶೀಲೆ ರೋಗೀಕ ಬ್ಲಡ್ ಗ್ಲುಕೋಸ ವಿಪರೀತ ಚಡಣಿ ಜಾಲ್ಲ್ಯಾರಿ ತೊಣ್ಣಾನಿ ಘೆವ್ಚೆ ಆಧುನಿಕ ವಕ್ದಾಂಚಿ ಮಾತ್ರಾ ದಿಲ್ಲ್ಯಾರಿ ಪಾವ್ತಾ. ವಿಪರೀತ ಬ್ಲಡ್ ಗ್ಲುಕೋಸ ಚಳ್ಳೇಲೆ 'ಟೈಪ್ ಟೂ' ಡಯಾಬಿಟಿಸ್ ಆಶ್ಶೀಲೆ ರೋಗೀಕ ಪ್ರತಿದೀಸ ಇನ್ಸುಲಿನ್ ಇಂಜೆಕ್ಷನ್ ಘೇವ್ಕಾ ಜಾತ್ತಾ. 'ಟೈಪ್ ವನ್' ಡಯಾಬಿಟಿಸ್ ರೋಗು ಜೀವಮಾನ ಪೂರ್ತಿ ಪ್ರತಿದೀಸ ಇನ್ಸುಲಿನ್ ಇಂಜೆಕ್ಷನ್ ದಿಲ್ಲ್ಯಾರಿ ಗೂಣ ಜಾತ್ತಾ. 'ಟೈಪ್ ವನ್' ಡಯಾಬೆಟಿಸ್ ರೋಗು ಸಾನ ಪ್ರಾಯೇರಿ ಯೆತ್ತಾ. ತಾಂಗೇಲೆ ಆಂಗಾಂತು ಪ್ಯಾನ್‌ಕ್ರಿಯೆಸ್ಸಾಚೆ 'ಬೀಟಾ' ಕಣ ಕಾಮ ಕರ್ನಾಂತಿ.

ವೈದ್ಯಾನಿ ದಿಲ್ಲೇಲೆ ನಾಟಿ ವಕ್ದಾಂಕ ಘೇವ್ನು ಖಾಣ ಜೇವಣ ಗೊಡ್ಶೆಂ ಇತ್ಯಾದಿ ಊಣೆ ಕೋರ್ನು ವ್ಯಾಯಾಮ ಕೋರ್ನು ಮಸ್ತ ಜನಾನಿ ತಾಂಗೇಲೆಂ ಡಯಾಬಿಟಿಸ್ ರೋಗಾಕ ನಿಯಂತ್ರಣಾಂತು ಹಾಳ್ಳೇಲೆ ಆಸ್ಸ. ಡಯಾಬಿಟಿಸ್ ಏಕ ಪರಮೋಶೇನ ಯೆವ್ಚೊ ರೋಗು ಮ್ಹಳ್ಯಾರಿ ಚೂಕಿ ಜಾಯ್ನಾ. 'ಹಾಂವೆ ಖಂಚಿ ಚೂಕಿ ಕೋರ್ನು ಮಾಕ್ಕಾ ಹೋ ಡಯಾಬಿಟಿಸ್ ರೋಗು ಆಯ್ಲೊ?' ಮ್ಹೊಣು ಜಣ ನಿಮ್ಗೀತಾತಿ. ಹೇ ಪ್ರಶ್ನ್ಯಾಂಕ ಉತ್ತರ ನಾ.

ಹಾಂವ ಡಾಕ್ಟ್ರ ಜಾಲ್ಲೊಂ!

11. ಡಾಕ್ಟ್ರಾಲೊ ನೇಮು, 6

"ಡಾಕ್ಟ್ರಾ, ಆಜಿ ಸಕಾಣಿ ಥೋರ್ನು ಮೆಗ್ಗೇಲೆ ಮಾತ್ತೆಂ ಘುವ್ಲ್ಯಾ ಮ್ಹಣ್ಕೆ ಜಾತ್ತಾ. ಚಿಕೇಚಿ ವೊಂಕೂಂಕ ಜಾಲ್ಲ್ಯಾಮ್ಹಣ್ಕೆ ಜಾಲ್ಲೆಂ. ಕೂಡಾಂತು ಆಸ್ಸೂಚೆ ಸಕ್ಕಡ ಫರ್ನೀಚರ ಘುವ್ಲ್ಯಾಮ್ಹಣ್ಕೆ ಜಾಲ್ಲೆಂ. ಉಟಾನು ರಾಬ್ಬೂಂಕ ಕಷ್ಟ ಜಾಲ್ಲೆಂ," ಮ್ಹೋಣು ಪೇಶಂಟು ಮ್ಹಣಾಲೊ.

"ತುಕ್ಕಾ ಬೋಧು ಚುಕ್ಲ್ಯಾಮ್ಹಣ್ಕೆ, ಚಕ್ಕರ ಆಯ್ಲ್ಯಾ ಮ್ಹಣ್ಕೆ, ಜಾಲ್ಲೆವೇಂ? ಮಾಲ್ವೂನು ಪಡ್ತಕೀ ಮ್ಹೋಣು ದಿಸ್ಲೆವೇಂ? ಮಾಲ್ವೂನು ಪಳ್ಳೊವೇ ತೂಂ? ದೋಳ್ಯಾಂತು ಕಾಳೋಕು ಆಯ್ಲೊವೇ? ಕಾನ್ನಾಂತು 'ಗೋಂಯ್' ಮ್ಹೋಣು ಶಬ್ದು ಆಯ್ಕಲ್ವೇ? ಹಾತ್ಪಾಯ್ಯಾಂತು ಬಽಲ ನಾಜಾಲ್ಲೆವೇಂ? ಚಮ್ಮೂಚಾಕ ಕಷ್ಟ ಜಾಲ್ಲೆವೇ? ತುಕ್ಕಾ ಡಯಾಬೆಟಿಸ್ ಆಸ್ಸವೇ? ಬ್ಲಡ್ ಪ್ರೆಶರ್ ಆಸ್ಸವೇ? ತೂಂ ಖಂಚೇಯಿ ವಕ್ಕದ ಘೆತ್ತವೇ? ತುಕ್ಕಾ ತಾಪು ಆಸ್ಸವೇ? ಮಾತ್ತೆಂ ದುಕ್ತವೇ? ಯೋ, ಭಿತ್ತರಿ ಕೌಚಾರಿ ವೊಚ್ಚೂನು ನಿದ್ದೆ," ಮ್ಹಣಾಲೊ ಡಾಕ್ಟ್ರು.

"ನಾ ಡಾಕ್ಟ್ರಾ, ಮಾಕ್ಕಾ ಮಾತ್ತೆಂ ದುಕ್ಕನಾ. ತಾಪು ನಾ. ಪ್ರತಿದೀಸು ಏಕಿ 50 ಎಮ್‍ಜೀ ಅಟೆನೊಲೋಲ್ ಮಾತ್ರಾ ಘೆತ್ತಾಂ. ಏಕ 75 ಎಮ್‍ಜೀ ಏಽಸ್ಪಿರಿನ್ ಮಾತ್ರಾ ಘೆತ್ತಾ. ಮಾಕ್ಕಾ ಡಯಾಬೆಟಿಸ್ ನಾ. ಬ್ಲಡ್‍ಪ್ರೆಶರ್ ನಾ."

ಪೇಶಂಟಾಕ 70 ವರ್ಸ ಪ್ರಾಯ. ನಾಡಿ ವೇಗ ಪ್ರತಿ ನಿಮಿಷ 72. ಬ್ಲಡ್ ಪ್ರೆಶರ್ರ 140/70. ಥರ್ಮೋಽಮೀಟರ್ ಖಾಕ್ಕ್ಯಾಂತು ದೊವ್ವೋರ್ನು ಪಳ್ಯೆಲ್ಯಾರಿ ದೇಹಾಚೊ ತಾಪು ನೋಽರ್ಮಲ್ ಆಸ್ಸಽ. ಅಟೆನೊಲೋಲ್ ಮಾತ್ರಾ ಹೃದಯಾಚೆ ಪಾಲ್ಪಿಟೇಶನ್ನಾಂಕ ಮ್ಹೋಣು 15 ವರ್ಸ ಘೂಡೆ ಸೂರು ಕೆಲ್ಲೇಲಿ ಆತ್ತಽಯಿ ಘೆತ್ತಽ ಆಸ್ಸಽ.

ಮಜ್ಜಾ ವ್ಯವಸ್ಥೇಚಿ ಪರೀಕ್ಷಾ

ಮಜ್ಜಾ ವ್ಯವಸ್ಥಾ ಮ್ಹಳ್ಯಾರಿ 'ನರ್ವಸ್ ಸಿಸ್ಟೆಮ್.' ಆಂಗಾಚೆ ಧಾತೂಂಚೆ ಪೈಕಿ ಮಜ್ಜಾ ಧಾತು ಏಕ ಧಾತು. ಆಧುನಿಕ ವೈದ್ಯಕೀಯಾಂತು ಮೆಂದು, ಸ್ಪೈನಲ್ ಕೋsರ್ಡ, ಸುತ್ತಾಂತುಲೆ ಮಜ್ಜಾತಂತೀಚಿ ವ್ಯವಸ್ಥೆ ಇತ್ಯಾದಿ ಒಟ್ಟೊಕ ಆಯುರ್ವೇದಾಂತು ಸಾಂಗೀಲೆ ಮಜ್ಜಾ ಧಾತು ಮ್ಹೊಣು ಲೆಕ್ಕೊಕಾ. ಮಜ್ಜಾ ಧಾತೂಚೊ ರೋಗು ಆಸ್ಸಕೀ ಮ್ಹೊಣು ಪರೀಕ್ಷಾ ಕರ್ತನಾ ಡಾಕ್ಟ್ರ ಸುರ್ವೇಕ ಪೇಶಂಟಾಕ ಉಠಾನು ರಾಬ ಮ್ಹಣ್ತಾ. ಸರೂತ ರಾಬ ಮ್ಹಣ್ತಾ. ದೋಳೆ ಮುಚ್ಚೂನು ಆನಿ ದೋಳೆ ಸೋಣು ರಾಬ್ಬೈತಾ. ದೋಳೆ ಮುಚ್ಚೀಲೆಲೆ ವೇಳಾರಿ ಪೇಶಂಟು ಮಾಲ್ವತವೇ ಮ್ಹೊಣು ಪಳೈತಾ. ನೇಲಾರಿ ತಾಂಡೀಲೆ ಏಕ ಗೇರ್ರ್ಯಾರಿ ಚಮಕ ಮ್ಹಣ್ತಾ. ಹಾತ್ತಾಚೆ ಬೊಟ್ಟಂ ಪೇಶಂಟಾಲೆ ಮುಷ್ಟೀಂತು ದೀವ್ನು 'ವೊತ್ತೂನು ಘಟ್ ಧsರಿ' ಮ್ಹಣ್ತಾ. ಪೇಶಂಟಾಲೆ ಮುಷ್ಟಿ ಧರ್ಲೇಲಿ ಘಟ್ಟಿ ಆಸ್ಸವೇ ಮ್ಹೊಣು ಪಳೈತಾ. ಪಾವ್ಲಾ ಮುಳಾಂತು ಹಾತು ಧೋರ್ನು ಪಾಯು ಉಕ್ಕೋಳ್ನು ದಿಂಬಿ ಮಡ್ಡೂನು 'ಪಾಯು ಸಕಲ ಲಕsಯಿ' ಮ್ಹಣ್ತಾ. ಪಾಯ್ಯಾಂತು ಬsಲ ಆಸ್ಸವೇ ಮ್ಹೊಣು ಪಳೈತಾ. ಪೇಶಂಟಾಕ ಕೌಚಾರಿ ನಿದಾನು ಪಾಯ್ಯಾ ದಿಂಬೇಚೆ ಸಕಲ ಸ್ನಾಯೂರಿ ಜೋಂಯ್ಟು ಹ್ಯಾಮ್ಮರಾನ ಧಾಡಾಯ್ತನಾ ಪಾಯು ಮಾರ್ತವೇ ಮ್ಹೊಣು ಪಳೈತಾ. ಹ್ಯಾಮ್ಮರಾಚೆ ಸಕಲ್ಚೆ ಕೊಂಡೇನ ಪಾಯ್ಯಾಚೆ ಪಾವ್ಲಾಚೆ ಮುಳಾಂತು ಗೇರೊ ತಾಂಡ್ಲ್ಯಾರಿ ಪಾಯ್ಯಾಚೆ ಉಂಗುಷ್ಟಾಚೆ ಬೋಟ ಸಕಲ ಘುಂವ್ತಕೀ ವೈರಿ ಘುಂವ್ತಾ ಮ್ಹೊಣು ಡಾಕ್ಟ್ರ ಪಳೈತಾ. ಸಕಲ ಘುವ್ಲ್ಯಾರಿ ನೋsರ್ಮಲ್ ಆಸ್ಸs ಮ್ಹೊಣು ಜಾಲ್ಲೆಂ.

ನಂತರ ಪೇಶಂಟಾಕ ಎದ್ರಾಕ ಬೊಸೋನು ದೋಳೆ ಪರೀಕ್ಷೆ ಕರ್ತಾ. 'ಮೆಗ್ಗೇಲೆ ಬೋಟ ಪsಳೆ,' ಮ್ಹೊಣು ಸಾಂಗೂನು ಬೋಟ ದೋಳ್ಯಾಂಚೆ ಮಧ್ಯೇಂತು ವ್ಹರ್ತಾ. ಬೋಟ ಉಜ್ವೆ ದಿಕ್ಕಾನ ವ್ಹರ್ತಾ. ದಾವೆ ದಿಕ್ಕಾನ ವ್ಹರ್ತಾ. ವೈರಿ ಆನಿ ಸಕಲ ವ್ಹರ್ತಾ. ಬೋಟ ಗೆಲ್ಲೇಲೆ ಕಡೇನ ದೋಳೆ ಸಮsಚಿ ಘುಂವ್ತಾತಿವೇ ಪಳೈತಾ. ಕಾನ್ನಾಂಚಿ ಪರೀಕ್ಷೆ ಕೊರೂಂಕ ಡಾಕ್ಟ್ರ ತಾನಫಾಂಟೊ (ಟ್ಯೂನಿಂಗ್ ಫೋರ್ಕ) ಆಪ್ಣಾಲೆ ಹಾತ್ತಾಕ ಮಾರ್ನು ಪೇಶಂಟಾಲೆ ಕಾನ್ನಾಚೆಲಾಗ್ಗಿ ಧರ್ತಾ. 'ಆಯ್ಕತವೇ?' ಮ್ಹೊಣು ನಿಮ್ಗೀತಾ. ವೊಪಾಸ ತಾನಫಾಂಟ್ಯಾಕ ಹಾತ್ತಾಕ ಮಾರ್ನು ತಾಜ್ಜೆ ಸಕಲ್ಚಿ ಕೊಂಡಿ ಮನಗಟಾಚೆ ಹಾಡ್ಡಾರಿ ದವ್ವರ್ತಾ. 'ಕಂಪನ ಜಾಲ್ಲೇಲೆ ಕಳ್ಳೈವೇಂ?' ಮ್ಹೊಣು ನಿಮ್ಗೀತಾ.

ವ್ಹರ್ಟೈಗೊ

ಮನುಷ್ಯಾಲೆ ಕಾನ್ನಾಂತು ತೀನಿ ವಿಭಾಗ ಆಸ್ಸತಿ. ಭಾಯ್ಲಿ ನಃಳಿ, ಮಧ್ಯೇಚೆ ಜಗಾಂಟ (ಟಿಂಪ್ಯಾನಿಕ್ ಮೆಂಬ್ರೇನ್) ಆನಿ ಭಿತ್ತವೈಲೆ (ಇನ್ನರ್ ಇಯರ್) ತೋಲಕ ಸುರುಳಿ ಯಂತ್ರ (ಲ್ಯಾಬರಿಂತ್) ಹೇ ತೀನಿ ವಿಭಾಗ ಆಸ್ಸತಿ. ನಳಿಯೇಂತು ಮ್ಯಾಣ (ಮೇಣ, ವ್ಯಾಕ್ಸ) ಬಸ್ಲ್ಯಾರಿ ಕಾನು ಸಃಮ ಕಾಮ ಕರ್ನಾ. ಸಾನ ಪ್ರಾಯೇರಿ ಜಗಾಂಟಾಕ ಪೆಟ್ಟು ಜಾವ್ನು ಅಥವಾ ಪೂ ಜಾವ್ನು ಮಸ್ತ ಚೆರ್ಡೂವಾಂಕ ಕಾನು ಕೆಪ್ಪೊ ಜಾತ್ತಾ. ಮಧ್ಯೇಚೆ ಸುರುಳೀಂತು ಇನ್‌ಫೆಕ್ಷನ್ ಜಾವ್ನು ಸುರುಳಿ ಸುಜ್ಜೂನು ತಾಂತು ಪೂ ಜಾವ್ನು ಕಾನ್ನಾಂತು ವೊತ್ತಣ ಚಃಡ ಜಾವ್ನು ಭಯಂಕರ ದೂಕಿ ಜಾತ್ತಾ.

ಕಾನ್ನಾಚೆ ಭಿತ್ತವೈಲೆ ತೋಲಕ ಯಂತ್ರ ದೇಹಾಕ ಸ್ಥೀರ ರಾಬ್ಬೈತಾ. ದೋಳೆ ಮುಚ್ಚೂನು ಪೇಶಂಟಾನ ಹಾಲ್ಲನಾತ್ತೀಲೆ ಆಡ ಪಃಣಾನಾತ್ತೀಲೆ ಸ್ಥೀರ ರಾಬ್ಬೂಂಕ ಹೇಂ ಯಂತ್ರ ಜಾವ್ಕಾ. ಚಮ್ಕತನಾ ಹಾಲ್ಲನಾತ್ತೀಲೆ ಸರೂತ ಚಮ್ಕೂಂಕ ಹೇಂ ಯಂತ್ರ ಜಾವ್ಕಾ. ಕೆಲವುಪಟಿ ಕಾನ್ನಾಚೆ ಭಿತ್ತವೈಲೆ ತೋಲಕ ಯಂತ್ರ ಸುಜ್ಜೂನು ಸಃಮ ಕಾಮಕರ್ನಾ. ತೆದ್ದನಾ ಶರೀರಾಚೆ ಸಮತೋಲನ ಚುಕ್ತಾ. ಮಾತ್ತೆಂ ಘುವ್ಲ್ಯಾಮ್ಹಣ್ಕೆ ಅಥವಾ ತಾಗ್ಗೇಲೆ ಸುತ್ತು ಆಶ್ಶೀಲೆ ಜಗತ್ತ ಘುವ್ಲ್ಯಾಮ್ಹಣ್ಕೆ ಚಕ್ಕರ ಯೆತ್ತಾ. ಹಾಕ್ಕಾ ಮಾತ್ತ್ಯಾಚಿ ಘುವ್ವಳೀಚಿ ವ್ಯಾಧಿ (ವ್ಹರ್ಟೈಗೊ) ಮ್ಹಣ್ತಾತಿ. ಪ್ರಾಯ ಜಾಲ್ಲೇಲೆ ಮನುಷ್ಯಾಕ ಮಾತ್ತ್ಯಾಚಿ ಘುವ್ವಳೀಚಿ ವ್ಯಾಧಿ ಜಾವ್ಚೆ ಸಂಭವ ಚಃಡ.

ಮನುಷ್ಯಾಲೆ ತಾಳ್ಯಾಂತುತಾಕ್ಕೂನು ದಾವೆ ಆನಿ ಉಜ್ವೆ ಬದೀನ ಸ್ಟೈಲೊಮಾಸ್ಟೋಃಯ್ಡ ಕೆನಾಲ್ ಮ್ಹಳ್ಳೇಲಿ ಏಕ್ಕೇಕಿ ನಃಳಿ ಆಸ್ಸಃ. ದಾವಿ ನಃಳಿ ದಾವೆ ಕಾನ್ನಾಚೆ ಆನಿ ಉಜ್ವಿ ನಃಳಿ ಉಜ್ವೆ ಕಾನ್ನಾಚೆ ಭಿತ್ತವೈಲೆ ತೋಲಕ ಯಂತ್ರಾಚೆ ಒಟ್ಟು ಸಂಪರ್ಕಾಂತು ಆಸ್ಸಃ. ಸಲ್ಪ ಸೈತೆಂ ಜಾಲ್ಲ್ಯಾರಿ ತೊಣ್ಣಾಂತುತಾಕ್ಕೂನು ಕೆಲವು ಬ್ಯಾಕ್ಟೀರಿಯಾ ಅಥವಾ ವೈರಸ ನಳಿಯೇಂತು ಯೇವ್ನು ಬಸ್ತಾತಿ. ನಳಿಯೇಚಿ ವಾಟ ಬಂದ ಕರ್ತಾತಿ. ಮಾಗ್ಗೀರಿ ಕ್ರೀಮೀನ ಸುರುಳಿ ಯಂತ್ರಾಚೆ ಭಿತ್ತರಿ ಯೇವ್ನು ಬೈಸೂನು ಬಿಡಾರ ಕೆಲ್ಲ್ಯಾರಿ 'ಇನ್‌ಫೆಕ್ಷನ್' ಜಾತ್ತಾ. ಡಾಕ್ಟ್ರಾನ ಬ್ಯಾಕ್ಟೀರೀಯಾಚೆ ಇನ್‌ಫೆಕ್ಷನ್ನಾಕ ವಕ್ಕದ ದೀವ್ನು ಮಾತ್ತ್ಯಾಚಿ ಘುವ್ವಳಿ ಗೂಣ ಕೋರ್ಯೇತ. ಪರಂತು ವಕ್ಕದ ದಿವ್ಚೆ ಘೂಢೆ ಪೇಶಂಟಾಕ ಮಾತ್ತ್ಯಾಚೆ ಆನಿ ಗಳ್ಯಾಚೆ ವ್ಯಾಯಾಮ ಕಃರಿ ಮ್ಹೋಣು ಸಾಂಗೂಯೇತ. ಮಾತ್ತ್ಯಾಚೆ ಆನಿ ಗಳ್ಯಾಚೆ ವ್ಯಾಯಾಮ ಕೆಲ್ಲ್ಯಾರಿ ಹೀ ನಳಿಯೋ ಸ್ವಚ್ಛ ಜಾವ್ನು ಇನ್‌ಫೆಕ್ಷನ್ ನಿಯಂತ್ರಣಾಂತು ಯೆತ್ತಾ.

"ವ್ಯಾಯಾಮ ಕಶ್ಶಿ ಕೊರ್ಚೆ ಡಾಕ್ಟ್ರಾ?"

"ನೆಲಾರಿ ಉಮ್ಶಿ ನಿದ್ದೋನು ಗಃಳೊ ಹೆಕಡೆ ತೆಕಡೆ ಘುಂವ್ಡಾಕಾ. ಮಾತ್ತೆಂ ವೈರಿ ಸಕಲ ಕೋರ್ಕಾ. ಧಾಪಟಿ ಅಶ್ಶಿ ಕೋರ್ಕಾ. ಮಾಗ್ಗೀರಿ

ಉದಾರೆ ನಿದ್ದೋನು ಗಽಳೊ ಸುರ್ವೆಕ ಕೆಲ್ಲ್ಯಾವರೀಚಿ ಹೆಕಡೆ ತೆಕಡೆ ಘುಂವ್ಡಾಕಾ. ಮಾತ್ತೆಂ ವೈರಿ ಸಕಲ ಕೋರ್ಕಾ. ಅಶ್ಶೀ ಧಾಪಟಿ ಕೆಲ್ಲ್ಯಾರಿ ತೋಲಕ ಯಂತ್ರ ಸಽಮ ಜಾತ್ತಾ."

ಏಕಪಟಿ ಕೆಲ್ಲೇಲೆ ಹೇ ವ್ಯಾಯಾಮಾನ ಮಾತ್ತ್ಯಾಚಿ ಘುವ್ವಳಿ ಊಣೆ ಜಾಲ್ಲೆಂ ಅಥವಾ ರಾಬ್ಲೆಂ ಮ್ಹೋಣು ಜಾಲ್ಲ್ಯಾರಿ ಪ್ರತಿದಿವಸು ತೀನಿ ದಿವಸು ಕೋರ್ಕಾ. ಪ್ರತಿಪಟಿ ಮಾತ್ತ್ಯಾಕ ಘುವ್ವಳಿ ಆಯ್ಯೀಲೆ ತವಳಿ ಹೇಂ ವ್ಯಾಯಾಮ ಕೋರ್ಕಾ. ಹೇ ವ್ಯಾಯಾಮಾನ ಘುವ್ವಳಿ ರಾಬ್ಬಽನಿ ಜಾಲ್ಲ್ಯಾರಿ ಮೆಗ್ಗೇಲೆಲಾಗ್ಗಿ ಯೋ. ವಿಂಗಡ ಟೆಸ್ಟ ಕರ್ರೈತಾಂ," ಮ್ಹೋಣು ಡಾಕ್ತ್ರು ಮ್ಹಣಾಲೊ.

ಅಂಗನಿರ್ಬಲತಾ (ಪಾರಾಲಿಸಿಸ್)

ಆಮ್ಗೇಲೆ ಮೆಂದೂಕ ರಗತ ವಿತರಣ ಜಾವ್ಚೆ ಹೃದಯಾಂತು ತಾಕ್ಕೂನು ಗಳ್ಯಾಂತು ಜಾವ್ನು ಮಾತ್ತ್ಯಾಕ ವೊಚ್ಚೆ ಚಾರಿ ರಕ್ತನಾಳಾಂಚೆ ಮುಖಾಂತರ. ಗಳ್ಯಾಚೆ ಎದ್ರಾಚೆ ದಿಕಡ್ಚಾನ ವೈರಿ ವೊಚ್ಚೆ ದೋನಿ ಭಿತ್ತರ್ಚೆ (ಇಂಟರ್ನಲ್) 'ಕೆರೋಽಟಿಡ್' ರಕ್ತನಾಳಂ ಆನಿ ಗಳ್ಯಾಚೆ ಮಾಕ್ಷೀಚಾನ ವೈರಿ ವೊಚ್ಚೆ 'ವರ್ಟಿಬ್ರಲ್' ರಕ್ತನಾಳಾಂಚೆ ಮುಖಾಂತರ.

ಗಳ್ಯಾಚೆ ಆನಿ ಮಸ್ತಕಾಚೆ ಸಂಧೀಂತು ಮೆಂದೂಚೆ ಮುಳಾಂತು ಹೀ ಚಾರಿ ರಕ್ತನಾಳಂ ಎಕ್ಕಾಕ ಏಕ ಕೂಡ್ಡೂನು ಏಕ ವೃತ್ತ ('ಸರ್ಕಲ್ ಆಫ್ ವಿಲ್ಲೀಸ್') ಜಾತ್ತಾತಿ. ಹೇ ವೃತ್ತಾಕಾರಾಚೆ ರಕ್ತನಾಳಾಂತುತಾಕ್ಕೂನ ಅನೇಕ ಫೆಲ್ಲೆ ಉಠಾಯ್ತಾತಿ. ಹೇ ಫೆಲ್ಲೆ ದಾವೆ ದಿಕ್ಕಾನ, ಉಜ್ವೆ ದಿಕ್ಕಾನ, ಮುಕಾರಿ, ಮಾಕ್ಷಿ, ಇತ್ಯಾದಿ ಸಕ್ಕಡ ಕಡೇನ ಮೆಂದೂಚೆ ಭಿತ್ತರಿ ಆನಿ ಭಾಯ್ರ ಪಸರ್ತಾತಿ ಆನಿ ಸಗ್ಳೇ ಮೆಂದೂಕ ರಗತ ವಿತರಣ ಕರ್ತಾತಿ.

ಆಮ್ಗೇಲೆ ಮೆಂದೂಚಿ ದಾವಿ ಬಽದಿ ಶರೀರಾಚೆ ಉಜ್ವೆ ಬದೀಕ ನರಾಂಚೆ ವಿತರಣ ಕರ್ತಾ ಆನಿ ಮೆಂದೂಚಿ ಉಜ್ವಿ ಬಽದಿ ಶರೀರಾಚೆ ದಾವೆ ಬದೀಕ ನರಾಂಚೆ ವಿತರಣ ಕರ್ತಾ. ಮೆಂದೂಚೆ ದಾವೆ ಭಾಗಾಂತು ಜಖಂ ಜಾಲ್ಲ್ಯಾರಿ ಶರೀರಾಚೆ ಉಜ್ವೆ ಬದೀಂತು ಆನಿ ಉಜ್ವೆ ಭಾಗಾಂತು ಜಖಂ ಜಾಲ್ಲ್ಯಾರಿ ಶರೀರಾಚೆ ದಾವೆ ಬದೀಂತು ನಿರ್ಬಲತಾ ದೆಕ್ಕಿಪಡ್ತಾ. ಶರೀರಾಂತು ದಾವೆ ಬದೀನ ನಿರ್ಬಲತಾ ಆಯ್ಲ್ಯಾರಿ ಉಜ್ವೆ ಮೆಂದೂಂತು ಜಖಂ ಜಾಲ್ಲಾಂ ಮ್ಹೋಣು ಲೆಕ್ಕೂಕಾ. ಉಜ್ವೆ ಬದೀನ ನಿರ್ಬಲತಾ ಆಯ್ಲ್ಯಾಜಾಲ್ಲ್ಯಾರಿ ದಾವೆ ಮೆಂದೂಂತು ಜಖಂ ಜಾಲ್ಲಾಂ ಮ್ಹೋಣು ಅರ್ಥು.

ಮೆಂದೂಂತು ತೀನಿ ಫಽರೆ (ಲೋಬ್) ಆಸ್ಸತಿ. ಉಜ್ವೆ ಫರ್ರ್ಯಾಚೆ ಕಣಾಂಕ ರಗತ ವಿತರಣ ಸಽಮ ಜಾಯ್ನಿ ಜಾಲ್ಲ್ಯಾರಿ ಶರೀರಾಚೆ ಉಲ್ಟೆ

ಬದೀಚೆ ಮ್ಹಳ್ಯಾರಿ ದಾವೆ ಬದೀಚೆ ಮಾಂಸಪೇಶಿ ಸ಼ಮ ಕಾಮ ಕರ್ನಾಂತಿ. ದಾವೆ ಘರ್ಯಾಚೆ ಕಣಾಂತುತಕ್ಲೂನು (ನರ್ವ ಸೆಲ್ಸ್ ತಾಕ್ಲೂನು) ಭಾಯ್ರಸೊರ್ಚೆ ತಂತಿ ಸಕ್ಕಡ ಆಂಗಾಚೆ ಉಜ್ವೆ ಬದೀಚೆ ಮಾಂಸಪೇಶೀಂಕ ಸಂದೇಶ ಪೆಟೋನು ತೇ ಬದೀಚೆ ಮಾಂಸಪೇಶೀಕರಾನ ಕಾಮ ಕರೈತಾತಿ. ಉಜ್ವೆ ಘರ್ಯಾಚೆ ಕಣಾಂಚಿ ತಂತಿ ಸಕ್ಕಡ ಆಂಗಾಚೆ ದಾವೆ ಬದೀಚೆ ಮಾಂಸಪೇಶೀಕರಾನ ಕಾಮ ಕರೈತಾತಿ.

ಮಾಂಸಪೇಶಿ ಖಂಚೆ ಅಂಗಾಂತು ಕಾಮ ಸ಼ಮ ಕರ್ನಾಕೀ ತೇಂ ಅಂಗ ನಿರ್ಬಲ ಜಾತ್ತಾ. ಹೇ ನಿರ್ಬಲತೇಕ ವಾಯು ಆಡ್ಡೊಳ್ಳೆ ಮ್ಹೊಣು ಸಾಮಾನ್ಯ ಜನಾನಿ ನಾಂವ ದಿಲ್ಲಾಂ. ಆಂಗಾಚೆ ಏಕ ಬದೀನ ತೊಂಡಾಕ, ಹಾತ್ತಾಕ ಆನಿ ಪಾಯ್ಯಾಕ ನಿರ್ಬಲತಾ ಆಯ್ಲ್ಯಾರಿ ತೇ ವ್ಯಾಧೀಕ ಪಾರ್ಶ್ವವಾಯು ಮ್ಹೊಣು ನಾಂವ ದಿಲ್ಲಾಂ. ತೊಂಡಾಕ ಮಾಂತ್ರ ನಿರ್ಬಲತಾ ಜಾಲ್ಲ್ಯಾರಿ ತ್ರಿಜನ್ಯ (ಟ್ರೈಜೆಮಿನಲ್) ನರಾಚೆ ಕಣಾಂಕ ಜಖಂ ಜಾಲ್ಲಾಂ ಮ್ಹೊಣು ಅರ್ಥು. ಪಾಯ್ಯಾಂಕ ಮಾಂತ್ರ ನಿರ್ಬಲತಾ ಜಾಲ್ಲ್ಯಾರಿ ಫಾಟೀಂತು ಸ್ಪೈನಲ್ ಕೋ಼ರ್ಡಾಂತು ಜಖಂ ಜಾಲ್ಲಾಂ ಮ್ಹೊಣು ಅರ್ಥು. ಹಾತ್ತಾಂಕ ಮಾಂತ್ರ ನಿರ್ಬಲತಾ ಜಾಲ್ಲ್ಯಾರಿ ಹಾತ್ತಾಚೆ ನರಾಂಕ (ಗಳ್ಯಾಂತು ಜಾವ್ನೋ ಭುಜ್ಜಾಂತು ಜಾವ್ನೋ) ಜಖಂ ಜಾಲ್ಲಾಂ ಮ್ಹೊಣು ಅರ್ಥು.

ಮೆಂದೂಂತುಲೆ ಕಣಾಂಕ ದೋನಿ ರೀತೀರಿ ರಗತ ವಿತರಣ ಸ಼ಮ ಜಾಯ್ನಾ. ರಕ್ತನಾಳ ಘುಟ್ಲೂನು ವೊಚ್ಚೆಂ ಆನಿ ರಕ್ತನಾಳಾಂತು ರಗತ ಹೆಪ್ಪು ಮಾಂಡ್ಚೆಂ. ಘುಟ್ಲೂನು ಗೆಲ್ಲೇಲೆ ಜಾಗ್ಯಾರಿ ಆನಿ ತಾಜ್ಜೆ ಮುಕಾವೈಲೆ ಮೆಂದೂಂತು ಕಣಾಂಕ ರಗತ ಮೇಳ್ನಾ. ರಗತ ಹೆಪ್ಪು ಮಾಂಡೀಲೆ ಜಾಗ್ಯಾರಿ ಆನಿ ತಾಜ್ಜೆ ಮುಕಾವೈಲೆ ಮೆಂದೂಂತು ಕಣಾಂಕ ರಗತ ಮೇಳ್ನಾ. ಕೊಲೆಸ್ಟೆರೋ಼ಲಾಚೆ ಗಡ್ಡೆ ಮಾಂಡೂನು ಅಥವಾ ರಕ್ತಾಚೊ ಹೆಪ್ಪು ಮಾಂಡೂನು ತೇ ರಕ್ತನಾಳಾಂತು ರಗತ ಮುಕಾರಿ ವಚ್ಚನಾ ಜಾಲ್ಲ್ಯಾರಿ ಕಣಾಂಕ ರಗತ ಮೇಳ್ನಾ.

ಮೆಂದೂಚೆ ಭಿತ್ತರಿ ರಗತ ವಿತರಣ ಕೊರ್ಚೆ ಖಂಚೇಯಿ ಏಕ ರಕ್ತನಾಳಾಂತು ಅಡಚಣೆ ಆಯ್ಲ್ಯಾರಿ ತೇಂ ಮೆಂದೂಚೆ ಭಾಗ ನಿಷ್ಕ್ರಿಯ ಜಾತ್ತಾ. ಹೇ ರಕ್ತನಾಳಾನ ರಗತ ವಿತರಣ ಕೊರ್ಚೆ ಜಾಗ್ಯಾರಿ ಮಾಂತ್ರ ಮೆಂದು ನಿಷ್ಕ್ರಿಯ ಜಾತ್ತಾ ಆನಿ ತಾಜ್ಜೆ ಉಲ್ಲಿ ಬದೀನ ಅಂಗಾಂಗ ಸಕ್ಕಡ ಬಲಹೀನ ಜಾತ್ತಾತಿ. ಮೆಂದೂಚೊ ವರ್ಲೋ಼ಲೊ ವಾಂಟೊ ಚ಼ಡ ಕ್ರಿಯಾಶೀಲ ಜಾವ್ನು ಚುರುಕು ಜಾತ್ತಾ.

ವೃತ್ತಾಕಾರ ರಕ್ತನಾಳಾಚೆ (ಸರ್ಕಲ್ ಆಫ್ ವಿಲ್ಲಿಸ್) ಸಕಲ ಭಿತ್ತರ್ಚೆ ಕೆರೋ಼ಟಿಡ್ ರಕ್ತನಾಳಾಂತು ಅಥವಾ ವರ್ಟಿಬ್ರಲ್ ರಕ್ತನಾಳಾಂತು ರಕ್ತಸಂಚಾರ ಸ್ಥಗಿತ ಜಾಲ್ಲ್ಯಾರಿ ಪೇಶಂಟು ಬೋಧು ಚುಕ್ಲೂನು ಪಡ್ತಾ.

ತಕ್ಷಣ ಮರಣ ಯೆವ್ಚೆಂಯಿ ಆಸ್ಸ. ವಾಂಚೂನು ವರ್ಲೊ ಮ್ಹೋಣು ಜಾಲ್ಲ್ಯಾರಿ ಥೊಡೇ ವೇಳಾನಿ ಅಥವಾ ಏಕದೋನಿ ದಿಸಾನಿ ಬೋಧಾಕ ಯೆವ್ಚಾಕ ಪೂರೊ. ಆಸ್ಪತ್ರೇಕ ಎಡ್ಮಿಟ್ ಜಾವ್ನು ಆಧುನಿಕ ರೀತೀರಿ ಸುಶ್ರೂಸೆ ಕೆಲ್ಲೇಲೆಜಾಲ್ಲ್ಯಾರಿ ವಾಂಚೆ ಚಾನ್ಸ ಚಡ. 15–20 ದೀಸ ತಾಂಯಿ ಬೋಧಾಂತುತಾಕ್ಕೂನು ಭಾಯ್ರ ಯೇನಾ ಜಾವ್ಚಾಕ ಪೂರೊ. ಮಾಗ್ಗೀರಿ ಬೋಧಾಂತುತಾಕ್ಕೂನು ಭಾಯ್ರ ಯೇವ್ನು 25–40 ವರ್ಸ ವಾಂಚೇಲೆ ಪೇಶಂಟ ಆಸ್ಸತಿ.

ರಗತ ಸ್ತಗಿತ ಜಾವ್ನು ನಿಷ್ಕ್ರಿಯ ಜಾಲ್ಲೋಲೊ ಮೆಂದೂಚೊ ವಾಂಟೊ ಸುರ್ವೇಕ ಹೋಡು ಆಸ್ಲ್ಯಾರಿ ಮಾಗ್ಗೀರಿ ತೇ ವಾಂಟ್ಯಾಕ ವಿಂಗಡ ರಕ್ತನಾಳಾಂತುತಾಕ್ಕೂನು ರಗತ ವಿತರಣ ಜಾವ್ಚಾಕ ಘಾವ ಆಸ್ಸ. ಮೆಂದೂಚೆ ಮುಳಾಂತುಲೆ ವೃತ್ತಾಕಾರ ರಕ್ತನಾಳ ಬಂದ ಜಾಲ್ಲೇಲೆ ರಕ್ತನಾಳಾಚೆ ಮುಕಾರ್ಚೆ ಆನಿ ಮಾಕ್ಷೀಚೆ ರಕ್ತನಾಳಾಂಕ ರಗತ ವಿತರಣ ಕರ್ತಾ. ತೆದ್ದನಾ ಹಳುಹಳು ಜಖಂ ಜಾಲ್ಲೋಲೊ ಮೆಂದು ರಿಪೇರಿ ಜಾವ್ನು ಶೇಕಡಾ 50–80 ವಾಂಟೊ ಸಮ ಜಾವ್ಚಾಕ ಸಾಧ್ಯ ಆಸ್ಸ.

ಮೆಂದುವಾಘಾತ (ಸ್ಟ್ರೋಕ್)

ಖಂಚೇಯಿ ಕಾರಣಾನ ಹೃದಯ ಕಾಮ ಕೊರ್ಚೆ ರಾಬ್ಲ್ಯಾರಿ (ಹಾರ್ಟ ಎಟ್ಯಾಕ ಜಾಲ್ಲ್ಯಾರಿ) ಸಗ್ಳೇ ಮೆಂದೂಕ ರಕ್ತಸಂಚಾರ ಬಂದ ಜಾವ್ನು ತತ್ಕಾಲ ಮರಣ ಯೆತ್ತಾ. ಮೆಂದೂಂತು ಭಾಗಶಹಾ ಮಾಂತ್ರ ರಕ್ತಸಂಚಾರ ಖಂಚೇಯಿ ಕಾರಣಾನ ಅಡಚಣ ಜಾಲ್ಲಾರಿ ಕಿತ್ಲೆ ಮೆಂದೂಚೆ ಭಾಗಾಂತು ರಕ್ತಸಂಚಾರ ನಾಕೀ ತಿತ್ಲೆ ಭಾಗ ಮಾಂತ್ರ ಕಾಮ ಕೊರ್ಚೆ ರಾಬ್ಬೈತಾ. ಸುರ್ವೇಕ ಮಾತ್ತ್ಯಾಕ ದೂಕಿ ಯೆವ್ಚಾಕ ಪೂರೊ. ದೂಕಿ ಚಡ ಚಡ ಜಾವ್ನು ಕಡೇರಿ ಏಕಪಟೀಕ ಮನುಷ್ಯಾಕ ಧಪಕೊ (ಶೋಕ್) ಜಾವ್ಚಾಕ ಪೂರೊ. ಆನಿ ತೋ ಬೋಧ ಚುಕ್ಕೂನು ಪೊಡೂಂಕ ಪೂರೊ.

ಹೇಂ ಸೀಕ ಮಾರಣಾಂತಕ ಸೀಕ ಮ್ಹೋಣು ಲೆಕ್ಕೂಕಾ. ಪರಂತು ಮೆಂದುವಾಘಾತ ಜಾಲ್ಲೇಲೆ ಸಕ್ಕಡ ರೋಗಿ ಮರ್ನಾಂತಿ. ಸಂಪೂರ್ಣ ಪಾರ್ಶ್ವವಾಯು ಲಾಗ್ಗೀಲೆ ರೋಗಿ ಸುದ್ದಾಂ ಸಕ್ಕಡ ಮರ್ನಾಂತಿ. ಶೇಕಡಾ 5 ರೋಗಿ ಮಾಂತ್ರ ಮೆಂದುವಾಘಾತ ಜಾಲ್ಲೇಲೆ ತಕ್ಷಣ ಮರಣ ಪಾವ್ತಾತಿ ಮ್ಹೋಣು ಅಂದಾಜೊ. ವರ್ಲೇಲೆ ಸಕ್ಕಡ ಹಳುಹಳು ಸುಧಾರ್ಸೂನು ಘೇತ್ತಾತಿ. ಭಾಗಶಹಾ ಆಂಗಾಂತು ಪಾರ್ಶ್ವವಾಯೂಚೆ ಥೊಡೀಥೊಡೀ ಅಂಗನಿರ್ಬಲತಾ ದಿಸ್ತಾ ಮ್ಹೋಣು ಜಾಲ್ಲ್ಯಾರಿ ಗೂಣ ಜಾವ್ಚೆ ಸಾಧ್ಯತಾ (ಚಾನ್ಸ) ಚಡ ಆಸ್ಸ. ಸಂಪೂರ್ಣ ಗೂಣ ಜಾಯ್ನಾಜಾಲ್ಲ್ಯಾರೀಯಿ ಜೀವನ ಲೊಕೋಚಾಕ ತೊಂದ್ರೆ ಜಾಯ್ನಾ. ಸಲ್ಪ ನ್ಯೂನತಾ ಆಶ್ಶೀಲೆ

ಪಾರ್ಶ್ವವಾಯು ವ್ಯಾಧೀಚೆ ಮಸ್ತ ಲೋಕು ತಾಂಗೇಲೆ ಕಾಮ ತಾನ್ನಿ ಕೋರ್ನು ಘೇವ್ನು ಅನಿರ್ದಿಷ್ಟಕಾಲ ಸ್ವತಂತ್ರ ಜಾವ್ನು ಆಸ್ತಾತಿ.

ಮೆಂದೂಂತು ರಕ್ತಸ್ರಾವ

ರಸ್ತ್ಯಾರಿ ಅಪಘಾತ ಜಾವ್ನು ಮಾತ್ತ್ಯಾಕ ಪೆಟ್ಟು ಜಾಲ್ಯಾರಿ ಮಾತ್ತ್ಯಾಕ ಘಾಯು ಜಾವ್ಚಾಕ ಪೂರೊ. ಪೇಶಂಟಾಕ ಆಸ್ಪತ್ರೇಕ ವ್ಹೋರ್ನು ಘಾಯಾಕ ಶಿವಣ ಘಾಲ್ನು ರಕ್ತಸ್ರಾವ ಬಂದ ಕರ್ತಾತಿ. ಪೇಶಂಟಾನ ಘರ್ಕಡೆ ಪೋಣು ಪೆಟ್ಟು ಜಾವ್ಚಾಕ ಪೂರೊ. ಎದ್ರಾಚೆ ದಿಕ್ಕಾನ ಅಥವಾ ಮಾಕ್ಷೀಚೆ ದಿಕ್ಕಾನ ಪೋಣು ಮಾತ್ತ್ಯಾಕ ಪೆಟ್ಟು ಜಾವ್ನು ದಡ್ಡರ ಯೆವ್ಚಾಕ ಪೂರೊ. ಚರ್ಮಾಚೆ ಮುಳಾಂತು ಮಾತ್ತ್ಯಾಕರ್ಟ್ಯಾಚೆ (ಸ್ಕಲ್ಲಾಚೆ) ಭಾಯ್ಲ್ಯಾನ ರಕ್ತಸ್ರಾವ ಜಾವ್ಚಾಕ ಪೂರೊ. ಕರ್ಟ್ಯಾಚೆ ಭಿತ್ತರಿ ಮೆಂದೂಚೆ ಸುತ್ತು ಏಕಿ ದಾಟೀಚಿ ಸಾಲಿ ಆಸ್ಸ. ತಾಕ್ಕಾ ಡ್ಯೂರಾ ಮ್ಹೋಣು ನಾಂವ. ಡ್ಯೂರಾಚೆ ಭಾಯ್ಲ್ಯಾನ, ಕರ್ಟ್ಯಾಚೆ ಆನಿ ಡ್ಯೂರಾಚೆ ಮಧ್ಯೇಂತು, ರಕ್ತಸ್ರಾವ ಜಾವ್ನು ಹೆಪ್ಪು ಮಾಂಡೂಂಕ ಪೂರೊ (ಎಪಿಡ್ಯೂರಲ್ ಹೆಮಟೋಮಾ). ಡ್ಯೂರಾಚೆ ಭಿತ್ತರಿ ಮೆಂದೂಚೆ ಸುತ್ತಾಂತು ರಕ್ತಸ್ರಾವ ಜಾವ್ನು ಹೆಪ್ಪು ಮಾಂಡೂಂಕ ಸಾಧ್ಯ ಆಸ್ಸ (ಸಬ್‌ಡ್ಯೂರಲ್ ಹೆಮಟೋಮಾ). ಮಾತ್ತ್ಯಾಕ ಪೆಟ್ಟು ಜಾವ್ನು ಕೆಲವುಪಟಿ ಮೆಂದೂಚೆ ಭಿತ್ತರಿ ಮಜ್ಜಾಂತು ಸಾನಸಾನ ರಕ್ತನಾಳ ಘುಟ್ಟೂನು ರಕ್ತಸ್ರಾವ ಜಾತ್ತಾ. ಪೇಶಂಟಾಲೆ ರಕ್ತಾಚೆ ವೊತ್ತಣ (ಬ್ಲಡ್ ಪ್ರೆಶರ) ವಿಪರೀತ ಚಡ ಜಾಲ್ಲೇಲೆ ವೇಳಾರಿ ಮೆಂದೂಚೆ ಭಿತ್ತರಿ ರಕ್ತಸ್ರಾವ ಜಾವ್ಚೆ ಸಾಧ್ಯ ಆಸ್ಸ. ಹೃದಯಾಚೆ ರಕ್ತನಾಳಾಂತು ರಗತ ಹೆಪ್ಪು ಮಾಂಡನಾತಶ್ಶಿ ವಕ್ಕದ (ಏಸ್ಪಿರಿನ್) ಘೆತ್ತಲ್ಯಾಂಕ ರಕ್ತಸ್ರಾವ ವಗ್ಗಿ ರಾಬ್ಬನಾ.

<u>ಎನ್ಯೂರಿಸಮ್:</u> ಎನ್ಯೂರಿಸಮ್ ಮ್ಹಳ್ಯಾರಿ ಸಾನಸಾನ ರಕ್ತನಾಳಾಂಚೊ ಫೊಂಚೊ. ಕೆಲವು ಜನಾಲೆ ಮೆಂದೂಚೆ ಭಿತ್ತರಿ ಜನ್ಮಾಂಕ ಯೇತಘೋರ್ನು ಸಾನ ಏಕ ಎನ್ಯೂರಿಸಮ್ ಆಸ್ತಾ. ದಾರ್ಲೆ ಮನ್ತ್ಯಾಲ್ಯಾಕಯಿ ಬಾಯ್ಲುಮನ್ತ್ಯಾಂಲೆ ಮೆಂದೂಂತು ಎನ್ಯೂರಿಸಮ್ ಆಸ್ಲೂಚೆ ಚಡ ಕಡೇನ ದಿಸ್ತಾ. ಪೇಶಂಟಾಲೆ ರಕ್ತಾಚೆ ವೊತ್ತಣ (ಬ್ಲಡ್ ಪ್ರೆಶರ) ವಿಪರೀತ ಚಡ ಜಾಲ್ಲೇಲೆ ವೇಳಾರಿ ಎನ್ಯೂರಿಸಮ್ ಘುಟ್ಟೂನು ಮೆಂದೂಂತು ರಕ್ತಸ್ರಾವ ಜಾತ್ತಾ. ಹೇಂ ರಕ್ತಸ್ರಾವ ಡ್ಯೂರಾಚೆ ಆನಿ ಮೆಂದೂಚೆ ಮಧ್ಯೇಂತು ಹೆಪ್ಪು ಮಾಂಡೂಂಕ ಕಾರಣ ಜಾವ್ಚಾಕ ಪೂರೊ. ಎನ್ಯೂರಿಸಮ್ ಘುಟ್ಟೇಲೆ ವೇಳಾರಿ ಏಕಪಟಿ ಧಪಕೊ ಮಾರ್ಲ್ಯಾಮ್ಹಣ್ಕೆ ಜಾತ್ತಾ. ಮಾತ್ತೆಂ ದುಕ್ಕೂಂಕ ಸೂರು ಜಾತ್ತಾ. ವಿಂಗಡ ಕಾಂಯಿ ತೊಂದ್ರೆ ಜಾಯ್ನಾ ಜಾಲ್ಯಾರಿ ಪೇಶಂಟು ಡಾಕ್ಟ್ರಾಲೆಲಾಗ್ಗಿ ವಚ್ಚನಾ.

ಡ್ಯೂರಾಚೆ ಮುಳಾಂತು ಹೆಪ್ಪು ಮಾಂಡೀಲೆ ರಗತ (ಸಬ್‌ಡ್ಯೂರಲ್ ಹೆಮಟೋಮಾ) ಉದ್ದಾಕ ತಾಂಡೂನು ಫೇವ್ನು ದೀಸ ವತ್ತಾಂವತ್ತಾಂ ಹೋಡಹೋಡ ಗೂಳೊ ಜಾತ್ತಾ ಆನಿ ಹೋ ಗೂಳೊ ಮೆಂದೂಚಿ ಖಂಚೆ ಜಾಗ್ಯಾರಿ ವೊತ್ತೀತಕೀ ಥಂಯಿ ಮೆಂದೂಕ ಜಖಂ ಜಾತ್ತಾ. ತೇ ಜಾಗ್ಯಾಚಿ ಕ್ರೇಯಾ ಹಳುಹಳು ಅಧೋಗತೀಕ ವತ್ತಾ. ಉದಾಹರಣೇಕ ಶ್ವಾಸಕ್ರಿಯಾ ಸಂಬಂಧ ಪಾವೀಲೆ ಜಾಗ್ಯಾರಿ ಗೂಳೊ ವೊತ್ತೀತಾ ಮ್ಹೋಣು ಜಾಲ್ಲ್ಯಾರಿ ಪೇಶಂಟಾಕ ಉಸುರುಮೇಟಿ ಯೆತ್ತಾ. ಶಸ್ತ್ರಚಿಕಿತ್ಸೆ ಕೋರ್ನು ಹೆಪ್ಪು ಮಾಂಡೀಲೆ ರಗತ ಕಾಣು ಉಡ್ಡೈಲೆಶಿವಾಯಿ ಹೀ ವ್ಯಾಧಿ ಗೂಣ ಜಾಯ್ನಾ. ಪೇಶಂಟಾನ ಉಲ್ಲೋಚೆಂ, ಕಾಮಕೊರ್ಚೆಂ, ಜೆವ್ಚೆಂ ಖಾವ್ಚೆಂ, ನಿದ್ದೋಚೆಂ, ಉಡ್ಡಾಗಸು ದೊವ್ರೋರ್ಚೆಂ, ಇತ್ಯಾದಿ ಸಕ್ಕಡ ಅಸ್ತವ್ಯಸ್ತ ಜಾತ್ತಾ. ಕಡೇರಿ ಪೇಶಂಟು ಹಾಂತ್ಲಾರಿ ಪಡ್ತಾ. ಚಿಕಿತ್ಸೆ ಕಽರ್ನಿ ಜಾಲ್ಲ್ಯಾರಿ ಮರಣ ಪಾವ್ತಾ.

ಕ್ರಿ. ಶ. 1965 ಇಸ್ವೇತಾಂಯಿ ಆಧುನಿಕ ಶಸ್ತ್ರಚಿಕಿತ್ಸಾ ಚಾಲು ಜಾವ್ಚೆ ಘೂಢೆ ಸಕ್ಕಡ ಎನ್ಯೂರಿಸಮ್ ಘುಟ್ಟೀಲೆ ಪೇಶಂಟಾಲಿ ಕಾಣಿ ಹೀಚಿ ಆಶ್ರೀಲಿ. ಆಧುನಿಕ ಶಸ್ತ್ರಚಿಕಿತ್ಸಾ ಚಾಲು ಜಾಯ್ತಧೋರ್ನು ಅಸ್ಸಲೆ ಪೇಶಂಟಾಂಲಿ ವ್ಯಾಧಿ ಗೂಣ ಕೊರ್ಚೆ ಸಾಧ್ಯ ಜಾಲ್ಲಾಂ. ಅನ್ಯೂರಿಸಮ್ ಘುಟ್ಟೀಲೆ ತಕ್ಷಣ ಪೇಶಂಟು ಡಾಕ್ಟ್ರಾಲೆಲಾಗ್ಗಿ ಗೆಲ್ಲೊ ಮ್ಹೋಣು ಜಾಲ್ಲ್ಯಾರಿ ಡಾಕ್ಟ್ರು ಪೇಶಂಟಾಲೆ ಕಾಗಳ ಆಯ್ಕೂನು, ಪರೀಕ್ಷಾ ಕೋರ್ನು ಎಕ್ಸರೇ ಕಾಣು ರೋಗನಿರ್ಣಯ ಕೋರ್ನು ಶಸ್ತ್ರಚಿಕಿತ್ಸೆ ಕರ್ತಾ. ಆತ್ತಂ ಪೇಶಂಟಾಲಿ ಎಕ್ಸರೇ, ಸೀಟೀ ಸ್ಕ್ಯಾನ, ಎಂಆರ್‌ಐ ಇತ್ಯಾದಿ ಆನಿ ಮಸ್ತ ಸಕ್ಕಡ ನವೆಂನವೆಂ ಪರೀಕ್ಷೆ ಕೋರ್ನು ರೋಗನಿರ್ಣಯ (ಡಯಗ್ನೋಸಿಸ್) ಕರ್ತಾತಿ. ಆತ್ತಂ ಮಾತ್ತ್ಯಾಚೆ ಕರ್ಟೆ ಕಾತ್ತೋರ್ನು ಶಸ್ತ್ರಚಿಕಿತ್ಸೆ ಕೋರ್ನು ಎನ್ಯೂರಿಸಮ್ಮಾಕ ಏಕ ಕ್ಲಿಪ್ ಘಾಲ್ತಾತಿ. ಏಂಗಏಂಗಡ ಕಡೇನ ಮೆಂದೂಚೆ ಆನಿ ಡ್ಯೂರಾಚೆ ಮಧ್ಯೇಂತು ಹೆಪ್ಪು ಮಾಂಡೀಲೆ ರಗತ ಕಾಣು ಉಡ್ಡೈತಾತಿ. ಹೇಂ ಶಸ್ತ್ರಚಿಕಿತ್ಸೆ ಕೊರೋನು ಘೆತ್ತೀಲೆ ಪೇಶಂಟು ಮಾಗ್ಗೀರಿ ಮಸ್ತವರ್ಸತಾಂಯಿ ಅನಿರ್ದಿಷ್ಟಕಾಲ ಎನ್ಯೂರಿಸಮ್ಮಾಚೆ ತೊಂದ್ರೆ ಭೊಗ್ಗಽನಾ.

ಹಾಂವ ಡಾಕ್ಟ್ರು ಜಾಲ್ಲೊಂ!

12. ಡಾಕ್ಟ್ರಾಲೊ ನೇಮು, 7

ಏಕಿ 30 ವರ್ಸ ಪ್ರಾಯೇಚಿ ಬಾಯ್ಲಮನೀಷಿ ಏಕ ಆಸ್ಪತ್ರೇಂತು ಓಪೀಡೀ (ಭಾಯ್ಲೆ ರೋಗಿ ವಿಭಾಗ) ಹಾಂತು ಚೀಟಿ ಕೋರ್ನು ನಾಂವ ಬೊರೋನು ಘೇವ್ನು ಡಾಕ್ಟ್ರಾಕ ಮೆಳ್ತಾ. "ತುಕ್ಕಾ ತೊಂದ್ರೆ ಕಸ್ಸಲೆ, ಮಾಯ್ಯೇಂ?" ಮ್ಹೊಣು ಡಾಕ್ಟ್ರು ನಿಮ್ಗೀತಾ.

"ಮೆಗ್ಗೇಲೆ ಚಿವ್ವೇಂತು ಏಕ ರೂಂವ ಜಾಲ್ಲಾ, ಡಾಕ್ಟ್ರಾ!"

ಡಾಕ್ಟ್ರಾನ ಏಕ ನರ್ಸಾಕ ಆಪ್ಪೋನು ಬಾಯ್ಲಮನ್ನೇಕ ಪರೀಕ್ಷ ಕರ್ತನಾ ಲಾಗ್ಗಿ ಆಸ್ಸೂಕಾ ಮ್ಹೊಣು ಸಾಂಗ್ಲೆಂ. ನರ್ಸಾನ ಪೇಶಂಟಾಕ ಕೌಚಾರಿ ನಿದಾನು ತಿಗ್ಗೇಲಿ ಚೋಳಿಯೇಚೆ ಬಟನ್ ಮೆಕ್ಕೋಳ್ನು ಹರ್ದೆಂ ಉದಾರೆ ಕೆಲ್ಲೆಂ. ಡಾಕ್ಟ್ರಾನ ಕ್ರಮಪ್ರಕಾರ ಏಕ ಚೇಂವ ಪರೀಕ್ಷ ಕೆಲ್ಲೆ ನಂತರ ಆನ್ನೇಕ ಚೇಂವ ಪರೀಕ್ಷ ಕೆಲ್ಲಿ. ಉಜ್ವೆ ಚಿವ್ವೇಂತು ಕಾಂಯಿ ತೊಂದ್ರೆ ದಿಸ್ಸನಿ. ದಾವೆ ಚಿವ್ವೇಂತು ಏಕ ಘಟ್ಟಿ ಜಾಲ್ಲೋಲೊ ಜಾಗೊ ಡಾಕ್ಟ್ರಾಲೆ ಹಾತ್ತಾಕ ಲಾಗ್ತಾ. "ಹಾಂವ ಏಕ ಟೆಸ್ಟ ಕರ್ತಾಂ," ಮ್ಹಣ್ತಾ ಡಾಕ್ಟ್ರು ಆನಿ ರೂಂವ ಜಾಲ್ಲೇಲೆ ಕಡೇನ ಚರ್ಮಾರಿ ಟಿಂಕ್ಚರ್ ಲಾವ್ನು ಚರ್ಮಾಂತು ಏಕ ದುಕ್ಕೀಚೆ ಇಂಜೆಕ್ಷನ್ ದಿತ್ತಾ. ಸಿರಿಂಜಾಕ ಶಿರ್ಕಾಯಿಲೆ ಏಕ ದಿಗೀ ಸುವ್ವೇಕ ಚಿವ್ವೇಂತು ರಿಗ್ಗೋನು ರೂಂವ್ವೇಂತು ಖೊಂಬ್ತಾ. ಸಿರಿಂಜಾಚಿ ಬೇಣಿ (ಪಿಸ್ಟನ್) ಹಗೂರ ಭಾಯ್ರ ತಾಂಡ್ತಾ. ಥೊಡೇಂ ರಗತ ಸಿರಿಂಜಾಂತು ಯೆತ್ತಾ. ತೇಂ ರಗತ ಪಾಂಚ ಸ ಗ್ಲಾಸ ಸ್ಲೈಡಾರಿ ಸಾರೋನು 'ಸ್ಮಿಯರ್' ತಯ್ಯಾರಿ ಕರ್ತಾ.

ಕಣ ವಿಜ್ಞಾನ (ಸೈಟೋೕಲೊಜಿ)

ಮೈಕ್ರೋಸ್ಕೋಪು ಆಯ್ಲೆ ಮಾಗ್ಗೀರಿ ಆಧುನಿಕ ವೈದ್ಯಕೀಯಾಂತು ಅಂಗಾಂಗಾಚೆ ಕಣಾಂಕ ಪರೀಕ್ಷಾ ಕೊರ್ಚೆ ವಿಜ್ಞಾನ ಸಾಧ್ಯ ಜಾಲ್ಲೆಂ. ವಿಜ್ಞಾನೀನ ದೇಹಾಚೆ ಪ್ರತಿಏಕ ಧಾತೂಚಿ ಚಟ್ನಿ ಕೋರ್ನು ಉದ್ಕಾಂತು ಭರ್ಸೂನು ದ್ರಾವಣ ಕೆಲ್ಲೆಂ. ದ್ರಾವಣಾಚೊ ಏಕು ಥೆಂಬೊ ಏಕ ಸ್ಲೈಡಾರಿ

ದೊವ್ರೋನ್ರ್ಮು ತಾಜ್ಜೆವ್ರೆರಿ ಏಕ ಪಾತ್ತಳ ಗ್ಲಾಸ (ಕವರ್‌ಸ್ಲಿಪ್) ದೊವ್ರೋನ್ರ್ಮು ಮೈಕ್ರೋಸ್ಕೋಪಾಚೆ ಸ್ಟೇಜಾರಿ ದೊವ್ರೋನ್ರ್ಮು ಸಕಲ ಲೈಟ ಘಾಲ್ನು ದ್ರಾವಣಾಂತು ಆಶ್ಶೀಲೆ ಸೂಕ್ಷ್ಮ ಕಣಾಂಕ ಪಳೈಲೆಂ.

ಆತ್ತಂಚೆ ಎಕ್ವೀಸಾಚೆ ಶತಮಾನಾಚೆ ಮೈಕ್ರೋಸ್ಕೋಪ ಮಸ್ತ ಅಭಿವೃದ್ಧಿ ಪಾವ್ಲ್ಯಾಂತಿ. ಆಧುನಿಕ ವೈದ್ಯಕೀಯ ಲೆಬೋರೇಟರೀಂತು ಕಣಶಾಸ್ತ್ರ ವಿಜ್ಞಾನಿ (ಸೈಟೋಽಲೊಜಿಸ್ಟ) ಡಾಕ್ತಾನಿ ಕಾಳ್ಳೇಲೆ ಚಿವ್ವೇಂಚೆ ಗಡ್ಡ್ಯಾಂತುಲೆ ದ್ರಾವಣ ನಮುನಮೂನ್ಯಾಚೊ ಬಣ್ಣು ದೀವ್ನು (ಸ್ಟೇಯ್ನ ಕೋರ್ನು) ಮೈಕ್ರೋಸ್ಕೋಪಾಂತು ಪಳೈತಾತಿ. ಅರ್ಬುದ ರೋಗಾಚೆ ಕಽಣ ತೇ ದ್ರಾವಣಾಂತು ಆಸ್ಸವೇ ಮ್ಹೋಣು ಪಳೈತಾತಿ.

"ತುಗ್ಗೇಲೆ ಚಿವ್ವೇಂತು ಆಶ್ಶೀಲೊ ಗಡ್ಡೊ ಒಪರೇಶನ್ ಕೋರ್ನು ಕಾಣು ಪರೀಕ್ಷ ಕೋರ್ಕಾಗೇ," ಮ್ಹೋಣು ಪೇಶಂಟಾನ ದೋನಿ ದೀಸ ನಂತರ ಆಸ್ಪತ್ರೇಕ ವೋಪಾಸ ಆಯ್ಯಿಲೆತವಳಿ ಡಾಕ್ತಾನ ಪೇಶಂಟಾಕ ಸಾಂಗ್ಲೆಂ. "ತೂಂ ಮೆಗ್ಗೇಲೆ ವಾರ್ಡಾಂತು ಆಜಿ ಸಾಂಜೆ ಎಡ್ಮಿಟ್ ಜಾ. ಫಾಯಿ ಸಕಾಣಿ ಒಪರೇಶನ್ ಕರ್ತಾಂ."

ಬಾಯೋಽಪ್ಸಿ ಪರೀಕ್ಷಾ

ಶಸ್ತ್ರಚಿಕಿತ್ಸೆ ಕೋರ್ನು ಖಂಚೇಯಿ ಅಂಗಾಚೊ ಏಕು ಸಾನು ಕುಡ್ಕೊ ಕಾಡ್ಡೆ ನೇಮಾಕ ಬಾಯೋಽಪ್ಸಿ ಕೊರ್ಚೆ ಮ್ಹಣ್ತಾತಿ. ಸರ್ಜನ್ನಾನ ಒಪರೇಶನ್ ಕೋರ್ನು ಕಾಳ್ಳೇಲೆ ಹೇ ಬಾಯೋಪ್ಸೀಕ ಮ್ಹಳ್ಯಾರಿ ಅಂಗಾಚೆ ಕುಡ್ಕ್ಯಾಕ ಪೆಸ್ಲೂನು ಮೈಕ್ರೋಸ್ಕೋಪಾಂತು ಪರೀಕ್ಷಾ ಕೊರ್ಚೆ ಕಾಮಾಂಕ ಧಾತು ಆದ್ಯಯನ (ಹಿಸ್ಟೊಪೆಥೋಽಲೊಜಿ) ಮ್ಹಣ್ತಾತಿ.

ಹೆರ್ದೂಸು ನರ್ಸ ಪೇಶಂಟಾಕ ನಿರಾಳೆ ಪೊಟ್ಟಾರಿ ಒಪರೇಶನ್ ಥಿಯೇಟರಾಕ ಘೇವ್ನು ಗೆಲ್ಲಿ. ಬೋಧು ಚುಕ್ಕೋಚೆ ಡಾಕ್ತಾನ (ಎನಸ್ತೀಸಿಯೋಽಲೊಜಿಸ್ಟ ಅಥವಾ ಎನಸ್ತೆಟಿಸ್ಟ್) ಪೇಶಂಟಾಕ ಒಪರೇಶನ್ ಟೇಬಲ್ಲಾರಿ ನಿದಾನು ಏಕ ಇಂಜೆಕ್ಷನ್ ದೀವ್ನು ಬೋಧ ಚುಕ್ಕೈಲೆಂ. ಮಾಗ್ಗೀರಿ ತಾಳ್ಯಾಂತು ಟ್ಯೂಬ ಘಾಲ್ನು ಟ್ಯೂಬಾಕ ಎನಸ್ತೀಸಿಯಾಚೆ ಮಶೀನಾಂತು ಜೋಡಿಸೀಲೆಂ. ಸರ್ಜನ್ನಾನ ಒಪರೇಶನ್ ಸೂರು ಕೆಲ್ಲೆಂ ಆನಿ ಜಾಗ್ರತೇರಿ ಬಾಯ್ಲುಮನ್ಶೇಲಿ ಚೀಂವೇಕ ಘಾಯು ಘಾಲ್ನು ತಾಂತೂಲೊ ಗಡ್ಡೊ ಮಾಂತ್ರ ಕಾತ್ತೋರ್ನು ಕಾಳ್ಳೊ. ಕಾಳ್ಳೇಲೆ ಗಡ್ಡ್ಯಾಕ ಫೊರ್ಮಾಲೀನ್ ದ್ರಾವಣಾಂತು ಘಾಲ್ನು ಲೆಬೋರೇಟರೀಕ ಧಾಣು ದಿಲ್ಲೆಂ. ಘಾಯು ಚಂದ ಕೋರ್ನು ಶಿವ್ವೈಲೊ ಆನಿ ಪೇಶಂಟಾಕ 'ರಿಕವರಿ' ರೂಮಾಂಕ ಪೆಟೋನು ದಿಲ್ಲೆಂ.

ಲೆಬೊರೇಟರೀಂತು ಪೆಥೋsಲೊಜಿಸ್ಟು ತೇ ಬಾಯೋsಪ್ಸೀಚೆ ಗಡ್ಡ್ಯಾಕ ಮೊಳೋನು ಕಾತ್ತೋರ್ನು ಸಾನಸಾನ ಪಾತ್ತಳ ಪಾತ್ತಳ ಕುಡ್ಕೆ ಕೋರ್ನು ಪರೀಕ್ಷ ಕರ್ತಾ. ತಾಜ್ಜೆ ವಿವರ ಬೊರೋನು ಘೆತ್ತಾ. ಏಕ ದೋನಿ ಕುಡ್ಕ್ಯಾಂಕ (ಏಕಯಿ ಸಗ್ಲೇ ಬಾಯೋsಪ್ಸೀಚೆ ಸಕ್ಕಡ ಕುಡ್ಕ್ಯಾಂಕ) ವಿಂಗವಿಂಗಡ ಸಾನಸಾನ ಪ್ಲಾಸ್ಟಿಕ್ ಪೆಟ್ಟ್ಯೇಂತು (ಕಸೆಟ್ಟಾಂತು) ಘಾಲ್ನು 'ಪ್ರೋಸೆಸ್' ಕೊರೂಂಕ ದಿತ್ತಾ.

'ಪ್ರೋಸೆಸ್' ಕೊರ್ಚೆ ಮ್ಹಳ್ಯಾರಿ ಬಾಯೋsಪ್ಸೀಚೆ ಕುಡ್ಕ್ಯಾಂಕ ಪೆಸ್ಸೂಂಕ ಜಾವ್ಚೆ ತಶ್ಶಿ ಪ್ಯಾರಾಫಿನ್ ಆಯ್ಕಟ್ಟ (ಬ್ಲೋsಕ್) ತಯ್ಯಾರಿ ಕೊರ್ಚೆಂ. ಬಾಯೋsಪ್ಸೀಚೆ ಕುಡ್ಕ್ಯಾಂಕ ಹsದ ಕೊರೂಂಕ ತಾಂಕಾ ವಿಂಗವಿಂಗಡ ಆಠ ಧಾ ರಾಸಾಯನಿಕ ದ್ರಾವಣಾಂತು ತಿಂಬೋಕಾ. ಪ್ರತಿಏಕ ದ್ರಾವಣಾಂತು ಎಕ್ಕೇಕು ದೊನ್ನೋನಿ ಘಂಟೆ ತಿಂಬೋಕಾ. ಕಡೇರಿ 'ಪ್ಯಾರಾಫಿನ್' ಮ್ಹಳ್ಳೇಲೆ ವಿಶೇಷ ಹೂನ ಮೇಣಾಂತು ಬುಡ್ಡೋನು ದೊವ್ವೋರ್ಕಾ. ಲೆಬೋರೇಟರೀಚೆ ಸಹಾಯಕಾನ ಹೇಂ ಕಾಮ ಲಾಗ್ಗಿ ಬೈಸೂನು ಕೋರ್ಕಾ ಆಶ್ಶೀಲೆಂ. ಆತ್ತಂ ಹೇ ಕಾಮ ಏಕ ಮಶೀನಾಂತು ಆಪಾಪೀ ಜಾತ್ತಾ.

ಲೆಬೋರೇಟರೀಚೆ ತಾಂತ್ರಿಕ ಸಹಾಯಕು (ಟೆಕ್ನೀಶಿಯನ್) ಪೆಥೋsಲೊಜಿಸ್ಟಾನ ಪ್ರೋಸೆಸ್ ಕೊರೂಂಕ ದಿಲ್ಲೇಲೆ ಸಕ್ಕಡ ಕಸೆಟ್ಟಂ ಸಾಂಜೆ ಏಕ ಸ್ಟೀಲಾಚೆ ಬಾಸ್ಕೆಟ್ಟಾಂತು ಘಾಲ್ತಾ. ಬಾಸ್ಕೆಟ್ಟ ಮಶೀನಾಚೆ ಸುರ್ವೇಚೆ ದ್ರಾವಣಾಂತು ದೇವ್ವೆಂತಾ ಆನಿ ಮಶೀನ 'ಆನ್' ಕರ್ತಾ. ತೇಂ ಬಾಸ್ಕೆಟ್ಟ ಮಶೀನಾಂತು ರಾತ್ತಿಭsರಿ ವಿಂಗವಿಂಗಡ ದ್ರಾವಣಾಂತು ಆಪಾಪೀಚಿ ಸಮಯ ಸಮಯಾಕ ಏಕ ಜಾಲ್ಲೆಮಾಗ್ಗೀರಿ ಏಕ ದ್ರಾವಣಾಂತು ತಿಂಬೂನು ಕಡೇರಿ ಹೆದ್ರೂsಸು ಸಕಾಣಿ ಹೂನ ಪ್ಯಾರಾಫಿನ್ನಾಂತು ಯೇವ್ನು ರಾಬ್ತಾ.

ಸಕಾಣಿ ಹೂನ ಪ್ಯಾರಾಫಿನ್ನಾಂತು ಯೇವ್ನು ರಾಬ್ಬೀಲೆ ಬಾಸ್ಕೆಟ್ಟ ಸಹಾಯಕು ಮಶೀನಾಂತು ತಾಕ್ಕೂನು ಕಾಡ್ತಾ. ತಾಂತು ಆಶ್ಶೀಲೆ ಕುಡ್ಕೆ ಸಕ್ಕಡ 'ಪ್ರೋಸೆಸ್' ಜಾವ್ನು ಆಸ್ತಾತಿ. ಜಾಲ್ಲೇಲೆ ಕುಡ್ಕ್ಯಾಂಕ ಎಕ್ಕೇಕs ಕಾಣು ಸಾನ ಏಕ ಪ್ಲಾಸ್ಟಿಕ್ ಪೆಟ್ಟ್ಯೇಂತು ಘಾಲ್ನು ತಾಂತು ಹೂನ ಪ್ಯಾರಾಫಿನ್ ಭೋರ್ನು ಆಯ್ಕಟ್ಟ ಕರ್ತಾ. ಆಯ್ಕಟ್ಟಾಂಕ ಮೈಕ್ರೋಟೋಮ್ ಮ್ಹಳ್ಳೇಲೆ ಮಶೀನಾಂತು ಅತೀ ಸಪೂರ ಪದರುಶೆಂ ಕಾತ್ತೋರ್ನು ಪೇಶಿ (ಸೆಕ್ಷನ್ನ) ಕರ್ತಾ. ಪ್ರತಿ ಆಯ್ಕಟ್ಟಾಕ ಪೆಸ್ಸೂನು ಕಾಳ್ಳೇಲಿ ಪೇಶಿ ಏಕ ಗ್ಲಾಸಾಚೆ ಸ್ಲೈಡಾರಿ ಚಾಬ್ಬೈತಾ. ಅಶ್ಶೀ ಪ್ರತಿ ಏಕ ಕುಡ್ಕ್ಯಾಚೆ ಏಕ ಸ್ಲೈಡ ತಯ್ಯಾರಿ ಕರ್ತಾ.

<u>ಪೇಶೀಂಕ ಬಣ್ಣು:</u> ಬಾಯೋsಪ್ಸೀಚೆ ಪೇಶಿ ಮೈಕ್ರೋಸ್ಕೋಪಾಂತು ಸಮsಂಚಿ ದಿಸ್ಸೂಕಾ ಜಾಲ್ಯಾರಿ ತೇ ಪೇಶೀಕ ವಿವಿಧ ಬಣ್ಣು ದೀವ್ಕಾ (ಸ್ಟೇಯ್ನ ಕೋರ್ಕಾ). ತಾಂತ್ರಿಕ ಸಹಾಯಕು ಪೇಶಿ ಚಾಬ್ಬಯೀಲೆ ಸಕ್ಕಡ

ಗ್ಲಾಸ ಸ್ಲೈಡ ಏಕ ಪಾಳ್ಳೇಂತು ದೊವ್ರೋನ್ರು ವಿಂಗವಿಂಗಡ ಬಣ್ಣಾಚೆ ದ್ರಾವಣಾಂತು ಎಕ್ಕೇಕ ನಿಮಿಷ ಬುಡ್ಡೈತಾ. ಮಾಗ್ಗೀರಿ ಕಡೇರಿ ಸಕ್ಕಡ ಸ್ಲೈಡ ಧೂವ್ನು ಸುಕ್ಕೋನು ಲೇಬಲ್ ಘಾಲ್ನು ಹಾಣು ಪೆಥೋಽಲೊಜಿಸ್ಟಾಕ ದಿತ್ತಾ. ಸ್ಲೈಡಾಂಕ ಪೆಥೋಽಲೊಜಿಸ್ಟು ಮೈಕ್ರೋಸ್ಕೋಪಾಂತು ದೊವ್ರೋನ್ರು ಅಧ್ಯಯನ ಕರ್ತಾ.

ಪೆಥೋಽಲೊಜಿಸ್ಟು

ಆಧುನಿಕ ವೈದ್ಯಕೀಯ ವಿದ್ಯಾರ್ಥೀನ ಎಂ.ಬೀ.ಬೀ.ಎಸ್. ಜಾಲ್ಲೆ ಮಾಗ್ಗೀರಿ ಆನಿಕಯಿ ತೀನಿ ವರ್ಸ ಶಿಕ್ಕೂನು ಪೆಥೋಽಲೊಜಿ ಎಂ.ಡೀ. ಡಿಗ್ರಿ ಪಾವ್ಯೇತ. ತೀನಿ ವರ್ಸ ಶಿಕ್ತಽನಾ ಅನೇಕ ಸರ್ಜಿಕಲ್ ಪೇಶೀಂಕ ಅಧ್ಯಯನ ಕೋರ್ನು ವಿದ್ಯಾರ್ಥೀಕ ಅನುಭವು ಯೆತ್ತಾ. ಅರ್ಬುದ ರೋಗು ಆಸ್ಸಕೀ ನಾ ಮ್ಹೋಣು ಪರೀಕ್ಷ ಕೊರೂಂಕ ಆನಿ ಮೈಕ್ರೋಸ್ಕೋಪಾಂತು ಪೊಳೋಚಾಕ ಪೆಥೋಽಲೊಜಿ ವಿದ್ಯಾರ್ಥಿ ಶಿಕ್ತಾ. ವಿದ್ಯಾರ್ಥಿ ಎಂ. ಡೀ. ಡಿಗ್ರಿ ಪಾವ್ನು ಪೆಥೋಽಲೊಜಿಸ್ಟು ಜಾತ್ತಾ.

ತೇ ಬಾಯ್ಲಮನ್ಶೈಲೆ ಚಿವ್ವೇಂತು ಆಶ್ಶೀಲೊ ಗಡ್ಡೊ ಅರ್ಬುದ ರೋಗು ಮ್ಹೋಣು ಪೆಥೋಽಲೊಜಿಸ್ಟಾನ ರಿಪೋರ್ಟು ಬೋರೋನು ಡಾಕ್ಟಾಕ ಪೆಟೋನು ದಿಲ್ಲೆ ಮಾಗ್ಗೀರಿ ಸರ್ಜನ್ನು ಚಿವ್ವೇಚೆ ಶಸ್ತ್ರಚಿಕಿತ್ಸೆ ಕರ್ತಾ.

ಸರ್ಜನ್ನಾನ ಶಸ್ತ್ರಚಿಕಿತ್ಸೆ ಕೋರ್ನು ಅರ್ಬುದ ರೋಗು ಆಶ್ಶೀಲೆ ಚಿವ್ವೇಂಕ ಸಂಪೂರ್ಣ ಕಾತ್ತೋರ್ನು ಕಾಳ್ಳೆಂ. ತಾಜ್ಜೆ ಒಟ್ಟೂಚಿ ತೇ ಚಿವ್ವೇಂಚೆ ಬದೀಚೆ ಖಾಕ್ಕ್ಯಾಂತುಲೆ ಲಿಂಫ್‌ನೋಡಾಂಕ ಸರ್ಜನ್ನು ಕಾತ್ತೋರ್ನು ಕಾಡ್ತಾ. ಅಶ್ಶೀ ಕಾತ್ತೋರ್ನು ಕಾಳ್ಳೇಲೆ ಚೀಂವ ಆನಿ ಲಿಂಫ್ ನೋಡು ಆಂಗಾಚೊ ಏಕು ಕುಡ್ಕೊ ಆನಿ ಶಸ್ತ್ರಕ್ರಿಯೇಚೆ ದಾಖಲೆ (ಸರ್ಜಿಕಲ್ ಸ್ಪೆಸಿಮೆನ್). ಹೇ ದಾಖಲೇಕ ಸರ್ಜನ್ನು ಸಲೈನಾಂತು ಅಥವಾ ಫೋರ್ಮಾಲಿನ್ನಾಂತು ತಿಂಬೂಂಕ ಘಾಲ್ನು ಲೆಬೋರೇಟರೀಕ ಪೆಥೋಲೊಜಿ ಪರೀಕ್ಷೇಕ ಪೆಟೈತಾ.

ಲೆಬೋರೇಟರೀಂತು ಪೆಥೋಽಲೊಜಿಸ್ಟು ಅಧ್ಯಯನ ಕೋರ್ನು ಆಂಗಾಚೆ ಕುಡ್ಕ್ಯಾಚೆ ವಿವರ ದಾಖಲ ಕೋರ್ನು ಘೆತ್ತಾ. ನಂತರ ತೇ ಕುಡ್ಕ್ಯಾಕ ಕಾತ್ತೋರ್ನು ಪರೀಕ್ಷ ಕೋರ್ನು ಜಾವ್ಕಾ ಜಾಲ್ಲೇಲೆ ತಿತ್ಲೆಂ ಪೇಶಿ (ಸೆಕ್ಷನ್) ಕೋರ್ನು ಮೈಕ್ರೋಸ್ಕೋಪಾಂತು ಪರೀಕ್ಷ ಕೋರ್ನು ಕಡೇರಿ ಏಕು ರಿಪೋರ್ಟು ಸರ್ಜನ್ನಾಕ ಪೆಟೋನು ದಿತ್ತಾ. ಹಾಂತು ಪೆಥೋಽಲೊಜಿಸ್ಟು ಕಾತ್ತೋರ್ನು ಕಾಳ್ಳೇಲೆ ಚಿವ್ವೇಂತು ಆನಿ ಲಿಂಪ್‌ನೋಡಾಂತು ದೊನ್ನೀಂತೂಯಿ ಅರ್ಬುದ ರೋಗು ಆಸ್ಸಽ ಕೀ ನಾ ಮ್ಹೋಣು ಅಧ್ಯಯನ ಕರ್ತಾ. ಅಧ್ಯಯನ ಕೋರ್ನು ಅರ್ಬುದ ರೋಗು ಖಂಖಂಯಿ ಆಸ್ಸಽ, ಕಿತ್ಲೊ ಆಸ್ಸಽ ಆನಿ ಕಿತ್ಲೊ ತೀಕ್ಷ್ಣ ಆಸ್ಸಽ ಮ್ಹೋಣು ಪಳೈತಾ. ಆಸ್ಸಜಾಲ್ಲಯಾರಿ

ಆಸ್ಸ ಮ್ಹೊಣು ರಿಪೋರ್ಟುರ್ ದಿತ್ತಾ. ನಾ ಜಾಲ್ಲ್ಯಾರಿ ನಾ ಮ್ಹೊಣು ರಿಪೋರ್ಟುರ್ ದಿತ್ತಾ.

ಚಿವ್ವೇಂಚೊ ಅರ್ಬುದ ರೋಗು

ಅರ್ಬುದ ರೋಗು ಏಕ ಅಂಗಾಂತು ಆಯ್ಲೊ ಮ್ಹೊಣು ಜಾಲ್ಲ್ಯಾರಿ ತೇ ಅಂಗಾಂತು ಮಾಂತ್ರ ಸೀಮಿತ ಜಾವ್ನೆ ಮ್ಹೊಣು ನಾ. ಅರ್ಬುದ ರೋಗಾಚೆ ಕಣ ಗುಣಾಕಾರಾನ ಚಡ ಜಾತ್ತ ವತ್ತಾತಿ. ಹೋಡ ಹೋಡ ಜಾವ್ನೆ ನಂತಾ ವಿಂಗಡ ಕಡೇನ ಪಾತ್ತಳ್ತಾತಿ. ಏಕ ಅಂಗಾಂತು ಆಶ್ಶೀಲೊ ಅರ್ಬುದ ರೋಗು ಆನ್ನೇಕ ಅಂಗಾಂತು ಪಾತ್ಲಾನು ಘೇವ್ನು ಥಂಯಿ ಏಕ ಹೋಡ ಗಡ್ಡೆ ಮಾಂಡ್ಯೆತಾ. ರಕ್ತಸಂಚಾರ ಅಧಿಕ ಆಶ್ಶೀಲೆ ಅಂಗಾಂಗಾಂತು ಅರ್ಬುದ ರೋಗು ವಗ್ಗಿ ಪಾತ್ಲಾನು ಘೆತ್ತಾ. ಚಿವ್ವೇಂತುಲೆ ಲಿಂಫ್ ರಸಧಾತು ಖಾಕ್ಕ್ಯಾಂತುಲೆ ಲಿಂಫ್‌ನೋಡಾಚೆ ಮುಖಾಂತರ ರಕ್ತಾಂತು ವತ್ತಾ. ತಶ್ಶಿ ಜಾವ್ನು ಚಿವ್ವೇಚೊ ಅರ್ಬುದ ರೋಗು ತಾಜ್ಜೆ ಬದೀಚೆ ಖಾಕ್ಕ್ಯಾಂತುಲೆ ಲಿಂಫ್‌ನೋಡಾಂತು ಪಾತ್ತಳ್ತಾ.

ತಶ್ಶಿ ಜಾವ್ನು ಅರ್ಬುದ ಆಶ್ಶೀಲೆ ಚಿವ್ವೇಕ ಮಾಂತ್ರ ಕಾತ್ತೋರ್ನು ಕಾಳ್ಯಾರಿ ಪಾವ್ನಾ. ತೇ ಬದೀಚೆ ಲಿಂಫನೋಡಾಂಕಯಿ ಕಾತ್ತೋರ್ನು ಕಾಣು ಉಡ್ಡೋಕಾ ಜಾತ್ತಾ. ಲಿಂಫ್‌ನೋಡಾಂತು ಆಶ್ಶೀಲೊ ಅರ್ಬುದ ರೋಗು ಮೆಂದೂಕ, ಲಿವರಾಕ, ಇತ್ಯಾದಿ ಪಾತ್ತೋಳ್ಚಾಕ ಸಾಧ್ಯ ಆಸ್ಸ. ಲಿಂಫ್‌ನೋಡಾಂತು ಪಾತ್ತಳ್ನಾತ್ತೀಲೆ ಸೀಧಾ ಮೆಂದೂಂಕ, ಲಿವರಾಕ, ಶ್ವಾಸಕೋಶಾಕ, ಇತ್ಯಾದಿ ಅಂಗಾಂಗಾಂಕ ಪಾತೋಳ್ಚಾಕ ಸಾಧ್ಯ ಆಸ್ಸ. ಲಿಂಫ್‌ನೋಡಾಂಕ ಕಾತ್ತೋರ್ನು ಕಾಡೂಂಕ ಜಾತ್ತಾ. ಜಾಲ್ಲ್ಯಾರಿ ಮೆಂದೂಂತು ಆನಿ ಲಿವರಾಂತು ಪಾತ್ತಳೇಲೆಂ ಅರ್ಬುದ ಕಾತ್ತೋರ್ನು ಕಾಡೂಂಕ ಜಾಯ್ನಾ. ಅರ್ಬುದ ಮೆಂದೂಂತು, ಲಿವರಾಂತು ಆನಿ ಇತರ ಅಂಗಾಂಗಾಂತು ಪಾತ್ತಳಾ ಜಾಲ್ಲ್ಯಾರಿ ಮಾಗ್ಗೀರಿ ಮರಣಾಚಿ ಗತಿ.

ಬಾಯ್ಲಮನ್ಶಾಲೆ ಚಿವ್ವೇಂತು ಮಾಂತ್ರ ನ್ಹಂಯಿ. ದಾರ್ಲೆಮನ್ಶಾಲೆ ಚಿವ್ವೇಂತೂಯಿ ಅರ್ಬುದ ರೋಗು ಯೆವ್ಚೆಂ ಸಾಧ್ಯ ಆಸ್ಸ. ಬಾಯ್ಲಮನ್ಶಾಲೆ ಚಿವ್ವೇಂತು ಅರ್ಬುದ ರೋಗು ಆಯ್ಯೀಲೆ ತಿತ್ಲೆಂ ದಾರ್ಲೆಮನ್ಶಾಲೆ ಚಿವ್ವೇಂತು ಯೆವ್ಚೆ ದಿಸ್ಸನಾ. ಚಿವ್ವೇಂತು ಹಾತ್ತಾಕ ಲಾಗ್ಚೆ ಸಕ್ಕಡ ರೂವ್ವಂ ಅರ್ಬುದ ರೋಗು ನ್ಹಂಯಿ. ನಮುನಮೂನ್ಯಾಚೆ ಅರ್ಬುದ ನ್ಹಂಯಿನಾತ್ತೀಲೆ ರೂವ್ವಂ ಚಿವ್ವೇಂತು ಜಾತ್ತಾತಿ. ಡಾಕ್ಟಾರಾನ ಪರೀಕ್ಷಾ ಕೋರ್ನು ಸೈಟೋಲೊಜಿ, ಸರ್ಜಿಕಲ್ ಪೇಶಿ ಆದ್ಯಯನ, ಇತ್ಯಾದಿ ಕೋರ್ನು ಅರ್ಬುದ ವ್ಹಯಿಕೀ ನ್ಹಂಯಿ ಮ್ಹೊಣು ಪೋಳೋನು ಜಾಲ್ಲೆ ಮಾಗ್ಗೀರಿ ತೇ ರುವ್ವೇಂಕ ಅಥವಾ ಗಡ್ಡೇಕ ತಾಜ್ಜೆ ರೋಗಾಚೆ ತಕೀತ ಚಿಕಿತ್ಸೆ ದಿತ್ತಾತಿ.

ರೇಡಿಯೇಶನ್ ಥಿರಪಿ

ಪೇಶಂಟಾಲೆ ಚಿವ್ವೇಂತು ಆಶ್ರೀಲೆ ಗಡ್ಡೆ ಅರ್ಬುದ ರೋಗು ಮ್ಹೊಣು ಸಿದ್ಧ ಜಾಲ್ಲೆಮಾಗ್ಗೀರಿ ಒಪರೇಶನ್ನ ಕೋರ್ನು ಚೇಂವ ಕಾರ್ತ್ತೋರ್ನು ಕಾಡ್ತಾತಿ. ಒಪರೇಶನ್ನ ಕೆಲ್ಲೇಲೆ ಜಾಗ್ಯಾರಿ ಆನಕಯಿ ಅರ್ಬುದ ಕಽಣ ಆಸ್ತಾತಿ ಮ್ಹೊಣು ಲೆಕ್ಕೂಕಾ. ಹೇ ಅರ್ಬುದ ಕಣಾಂತುತಾಕ್ಕೂನು ವೋಪಾಸ ಅರ್ಬುದ ಗೆಡ್ಡೆ ಉತಾಚಾಕ ಸಾಧ್ಯ ಆಸ್ಸ ಮ್ಹೊಣು ಲೆಕ್ಕೂಕಾ. ತಸ್ಸಲೆ ಕಣಾಂಕ ಜಿವ್ವಿ ಮಾರ್ಚೆಕತಿರ ಆತ್ತಂ 2016 ಇಸ್ವೇಂತು ಒಪರೇಶನ್ ಕೆಲ್ಲೆ ಮಾಗ್ಗೀರಿ ತೇ ಜಾಗ್ಯಾರಿ ರೇಡಿಯೇಶನ್ ಚಿಕಿತ್ಸೆ ದಿತ್ತಾತಿ.

ಕ್ರಿ. ಶ. 1895 ಇಸ್ವೇಂತು ಕ್ಷ–ಕಿರಣ ಸೊದ್ದೂನು ಕಾಳ್ಳೆನಂತರ ಕ್ಷ–ಕಿರಣಾಂಚೊ ಉಪೇಗು ಜಗಾಂತು ಸಕ್ಕಡ ದೇಶಾಂತು ವಿಪರೀತ ವಾಢ್ಲೊ. ಮನುಷ್ಯಾಲೆ ಆಂಗಾಕ ಕ್ಷ–ಕಿರಣ ಮಸ್ತ ವೇಳು ಲಾಗ್ಗ್ಯೆಲ್ಯಾರಿ ಕೆಲವು ಕಽಣ ಅರ್ಬುದ ಕಽಣ ಜಾತ್ತಾತಿ ಮ್ಹೊಣು ಸುರ್ವೆಕ ಗೊತ್ತು ನಾ ಆಶ್ರೀಲೆಂ. ಮಾಗ್ಗೀರಿ ಕೆಲವು ವೈದ್ಯಕೀಯ ವೃತ್ತೀಂತು ಆಸ್ಸೂನು ಕ್ಷ–ಕಿರಣಾಚೆ ಕಾಮಾಂತು ಲಾಗ್ಗೀಲೆ ಜನಾಂಕ ಅರ್ಬುದ ರೋಗು ಆಯ್ಲೆ ಮಾಗ್ಗೀರಿ ಕ್ಷ–ಕಿರಣಾಚೆ ಪ್ರಭಾವಾನ ಸಾಮಾನ್ಯ ಕಽಣ ಅರ್ಬುದ ಕಽಣ ಜಾತ್ತಾ ಮ್ಹೊಣು ಗೊತ್ತು ಜಾಲ್ಲೆಂ. ಸಲ್ಪ ವರ್ಸ ನಂತರ ಕ್ಷ–ಕಿರಣ ಅರ್ಬುದ ಕಣಾಂಕ ಲಾಗ್ಗ್ಯೆಲ್ಯಾರಿ ಅರ್ಬುದ ಕಽಣ ಮರ್ತಾತಿ ಮ್ಹೊಣು ಗೊತ್ತು ಜಾಲ್ಲೆಂ. ಸಲ್ಪ ವರ್ಸ ನಂತರ ಕ್ಷ–ಕಿರಣಾಂಕಯಿ ಚಽಡ ಬಽಲ ಆಸ್ಸೂಚೆ 'ಗೆಮ್ಮಾ ಕಿರಣ' ಸಂಶೋಧನೆ ಜಾಲ್ಲೆಂ. ಗೆಮ್ಮಾ ಕಿರಣ ಅರ್ಬುದಾಚೆ ಕಣಾಂಕ ಕ್ಷ–ಕಿರಣಾಕಯಿ ವಗ್ಗಿ ಜಿವ್ವಿ ಮಾರ್ತಾ ಮ್ಹೊಣು ಗೊತ್ತು ಜಾಲ್ಲೆಂ.

ನಂತರ ಗೆಮ್ಮಾ ಕಿರಣ ಉತ್ಪನ್ನ ಕೊರ್ಚೆ ಮಶೀನ ತಯ್ಯಾರಿ ಕೆಲ್ಲೀಂತಿ. ಗೆಮ್ಮಾ ಕಿರಣಾಚೆ ಮಶೀನಾಚೆ ಮುಳಾಂತು ಪೇಶಂಟಾಕ ನಿದಾನು ಅರ್ಬುದ ರೋಗು ಜಾಲ್ಲೇಲೆ ಕಡೇನ 10–15 ನಿಮಿಷ ಗೆಮ್ಮಾ ಕಿರಣ ಲಾಗ್ಗ್ಯೆತಾತಿ. ಹಾಕ್ಕಾ ರೇಡಿಯೇಶನ್ ಥಿರಪಿ ಮ್ಹಣ್ತಾತಿ. ಏಕ ಪೇಶಂಟಾಕ ಕಿತ್ಲೆ ದೀಸ ರೇಡಿಯೇಶನ್ ದೀವ್ಕಾ ಮ್ಹೊಣು ರೇಡಿಯೇಶನ್ ಸ್ಪೆಶಲಿಸ್ಟ ಡಾಕ್ಟ್ರಾನಿ ಸಾಂಗ್ಚೆಂ. ಪೇಶಂಟಾಲಿ ಶಸ್ತ್ರಚಿಕಿತ್ಸೆ ಕೆಲ್ಲೆಮಾಗ್ಗೀರಿ ವರ್ಲೇಲೆ ಅರ್ಬುದ ರೋಗಾಚೆ ಲಕ್ಷಣ ಅಧ್ಯಯನ ಕೋರ್ನು ಡಾಕ್ಟ್ರು ಮುಕಾವಯ್ಲೆ ರೇಡಿಯೇಶನ್ ಚಿಕಿತ್ಸೇಚೊ ನಿರ್ಧಾರ ಕರ್ತಾ.

<u>ಕೆಮೊಥಿರಪಿ:</u> ಕೆಮೊಥಿರಪಿ ಮ್ಹಳ್ಯಾರಿ ರಾಸಾಯನಿಕ ಚಿಕಿತ್ಸೆ. ಕೆಲವು ವಕ್ಡಂ ಅರ್ಬುದ ಕಣಾಂಕ ಜಿವ್ವಿ ಮಾರ್ತಾತಿ ಮ್ಹೊಣು ವಿಜ್ಞಾನೀನ ಸೊದ್ದೂನು ಕಾಳ್ಳೆಂ. ಆಂಗಾಂತುಲೊ ಅರ್ಬುದ ಗೆಡ್ಡೆ ಕಾರ್ತ್ತೋರ್ನು ಕಾಣು ವರ್ಲೇಲೆ ಖಂಚೇಯಿ ಅರ್ಬುದ ಕಣಾಂಕ ನಾಶ ಕೊರೂಂಕ ಅಸ್ಸಲಿ ಚಿಕಿತ್ಸೆ

ದಿತ್ತಾತಿ. ರೇಡಿಯೇಶನ್ ದಿವ್ಚೆವೇಳಾರಿ ತಾಜ್ಜೆ ಒಟ್ಟೊಚಿ ಕೆಮೊಥಿರಪಿ ದಿತ್ತಾತಿ. ಏಕು ದೀಸು ರೇಡಿಯೇಶನ್ನ ದೀವ್ನು ಹೆರ್ದೂಸು ಕೆಮೊಥಿರಪಿ ದಿತ್ತಾತಿ.

ಅರ್ಬುದ ಕಣಾಂಕ ಮಾರೂಂಕ ಸೈಕ್ಲೊಫೋಸ್ಫಾಮೈಡ್, ಮೆಥೊಟ್ರೆಕ್ಸೇಟ್, ಫ್ಲುಡರಾಬೀನ್, ಇತ್ಯಾದಿ ವಕ್ಕದ ದಿತ್ತಾತಿ. ದೋನಿ ತೀನಿ ವಕ್ಕದ ಮಿಶ್ರಣ ಕೋರ್ನು ಪೇಶಂಟಾಲೆ ರಕ್ತನಾಳಾಂತು ಇಂಜೆಕ್ಷನ್ ದಿತ್ತಾತಿ. ಅರ್ಬುದ ಕಣಾಂಕ ಜಿವ್ಮಿ ಮಾರ್ಚೆಂ ವಿಂಗಡ ವಕ್ದಂ ಆತ್ತಂ ಆಸ್ಸತಿ. ಖಂಚೆ ವಕ್ಕದ, ಕಿತ್ಲೆ ವಕ್ಕದ, ದಿಸಾಕ ಕಿತ್ಲೆ ಪಟಿ ದೀವ್ಕಾ ಮ್ಹೊಣು ಕೆಮೊಥಿರಪಿ ಸ್ಪೆಶಲಿಸ್ಟ ಡಾಕ್ಟ್ರ ಸಾಂಗ್ತಾತಿ.

ಹಾರ್ಮೋನ್ ಥಿರಪಿ: ಹಾರ್ಮೋನ್ನಾಚೆ ಇಂಜೆಕ್ಷನ್ ದೀವ್ನು ಸಲ್ಪ ಅರ್ಬುದ ರೋಗಾಂಕ ನಿಯಂತ್ರಣ ಕೊರೂಂಕ ಜಾತ್ತಾ. ಈಸ್ಟ್ರೋಜೆನ್ ಮ್ಹಳ್ಳೇಲೆ ಹಾರ್ಮೋನು ಚಿವ್ವೆಂಚೆ ಅರ್ಬುದ ಕಣಾಂಕ ವಾಡ್ಡೊಂಕ ಸೊಡ್ತಾ ಕೀ ಅಥವಾ ಸೋಣಾ ಕೀ ಮ್ಹೊಣು ಟೆಸ್ಟ ಕೋರ್ನು ಪಳೈತಾತಿ. ಕೆಲವು ಬಾಯ್ಲಮನ್ಶಾಲೆ ಅಂಡಾಶಯ (ಓವೆರೀಸ್) ಒಪರೇಶನ್ ಕೋರ್ನು ಕಾಣು ಉಡ್ಡೈತಾತಿ. ಅಶ್ಶಿ ಕೋರ್ನು ಅಂಡಾಶಯಾಂತು ಉತ್ಪನ್ನ ಜಾವ್ಚೆ ಹಾರ್ಮೋನು ಅರ್ಬುದ ರೋಗಾಕ ಪುಷ್ಟಿ ಕೊರ್ಚೆಂ ಚುಕ್ಕೋಯೇತ.

ಚಿವ್ವೆಂಚೆ ಅರ್ಬುದ ರೋಗು ಮಸ್ತ ನಮೂನ್ಯಾಚೊ ಆಸ್ಸs. ಕ್ರಿ. ಶ. ಸೋಳಾಚೆ ಶತಮಾನಾಚೆ ಫೂಢೆ ಚಿವ್ವೆಂಚೆ ಅರ್ಬುದ ರೋಗು ಲಾಗ್ಗೀಲೆ ಬಾಯ್ಲಮನ್ಶಂ ಖಂಚೇಯಿ ಚಿಕಿತ್ಸೆ ಫಲಕಾರಿ ಜಾಯ್ನಾನಾತ್ತೀಲೆ ಏಕದೋನಿ ವರ್ಸ ಭಿತ್ತರಿ ಮರಣ ಪಾವ್ತಾತಿ ಆಶ್ಶೀಲೀಂತಿ. 1820 ಇಸ್ವೇಚೆ ನಂತರ ಚಿವ್ವೆಚೆ ಅರ್ಬುದ ರೋಗಾಕ ಶಸ್ತ್ರಚಿಕಿತ್ಸೆ ಕೊರೂಂಕ ಸೂರು ಕೆಲ್ಲೆಂ. 1920 ಇಸ್ವೇಚೆ ನಂತರ ಶಸ್ತ್ರಚಿಕಿತ್ಸೆ ಆನಿ ಎಕ್ಸರೇ ರೇಡಿಯೇಶನ್ ದೀವ್ನು ಪಳೈಲೆಂ. 1940 ಇಸ್ವೇಚೆ ನಂತರ ಗೆಮ್ಮಾ ಕಿರಣ ರೇಡಿಯೇಶನ್, ಕೆಮೊಥಿರಪಿ ಆನಿ ಹಾರ್ಮೋನ್ ಥಿರಪಿ ದೀವ್ನು ಪಳೈಲೆಂ. ಥೋಡೇ ರೋಗಿ ಸಕ್ಕಡ ರೀತೀಚೆ ಚಿಕಿತ್ಸೆ ದಿಲ್ಯಾರೀಯಿ ಚsಡ ಕಾಳ ವಾಂಚsನೀಂತಿ. ಥೋಡೇ ರೋಗಿ 5 ವರ್ಸ ವಾಂಚ್ಲೀಂತಿ. ಥೋಡೇ ರೋಗಿ 15–20 ವರ್ಸ ವಾಂಚ್ಲೀಂತಿ. ಮಾಗ್ಗೀರಿ ಅರ್ಬುದ ರೋಗು ವೋಪಾಸ ಯೇವ್ನು ಕೆಲವು ರೋಗಿ ಅರ್ಬುದ ರೋಗಾನೀಂಚಿ ಮೆಲ್ಲೀಂತಿ. ಕೆಲವು ರೋಗಿ ಅರ್ಬುದ ರೋಗಾಚೆ ಬದ್ಲಾಕ ವಿಂಗಡ ರೋಗು ಲಾಗ್ಗೂನು ಮೆಲ್ಲೀಂತಿ.

ಅರ್ಬುದಾಚಿ ನಿರಾಶೆ

"ಒಪರೇಶನ್ನಾಂಕ ಕಿತ್ಲೊ ಖರ್ಚು ಜಾತ್ತಾ?" ಮ್ಹೊಣು ಏಕ ಅರ್ಬುದ ರೋಗು ಲಾಗ್ಗೀಲೆ ಪೇಶಂಟಾನ ಆಸ್ಪತ್ರೇಚೆ ಆಫೀಸಾಂತು ವೊಚ್ಚೂನು ನಿಮ್ಗೀಲೆಂ. ಮಸ್ತ ದೀಸ ಥೋರ್ನು ತೇ 60 ವರ್ಸ ಪ್ರಾಯೇಚೆ

ಪೇಶಂಟಾಕ ಖೆಲ್ಲೇಲೆಂ ಗಿಳ್ಚಾಕ ಜಾಯ್ನಾ ಆಶ್ಶೀಲೆಂ. ಏಕ ಆಯುರ್ವೇದ ಡಾಕ್ಟ್ರಾನ ಪೊಳೋನು ತಾಗ್ಗೇಲಿ 'ಎಂಡೋಸ್ಕೋಪಿ' ಕರ್ರೈಲಿ. ಎಂಡೋಸ್ಕೋಪಿ ಮ್ಹಳ್ಯಾರಿ ಎಂಡೋಸ್ಕೋಪ್ ಯಂತ್ರಾನ ಪೊಳೋಚೆಂ. ಗಿಳ್ಚಾಕ ಕಷ್ಟ ಜಾವ್ಚೆ ರೋಗೀಂಕ ಎಂಡೋಸ್ಕೋಪಿ ಕರ್ತಾತಿ.

ಆಮ್ಗೇಲೆ ಅರ್ಬುದ ರೋಗಾಚೆ ಪೇಶಂಟಾಕ ಎಂಡೋಸ್ಕೋಪಿ ಕೆಲ್ಲಿ. ಅನ್ನನಾಳಾಚೆ ಸಕಲ್ಚೆ ತುದಿಯೇರಿ ಏಕ ಅರ್ಬುದ ದಿಸ್ಲೆಂ. ಡಾಕ್ಟ್ರಾನ ತೇ ಅರ್ಬುದಾಚಿ ಬಾಯೋಽಪ್ಸಿ ಕಾಳ್ಳಿ. ತೇ ಜೈವಿಕ ಕುಡ್ಕ್ಯಾಕ ಲೆಬೋರೇಟರೀಕ ಪೆಟೋನು ದಿಲ್ಲೆಂ. ಬಾಯೋಽಪ್ಸೀಚೆ ರಿಪೋರ್ಟಾಂತು ಅರ್ಬುದ ರೋಗು ಮ್ಹೋಣು ಆಶ್ಶೀಲೆಂ.

"ದೇಡ ಲಕ್ಷ ಸರ್ಜನ್ನಾಂಕ ದೀವ್ಕಾ. ರೂಮಾಂಚೆ ಭಾಡೆ ಆನಿ ಸಕ್ಕಡ ಸಾಮಾನಾಂಚೆ ಖರೀದೀಕ ದೇಡ ಲಕ್ಷ ಜಾತ್ತಾ. ಒಪರೇಶನ್ನಾಕ ಒಟ್ಟು ತೀನಿ ಲಕ್ಷ ಜಾವ್ಚಾಕ ಪೂರೊ."

"ಒಪರೇಶನ್ ಕೆಲ್ಲ್ಯಾರಿ ಗೂಣ ಜಾತ್ತವೇ, ಡಾಕ್ಟ್ರಾ?"

"ಒಪರೇಶನ ಜಾಲ್ಲೆ ಮಾಗ್ಗೀರಿ ರೇಡಿಯೇಶನ್ ದೀವ್ಕಾ. ರೇಡಿಯೇಶನ್ನಾಂಕ ಪನ್ನಾಸ ಹಜ಼ಾರ ರುಪ್ಪಯ್ಯೋ ಜಾತ್ತಾ. ಧಾ ಪಟಿ ಕೆಮೊಥಿರಪಿ ದೀವ್ಕಾ. ತಾಕ್ಕಾ ಎಕ್ಕೇಕ ಪಟಿ 3000 ರುಪ್ಪಯ್ಯೊ ಲಾಗ್ತಾತಿ."

"ಇತ್ಲೆ ಕೆಲ್ಲ್ಯಾರಿ ಗೂಣ ಜಾತ್ತವೇ ಡಾಕ್ಟ್ರಾ?"

"ಇತ್ಲೆ ಕೋರ್ನು ತೂಂ ಪಾಂಚ ವರ್ಸ ವಾಂಚ್ತಾ. ಮಾಗ್ಗೀರಿ ಸಾಂಗೂಂಕ ಜಾಯ್ನಾ," ಮ್ಹಣಾಲೊ ಡಾಕ್ಟ್ರು.

ಪೇಶಂಟಾನ ಪಾಂಚ ವರ್ಸ ವಾಂಚೂನು ಕಸ್ಸಲೆ ಕೊರ್ಚೆಂ ಮ್ಹೋಣು ಆಧುನಿಕ ವೈದ್ಯಕೀಯ ಪದ್ಧತಿ ಸೋಣು ಸೊಳ್ಳಿ. ತಾಣೆ ಏಕ ಆದಿವಾಸಿ ನಾಟಿ ವೈದ್ಯಾಲೆ ಲಾಗ್ಗಿ ವಾರಾಕ ಶೆಂಬರಿ ರುಪ್ಪಯ್ಯೋ ಖರ್ಚೂನು ವಕ್ಕದ ಕೆಲ್ಲೆಂ. ತಾಕ್ಕಾ ಏಕ ಮ್ಹೈನೆ ಭಿತ್ತರಿ ಘಾಟೀ ಬೆಂಡಾಂತು ತಿಷ್ಟಂ, ದೋನಿ ಮ್ಹೈನ್ಯಾನ ಲಿವರಾಂತು ತಿಷ್ಟಂ, ತಿನ್ನೀಂಚೆ ಮ್ಹೈನ್ಯಾಂತು ಮೆಂದೂಂತು ತಿಷ್ಟಂ ಯೇವ್ನು ತೋ ಬೇಹೋಶ್ ಜಾಲ್ಲೊ. ತಾಕ್ಕಾ ಏಕ ಸಾನ ಆಯುರ್ವೇದ ಆಸ್ಪತ್ರೇಂತು ಎಡ್ಮಿಟ್ ಕೆಲ್ಲೊ. ದೋನಿ ವಾರ ಜಾವ್ಕಾ ಜಾಲ್ಲ್ಯಾರಿ ತಾಗ್ಗೇಲೊ ಶ್ವಾಸ ನಾಳಾಂತು ರಗತ ದೆವ್ಲೆಂ ಆನಿ ತಾಕ್ಕಾ ಶ್ವಾಸು ಘೆವ್ಚಾಕ ಜಾಯ್ನಿ. ಥೊಡೇವೇಳಾನಿ ತಾಗ್ಗೇಲೆ ಹೃದಯ ಸ್ಥಬ್ಧ ಜಾಲ್ಲೆಂ ಆನಿ ಆಂಗ ಥಂಡ ಜಾವ್ಚಾಕ ಸೂರು ಜಾಲ್ಲೆಂ. ಡಾಕ್ಟ್ರಾನ ಯೇವ್ನು ತಾಕ್ಕಾ ಪರೀಕ್ಷಾ ಕೋರ್ನು, "ಐ ಏಽಮ್ ಸೋಽರ್ರಿ. ದ ಪೇಶಂಟ್ ಇಸ್ ಡೆಡ್," ಮ್ಹಣಾಲೊ.

ಹಾಂವ ಡಾಕ್ಟ್ರ ಜಾಲ್ಲೊಂ!

13. ಡಾಕ್ತ್ರಾಲೊ ನೇಮು, 8

"ಡಾಕ್ತ್ರಾ, ಮಾಕ್ಕಾ ಮಸ್ತ ಆಯಾಸು ಜಾತ್ತಾ. ಮಾಕ್ಕಾ ಡಯಾಬೆಟಿಸ್ ನಾ. ಬ್ಲಡ್ ಪ್ರೆಶರ್ ನಾ. ಕಾರಣ ಕಸ್ಸಲೆ ಮ್ಹೊಣು ಕಳ್ಳಾನಾ ಡಾಕ್ತ್ರಾ," ಮ್ಹಣಾಲೊ ಪೇಶಂಟು.

ಡಾಕ್ತ್ರಾನ ಪರೀಕ್ಷ ಕೋರ್ನು ಪಳ್ಳೈಲೆ. ಪೇಶಂಟಾಲೆ ಗಳ್ಯಾಂತು ಆಸ್ಸೂಚೆ ಥೈರೋಯ್ಡ ಗ್ರಂಥೀಂತು ಏಕು ಗೂಳೊ ಹಾತ್ತಾಕ ಲಾಗ್ಲೊ. ಸುಮಾರ ದೋನಿ ಅಂಗುಲ ವ್ಯಾಸಾಚೊ ರಬ್ಬರಾಚೊ ಚೆಂಡು ಸೋ ಗೂಳೊ ಹಾತ್ತಾಕ ಲಾಗ್ಲೊ. ತಾಜ್ಜೆವೈಲೆ ಚರ್ಮ ಗೂಳ್ಯಾಕ ಚಾಬ್ಲೂನು ಬೈಸನಿ ಆಶ್ಶೀಲೆಂ. ಡಾಕ್ತ್ರಾನ ಪೇಶಂಟಾಲೆ ರಕ್ತಪರೀಕ್ಷಾ ಆನಿ ಇತರ ಪರೀಕ್ಷಾ ಕರ್ರೈಲಿ. ರಕ್ತಾಂತು ಟೀ3, ಟೀ4 ಆನಿ ಟೀಎಸ್‌ಹಚ್ ಟೆಸ್ಟ ಕರ್ರೈಲೆ.

ಟೀ3, ಟೀ4 ಆನಿ ಟೀಎಸ್‌ಹಚ್ ಟೆಸ್ಟ: ಥೈರೋಯ್ಡ ಗ್ರಂಥೀಂತು ತಾಕ್ಕೂನು ರಕ್ತಾಂತು ಟೀ3 ಆನಿ ಟೀ4 ಮ್ಹಳ್ಳೇಲೆ ದೋನಿ ರೂಪಾಚೆ ಥೈರೋಯ್ಡ ಹಾರ್ಮೋನು ಯೆತ್ತಾ.

ಟೀ3 ಹಾರ್ಮೋನಾಂತು 3 ಐಯೋಡೀನ್ ಏಟಮ್ ಆನಿ ಟೀ4 ಹಾರ್ಮೋನಾಂತು 4 ಐಯೋಡಿನ್ ಏಟಮ್ ಆಸ್ಸತಿ.

ಟೀ3 ಆನಿ ಟೀ4 ಹಾರ್ಮೋನಾಚೆ ಪ್ರಮಾಣ ರಕ್ತಾಂತು ಊಣೆ ಜಾಲ್ಲ್ಯಾರಿ 'ಹೈಪೋ ಥೈರೋಯ್ಡಿಸಮ್' ವ್ಯಾಧಿ ಆಸ್ಸ ಮ್ಹೊಣು ಆನಿ ಚಡ ಜಾಲ್ಲ್ಯಾರಿ 'ಹೈಪರ್ ಥೈರೋಯ್ಡಿಸಮ್' ವ್ಯಾಧಿ ಆಸ್ಸ ಮ್ಹೊಣು ಜಾತ್ತಾ.

ಟೀಎಸ್‌ಹೆಚ್: ಟೀಎಸ್‌ಹೆಚ್ ಹಾರ್ಮೋನು (ಥೈರೋಯ್ಡ ಸ್ಟಿಮ್ಯುಲೇಟಿಂಗ್ ಹಾರ್ಮೋನ್) ಪಿಕ್ಕೂಳ (ಪಿಟ್ಯೂಟರಿ) ಗ್ರಂಥೀಂತು ಉತ್ಪನ್ನ ಜಾತ್ತಾ. ಟೀಎಸ್‌ಹೆಚ್ ಹಾರ್ಮೋನು ಥೈರೋಯ್ಡ ಗ್ರಂಥೀಕ ಟೀ3 ಆನಿ ಟೀ4 ಹಾರ್ಮೋನು ಉತ್ಪನ್ನ ಕೊರೂಂಕ ಸಹಾಯು ಕರ್ತಾ. ದೇಹಾಕ ಜಾಯಿಜಾಲ್ಲೇಲೆ ತಿತ್ಲೆಂ ಮಾಂತ್ರ (ಚಡ ನ್ಹಂಯಿ, ಊಣೆ ನ್ಹಂಯಿ) ಟೀ3 ಆನಿ ಟೀ4 ಹಾರ್ಮೋನು ಉತ್ಪನ್ನ ಕೊರ್ಚೆತಶ್ಶಿ ಕರ್ತಾ.

ಖಂಚೇಯಿ ಕಾರಣಾನ ರಕ್ತಾಂತು ಟೀ3 ಆನಿ ಟೀ4 ಹಾರ್ಮೋನಾಚೆ ಪ್ರಮಾಣ ಊಣೆ ಜಾಲ್ಯಾರಿ ಪಿಕ್ಯೂಳ ಗ್ರಂಥಿ ಟೀಎಸ್‌ಹೆಚ್ಚಾಚೆ ಉತ್ಪನ್ನ ಚಡ್ಡ ಕರ್ತಾ. ರಕ್ತಾಂತು ಟೀಎಸ್‌ಹೆಚ್ಚಾಚೆ ಪ್ರಮಾಣ ಚಡ್ಡ ಜಾತ್ತಾ.

ರಕ್ತಾಂತು ಟೀ3 ಆನಿ ಟೀ4 ಹಾರ್ಮೋನಾಚೆ ಪ್ರಮಾಣ ಚಡ್ಡ ಜಾಲ್ಯಾರಿ ಪಿಕ್ಯೂಳ ಗ್ರಂಥೀಂತು ಉತ್ಪನ್ನ ಜಾವ್ಚೆ ಟೀಎಸ್‌ಹೆಚ್ಚಾಚೆ ಪ್ರಮಾಣ ಆನಿ ರಕ್ತಾಂತು ತಾಜ್ಜೆ ಪ್ರಮಾಣ ಊಣೆ ಜಾತ್ತಾ.

ಟೀ3 ಆನಿ ಟೀ4	ಟೀಎಸ್‌ಹೆಚ್	ರೋಗು
ಚಡ್ಡ	ಊಣೆ	ಹೈಪರ್ ಥೈರೋಯ್ಡಿಸಮ್
ಊಣೆ	ಚಡ್ಡ	ಹೈಪೋ ಥೈರೋಯ್ಡಿಸಮ್

ಡಾಕ್ತಾನ ಗಳ್ಯಾಚಿ ಎಕ್ಸರೇ ಕಾಡ್ಡೈಲಿ. ಎಕ್ಸರೇಂತು ಥೈರೋಯ್ಡ ಗ್ರಂಥೀಂತು ಏಕ ಗೂಂಠ ದಿಸ್ಲೆಂ. ರಿಪೋರ್ಟು ಪೊಳೋನು ಡಾಕ್ತು, "ತುಕ್ಕಾ ಥೈರೋಯ್ಡ ಗ್ರಂಥೀಚೆ ತೊಂದ್ರೆ ಆಸ್ಸ," ಮ್ಹಣಾಲೊ.

ಥೈರೋಯ್ಡ ಸಿಸ್ಟ: ಥೈರೋಯ್ಡ ಗ್ರಂಥೀಂತು ಗೂಂಠ ಜಾತ್ತಾ. ಗೂಂಠಾಂತು ಉದ್ದಾಕ ಭರ್ಲಾಂ ಜಾಲ್ಯಾರಿ ತಾಕ್ಕಾ 'ಸಿಸ್ಟ' ಮ್ಹಣ್ತಾತಿ. ಥೈರೋಯ್ಡಾಚೆ ಗೂಳೊ ಶಸ್ತ್ರಚಿಕಿತ್ಸೆ ಕೋರ್ನು ಕಾಡ್ಕಾ. ಸಿಸ್ಟಾಚೆ ಶಸ್ತ್ರಚಿಕಿತ್ಸೇಂತು ಸಗ್ಗೀ ಥೈರೋಯ್ಡ ಗ್ರಂಥಿ ಸಂಪೂರ್ಣ ಕಾತ್ತೋರ್ನು ಕಾಣಾಂತಿ. ಶೇಕಡಾ 15 ಭಾಗ ಮಾಕ್ಷಿ ಸೊಡ್ತಾತಿ. ಸಿಸ್ಟಾಚೆ ಹಿಸ್ಟೊಪೆಥೋಲೊಜಿ ಅಧ್ಯಯನ ಕೋರ್ನು ಸಿಸ್ಟಾಂತು ಅರ್ಬುದಾಚೆ ಚಿನ್ಹೆ ಆಸ್ಸಕೀ ಮ್ಹೊಣು ಪಳೈತಾತಿ. ಅರ್ಬುದಾಚೆ ಚಿನ್ಹೆ ದಿಸ್ಲ್ಯಾರಿ ವ್ಹೋಪಾಸ ಶಸ್ತ್ರಚಿಕಿತ್ಸೆ ಕೋರ್ನೂ ಸಂಪೂರ್ಣ ಗ್ರಂಥಿ ಕಾಣು ಉಡ್ಡೋಕಾ ಜಾತ್ತಾ. ನಂತರ ರೇಡಿಯೋ ಏಕ್ಟೀವ್ ಐಯೋಡಿನ್ ಇಂಜೆಕ್ಷನ್ ದೀವ್ನು ರೇಡಿಯೇಶನ್ ಥಿರಪಿ ಕೋರ್ಕಾ ಜಾತ್ತಾ.

ಮನುಷ್ಯಾನ ವಾಂಚೂನು ವ್ಹೊರೂಂಕ ಥೈರೋಯ್ಡ ಗ್ರಂಥಿ ಆವಶ್ಯಕ. ಥೈರೋಯ್ಡ ಹಾರ್ಮೋನು ದೇಹಾಚೆ ಜೈವಿಕಕ್ರಿಯೇಚೆ (ಮೆಟಾಬೋಲಿಕ್ ಕ್ರಿಯೇಂಚೆ) ವೇಗ ನಿಯಂತ್ರಣ ಕರ್ತಾ.

ಥೈರೋಯ್ಡಾಚೊ ಅರ್ಬುದ ರೋಗಾಕ ಶಸ್ತ್ರಚಿಕಿತ್ಸೆ ಕರ್ತನಾ ಸಂಪೂರ್ಣ ಗ್ರಂಥೀಕ ಕಾಣು ಉಡ್ಡೈತಾತಿ. ನಂತರ ಥೈರೋಯ್ಡ ಹಾರ್ಮೋನಾಚಿ ಮಾತ್ರಾ ನಿರಂತರ ಘೇವ್ನು ಪೇಶಂಟು ಆಯುಷ್ಯಭರಿ ವಾಂಚೂನು ವರ್ತಾ.

<u>ಹೈಪರ್ ಥೈರೋಯ್ಡಿಸಮ್:</u> ಹೈಪರ್ ಥೈರೋಯ್ಡಿಸಮ್ ವ್ಯಾಧಿ ಆಶ್ಶೀಲೆ ಮನುಷ್ಯಾಲೆ ಗಳ್ಯಾಂತು ತಾಳ್ಯಾಚೆ ಎದ್ರಾಕ ಆಸ್ಸೂಚೆ ಥೈರೋಯ್ಡ್ ಗ್ರಂಥಿ ಅಗತ್ಯ ಆಶ್ಶೀಲ್ಯಾಕಯಿ ಚಡ್ಡ ಥೈರೋಕ್ಸೀನ್ ಹಾರ್ಮೋನ್ ರಕ್ತಾಂತು ಸೊಡ್ತಾ. ಹಾಕ್ಕಾ ಗ್ರೇವಾಲಿ ವ್ಯಾಧಿ (ಗ್ರೇವ್ಸ ಡಿಸೀಸ್) ಮ್ಹೋಣು ನಾಂವ. ಹಾಶಿಮೊಟೋಲಿ ವ್ಯಾಧಿ (ಹಾಶಿಮೊಟೋಸ್ ಡಿಸೀಸ್) ಗ್ರಂಥಿ ಸುಜ್ಜೂನು ಜಾವ್ಚೆ ಆನ್ನೇಕ ನಮೂನ್ಯಾಚೆ ಹೈಪರ್ ಥೈರೋಯ್ಡಿಸಮ್.

ಹೈಪರ್ ಥೈರೋಯ್ಡಿಸಮ್ ಆಶ್ಶೀಲೆ ಪೇಶಂಟಾಲೆ ದೋಳೆ ಹೋಡಶೆ ಘುರ್ಘುರ್ಚೆಶೆ ದಿಸ್ತಾತಿ. 'ತೋ ಪಳೆ ಘುರ್ಘುರ್ತಾ,' ಮ್ಹೋಣು ಪಳಯಿಲೆ ಸಾಂಗ್ತಾತಿ. ಪೇಶಂಟಾಲಿ ಥೈರೋಯ್ಡ್ ಗ್ರಂಥಿ ಫುಗ್ತಾ. ಮೊವೂ ಅಥವಾ ಘಾತ್ತೋರುಶಿ ಜಾವ್ಚಾಕ ಪೂರೊ. ಸಲ್ಪ ಗ್ರಂಥೀಂತು ಗೂಂಠ ಆನಿ ಗೂಳೆಶೆ ಆಸ್ಸೂಂಕ ಪೂರೊ. ಆಪ್ಪಳ್ಯಾರಿ ದುಕ್ಚಾಕ ಪೂರೊ. ನಾಡೀವೇಗ ಚಡ್ಡ, ನಾಡೀಚಿ ತಾಳ ಅನಿಯಮಿತ, ಬ್ಲಡ್ ಪ್ರೆಶರ್ ವೃದ್ಧಿ, ಮಸ್ತ ಹೂಮ ದೆಂಪ್ಚಿ, ಹಾತ್ತಾಂತು ಕಂಪನ, ಮನಾಂತು ಭಂಯಂ ಆನಿ ಘಾಬ್ರಿ, ನಿದ್ರಾಹೀನತಾ, ಅತೀವ ಭೂಖ, ಕಿತ್ಲೆ ಖೇಲ್ಲ್ಯಾರೀಯಿ ದೇಹವಜ್ಜನ ಊಣೆ ಜಾತ್ತವೊಚ್ಚೆಂ, ಆಯಾಸು ಆನಿ ನಿಶ್ಶಕ್ತಿ ಜಾಲ್ಲ್ಯಾರೀಯಿ ಚಡ್ಡ ಕಾಮ ಕೊರ್ಚೆಂ, ಘಡ್ಯೆಘಡ್ಯೇ ಉತ್ಕಡೆ ಜಾವ್ಚೆಂ, ಪಾತ್ತಳ ಉತ್ಕಡೆ ಜಾವ್ಚೆಂ, ಇತ್ಯಾದಿ ಹೈಪರ್ ಥೈರೋಯ್ಡಿಸಮ್ಮಾಚೆ ಚಿನ್ಹೆ ದಿಸ್ತಾತಿ.

'ಬಹಿರ್‌ಚಕ್ಷು' (ಎಕ್ಸೊಫ್ಥಾಲ್ಮೊಸ್) ವ್ಯಾಧಿ ಕೆಲವು ಪೇಶಂಟಾಂಕ ಹೈಪರ್ ಥೈರೋಯ್ಡಿಸಮ್ಮಾಚೆ ಒಟ್ಟೂಕ ಜಾತ್ತಾ. ತಾಂಗೇಲೆ ದೋಳೆ ಹೋಡ ಜಾವ್ನು ಭಾಯ್ರ ಉದ್ದೇನು ಯೇವ್ನು ದೃಷ್ಟಿದ್ವಯ (ಡಬಲ್ ವಿಝನ್) ಜಾತ್ತಾ. ಉಘ್ಡ್ಯಾವ್ಡಾಂತು ಪೊಳೋಚಾಕ ಕಷ್ಟ ಜಾತ್ತಾ. ಅಶ್ರು ಚಡ್ಡ ದೆಂವ್ತಾತಿ. ಖೊರೊಜು ಜಾತ್ತಾ. ದೋಳೆ ಸಮ್ಕಂಚಿ ಘೂವ್ನಾಂತಿ. ದೃಷ್ಟಿ ನುಪ್ರೊ ಜಾತ್ತಾ. ಹೈಪರ್ ಥೈರೋಯ್ಡಿಸಮ್ಮಾಚೆ ವಿಂಗಡ ಸಕ್ಕಡ ಚಿನ್ಹೆ ಚಡ್ಡ ಆಸ್ತಾತಿ.

ಹೈಪರ್ ಥೈರೋಯ್ಡಿಸಮ್ಮಾಕ ಮಸ್ತ ನಮೂನ್ಯಾಚೆ ವಕ್ದಂ ಆಸ್ಸತಿ. ಪ್ರೊಪಿಲ್‌ಥಯೋಯುರಾಸಿಲ್, ಕಾರ್ಬಿಮಝೋಲ್, ಮೆಥಿಮಝೋಲ್ ಇತ್ಯಾದಿ ವಕ್ದಂ ಆಸ್ಸತಿ. ಕಾರ್ಬಿಮಝೋಲ ಆಂಗಾಂತು ಮೆಥಿಮಝೋಲ್ ಜಾವ್ನು ತಾಜ್ಜೆ ಕಾಮ ಕರ್ತಾ. ವಿಂಗಡ ಅನೇಕ ತರಾಚೆ ಚಿಕಿತ್ಸೆ ಆತ್ತಂ ಆಸ್ಸತಿ.

<u>ಹೈಪೋ ಥೈರೋಯ್ಡಿಸಮ್:</u> ಹೈಪೋ ಥೈರೋಯ್ಡಿಸಮ್ಮಾಂತು ಥೈರೋಯ್ಡ್ ಗ್ರಂಥಿ ಸಮ್ಕಂಚಿ ಹಾರ್ಮೋನು ಉತ್ಪನ್ನ ಕರ್ನಾ. ಜೋರು ಹೈಪೋ ಜಾಲ್ಲ್ಯಾರಿ ಪೇಶಂಟಾಕ 'ಮಿಕ್ಸೆಡೀಮಾ' ಜಾತ್ತಾ. ಚೆರ್ಡೂವಾಲೆ ಆಹಾರಾಂತು ಐಯೋಡಿನ್ ನಾ ಜಾಲ್ಲ್ಯಾರಿ ಹೈಪೋ ಥೈರೋಯ್ಡಿಸಮ್ ವ್ಯಾಧಿ ಯೆತ್ತಾ. ಆತ್ತಂ ಆಂಗ್ಡಿ ಮೆಳ್ಚೆ ಮಿಟ್ಟಾಂತು ಐಯೋಡಿನ್ ಕೂಡಿಸೀತಾತಿ ಜಾಲ್ಲೇಲೆನಿಮ್ತಿ ತಸ್ಸಲೆ ವ್ಯಾಧಿ ಜಾವ್ಚೆ ಊಣೆ ಜಾಲ್ಲಾಂ.

ಹೈಪೋ ಥೈರೊಯ್ಡಿಸಮ್ ಸೂರು ಜಾಲ್ಲೇಲೆಂ ವಗ್ಗಿ ಕಽಳ್ನಾ. ತಾಜ್ಜೆ ಚಿನ್ಹೆ ಹಳುಹಳು ಯೆತ್ತಾತಿ. ತೊಂಡಾರಿ ಹಾಸು ನಾ. ಉಲ್ಲೋಚೆ ಧ್ವನಿ ಕರ್ಕಶ, ಉಲ್ಲೋಚೆ ವೇಗ ಕಮ್ಮಿ, ದೋಳ್ಯಾಚೆ ಪಾತ್ತ್ಯೊ ಲಾಂಬ್ತಾತಿ, ದೋಳೆ ಆನಿ ಗಾಲ ಉಬ್ಬೀಲೆವರಿ ದಿಸ್ತಾತಿ. ದೋಳ್ಯಾಚೆ ಭುವ್ಯೋಂ ಕೊಂಡೀರಿ ಝುಡ್ತಾತಿ. ದೇಹವಜ್ಞನ ಚಽಡ ಜಾವ್ಚಾಕ ಪೂರೊ. ಉತ್ಕಡೆ ಘಟ್ಟಿ (ಕೊನ್‌ಸ್ಟಿಪೇಶನ್) ಜಾತ್ತಾ. ಥಂಡಿ ತಡಿಸೂಚಾಕ ಜಾಯ್ನಾ. ಮಾತ್ತ್ಯಾಚೊ ಕೇಸು ಝುಡ್ತಾ, ಕೇಸು ಕರಽ ಜಾತ್ತಾ. ಕೇಸು ಸುಕ್ಕೀಲೆವರಿ ದಿಸ್ತಾ. ಚರ್ಮ ಕ್ಯಾರಟ್‌ಬಣ್ಣಾಚೆ (ಕೆರೋಟೆನೀಮಿಯಾ), ದಾಟ, ಕಽರಽ ಆನಿ ಸುಕ್ಕೀಲೆವರಿ ದಿಸ್ತಾ. ಹಾತ್ತಾಚೆ ಮನಗಟ ದುಕ್ತಾತಿ. ನಾಡಿವೇಗ ಧೀಮೀ ಜಾತ್ತಾ.

75–85 ವರ್ಸ ಪ್ರಾಯ ಜಾಲ್ಲೇಲ್ಯಾಂಕ ಹೈಪೋ ಥೈರೋಯ್ಡಿಸಮ್ ರೋಗು ಆಯ್ಯೀಲೊ ಕಽಳ್ನಾ. ತಾಂಗೇಲೆ ಅನಾರೋಗ್ಯ ವೃದ್ಧತ್ವಾಚೆ ಮಂದಮತಿ ಅಥವಾ ಆಲ್‌ಜೈಮರ್ ರೋಗು ಮ್ಹೊಣು ಲೆಕ್ತಾತಿ. ತಾಂಕಾ ರೋಗನಿಶ್ಚಿತ ಚಿಕಿತ್ಸೆ ಮೆಳ್ನಾ.

ಹೈಪೋ ಥೈರೋಯ್ಡಿಸಮ್ಮಾಕ ಚಿಕಿತ್ಸೆ ಕಽರ್ನಾಜಾಲ್ಲ್ಯಾರಿ ರಕ್ತಹೀನತಾ (ಎನೀಮಿಯಾ) ಜಾತ್ತಾ. ಆಂಗ ಥಂಡ ಆಸ್ತಾ. ಹೃದಯಾಚೆ ಬಽಲ ಊಣೆ ಜಾವ್ನು 'ಹಾರ್ಟ ಫೈಲೂರ್' ಜಾತ್ತಾ. ಮೆಂದೂಕ ರಕ್ತಸಂಚಾರ ಊಣೆ ಜಾವ್ನು ಸೀಜ಼ರ್ (ಅಪಸ್ಮಾರ), ಬೋಧಚುಕ್ಚೆಂ (ಕೋಮಾ), ಇತ್ಯಾದಿ ಜಾವ್ಚಾಕ ಪೂರೊ. 55 ವರ್ಸ ಪ್ರಾಯೇಚೆ ನಂತರ ಟೀಎಸ್‌ಹೆಚ್ ಟೆಸ್ಟ ವರ್ಸಾಕ ಏಕಪಟಿ ಕೆಲ್ಲ್ಯಾರಿ ಹೈಪೋ ಥೈರೊಯ್ಡಿಸಮ್ ಜಾಲ್ಲೇಲೆ ತಕ್ಷಣ ಕಳ್ತಾ. ಹೈಪೋ ಥೈರೋಯ್ಡಿಸಮ್ ಪೇಶಂಟಾಲೆ ರಕ್ತಾಂತು ಟೀಎಸ್‌ಹೆಚ್ ಪ್ರಮಾಣ ಮಸ್ತ ಚಽಡ ಆಸ್ತಾ. ಟೀ3 ಆನಿ ಟೀ4 ಸುದ್ಧಾಂ ಮಸ್ತ ಊಣೆ ಆಸ್ತಾ.

ಹೈಪೋ ಥೈರೋಯ್ಡಿಸಮ್ಮಾಕ ಥೈರೋಯ್ಡು ಹಾರ್ಮೋನ್ ದೀವ್ನು ಚಿಕಿತ್ಸೆ ಕರ್ತಾತಿ. ಆತ್ತಂ ಲೆಬೋರೇಟರೀಂತು ಆನಿ ವಕ್ದಾಚೆ ಫ್ಯಾಕ್ಟರೀಂತು ರಾಸಾಯನಿಕ ವಿಧೀನ (ಸಿಂತೆಟಿಕ್) ಉತ್ಪಾದನ ಜಾವ್ಚೆ ಥೈರೋಯ್ಡು ಹಾರ್ಮೋನು ಫಾರ್ಮಸೀಂತು ಮೆಳ್ತಾ. ಸುರ್ವೇಕ ಥೋಡೋ ಹಾರ್ಮೋನು ದೀವ್ನು ಹಳುಹಳು ಚಽಡ ಕೋರ್ಕಾ. ರಕ್ತಾಂತು ಟೀಎಸ್‌ಹೆಚ್ ಪ್ರಮಾಣ ಹಳುಹಳು ಊಣೆ ಜಾತ್ತಾ ಆನಿ ಪೇಶಂಟಾಲೆ ಥೈರೋಯ್ಡು ಗ್ರಂಥಿ ವಿಧಿವತ್ತು ಕಾಮ ಕೊರೂಂಕ ಸೂರುಜಾತ್ತಾ.

ಎಂಡೋಕ್ರೈನ್ ಗ್ರಂಥಿ

ಗಳ್ಯಾಂತು ಆಸ್ಸೂಚೆ ಥೈರೋಯ್ಡು ಗ್ರಂಥಿ ಏಕಿ ಎಂಡೋಕ್ರೈನ್ ಗ್ರಂಥಿ. ಸಾಮಾನ್ಯ ಜಾವ್ನು ಎಂಡೋಕ್ರೈನ್ ಗ್ರಂಥೀಂತು ಉತ್ಪನ್ನ ಜಾಲ್ಲೇಲೆ

ಹಾರ್ಮೋನು ಸೀಧಾ ರಕ್ತಾಂತು ವೊಚ್ಚೂನು ಮೆಳ್ತಾ. ಏಕ ಗ್ರಂಥೀಂತು ಉತ್ಪನ್ನ ಜಾಲ್ಲೇಲೆ ರಸಧಾತು ಖಂಚೇಯಿ ನಳಿಯೇ ಮೂಲಕ ರಕ್ತಾಂತು ವಚ್ಚನಾತ್ತೀಲೆ ಸೀಧಾ ರಕ್ತಾಂತು ಮೆಳ್ತಾಜಾಲ್ಯಾರಿ ತಸ್ಸಲೆ ಗ್ರಂಥೀಂಕ ನಾಳವಿಹೀನ ಗ್ರಂಥಿ (ಡಕ್ಟ್‌ಲೆಸ್ ಗ್ಲ್ಯಾಂಡ್) ಮ್ಹಣ್ತಾತಿ. ಥೈರೋಯ್ಡ್ ಗ್ರಂಥಿ ಏಕಿ ನಾಳವಿಹೀನ ಗ್ರಂಥಿ.

ಮನುಷ್ಯಾಲೆ ದೇಹಾಂತುಲೆ ವಿವಿಧ ಕ್ರಿಯೇಂಕ ಚಲಾಯ್ಲೂಚಾಕ ಹಾರ್ಮೋನ ಮ್ಹಳ್ಳೇಲೆ ರಸಧಾತು ಆವಶ್ಯಕ ಆಸ್ಸತಿ. ಉದಾಹರಣೇಂಕ ಮಾಂಸಖಂಡಾಚೆ ಕಣಾಕ ಜಾಯಿಜಾಲ್ಲೇಲಿ ಶಕ್ತಿ ಉತ್ಪನ್ನ ಕೊರೂಂಕ ರಕ್ತಾಂತುಲೆ ಗ್ಲುಕೋಸಾಕ ಲಾಗ್ಗೋಚಾಕ ಇನ್ಸುಲಿನ್ ಹಾರ್ಮೋನು ಅಗತ್ಯ ಆಸ್ಸ. ಇನ್ಸುಲಿನ್ ಹಾರ್ಮೋನು ಪ್ಯಾನ್‌ಕ್ರಿಯಸ್ಸಾಂತು ಆಸ್ಸೂಚೆ ಲ್ಯಾಂಗರ್ಹ್ಯಾನ್ಸಾಲೆ ನಾಳವಿಹೀನ ಬೆಟ್ಟ್ಯೇಂತು ಉತ್ಪನ್ನ ಜಾವ್ನು ಸೀಧಾ ರಕ್ತಾಂತು ವೊಚ್ಚೂನು ಮೆಳ್ತಾ.

ಮನುಷ್ಯಾಲೆ ದೇಹಾಂತು ಆಸ್ಸೂಚೆ ಕೆಲವು ಮುಖ್ಯ ಎಂಡೋಕ್ರೈನ್ ಗ್ರಂಥೀಂಚೆ ನಾಂವ ಸಕಲ ದಿಲ್ಲಾಂ.

1. ಹೈಪೋಥಲ್ಯಾಮಸ್: ಹೈಪೋಥಲ್ಯಾಮಸ್ ಮೆಂದೂಂತು ತಳಾಂಗ (ಥಲ್ಯಾಮಸ್) ಮ್ಹೋಣು ಏಕ ಸ್ಥಾನ ಆಸ್ಸ. ಹೇಂ ಮೆಂದೂಚೆ ಮಧ್ಯೇಂತುಲೆ ಸಕಲ್ಚೆ ಭಾಗ. ಹಾಜ್ಜೆ ಮುಳಾಂತು ಹೈಪೋಥಲ್ಯಾಮಸ್ ಆಸ್ಸ. ಹಾಂತೂಲೆ ರಕ್ತನಾಳ ಆನಿ ನಸರ ಏಕ ದೆಂಟ್ಯಾಚೆ ಮುಖಾಂತರ ತಾಜ್ಜೆ ಸಕಲ ಆಸ್ಸೂಚೆ ಪಿಕ್ಕೂಳ (ಪಿಟ್ಯೂಟರಿ) ಗ್ರಂಥೀಂತು ವೊಚ್ಚೂನು ಮೆಳ್ತಾತಿ. ಪಿಕ್ಕೂಳ ಗ್ರಂಥಿ ಮಾತ್ತ್ಯಾಕಟ್ಟ್ಯಾಚೆ ಸಾನ ಏಕ ಗೂಡಾಂತು ಆಸ್ಸ. ಹೈಪೋಥಲ್ಯಾಮಸ್ಸ ಪಿಕ್ಕೂಳ ಗ್ರಂಥೀಚೆ ಕ್ರಿಯೇರಿ ಪ್ರಭಾವ ಘಾಲ್ತಾ.

2. ಪಿಕ್ಕೂಳ ಗ್ರಂಥಿ (ಪಿಟ್ಯೂಟರಿ) ಪಿಕ್ಕೂಳ ಗ್ರಂಥಿ (ಪಿಟ್ಯೂಟರಿ) ವಾಸೋಪ್ರೆಸ್ಸಿನ, ಏಸೀಟೀಹೆಚ್, ಜೀಹೆಚ್, ಎಲ್‌ಹೆಚ್, ಎಫ್‌ಹೆಚ್‌ಎಸ್, ಓಕ್ಸಿಟೋಸಿನ್, ಪ್ರೊಲ್ಯಾಕ್ಟಿನ್, ಟೀಎಸ್‌ಹೆಚ್, ಇತ್ಯಾದಿ ಜೀವನಾಂಕ ಆಧಾರ ಜಾವ್ನು ಅಶ್ಶೀಲೆ ಅನೇಕ ಹಾರ್ಮೋನ್ನಾಂಕ ಉತ್ಪನ್ನ ಕರ್ತಾ.

3. ಪಾರಾಥೈರೋಯ್ಡ್ ಗ್ರಂಥಿ : ಪಾರಾಥೈರೋಯ್ಡ್ ಗ್ರಂಥಿ ತೇಚಿ ನಾಂವಾಚೆ ಹಾರ್ಮೋನ್ನಾಕ ಉತ್ಪನ್ನ ಕರ್ತಾ. ಹೋ ಹಾರ್ಮೋನು ಅಸ್ತಿ ಬಾಂದೂಚಾಂತು ಆನಿ ಕ್ಯಾಲ್ಸಿಯಮ್ ಆನಿ ಫೋಸ್ಫರಸ್ ಮಸಲ ಭಾಯ್ರ ಘಾಲ್ಚಾಂತು ದೇಹಾಕ ಸಹಾಯು ಕರ್ತಾ.

4. ಥೈರೋಯ್ಡ್ ಗ್ರಂಥಿ: ಥೈರೋಯ್ಡ್ ಗ್ರಂಥಿ ತೇಚಿ ನಾಂವಾಚೆ ಹಾರ್ಮೋನ್ನಾಕ ಉತ್ಪನ್ನ ಕರ್ತಾ. ಹೋ ಹಾರ್ಮೋನು ದೇಹಾಚೆ ಮೆಟಾಬೋಲಿಕ್ ಕ್ರಿಯೇಂಚೆ ವೇಗ ನಿಯಂತ್ರಣ ಕರ್ತಾ.

5. ಎಡ್ರಿನಲ್ ಗ್ರಂಥಿ: ಎಡ್ರಿನಲ್ ಗ್ರಂಥಿ ಆಲ್ಡೋಸ್ಟೆರೋನ್, ಕೋ಼ರ್ಟಿಸೋ಼ಲ್, ಡಿಹೆಚ್ಈಏ, ಎಪಿನೆಫ್ರಿನ್ ಆನಿ ನೋ಼ರ್‌ಎಪಿನೆಫ್ರಿನ್ ಉತ್ಪನ್ನ ಕರ್ತಾ.

ಆಲ್ಡೋಸ್ಟೆರೋನ ದೇಹಾಂತು ಉದ್ಕಾಚೆ ಅಂಶ, ಮಿಟ್ಟಾಚೆ ಪ್ರಮಾಣ ಆನಿ ಪೊಟಾಶಿಯಮ್ ಪ್ರಮಾಣ ನಿಯಂತ್ರಣ ಕರ್ತಾ.

ಕೋ಼ರ್ಟಿಸೋ಼ಲ್ ವ್ಯಾಧಿ ನಿರೋಧಕ ಶಕ್ತಿ, ಬ್ಲಡ್ ಗ್ಲುಕೋಸ, ಬ್ಲಡ್ ಪ್ರೆಶರ್ ಆನಿ ಮಾಂಸ ಪೇಶೀಂಚೆ ಬ಼ಲ ನಿಯಂತ್ರಣ, ದೇಹಾಂತು ಉದ್ಕಾಚೆ ಆನಿ ಮಿಟ್ಟಾಚೆ ಪ್ರಮಾಣ ನಿಯಂತ್ರಣ ಇತ್ಯಾದಿ ಕರ್ತಾ.

ಡಿಹೆಚ್ಈಏ ಹಾರ್ಮೋ಼ನು ಅಸ್ತೀರಿ, ಮಾನಸಿಕ ಸ್ಥಿತೀರಿ ಆನಿ ವ್ಯಾಧಿಕ್ಷಮಾರಿ ಪ್ರಬಾವು ಕರ್ತಾ. ವ್ಯಾಧಿಕ್ಷಮ ಮ್ಹಳ್ಯಾರಿ ರೋಗಪ್ರತಿರೋಧಕ (ಇಮ್ಯೂನಿಟಿ) ಶಕ್ತಿ.

ಎಪಿನೆಫ್ರಿನ್ ಆನಿ ನೋ಼ರ್‌ಎಪಿನೆಫ್ರಿನ್ ಹೃದಯಾಕ, ಶ್ವಾಸಕೋಶಾಕ, ರಕ್ತನಾಳಾಂಕ ಆನಿ ಮಜ್ಜಾ ಧಾತೂಕ ಚೈತನ್ಯ ಪ್ರದಾನ ಕರ್ತಾ.

6. ಪ್ಯಾನಕ್ರಿಯಸ್ ಗ್ರಂಥಿ: ಪ್ಯಾನಕ್ರಿಯಸ್ ಗ್ರಂಥೀಂತು ಆಸ್ಸೂಚೆ ಲ್ಯಾಂಗರ್ಹ್ಯಾ಼ನ್ಸಾಲೆ ಬೆಟ್ಟ್ಯೇಂತು 'ಆಲ್ಫಾ' ಕಣಾಂತು ಗ್ಲುಕೊಗೋನ ಆನಿ 'ಬೀಟಾ' ಕಣಾಂತು ಇನ್ಸುಲಿನ್ ಉತ್ಪನ್ನ ಜಾತ್ತಾ.

ಗ್ಲುಕೊಗೋನ: ಗ್ಲುಕೊಗೋನ ರಕ್ತಾಂತು ಗ್ಲುಕೋಸ ಪ್ರಮಾಣ ಚಡೈತಾ.

ಇನ್ಸುಲಿನ್: ಇನ್ಸುಲಿನ್ನ ರಕ್ತಾಂತು ಗ್ಲುಕೋಸ ಪ್ರಮಾಣ ಊಣೆ ಕರ್ತಾ. ಸಗ್ಳೇ ದೇಹಾಂತು ಪ್ರತಿಏಕ ಕಣಾಂತು ಗ್ಲುಕೋಸ, ಪ್ರೋಟೀನ ಆನಿ ಚರ್ಬೀ಼ಚೆ ಪಚನ ಕೊರ್ನು಼ ಶಕ್ತಿ ಉತ್ಪಾದನ ಕೊರೂಂಕ ಇನ್ಸುಲಿನ್ನ ಅಗತ್ಯ ಜಾವ್ಕಾ.

7. ಕಿಡ್ನೀ (ಮೂತ್ರಜನಕಾಂಗ): ಕಿಡ್ನೀಂತು ಎರಿತ್ರೋಪೊಯೆಟಿನ್, ರೆನಿನ್ ಆನಿ ಎಂಜಿಯೋಟೆನ್ಸಿನ್ ಉತ್ಪನ್ನ ಜಾತ್ತಾ.

ಎರಿತ್ರೋಪೊಯೆಟಿನ್: ಎರಿತ್ರೋಪೊಯೆಟಿನ್ ತಾಂಬ್ಡೆ ರಕ್ತಕಣಾಂಚೆ ಉತ್ಪಾದನಾಂತು ಸಹಾಯು ಕರ್ತಾ.

ರೆನಿನ್: ರೆನಿನ್ ಬ್ಲಡ್ ಪ್ರೆಶರ್ರಾಕ ನಿಯಂತ್ರಣ ಕರ್ತಾ.

ಎಂಜಿಯೋಟೆನ್ಸಿನ್: ಎಂಜಿಯೋಟೆನ್ಸಿನ್ ಬ್ಲಡ್ ಪ್ರೆಶರ್ರಾಕ ತಾಬೇಂತು ದವ್ವರ್ತಾ.

8. ಅಂಡಾಶಯ (ಓವರೀಸ್): ಬಾಯ್ಲಮನ್ಶಾಲೆ ಪೊಟ್ಟಾಂತು ದೋನಿ ಅಂಡಾಶಯ (ಓವರೀಸ್) ಆಸ್ಸತಿ. ಹಾಂತು ಈಸ್ಟ್ರೋಜೆನ್ ಆನಿ ಪ್ರೊಜೆಸ್ಟೆರೋನ್ ಉತ್ಪನ್ನ ಜಾತ್ತಾ.

ಈಸ್ಟ್ರೋಜೆನ್: ಬಾಯ್ಲಮನ್ಶಾಲೆ ದೇಹಾಂತು ಲೈಂಗಿಕ ಲಕ್ಷಣಾಂಕ ಸೃಷ್ಟಿ ಕೊರೂಂಕ ಪ್ರಭಾವು ಘಾಲ್ತಾ.

ಪ್ರೊಜೆಸ್ಟೆರೋನ್: ಪ್ರೊಜೆಸ್ಟೆರೋನ್ ಗರ್ಭಕೋಶಾರಿ ಆನಿ ಚಿಂವ್ವೇರಿ ಪ್ರಭಾವು ಘಾಲ್ತಾ.

9. ಆಂಡ್ವಾರಿ (ಟೆಸ್ಟಿಸ್): ಆಂಡ್ವಾರಿ (ಟೆಸ್ಟಿಸ್) ದಾರ್ಲೆಮನ್ಶಾಂಲೆ ಲೈಂಗಿಕ ಚಿನ್ಹೆ. ದೋನಿ ಆಂಡ್ವಾರಿ ಆಸ್ಸತಿ. ಹಾಂತು ಟೆಸ್ಟೋಸ್ಟೆರೋನ್ ಉತ್ಪನ್ನ ಜಾತ್ತಾ. ದಾರ್ಲೆಮನ್ಶಾಲೆ ದೇಹಾಂತು ಟೆಸ್ಟೋಸ್ಟೆರೋನ ಲೈಂಗಿಕ ಲಕ್ಷಣಾಂಕ ಯೆವ್ಚೆತಶ್ಶಿ ಪ್ರಭಾವು ಘಾಲ್ತಾ.

10. ಆಮಾಶಯ (ಡೈಜೆಸ್ಟೀವ್ ಟ್ರಾಕ್ಟ): ಆಮಾಶಯ (ಡೈಜೆಸ್ಟೀವ್ ಟ್ರಾಕ್ಟ) ಹಾಂತು ಕೊಲೆಸಿಸ್ಟೋಕೈನಿನ್ ಆನಿ ದೋನಿ ಹಾರ್ಮೋನು ಉತ್ಪನ್ನ ಜಾತ್ತಾತಿ.

ಕೊಲೆಸಿಸ್ಟೋಕೈನಿನ್: ಕೊಲೆಸಿಸ್ಟೋಕೈನಿನ್ ಆಹಾರಾಕ ಆಂತಾಂತು ಮುಕಾರಿ ಮುಕಾರಿ ವೊಚ್ಚಾಕ ಪ್ರೋತ್ಸಾಹ ದಿತ್ತಾ. ಪಿತ್ತಕೋಶಾಚೆ ಆನಿ ಪಿತ್ತನಾಳಾಚೆ ಕ್ರೀಯಾ ನಿಯಂತ್ರಣ ಕರ್ತಾ.

ಗ್ಲುಕೊಗೋನಸಮಾನ ಪೆಪ್ಟೈಡ: ಗ್ಲುಕೊಗೋನಸಮಾನ ಪೆಪ್ಟೈಡ ಆಮಾಶಯಾಂತು ಉತ್ಪನ್ನ ಜಾವ್ನು ಪ್ಯಾನ್‌ಕ್ರಿಯಸ್ಸಾಂತು ವತ್ತಾ. ಥಂಯಿ ಇನ್ಸುಲಿನ್ ಉತ್ಪನ್ನಾಂಕ ಚಡ ಕರ್ತಾ.

ಘ್ರೆಲಿನ್: ಘ್ರೆಲಿನ್ ಪಿಕ್ಕೂಳ ಗ್ರಂಥೀಚೆವ್ಯೆರಿ ಕಾಮ ಕರ್ತಾ. ಪಿಕ್ಕೂಳ ಗ್ರಂಥಿ ಜೀಹೆಚ್ ಹಾರ್ಮೋನು ಉತ್ಪನ್ನ ಕರ್ತಾ. ಘ್ರೆಲಿನ್ ಹಾರ್ಮೋನು ಜೀಹೆಚ್ ಉತ್ಪಾದನಾಕ ನಿಯಂತ್ರಣ ಕರ್ತಾ.

11. ಆಂಗಾಚಿ ಚರ್ಬಿ: ಆಂಗಾಚಿ ಚರ್ಬಿ ರೆಸಿಸ್ಟಿನ್ ಆನಿ ಲೆಪ್ಟಿನ್ ಹಾರ್ಮೋನ್ ಉತ್ಪನ್ನ ಕರ್ತಾ.

ರೆಸಿಸ್ಟಿನ್: ರೆಸಿಸ್ಟಿನ್ ಮಾಂಸಖಂಡಾಚೇರಿ ಇನ್ಸುಲಿನ್ನಾಂಚೊ ಪ್ರಭಾವು ಪೋಡೂಂಕ ಸೋಣಾ.

ಲೆಪ್ಟಿನ್: ಲೆಪ್ಟಿನ್ ಮನುಷ್ಯಾಲೆ ಭೂಕೇಕ ನಿಯಂತ್ರಣ ಕರ್ತಾ.

ಆಂಗಾಭಾಯ್ರ ಗರ್ಭಾದಾನ

ಆತ್ತಂ 2016 ಇಸ್ವೇಂತು ಚೆರ್ಡೂವಂ ಜಾಯ್ನಾ ಜಾಲ್ಲೇಲೆ ದಂಪತೀಂಕ ಡಾಕ್ಟ್ರ ಆಂಗಾಭಾಯ್ರ ಗರ್ಭಾದಾನ ಕೋರ್ನು ಚೆರ್ಡೂವಂ ಕೋರ್ನು ದಿತ್ತಾತಿ. ಹಾಂತು ಬಾಯ್ಲೇಲೆ ಅಂಡಾಶಯಾಂಕ ಸುರ್ವೇಕ ಸಮಃಂಚಿ ಈಸ್ಟ್ರೋಜೆನ್ ಹಾರ್ಮೋನು ಉತ್ಪನ್ನ ಕೊರ್ಚಾಕ ಔಷಧ ದಿತ್ತಾತಿ. ಭಷ್ಟಿ ಜಾವ್ನು ಪಂದ್ರ ದೀಸ ಜಾಲ್ಲೆತಕ್ಷಣ ಅಂಡಾಶಯಾಂತು ತಾಕ್ಕೂನು ಭಾಯ್ರ ಆಯ್ಲೇಲೆ ಅಂಡಾಂಕ ಅಲ್ಟ್ರಾಸೊನೊಗ್ರಾಫೀಂತು

ದೆಕ್ೂನು ಸಂಗ್ರಹ ಕರ್ತಾತಿ. ಸಂಗ್ರಹ ಕೆಲ್ಲೇಲೆ ಅಂಡಾಂಕ ಲೆಬೋರೇಟರೀಂತು ಪೊಳೇರಾಂತು (ಪೆಟ್ರಿ ಡಿಶ್ಶಾಂತು) ಬಾಮ್ಣಾಲೆ ವೀರ್ಯಾಚೆ ಒಟ್ಟು ಮೆಳ್ಳೈತಾತಿ. ಲೆಬೋರೇಟರೀಚೆ ಪೊಳೇರಾಂತು ಏಕ ವೀರ್ಯಕಽಣ ಅಂಡಾಚೆ ಭಿತ್ತರಿ ವೊಚ್ಚೂನು ಅಂಡಾಂತು ಕಽಶಿ ಜಾವ್ನು ಅಂಕುರಬೀಜ (ಎಮ್‌ಬ್ರಿಯೋ) ಜಾವ್ನು ಪರಿವರ್ತನ ಜಾತ್ತಾ. ಅಶ್ಶಿ ಸೃಷ್ಟಿ ಜಾಲ್ಲೇಲೆ ಅಂಕುರಬೀಜಾಕ ಲೆಬೋರೇಟರೀಂತು ಏಕದೋನಿ ದೀಸು ದೊವ್ವೋರ್ನು ಚಿಕೇ ಹೋಡ ಜಾಲ್ಲೆಮಾಗ್ಗಿರಿ ಬಾಯ್ಲೇಲೆ ಯೋನೀದ್ವಾರಾಚೆ ಮುಖಾಂತರ ತಿಗ್ಗೇಲೆ ಗರ್ಭಕೋಶಾಂತು ದೇಂವೈತಾತಿ. ಗರ್ಭಕೋಶಾಂತು ಸಕ್ಕಡ ಸ್ಥಿತಿ ಸಾಮಾನ್ಯ ಆಸ್ಸಜಾಲ್ಲ್ಯಾರಿ ತೇಂ ಅಂಕುರಬೀಜ ಗರ್ಭಾಚೆ ವೊಣ್ತೀಕ ಚಾಬ್ಬೂನು ಘೆತ್ತಾ ಆನಿ ದಿಸವತ್ತಾಂ ವತ್ತಾಂ ಹೋಡ ಜಾವ್ನು ಏಕ ಚೆರ್ಡು ಜಾತ್ತಾ. ಶೆಂಬರಿ ಪಟಿ ಅಶ್ಶಿ ಕೆಲ್ಲೇಲೆ ಪ್ರಯತ್ನಾಂಚೆಪ್ಯೆಕಿ ಸುಮಾರ 25 ಅಂಕುರಬೀಜ ಗರ್ಭಕೋಶಾಂತು ಬೈಸೂನು ಹೋಡ ಜಾವ್ನು ಚೆರ್ಡು ಜಾತ್ತಾ. ಮಸ್ತು ದುಡ್ಡು ಖರ್ಚು ಜಾತ್ತಾ. ಚೆರ್ಡು ಜಾವ್ಕಾ ಮ್ಹೊಣು ಆಶಾ ಆಶ್ಶೀಲ್ಯಾಂಕ ಹೇಂ ಏಕ ಆಧುನಿಕ ವೈದ್ಯಕೀಯಾಚೊ ಆಶೀರ್ವಾದು.

ಹಾರ್ಮೋನ ಸಕ್ಕಡ ಜೈವಿಕ ರಾಸಾಯನಿಕ ವಸ್ತು. ಸಾಕ್ಕರ ಉದ್ಕಾಂತು ಘಾಲ್ಲೆನಂತರ ಉದ್ಕಾಂತು ಖಿರ್ತಾ. ಸಾಕ್ಕರ ದಿಸ್ಸನಾ. ಉದ್ಕಾಕ ಗೋಡ ಜಾತ್ತಾ. ದೇಹಾಚೆವ್ಯೆರಿ ಹಾರ್ಮೋನಾಂಚೊ ಪರಿಣಾಮು ಸೂರ್ಯೋದಯ ಆನಿ ಸೂರ್ಯಾಸ್ತಮಾರಿ ಹೊಂದೂನು ಆಸ್ಸಕೀ ಮ್ಹೊಣು ಲೆಕ್ಕೂಕಾ. ಮನುಷ್ಯಾನ ಸಕಾಣಿ ಉಠಾನು ತಾಗ್ಗೇಲೆ ದೈನಂದಿನ ಕಾಮ ಸೂರು ಕೆಲ್ಲೇಲೆ ತಶ್ಶೀಂಚಿ ಗ್ರಂಥಿ ಸಕ್ಕಡ ತಾಂಕಾ ಜಾಯಿಜಾಲ್ಲೇಲೆ ಆಹಾರ, ತಾಂಗೇಲೆ ತಾನ್ನೀಚೆ (ಬ್ರೇಕ್‌ಫಾಸ್ಟ್), ರಕ್ತಾಂತುತಾಕ್ಕೂನು ಕಾಣು ಘೇವ್ನು ಸೇವನೆ ಕರ್ತಾತಿ ಆನಿ ಹಾರ್ಮೋನ್ ಉತ್ಪಾದನ ಸೂರು ಕರ್ತಾತಿ. ಮನುಷ್ಯಾಲೆ ಮೆಂದೂಚೆ, ಹೃದಯಾಚೆ, ಪೊಟ್ಟಾಚೆ, ಹಾತ್ತಾಚೆ, ಪಾಯ್ಯಾಚೆ, ಇತ್ಯಾದಿ ಅಂಗಾಂಗಾಚೆ ಕ್ರಿಯೇಕ ತಕೀತ ಗ್ರಂಥಿ ತಾಂಗೇಲೆ ಹಾರ್ಮೋನ್ ಉತ್ಪಾದನ ಚಾಲು ದವ್ವರ್ತಾತಿ. ಮನುಷ್ಯಾಲೆ ಕ್ರಿಯೇಕ ಜಾಯಿಜಾಲ್ಲೇಲೆ ಆಹಾರ ಸೇವನೆ ಮನುಷ್ಯಾನ ಕೆಲ್ಲ್ಯಾರಿ ಗ್ರಂಥಿ ತಾಂಗೇಲೆ ಕಾಮ ಕ್ರಮಪ್ರಕಾರ ಕರ್ತಾತಿ. ಕಾರಾಂತು ಪೆಟ್ರೋಲ್ ಸರ್ಲೇಲೆ ತಶ್ಶೀಂಚಿ ಪೆಟ್ರೋಲು ಭೋರ್ಕಾ. ಓಽಯಿಲ್ ಘಾಲ್ಕಾ. ಬ್ಯಾಟರೀಂತು ಡಿಸ್ಟಿಲ್ಡವಾಟರ ಘಾಲ್ಕಾ. ತೆದ್ದನಾ ಕಾರ ಸಽಮ ಕಾಮ ಕರ್ತಾ.

ಹಾಂವ ಡಾಕ್ತ್ರ ಜಾಲ್ಲೊಂ!

14. ಪರ್ಯಾಯ ವೈದ್ಯಕೀಯ ಪದ್ಧತಿ

ಆಮ್ಗೇಲೆ ದೇಶಾಂತು ಪ್ರಾಚೀನ ವೈದ್ಯಕೀಯ ಪದ್ಧತಿ ಆಜೀಕಯಿ ಚಾಲು ಆಸ್ಸ. ಆಮ್ಗೇಲೆ ಸರಕಾರಾನ ಸೀ.ಸೀ.ಐ.ಎಮ್. (ಸೆಂಟ್ರಲ್ ಕೌನ್ಸಿಲ್ ಆಫ್ ಇಂಡಿಯನ್ ಮೆಡಿಸಿನ್, ನ್ಯೂಡೆಲ್ಲಿ) ಮ್ಹಳ್ಳೇಲೆ ಏಕ ಸಂಸ್ಥೆ ಸ್ಥಾಪನ ಕೋರ್ನು ಏ.ವೈ.ಯು.ಎಸ್.ಹೆಚ್. ಅಥವಾ 'ಆಯುಶ್' (ಆಯುರ್ವೇದ, ಯೋಗಾ, ಯೂನಾನಿ, ಸಿದ್ಧ ಆನಿ ಹೊಮೊಪಥಿ,) ಪದ್ಧತೀಂಕ ವಿಕಾಸಿತ ಕೊರ್ಚೆ ಪ್ರಯತ್ನ ಕೆಲ್ಲಾಂ. ಆಧುನಿಕ ವೈದ್ಯಕೀಯ ವಿಜ್ಞಾನಾಚೆ ಶಿಕ್ಷಣ ಪಾವೀಲ್ಯಾಂಕ ಎಂ.ಬೀ.ಬೀ.ಎಸ್. ಡಿಗ್ರಿ ಮೆಳ್ತಾ. ಆಯುರ್ವೇದ ಶಿಕ್ಷಣ ಪಾವೀಲ್ಯಾಂಕ ಬೀ.ಏ.ಎಸ್.ಎಮ್. ಡಿಗ್ರಿ ಮೇಳ್ತಾ. ಸೀ.ಸೀ.ಐ.ಎಮ್ ಸಂಸ್ಥೇನ 2012 ಇಸ್ವೇಂತು ಆಯುರ್ವೇದಾಚೆ ಶೈಕ್ಷಣಿಕ ಸಿಲ್ಲೇಬಸ್ ಪರಿಷ್ಕಾರು ಕೋರ್ನು ಆಧುನಿಕ ವಿಜ್ಞಾನಾಚೆ ಮಸ್ತ ಸಕ್ಕಡ ವಿದ್ಯೆ ತಾಂತು ಮೇಳೈಲಾಂ. ಆತ್ತಂ ಆಯುರ್ವೇದ ಡಾಕ್ಟ್ರಾಲಿ ಪದ್ಧತಿ ಆಧುನಿಕ ವೈದ್ಯಕೀಯ ಪದ್ಧತೀಕ ಶೇಕಡಾ ಪನ್ನಾಸಾಕಯಿ ಚಡ ಹೊಂದೂನು ಯೆತ್ತಾ.

ಆಯುರ್ವೇದ ವಿಜ್ಞಾನಾಂತು ಪಾರಮಾರ್ಥಿಕ ವಿಚಾರು ಪ್ರಮುಖ ವಿಚಾರು. ಆಧುನಿಕ ವೈದ್ಯಕೀಯ ಪದ್ಧತೀಂತು ದೈವಿಕ ಶಕ್ತಿ ಆನಿ ಪಾರಮಾರ್ಥಿಕ ವಿಚಾರು ಯೇನಾ. ಉದಾಹರಣೇಕ ಆಧುನಿಕ ಪದ್ಧತೀಂತು ಪೇಶಂಟಾಲೆ ಗುಣಸ್ವಭಾವು ಚಾಂಗ ಆಸ್ಲೊ ವಾಯ್ಟ ಆಸ್ಲೊ ತಾಗ್ಗೇಲೆ ರೋಗಾಕ ತಕೀತ ಚಿಕಿತ್ಸೆ ಜಾತ್ತಾ. ಆಯುರ್ವೇದಾಂತು ಪೇಶಂಟಾಲೊ ಗೂಣು ಆನಿ ಸ್ವಭಾವು ಆರೋಗ್ಯ ರಾಕ್ಕೂಂಕ ಮಹತ್ತರ ಜಾವ್ನು ಆಸ್ಸ.

'ಸುಖಾಯು' ಆನಿ 'ಹಿತಾಯು' ಮೇಳ್ಕಾ ಜಾಲ್ಯಾರಿ ಆನಿ ಆರೋಗ್ಯವಂತು ಜಾವ್ಕಾ ಜಾಲ್ಯಾರಿ, ಜನಾನಿ ಕಶ್ಶೀ ಆಸ್ಸೂಕಾ ಮ್ಹೊಣು ಆಯುರ್ವೇದಾಂತು ಸಾಂಗೀಲೆ ಸಕಲ ದಿಲ್ಲಾಂ:

1. ಸಕ್ಕಡ ಜನಾಂಕ ಚಾಂಗ ಜಾವ್ನೊ ಮ್ಹೊಣು ಇಚ್ಛಾ ಆಸ್ಸೂಕಾ.

2. ದುಸ್ರ್ಯಾಲೆ ಆಸ್ತಿ, ದುಡ್ಡು, ಭಾಂಗರ, ಬಾಯ್ಲು ಆನಿ ಇತರ ಐಶ್ವರ್ಯಾಚೆವೈರಿ ಆಶಾ ಕೊರೂಂಕ ನಜ್ಜ.

3. ಖಂಚೇಯಿ ಕಾಮ ಕೊರ್ಚೆ ಘೂಡೆ ತಾಜ್ಜೆನಿಮ್ತಿ ಚಾಂಗ ಜಾತ್ತಕೀ ವಾಯ್ಟ ಜಾತ್ತಾ ಮ್ಹೊಣು ಪೊಳೋಕಾ. ವಾಯ್ಟ ಜಾವ್ಚೆ ಕಾಮ ಕೊರೂಂಕ ನಜ್ಜ.

4. ಸತ್ಯ ಉಲ್ಲೋಕಾ. ಧರ್ಮ, ಅರ್ಥ ಆನಿ ಕಾಮ ಹೇಂ ತೀನಿ ಪರಸ್ಪರ ಸಂತುಲನ ಕೋರ್ನು ಜೀವನ ಕೋರ್ಕಾ.

5. ಮ್ಹಾಲ್ಘಡ್ಯಾಂಕ ಮರ್ಯಾದಿ ದೀವ್ಕಾ. ಸದಾ ವಿದ್ಯೆ, ಜ್ಞಾನ ಬುದ್ಧಿ ಸಂಪಾದನ ಕೊರ್ಚೆ ಪ್ರಯತ್ನ ಕೋರ್ಕಾ.

6. ಕೋಪು, ದ್ವೇಶು, ಮೋಹ, ಮಽದ, ಮತ್ಸರ, ಲೋಭ, ಇತ್ಯಾದಿ ದೂರ ದೊವ್ರೋರ್ಕಾ.

7. ದಾನಧರ್ಮು ಕೋರ್ಕಾ.

8. ಧ್ಯಾನ ಕೋರ್ನು ಮನಶ್ಶಾಂತಿ ಆಸ್ಸಕೋರ್ಕಾ.

9. ಪುಸ್ತಕಂ ವಾಜ್ಜೂನು ಸ್ಮರಣಶಕ್ತಿ ಆನಿ ಬುದ್ಧಿ ವರ್ಧನ ಕೋರ್ಕಾ.

10. ದೈವೀಕ ಶಕ್ತೀಚೆ ಚಿಂತನೆ ಸದಾಕಾಳ ಕೋರ್ಕಾ.

ಇತ್ಲೆ ಕೆಲ್ಲೇಲ್ಯಾಕ 'ಸುಖಾಯು' ಆನಿ 'ಹಿತಾಯು' ಮ್ಹಳ್ಯಾರಿ ಆರೋಗ್ಯ ಮೆಳ್ತಾ, ಮ್ಹೊಣು ಆಯುರ್ವೇದ ಸಂಹಿತೇಂತು ತಾಕೀತ ಕೆಲ್ಲ್ಯಾ.

ಆಧುನಿಕ ವೈದ್ಯಕೀಯಾಂತು ಹೇಂ ಖಂಚೇಯಿ ಲೆಕ್ಕಾಕ ಯೇನಾ. ದೇಹಾಕ ಲಾಗ್ಚೊ ರೋಗು ಪಾರಮಾರ್ಥಿಕ ಕಾರಣಾನ ನ್ಹಂಯಿ ಮ್ಹೊಣು ಆಧುನಿಕ ವೈದ್ಯಕೀಯ ವಿಜ್ಞಾನ ಸಾಂಗ್ತಾ.

ಆಯುರ್ವೇದ ಕೋಽಲೇಜಾಂತು ಸಂಸ್ಕೃತ ಭಾಸ ಏಕ ವಿಷಯು. ಹಾಂತು ಪರೀಕ್ಷ ಆಸ್ಸ. ಇಸ್ಕೂಲಾಂತು ಆನಿ ಪದವಿಪೂರ್ವ ಕೋಽಲೇಜಾಂತು ಸಂಸ್ಕೃತ ವಿಷಯು ಘೆತ್ತೀಲೆ ವಿದ್ಯಾರ್ಥಿಂಕ ಆಯುರ್ವೇದ ಕೋಽಲೇಜಾಂತು ಸಂಸ್ಕೃತ ವಿಷಯು ಶಿಕ್ಕೂಂಕ ಸುಲಭ ಜಾತ್ತಾ.

ಆಧುನಿಕ ವೈದ್ಯಕೀಯ ಕೋಽಲೇಜಾಂತು ಸಂಸ್ಕೃತ ಭಾಸ ಶಿಕೈನಾಂತಿ. ಇಂಗ್ಲೀಷ ಭಾಸ ಇಸ್ಕೂಲಾಂತು ಆನಿ ಪದವಿಪೂರ್ವ ಕೋಽಲೇಜಾಂತು ಶಿಕ್ಕೂನು ಎಮ.ಬೀ.ಬೀ.ಎಸ್. ವಿದ್ಯಾರ್ಥಿಂಕ ತಾಂಗೇಲೊ ಪಾಠು ಸಕ್ಕಡ ಇಂಗ್ಲೀಷ ಭಾಷೇಂತು ಕರ್ತಾತಿ ಜಾಲ್ಲೇಲೆ ನಿಮಿತ್ತ ವೈದ್ಯಕೀಯ ಶಿಕ್ಷಣ ಭಾಷೇಚೆ ಗೊಂದ್ಲಾಂತು ಪಽಣಾ.

ಧಾತು ವಿಜ್ಞಾನ

ಮನುಷ್ಯಾಲೆ ಶರೀರಾಂತು ಸಾತ ಧಾತು, ರಸ, ರಕ್ತ, ಮಾಂಸ, ಮೇದ, ಮಜ್ಜ ಆನಿ ಶುಕ್ರ ಮ್ಹೊಣು ಆಯುರ್ವೇದಾಂತು ದಿಲ್ಲಾಂ. ಆತ್ತಂಚೆ

ಮಾಹಿತೀಚೆ ಪ್ರಕಾರ ಹೇಂ ವಿವರಣ ಅಪೂರ್ಣ ಮ್ಹೋಣು ದಿಸ್ತಾ. ಆಧುನಿಕ ವೈದ್ಯಕೀಯಾಚೆ ಪ್ರಕಾರ ಮನುಷ್ಯಾಲೆ ಶರೀರ ಕಣ (ಸೆಲ್ಸ್), ಧಾತು (ಟಿಸ್ಸ್ಯೂ), ಅಂಗ (ಓರ್ಗನ್) ಆನಿ ಜಾಳ (ಸಿಸ್ಟೆಮ್) ಮ್ಹೋಣು ವಾಂಟೊ ಕೋರ್ಯೇತ. ಪ್ರತಿ ಕಣಾಂಕ, ಧಾತೂಕ, ಅಂಗಾಕ ಆನಿ ಜಾಳಾಕ ತಾಜ್ಜೇಂಚಿ ಕಾರ್ಯಕ್ರಮು ಆಸ್ಸ. ಶರೀರ ರಚನಾ ಶಾಸ್ತ್ರಾಂತು (ಎನಾಟೊಮಿ) ಕಣ, ಧಾತು, ಅಂಗ ಆನಿ ಜಾಳ ಯೆತ್ತಾತಿ. ಕ್ರಿಯಾ ಶಾಸ್ತ್ರಾಂತು ತಾಂಗೇಲೊ ಕಾರ್ಯಕ್ರಮು ಯೆತ್ತಾ. ಉದಾಹರಣೇಂಕ ಶ್ವಾಸ ಜಾಳ, ಆಹಾರ ಜಾಳ, ಪಚನ ಕ್ರಿಯಾ ಶಾಸ್ತ್ರ, ಆನಿ ಹೃದಯ ರಕ್ತನಾಳ ಜಾಳ ಹೋಲಿಸೂನು ಪೊಳೋಯಾಂ!

1. ಶ್ವಾಸ ಜಾಳ (ರೆಸ್ಪಿರೇಟರಿ ಸಿಸ್ಟೆಮ್)

ಆಯುರ್ವೇದ	ಆಧುನಿಕ ವೈದ್ಯಕೀಯ
ಘುಪ್ಪುಸ, ಕಂಠ, ಊರ್ಧ್ವಾಂಗ, ಪ್ರಾಣವಾಯು, ಉದಾನ ವಾಯು, ಶ್ವಸನ ಸ್ರೋತ, ಸಾಧಕ ಪಿತ್ತ, ಅವಲಂಬಕ ಕಫ, ರಸ, ರಕ್ತ, ಮಾಂಸ, ಮಜ್ಜ, ಮಲ.	ಶ್ವಾಸಕೋಶ (ಲಂಗ್ಸ್), ಶ್ವಾಸನಾಳ (ಬ್ರೋಂಕಸ್), ತಾಳೊ (ಲಾರಿಂಕ್ಸ್), ಹರ್ದೆ (ಚೆಸ್ಟ್), ಹರ್ದ್ಯಾಚೆ ಮಾಂಸಪೇಶಿ (ಡಯಾಫ್ರಾಮ್). ವಾರ್ಯಾಂತೂಲೆ ಓಕ್ಸಿಜೆನ್ ರಕ್ತಾಂತು ವೊಚ್ಚೂನು ಪ್ರತಿ ಏಕ ಕಣಾಂಕ ಪಾವ್ತಾ.

2. ಆಹಾರ ಜಾಳ (ಅಲಿಮೆಂಟರಿ ಸಿಸ್ಟೆಮ್)

ಆಯುರ್ವೇದ	ಆಧುನಿಕ ವೈದ್ಯಕೀಯ
ಸಾತ ಪಚನಾಂಗ ಸಾಂಗ್ಲ್ಯಾಂತಿ: ವೈಲೆ ಆನಿ ಸಕಲ್ಚೆ ದೋನಿ ವೊಂಟಂ, ವೈಲೆ ಆನಿ ಸಕಲ್ಚೆ ದೋನಿ ದಾಂತಾಂಚೊ ಸಾಲು, ಜೀಬ, ತಾಳೊ ಆನಿ ಗಳೊ. ಬೊಂಬ್ಲೇಚೆ ವೈಲೆ ಪೊಟ್ಟಾಚೆ ಭಾಗ ಆನಿ ಸಕಲ್ಚೆ ಹರ್ದ್ಯಾಚೆ ಭಾಗ ದೋನಿ ಮೇಳ್ನು ಆಯುರ್ವೇದಾಂತು 'ಆಮಾಶಯ' ಮ್ಹೋಣು ಸಾಂಗ್ಲಾ.	ತೋಂಡ, ವೊಂಟಂ, ದಾಂತ, ಜೀಬ, ಲಾಳಗ್ರಂಥಿ, ತಾಳೊ, ಅನ್ನನಾಳ, ಅನ್ನಕೋಶ, ಕೋಶಾಂತರ ಸಂಧಿ ಪೈಲೋರಸ್, ಡುವೋಡಿನಮ್, ಪಿತ್ತ ಜನಕಾಂಗ, ಪಿತ್ತ ನಾಳ ಆನಿ ಕೋಶ, ಮೇದೋಜ್ಜೀರಕ ಗ್ರಂಥಿ, ಸಾನ ಆಂತಂ, ಹೋಡ ಆಂತಂ, ಕೋಲನ್, ಮಲಕೋಶ (ರೆಕ್ಟಮ್), ಗುದದ್ವಾರ (ಏನಸ್).

3. ಪಚನ ಕ್ರಿಯಾ ಶಾಸ್ತ್ರ:

ಆಯುರ್ವೇದ	ಆಧುನಿಕ ವೈದ್ಯಕೀಯ
ಬೊಂಬ್ಲೇಚೆ ಸಕಲ್ಚೆ ಭಾಗ ಗ್ರಹಣೀ ಅಥವಾ ಕೋಷ್ಟ ಮ್ಹಳ್ಳೇಲೆಕಡೇನ ಪಚನಕ್ರಿಯಾ ಜಾತ್ತಾ. ಕ್ರೂರ, ಮೃದು ಆನಿ ಮಧ್ಯಮ ಮ್ಹೋಣು ತೀನಿ ವಿಧಾಚೆ ಕೋಷ್ಟ ಆಸ್ಸತಿ. ವಾತ, ಪಿತ್ತ, ಕಫ ಹೇಂ ತೀನಿ ದೋಷ ಪಚನ ಕ್ರಿಯೇಂತು ಭಾಗ ಘೆತ್ತಾ. ವಾತ ದೋಷಾಂತು ಪ್ರಾಣವಾಯು, ಸಮಾನವಾಯು ಆನಿ ಅಪಾನವಾಯು ಪಚನ ಕ್ರಿಯೇಂತು ಕಾಮ ಕರ್ತಾತಿ. ಪಚನ ಕ್ರಿಯೇಂತು ಅವಿಗ್ಧ, ವಿಗ್ಧ ಆನಿ ಪಕ್ವ ಮ್ಹೋಣು ತೀನಿ ಅವಸ್ಥಾ ಸಾಂಗ್ಲ್ಯಾಂತಿ. ಮಧುರ, ಆಮ್ಲ ಆನಿ ಕಟೂ ಮ್ಹೋಣು ತೀನಿ ವಿಪಾಕ ಸಾಂಗ್ಲ್ಯಾಂತಿ. ಆಹಾರಾಂತುಲೆ ಸಾರ ಹೃದಯಾಕ ವತ್ತಾ. ಕಿಟ್ಟ (ಮಲ) ಮುತ್ತಾಂತು, ಗುವ್ವಾಂತು ಆನಿ ಹೊಮೇಂತು ವತ್ತಾ. ಅಗ್ನಿ ಆನಿ ಪಿತ್ತ ಒಟ್ಟೂಚಿ ಮೇಳ್ನು ಕಾಮ ಕರ್ತಾತಿ. ಕೋಷ್ಟಾಗ್ನಿ, ಜಠರಾಗ್ನಿ, ಪಚಕಾಗ್ನಿ, ಕಾಯಾಗ್ನಿ, ಧಾತ್ವಾಗ್ನಿ, ಭೌತಿಕಾಗ್ನಿ, ಇತ್ಯಾದಿ. <u>ಆಹಾರಾಚೆ ಗೂಣ</u> ಧಾ ಬ್ರಹ್ಮಣೀಯ ಗೂಣ: ಗುರು, ಮಂದ, ಶೀತ, ಸ್ನಿಗ್ಧ, ಶ್ಲಕ್ಷ್ಣ, ಸಂದ್ರ, ಮೃದು, ಸ್ಥಿರ, ಸ್ಥೂಲ, ಪಿಚ್ಛಿಲ. ಆನಿ ಧಾ ಲಂಘನೀಯ ಗೂಣ: ಲಘು, ತೀಕ್ಷ್ಣ, ಉಷ್ಣ, ರುಕ್ಷ, ಖಾರ, ದ್ರವ, ಕಠಿಣ, ಚಲ, ಸೂಕ್ಷ್ಮ ಆನಿ ವಿಶದ.	ತೊಣ್ಣಾಂತು ಖಾವ್ಚೆ, ಪಿವ್ಚೆ, ಚಾಬ್ಲೂಚೆ, ಚೇಂವ್ಚೆ, ಗಿಳ್ಚೆ. ಲಾಳೇಂತು ಎನ್ ಝೈಮ್ ಆಸ್ಸs. ಅನ್ನಕೋಶಾಂತು ಹೈಡ್ರೋಕ್ಲೋರಿಕ್ ಆಮ್ಲರಸ ಆನಿ ಪೆಪ್ಸಿನ್. ಮೇದೋಜ್ಜೀರಕ ಗ್ರಂಥೀತುಲೆ ಎನ್‌ಝೈಮ್. ಪಿತ್ತಜನಕಾಂಗಾಂತು (ಯಕೃತ್) ಬೈಲ್ ಉತ್ಪನ್ನ ಜಾತ್ತಾ. ಸಕ್ಕಡ ರsಸ, ಎನ್‌ಝೈಮ್ ಆನಿ ಬೈಲ ಇತ್ಯಾದಿ ಆಹಾರಾಚೆ ಒಟ್ಟು ಮಿಶ್ರ ಜಾವ್ನು ಅನ್ನಕೋಶಾಂತು ಘಂಟೊ ದೇಡುಘಂಟೊ ಆನಿ ಸಾನ್ನ ಆಂತಾಂತು ಸಾತಾಠ ಘಂಟೆ ಪಚನ ಜಾತ್ತಾ. ದೇಹಾಕ ಜಾಯಿ ಜಾಲ್ಲೇಲೆ ಸುಗರ, ಪ್ರೋಟೀನ, ಫ್ಯಾಟ, ಖನೀಜ, ವಿಟಾಮಿನ್ಸ್, ಉದ್ದಾಕ ಇತ್ಯಾದಿ ಆಂತಾಂಚೆ ಪಾತ್ತsಳ ಫಡ್ಡ್ಯಾಂತುಲೆ ಸಾನಸಾನ ರಂಧ್ರಾಚೆ ಮೂಲಕ (ಮ್ಯೂಕಸ್ ಮೆಮ್‌ಬ್ರೇನ್ ಮೂಲಕ) ರಿಗ್ಗೂನು ಥಂಯಿಂಚಿ ಲಾಗ್ಗೂನು ಆಶ್ಶೀಲೆ ಸೂಕ್ಷ್ಮರಕ್ತನಾಳಾಂತು (ಕ್ಯಾಪಿಲ್ಲರೀಂತು) ರಿಗ್ತಾತಿ. ಆಹಾರ ಸತ್ವ ಸಗ್ಗೇ ದೇಹಾಂತು ಪ್ರತಿಏಕ ಕಣಾಕ ಪೊಚ್ಚೂನು ಪಾವ್ತಾ.

3. ಹೃದಯ-ರಕ್ತನಾಳ ಜಾಳ (ಕಾರ್ಡಿಯೊವ್ಯಾಸ್ಕ್ಯುಲರ್ ಸಿಸ್ಟೆಮ್)

ಆಯುರ್ವೇದ	ಆಧುನಿಕ ವೈದ್ಯಕೀಯ
ಗರ್ಭಾಂತು ಚೆರ್ಡಾಲೆ ಹೃದಯ ಶೋನಿತ ಆನಿ ಕಫ ತಾಕ್ಕೂನು ಜಾತ್ತಾ. ಹೃದಯ ಉಮ್ಮಿ ಫಾಲ್ಲೇಲೆ ಕಮಲಾಚೆ ಆಕಾರಾಂತು ಆಸ್ಸ. ಹೃದಯಾಂತು ಚೇತನ ಉಠಾಯ್ತಾ. ಯಕೃತ್ ಆನಿ ಶ್ವಾಸಕೋಶ ಹೃದಯಾಚೆ ಉಜ್ವೆ ಬದೀನ ಆನಿ ಪ್ಲೀಹಾಚೆ ದಾವೆ ಬದೀನ ಆಸ್ಸ. ಉದಾನ ವಾಯು, ವ್ಯಾನ ವಾಯು, ಸಾಧಕ ಪಿತ್ತ, ಮೇಧಕರ ಪಿತ್ತ, ಅವಲಂಬಕ ಕಫ ಆನಿ ಓಜಸ್ ಹೃದಯಾಂತು ಆಸ್ಸತಿ. ಹೃದ್ರೋಗು ವಾತ, ಪಿತ್ತ, ಕಫ ಆನಿ ಕ್ರಿಮಿನೀ ಜಾತ್ತಾ. ಮನುಷ್ಯಾಲೆ ಮನ ಹೃದಯಾಂತು ಆಸ್ಸ. ಹ್ರದ್ರೋಗು ಮೂರ್ಛಾವಸ್ಥಾ, ಹೃತ್ವಿದ್ರಾಧಿ, ಹೃತ್ಕಾರ್ಯವರೋಧ, ಸ್ಥಂಭ ಆನಿ ಆವರುಧಸ್ತು ಇತ್ಯಾದಿ ರೋಗು ಮ್ಹೊಣು ಆಸ್ಸ. ಹೃದಯ ಭೇಧ ಜಾಲ್ಲ್ಯಾರಿ ಮರಣ ಯೆತ್ತಾ.	ದೇಹಾಂತು ಸಕ್ಕಡ ಕಡೇನ ಪಸರಿಲೆಲೆಂ ಶುದ್ಧ ಆನಿ ಅಶುದ್ಧ ರಕ್ತನಾಳಾಂಚೆ ಜಾಳ. ಹೃದಯ (ಹಾರ್ಟ), ಮುಖ್ಯ ಶುದ್ಧರಕ್ತನಾಳ (ಅಓರ್ಟಾ), ಹೃದಯಾಚೆ ಶುದ್ಧರಕ್ತನಾಳ (ಕೊರೋನರಿ ಆರ್ಟರೀಸ್), ಇತ್ಯಾದಿ ಸಾಂಗ್ಲಾಂ. ಹೃದಯ ನಿಮಿಷಾಕ 72 ಪಟಿ ಹೋಡ ಸಾನ ಜಾತ್ತಾ. ಹೋಡ ಜಾತ್ತನಾ ಶ್ವಾಸಕೋಶಾಚೆ ಶುದ್ಧರಕ್ತನಾಳಾಂತುಲೆ ರಗತ ಹೃದಯಾಂತು ಯೆತ್ತಾ. ಸಾನ ಜಾತ್ತನಾ ಹೃದಯಾಂತುಲೆ ರಗತ ಮುಖ್ಯ ಶುದ್ಧರಕ್ತನಾಳಾಚೆ ಮುಖಾಂತರ ವೈರಿ ಮಾತ್ಯಾಂತು, ದೋನಿ ಹಾತ್ತಾಂತು, ಹರ್ದ್ಯಾಂತು, ಪೊಟ್ಟಾಂತು, ದೋನಿ ಪಾಯ್ಯಾಂತು ಇತ್ಯಾದಿ ಕಡೇನ ಸಗ್ಗೇ ದೇಹಾಂತು ಹೋಳ್ತಾ.

ಆಧುನಿಕ ವೈದ್ಯಕೀಯಾಂತು ರಕ್ತನಾಳಾಚೆ ಜಾಳಾಂತು ಕಡೇಚೆ ಸೂಕ್ಷ್ಮ ರಕ್ತನಾಳ ಆನಿಕಯಿ ಸೂಕ್ಷ್ಮ ಆಶ್ಶೀಲೆ ಕ್ಯಾಪಿಲ್ಲರೀಂತು ವೊಚ್ಚೂನು ಅಂಗಾಂಗಾತು ಪಾವ್ತಾ ಮ್ಹೊಣು ಸಾಂಗ್ಲಾಂ. ಕ್ಯಾಪಿಲ್ಲರೀ ಆನಿ ಸೂಕ್ಷ್ಮ ರಕ್ತನಾಳ ವೋಪಾಸ ಎಕ್ಕಾಕಏಕ ಮೇಳ್ನು ಅಶುದ್ಧ ಜಾಲ್ಲೇಲೆ ರಕ್ತಾಕ ಆನ್ನೇಕ ಜಾಳಾಂತು ಧಾಡ್ತಾ. ಹೇಂ ಜಾಳ ಅಶುದ್ಧರಕ್ತನಾಳಾಚೆ (ವೇಯ್ನ್ಸ್) ಜಾಳ.

ಸಾನ ಸಾನ ಅಶುದ್ಧರಕ್ತನಾಳಂ ಮೇಳ್ನು ಹೋಡ ಅಶುದ್ಧರಕ್ತ ನಾಳ ಜಾತ್ತಾತಿ. ಕಡೇರಿ ಮುಖ್ಯ ಅಶುದ್ಧರಕ್ತನಾಳಾಚೆ ಮುಖಾಂತರ ಅಶುದ್ಧ ರಗತ ಕಿಡ್ನೀಂತು, ಪಿತ್ತಜನಕಾಂಗಾಂತು ಆನಿ ಚರ್ಮಾಂತು ತಾಕ್ಕೂನು ಹೃದಯಾಚೆ ಉಜ್ವೆ ಭಾಗಾಕ ವತ್ತಾ. ಶ್ವಾಸಕೋಶಾಚೆ ಕ್ಯಾಪಿಲ್ಲರೀಂತು ಶುದ್ಧ ಜಾತ್ತಾ.

ಹೇಂ ಸಕ್ಕಡ ಶುದ್ಧ ಜಾಲ್ಲೇಲೆ ರಗತ ಶ್ವಾಸಕೋಶಾಚೆ ಶುದ್ಧ ರಕ್ತನಾಳಾಚೆ ಮುಖಾಂತರ ಹೃದಯಾಚೆ ದಾವೆ ಭಾಗಾಂತು ಯೇವ್ನು ಸೇರ್ವತಾ. ಅಶ್ಶಿ ಶುದ್ಧ ರಗತ ಅಂಗಾಂಗಾಂಕ ವೋಪಾಸ ವಿತರಣ ಜಾತ್ತಾ. ಆಧುನಿಕ ವೈದ್ಯಕೀಯಾಂತು ಮಸ್ತ ನಮೂನ್ಯಾಚೆ ಹೃದಯ ರೋಗಾಂಕ ಪರಿಚಯು ಕೇಲ್ಲಾ. ರಕ್ತಾಚೆಂ ಚೆಪ್ಪಣ (ಪ್ರೆಶ್ಶರ) ಚಡ್ಡ ಆನಿ ಊಣೆ ಜಾತ್ತಾ ಮ್ಹೋಣು ಆನಿ ತಾಜ್ಜೆನಿಮ್ಮಿತ್ತ ತರತರಾಚೆ ಕಾಯಿಲೆ ಯೆತ್ತಾ ಮ್ಹೋಣು ಆಧುನಿಕ ವೈದ್ಯಾಂಕ ಗೊತ್ತು ಆಸ್ಸ.

ಸಾಂಕ್ರಾಮಿಕ ರೋಗು

ವೈದ್ಯಕೀಯಾಂತು ಸಾಂಕ್ರಾಮಿಕ ರೋಗು ಮ್ಹೋಣು ಏಕ ವಿಶೇಷ ಅಧ್ಯಾಯು ಆಸ್ಸ. ಗಾಂವಾಂತು ಸಕ್ಕಡ ಘರ್ಕಡೆ ಎಕ್ಕನಮೂನ್ಯಾಚೆ ಸೀಕ ಜಾವ್ನು ಅಸಂಖ್ಯಾತ ಜಣ ಮೆಲ್ಲೀಂತಿ ಮ್ಹೋಣು ಜಾಲ್ಯಾರಿ ತೇಂ ಸೀಕ ಸಂಕ್ರಮಣಾನ ಯೆವ್ಚೆ ಸೀಕ ಮ್ಹೋಣು ಲೆಕ್ಕೂಯೇತ. ಏಕು ಮನೀಷು ತಾಗ್ಗೇಲೆಂ ಸೀಕ ಆನ್ನೇಕ ಮನುಷ್ಯಾಕ ದೇಹಾಂತರ ಕರ್ತಾ ಜಾಲ್ಯಾರಿ ತೇಂ ಸೀಕ ಸಾಂಕ್ರಾಮಿಕ ಸೀಕ. ಕೆಲವು ರೋಗಾಚೆ ಸಂಕ್ರಮಣ ಜಾವ್ಕಾ ಜಾಲ್ಯಾರಿ ಏಕ ವಾಹನ ಜಾವ್ಕಾ. ಮಲೇರಿಯಾಚೆ ವಾಹನ ಝಳಾರ.

ಆತ್ತಂ ಭಾರತಾಂತು ಪ್ರಮುಖ ಸಾಂಕ್ರಾಮಿಕ ರೋಗು 'ಡೆಂಗು' ಆನಿ 'ಚಿಕನ್ಗೂನ್ಯಾ.' ಹೇ ರೋಗಾಂಕ ವಾಹನ ಝಳಾರ. ಝಳಾರಾಕ ಆಹಾರು ಮನುಷ್ಯಾಲೆ ರಗತ. ಝಳಾರಾಂತು ವಿವಿಧ ಜಾತೀಚೆ ಝಳಾರ ಆಸ್ಸತಿ. 'ಎನಾಫಿಲಿಸ್' ಮ್ಹಳ್ಳೇಲೆ ಜಾತೀಚೆ ಝಳಾರ ಮಲೇರಿಯಾಚೆ ವಾಹನ. ಡೆಂಗು ಆನಿ ಚಿಕನ್ಗೂನ್ಯಾ ರೋಗಾಂಕ 'ಎಯಿಡಿಸ್ ಇಜಿಪ್ಟೈ' ಮ್ಹಳ್ಳೇಲೆ ಝಳಾರ ವಾಹನ ಜಾವ್ನು ಆಸ್ಸ.

ಘರಾಚೆ ಸುತ್ತು ಆಸ್ಸೂಚೆ ಗಟಾರಾಂತು ಗಲೀಜ ಉದ್ಕಾಂತು ಝಳಾರ ಸಂಸಾರು ಕೋರ್ನು ತಾಜ್ಜಿ ಸಂತತಿ ವಾಢೈತಾ. ಝಳಾರ ಆಹಾರು ಸೊದ್ದೂನು ಯೆತ್ತಾ. ಮನುಷ್ಯಾಲೆ ಆಂಗಾರಿ ಬೈಸೂನು ತಾಜ್ಜೆ ಕೊಕ್ಕಾನಿ ಚರ್ಮಾಂಚೆ ಮುಳಾಂತು ಆಸ್ಸೂಚೆ ಅಶುದ್ಧ ರಕ್ತನಾಳಾಕ ಖೊಂಬ್ತಾ. ಖೊಂಬೂನು ರಗತ ಚೀವ್ನು ಘೆತ್ತಾ. ಡೆಂಗು ಅಥವಾ ಚಿಕನ್ಗೂನ್ಯಾ ರೋಗೀಕ ಚಾಬ್ಬೂನು ರೋಗೀಲೆ ರಕ್ತಾಂತು ಆಶ್ಶೀಲೆ ಡೆಂಗು ಅಥವಾ ಚಿಕನ್ಗೂನ್ಯಾ ವೈರಸಾಕ ಆಪ್ಪ್ಯಾಲೆ ಕೊಕ್ಕಾಂತು ಹೀರ್ನು ಘೆತ್ತಾ. ಝಳಾರಾಚೆ ದೇಹಾಂತು ಏಕ ಆಶ್ಶೀಲೆ ವೈರಸ ದೋನಿ ಜಾತ್ತಾ, ದೋನಿ ಆಶ್ಶೀಲೆ ಚಾರಿ, ಚಾರಿ ಆಶ್ಶೀಲೆ ಆಠ, ಅಶ್ಶಿ ತಾಜ್ಜಿ ಸಂಖ್ಯೆ ವಿಪರೀತ ಚಡ್ಡ ಜಾತ್ತಾ. ಅಶ್ಶಿ ಜಾತ್ತನಾ ವೈರಸಾಕ ವಿಂಗಡ ವೇಸು ಯೆತ್ತಾ. ನವೆ ವೇಸಾಚೆ ವೈರಸ ಚಡ್ಡ ಬಲ ಆಸ್ಸೂಚೆ ವೈರಸ ಜಾತ್ತಾ. ಝಳಾರಾಚೆ ಸಗ್ಗೇ ದೇಹಾಂತು

ವೈರಸ ಭೋರ್ನು ವತ್ತಾ. ಘಳಾರಾಚೆ ಉಷ್ಟ್ಯಾಂತೂಯಿ ವೈರಸ ಯೇವ್ನು ತಾಜ್ಜೆ ಕೊಕ್ಕಾಂತು ಯೇವ್ನು ಬಸ್ತಾ.

ವೈರಸ ಭರ್ಲೇಲೆ ಘಳಾರ ಆನ್ನೇಕ ಮನುಷ್ಯಾಕ ಚಾಬ್ಲ್ಯಾರಿ ತೇ ಮನುಷ್ಯಾಲೆ ಆಂಗಾಂತು ವೈರಸ ದೇಹಾಂತರ ಜಾತ್ತಾ. ತೇ ಮನುಷ್ಯಾಕ ತಾಪು, ಆಂಗಾಚಿ ದೂಕಿ, ಇತ್ಯಾದಿ ಜಾತ್ತಾ. ಡೆಂಗು ಆನಿ ಚಿಕನ್ಗೂನ್ಯಾ ರೋಗಾಂಕ ಯೆದ್ದೋಳು ರೋಗಪ್ರತಿರೋಧಕ ವಕ್ಕದ (ವ್ಯಾಕ್ಸೀನ) ಸೊದ್ದೂನು ಕಾಣಿ. ತೇ ವೈರಸಾಕ ನಾಶ ಕೊರ್ಚೆಂ ಆಂಟಿಬಯೋsಟಿಕ್ ವಕ್ಕದ ಸೊದ್ದೂನು ಕಾಣಿ. ಡೆಂಗು ರೋಗೀಲೆ ದೇಹಾಂತು ಮಸ್ತ ಕಡೇನ ರಕ್ತಸ್ರಾವ ಜಾತ್ತಾ. ತಶ್ಶಿ ಜಾವ್ನು ರಕ್ತಾಂತು ಹೆಪ್ಪುಕsಣ (ಪ್ಲೇಟ್ಲೆಟ್) ಕಮ್ಮಿ ಕೊರ್ಚೆ ವಕ್ಕದ 'ಆಸ್ಪಿರಿನ್' ಘೆವ್ಚಾಕ ನಜ್ಜ. ಆಸ್ಪಿರಿನ್ ವಕ್ಕದ ತಾಪಾಕ ಆನಿ ದುಕ್ಕೀಕ ಘೆವ್ಚೆಂ ವಕ್ಕದ. ಆಸ್ಪಿರಿನ್ನಾಚೆ ಬದಲಾಕ 'ಪಾರಾಸಿಟಮೋsಲ್' ಘೇವ್ಕಾ. ಹೇ ವಕ್ಕದ ಪಾರಾಸಿಟಮೋsಲ ದುಕ್ಕೀಕ ಆನಿ ತಾಪಾಕ ಆಸ್ಪಿರಿನ್ನಾಚೆ ಬದಲಾಕ ಘೇತ್ತಾತಿ.

ದೇವಿ ಆನಿ ಆಮ್ಮಾ

ಶೆಂಬರಿ ವರ್ಸ ಘೂಡೆ 1911 ಇಸ್ವೇಂತು ಕನಡಾ ದೇಶಾಂತು (ದಕ್ಷಿಣ ಆನಿ ಉತ್ತರ ಕನಡಾ ಜಿಲ್ಲೇಂತು) ಆಯ್ಯೀಲೊ ಸಾಂಕ್ರಾಮಿಕ ರೋಗು ಪ್ಲೇಗ ರೋಗು. 1903 ಇಸ್ವೇಂತು ಆಯ್ಯೀಲೊ ಸಾಂಕ್ರಾಮಿಕ ರೋಗು ಸಿಡುಬು ರೋಗು. ತೇ ವೇಳಾರಿ ಹೇ ದೋನಿ ಸೀಕಾಂಕ 'ದೇವಿ', 'ಆಮ್ಮಾ', 'ಮಾರಿ', ಇತ್ಯಾದಿ ನಾಂವ್ವಂ ಆಶ್ಶೀಲೆಂ. ಆಂಗಾರಿ ಭsರಿ ಬೊಕ್ಕೆ ಯೇವ್ನು ವಿಕಾರ ರೂಪಾಚೆ ಸಿಡುಬು ರೋಗಾಚೆ ಪೆಶಂಟಾಂಕ ಅಪ್ಪೋಡ್ಚಾಕ ಸೋಡಿ, ಪೊಳೋಚಾಕ ಸಮೇತ ತಾಗ್ಗೇಲೆ ಸಂಬಂಧೀಕ ಯೇನಾಂತಿ ಆಶ್ಶೀಲೀಂತಿ. ಪಳ್ವಣ ನಾತ್ತೀಲೆ ದೇವೀಚೊ ರೋಗಿ ವಗ್ಗಿ ಮರಣ ಪಾವ್ತಾಆಶ್ಶೀಲೊ. ದುಡ್ಡು ಆಶ್ಶೀಲೆ ಜsಣ ಗಾಂವು ಸೋಣು ವತ್ತಾತಿ ಆಶ್ಶೀಲೀಂತಿ. ತಾಂತೂಂಯಿ ವೈದ್ಯು ದೇವಿ ಆಯ್ಯೀಲೆ ರೋಗೀಕ ಪಳೈಲೆ ಕೂಡ್ಲೆ ತಾಗ್ಗೇಲೆ ಬಾಯ್ಲುಚೆರ್ಡೂವಾಂಕ ಘೇವ್ನು ಗಾಂವು ಸೋಣು ಧಾಂವ್ತಾತ್ಶೀಲೊ. ರೋಗೀಂಕ ವಕ್ಕದ ದಿವ್ಚಾಕ ರಾಬ್ಬನಾಆಶ್ಶೀಲೊ.

ಕ್ರಿ. ಶ. ಆಠ್ರಾಚೆ ಶತಮಾನಾಂತು ಕನಡಾ ದೇಶಾಂತು ನವೇ ಆಯ್ಯೀಲೆ ಕ್ರಿಶ್ಚನ್ ಮಿಶನರಿ ಸೇವಕಾನಿ ದೇವಿ ಆಯ್ಯೀಲೆ ರೋಗೀಂಕ ಏಕ ಸೆನೆಟೋರಿಯಮ್ಮಾಂತು ವ್ಹೋರ್ನು ಥಂಯಿ ತಾಂಗೇಲಿ ಸುಶ್ರೂಸೆ ಕೊರ್ಚೆ ಆಶ್ಶೀಲೆಂ. 'ಯೇಸು ಕ್ರಿಸ್ತು ತುಕ್ಕಾ ಸ್ವರ್ಗಾಕ ಆಪ್ಪೈತಾ. ತೂಂ ಆಜಿ ಕ್ರಿಸ್ತಾಂವ್ ಜಾ. ತುಕ್ಕಾ ಗಳ್ಯಾಕ ಶಿಲುಬೆ ಬಾಂದೀತಾಂ. ಮಾಗ್ಗೀರಿ ತೂಂವೆ ನಿಶ್ಚಿಂತ ಜಾವ್ನು ಮರಣ ಪಾವ್ಯೇತ,' ಮ್ಹೋಣು ಸಾಂಗೂನು ಸಾಂತ್ವನ ದಿತ್ತಾತಿ

ಆಶ್ಶೀಲೀಂತಿ. ಕ್ರಿಶ್ಚನ್ ಮಿಶನರಿ ಸೇವಕಾಂಕ ತಾಂಗೇಲೆ ಡಾಕ್ತ್ರಾನಿ ಇಂಗ್ಲೇಂಡಾತಾಕ್ಕೂನು ಹಾಳ್ಳೇಲೆ ರೋಗ ಪ್ರತಿರೋಧಕ ವಕ್ಕದ ದೀವ್ಲೋನು ದೇವಿ ಯೇನಾತಶ್ಶಿ ಕೊರ್ಚೆ ಆಶ್ಶೀಲೆಂ. ರೋಗೀಕ ಖಾಣ ಜೇವಣ ದೀವ್ನು ಹೂನ ಉದ್ಕಾಂತು ನ್ಹಾಣೋನು ಕಾಂಬಳಿ ಪಾಂಗೂರ್ನು ಮಾಂಜಾರಿ ನಿದಾನು ಸುಶ್ರೂಸೆ ಕರ್ತಾತಿಆಶ್ಶೀಲೀಂತಿ.

ರೋಗಾನುತ್ಪಾದನೀಯ ಅಧ್ಯಾಯಾಂತು ವಾಗ್ಭಟಾನ 'ತ್ಯಜೇತ್ ಕ್ಷೀಣಂ ವಿಡ್ವಯಂ ವೇಗರೋಧಿನಂ,' ಮ್ಹೋಣು ವೈದ್ಯಾಂಕ ದಿಲ್ಲೇಲೆಂ ಬೋಧನೆ ಆತ್ತಂ ಸಃಮ ಮ್ಹೋಣು ದಿಸ್ಸನಾ. 'ವಗ್ಗಿ ಮರ್ತಲ್ಯಾಂಕ ಕ್ಷೀಣ ಜಾಲ್ಲೇಲ್ಯಾಂಕ ತಶ್ಶೀಂಚಿ ಸೋಡಿ,' ಮ್ಹೋಣು ವಾಗ್ಭಟಾನ ಬೋಧನೆ ದಿಲ್ಲಾಂ.

ವಾಗಭಟು ಏಕು ಹೋಡು ಆಯುರ್ವೇದಾಚೊ ವಿದ್ವಾಂಸು. ವಿದ್ವಾಂಸಾನಿ ಶಾಸ್ತ್ರ ಬರಯಿತನಾ ತಾಂಗೇಲೆ ಕಾಳಾರಿ ಗೊತ್ತು ಆಶ್ಶೀಲೆ ಜ್ಞಾನ ಬರಯ್ತಾತಿ. ಸಮಯ ಗೆಲ್ಲೆಲೆತಶ್ಶೀಂಚಿ ಜ್ಞಾನಾಂತು ಅಭಿವೃದ್ಧಿ ಜಾತ್ತಾ. ಮಸ್ತ ಪಟಿ ಜ್ಞಾನ ಅಭಿವೃದ್ಧಿ ಜಾತ್ತನಾ ಆಮ್ಮಿ ಘೂಢೆ ಬದ್ದ ಮ್ಹೋಣು ಲೆಕ್ಕಿಲೆ ಘಟ್ಟಿ ಜಾತ್ತಾ. ಆಮ್ಮಿ ಘೂಢೆ ಬರಯಿಲೇಂಚಿ ಬದ್ದ ಮ್ಹೋಣು ಬೊಸ್ಸಾಕ ಜಾಯ್ನಾ.

ಆಮ್ಗೇಲೆ ಭಾರತಾಂತು ಆಯುರ್ವೇದ ಶಾಸ್ತ್ರ ಬ್ರಹ್ಮಾನ ಸರಸ್ವತೀಕ ದಿಲ್ಲೇಲೆ ಶಾಸ್ತ್ರ; ಸರಸ್ವತೀನ ದಕ್ಷರಾಜಾಕ ದಿಲ್ಲೆಂ; ದಕ್ಷರಾಜಾನ ಅತ್ರೇಯ ಮಹರ್ಷೀಕ ದಿಲ್ಲೆಂ ಮ್ಹೋಣು ಸಾಂಗೂನು ತೇ ಶಾಸ್ತ್ರಾಕ ದೈವಿಕ ಮಹತ್ವ ದಿಲ್ಲಾಂ. ವೈದಿಕ ಕಾಳಾಂತು ಹಝಾರಕಟ್ಲೆ ವರ್ಸ ಘೂಢೆ ಅತ್ರೇಯ ಮಹರ್ಷೀನ ಸಾಂಗೀಲೆವರೀಚಿ ಆಪ್ಪಣ ಆಯುರ್ವೇದ ಮಾಹಿತಿ ದಿತ್ತಾಂ ಮ್ಹೋಣು ಧಾಬಾರಾ ಹಝಾರವರ್ಸ ನಂತರ ಕ್ರಿ. ಶ. ಚಾರೀಚೆ ಶತಮಾನಾಂತು ವಾಗ್ಭಟಾನ ಅಷ್ಟಾಂಗ ಹೃದಯಾಂತು ಬರ್ರೈಲಾಂ. ದೈವಿಕ ಮಹತ್ವ ದಿಲ್ಲೇಲೆ ಜ್ಞಾನ ಕೆದ್ನಾಯಿ ಅಸಂಬದ್ಧ ಜಾಯ್ನಾ ಮ್ಹೋಣು ಸಕ್ಕಡ ಜಃಣ ಲೆಕ್ತಾತಿ. ವಾಗ್ಭಟಾನ ಬರಯಿಲೆ ಅಷ್ಟಾಂಗ ಹೃದಯಂ ಗ್ರಂಥ ತೇ ಲೆಕ್ಕಾರಿ ಅಸಂಬದ್ಧ ಮ್ಹೋಣು ಲೆಕ್ಕೂಂಕ ಜಾಯ್ನಾ. ಪರಂತು ಅಷ್ಟಾಂಗ ಹೃದಯಂ ಗ್ರಂಥಾಂತು ಬರಯಿಲೊ ಕಿತ್ಲೊಕೀ ವಿಷಯು ಅಸಂಬದ್ಧ ಮ್ಹೋಣು ಆತ್ತಂಚೆ ಜ್ಞಾನ ದಾಕ್ಕೋನು ದಿತ್ತಾ.

ಅತ್ತಂಚೆ ಎಂ. ಬೀ. ಬೀ. ಎಸ್. ಡಿಗ್ರಿ ಶಿಕ್ತಲೆ ಡಾಕ್ತ್ರಾಂಕ ತಾನ್ನಿ ಶಿಕ್ಚೆ ವೈದಕೀಯ ಜ್ಞಾನ ದೈವಿಕ ಜ್ಞಾನ ಮ್ಹೋಣು ಲೆಕ್ಕೂನು ಶಿಕೈನಾಂತಿ. ಆತ್ತಂಚೆ ವೈದ್ಯಕೀಯ ಜ್ಞಾನ ವಿಜ್ಞಾನೀನ ಶೋಧನೆ ಕೋರ್ನು ದಿಲ್ಲೇಲೆ ಜ್ಞಾನ ಶಿವಾಯಿ ದೈವಿಕ ಜ್ಞಾನ ನ್ಹಂಯಿ. ಪಾಠು ಕರ್ತನಾ ಸುರ್ವೇಕ ಸರಸ್ವತೀಕ ನಮಸ್ಕಾರು ಘಾಲ್ನಾಂತಿ. ಒಪರೇಶನ್ನ ಕೊರ್ಚೆ ಘೂಢೆ ಗಣಪತಿ ದೇವಾಕ ಪೂಜಾ ಕೋರ್ಕಾ ಮ್ಹೋಣು ನಿಯಮು ನಾ. ಕೆಲವು ಕಡೇನ

ಹಿಪ್ಪೊಕ್ರಟಿಸ್ಸಾಲೊ ಪ್ರಮಾಣ ಕರ್ತಾತಿ. ಜಾಲ್ಲ್ಯಾರಿ ಹೇ ಪ್ರಮಾಣಾಂತು ದೈವಿಕ ಶಕ್ತೀಕ ಆಹ್ವಾನ ಕರ್ನಾಂತಿ.

ಆತ್ತಂಚೆ (ಆಧುನಿಕ) ವೈದ್ಯಕೀಯ ಜ್ಞಾನ ಅಭಿವೃದ್ಧಿ ಜಾಲ್ಲೇಲೆ ತಶ್ಶಿಂಚಿ ಘುಳ್ಳೆಂ ಖಂಚೇಯಿ ಸಿದ್ಧಾಂತ ತಪ್ಪು ಮ್ಹೋಣು ಸಿದ್ಧ ಜಾಲ್ಲ್ಯಾರಿ ತೇಂ ಸಿದ್ಧಾಂತ ಕೋಲೇಜಾಂತು ಶಿಕೋಚೆ ರಾಬ್ಬೋನು ನವೇಂ ಸತ್ಯ ಮ್ಹೋಣು ಜಾಲ್ಲೇಲೆ ಸಿದ್ಧಾಂತ ಶಿಕಯಿತಾತಿ. ಘುಳ್ಳೆ ಅಸತ್ಯ ಮ್ಹೋಣು ಸಿದ್ಧ ಜಾಲ್ಲೇಲೆ ಸೊಡ್ತಾತಿ. ಆಯುರ್ವೇದ ವೈದ್ಯಾಂಕ ತಾಂಗೇಲೆ ಶಾಸ್ತ್ರ ದೇವಾನ ದಿಲ್ಲೋಲೊ ಪ್ರಸಾದು ಮ್ಹೋಣು ಸಾಂಗ್ಲಾಂ. ತೇ ವಿಜ್ಞಾನಾಕ ದೈವಿಕ ಮ್ಹೋಣು ಕೆಲ್ಲಾಂ. ತೇ ನಿಮಿತ್ತ ತಾಂತು ಅಭಿವೃದ್ಧಿ ಅಥವಾ ಬದಲಾವಣೆ ಕೊರ್ಚೊ ಪ್ರಸಂಗು ಯೇನಾ. ಬದಲಾವಣೆ ಕೆಲ್ಲ್ಯಾರಿ ಅನರ್ಥ ಜಾತ್ತಾ.

ಆತ್ತಂ ಖಂಚೇಯಿ ಮೋರೂಂಕ ಜಾಲ್ಲೇಲೆ ರೋಗೀಕ ಡಾಕ್ಟ್ರು ಹಾಂವ ವಕ್ಕದ ದೀನಾ ಮ್ಹೋಣು ನುತ್ತಚಿ ಸೋಣು ವಚ್ಚನಾ. ‘ತೂಂ ಮೊರೂಂಕ ಜಾಲ್ಲಾ. ತುಕ್ಕಾ ಆಮ್ಮಿ ಆಪ್ಪುಣಾಂತಿ’ ಮ್ಹೋಣು ಕೋಣಯಿ ಡಾಕ್ಟ್ರ ಆತ್ತಂಕಾಲಾಂತು ಸಾಂಗನಾಂತಿ. ಪೇಶಂಟಾಕ ಆಸ್ಪತ್ರೇಕ ವ್ಹರ್ರ್ಯಾತಿ ಮ್ಹೋಣು ಸಾಂಗ್ತಾ. ‘ಆಮ್ಗೇಲೆ ಆಸ್ಪತ್ರೇಂತು ತುಕ್ಕಾ ಸುಶ್ರೂಸೆ ಕೊರೂಂಕ ಸವಲತ್ತು ನಾ’ ಮ್ಹೋಣು ಸಾಂಗೂಕ ಪುರೋತಿ. ವಿಂಗಡ ಆಸ್ಪತ್ರೇಂತು ವೊಚ್ಚಾಕ ಸಾಂಗೂಂಕ ಪೂರೋಂತಿ. ಜಾಲ್ಲ್ಯಾರಿ, ಆಸ್ಪತ್ರೇಕ ಆಯ್ಯೀಲೆ ಪ್ರತಿಏಕ ರೋಗೀಕ ಚಿಕಿತ್ಸೆ ದಿತ್ತಾತಿ. ತಾಗ್ಗೇಲೆ ಹಾತ್ತಾಚೆ ಏಕ ಅಶುದ್ಧ ರಕ್ತನಾಳಾಂತು ಸೂಯಿ ಖೊಂಬೂನು ಗ್ಲುಕೋಸ್ ಉದ್ಕಾಚಿ ಬಾಟ್ಲಿ ಚಡೈತಾತಿ. ಡಾಕ್ಟ್ರಾಲೆಕರಾನ ಪರೀಕ್ಷೆ ಕೊರೋನು ಮಾಗ್ಗೀರಿ ‘ಆಮ್ಮಿ ಜಾಲ್ಲೆತಿತ್ಲೆಂ ತುಗ್ಗೇಲೊ ಜೀವು ವೊರೋಚಾಕ ಪ್ರಯತ್ನ ಕರ್ತಾತಿ,’ ಮ್ಹೋಣು ಸಾಂಗ್ತಾತಿ. ಬಿಲ್ಲ ದಿತ್ತಾತಿ. ದುಡ್ಡು ಘೆತ್ತಾತಿ. ಜಾಲ್ಲ್ಯಾರಿ, ‘ತೂಂ ಮೋರೂಂಕ ಜಾಲ್ಲಾ. ತುಕ್ಕಾ ಕಸ್ಸಲಿ ಸುಶ್ರೂಸೆ ಕೊರ್ಚೆಂ?’ ಮ್ಹೋಣು ನಿರಾಶೆ ದಾಕ್ಕೈನಾಂತಿ.

ಪ್ಲೇಗ ಆನಿ ಸಿಡುಬು

ಕ್ರಿ. ಶ. ಆಠ್ರಾಚೆ ಶತಮಾನಾಂತು ಪ್ಲೇಗ ಆನಿ ಸಿಡುಬು ರೋಗಾಂಕ ಅಧ್ಯಯನ ಕೋರ್ನು ವಿಜ್ಞಾನೀನ ತೇ ವ್ಯಾಧೀಕ ವಕ್ಕದ ಸೊದ್ದೂನು ಕಾಳ್ಳೆಂ. ಮಾಗ್ಗೀರಿ ಡಿಫ್ತೀರಿಯಾ, ಪರ್ಟಸ್ಸಿಸ್ (ನಾಯಿ ಕೆಮ್ಮು), ಧನುರ್ವಾತ, ಫೈಲೇರಿಯಾಸಿಸ್ (ಹಸ್ತೇಪಾಯು), ಮಲೇರಿಯಾ, ಕುಷ್ಟ, ಕ್ಷಯ, ಕಾಮಲೆ (ಜೋಂಡೀಸ), ಹಿಸ್ಟೀರಿಯಾ, ಪೊಟ್ಟಾಂತು ದೂಕಿ (ಅಲ್ಸರ), ಆಂತಾಂತು ಕ್ರೇಮಿ (ದಂತs), ಪಾತ್ತಳ ಉತ್ಕಡೆ, ಸಿಫಿಲ್ಲಿಸ್ಸ, ಗೊನೋರ್ಹೀಯಾ, ಹೆಚ್ಐವೀ

ಇತ್ಯಾದಿ ಅನೇಕ ವ್ಯಾಧೀಂಕ ಅಧ್ಯಯನ ಕೋರ್ನು ನವೇ ನವೇ ವಕ್ಕದಂ, ಶಸ್ತ್ರಚಿಕಿತ್ಸೆ, ಇತ್ಯಾದಿ ಸೊದ್ದೂನು ಕಾಳ್ಳೆಂ.

ಸಿಡುಬು (ಸ್ಮೋಽಲ್‌ಪೋಕ್ಸ): ಆಯುರ್ವೇದಾಂತು ಪ್ಲೇಗಾಕ ಜಾವ್ವೊ ಸಿಡುಬು ರೋಗಾಕ ಜಾವ್ವೊ ವಕ್ಕದ ನಾಆಶ್ಶೀಲೆಂ. ಸಿಡುಬು (ಸ್ಮೋಽಲ್‌ಪೋಕ್ಸ) ವ್ಯಾಧಿ ಏಕ ವೈರಸ್ ವ್ಯಾಧಿ. ವೈರಸ್ ಮ್ಹಳ್ಯಾರಿ ಅತಿ ಸೂಕ್ಷ್ಮ ಕ್ರೀಮಿ. ವೈರಸ್ ಕ್ರೀಮಿ ಬೆಕ್ಟೇರಿಯಾ ಮ್ಹಳ್ಳೇಲೆ ಕ್ರೀಮೀಂಕಯಿ ಸಾನಿ. ಸಾಧಾರಣ ಮೈಕ್ರೋಸ್ಕೋಪಾಂತು ದಿಸ್ಸನಾ. ಸಿಡುಬು ರೋಗು ಪ್ರಾಣೀಂಕ ಯೇನಾ. ಮನುಷ್ಯಾತಾಕ್ಕೂನು ಮನುಷ್ಯಾಕ ವಾರ್‍ಯಾಂತುಲ್ಯಾನ ಶ್ವಾಸಾಂತು ಯೆತ್ತಾ. ಹೇ ವೈರಸ್ಸಾಚೆ ನಾಂವ 'ವೆರಿಯೋಲಾ'. ಕ್ರಿ. ಶ. ಆಠ್ರಾಚೆ ಶತಮಾನಾಂತು ಎಡ್ವರ್ಡ ಜೆನ್ನರ ಮ್ಹಳ್ಳೇಲೆ ವಿಜ್ಞಾನೀನ ಸಿಡುಬು ರೋಗು ಅಧ್ಯಯನ ಕೋರ್ನು ತಾಜ್ಜಿ ದಾಕ (ವ್ಯಾಕ್ಸೀನ್) ಸೊದ್ದೂನು ಕಾಳ್ಳಿ.

ಮನುಷ್ಯಾಲೆ ಆಂಗಾಂತು ಬೆಕ್ಟೇರಿಯಾ, ವೈರಸ್ ಅಥವಾ ಘುರಂಗ್ಯಾಚೆ ನಿಮಿತ್ತ ಯೆವ್ಚೆ ರೋಗು ತಡಿಸೂಚಾಕ ರೋಗಪ್ರತಿರೋಧಕ (ಇಮ್ಯೂನಿಟಿ) ಶಕ್ತಿ ಉತ್ಪನ್ನ ಜಾತ್ತಾ. ಪ್ರತಿಏಕ ಬೆಕ್ಟೇರಿಯಾ, ವೈರಸ್ ಅಥವಾ ಘುರಂಗ್ಯಾಕ (ಫಂಗಸ್ಸಾಕ) ಮನುಷ್ಯಾಲೆ ದೇಹ ಪ್ರತಿರೋಧಕ ಜೈವಿಕ ವಸ್ತು (ಎನ್ಟಿಬೋಽಡಿ) ಉತ್ಪನ್ನ ಕರ್ತಾ. ಉದಾಹರಣೇಕ ಏಕಪಟಿ ಕಾಮಲೆ (ಜೋಂಡೀಸ್) ಜಾವ್ನು ಹುಷಾರ ಜಾಲ್ಲೇಲೆ ಮನುಷ್ಯಾಕ ವೊಪಾಸ ಕಾಮಲೆ ಜಾಯ್ನಾ. ಕಾಮಲೆ ರೋಗು ಯಕೃತ್ರೋಗ ವೈರಸ್ಸಾಚೆ (ಹಿಪೇಟೈಟಿಸ್) ಸಂಕ್ರಮಣಾಚೆ ಕಾರಣಾನ ಯೆತ್ತಾ. ಯಕೃತ್ರೋಗಾಚೆ ವೈರಸ್ಸ ಆಂಗಾಂತು ಆಯ್ಲೆಕೂಡ್ಲೆ ಆಮ್ಗೇಲೆ ಪ್ಲಾಸ್ಮಾ ಕಣಾಂತು ತೇ ವೈರಸ್ಸಾಚೆ ವಿರುದ್ಧ ಪ್ರತಿರೋಧಕ ವಸ್ತು ಉತ್ಪನ್ನ ಜಾತ್ತಾ. ಏಕಪಟಿ ಕಾಮಲೆ ಜಾವ್ನು ವಾಂಚೇಲೆ ಮನುಷ್ಯಾಕ ಪುನಃ ಕಾಮಲೆ ವೈರಸ್ಸ ಆಂಗಾಂತು ಆಯ್ಲ್ಯಾರಿ ಹೇ ಪ್ರತಿರೋಧಕ ವಸ್ತು ಕಾಮಲೆ ರೋಗು ಜಾಯ್ನಾತಶ್ಶಿ ಪೊಳೋನು ಘೆತ್ತಾ. ಮುಕಾರಿ ಸಗ್ಗೇ ಜೀವಮಾನ ಕೆದ್ನಾಜಾಲ್ಲ್ಯಾರೀಯಿ ಕಾಮಲೆ ವೈರಸ್ಸ ದೇಹಾಂತು ಆಯ್ಲೆತಕ್ಷಣ ಪ್ರತಿರೋಧಕ ವಸ್ತು ತಾಕ್ಕಾ ನಾಶ ಕರ್ತಾ. ಪ್ರತಿಏಕ ರೋಗಾಕ ಅಸ್ಸಲೆ ಪ್ರತಿರೋಧಕ ವಸ್ತು ಸೊದ್ದೂನು ಕಾಣು ಸಾರ್ವಜನಿಕ ಉಪೇಗಾಕತಿರ ವಿಜ್ಞಾನಿ ತಾಂಗೇಲೆ ಫ್ಯಾಕ್ಟರೀಚೆ ಪ್ರಯೋಗಾಲಯಾಂತು ಉತ್ಪಾದನ ಕರ್ತಾತಿ.

ಸಿಡುಬು ವೈರಸ್ ತೀನಿ ನಮೂನ್ಯಾಚೆ ಆಸ್ಸ. ವೆರಿಯೋಲಾ ಮೇಜರ್, ವೆರಿಯೋಲಾ ಮೈನರ್ ಆನಿ ವ್ಯಾಕ್ಸೀನ್ ವೆರಿಯೋಲಾ. ಸಿಡುಬು ರೋಗಾಕ ದಾಕ (ವ್ಯಾಕ್ಸೀನ್) ತಯ್ಯಾರಿ ಕೊರೂಂಕ ಗಾಯ್ಚೆ ವಾಸ್ರಾಕ ವ್ಯಾಕ್ಸೀನ್ ವೆರಿಯೋಲಾ ವೈರಸ್ ದಿತ್ತಾತಿ. ವ್ಯಾಕ್ಸೀನ್ ವೈರಸ್ಸಾಚೆ ಸಂತಾನ ವಾಸ್ರಾಲೆ ಲಿಂಫಾಂತು ವಾಢ್ತಾ. ತಾಜ್ಜೆ ಸಂಖ್ಯೆ ಅಗಣಿತ ಜಾತ್ತಾ. ವಾಸ್ರಾಚೆ

ಲಿಂಫಾಂತು ಭಃರಿ ವ್ಯಾಕ್ಸೀನ್ ವೈರಸ್ ಜಾತ್ತಾ. ಮಾಗ್ಗೀರಿ ವಾಸ್ರಾಲೆ ದೇಹಾಂತು ತಾಕ್ಕೂನು ಲಿಂಫ್ ರೊಸ್ಸು ಶೇಖರಣ ಕರ್ತಾತಿ. ಹೋ ರೊಸ್ಸು ದಾಕ ದಿವ್ಚಾಕ ಉಪೇಗು ಕರ್ತಾತಿ.

ಸಗ್ಗೇ ಜಗತ್ತಾಂತು ಸಿಡುಬು ಯೇನಾತಶ್ಶಿ ಸಾನ ಚೆರ್ಡೂವಾಂಕ ದಾಕ ಘಾಲ್ಚೊ ಅಭ್ಯಾಸು 1919 ಇಸ್ವೇಂತು ಸೂರು ಕೆಲ್ಲೊ. ಜನ್ಮಾಂಕ ಆಯ್ಯೀಲೆ ಪ್ರತಿಏಕ ಚೆರ್ಡಾಕ ದಾಕ ಘಾಲ್ನು ಆತ್ತಂ 2000 ಇಸ್ವೇಚೆ ನಂತರ ಸಿಡುಬು ರೋಗು ಜಗತ್ತಾಂತು ನಾ ಜಾಲ್ಲಾ. ಇಕುಣೀಸಾಚೆ ಶತಮಾನಾಚೆ ಸುರ್ವೇಚೆ ಪಂಚವೀಸ ವರ್ಸ ವರೇಕ ಜಗತ್ತಾಂತು ತತ್ತವಳಿ ಸಿಡುಬು ರೋಗಾಚೊ ಸಂಕ್ರಮಣ (ಎಪಿಡೆಮಿಕ್) ಯೇವ್ನು ಧಾಬಾರಾ ದೀಸ ಭಿತ್ತರಿ ಲಕ್ಷಕಟ್ಲೆ ಜಃಣ ಮರ್ತಾತಿ ಆಶ್ಶೀಲೀಂತಿ.

<u>ಪ್ಲೇಗ ರೋಗು:</u> ಪ್ಲೇಗ (ಕರಟಾಚೊ ತಾಪು) ಮನುಷ್ಯಾಂಕ ಯೆವ್ಚೊ 'ಪ್ಯಾಸ್ಚರೆಲ್ಲಾ ಪೆಸ್ಟಿಸ್' ಮ್ಹಳ್ಳೇಲೆ ಏಕ ಕ್ರಿಮೀಚೆ ಸಂಸರ್ಗಾಚೆ ನಿಮ್ತಿ ಮ್ಹೊಣು ಪ್ಯಾಸ್ಚರ್ ಮ್ಹಳ್ಳೇಲೆ ಏಕ ವಿಜ್ಞಾನೀನ ಆಠ್ರಾಚೆ ಶತಮಾನಾಚೆ ಅಂತ್ಯಾಂತು ಸೊದ್ದೂನು ಕಾಳ್ಳೇಲೆ. ತಾಜ್ಜೆ ಘೂಢೆ ಪ್ಲೇಗ ರೋಗು ತತ್ತವಳಿ ಸಾಂಕ್ರಾಮಿಕ ರೋಗು ಜಾವ್ನು ಲಕ್ಷಕಟ್ಲೆ ಜನಾಂಕ ಏಕ ಹಫ್ತೊ ಭಿತ್ತರಿ ಜಿವ್ಶಿ ಮಾರ್ತಾಆಶ್ಶೀಲೊ. ಏಕ ಉಬ್ಚೆ ಹುಳುಕಾನ(ಫ್ಲೀ) ಮನುಷ್ಯಾಕ ಚಾಬ್ಬೂನು ಪ್ಲೇಗ ಕ್ರೇಮಿ ದೇಹಾಂತರ ಕರ್ತಾ. ವಿಂದೂರಾಕ ಸುದ್ದಾಂ ಹೋ ದೇವೀ ರೋಗು ಯೆತ್ತಾ ಮ್ಹೊಣು ಪ್ರಾಚೀನ ವೈದ್ಯಾಂಕ ಗೊತ್ತು ಆಶ್ಶೀಲೆಂ. ಹುಳುಕು ವಿಂದೂರಾಕ ಚಾಬ್ಬೂನು ತಾಜ್ಜೆ ರಗತ ಪಿತ್ತನಾ ವಿಂದೂರಾಲೆ ಆಂಗಾಂತು ಆಶ್ಶೀಲೆ ಕ್ರೇಮೀಕ ತಾಜ್ಜೆ ಸೊಡೀಲಾಂತು ಘೆತ್ತಾ. ಹುಳುಕಾನ ಮಾಗ್ಗೀರಿ ಮನುಷ್ಯಾಕ ಚಾಬ್ಬೀಲೆವೇಳಾರಿ ಹೀ ಕ್ರೇಮಿ ಮನುಷ್ಯಾಲೆ ಆಂಗಾಚೆ ಭಿತ್ತರಿ ಯೆತ್ತಾ. ಮನುಷ್ಯಾಲೆ ಆಂಗಾಂತು ಹೇ ಕ್ರೇಮೀಂಚೆ ಸಂತಾನ ವಾಡ್ಡೂನು ತಾಜ್ಜೆ ಸಂಖ್ಯೆ ಅಗಣಿತ ಜಾತ್ತಾ. ಸಗ್ಗೇ ದೇಹಾಂತು ಅಗಣಿತ ಕ್ರೇಮಿ ಭರ್ತಾತಿ. ಜಾಂಗೇಂತು ಆನಿ ಖಾಕ್ಕ್ಯಾಂತು ಆಶ್ಶೀಲೆ ಗೂಂಠಾಂಕ ಸೂಜನ ಯೆತ್ತಾ. ಕರಟ ಜಾತ್ತಾ. ಕರಟಾಕ ವಿಪರೀತ ದೂಕಿ ಯೆತ್ತಾ. ತಾಪು ಯೇವ್ನು, ಮೆಂದೂಂತು ಕ್ರೇಮಿ ಭೋರ್ನು ಕಡೇರಿ ದೋನಿ ದೀಸ ಭಿತ್ತರಿ ಮನೀಷು ಮರಣ ಪಾವ್ತಾ. ವಿಂದ್ರಾಂಕ ಆನಿ ಇತರ ಪ್ರಾಣೀಂಕ ಆಯ್ಯೀಲೊ ಪ್ಲೇಗ ರೋಗು ತಾಂಕಾ ಹುಳುಕಾನ ಚಾಬ್ಬೂನು ಮಾಗ್ಗೀರಿ ತೇಚಿ ಹುಳುಕಾನಿ ಮನುಷ್ಯಾಕ ಚಾಬ್ಲ್ಯಾರಿ ಯೆತ್ತಾ ಮ್ಹೊಣು ವಿಜ್ಞಾನೀಂಕ ಗೊತ್ತು ಜಾಲ್ಲೆಂ. ಥೋಡೇ ವರ್ಸಾನಿ ಪ್ಲೇಗಾಕ ವಕ್ಕದ ಸೊದ್ದೂನು ಕಾಳ್ಳೆಂ.

ಹಸ್ತೇಪಾಯ್ಯ್ಯಾ ರೋಗು (ಎಲಿಫೆಂಟಿಯಾಸಿಸ್)

ಆಯುರ್ವೇದಾನ ಧರ್ಲೇಲಿ ವೈದ್ಯಕೀಯ ವಿಜ್ಞಾನಾಚಿ ವಾಟ ದುಸ್ರೀಚಿ. ತ್ರಿವಿಧ ಧಾತುಪೋಷಣ, ಪಂಚಮಹಾಭೂತ, ತ್ರಿದೋಷ, ಧಾತು ಆನಿ ಮಲ ಮ್ಹಳ್ಳೇಲೆ ಆಯುರ್ವೇದಾಚೆ ಪ್ರಮುಖ ವಿಭಾಗ ಜಾವ್ನು ಆಸ್ಸತಿ. ಕ್ರಿಮಿಕೀಟಾಚೆ ಬಾಧೇನಿ ರೋಗು ಯೆತ್ತಾ ಮ್ಹಳ್ಳೇಲಿ ಮಾಹಿತಿ ಆಯುರ್ವೇದಾಂತು ಸಾಂಗsನಿ.

ಹಜ್ಜಾರಕಟ್ಲೆ ವರ್ಸದೋರ್ನು ಕನಡಾ ಆನಿ ಕೇರಳಾ ದೇಶಾಂತು ಹಸ್ತೇಪಾಯ್ಯ್ಯಾಚೊ ರೋಗು ಜನಾಂಕ ವಿಪರೀತ ದುಃಖ ಹಾಡ್ಯೈತಾಶ್ಶೀಲೊ. ಸಾನ ಪ್ರಾಯೇಚೆ ಚೆರ್ಕ್ಯಾಂಕ ಆನಿ ಚೆಲ್ಯಾಂಕ ಪಾಯು ಥೋರು ಥೋರು ಜಾವ್ನು ಚಮ್ಕೂಚಾಕ ಕಷ್ಟ ಜಾತ್ತಾಆಶ್ಶೀಲೆಂ. ಆಂಡ್ವಾರಿ ಹೋಡಿ ಜಾವ್ನು ಹೈಡ್ರೋಸೀಲ್ ಮ್ಹಳ್ಳೇಲೆ ಚೆಂಡು ಸೊ ಜಾತ್ತಾಆಶ್ಶೀಲಿ. ಬಾಯ್ಲುಮನ್ಶಾಲೆ ಯೋನೀಂಚೆ ಚರ್ಮ ದಾಟ ಜಾವ್ನು ಯೋನೀದ್ವಾರಾಕ ಆಡ ಯೆತ್ತ ಆಶ್ಶೀಲೆಂ. ತಾಂಕಾ ವ್ಹಾಡ್ಡೀಕ ಕೋಣ ಕೋರ್ನು ಘೆತ್ತಾ? ಅಸ್ಸಲಿ ಭಯಂಕರ ಪರಿಸ್ಥಿತೀಂತು ಸಮೇತ ಆಮ್ಗೇಲೆ ವೈದ್ಯಾನಿ ಅಥವಾ ವಿಜ್ಞಾನೀನಿ ಹಸ್ತೇಪಾಯ್ಯ್ಯಾ ರೋಗಾಕ ಗೂಣ ಜಾವ್ಚಾಕ ಖಂಚೇಯಿ ಚಿಕಿತ್ಸೆ ತಯ್ಯಾರ ಕರ್ನಿ. ಸಕ್ಕಡ ಲೋಕು ದೇವಾಲಿ ಆನಿ ದೇವೀಲಿ ಪ್ರಾರ್ಥನೆ ಕೋರ್ನು ಮೌನ ಘೇವ್ನು ಬಸ್ಲೀಂತಿ. ಹೋ ರೋಗು ನಿವಾರಣ ಕೊರೂಂಕ 1948 ಇಸ್ವೆವರೇಕ ಖಂಚೇಯಿ ವಕ್ಕದ ನಾಆಶ್ಶೀಲೆಂ. 1948 ಇಸ್ವೇಂತು ಯೆಲ್ಲಪ್ರಗಡ ಸುಬ್ಬಾರಾವಾನ ಅಮೇರಿಕಾಚೆ ಏಕ ವಕ್ಕಾಚೆ ಪ್ರಯೋಗಾಲಯಾಂತು ಕಾಮ ಕೋರ್ನು ಏಕ ವಕ್ಕದ ತಯ್ಯಾರಿ ಕೆಲ್ಲೆಂ.

ಲಿಂಫ್ ಧಾತು

ಆಯುರ್ವೇದಾಂತು ವಿವರಿಸಿಲೆಲೆ ರಸ ಧಾತು ಆನಿ ರಸವಾಹ ಸ್ರೋತ ಆಧುನಿಕ ವೈದ್ಯಕೀಯಾಂತು ಲಿಂಪ್ ಆನಿ ಲಿಂಫ್‌ನಾಳಾಚೆ ಸಮಾನ ಮ್ಹೋಣು ಲೆಕ್ಕೂಕಾ. ಲಿಂಫ್ ರೊಸ್ಸು ಆಮ್ಗೇಲೆ ದೇಹಾಂತು ಆಸ್ಸೂಚೊ ಏಕು ರೊಸ್ಸು. ಆಮ್ಮಿ ಪಿಲ್ಲೇಲೆಂ ಉದ್ದಾಕ ರಕ್ತಾಂತು ಆನಿ ಲಿಂಫಾಂತು ವತ್ತಾ. ರಕ್ತನಾಳಾಂತು ರಗತ ಹೋಳ್ಳೇಲೆವರೀಚಿ ಲಿಂಫ್ ರೊಸ್ಸು ಲಿಂಫ್‌ನಾಳಾಂತು ಹೊಳ್ತಾ. ರಗತ ಹೃದಯಾಚೆ ವೊತ್ತಣಾಚೆ ಕಾರಣಾನಿ ರಕ್ತನಾಳಾಂತು ಹೋಳ್ತಾ. ಪರಂತು ಲಿಂಫ್ ರೊಸ್ಸಾಕ ವಿಂಗಡ ಹೃದಯ ನಾ. ಲಿಂಫ್ ರೊಸ್ಸಾಚೆ ಸಂಚಾರಾಂತು ಹೃದಯ ಭಾಗಿ ಜಾಯ್ನಾ.

ಚೆರ್ಡಾನ ಜನ್ಮಾಂಕ ಯೆತ್ತನಾ ರಗತ ಆನಿ ಲಿಂಫ ದೊನ್ನೀಯಿ ದೇಹಾಂತು ಆಸ್ತಾತಿ. ಅಂಗಾಂಗಾಂತು ಸಕ್ಕಡ ಕಣಾಂಕ ರಕ್ತನಾಳ ಸುತ್ತುಘಾಲ್ಲೇಲೆವರೀಚಿ ಲಿಂಫ್‌ನಾಳ ಸುತ್ತುಘಾಲ್ನು ಆಸ್ತಾತಿ. ಲಿಂಫನಾಳಾಂಚೆ

ಮುಖಾಂತರ ಲಿಂಫ ರೊಸ್ಸು ಅಶುದ್ಧರಕ್ತನಾಳಾಂತು ಹೋಳ್ನು ರಕ್ತಾಂತು ವಿಲೀನ ಜಾತ್ತಾ. ಲಿಂಫನಾಳಾಂಕ ಸಲ್ಪಕಡೇನ ಮಧ್ಯೇಂತು ಗಾಂಠ್ಯೊ ಆಸ್ಸತಿ. ಹೀ ಗಾಂಠ್ಯೊ ಲಿಂಫ್ ರೊಸ್ಸಾಕ ಗಾಳ್ಚಾಕ ಆನಿ ಲಿಂಫ್ ರೊಸ್ಸಾಂತು ಆಶ್ಶೀಲೆ ಕಲ್ಮಶ ಸಕ್ಕಡ ಮುಕಾರಿ ರಕ್ತಾಂತು ವಚ್ಚನಾತಶ್ಶಿ ರಾಕ್ಕೂಂಕ ಬಸ್ಲ್ಯಾಂತಿ. ಹೇ ಗಾಂಠ್ಯೇಕ ಲಿಂಫ್‌ನೋಡ ಮ್ಹೊಣು ನಾಂವ. ಲಿಂಫ್ ರೊಸ್ಸಾಂತು ಆಶ್ಶೀಲಿ ಕಲ್ಮಶ ಸಕ್ಕಡ ಮುಕ್ಕಾರಿ ರಕ್ತಾಂತು ವಚ್ಚನಾ ತಶ್ಶಿ ಲಿಫನೋಡ ರಾಕ್ತಾತಿ.

ಮನುಷ್ಯಾಲೆ ದೇಹಾಚೆ ರೋಗಪ್ರತಿರೋಧಕ ವ್ಯವಸ್ಥೇಂತು ವಿಂಗವಿಂಗಡ ಕಡೇನ ಆಂಗಾಂತು ಆಸ್ಸೂಚೆ ಲಿಂಫನಾಳ ಆನಿ ಲಿಂಫನೋಡ ಪ್ರಮುಖ ಪಾತ್ರ ಘೆತ್ತಾತಿ. ಅಂಗಾಂಗಾಂತು ರೋಗಪ್ರತಿರೋಧಕ ಕ್ರಿಯೇಚೆ ಕಾರಣಾನ ಜಿವ್ಶಿ ಮಾರ್ಲ್ಲೇಲೆ ಅಥವಾ ಮೆಲ್ಲೇಲೆ ಅರ್ಬುದ ಕಣ, ಮೆಲ್ಲೇಲೆ ಕ್ರೀಮಿ, ಮೊಳ್ಳೇಲೆ ರಕ್ತಕಣ, ಇತರ ಕಣ, ಇತ್ಯಾದಿ ಕಲ್ಮಶ ಸಕ್ಕಡ ಅಶುದ್ಧ ರಕ್ತನಾಳಾಂತು ವಚ್ಚನಾಂತಿ. ಬದಲಾಕ ಲಿಂಫ್‌ನಾಳಾಂತು ಯೇವ್ನು ಪಡ್ತಾತಿ.

ಕೆಲವು ರೋಗಾಚೆ ಕ್ರೀಮಿ ದೇಹಾಚೆ ರೋಗಪ್ರತಿರೋಧಕ ಕ್ರಿಯೇಂತು ನಾಶ ಜಾಯ್ನಾಂತಿ. ಹಸ್ತೇಪಾಯ್ಯಾ ರೋಗಾಚೆ (ಫೈಲೇರಿಯಾಚೆ) ಹುಳುಕು 'ವುಚೆರೇರಿಯಾ ಬೇಂಕ್ರೋಫ್ಟಿ' ತಸ್ಸಲೊ ಏಕು ಹುಳುಕು. ಹೇ ಹುಳುಕೂಚೆ ಒಟ್ಟು ಯುದ್ಧ ಕೋರ್ನು ಲಿಂಫನೋಡು ಸಲ್ವತಾ ಆನಿ ಸುಜ್ಜೂನು ನಿಷ್ಕ್ರಿಯ ಜಾತ್ತಾ. ಯುದ್ಧ ಚಲ್ತ ಆಸ್ತನಾ ಲಿಂಫನೋಡ ಗಾತ್ರಾಂತು ಹೋಡ ಜಾತ್ತಾಂತಿ. ಘಾತ್ತೋರುಶೆ ಘಟ್ಟಿ ಜಾತ್ತಾತಿ. ಲಿಂಫ ರೊಸ್ಸು ಹೇ ಲಿಂಫನೋಡಾಂತುಲ್ಯಾನ ಮುಕಾರಿ ವಚ್ಚನಾ. ಲಿಂಫನಾಳಾಂತು ಲಿಂಫ ರೊಸ್ಸು ಮಾಕ್ಷಿ ವೋರ್ನು ಯೆತ್ತಾ. ಮಾಕ್ಷಿ ವರ್ಲೇಲೆ ಲಿಂಫ ಲಿಂಫನಾಳಾಂತು ಆನಿ ತಾಜ್ಜೆ ಘಾಟೀಚೆ ಆಂಗಾಂತು ಭರ್ತಾ. ಜಮೆ ಜಾಲ್ಲೇಲೆ ಲಿಂಫ ದಾಟ ಆನಿ ಸುಕ್ಕೆಂ ಜಾವ್ನು ಆಂಗ ಸಕ್ಕಡ ದಾಟ ಆನಿ ಥೋರ ಜಾತ್ತಾ. ಹಾಕ್ಕಾ 'ಲಿಂಫೀಡಿಮಾ' ಮ್ಹಣ್ತಾತಿ. ಹಸ್ತೇಪಾಯ್ಯಾ ರೋಗಾಂತು ಜಾಂಗೇಂತು ಆನಿ ಖಾಕ್ಕ್ಯಾಂತು ಆಸ್ಸೂಚೆ ಲಿಂಫನೋಡ ಸಕ್ಕಡ ಹೋಡ ಜಾವ್ನು ಪಾಯ್ಯಾಚೆ, ಆಂಡ್ಯಾರೀಚೆ, ಯೋನೀಚೆ, ಹಾತ್ತಾಚೆ ಚರ್ಮಾಂತು ಸುಕ್ಕೇಲೆ ಲಿಂಫ ಭೋರ್ನು ಚರ್ಮ ದಾಟ ದಾಟ ಜಾವ್ನು ಹಸ್ತೇ ಚರ್ಮಾವರಿ ಜಾತ್ತಾತಿ. ಆಂಡ್ಯಾರೇಚೆ ಆನಿ ಯೋನೀಚೆ ಸುತ್ತು ಲಿಂಫೀಡೀಮಾ ಜಾವ್ನು ಆಂಗ ದಾಟ ಜಾವ್ನು ಫೈಲೇರಿಯಾ ರೋಗು ಯೆತ್ತಾ. ಆಂಡ್ಯಾರೇಕ 'ಹೈಡ್ರೋಸೀಲ್' ಮ್ಹಳ್ಳೇಲೆ ಉದ್ದಾಕ ಭರ್ಲೇಲೆಂ ಬುಡ್ಕುಳೊಸೊ ವಿಕಾರ ರೂಪ ಯೆತ್ತಾ.

ಯೆಲ್ಲಪ್ರಗಡ ಸುಬ್ಬಾರಾವು

ಆಂಧ್ರಪ್ರದೇಶಾಂತು ಜನ್ಮಾಂಕ ಯೇವ್ನು ಮದ್ರಾಸ ನಗರಾಂತು (ಆತ್ತಂಚೆ ಚೆನ್ನೈ ನಗರಾಂತು) ಆಧುನಿಕ ವೈದ್ಯಕೀಯ ಶಿಕ್ಕೂನು ಡಾಕ್ತ್ರು ಜಾವ್ನು ಕಡೇರಿ ಅಮೇರಿಕಾಕ ವೊಚ್ಚೂನು ಥಂಯಿ ಏಕ ಮೆಡಿಕಲ್ ಕಂಪನೀಂತು (ಲೆಡರ್ಲೆ ಲೆಬೊರೇಟರೀಂತು) ಕಾಮಕೋರ್ನು ಮಸ್ತ ಸಕ್ಕಡ ವಕ್ದಾಂಕ ಶೋಧನ ಕೆಲ್ಲೊಲೊ ಪುಣ್ಯಾತ್ಮು ಭಾರತೀಯ ವಿಜ್ಞಾನಿ ಯೆಲ್ಲಪ್ರಗಡ ಸುಬ್ಬಾ ರಾವು. ಸುಬ್ಬಾರಾವಾನ 'ಹೆಟ್ರಾಜ಼ಾನ' ಮ್ಹಳ್ಳೇಲೆ ವಕ್ಕದ ತಯ್ಯಾರಿ ಕೆಲ್ಲೆಂ. ಹೇಂ ವಕ್ಕದ ಫೆತ್ಲ್ಯಾರಿ ಹಸ್ತೇಪಾಯ್ಯಾ ರೋಗು ಯೇನಾ ಮ್ಹೊಣು 1948 ಇಸ್ವೇಂತು ಸಿದ್ಧ ಕೆಲ್ಲೆಂ.

ಹಸ್ತೇಪಾಯ್ಯಾ ರೋಗಾಕ ಕಾರಣ ಲಿಂಫನೋಡ ನಿಷ್ಕ್ರಿಯ ಜಾವ್ಚೆ ಮ್ಹೊಣು ವಿಜ್ಞಾನೀಂಕ ಕಳ್ಳೆಂ. ಝ಼ಳಾರ ಚಾಬ್ಬೂನು ಹೋ ರೋಗು ಯೆತ್ತಾ ಮ್ಹೊಣು ವಿಜ್ಞಾನೀನ ಸೊದ್ದೂನು ಕಾಳ್ಳೆಂ. ಝ಼ಳಾರ ಹೇ ರೋಗಾಚೆ ವಾಹನ. ಹಸ್ತೇಪಾಯ್ಯಾ ರೋಗಾಚೆ ಹುಳುಕು 'ವುಚೆರೇರಿಯಾ ಬೇಂಕ್ರೋಫ್ಟಿ' ಅಥವಾ 'ಫೈಲೇರಿಯಾ' ಹುಳುಕಾಕ ದೋನಿ ಜೀವನಚಕ್ರ ಆಸ್ಸತಿ. ಏಕ ಜೀವನಚಕ್ರ ಮನುಷ್ಯಾಲೆ ರಕ್ತಾಂತು ಘುಂವ್ತಾ. ಆನ್ನೇಕ ಜೀವನಚಕ್ರ ಝ಼ಳಾರಾಚೆ ರಕ್ತಾಂತು ಘುಂವ್ತಾ. ಝ಼ಳಾರಾಚೆ ಜೀವನಚಕ್ರಾಂತು ಪಿಲ್ಲಂ ಮಾಂತ್ರ ಆಸ್ತಾತಿ. ಹೇ ಪಿಲ್ಲಾಂಕ ಮೈಕ್ರೋಫೈಲೇರಿಯಾ ಮ್ಹೊಣು ನಾಂವ ದಿಲ್ಲಾಂ. ಮನುಷ್ಯಾಲೆ ರಕ್ತಾಂತುಲೆ ಜೀವನಚಕ್ರಾಂತು ಪ್ರೌಢ ಹುಳುಕು ಆಸ್ಸತಿ.

ಝ಼ಳಾರಾನ ಮನುಷ್ಯಾಕ ಚಾಬ್ತನಾ ತಾಜ್ಜೆ ಕೊಕ್ಕಾಚೆ ಮುಖಾಂತರ ಹಜ಼ಾರಕಟ್ಲೆ ಮೈಕ್ರೋಫೈಲೇರಿಯಾ ಪಿಲ್ಲಂ ಮನ್ಶ್ಯಾಲೆ ಚರ್ಮಾಚೆ ರಕ್ತನಾಳಾಂತು ವೊಚ್ಚೂನು ರಕ್ತಾಂತು ಸ್ವಂತ ದೈಹಿಕ ಪರಿವರ್ತನ ಕೋರ್ನು ಫೇವ್ನು ದಾರ್ಲೆ ಆನಿ ಬಾಯ್ಲೆ ಪ್ರೌಢ ಫೈಲೇರಿಯಾ ಹುಳುಕು ಜಾತ್ತಾತಿ. ತಾಂಕಾ ಸಂಯೋಗು ಜಾವ್ನು ಬಾಯ್ಲೆ ಹುಳುಕು ಗುರ್ಭಿಣಿ ಜಾತ್ತಾ. ಗರ್ಭಾಂತು ಹಜ಼ಾರಕಟ್ಲೆ ಪಿಲ್ಲಂ ಜಾವ್ನು ಬಾಯ್ಲೆ ಹುಳುಕು ಬಾಳಾಂತಿ ಜಾತ್ತಾ. ಹಜ಼ಾರಕಟ್ಲೆ ಮೈಕ್ರೋಫೈಲೇರಿಯಾ ಪಿಲ್ಲಂ ಜನ್ಮಾಂಕ ಯೆತ್ತಾತಿ.

ಝ಼ಳಾರಾನ ಆನ್ನೇಕಪಟಿ ಆನ್ನೇಕ ಮನುಷ್ಯಾಕ ಚಾಬ್ಬೂನು ರಕ್ತ ಪಿತ್ತನಾ ಮನುಷ್ಯಾಲೆ ರಕ್ತಾಂತು ಆಶ್ಶೀಲೆ ಹೀಂ ಪಿಲ್ಲಂ ಝ಼ಳಾರಾಚೆ ಪೊಟ್ಟಾಂತು ವತ್ತಾತಿ. ಝ಼ಳಾರಾಚೆ ಆಂಗಾಂತು ಸಕ್ಕಡ ಕಡೇನ ವೊಚ್ಚೂನು ದೋನಿ ತೀನಿ ಪಟಿ ಸ್ವಂತ ದೈಹಿಕ ಪರಿವರ್ತನ ಕೋರ್ನು ಫೇವ್ನು ಘಟ್ಟಿಮುಟ್ಟ ಜಾತ್ತಾತಿ. ಝ಼ಳಾರಾನ ವೊಪಾಸ ಏಕ ಮನುಷ್ಯಾಲೆ ರಗತ ಪಿತ್ತನಾ ಹೀಂ ಪಿಲ್ಲಂ ತಾಜ್ಜೆ ಕೊಕ್ಕಾಚೆ ವಾಟ್ಟೇನ ಮನುಷ್ಯಾಲೆ ರಕ್ತಾಂತು ದೆಂವ್ತಾತಿ.

ಯೆಲ್ಲಪ್ರಗಡ ಸುಬ್ಬಾರಾವಾನ ಹೇ ಹುಳುಕೂಕ ಆನಿ ತಾಜ್ಜೆ ಪಿಲ್ಲಾಂಕ ಮೈಕ್ರೋಸ್ಕೋಪಾಂತು ಪರೀಕ್ಷೆ ಕೋರ್ನು ಅಧ್ಯಯನ ಕೆಲ್ಲೆಂ. ಡೈಇಥೈಲ್‌ಕಾರ್ಬಾಮಾಝೀನ್ (ಡೀಈಸೀ) ಮ್ಹಳ್ಳೇಲೆ ವಕ್ಕದ ತಯ್ಯಾರಿ ಕೆಲ್ಲೆಂ. ಲೆಡರ್ಲೆ ಲೆಬೋರೇಟರಿ ಕಂಪನೀನ ಹೇ ವಕ್ದಾಕ 'ಹೆಟ್ರಝಾನ್' ಮ್ಹೊಣು ಬ್ರಾಂಡ್ ನಾಂವ ದೀವ್ನು ಡಾಕ್ಟ್ರಾಂಕ ತಾಜ್ಜೆ ಪ್ರಯೋಗಾಚಿ ಮಾಹಿತಿ ದಿಲ್ಲಿ. ಹೇಂ ವಕ್ಕದ ಶೀಂಖಾವ್ನು ತಾಪು ಆಯ್ಯಿಲೆ ವೇಳಾರಿ ಘೇವ್ಕಾ. ಹೇ ವಕ್ದಾನಿ ಸುರ್ವೇಕಽಚಿ ದಾಟ ಆನಿ ಥೋರ ಜಾಲ್ಲೇಲೆ ಪಾಯು ಇತ್ಯಾದಿ ಸಪೂರ ಜಾಯ್ನಾಂತಿ. ಹಸ್ತೇಪಾಯು ಸಪೂರು ಜಾಯ್ನಾ.

ಹಸ್ತೇಪಾಯ್ಯಾ ರೋಗಾಚೊ ಪ್ರಾರಂಭು ಜಾವ್ಚೊ ರೋಗೀಕ ಶೀಂಖಾವ್ನು ತಾಪು ಯೇವ್ನು. ದೇಹಾಂತುಲೆ ರೋಗಪ್ರತಿರೋಧಕ ವಸ್ತು ಆನಿ ಮೈಕ್ರೋಫೈಲೇರಿಯಾಕ ಯುದ್ಧ ಚಲ್ತನಾ ದೇಹಾಂತು 'ಎಲ್ಲರ್ಜಿಕ್ ರಿಯಾಕ್ಷನ್' ಜಾತ್ತಾ. ಎಲ್ಲರ್ಜಿಕ್ ರಿಯಾಕ್ಷನ್ನಾಚೆನಿಮಿತ್ತ ಶೀಂಖಾವ್ನು ತಾಪು ಯೆತ್ತಾ. ರಕ್ತಪರೀಕ್ಷೆ ಕೆಲ್ಲ್ಯಾರಿ 'ಇಯೋಸಿನೋಫೀಲಿಯಾ' ದೆಕ್ಕಿಪಡ್ತಾ. ಇಯೋಸಿನೋಫೀಲಿಯಾ ಮ್ಹಳ್ಯಾರಿ ರಕ್ತಾಂತು ಇಯೋಸಿನ್ ಮ್ಹಳ್ಳೇಲೆ ಧಽವೆ ರಕ್ತಕಽಣ ಸಂಖ್ಯೆ ಚಽಡ ಜಾವ್ಚೆಂ. ಏಕ್ಕೇಕಪಟಿ ದೇಹ ಗೆಲ್ವತಾ ಆನಿ ಸಕ್ಕಡ ಮೈಕ್ರೋಫೈಲೇರಿಯಾ ಲಿಂಫನೋಡಾಂತು ಪರಣಾಮು ಕೊರ್ಚೆ ಘೂಡೇಚಿ ಮರ್ತಾತಿ. ಪ್ರತಿಪಟಿ ಝಳಾರಾನ ಚಾಬ್ಬೂನು ಮೈಕ್ರೋಫೈಲೇರಿಯಾ ರಕ್ತಾಂತು ಆಯ್ಲ್ಯಾರಿ ಯುದ್ಧ ಜಾವ್ನು ದೇಹ ಗೆಲ್ವತಾ. ಅಶ್ಶಿ ಜಾಲ್ಲೇಲೆ ಮನುಷ್ಯಾಂಕ ಹಸ್ತೇಪಾಯ್ಯಾ ರೋಗು ಯೇನಾ. ಹೆಟ್ರಾಝಾನ ಚಿಕಿತ್ಸೆ ಯೆವ್ಚೆ ಘೂಢೆ ಮಸ್ತ ಜನಾಂಕ ಹಸ್ತೇಪಾಯ್ಯಾ ರೋಗು ಯೇನಾತಶ್ಶಿ ತಾಂಗೇಲೆ ದೇಹಾಂತುಲೆ ರೋಗ ಪ್ರತಿರೋಧಕ ಶಕ್ತಿ ತಡಿಸೀತಾಶ್ಶೀಲಿ.

ಶೀಂಖಾವ್ನು ತಾಪು ಆಯ್ಯಿಲೆ ವೇಳಾರಿ ಹೆಟ್ರಾಝಾನ ಘೆತ್ತೀಲೆ ಪೇಶಂಟಾಂಕ ತಾಂಗೇಲೆ ಫೈಲೇರಿಯಾ ಯುದ್ಧಾಂತು ಹೇಂ ವಕ್ಕದ ಸಹಾಯು ಕರ್ತಾ ಆನಿ ಹೇಂ ವಕ್ಕದ ರಕ್ತಾಂತು ಆಸ್ತನಾ ಮೈಕ್ರೋಫೈಲೇರಿಯಾಂಕ ವಾಂಚೂಂಕ ಇಂಬು ಮೇಳ್ನಾ. ಲಿಂಫನೋಡ ಬಂದ ಜಾಯ್ನಾಂತಿ. ಹಸ್ತೇಪಾಯ್ಯಾ ರೋಗು ಯೇನಾ.

ಪರ್ಯಾಯ ವೈದ್ಯಕೀಯ ಪದ್ಧತಿ

ಆಧುನಿಕ ವೈದ್ಯಕೀಯಾಚೆ ವಕ್ದಂ ವಿಜ್ಞಾನೀನಿ ಮಾರ್ಗಸೂಚಿ ದಿಲ್ಲೇಲೆ ಪ್ರಕಾರ ವೈಜ್ಞಾನಿಕ ರೀತೀರಿ ಸಂಶೋಧನೆ ಆನಿ ರೋಗಾಂತು ಪ್ರಯೋಗು ಕೋರ್ನು ಸಿದ್ಧ ಕೆಲ್ಲ್ಯಾಂತಿ. ಇತರ ಸಸ್ಯಜನ್ಯ, ಪ್ರಾಣಿಜನ್ಯ, ಭೂಮಿಜನ್ಯ, ಇತ್ಯಾದಿ ವಕ್ದಾಂಕ ವೈಕಲ್ಪಿಕ ಅಥವಾ ಪರ್ಯಾಯ ವಕ್ದಂ

ಮ್ಹೊಣು ಆನಿ ಹೇ ವಕ್ದಾಂಚೊ ಪ್ರಯೋಗು ಪರ್ಯಾಯ ವೈದ್ಯಕೀಯ ಪದ್ಧತಿ ಮ್ಹೊಣು ಮ್ಹಣ್ತಾತಿ.

"ಆಧುನಿಕ ವೈದ್ಯಕೀಯ ಪದ್ಧತೀಚೆ ಚಿಕಿತ್ಸೇಚೆ ಬದಲಾಕ ವಿಂಗಡ ವೈಕಲ್ಪಿಕ (ಪರ್ಯಾಯ) ಪದ್ಧತೀಚಿ ಚಿಕಿತ್ಸೆ ದಿತ್ತವೇ ಡಾಕ್ಟ್ರಾ?" ಮ್ಹೊಣು ಪೇಶಂಟಾನ ನಿಮ್ಗಿಲೆಂ.

"ವಿಂಗಡ ಪದ್ಧತೀಚಿ ಚಿಕಿತ್ಸೆ ಮ್ಹಳ್ಯಾರಿ ಆಯುರ್ವೇದ, ಯೋಗಾ, ಯೂನಾನಿ, ಸಿದ್ಧ, ಹೊಮೊಪಥಿ, ಎಕ್ಯುಪಂಕ್ಚರ ಆನಿ ಎಕ್ಯುಪ್ರೆಶರ್ ಇತ್ಲೆಂ ಆಸ್ಸತಿ. ಹಾಂತು ಖಂಚೆ ಜಾಯಿ ತುಕ್ಕಾ?" ಮ್ಹೊಣು ಡಾಕ್ಟ್ರಾನ ನಿಮ್ಗಿಲೆಂ.

"ಎಕ್ಯುಪಂಕ್ಚರಾಕ ಆನಿ ಎಕ್ಯುಪ್ರೆಶರ್ರಾಕ ಕಸ್ಸಲೊ ವ್ಯತ್ಯಾಸು ಡಾಕ್ಟ್ರಾ?"

"ಎಕ್ಯುಪಂಕ್ಚರಾಂತು ಸುವ್ವೋ ಖೊಂಬ್ತಾತಿ. ಎಕ್ಯುಪ್ರೆಶರ್ರಾಂತು ಜೋರು ದೂಕಿಜಾವ್ನೊತಾಂಯಿ ಉಂಗುಷ್ಟಾಬೊಟ್ಟಾನ ಏಕ ಬಿಂದೂರಿ ವೊತ್ತೂನು ಥೊಡೋ ವೇಳು ಧರ್ತಾತಿ. ಎಕ್ಯುಪಂಕ್ಚರಾಚೆ ಸುವ್ವೋ ಸ್ವಚ್ಛ ಆಸ್ಸೂಕಾ. ನ್ಹಂಯಿ ಜಾಲ್ಲ್ಯಾರಿ ಸೂವ ಖೊಂಬಿಲೆಕಡೇನ ಚರ್ಮ ತಾಂಬ್ಡೆ ಜಾವ್ನು ಬೊಕ್ಕೊ ಜಾವ್ಚಾಕ ಸಾಧ್ಯ ಆಸ್ಸ. ತೇ ಕಾರಣಾನ ಆತ್ತಂ ಎಕ್ಯುಪಂಕ್ಚರ ಪದ್ಧತಿ ಉಪೇಗುಕೊರ್ಚೆಂ ಊಣೆ ಜಾಲ್ಲಾಂ. ಎಕ್ಯುಪಂಕ್ಚರಾನ ಆನಿ ಎಕ್ಯುಪ್ರೆಶರ್ರಾನ ಸಕ್ಕಡ ವ್ಯಾಧಿ ಗೂಣ ಜಾತ್ತಾ ಮ್ಹೊಣು ಸಾಂಗ್ತಾತಿ."

"ಖಂಚೆ ಜಾಗ್ಯಾರಿ ವೊತ್ತೂಕಾ ಡಾಕ್ಟ್ರಾ?"

"ಜೀವಂತ ಮನುಷ್ಯಾಲೆ ದೇಹಾಂತು ವಿದ್ಯುತ್ಶಕ್ತಿ ಆಸ್ಸ. ಹೀ ಶಕ್ತಿ ಧನಾತ್ಮಕ (ಪೊಸಿಟೀವ್ಹ್) ಆನಿ ಋಣಾತ್ಮಕ (ನೆಗೆಟೀವ್ಹ್) ಜಾವ್ನು ಆಸ್ಸ. ದೇಹಾಚೆ ಹಾತ್ತಾಬೊಟ್ಟಾಂತು ತಾಕ್ಕೂನು ವಿದ್ಯುತ್ಶಕ್ತಿ ಉದ್ದೇನು ಸಗ್ಗೇ ದೇಹಾಂತು ಪಸರಿಸೂನು ಮಾತ್ತ್ಯಾಚೆ ತುದಿಯೇರಿ ವೊಚ್ಚೂನು ಕಡೇರಿ ಸಕಲ ದೇವ್ನು ಪಾಯ್ಯಾಬೊಟ್ಟಾಂತು ಯೇವ್ನು ಪಾವ್ತಾ. ಹೇ ವಾಟ್ಟೇಕ ಮಧ್ಯರೇಖೆ (ಮೆರಿಡಿಯನ್) ಮ್ಹೊಣು ನಾಂವ. ಹೇ ರೇಖೇರಿ ಬಿಂದು ವೆಂಚೂನು ತೇ ಬಿಂದೂರಿ ವೊತ್ತಣ ಘಾಲ್ಲ್ಯಾರಿ ರೋಗು ಗೂಣ ಜಾತ್ತಾ. ನಾಡಿ ಚಕ್ರ (ಸೋಲಾರ್ ಪ್ಲೆಕ್ಸಸ್) ಸುಸ್ಥಿತೀಂತು ನಾ ಜಾಲ್ಲ್ಯಾರಿ ಅನಾರೋಗ್ಯ ಯೆತ್ತಾ. ಎಕ್ಯುಪ್ರೆಶರ್ರಾಂತು ನಾಡಿ ಚಕ್ರ ಸುಸ್ಥಿತೀಕ ಹಾಡ್ತಾತಿ."

"ನಾಡಿ ಚಕ್ರ ಸುಸ್ಥಿತೀಂತು ಆಸ್ಸ ಮ್ಹೊಣು ಖಂಡಿತ ಕೊರೂಂಕ ಖಂಚೆ ಟೆಸ್ಟ ಕೋರ್ಕಾ, ಡಾಕ್ಟ್ರಾ?"

"ತಸ್ಸಲೆ ಟೆಸ್ಟ ಖಂಚೇಯಿ ನಾ."

ಹಾಂವ ಡಾಕ್ತ್ರು ಜಾಲ್ಲೊಂ!

15. ಪೆಥೋ಼ಲೊಜಿಸ್ಟಾಲೊ ಹಸ್ತಕ್ಷೇಪು

ಮರಣಾನಂತರ ಆಮ್ಗೇಲೆ ದೇಹಾಕ ಕಾತ್ತೋರ್ನು ಆನಿ ಸಿಂದೂನು ಪೊಳೋಚೊ ಅಭ್ಯಾಸು ಪ್ರಾಚೀನ ವ್ಯದ್ಯಾಂಕ ಆಶ್ಶಿಲೊಕೀ ನಾ ಮ್ಹೋಣು ಸಾಂಗ್ಚೆಂ ಕಷ್ಟ. ಪಾರಮಾರ್ಥಿಕ ಕಾರಣಾನಿ ಮರಣ ಆಯ್ಲೆಂ ಮ್ಹೋಣು ಲೆಕ್ತಾತಿ ಆಶ್ಶೀಲೀಂತಿ. ವ್ಯಕ್ತೀಲೆ ಆಯುಷ್ಯ ಮುಗ್ದಲೆಂ ಜಾಲ್ಲೇಲೆನಿಮ್ಮಿತ್ತ ಮರಣ ಆಯ್ಲೆಂ ಮ್ಹೋಣು, ಘುಳ್ಳೆ ಜನ್ಮಾಂತು ವ್ಯಕ್ತೀನ ಕೆಲ್ಲೇಲೆ ಪಾಪ ವ್ಯಕ್ತೀಕ ಲಾಗ್ಲೆಂ ಮ್ಹೋಣು, ಹೇ ಜನ್ಮಾಂತು ಮೆಳ್ಳೆಮೆಳ್ಳೇಲೆ ಖೆಲ್ಲೆಂ, ಮೆಳ್ಳೆಮೆಳ್ಳೆಲೆ ಪಿಲ್ಲೊ, ಜೀವಾಚಿ ಜಾಗ್ರುತೆ ಕಽರ್ನಿ ಮ್ಹೋಣು, ಇತ್ಯಾದಿ ಕಾರಣಾನಿ ಮರಣ ಆಯ್ಲೆಂ ಮ್ಹೋಣು ಲೆಕ್ತಾತಿ ಆಶ್ಶೀಲೀಂತಿ. ಮೆಲ್ಲೇಲೆ ವ್ಯಕ್ತೀಲೆ ಮಡ್ಯಾಕ ನಿಯಮು ಪ್ರಕಾರ ಸಕ್ಕಡ ಧಾರ್ಮಿಕ ವೀಧಿ ಕೋರ್ನು, ಅಂತ್ಯೇಷ್ಟಿ ಭಟ್ಟಮಾಮ್ಮಾಲೆ ಕರಾನ ಕೊರೋನು ಪುತ್ತಾಲೆ ಕರಾನ ಚಿತೇಕ ಉಜ್ಜೊ ದೀವ್ಹೋನು ಲಾಸ್ಸೂಕಾ ಮ್ಹೋಣು ಆನಿ ತಶ್ಶಿ ಕಽರ್ನಾ ಜಾಲ್ಯಾರಿ ವ್ಯಕ್ತೀಲೊ ಆತ್ಮು ವೈಕುಂಠಾಕ ವೊಚ್ಚೆ ಬದಲಾಕ ಮಧ್ಯೇಂತು ಆಕಾಶಾರಿ ಸ್ವಸ್ಥಾನ ನಾತ್ತೀಲೆ ಭೊಂವ್ತಾ ಮ್ಹೋಣು ಶಾಸ್ತ್ರ ಸಾಂಗ್ತಾ.

ಪ್ರಾಚೀನ ಶಾಸ್ತ್ರಾಚೆ ಪ್ರಕಾರ ಮರಣ ಮ್ಹಳ್ಯಾರಿ ದೇಹಾಂತುತಾಕ್ಕೂನು ಆತ್ಮು ಉಡ್ಡೂನು ವೊಚ್ಚೊ. ಮೆಲ್ಲೆಮಾಗ್ಗೀರಿ ವ್ಯಕ್ತೀಲೆ ಆತ್ಮಾಕ ಶಾಂತಿ ಮೇಳ್ಕಾ ಜಾಲ್ಯಾರಿ ಆನಿ ಆತ್ಮಾನ ವೈಕುಂಠಾಕ ವೊಚ್ಚೂಕಾ ಜಾಲ್ಯಾರಿ ಧಾರ್ಮಿಕ ವಿಧೀನ ಶ್ರಾದ್ಧ ಕೋರ್ಕಾ. ಆತ್ಮು ವೈಕುಂಠಾಕ ವಚ್ಚಽನಿ ಜಾಲ್ಯಾರಿ ಪುನರ್ಜನ್ಮು ಘೇವ್ನು ಆನ್ನೇಕ ದೇಹಾಂತು ವತ್ತಾ. ಮನುಷ್ಯಾಲೆ ಜನ್ಮಾಂತು ಚಾಂಗ ಕಾಮ ಕೋರ್ನು ಘುಳ್ಳೆ ಜನ್ಮಾಂಚೆ ಪಾಪ ಸಕ್ಕಡ ಭೊಗ್ಗೂನು ಮುಗ್ದಲೆಂ ಮ್ಹೋಣು ಜಾಲ್ಯಾರಿ ವ್ಯಕ್ತಿ ಸ್ವರ್ಗಾರಿ ವತ್ತಾ. ಪುಣ್ಯ ಕೆಲ್ಲೋಲೊ ಮನೀಷು ಸ್ವರ್ಗಾರಿ ವತ್ತಾ. ಪಾಪ ಕೆಲ್ಲೋಲೊ ಮನೀಷು ನರಕಾಕ ವತ್ತಾ.

ಮರ್ತಽಲೆ ಮನುಷ್ಯಾಕ ವಾಂಚೋಚಾಕ ಜಾಯ್ನಾ. ಆಯುಷ್ಯ ಮುಕ್ದಲೇಲೆ ಮನೀಷು ಖಂಡಿತ ಮರ್ತಾ. ವ್ಯಕ್ತೀಲೆ ಋಽಣ ಮುಗ್ದಲೆಂ.

ವ್ಯಕ್ತೀಲೆ ಆನಿ ಸಂಬಂಧಿಕಾಲೆ, ಬಾಯ್ಲುಚೆರ್ಡೂವಾಲೆ, ಬಾಮ್ಣಾಲೆ, ಇತ್ಯಾದಿ ಸಕ್ಕಡಾಲೆ ಖಿಽಣ ಮುಗ್ದಲೆ. ವ್ಯಕ್ತೀನ ವಾಂಚೂನು ಕಾಂಯಿ ಕೊರೂಂಕ ನಾ. ತಾಕ್ಕಾ ಅಥವಾ ತಿಕ್ಕಾ ಸದ್ಗತಿ ಮೇಳ್ಕಾ ಜಾಲ್ಲ್ಯಾರಿ ಪ್ರತಿವರ್ಸ ವಽರ್ಷಿಕ ಕೋರ್ಕಾ. ಸುತ್ತಾಪುನ್ವೇಂತು ತಿಲಾಂಜಲಿ ದೀವ್ಕಾ. ಮರಣಾಂಕ ಕಾರಣ ಕಸ್ಸಲೆ ಮ್ಹೋಣು ಮರಣಾನಂತರ ಕೋಳ್ಳು ಉಪೇಗು ನಾ. ವ್ಯಕ್ತೀಕ ಸಕ್ಕಡ ರೀತೀರಿ ಪೊಳೋನು ಘೆತ್ಲಾಂ. ಹುಷಾರ ನಾ ಜಾಲ್ಲೇಲೆವೇಳೇರಿ ವಕ್ಕದ ಹಾಣು ದಿಲ್ಲಾಂ. ವೈದ್ಯಾನ ಸಾಂಗೀಲೆ ತಶ್ಶಿಂ ಕೆಲ್ಲಾಂ. ವೈದ್ಯಾನ ಸಾಂಗೀಲೆ ವಕ್ದಾಚೆ ಪಾಳ ರಾನ್ನಾಂತುತಾಕ್ಕೂನು ಹಾಣು ಕಷಾಯು ಕಡೋನು ದಿಲ್ಲಾಂ. ಕಶ್ಶಿ ಮೆಲ್ಲೊ ಅಥವಾ ಮೆಲ್ಲಿ ಮ್ಹೋಣು ಆತ್ತಂ ಕೋಳ್ಳು ಕಸ್ಸಲೊ ಉಪೇಗು? ಮ್ಹೋಣು ಆತ್ತಂ 2016 ಇಸ್ವೇಂತು ಸುದ್ದಾಂ ಸಾಮಾನ್ಯ ಜಽಣ ಲೆಕ್ತಾತಿ.

ಶವಸಮೀಕ್ಷಾ (ಪೋಸ್ಟ್ ಮೋಽರ್ಟೆಮ್ ಎಗ್ಝಾಮಿನೇಶನ್)

ಮಡ್ಯಾಕ ಕಾತ್ತೋನ್ನು ಮರಣಾಚೆ ಕಾರಣ ಸೊದ್ದೂಚೆಂ ಕಾಮ ಶವಸಮೀಕ್ಷಾ. ಶವಸಮೀಕ್ಷೇಕ ಆಧುನಿಕ ವೈದ್ಯಕೀಯ ವಿಜ್ಞಾನಾಂತು ಪ್ರಮುಖ ಸ್ಥಾನ ದಿಲ್ಲಾಂ. ಕ್ರಿ. ಶ. 1914 ಇಸ್ವೇಚೆ ನಂತರ ಜಾಲ್ಲೇಲೆ ಪ್ರಥಮ ಜಾಗತಿಕ ಯುದ್ಧಾಂತು ಮರಣ ಪಾವೀಲೆ ನಾಗರೀಕಾಂಕ ಆನಿ ಯೋಧಾಂಕ ಶವಸಮೀಕ್ಷೆ ಕೋನ್ನು ಮರಣಾಚೆ ಕಾರಣ ಸೊದ್ದೂನು ಕಾಡ್ಜೊ ನಿಯಮು ಸೂರು ಕೆಲ್ಲೊ. ಯುದ್ಧ ಮುಗ್ದಲೆ ಮಾಗ್ಗೀರಿ ಸರಕಾರಾನಿ ಆನಿ ಡಾಕ್ಟ್ರಾಲೆ ಸಂಘಾನಿ ಪ್ರತಿಏಕ ಮರಣಾಚೆ ಕಾರಣ ಶವಸಮೀಕ್ಷೆ ಕೋನ್ನು ನಿರ್ಣಯ ಕೊರ್ಚೊ ಕ್ರಽಮ ಉಪಯುಕ್ತ ಕ್ರಽಮು ಮ್ಹೋಣು ನಿರ್ಧಾರ ಕೆಲ್ಲೆಂ. ಶವಸಮೀಕ್ಷೇಚೆ ಕ್ರಮಾಂಕ ಕಾನೂನಾಂತು ಸೇರ್ವಾಯ್ಲೆಂ. ಸಕ್ಕಡ ದೇಶಾಚೆ ನ್ಯಾಯಾಲಯಾಂತು ತಾಂಗೇಲೆ ಗಾಂವಾಂತು ವಿಂಗವಿಂಗಡ ಕಾರಣಾನಿ ಜಾಲ್ಲೇಲೆ ಮರಣಾಚೆ ಕಾರಣ ಶವಸಮೀಕ್ಷೆ ಕೋನ್ನು ಸಿದ್ಧ ಕೋರ್ಕಾ ಮ್ಹೋಣು ನ್ಯಾಯಾಧೀಶಾನಿ ಅನುಮೋದನ ಕೆಲ್ಲೆಂ. ಶವಸಮೀಕ್ಷೇಚೆ ಫಽಲ ಕಿತ್ಲೆ ಆಸ್ಸಽ ಮ್ಹೋಣು ಮಾಹಿತಿ ಡಾಕ್ಟ್ರಾಂಕ ಆನಿ ನಾಗರೀಕಾಂಕ ಮೆಳ್ಳಿ.

ಶವಸಮೀಕ್ಷೆ ಕರ್ತನಾ ರೋಗು ಯೇವ್ನು ಮರಣ ಜಾಲ್ಲೆಂಕೀ, ಅಪಘಾತ ಜಾವ್ನುಕೀ, ವ್ಯಕ್ತೀಕ ಜಿವ್ವಿ ಮಾರ್ಲೆಲೆಂಕೀ, ಇತ್ಯಾದಿ ವಿವರ ಕಳ್ತಾ. ಅಪಘಾತ ಆನಿ ಹತ್ಯಾ ಕಶ್ಶಿ ಜಾಲ್ಲೆಂ ಮ್ಹೋಣು ವಿವರ ಪೋಲೀಸಾಂಚಾಂಕ ಜಾವ್ಕಾ. ಅಪಘಾತ ಆನಿ ಹತ್ಯೇಚೆ ನಿಮಿತ್ತ ಜಾಲ್ಲೇಲೆ ಮರಣಾಕ ಶವಸಮೀಕ್ಷಾ ಸರಕಾರೀ ವೈದ್ಯಾನ ಕೋರ್ಕಾ. ಆಸ್ಪತ್ರೇಂತು ಚಿಕಿತ್ಸೆ ಪಾವ್ನು ಮರಣ ಪಾವೀಲೆ ವ್ಯಕ್ತೀಚೆ ಶವಸಮೀಕ್ಷಾ ಖಂಚೇಯಿ ಡಾಕ್ಟ್ರಾನ ಕೋರ್ಯೇತ. ಶವಪರೀಕ್ಷೇಂತು ಸ್ಪೆಶಲಿಸ್ಟು ಡಾಕ್ಟ್ರಾಂಕ ಪೆಥೋಽಲೊಜಿಸ್ಟ ಮ್ಹೋಣು ನಾಂವ. ಡಾಕ್ಟ್ರಾನಿ ನಿರ್ಣಯ ಕೆಲ್ಲೊಲೊ ರೋಗು ಪೇಶಂಟಾಲೆ

ಮರಣಾಂಕ ಕಾರಣ ವ್ಹಯಿಕೀ ನ್ಹಂಯಿ ಮ್ಹೋಣು ಶವಸಮೀಕ್ಷೇನ ಕಳ್ತಾ. ಪೇಶಂಟಾನ ಜೀವಂತ ಆಸ್ತನಾ ಭಾಯ್ರ ಆಂಗಾರಿ ದಿಶ್ಶೀಲೆ ರೋಗಾಚೆ ಲಕ್ಷಣ ಸಕ್ಕಡ ಮರಣಾಂಚೆ ನಂತರ ಆಂಗಾಚೆ ಭಿತ್ತರಿ ದಿಸ್ತಾತಿವೇ ಮ್ಹೋಣು ಶವಸಮೀಕ್ಷೇನ ಕಳ್ತಾ.

ಭಾರತಾಂತು ಎಕುಣೀಸಾಚೆ ಶತಮಾನಾಂಚೆ ಮಧ್ಯಭಾಗಾಂತು ಪ್ರಾರಂಭ ಜಾಲ್ಲೇಲೆ ಆಧುನಿಕ ವೈದ್ಯಕೀಯ ಕೋsಲೇಜಾಂತು ಶರೀರರಚನಾ ಶಾಸ್ತ್ರ ಶಿಕೋಚಾಕ ಮsಡೆ ಜಾವ್ಕಾಜಾಲ್ಲೆಂ. ನಿಮ್ಗೀತಲೆ ವಾರಸುದಾರ ನಾತ್ತೀಲೆ ಶವಾಂಕ ಹಾಣು ಸರಕಾರೀ ಆಸ್ಪತ್ರೇಂತು ಶವಾಗಾರ (ಮೋsರ್ಗ್) ಮ್ಹಳ್ಳೇಲೆ ಕೂಡಾಂತು ದವ್ವರ್ತಾ್ತಿ. ತೇ ವ್ಯಕ್ತೀಲೆ ಮರಣಾಂಕ ಕಾರಣ ಅಪಘಾತ ಅಥವಾ ಹತ್ಯಾ ನ್ಹಂಯಿ ಮ್ಹೋಣು ಜಾಲ್ಲ್ಯಾರಿ ಮಾಂತ್ರ ತೇ ಶವಾಕ ಪೋಲೀಸ ವಿಭಾಗ ವೈದ್ಯಕೀಯ ಕೋsಲೇಜಾಕ ಪೆಟೋನು ದಿತ್ತಾ. ಪೋಲೀಸ ವಿಭಾಗಾಚೆ ಡಾಕ್ಟ್ರಾನಿ ಪೊಳೋನು ರಿಪೋರ್ಟು ಬೊರೋನು ತೇ ಮಡ್ಯಾಕ ಶವಸಂಸ್ಕಾರು ಅಥವಾ ಶ್ರಾದ್ಧ ಕೊರ್ಚೆಂ ಅಗತ್ಯ ನಾ ಮ್ಹೋಣು ದಿಸ್ಲ್ಯಾರಿ ತೆದ್ದನಾ ವೈದ್ಯಕೀಯ ಕೋsಲೇಜಾಕ ತಸ್ಸಲೆ ಮಡ್ಯಾಂಕ ಪೆಟೋನು ದಿತ್ತಾತಿ.

ವೈದ್ಯಕೀಯ ಕೋsಲೇಜಾಂತು ವಿದ್ಯಾರ್ಥಿಂಕ ಮನುಷ್ಯಾಲೆ ಶರೀರರಚನಾ ಪ್ರದರ್ಶನ ಕೊರೂಂಕ ಮ್ಹೋಣು ವಿಂಗಡ ದವ್ವರ್ಲೇಲೆ ಮsಡೆಂ ಕುಸ್ಸೂನು ವಚ್ಚನಾ ತಶ್ಶಿ ಮಡ್ಯಾಚೆ ರಕ್ತನಾಳಾಂತು ಫೊರ್ಮಾಲಿನ್ ದ್ರಾವಣ ಭರ್ತಾತಿ. ಉದ್ಕಾಂತು ಶೇಕಡಾ 10 ಫೊರ್ಮಾಲಿನ್ ದ್ರಾವಣ ತಯ್ಯಾರಿ ಕರ್ತಾತಿ. 20 ಎಮ್ಮೆಲ್ ಗಾತ್ರಾಚೆ ಸಿರಿಂಜಾಂತು ಭರ್ತಾತಿ. 12 ಸಂಖ್ಯೇಚೆ ಸುವ್ವೇನ ಗಳ್ಯಾಚೆ ಆನಿ ಜಾಂಗೇಚೆ ಶುದ್ಧ ಆನಿ ಅಶುದ್ಧ ರಕ್ತನಾಳಾಂತು ಸೂವ ರಿಗ್ಗೋನು ಕಿತ್ಲೆ ದ್ರಾವಣ ಭಿತ್ತರಿ ವತ್ತಕೀ ತಿತ್ಲೆಂ ದೇಹಾಂತು ಭರ್ತಾತಿ. ಹಾಕ್ಕಾ 'ಎಂಬಾಮ್' ಕೊರ್ಚೆಂ ಮ್ಹಣ್ತಾತಿ. ಎಂಬಾಮ್ ಕೆಲ್ಲೇಲೆ ಮsಡೆ ಮ್ಹೈನೆ ಕಟ್ಲ್ಯಾನಿ ಸುಕ್ಕsನಾ ಅಥವಾ ಕುಸ್ಸೂನು ವಚ್ಚನಾ. ವಿದ್ಯಾರ್ಥಿಂಕ ದೇಹಾಚೆ ವಿಂಗವಿಂಗಡ ಆಂಗ ಥೊಡೇ ಥೊಡೇಂ ಕಾತ್ತೋರ್ನು ಚರ್ಮ, ಚರ್ಮಾಚೆ ಮುಳಾಂತುಲೆ ರಕ್ತನಾಳಂ, ನsರ, ಮಾಂಸಖಂಡಂ, ಸ್ನಾಯು, ಹಾಡ, ಸಂಧೀ, ಹೃದಯ, ಶ್ವಾಸಕೋಶ, ಪೊಟ್ಟಾಂತುಲೆ ಅನ್ನಕೋಶ, ಯಕೃತ್ತ, ಪ್ಲೀಹ, ಮೂತ್ರಜನಕಾಂಗ, ಇತ್ಯಾದಿ ಅಂಗಾಂಗಾಚೆ ರಚನಾ ಸಕ್ಕಡ ಅಧ್ಯಯನ ಕೊರೂಂಕ ಸಾಧ್ಯ ಜಾತ್ತಾ.

ವ್ಯಾಧಿ ಸಾಕ್ಷಾತ್ಕಾರ

ಶವಸಮೀಕ್ಷಾ ಕೋರ್ನು ಪೇಶಂಟಾಲಿ ವ್ಯಾಧಿ ಕಸ್ಸಲಿ ಮ್ಹೋಣು ಸಾಕ್ಷಾತ್ಕಾರ ಕೋರ್ಯೇತ.

<u>ನಿದರ್ಶನ 1:</u> 78 ವರ್ಸಾಚೊ ಮ್ಹಾಂತಾರ್‍ಯಾಕ ಪೊಟ್ಟಾಂತು ಜೋರು ದೂಕಿ ಸೂರು ಜಾಲ್ಲಿ. ದೂಕಿ ಬೊಂಬ್ಲೇಚೆ ಸಕಲ ಆನಿ ಮಾಕ್ಷಿ ಘಾಟೀಂತು ಆಶ್ಶೀಲಿ. ತಾಕ್ಕಾ ಎಮರ್ಜೆನ್ಸೀ ರೂಮಾಂಕ ಎಂಬ್ಯೂಲೇನ್ಸಾಂತು ಹಾಳ್ಳೋಲೊ. "ದೂಕಿ ತಡಸೂಚಾಕ ಜಾಯ್ನಾ ಡಾಕ್ಟ್ರಾ," ಮ್ಹೋಣು ಪೇಶಂಟು ಮ್ಹಣಾಲೊ. ರಕ್ತ ವೊತ್ತಣ 195/90 ಆಶ್ಶೀಲೆ ಆನಿ ನಾಡಿವೇಗ 102 ಪ್ರತಿನಿಮಿಷ ಆಶ್ಶೀಲೆಂ. ಡಾಕ್ಟ್ರಾನ ಏಕ ದುಕ್ಕೀಕ ಇಂಜೆಕ್ಷನ್ ದಿಲ್ಲೆಂ. ತಾಗ್ಗೇಲೆ ರಗತ ಲೆಬೊರೇಟರಿ ಪರೀಕ್ಷೇಕ ಕಾಣುಘೆತ್ಲೆಂ ಆನಿ ಏಕಿ ಈಸೀಜಿ ಕಾಳ್ಳಿ. ಬ್ಲಡ್ ಗ್ಲುಕೋಸ 95 ಮಿಲ್ಲಿಗ್ರಾಮ ಪ್ರತಿ 100 ಎಮ್ಮೆಲ್ ಆಶ್ಶೀಲೆಂ. ಈಸೀಜೀಂತು ಕಾಂಯಿ ತೊಂದ್ರೆ ದಿಸ್ಸನಿ. ತಾಕ್ಕಾ ವಾಡ್ಡಾಂತು ಎಡ್ಮಿಟ್ ಕೆಲ್ಲೆಂ. ರಾತ್ತಿ 2 ಘಂಟ್ಯಾಕ ತಾಗ್ಗೇಲಿ ದೂಕಿ ವಿಪರೀತ ಜೋರು ಜಾಲ್ಲಿ ಆನಿ ತಾಣೆ ಜೀವು ಸೊಳ್ಳೊ.

ತಾಗ್ಗೇಲೆಂ ಶವಸಮೀಕ್ಷಾ ಕೆಲ್ಲೆಮಾಗ್ಗೀರಿ ಮಽಡೆ ವಾರಸದಾರಾಂಕ ದೀವ್ಯೇತ ಮ್ಹೋಣು ಡಾಕ್ಟ್ರಾನ ವಾರಸದಾರಾಲೆಲಾಗ್ಗಿ ಸಮ್ಮತಿ (ಕನ್ಸೆಂಟ) ಘೆತ್ಲಿ. ಮಽಡ್ಯಾಕ ಶವಸಮೀಕ್ಷಾ ಕೊರ್ಚೆ ಕತಿರ ಶವಾಗಾರಾಚೆ ಏಕ ಕೂಡಾಕ ಸ್ಟ್ರೆಚ್ಚರಾರಿ ಲೊಕೋನು ವ್ಹೆಲ್ಲೆಂ.

ಪೆಥೋಽಲೊಜಿಸ್ಟಾನ ಮಾಹಿತಿಪತ್ರ (ಚಾರ್ಟ) ವಾಜ್ಲೆಂ. ಪೂರ್ವ ರೋಗನಿರ್ಣಯ ಖಂಚೇಯಿ ನಾ ಆಶ್ಶೀಲೆಂ. ತಾಣೆ ಏಪ್ರನ್ ಬಾಂದೂನು ಘೆತ್ಲೆಂ. ಹಾತ್ತಾಂಕ ಗ್ಲೌಸ ಘಾಲ್ನುಘೆತ್ಲೆಂ. ಸಹಾಯಕಾನ ಶವಾಕ ಪರೀಕ್ಷಾ ಕೊರ್ಚೆ ಮೆಜ್ಜೇರಿ ನಿದ್ಕಾರಾಯ್ಲೆಂ. ಪೆಥೋಽಲೊಜಿಸ್ಟಾನ ಪೆಸ್ಕಾತೇನಿ ದಾವೆ ಭುಜ್ಜಾರಿತಾಕ್ಕೂನು ಹರ್ದ್ಯಾಚೆ ಗುಂಡಿವರೇಕ ಆನಿ ಗುಂಡಿತಾಕ್ಕೂನು ಉಜ್ವೆ ಭುಜ್ಜಾಚೆವರೇಕ ಘಾಯು ಘಾಲ್ನು ಚರ್ಮ ಆನಿ ಮುಳಾಂತುಲೆ ಹರ್ದ್ಯಾಚೆ ಹಾಡ್ಡಾಂಚೆ ಪ್ಲೇಟವರೇಕ ಕಾತ್ತರ್ಲೆಂ. ಪೆಸ್ಕಾತೇನಿ ಘಾಯು ಗುಂಡಿತಾಕ್ಕೂನು ಬೊಂಬ್ಲೇಚೆ ಸಕಲವರೇಕ ಮುಕಾಸಿರ್ಲೊ. ಹಾಡ್ಡಾಚೆ ಪ್ಲೇಟ ಉಕ್ಕೋಳ್ನು ವೈರಿ ಮಡ್ಚೀಲೆಂ. ಪೊಟ್ಟಾಚೊ ಪೊಕಳೊ ಉದಾರೆ ಕೆಲ್ಲೊ. ಇತ್ಲೆ ಕರ್ತನಾ ಹರ್ದ್ಯಾಭಿತ್ತರೀಚೆ ಆನಿ ಪೊಟ್ಟಾಭಿತ್ತರೀಚೆ ಸಕ್ಕಡ ಅಂಗಾಂಗ ಪೊಳೋಚಾಕ ಮೆಳ್ತಾತಿ.

ನಂತರ ಗಳ್ಯಾಚೆ ಮುಳಾಂತು ರಕ್ತನಾಳಂ, ಶ್ವಾಸನಾಳ ಆನಿ ಅನ್ನನಾಳ ಧೋರ್ನು ಉಕ್ಕೋಳ್ನು ಪೆಸ್ಕಾತೇನ ಕುಡ್ಕೆ ಕೆಲ್ಲೀಂತಿ. ದಾವೆ ಹಾತ್ತಾನ ಹೇಂ ಸಕ್ಕಡ ಧೋರ್ನು ಹರ್ದ್ಯಾಚೆ ಆನಿ ಪೊಟ್ಟಾಚೆ ಮಾಕ್ಷೀಚೆ ವೊಣ್ತೀತಾಕ್ಕೂನು ವಿಂಗಡ ಕೋರ್ನು ಸಕಲ ಮೂತ್ರಕೋಶ, ಮಲಕೋಶಾಚೆ ಸಕಲ ಗುದದ್ವಾರಾಚೆ ಸಮೇತ ಕಾತ್ತೋರ್ನು ಉಕ್ಕೋಳ್ನು ಕಾಳ್ಳೆಂ. ದೇಹಾಚೆ ಅಂತರಾಳೇಚೆ ಸಕ್ಕಡ ಅಂಗಾಂಗ ಪರೀಕ್ಷೆ ಕೊರೂಂಕ ಹಾತ್ತಾಂತು ಆಯ್ಲೆಂ.

ಪೆಥೋಽಲೊಜಿಸ್ಟಾನ ಡಿಸೆಕ್ಷನ್ ಟೇಬಲ್ಲಾರಿ ದವ್ವರ್ಲೇಲೆ ಅಂಗಾಂಗ ಸಕ್ಕಡ ವೈರಿತಾಕ್ಕೂನು ಸಕಲತಾಂಯಿ ದೋಳ್ಯಾನಿ ಪೊಳೋನು ಆನಿ ಸಕ್ಕಡ ಹಾತ್ತಾನಿ ಆಪ್ಪೋಣು ಪರೀಕ್ಷೆ ಕೆಲ್ಲೆಂ. ಎವೋರ್ಟಾಕ ಪರೀಕ್ಷೆ ಕರ್ತನಾ ಎವೋರ್ಟಾಚೆ ಸಕಲ್ಚೆ ಭಾಗ (ಪೊಟ್ಟಾಚೆ ಪೊಕ್ಳೆಂತು ಆಸ್ಸೂಚೆ ಎವೋರ್ಟಾ) ಘುಗ್ಗೀಲಿ ದಿಸ್ಲಿ. ಎವೋರ್ಟಾಚೆ ಸಕಲ್ಚೆ ಕೊಂಡೀಂತು 'ಇಲಿಯಾಕ್' ಶುದ್ಧರಕ್ತನಾಳಂ ಭಾಯ್ರಸೊರ್ಚೆ ಕಡೇನ ಘುಗ್ಗೀಲಿ ಪೊಳೋನು ಪೆಥೋಽಲೊಜಿಸ್ಟಾನ ತೋ ಭಾಗು ಅಧ್ಯಯನ ಕೆಲ್ಲೊ. ಮರಣಾಚೆ ಕಾರಣ ಘುಗ್ಗೀಲಿ ಭೇತ್ತೀಲಿ ಎವೋರ್ಟಾ ಮ್ಹೊಣು ಪೆಥೋಽಲೊಜಿಸ್ಟಾನ ರೋಗನಿರ್ಣಯ ಕೆಲ್ಲೆಂ.

ಮಾಗ್ಗೀರಿ ಸಕ್ಕಡ ವರ್ಲೇಲೆ ಅಂಗಾಂಗ ಅಧ್ಯಯನ ಕೆಲ್ಲೀಂತಿ. ಹೃದಯಾಚೆ ಕೊರೊನರಿ ರಕ್ತನಾಳಂ ಸಿಂದೂನು ಶಿಗೂಳ್ನು ಪಳೈಲೀಂತಿ. ಹೀಂ ರಕ್ತನಾಳಂ ದಾಟ ಜಾವ್ನು ಘಟ್ಟಿ ಜಾಲ್ಲೇಲೀಂತಿ. ದೋನಿ ಶ್ವಾಸಕೋಶಂ ಕಾತ್ತೋನ್ನು ಪಳೈಲೆ. ತಾಂತೂಲೆ ಸಾನ ಶ್ವಾಸನಾಳಂ (ಬ್ರೋಂಕಸ್) ಶಿಗೂಳ್ನು ಪಳೈಲೆಂ. ಪಿತ್ತಜನಕಾಂಗ, ಪಿತ್ತಕೋಶ, ಪಿತ್ತನಾಳ, ಪ್ಯಾನ್‌ಕ್ರಿಯಸ್ಸ, ಪ್ಲೀಹ, ದೋನಿ ಮೂತ್ರಜನಕಾಂಗ, ಮೂತ್ರಕೋಶ, ಪ್ರೊಸ್ಟೇಟ, ಮೂತ್ರಜನಕಾಂಗಾತಾಕ್ಕೂನು ಮೂತ್ರಕೋಶಾಕ ವೊಚ್ಚೆ ದೋನಿ ಮೂತ್ರವಾಹಿನೀ ನಳಿಯೋ ಇತ್ಯಾದಿ ಸಕ್ಕಡ ಅಂಗಾಂಗ ದೋಳ್ಯಾನಿ ಪೊಳೋನು, ಹಾತ್ತಾನಿ ಆಪ್ಪೋಣು, ಪೆಸ್ಕಾತೇನಿ ಕಾತ್ತೋನ್ನು ಆನಿ ಸಿಂದೂನು ಅಧ್ಯಯನ ಕೆಲ್ಲೆಂ. ಸಕ್ಕಡ ಅಂಗಾಂಗಾಚೆ ಸಾನಸಾನ ಪಾತ್ತಳ ಕುಡ್ಕೆ (ಸೆಕ್ಷನ್) ಕಾತ್ತೋನ್ನು ಕಾಣು ಫೊರ್ಮಾಲಿನ್ ದ್ರಾವಣ ಆಶ್ಶೀಲೆ ಬಾಟ್ಲೇಂತು ಘಾಲ್ಲೀಂತಿ. ಹೇ ಕುಡ್ಕ್ಯಾಂಕ ಲೆಬೋರೇಟರೀಂತು ಪ್ರೋಸೆಸ್ ಕೋರ್ನು ಪ್ಯಾರಾಫಿನ್ ಆಯ್ಕಟ್ಟ (ಬ್ಲೋಽಕ್) ಕೋರ್ನು ಸ್ಲೈಡಂ ಕೋರ್ನು ಮೈಕ್ರೋಸ್ಕೋಪಾಂತು ಪೊಳೋಚಾಕ ಆಸ್ಸಽ.

<u>ಘುಗ್ಗೀಲಿ ಎವೋರ್ಟಾ:</u> ಎವೋರ್ಟಾ ಮ್ಹಳ್ಯಾರಿ ಹೃದಯಾತಾಕ್ಕೂನು ಉದ್ದೇನು ಘೂವ್ನು ಮಾಕ್ಷಿ ಮೋಡ್ನು ಸಕಲ ಪೊಟ್ಟಾಂತು ವೊಚ್ಚೆ ಮುಖ್ಯ ಶುದ್ಧ ರಕ್ತನಾಳ. ಸಗ್ಗೇ ದೇಹಾಕ ಎವೋರ್ಟಾತಾಕ್ಕೂನು ಭಾಯ್ರಯೆವ್ಚೆ ಫೆಲ್ಲ್ಯಾಂಚೆ ಮುಖಾಂತರ ರಗತ ಪೂರಣ ಜಾತ್ತಾ. ಪೊಟ್ಟಾಂತು ದೇವಿಲಿ ಎವೋರ್ಟಾ ಪೆಲ್ವಿಸ್ಸಾಕ ಪಾವ್ಲೆಕೂಡ್ಲೆ ದೋನಿ 'ಇಲಿಯಾಕ್' ಫೆಲ್ಲೆ ಜಾವ್ನು ಅಂತ್ಯ ಜಾತ್ತಾ. ಪ್ರಾಯ ಜಾಲ್ಲೇಲೆ ವ್ಯಕ್ತೀಲಿ ಎವೋರ್ಟಾ ಚರ್ಬಿಭೋರ್ನು ದಾಟ ಜಾವ್ನು ಘಟ್ಟಿ ಜಾಲ್ಲೇಲಿ ಆಸ್ತಾ. ಅಸ್ಸಲಿ ಎವೋರ್ಟಾ ರಕ್ತವೊತ್ತಣಾಕ ತಡಸೂನು ಫೆವ್ಚಾಕ ಫಾವುಆಸ್ಸನಾ. ಎವೋರ್ಟಾ ಹೃದಯಾಂತುತಾಕ್ಕೂನು ಭಾಯ್ರ ಯೆವ್ಚೆ ಕಡೇನ ಆನಿ ಸಕಲ

ಪೆಲ್ವಿಸ್ಸಾಂತು ಅಂತ್ಯ ಜಾವ್ಚೆ ಕಡೇನ ವೊತ್ತಣ ಚʼಡ ಆಸ್ತಾ. ಬಲಹೀನ ಜಾಲ್ಲೇಲೆ ಎವೋರ್ಟಾಚೆ ವೋಣತಿ ಹೇ ಜಾಗ್ಯಾರಿ ಘುಗ್ತಾ.

ಮರಣಾಂಚೆ ಕಾರಣ: ಚರ್ಬಿ ಭರ್ಲೇಲಿ (ಎಥೆರೋಮಾಟಸ್) ಘುಗ್ಗೀಲಿ (ಎನ್ಯೂರಿಸಮ್) ಎವೋರ್ಟಾ ಭೆತ್ತೂನು (ಡಿಸೆಕ್ಟಿಂಗ್) ರಕ್ತಸ್ರಾವ ಜಾವ್ನು ತಾಜ್ಜೆ ನಿಮಿತ್ತ ಆಘಾತ (ಶೋʼಕ್) ಜಾವ್ನು ಹೃದಯಾಚೆ ಕಾಮ ರಾಬ್ಬೂನು ಗೆಲ್ಲೆಂ.

ನಿದರ್ಶನ 2: 62 ವರ್ಸ ಪ್ರಾಯೇಚೊ ದಾಲ್ಡೊ ಮನೀಷು ತಾಗ್ಗೇಲೆ ಯಕೃತ್ತ ಸಮʼ ಕಾಮಕರ್ನಾ ಮ್ಹೊಣು ಆಸ್ಪತ್ರೇಕ ಎಡ್ಮಿಟ್ಟ ಜಾಲ್ಲೋಲೊ. ಪೊಟ್ಟಾಕ ಭೂಕ ನಾ. ಕಾಮಲೆ ಚʼಡ ಚʼಡ ಜಾತ್ತʼ ಆಸ್ಸʼ. ಆಂಗಾಂತು ಬʼಲ ನಾ. ತಾಗ್ಗೇಲೆ ಅಲ್ಟ್ರಾಸೌಂಡ ಪರೀಕ್ಷಾ ಯಕೃತ್ತಾಂತು ಏಕ ಗೂಂತ ದಾಕ್ಕೈತಾ. ಶ್ವಾಸಕೋಶಾಂತು ಸಾನಸಾನ ಗೂಂತ ದಾಕ್ಕೈತಾ. ಮೊರ್ಚೆ ಘುಳ್ಳೊ ರೋಗ ನಿರ್ಣಯು ಯಕೃತ್ತಾಚೊ ಅರ್ಬುದ ರೋಗು. ಎಡ್ಮಿಟ್ ಜಾಲ್ಲೇಲೆ ತೇಸು ರಾತ್ತಿ ತೋ ನಿರ್ಬೋಧ ಜಾಲ್ಲೊ. ಕೋಮಾಂತು ಗೆಲ್ಲೊ. ತಾಕ್ಕಾ ಸ್ಟ್ರೆಚ್ಚರಾರಿ ನಿದಾನು ರೇಡಿಯೋʼಲಜಿ ವಿಭಾಗಾಂತು ಹೋರ್ನು ಮಾತ್ತ್ಯಾಚೆ ಸೀಟೀ ಸ್ಕ್ಯಾನ ಕರ್ರೈಲೆಂ. ಸೀಟೀ ಸ್ಕ್ಯಾನಾಂತು ಮೆಂದೂಂತು ದೋನಿ ಹೋಡ ಗುಂತಂ ದಿಸ್ಲೀಂತಿ. ಸಕಾಣಿ 11 ಘಂಟ್ಯಾಕ ಪೇಶಂಟಾನ ಜೀವು ಸೊಳ್ಳೊ.

ಡಾಕ್ಟ್ರಾನ ಸಂಬಂಧೀಕಾಂಕ ಆಪ್ಪೋನು ನಿಮ್ಗೀಲೆಂ, “ಶವಸಮೀಕ್ಷಾ ಕೆಲ್ಲ್ಯಾರಿ ರೋಗನಿರ್ಣಯ ಖಂಡಿತ ಜಾತ್ತಾ. ತುಮ್ಮಿ ಒಪ್ಪಿಗೆ ದಿಲ್ಲ್ಯಾರಿ ಕೋರ್ಯೇತ,” ಮ್ಹೊಣು. ಸಂಬಂಧೀಕಾನಿ ಒಪ್ಪಿಗೆ ದಿಲ್ಲಿ.

ಮʼಡ್ಯಾಕ ಶವಸಮೀಕ್ಷಾ ಕೊರ್ಚೆಕತಿರ ಶವಾಗಾರಾಚೆ ಏಕ ಕೂಡಾಕ ಸ್ಟ್ರೆಚ್ಚರಾರಿ ಲೊಕೋನು ವ್ಹೆಲ್ಲೆಂ.

ಪೆಥೋʼಲೊಜಿಸ್ಟಾನ ಮಾಹಿತಿಪತ್ರ (ಚಾರ್ಟ) ವಾಜ್ಲೆಂ. ಪೂರ್ವ ರೋಗನಿರ್ಣಯ, “ಯಕೃತ್ ಅರ್ಬುದ ಆನಿ ದೂರ ಆಂಗಾಂಗಾಂತು ದೊನ್ನೀಂಚೆ ತಿಷ್ಟಂ (ಸೆಕೆಂಡರೀಸ್, ಮೆಟಾಸ್ಟಸಿಸ್). ಮೆಂದೂಂತು ದೊನ್ನೀಚೆ ತಿಷ್ಟಾನ ಮರಣ” ಮ್ಹೊಣು ಆಶ್ಶೀಲೆಂ.

ಪೆಥೋʼಲೊಜಿಸ್ಟಾನ ಎಕ್ಕಾಚೆ ನಿದರ್ಶನಾಂತು ಬರಯಿಲೆವರೀಚಿ ಏಪ್ರನ್ ಬಾಂದೂನು ಘೆತ್ಲೆಂ. ಹಾತ್ತಾಂಕ ಗ್ಲೌಸ ಘಾಲ್ನುಘೆತ್ಲೆಂ. ಸಹಾಯಕಾನ ಶವಾಕ ಪರೀಕ್ಷಾ ಕೊರ್ಚೆ ಮೆಜ್ಜೇರಿ ನಿದ್ಕಾರಾಯ್ಲೆಂ. ಪೆಥೋʼಲೊಜಿಸ್ಟಾನ ಪೆಸ್ಕಾತೇನಿ ಎಕ್ಕಾಚೆ ನಿದರ್ಶನಾಂತು ಬರಯಿಲೆವರೀಚಿ ಮʼಡೆ ಕಾತ್ತರ್ಲೆಂ. ಸಕ್ಕಡ ಅಂಗಾಂಗ ಪರೀಕ್ಷೆ ಕೊರೂಂಕ ಭಾಯ್ರ ಕಾಳ್ಳೆಂ.

ಯಕೃತ್ ಶಿಗೂಳ್ನು ಸಪೂರ ಪೇಶಿಯೋ ಕೆಲ್ಲೀಂತಿ. ಯಕೃತ್ತಾಚೆ ಉಜ್ವೆ ಬದೀನ ಮಧ್ಯೇಂತು ಏಕ ವಿಸ್ತಾರ್ಲೇಲೆ ಗೂಂತ ದಿಸ್ಲೆಂ. ತಾಜ್ಜೆ

ಭಿತ್ತವ್ವೈಲೆಂ ಕುಶ್ಶೀಲೆ ಭಾಗ ಪಳೈಲೆಂ. ಪಿತ್ತಜನಕಾಂಗಾಚೆ ಅಶುದ್ಧ ರಕ್ತನಾಳ ಪಳೈಲೆಂ. ತಾಂತು ಭsರಿ ತಿಷ್ಟಂ ಆಶ್ಶೀಲೀಂತಿ. ಶ್ವಾಸಕೋಶಾಂತು ಶೆಂಬರಿಇತ್ಲೆಂ ಸಾನಸಾನ ತಿಷ್ಟಂ ದಿಸ್ಲೀಂತಿ. ಎಕದೋನಿ ತಿಷ್ಟಾಂಚಿ ಪೇಶಿಯೋ ಕಾತ್ತೋನ್ನು ಫೊರ್ಮಾಲಿನ್ನ ಬಾಟ್ಲೀಂತು ಘಾಲ್ಲೀಂತಿ. ಹೇ ಕುಡ್ಕ್ಯಾಂಕ ಲೆಬೋರೇಟರೀಂತು ಪ್ರೋಸೆಸ್ ಕೋರ್ನು ಪ್ಯಾರಾಫಿನ್ ಆಯ್ಕಟ್ಟ (ಬ್ಲೋsಕ್) ಕೋರ್ನು ಸ್ಲೈಡಂ ಕೋರ್ನು ಮೈಕ್ರೋಸ್ಕೋಪಾಂತು ಪೊಳೋಚಾಕ ಆಸ್ಸs.

ಮೆಂದು ಪರೀಕ್ಷೆ ಕೊರ್ಚೆಕತಿರ ಮಾತ್ತ್ಯಾಚೆ ಕಟ್ರ್ಯಾಚಿ ವೈಲಿ ಟೊಪ್ಪಿ ಗರಗಸಾನಿ ಶಿಗೂಳ್ನು ಕಾಳ್ಳಿ. ಕಟ್ರ್ಯಾಚೆ ಮುಳಾಂತು ಸುಜ್ಜೀಲೊ ಮೆಂದು ದಿಸ್ಲೊ. ಮೆಂದೂಚೆ ಮೂಳ ಕಾತ್ತೋನ್ನು ಮೆಂದು ಹಳೂಚಿ ಭಾಯ್ರ ಕಾಳ್ಳೊ. ಮೆಂದೂಚೆ ದಾವೆ ಆನಿ ಉಜ್ವೆ, ದೋನಿ 'ಸೆರೆಬ್ರಂ' ಘsರೆ ಆನಿ ಮಾಕ್ಷಿ ಸಕಲ ಆಸ್ಸೂಚೆ ಘsರೊ 'ಸೆರೆಬೆಲ್ಲಮ್' ಹಾಂಕಾ ಶಿಗೂಳ್ನು ಸಪೂರ ಪೇಶಿಯೋ ಕೆಲ್ಲೀಂತಿ. ಉಜ್ವೆ ಸೆರೆಬ್ರಮ್ಮಾಂತು ದೋನಿ ಗುಂಠಂ ಆಶ್ಶೀಲೀಂತಿ. ಗುಂಠಾಚೆ ಪೇಶಿಯೋ ಕಾತ್ತೋನ್ನು ಫೊರ್ಮಾಲಿನ್ ಬಾಟ್ಲೀಂತು ಘಾಲ್ಲೀಂತಿ. ಹೇ ಕುಡ್ಕ್ಯಾಂಕ ಲೆಬೋರೇಟರೀಂತು ಪ್ರೋಸೆಸ್ ಕೋರ್ನು ಪ್ಯಾರಾಫಿನ್ ಆಯ್ಕಟ್ಟ (ಬ್ಲೋsಕ್) ಕೋರ್ನು ಸ್ಲೈಡಂ ಕೋರ್ನು ಪೆಥೋsಲೊಜಿಸ್ಟಾನ ಮೈಕ್ರೋಸ್ಕೋಪಾಂತು ಪೊಳೋಚಾಕ ಆಸ್ಸs.

ಮರಣಾಚೆ ಕಾರಣ: ಪಿತ್ತಜನಕಾಂಗಾಚೆ ಕಣಾಂಚೆ ಅರ್ಬುದ ರೋಗು. ಶ್ವಾಸಕೋಶಾಂತು ಆನಿ ಮೆಂದೂಂತು ದೊನ್ನೀಂಚೆ ತಿಷ್ಟಂ. ಮೆಂದೂಚೆ ತಿಷ್ಟಾನಿಮಿತ್ತ ಮೆಂದು ಸುಜ್ಜೂನು ಉದ್ದಾಕ ಭೋರ್ನು (ಸೆರೆಬ್ರಲ್ ಇಡಿಮಾ ಜಾವ್ನು) ಮರಣ.

<u>ನಿದರ್ಶನ 3:</u> 30 ವರ್ಸಾಚೊ ದಾಲ್ರೊ ಸಗ್ಳೇ ಆಂಗಾಂತು ಉದ್ದಾಕ ಭರ್ಲಾಂ ಆನಿ ಮೂತ ವಚ್ಚನಾ ಮ್ಹೋಣು ಆಸ್ಪತ್ರೇಕ ಎಡ್ಮಿಟ್ ಜಾಲ್ಲೋಲೊ ದೋನಿ ದಿಸಾನಿ ಮರಣ ಪಾವ್ಲೊ. ತಾಗ್ಗೇಲೆ ಮೂತ್ರಜನಕಾಂಗ ಕಾಮ ಕರ್ನಾಂತಿಆಶ್ಶೀಲೀಂತಿ. ತಾಗ್ಗೇಲಿ 'ಯೂರಿಯಾ' ಆನಿ 'ಕ್ರಿಯಾಟಿನೀನ್' ಮ್ಹಳ್ಳೇಲೆ ದೋನಿ ರಾಸಾಯನಿಕ ಮsಲ ಆಂಗಾಂತು ಭರ್ಲೇಲೆಂ. ತಾಕ್ಕಾ 'ಹೀಮೊಡಯಾಲಿಸಿಸ್' ಕೊರ್ಚೆ ಭಿತ್ತರಿ ತೋ ಕೋಮಾಂತು ಗೆಲ್ಲೊ. ಹೃದಯ, ಮೆಂದು, ಯಕೃತ್ತ ಆನಿ ಇತರ ಅಂಗಾಂಗ ನಿಷ್ಕ್ರಿಯ ಜಾಲ್ಲೀಂತಿ. ಸಕಾಣಿ 8 ಘಂಟ್ಯಾಕ ರೆಸಿಡೆಂಟ್ ಡಾಕ್ಟ್ರಾನ 'ಕಿಡ್ನೀ ಫೇಯ್ಲುರ್' ಜಾಲ್ಲೆಂ ಮ್ಹೋಣು ಪ್ರಮಾಣ ಪತ್ರ ದೀವ್ನು ಶವಪರೀಕ್ಷಾ ಕೆಲ್ಲ್ಯಾರಿ ಚಾಂಗ ಮ್ಹೋಣು ಸಂಬಂಧೀಕಾಂಕ ವಿನಂತಿ ಕೆಲ್ಲಿ.

ಪೆಥೋsಲೊಜಿ ವಿಭಾಗಾಚೆ ರೆಸಿಡೆಂಟ್ ಡಾಕ್ಟ್ರಾನ ಸಂಬಂಧೀಕಾಂಕ ಆಪ್ಪೋನು ನಿಮ್ಗಿಲೆಂ, "ಶವಸಮೀಕ್ಷಾ ಕೆಲ್ಲ್ಯಾರಿ

ರೋಗನಿರ್ಣಯ ಖಂಡಿತ ಜಾತ್ತಾ. ತುಮ್ಮಿ ಒಪ್ಪಿಗೆ ದಿಲ್ಲ್ಯಾರಿ ಕೋರ್ಯೇತ," ಮ್ಹೊಣು. ಸಂಬಂಧೀಕಾನಿ ಒಪ್ಪಿಗೆ ದಿಲ್ಲಿ.

ಮಽಡ್ತ್ಯಾಕ ಶವಸಮೀಕ್ಷಾ ಕೊರ್ಚೆಕತಿರ ಶವಾಗಾರಾಚೆ ಏಕ ಕೂಡಾಕ ಸ್ಟ್ರೆಚ್ಚರಾರಿ ಲೊಕೋನು ವ್ಹೆಲ್ಲೆಂ.

ಪೆಥೋಽಲೊಜಿಸ್ಟಾನ ಮಾಹಿತಿಪತ್ರ (ಚಾರ್ಟ) ವಾಜ್ಲೆಂ. ಪೂರ್ವ ರೋಗನಿರ್ಣಯ, "ಕಿಡ್ನಿ ಫೈಲೂರ್ ಆನಿ ಮೆಂದೂಂತು ಸೆರೆಬ್ರಲ್ ಇಡಿಮಾನಿಮ್ತಿ ಮರಣ" ಮ್ಹೋಣು ಆಶ್ಶೀಲೆಂ.

ಪೆಥೋಽಲೊಜಿಸ್ಟಾನ ಕೆದ್ನಾಂಚ್ಯಾ ಮ್ಹಣ್ಕೇಚಿ ಏಪ್ರನ್ ಬಾಂದೂನು ಘೆತ್ಲೆಂ. ಹಾತ್ತಾಂಕ ಗ್ಲೌಸ ಘಾಲ್ನುಘೆತ್ಲೆಂ. ಸಹಾಯಕಾನ ಶವಾಕ ಪರೀಕ್ಷಾ ಕೊರ್ಚೆ ಮೆಜ್ಜೇರಿ ನಿದ್ಕಾರಾಯ್ಲೆಂ. ಪೆಥೋಽಲೊಜಿಸ್ಟಾನ ಪೆಸ್ಕಾತೇನಿ ಕೆದ್ನಾಂಚ್ಯಾ ಮ್ಹಣ್ಕೇಚಿ ಮಽಡೆ ಕಾತ್ತರ್ಲೆಂ. ಸಕ್ಕಡ ಅಂಗಾಂಗ ಪರೀಕ್ಷೆ ಕೊರೂಂಕ ಭಾಯ್ರ ಕಾಳ್ಳೆಂ.

ಸಾನಪ್ರಾಯೇಚೊ ಪೇಶಂಟಾಲೆ ಸಕ್ಕಡ ಆಂಗಾಂತು ಉದ್ದಾಕ ಭರ್ಲೇಲೆ ದಿಸ್ಲೆಂ. ದೊನ್ನೀಯಿ ಮೂತ್ರಜನಕಾಂಗಂ ಸುಜ್ಜೀಲೀಂತಿ ಆನಿ ತಾಂಚೆ ಸುತ್ತು ಉದ್ದಾಕ ಭರ್ಲೇಲೆಂ. 'ಯುರೆಟರ' ನಳಿಯೋ, ಮೂತ್ರಕೋಶ, ಪ್ರೊಸ್ಟೇಟ, ಇತ್ಯಾದಿ ಸಕ್ಕಡ ಉದ್ದಾಕ ಭೋರ್ನು ಹೋಡ ಜಾಲ್ಲೇಲೀಂತಿ ವಿನಹ ವಿಂಗಡ ಖಂಚೇಯಿ ರೋಗಾನ ಹಾನಿ ಪಾವ್ನಿಂತಿ. ಸಕ್ಕಡ ಅಂಗಾಂಗ ಶಿಗೂಳ್ಳು ಸಪೂರ ಪೇಶಿಯೋ ಕೆಲ್ಲೀಂತಿ.

ಮೆಂದು ಪರೀಕ್ಷೆ ಕೊರ್ಚೆಕತಿರ ಮಾತ್ತ್ಯಾಚೆ ಕಟ್ಟ್ಯಾಚಿ ವೈಲಿ ಟೊಪ್ಪಿ ಗರಗಸಾನಿ ಶಿಗೂಳ್ಳು ಕಾಳ್ಳಿ. ಕಟ್ಟ್ಯಾಚೆ ಮುಳಾಂತು ಸುಜ್ಜೀಲೊ ಮೆಂದು ದಿಸ್ಲೊ. ಮೆಂದೂಚೆ ಮೂಳ ಕಾತ್ತೋರ್ನು ಮೆಂದು ಹಳೂಚಿ ಭಾಯ್ರ ಕಾಳ್ಳೊ. ಮೆಂದೂಚೆ ದಾವೆ ಆನಿ ಉಜ್ವೆ, ದೋನಿ 'ಸೆರೆಬ್ರಂ' ಘಽರೆ ಆನಿ ಮಾಕ್ಷಿ ಸಕಲ ಆಸ್ಲೊಚೆ ಘಽರೊ 'ಸೆರೆಬೆಲ್ಲಮ್' ಹಾಂಕಾ ಶಿಗೂಳ್ಳು ಸಪೂರ ಪೇಶಿಯೋ ಕೆಲ್ಲೀಂತಿ.

ಮೂತ್ರಜನಕಾಂಗ ಆನಿ ಇತರ ಸಕ್ಕಡ ಅಂಗಾಂಗಾಂಚಿ ಪೇಶಿಯೋ ಕಾತ್ತೋರ್ನು ಕುಡ್ಕೆ ಕೋರ್ನು ಫೊರ್ಮಾಲಿನ್ ಬಾಟ್ಲೇಂತು ಘಾಲ್ಲೀಂತಿ. ಹೇ ಕುಡ್ಕ್ಯಾಂಕ ಲೆಬೋರೇಟರೀಂತು ಪ್ರೋಸೆಸ್ ಕೋರ್ನು ಪ್ಯಾರಾಫಿನ್ ಆಯ್ಕಟ್ಟ (ಬ್ಲೋಽಕ್) ಕೋರ್ನು ಸ್ಲೈಡಂ ಕೋರ್ನು ಪೆಥೋಽಲೊಜಿಸ್ಟಾನ ಮೈಕ್ರೋಸ್ಕೋಪಾಂತು ಪೊಳೋಚಾಕ ಆಸ್ಸ.

ಮರಣಾಚೆ ಕಾರಣ: ಮೂತ್ರಜನಕಾಂಗಾಚೆ ನಿಷ್ಕ್ರಿಯತಾ. ಮೈಕ್ರೋಸ್ಕೋಪಾಂತು ಪರೀಕ್ಷೆ: 'ನಿಗೂಢ ಕಾರಣಾನಿ ಜಾಲ್ಲೇಲೆಂ ಗ್ಲೊಮೆರುಲೋನೆಫ್ರೈಟಿಸ್ ಆನಿ ಎಕ್ಯೂಟ್ ರಿನಲ್ ಫೈಲೂರ್' ಸಗ್ಳೇ

ಆಂಗಾಂತು ಉದ್ದಾಕ ಭರ್ಲೇಲೆಂ. ಮೆಂದು ಸುಜ್ಜೂನು ಉದ್ದಾಕ ಭೋರ್ನು (ಸೆರೆಬ್ರಲ್ ಇಡಿಮಾ ಜಾವ್ನು) ಮರಣ.

ನಿದರ್ಶನ 4: ವೀಸ ವರ್ಸಾಚೊ ಚೆಲ್ಲೊ ತಾಪು ಯೇವ್ನು ಆಂಗಾಕ ದೂಕಿ, ಗಳ್ಯಾಂತು ಗುಂತಂ, ಪೊಟ್ಟಾಂತು ದೂಕಿ, ವಿಪರೀತ ನಿತ್ರಾಣ, ಮಾತ್ತ್ಯಾಕ ಕಣಕಣ, ಇತ್ಯಾದಿ ಜಾವ್ನು 10 ದೀಸ ಫರ್ಕಡೆ ಡಾಕ್ಟ್ರಾನ ದಿಲ್ಲೇಲೆ ವಕ್ಕದ ಫೇವ್ನು ಆಶ್ಶೀಲೊ. ತಾಗ್ಗೇಲೆ ರಕ್ತಾಂತು 'ಮೊನೊನ್ಯುಕ್ಲಿಯರ್' ಕಽಣ ಚಽಡ ಆಶ್ಶೀಲೆ ನಿಮಿತ್ತ ಆನಿ ಪ್ಲೀಹ ಹೋಡ ಜಾಲ್ಲೇಲೆ ನಿಮಿತ್ತ ಡಾಕ್ಟ್ರಾನ ತಾಗ್ಗೇಲೊ ರೋಗು 'ಇನ್‌ಫೆಕ್ಷಿಯಸ್ ಮೊನೊನ್ಯುಕ್ಲಿಯೋಸಿಸ್' ಮ್ಹೊಣು ನಿರ್ಣಯ ಕೆಲ್ಲೇಲೆಂ. ಇಕ್ರಾಚೆ ದೀಸು ತೋ ಫರ್ಕಡೆ ಬಾಗ್ಲಾಚೆ ಮ್ಯಾಟ ಆಡ್ಡೋಳ್ಳು ಪಳ್ಳೊ. ಪಳ್ಳೆ ತಕ್ಷಣ ತಾಗ್ಗೇಲಿ ಪೊಟ್ಟಾಚಿ ದೂಕಿ ವಿಪರೀತ ಜಾಲ್ಲಿ ಆನಿ ತಾಗ್ಗೇಲೆ ಸಂಬಂಧೀಕಾನಿ ತಾಕ್ಕಾ ಎಂಬ್ಯುಲೆನ್ಸಾಂತು ಹಾಣು ಆಸ್ಪತ್ರೇಕ ಎಡ್ಮಿಟ್ ಕೆಲ್ಲೊ. ಆಸ್ಪತ್ರೇಂತು ಡಾಕ್ಟ್ರಾನ ಪೊಳೋನು ತಕ್ಷಣ ಭೆತ್ತೂನು ಗೆಲ್ಲೇಲೆ ಪ್ಲೀಹ ಕಾಡೂಂಕ ಪೊಟ್ಟಾಚೆ ಒಪರೇಶನ್ನ ಕೋರ್ಕಾ ಮ್ಹೊಣು ಸಾಂಗ್ಲೆಂ. ಸರ್ಜನ್ನಾನ ಯೇವ್ನು ಸಕ್ಕಡ ತಯ್ಯಾರಿ ಕರ್ತನಾ ಚೆಲ್ಲ್ಯಾಕ ಬ್ಲಡ್ ಪ್ರೆಶ್ಶರ ಊಣೆ ಜಾವ್ನು ನಾಡಿ ಚಂಚಲ ಜಾವ್ನು ಮರಣ ಆಯ್ಲೆಂ. ಮರಣಾಚೆ ಪೂಢೇಚೆಂ ರೋಗನಿರ್ಣಯ 'ಇನ್‌ಫೆಕ್ಷಿಯಸ್ ಮೊನೊನ್ಯುಕ್ಲಿಯೋಸಿಸ್' ಮ್ಹೊಣು ಮಾಹಿತಿಪತ್ರಾಂತು (ಚಾರ್ಟಾಂತು) ಬರಯಿಲೆಂ.

ರಾತ್ತಿ 8 ಘಂಟ್ಯಾಕ ರೆಸಿಡೆಂಟ್ ಡಾಕ್ಟ್ರಾನ 'ಪ್ಲೀಹ ಸ್ಫೋಟ ಜಾವ್ನು ರಕ್ತಸ್ರಾವ ಆಘಾತ' ಮ್ಹೊಣು ಪ್ರಮಾಣ ಪತ್ರ ದೀವ್ನು ಶವಪರೀಕ್ಷಾ ಕೆಲ್ಲ್ಯಾರಿ ಚಾಂಗ ಮ್ಹೊಣು ಸಂಬಂಧೀಕಾಂಕ ವಿನಂತಿ ಕೆಲ್ಲಿ.

ಪೆಥೋಽಲೊಜಿ ವಿಭಾಗಾಚೆ ರೆಸಿಡೆಂಟ್ ಡಾಕ್ಟ್ರಾನ ಸಂಬಂಧೀಕಾಂಕ ಆಪ್ಪೋನು ನಿಮ್ಗೀಲೆಂ, "ಶವಸಮೀಕ್ಷಾ ಕೆಲ್ಲ್ಯಾರಿ ರೋಗನಿರ್ಣಯ ಖಂಡಿತ ಜಾತ್ತಾ. ತುಮ್ಮಿ ಒಪ್ಪಿಗೆ ದಿಲ್ಲ್ಯಾರಿ ಕೋರ್ಯೇತ," ಮ್ಹೊಣು. ಸಂಬಂಧೀಕಾನಿ ಒಪ್ಪಿಗೆ ದಿಲ್ಲಿ. ರಾತ್ತಿ ಶವಸಮೀಕ್ಷಾ ಕಽರ್ನಾಂತಿ. ಹೆರ್ದೂಸು ಸಕಾಣಿ ಶವಸಮೀಕ್ಷಾ ಕೊರ್ಚೆಂ ಮ್ಹೊಣು ನಿಶ್ಚಯ ಕೋರ್ನು ಮಽಡ್ಯಾಕ ಶವಾಗಾರಾಚೆ ಏಕ ಕೂಡಾಕ ಸ್ಟ್ರೆಚ್ಚರಾರಿ ಲೊಕೋನು ವ್ಹೋರ್ನು ದವ್ವರ್ಲೆಂ.

ಹೆರ್ದೂಸು ಪೆಥೋಽಲೊಜಿಸ್ಟಾನ ಮಾಹಿತಿಪತ್ರ (ಚಾರ್ಟ) ವಾಜ್ಲೆಂ. ಶವಸಮೀಕ್ಷಾಚೆ ಪೂರ್ವ ರೋಗನಿರ್ಣಯ, 'ಇನ್‌ಫೆಕ್ಷಿಯಸ್ ಮೊನೊನ್ಯುಕ್ಲಿಯೋಸಿಸ್, ಭೆತ್ತಿಲೆ ಪ್ಲೀಹ, ರಕ್ತಸ್ರಾವ' ಮ್ಹೊಣು ಆಶ್ಶೀಲೆಂ.

ಪೆಥೋಽಲೊಜಿಸ್ಟಾನ ಕೆದ್ನಾಂಚ್ಯಾ ಮ್ಹಣ್ಕೇಚಿ ಏಪ್ರನ್ ಬಾಂದೂನು ಘೆತ್ಲೆಂ. ಹಾತ್ತಾಂಕ ಗ್ಲೌಸ ಘಾಲ್ನುಘೆತ್ಲೆಂ. ಸಹಾಯಕಾನ ಶವಾಕ ಪರೀಕ್ಷಾ

ಕೊರ್ಚೆ ಮೆಜ್ಜೇರಿ ನಿದ್ಕಾರಾಯ್ಲೆಂ. ಪೆಥೋsಲೊಜಿಸ್ಟಾನ ಪೆಸ್ಕಾತೇನಿ ಕೆದ್ನಾಂಚ್ಯಾ ಮ್ಹಣ್ಕೇಚಿ ಮsಡೆ ಕಾತ್ತರ್ಲೆಂ. ಸಕ್ಕಡ ಅಂಗಾಂಗ ಪರೀಕ್ಷೆ ಕೊರೂಂಕ ಭಾಯ್ರ ಕಾಳ್ಳೆಂ.

ಸಾನಪ್ರಾಯೇಚೊ ಪೇಶಂಟಾಲೆ ಪೊಟ್ಟಾಂತು, ಕಾಳೆಂ ಹೆಪ್ಪು ಮಾಂಡೀಲೆ ರಗತ ಭರ್ಲೇಲೆಂ ದಿಸ್ಲೆಂ. ದೋನಿ ವಾಂಟ್ಯಾನ ಹೋಡ ಜಾವ್ನು ಕುಶ್ಶೀಲೆಂ ಮುಶ್ಮುಶೀ ಪ್ಲೀಹ ಭೆತ್ತೂನು ವಿಪರೀತ ರಕ್ತಸ್ರಾವ ಜಾವ್ನು ಪೊಟ್ಟಾಚೆ ಪೊಕ್ಳೇಂತು ಆಸ್ಸೂಚೆ ಸಕ್ಕಡ ಅಂಗಾಂಗ ರಕ್ತಾಂತು ಬುಡ್ಡೀಲೆಂ ದಿಸ್ಲೆಂ. ಪೊಕ್ಳೇಚೆ ವೊಣ್ತೇರಿ ಫಾಟೀಬೆಂಡಾಚೆ ಬದೀನ ಲಿಂಫ್‌ನೋಡ ಸಕ್ಕಡ ಸುಜ್ಜೂನು ಹೋಡ ಜಾಲ್ಲೇಲೆ ದಿಸ್ಲೀಂತಿ. ಗಳ್ಯಾಂತುಲೆ ಲಿಂಫ್‌ನೋಡ ಸಕ್ಕಡ ಸುಜ್ಜೂನು ಹೋಡ ಜಾಲ್ಲೇಲೆ ದಿಸ್ಲೀಂತಿ. ವಿಂಗಡ ಖಂಚೇಯಿ ರೋಗಾಚಿ ಚಿನ್ನೆ ದಿಸ್ಸನೀಂತಿ. ಫಾಟೀಬೆಂಡಾಚೆ ಬದೀಚೆ ಆನಿ ಗಳ್ಯಾಂತುಲೆ ಕೆಲವು ಲಿಂಫ್‌ನೋಡಾಂಚೆ ಪೇಶೀಚೆ ಕುಡ್ಕೆ ಕಾಳ್ಳೀಂತಿ. ಪ್ಲೀಹ ಶಿಗೂಳ್ನು ಸಪೂರ ಪೇಶಿಯೋ ಕೆಲ್ಲೀಂತಿ.

ಮೆಂದು ಪರೀಕ್ಷೆ ಕೊರ್ಚೆಕತಿರ ಮಾತ್ತ್ಯಾಚೆ ಕಟ್ರ್ಯಾಚಿ ವೈಲಿ ಟೊಪ್ಪಿ ಗರಗಸಾನಿ ಶಿಗೂಳ್ನು ಕಾಳ್ಳಿ. ಕಟ್ರ್ಯಾಚೆ ಮುಳಾಂತು ಸುಜ್ಜೀಲೊ ಮೆಂದು ದಿಸ್ಲೊ. ಮೆಂದೂಚೆ ಮೂಳ ಕಾತ್ತೋರ್ನು ಮೆಂದು ಹಳೂಚಿ ಭಾಯ್ರ ಕಾಳ್ಳೊ. ಮೆಂದೂಚೆ ದಾವೆ ಆನಿ ಉಜ್ವೆ, ದೋನಿ 'ಸೆರೆಬ್ರಂ' ಘsರೆ ಆನಿ ಮಾಕ್ಷಿ ಸಕಲ ಆಸ್ಸೂಚೆ ಘsರೊ 'ಸೆರೆಬೆಲ್ಲಮ್' ಹಾಂಕಾ ಶಿಗೂಳ್ನು ಸಪೂರ ಪೇಶಿಯೋ ಕೆಲ್ಲೀಂತಿ. ಲಿಂಫ್‌ನೋಡಾಚೆ, ಪ್ಲೀಹಾಚೆ ಆನಿ ಮೆಂದೂಚೆ ಕೆಲವು ಕುಡ್ಕ್ಯಾಂಕ ಫೊರ್ಮಾಲಿನ್ ಬಾಟ್ಲೇಂತು ಘಾಲ್ಲೀಂತಿ. ಹೇ ಕುಡ್ಕ್ಯಾಂಕ ಲೆಬೋರೇಟರೀಂತು ಪ್ರೋಸೆಸ್ ಕೋರ್ನು ಪ್ಯಾರಾಫಿನ್ ಆಯ್ಕಟ್ಟ (ಬ್ಲೋsಕ್) ಕೋರ್ನು ಸ್ಲೈಡಂ ಕೋರ್ನು ಪೆಥೋsಲೊಜಿಸ್ಟಾನ ಮೈಕ್ರೋಸ್ಕೋಪಾಂತು ಅಧ್ಯಯನ ಕೆಲ್ಲೆಂ. ಸಕ್ಕಡ ಸ್ಲೈಡಾಂತು 'ಇನ್‌ಫೆಕ್ಷಿಯಸ್ ಮೊನೊನ್ಯುಕ್ಲಿಯೋಸಿಸ್' ರೋಗಾಚೆ ಚಿನ್ನೆಂ ದಿಸ್ಲೀಂತಿ.

ಮರಣಾಚೆ ಕಾರಣ: ಪ್ಲೀಹ ಸ್ಫೋಟ ಜಾವ್ನು ರಕ್ತಸ್ರಾವ ಜಾವ್ನು ಆಘಾತ (ಶೋsಕ್) ಜಾವ್ನು ಮರಣ. ಪ್ಲೀಹ ಹೋಡ ಜಾವ್ಚಾಕ ಕಾರಣ 'ಇನ್‌ಫೆಕ್ಷಿಯಸ್ ಮೊನೊನ್ಯುಕ್ಲಿಯೋಸಿಸ್' ರೋಗು.

ಆಯುರ್ವೇದಾಂತು ಶವಸಮೀಕ್ಷಾ ಕೊರ್ಚೆ ಪದ್ದತಿ ನಾ.

ಹಾಂವ ಡಾಕ್ಟ್ರು ಜಾಲ್ಲೊಂ!

16. ಡಾಕ್ಟ್ರು ಆನಿ ಔಷಧ

ಜಗತ್ತಾಂತು ನವೆನವೆಂ ವಕ್ದಾಂಕ ಸೊದ್ದೂನು ಕಾಣು ಪೇಟೆಂಟ ಕೋರ್ನು ಫ್ಯಾಕ್ಟರೀಂತು ತಯ್ಯಾರಿ ಕೋರ್ಚೆ ಕಂಪನಿ ಸಕ್ಕಡ ತಾಂಗೇಲೆ ವಕ್ದಾಂಕ ವಿಕ್ಕೂಂಕ ವಾಟ ಸೊದ್ದೀತಾತಿ. ನಃವೆ ವಕ್ದಾಚೆ ನಾಂವ ಆನಿ ಇತರ ಮಾಹಿತಿ ವೈದ್ಯಕೀಯ ಕೋಃಲೇಜಾಂತುಲೆ ಶಿಕ್ಷಕಾಂಕ ಆನಿ ವೈದ್ಯಕೀಯ ಅಭ್ಯಾಸು ಕರ್ತಲೆ ಡಾಕ್ಟ್ರಾಂಕ ಕೋಳೋಚೆ ಕತಿರ ವಿಶೇಷ ಪ್ರತಿನಿಧೀಂಕ ನೇಮಕ ಕರ್ತಾತಿ. ಹೇ ಪ್ರತಿನಿಧೀಂಕ 'ವೈದ್ಯಕೀಯ ಪ್ರತಿನಿಧಿ' (ಮೆಡಿಕಲ್ ರೆಪ್ರೆಸೆಂಟೇಟೀವ್ಹ್) ಮ್ಹೊಣು ನಾಂವ ದಿಲ್ಲಾಂ.

ವಕ್ದಾಚೆ ಕಂಪನೀಂಕ ಲಾಭು ಜಾವ್ಕಾ ಜಾಲ್ಲ್ಯಾರಿ ತಾನ್ನಿ ತಾಂಗೇಲೆ ವಕ್ದಾಂಕ ಪರಿಷ್ಕರಣ ಕೋರೂಂಕ ಲಾಗ್ಗೀಲೊ ಪ್ರಯೋಗಾಲಯಾಚೊ ಖರ್ಚು ಆನಿ ಫ್ಯಾಕ್ಟರೀಂತು ತಯ್ಯಾರಿ ಕೊರ್ಚಾಕ ಲಾಗ್ಗೀಲೊ ಖರ್ಚು ಕಳ್ಳೂನು ವಕ್ದಂ ವಿಕ್ಕೂನು ಲಾಭ ಪ್ರಾಪ್ತ ಕೋರ್ಕಾ. ಡಾಕ್ಟ್ರಾನಿ ತಾಂಗೇಲೆ ವಕ್ಕದ ಬೊರೋನು ದೀವ್ಕಾ ಜಾಲ್ಲ್ಯಾರಿ ತೇಂ ವಕ್ಕದ ರೋಗಾಕ ಗೂಣ ಕರ್ತಾ ಮ್ಹೊಣು ಡಾಕ್ಟ್ರಾಕ ಭರೋಸ ಆಸ್ಸೂಕಾ. ಪೇಶಂಟಾಕ ವಕ್ಕದ ದೀವ್ನು ರೋಗು ಗೂಣ ಜಾವ್ಕಾ. ನವೇ ವಕ್ದಾಚೆ ವಿವರ ಡಾಕ್ಟ್ರು ತಾಗ್ಗೇಲೆ ಪುಸ್ತಕಾಂತು ವಾಜ್ಜೂಂಕ ಸಾಧ್ಯ ನಾ. ವೈದ್ಯಕೀಯ ವಿದ್ಯಾರ್ಥೀಂಕ ನವೇ ವಕ್ದಾಚೆ ವಿವರ ಪುಸ್ತಕಾಂತು ಮೇಳ್ನಾ. ವೈದ್ಯಕೀಯ ವೃತ್ತೀಚಾಂಕ ಸಕ್ಕಡಾಂಕ ನವೇ ವಕ್ದಾಚೆ ವಿವರ ಅವಗತ ಕೊರೋಚೆ ಕಾಮ ತೇ ವಕ್ದಾಕ ತಯ್ಯಾರಿ ಕೆಲ್ಲೇಲೆ ಕಂಪನೀಂಚೆ ಕಾಮ.

ನವೆ ವಕ್ದಾಂಕ ಪ್ರಚಾರ ಕೊರೂಂಕ ಕಂಪನಿ ತೇ ವಕ್ದಾಚೆ ವಿಷಯ ಸಕ್ಕಡ ಸಂಶೋಧನೆ ಕೆಲ್ಲೇಲೆ ವಿಜ್ಞಾನೀಂಚೆಕರಾನ ಬರೈಶಿ ಕೊರೋನು ಡಾಕ್ಟ್ರಾಂನಿ ವಾಜ್ಜೂಚೆ ಮಾಸಿಕ ಪತ್ರಿಕೇಂತು ಪ್ರಕಾಶಿತ ಕರೈತಾ. ಡಾಕ್ಟ್ರಾಂಲೆ ಸಮ್ಮೇಳನ ಆಪ್ಪೋನು ತಾಂತು ವಿಜ್ಞಾನೀಂಚೆಕರಾನ ವ್ಯಾಖ್ಯಾನ ದಿವೋನು ಪ್ರಚಾರ ಕರ್ತಾ. ಸಮ್ಮೇಳನಾಂಕ ಸಕ್ಕಡ ಖರ್ಚು ಕಂಪನಿ ದಿತ್ತಾ. ಡಾಕ್ಟ್ರಾಂಕ ಜೇವಣ ಖಾಣ, ವಸತಿ, ಇತ್ಯಾದಿ ಧರ್ಮಾಂಕ ದೀವ್ನು ಡಾಕ್ಟ್ರಾಂಲೆ ಮಃನ

ತೇ ವಕ್ದಾಂತು ಆಸ್ಸs ಕರ್ತಾತಿ. ವಿಂಗಡ ತಸ್ಸಲೇಂಚಿ ವಕ್ಕದ ಬಜ್ಹಾರಾಂತು ಮೆಳ್ತಾ ಜಾಲ್ಲ್ಯಾರೀಯಿ ಸಮ್ಮೇಳನಾಂತು ಸಂಭ್ರಮು ಕೆಲ್ಲೇಲೆ ಕಂಪನೀಚೆ ವಕ್ದಾಂಕ ಡಾಕ್ತ್ರಾನ ಉಲ್ಲೇಖ ಕೊರ್ಚೆ ಸಂಭವು ಅಧಿಕು ಆಸ್ತಾ. ಅಶ್ಶಿ ನಮುನಮೂನ್ಯಾಚೆ ಪ್ರಚಾರ ಕೋರ್ನು ಕಂಪನಿ ಆಪ್ಣಾಲೆ ವಕ್ದಂ ಚsಡ ವಿಕ್ಕೊನು ವೊಚ್ಚೆತಶ್ಶಿ ಪ್ರಯತ್ನ ಕರ್ತಾ.

ವೈದ್ಯಕೀಯ ಪ್ರತಿನಿಧಿ ತಾಗ್ಗೇಲೆ ಮಾಲಿಕ ಕಂಪನೀಚೊ ಏಕ ನೌಕರು. ಪ್ರತಿನಿಧೀಲೆ ಕಾಮ ಗಾಂವ ಗಾಂವ ಭೋಂವ್ನು ಪ್ರತಿಏಕ ಡಾಕ್ತ್ರಾಕ ಮೆಳ್ಚೆಂ. ಹೊಳ್ಳೆಂ ಆಸ್ಪತ್ರೇಂತು ಜಾವ್ಣೋ ಸಾನ ಆಸ್ಪತ್ರೆ ಜಾವ್ಣೋ ಪ್ರತಿಏಕ ಆಸ್ಪತ್ರೇಂತು ಪ್ರತಿನಿಧೀನ ವೊಚ್ಚೂನು ಥಂಚೆ ಡಾಕ್ತ್ರಾಂಕ ಮೇಳ್ನು ಕಂಪನೀಚೆ ವಕ್ದಾಂಚೆ ವಿವರ ಕ್ರಮಪ್ರಕಾರ ಸಾಂಗೂಕಾ. ಕಂಪನಿ ತಾಂಗೇಲೆ ಪ್ರತಿನಿಧೀಕ ಕಶ್ಶಿ ಡಾಕ್ತ್ರಾಲೆಲಾಗ್ಗಿ ವರ್ತನೆ ಕೋರ್ಕಾ, ಖಂಚೆ ರೀತೀರಿ ವಕ್ದಾಂಚೆ ವಿವರ ಡಾಕ್ತ್ರಾಂಕ ಸಾಂಗೂಕಾ ಮ್ಹೊಣು ದೋನಿತೀನಿ ಮ್ಹೈನೆ ತರಬೇತಿ ದಿತ್ತಾ. ಪ್ರತಿಏಕ ಪಟಿ ಪ್ರತಿನಿಧಿ ಡಾಕ್ತ್ರಾಕ ಮೆಳ್ಳೇಲೆ ವೇಳಾರಿ ಡಾಕ್ತ್ರಾಕ 'ಸ್ಯಾಂಪಲ್' ವಕ್ದಂ ದಿತ್ತಾ. ಸ್ಯಾಂಪಲ್ ಮ್ಹೊಣು ಘೆತ್ತೀಲೆ ವಕ್ಕದ ಡಾಕ್ತ್ರಾನ ಪೇಶಂಟಾಕ ಧರ್ಮಾಂಕ ದೀವ್ಕಾ. ಸ್ಯಾಂಪಲ್ ವಕ್ಕದ ದುಡ್ವಾಕ ವಿಕ್ಕೊಂಕ ನಜ್ಜ. ಸ್ಯಾಂಪಲ್ ಭರಪೂರ ದಿಲ್ಲ್ಯಾರಿ ಡಾಕ್ತ್ರಾಕ ತೇ ವಕ್ದಾಕ ಪೇಶಂಟಾಂಕ ದೀವ್ನು ತಾಜ್ಜೊ ಉಪೇಗು ಪೊಳೋಚಾಕ ಜಾತ್ತಾ. ವಕ್ಕದ ರೋಗಾಚೆ ವೈರಿ ಕಾಮ ಕರ್ತಾ ಜಾಲ್ಲ್ಯಾರಿ ಮಾಂತ್ರ ಡಾಕ್ತ್ರಾನ ತೇ ವಕ್ಕದ ಮುಕಾರಿ ತಾಗ್ಗೇಲೆ ಪೇಶಂಟಾಂಕ ಬೊರೋನು ದೀವ್ಕಾ. ಖಂಚೇಯಿ ವಿಂಗಡ ಕಾರಣಾನಿ ಡಾಕ್ತ್ರಾಕ ವಕ್ದಾಚೆವೈರಿ ಆನಿ ತೇ ಕಂಪನೀಚೆವೈರಿ ಮsನ ಜಾವ್ಚಾಕ ನಜ್ಜ.

ಡಾಕ್ತ್ರಾನಿ ತಾಂಗೇಲೆ ಪೇಶಂಟಾಕ ವಕ್ಕದ ಬೊರೋನು ದಿತ್ತನಾ ಪೇಶಂಟಾಲೆಂ ಹೀತ ಮಾಂತ್ರ ಲಕ್ಷಾಕ ಘೇವ್ಕಾ. ಜೇವಣ ಖಾಣ ಆನಿ ವಸತಿ ದಿಲ್ಲೇಲೆ ಕಂಪನೀಕ ಜಾವ್ಣೊ ಭರಪೂರ ಸ್ಯಾಂಪಲ್ ದಿಲ್ಲೆಂ ಮ್ಹೊಣು ಜಾವ್ಣೋ ಪೇಶಂಟಾಲೆ ಹಿತಾಚೆ ವಿರುದ್ಧ ತೇಂ ವಕ್ಕದ ಬೊರೋನು ದಿವ್ಚಾಕ ನಜ್ಜ. ಪ್ರಾಮಾಣಿಕ ಡಾಕ್ತ್ರು ತಾಗ್ಗೇಲೆ ಪೇಶಂಟಾಕ ಊಣೆ ಮೊಲ್ಲಾಚೆ ವಕ್ಕದ, ಆಶ್ಶೀಲೆಪೈಕಿ ಉತ್ತಮ ವಕ್ಕದ, ರೋಗಾಕ ಖಂಡಿತ ಗೂಣ ಕೊರ್ಚೆ ತಸ್ಸಲೆ ವಕ್ಕದ ಬೊರೋನು ದೀವ್ನು ಆಪ್ಣಾಲೆ ವೃತ್ತೀಚೆ ಗೌರವ ರಾಕ್ತಾ.

ಆಧುನಿಕ ವೈದ್ಯಕೀಯ ಪ್ರತಿನಿಧೀನಿ ಆಯುರ್ವೇದ ಡಾಕ್ತ್ರಾಲೆಲಾಗ್ಗಿ ಯೆವ್ಚೆ ಊಣೆ. ತಾನ್ನಿ ಸ್ಪೆಶಲಿಸ್ಟ ಡಾಕ್ತ್ರಾಂಕ ಮುತ್ತಿಗೆ ಘಾಲ್ತಾತಿ.

ವಕ್ದಾಂಚೆ ವರ್ಗೀಕರಣ

ಏಕ ಕಂಪನೀನ ಸೊದ್ದೂನು ಕಾಳ್ಳೇಲೆ ವಕ್ಕದ ವಿವಿಧ ಉಪೇಗಾಕ ಯೆತ್ತಾ. ತೇ ತಕೀತ ವಕ್ದಾಂಚೆ ವರ್ಗೀಕರಣ ಡಾಕ್ತ್ರಾನಿ, ತಯ್ಯಾರಕಾನಿ,

ಫಾರ್ಮಸೀನ, ವೈದ್ಯಕೀಯ ವೃತ್ತಿ ಆನಿ ವ್ಯವಹಾರಾಂತು ಭಾಗ ಘೆತ್ತಲ್ಯಾನಿ ಆನಿ ಸರಕಾರಾನ ಕೆಲ್ಲಾಂ.

1. ರೋಗಾಕ ಸಂಪೂರ್ಣ ಗೂಣ ಕೊರ್ಚೆಂ ವಕ್ಕದ,
2. ರೋಗಾಚೆ ಕೆಲವು ಚಿನ್ಹೇಂಕ ಗೂಣ ಕೊರ್ಚೆಂ ವಕ್ಕದ,
3. ರೋಗನಿರ್ಣಯಾಚೆ ಪರೀಕ್ಷೇಂತು ಉಪೇಗು ಜಾವ್ಚೆ ವಕ್ಕದ,
4. ರೋಗು ಯೇನಾತಶ್ಶಿ ದಿವ್ಚೆಂ ವಕ್ಕದ.

ಉದಾಹರಣೇಂಕ ಮಾತ್ತ್ಯಾದುಕ್ಕೀಕ ಆನಿ ತಾಪಾಕ ದಿವ್ಚೆ ವಕ್ಕದ ಪಾರಾಸಿಟಮೋಽಲ್ ಖಂಚೀಯಿ ಮಾತ್ತ್ಯಾದೂಕಿ ಏಕಯಿ ತಾಪು ಊಣೆ ಕರ್ತಾ. ಪಾರಾಸಿಟಮೋಽಲ ಟೈಫೋಯ್ಡಾಚಿ ಚಿನ್ಹೆ, ತಾಪು ಆನಿ ದೂಕಿ ಊಣೆ ಕರ್ತಾ. ಟೈಫೋಯ್ಡ ರೋಗು ಪಾರಾಸಿಟಮೋಽಲ ದೀವ್ನು ಗೂಣ ಕೊರೂಂಕ ಜಾಯ್ನಾ. ಟೈಫೋಯ್ಡ ಗೂಣ ಜಾವ್ಚಾಕ ಏಂಟಿಬಯೋಽಟಿಕ್ ದೀವ್ಕಾ ಜಾತ್ತಾ. ಡಾಕ್ಟ್ರಾನ ರೋಗನಿರ್ಣಯ ಕೋರ್ನು ಏಂಟಿಬಯೋಟಿಕ್ಕ ದೀವ್ನು ಟೈಫೋಯ್ಡ ರೋಗಾಕ ಗೂಣ ಕೋರ್ಕಾ.

ಆಧುನಿಕ ವೈದ್ಯಕೀಯಾಂತು ದೋನಿ ಮುಖ್ಯ ನಮೂನ್ಯಾಚೆ ವಕ್ದಂ ಆಸ್ಸತಿ:

1. ಡಾಕ್ಟ್ರಾನಿ ಡಾಕ್ಟ್ರಸ (ಪ್ರಿಸ್ಕ್ರಿಪ್ಶನ್) ಬೊರೋನು ದಿಲ್ಲೆ ಶಿವಾಯಿ ಫಾರ್ಮಸೀಂತು ಮೇಳ್ನಾ ನಾತ್ತೀಲೆಂ ವಕ್ದಂ.

2. ಡಾಕ್ಟ್ರಾನಿ ಬರಯಿಲಿ ಡಾಕ್ಟ್ರಸ ನಾತ್ತೀಲೆಂ ಫಾರ್ಮಸೀಂತು ಮೆಳ್ಚೆ ವಕ್ದಂ.

ಸರಕಾರೀ ಲೈಸೆನ್ಸ ಪ್ರಾಪ್ತ ಕೆಲ್ಲೀಲೊ ವೈದ್ಯಕೀಯ ವೃತ್ತೀಚೆ ವ್ಯಕ್ತೀಕ ಮಾಂತ್ರ ಡಾಕ್ಟ್ರ ಮ್ಹೋಣು ಗುರ್ತು ಕರ್ತಾತಿ. ಪರ್ಯಾಯ ವೈದ್ಯಕೀಯಾಚೆ ಚಡಾವತ ವಕ್ದಂ ಡಾಕ್ಟ್ರಸ (ಪ್ರಿಸ್ಕ್ರಿಪ್ಶನ್) ನಾತ್ತೀಲೆ ಮೊಲ್ಲಾಕ ಘೇವ್ಯೇತ.

ವಕ್ದಾಂಕ ರಾಸಾಯನಿಕ ನಾಂವ, ಜಾತೀಚೆ (ಜೆನೆರಿಕ್) ನಾಂವ ಆನಿ ವ್ಯವಹಾರಾಚೆ (ಟ್ರೇಡ ಅಥವಾ ಬ್ರಾಂಡ್) ನಾಂವ ಮ್ಹೋಣು ತೀನಿ ತರಾಚೆ ನಾಂವ್ವಂ ಆಸ್ಸತಿ. ಉದಾಹರಣೇಂಕ ಪಾರಾಸಿಟಮೋಽಲಾಚೆ ರಾಸಾಯನಿಕ ನಾಂವ ದಿಗಽ ಏಕ ಫೋರ್ಮುಲಾ ಜಾವ್ನು ಆಸ್ಸಽ. ತೋ ಫೋರ್ಮುಲಾ ಹಾಂವ ಹಾಂಗಾ ಬರ್ಯೆನಾ. ಪಾರಾಸಿಟಮೋಽಲ್ ಮ್ಹಳ್ಳೇಲೆ ನಾಂವ ತೇ ವಕ್ದಾಚೆ ಜಾತೀಚೆ ನಾಂವ. 'ಮೆಟಾಸಿನ್' ಮ್ಹಳ್ಳೇಲೆ ತಾಜ್ಜೆಂ ವ್ಯವಹಾರೀ ನಾಂವ. 'ಕ್ರೋಸಿನ್' ಮ್ಹಳ್ಳೇಲೆ ಪಾರಾಸಿಟಮೋಽಲಾಚೆ ಏಕ ವ್ಯವಹಾರಿಕ ನಾಂವ.

ವಕ್ದಾಚೆ ತಯ್ಯಾರಕಾನಿ ಆನಿ ಡಾಕ್ಟ್ರಾನಿ ಮೇಳ್ನು ವಕ್ದಾಂಕ ಕೆಲವು ಗುಂಪಾಂತು ವಾಂಟೂನು ಘಾಲ್ಲ್ಯಾಂತಿ. ಉದಾಹರಣೇಂಕ ಖಾಂಕೀಕ ದಿವ್ಚೆ

ವಕ್ದಂ, ವೊಂಕೀಕ ದಿವ್ಚೆ ವಕ್ದಂ. ದುಕ್ಕೀಕ ದಿವ್ಚೆ ವಕ್ದಂ, ನಿದ್ದೇಕ ದಿವ್ಚೆ ವಕ್ದಂ, ಬ್ಲಡ್ ಪ್ರೆಶರ್ರಾಕ, ಡಯಾಬೆಟಿಸ್ಸಾಕ, ಎಲ್ಲರ್ಜೀಕ, ಇತ್ಯಾದಿ.

ಚsಟ ಲಾಗ್ಚೆ ವಕ್ದಂ: ಕೆಲವು ವಕ್ದಂ ರೋಗೀಂಕ ಅಭ್ಯಾಸಾರಿ ಘಾಲ್ತಾತಿ. ಉದಾಹರಣೇಂಕ ನಿದ್ದೇಚೆ ವಕ್ಕದ ಘೆತ್ತಲೊ ಪೇಶಂಟು ಸಮಯ ಗೆಲ್ಲೇಲೆ ತಶ್ಶೀಂಚಿ ವಕ್ದಾಚೆ ಪ್ರಮಾಣ ಚsಡ ಕೆಲ್ಲೆಶಿವಾಯ ನೀದ ಪsಣಾ ಮ್ಹಣ್ತಾ. ಕೆಲವು ವಕ್ದಂ ನರಾಂಚೆ ಕೇಂದ್ರ ಜಾಳಾಕ ಪರಿಣಾಮು ಕರ್ತಾ. ಅಪೀಮ, ಗಾಂಜಾ, ಇತ್ಯಾದಿ ಮನುಷ್ಯಾಕ ತೇ ವಕ್ದಾಚೊ ಗುಲಾಮು ಕೋರ್ನು ಘೆತ್ತಾ. ಅಪೀಮಾಚೊ ಚsಟು ಚುಕ್ಕೋಚಾಕ ಜಾಯ್ನಾ. ಅಪೀಮ ಖಾತ್ತಲೆ ಮನ್ಸ್ಯಾಕ ಖಂಚೇಯಿ ಕಾಮ ಕೊರೂಂಕ ಜಾಯ್ನಾ. ಕಾಮ ಕರ್ನಾಜಾಲ್ಲ್ಯಾರಿ ಕಮಯ ಜಾಯ್ನಾ. ಅಪೀಮಾಚೆ ಚsಟ ಆಶ್ಶೀಲೆ ಮನುಷ್ಯಾಕ ಅಪೀಮ ನಾತ್ತೀಲೆ ಜೀವನ ಅಸಾಧ್ಯ. ಅಪೀಮ ಬಝಾರಾಂತು ದುಡ್ಡು ದೀವ್ನು ಘೇವ್ಕಾ. ಅಪೀಮ ಖರೀದಿ ಕೊರೂಂಕ ದುಡ್ಡು ನಾ ಜಾಲ್ಲ್ಯಾರಿ ತೋ ಮನೀಷು ಚೋರಿ ಕೊರೂಂಕ ಸೂರು ಕರ್ತಾ. ಅಪೀಮಾಚೊ ಚsಟ ಆಶ್ಶೀಲೊ ಮನೀಷು 'ವ್ಯರ್ಥ' ಮನೀಷು ಜಾತ್ತಾ. ಕಡೇರಿ ಚೋರಣಿಕ ಕೋರೂಂಕಯಿ ತಾಕ್ಕಾ ಬsಲ ಆಸ್ಸನಾ. ಅಪೀಮಾಚೊ ಗುಲಾಮು ಏಕುದೀಸು ಜೀವುಕಾಣು ಘೆತ್ತಾ. ಹೇ ವಕ್ದಾಂಕ ಸಮಾಜಾಕ ಹಾನಿಕಾರಕ ದುಷ್ಪ್ರಯೋಗು ಜಾವ್ಚೆ ವಕ್ದಂ ಮ್ಹೋಣು ವಿಂಗಡ ಕೆಲ್ಲಾಂ.

ವಳೇರೀ ವಕ್ದಂ: ನಿದ್ದೇಚೆ ಮಾತ್ರೇಚೆ ನಮೂನ್ಯಾಚೆ, ನರಾಂಚೆ ಕೇಂದ್ರ ಜಾಳಾಚೆವ್ಯೆರಿ ಕಾಮ ಕೊರ್ಚೆ, ಚಟಾಂಕ ಕಾರಣ ಜಾವ್ಚೆ ವಕ್ದಾಂಕ 'ವಳೇರೀ ವಕ್ದಂ' ಅಥವಾ 'ಪರಿಶಿಷ್ಟ ವಕ್ದಂ' (ಸ್ಕೆಡ್ಯೂಲ್ಡ ಮೆಡಿಸಿನ್) ಮ್ಹೋಣು ವರ್ಗೀಕೃತ ಕೆಲ್ಲಾಂ.

1. ಪ್ರಥಮ ಪರಿಶಿಷ್ಟ ವಕ್ದಂ: ಅತೀ ದುಷ್ಪ್ರಯೋಗು ಜಾವ್ಚೆ ವಕ್ದಂ. (ಪ. ವ. 1)

2. ದ್ವಿತೀಯ ಪರಿಶಿಷ್ಟ ವಕ್ದಂ: ಚಿಕೇ ಊಣೆ ದುಷ್ಪ್ರಯೋಗ ಜಾತ್ತಾತಿ. (ಪ. ವ. 2)

3. ತೃತೀಯ ಪರಿಶಿಷ್ಟ ವಕ್ದಂ: ಆನಿಕಯಿ ಚಿಕೇ ಊಣೆ ದುಷ್ಪ್ರಯೋಗ ಜಾತ್ತಾತಿ. (ಪ. ವ. 3)

4. ಚೌತೀಯ ಪರಿಶಿಷ್ಟ ವಕ್ದಂ: ಆನಿಕಯಿ ಚಿಕೇ ಊಣೆ ದುಷ್ಪ್ರಯೋಗ ಜಾತ್ತಾತಿ. (ಪ. ವ. 4)

5. ಪಂಚತೀಯ ಪರಿಶಿಷ್ಟ ವಕ್ದಂ: ಆನಿಕಯಿ ಚಿಕೇ ಊಣೆ ದುಷ್ಪ್ರಯೋಗ ಜಾತ್ತಾತಿ. (ಪ. ವ. 5)

ಅಶ್ಶಿ ಪಾಂಚ ಪರಿಶಿಷ್ಟ ವರ್ಗಂ ಆಧುನಿಕ ವೈದ್ಯಕೀಯ ಪದ್ಧತೀಚೆ ವಕ್ದಾಂಚೆ ವ್ಯಾಪಾರು ನೇಮಿತ ಕೊರ್ಚೆ ಸರಕಾರೀ ಸಂಸ್ಥೇನ ಕಾನೂನು

ಕೋರ್ನುರ್ಜ ದವ್ವಲ್ಯಾ. ವೃತ್ತೀಚೆ ಲೈಸೆನ್ಸ ಪಾವೀಲೆ ಸಕ್ಕಡ ಡಾಕ್ಟ್ರಾಂಕ, ಫಾರ್ಮಸೀಕ, ನರ್ಸಾಂಕ, ಡೆಂಟಿಸ್ಟಾಂಕ, ಇತ್ಯಾದಿ ಸಕ್ಕಡ ವೈದ್ಯಕೀಯ ವೃತ್ತೀಚೆ ಜನಾಂಕ ಪರಿಶಿಷ್ಟ ವಕ್ದಾಂಕ ಬೊರೋನು ದಿವ್ಚೊ ಅಧಿಕಾರು ಸರಕಾರಾನ ಕಾನೂನಾಚೆ ಮುಖಾಂತರ ದಿಲ್ಲಾ. ಪೇಶಂಟಾಲೆ ಆರೋಗ್ಯ ಸ್ಥಿತೀಕ ಸುಧಾರಣೆ ಕೊರೂಂಕ ಅಗತ್ಯ ಪಳ್ಯಾರಿ ಪರಿಶಿಷ್ಟಿತ ವಕ್ದಾಂಕ ವೃತ್ತೀಂತು ಆಶ್ಶೀಲೆ ವ್ಯಕ್ತೀನಿ ಬೊರೋನು ದೀವ್ಯೇತ. ಪೇಶಂಟಾನ ಸ್ವತಃ ಅಸ್ಸಲೆ ವಕ್ದಂ ಘೇವ್ಚಾಕ ನಜ್ಜ ಮ್ಹೋಣು ಕಾನೂನು ಕೆಲ್ಲಾ.

ಸಾಮಾನ್ಯ ಜಾವ್ನು ಭಾರತ ದೇಶಾಂತು ನಾಗರೀಕು ತಾಗ್ಗೇಲೆ ಅನಾರೋಗ್ಯಾಕ ಉಪಶಮನ ಕೊರೂಂಕ ಸುರ್ವೇಕ ಆಯುರ್ವೇದ ಡಾಕ್ಟ್ರಾಂಕ ಭೆಟ್ತಾ. ಹಾಜ್ಜೆ ಮುಖ್ಯ ಕಾರಣ ಆಯುರ್ವೇದ ಡಾಕ್ಟ್ರಾಲೆ ಊಣೆ 'ಫೀಸ'. ಆಯುರ್ವೇದ ಡಾಕ್ಟ್ರು ತೇ ಅನಾರೋಗ್ಯಾಕ ಆಯುರ್ವೇದಾಚೆ ವಕ್ಕದ ಆಸ್ಸಜಾಲ್ಯಾರಿ ತೇಂ ವಕ್ಕದ ದಿತ್ತಾ. ಆಯುರ್ವೇದಾಚೆ ವಕ್ದಂ ಸೌರಗ ಆಸ್ತಾತಿ. ಆಯುರ್ವೇದಾಚೆ ವಕ್ದಾಚೆ ನಿಮಿತ್ತ 'ಸೈಡ ಇಫೆಕ್ಟ' ಅಥವಾ 'ಕೋಂಪ್ಲಿಕೇಶನ್' ಜಾವ್ಚೆ ಊಣೆ ಮ್ಹೋಣು ಆಯುರ್ವೇದ ಡಾಕ್ಟ್ರ ಸಾಂಗ್ತಾತಿ. ಸಸ್ಯರಾಶೀಚೆ ವಕ್ಕದ ಜಾಲ್ಲೇಲೆ ನಿಮಿತ್ತ ಆನಿ ರಾಸಾಯನಿಕ ಸಿಂತೆಟಿಕ್ ವಕ್ಕದ ನ್ಹಂಯಿ ಜಾಲ್ಲೇಲೆ ನಿಮಿತ್ತ ಆಯುರ್ವೇದ ವಕ್ದಂ 'ಸೇಫ' ಮ್ಹೋಣು ಏಕು ಅಭಿಪ್ರಾಯು ಪ್ರಚಲಿತ ಜಾವ್ನು ಆಸ್ಸ. ಖಂಚೇಯಿ ವ್ಯಾಧೀಕ ಆಯುರ್ವೇದಾಚೆ ವಕ್ಕದ ನಾಜಾಲ್ಯಾರಿ ಆಧುನಿಕ ವೈದ್ಯಕೀಯ ವಕ್ಕದ ದಿವ್ಚಾಕ ಆಯುರ್ವೇದ ಡಾಕ್ಟ್ರಾಕ ಸಾಮಾನ್ಯ ಜಾವ್ನು ಗೊತ್ತು ಆಸ್ಸ. ಖಂಚೋಯಿ ಏಕು ರೋಗು ಆಯುರ್ವೇದ ಡಾಕ್ಟ್ರಾಕ ಉಪಶಮನ ಕೊರೂಂಕ ಜಾಯ್ನಾ ಮ್ಹೋಣು ದಿಸ್ಲ್ಯಾರಿ ಆಯುರ್ವೇದ ಡಾಕ್ಟ್ರು 'ಏಂಗಡ ಡಾಕ್ಟ್ರಾಂಕ ಪಳಯಾತಿ' ಮ್ಹೋಣು ತೇ ರೋಗೀಕ ಸೂಚನಾ ದಿತ್ತಾ.

ಓಟೀಸೀ ವಕ್ದಂ

ಓವರ್ ದ ಕೌಂಟರ್ (ಓಟೀಸೀ) ವಕ್ದಂ ಮ್ಹಳ್ಯಾರಿ ಡಾಕ್ಟ್ರಾಲೆಲಾಗ್ಗಿ ವಚ್ಚನಾತ್ತೀಲೆ ಚಿಲ್ಲರೆ ಕಾಯಿಲೆ ಆಯ್ಯಿಲೆ ಮನುಷ್ಯಾನ ಮೆಡಿಕಲ್ ಶೋಪಾಕ ವೊಚ್ಚೂನು ಡಾಕ್ಟ್ರಸ ನಾತ್ತೀಲೆ ಘೆವ್ಚೆ ವಕ್ದಂ. ಮೆಡಿಕಲ್ ಶೋಪಾಂತು ಫಾರ್ಮಕೋಲಜಿ ಡಿಪ್ಲೋಮಾ ಕೆಲ್ಲೇಲೆ ಫಾರ್ಮಸಿಸ್ಟ ಆಸ್ತಾತಿ. ಫಾರ್ಮಕೋಲಜಿ ಡಿಪ್ಲೋಮಾ ಕೋರ್ಕಾ ಜಾಲ್ಯಾರಿ ವಿದ್ಯಾರ್ಥೀನ ಪದವಿ ಪೂರ್ವ ಕೋಲೇಜಾಂತು ಕೆಮಿಸ್ಟ್ರಿ, ಫಿಸಿಕ್ಸ ಆನಿ ಬಯೋಲೊಜಿ ಶಿಕ್ಕೂನು ಆಸ್ಸೂಕಾ. ದೊನ್ನಿಂಚಿ ಪೀಯೂಸೀ ಪಾಸ್ ಜಾವ್ನು ನಂತರ ಮುಕಾರಿ ಫಾರ್ಮಕೋಲೊಜಿ ಕೋಲೇಜಾಂತು ದೋನಿ ವರ್ಸ ಶಿಕ್ಕೂಕಾ. ಡಿಪ್ಲೋಮಾ ಪರೀಕ್ಷಾ ಪಾಸ್ ಕೋರ್ಕಾ. ಅಶ್ಶಿ ಶಿಕ್ಕೀಲೆ

ಜನಾಂಕ ಫಾರ್ಮಸೀಂತು ಕಾಮ ಮೆಳ್ತಾ. ತಾನ್ನಿ ಮೆಡಿಕಲ್ ಶೋಽಪ ದೊವ್ರೋರ್ಯೇತ. ಫಾರ್ಮಕೋಽಲೊಜಿ ಡಿಪ್ಲೋಮಾ ಪಾಸ್ ಜಾಲ್ಲೇಲೆ ವ್ಯಕ್ತೀಕ 'ಫಾರ್ಮಸಿಸ್ಟ' ಮ್ಹಣ್ತಾತಿ. ಹಾಂಕಾ ಸಕ್ಕಡ ನಮೂನ್ಯಾಚೆ ವಕ್ದಾಂಚೆ ಪರಿಚಯು ಆಸ್ತಾ. ಫಾರ್ಮಸಿಸ್ಟಾನ ಓಟೀಸೀ ವಕ್ದಂ ಡಾಕ್ಟ್ರಸ ನಾತ್ತೀಲೆ ದಿವ್ಚೆ ಜಾಲ್ಲೇಲೆ ನಿಮಿತ್ತ ಕಸ್ಸಲೇಂಯಿ ವಾಯ್ಟ ಪರಿಣಾಮು ಜಾಲ್ಲ್ಯಾರಿ ಫಾರ್ಮಸಿಸ್ಟು ಜವಾಬ್ದಾರಿ ಜಾತ್ತಾ. ಅಭ್ಯಾಸಾರಿ ಪೊಡ್ಚೆ ವಕ್ದಂ, ಸೈಡ ಇಫೆಕ್ಟ ಆಶ್ಶೀಲೆ ವಕ್ದಂ, ಘೆವ್ಚೆ ಪ್ರಮಾಣ ಚಽಡೂಣೆ ಜಾಲ್ಲ್ಯಾರಿ ಪೇಶಂಟಾಕ ಮಸ್ತ ತೊಂದ್ರೆ ಜಾವ್ಚೆ ವಕ್ದಂ, ಇತ್ಯಾದಿ ವಕ್ದಂ ಫಾರ್ಮಸಿಸ್ಟಾನ ಓಟೀಸೀ ರೂಪಾರಿ ದಿವ್ಚಾಕ ನಜ್ಜ.

ಓಟೀಸೀ ವಕ್ದಾರಿ ಭರೋಸ ಕರ್ತಲೆ ಪೇಶಂಟಾಕಽಯಿ ವಕ್ದಾಂಚೆ ಜ್ಞಾನ ಆಸ್ಲೂಕಾ. ಅಸ್ಸಲೆ ವಕ್ದಾಂಕ ಘೇವ್ನು ಪರಿಣಾಮು ಚಾಂಗ ಜಾಲ್ಲ್ಯಾರಿ ಹೋಡ ನ್ಹಂಯಿ. ಪರಿಣಾಮು ವಾಯ್ಟ ಜಾಲ್ಲ್ಯಾರಿ ವಕ್ಕದ ಘೆತ್ತೀಲೊ ಜವಾಬ್ದಾರು ಜಾತ್ತಾ. ಪೇಶಂಟಾಕ ರೋಗಲಕ್ಷಣ ಆನಿ ರೋಗನಿರ್ಣಯಾಚೆ ಥೋಡೇಂ ಜ್ಞಾನ ಆಸ್ಸಜಾಲ್ಲ್ಯಾರಿ ಪರಿಣಾಮು ಚಾಂಗ ಜಾವ್ಚೆಂ ಶಕ್ಯತೆ ಚಽಡ. ಘೂಡೆ ಅಸ್ಸಲೇಂಚಿ ತೊಂದ್ರೇಕ, ಅಸ್ಸಲೇಚಿ ಚಿನ್ಹೇಕ, ಹೇಂಚಿ ವಕ್ಕದ ಘೇವ್ನು ಗೂಣ ಜಾಲ್ಲಾಂ ಮ್ಹೋಣು ಜಾಲ್ಲ್ಯಾರಿ ಓಟೀಸೀ ವಕ್ದಾಂಕ ಭಂಯನಾತ್ತೀಲೆ ಘೇವ್ಯೇತ. ಓಟೀಸೀ ವಕ್ದಂ ಘೆತ್ತನಾ ತೇ ವಕ್ದಾಚೆ ವಿವರ ಸಕ್ಕಡ ಫಾರ್ಮಸಿಸ್ಟು ಸಾಂಗ್ತಾ. ಕೆಲವು ಓಟೀಸೀ ವಕ್ದಾಂಚೆ ಬಾಟ್ಲೇರಿ ಅಥವಾ ಪೆಟ್ಟೇರಿ ತೇಂ ವಕ್ಕದ ಕಶ್ಶಿ ಘೇವ್ಕಾ ಮ್ಹೋಣು ಬರಯಿಲೆಂ ಆಸ್ತಾ. ಓಟೀಸಿ ವಕ್ದಂ ಘೆವ್ಚೆ ಘೂಡೆ ತೇ ವಕ್ದಾಚೆ ಬಾಟ್ಲೇರಿ ಅಥವಾ ಪ್ಯಾಕೆಟ್ಟಾರಿ ಬರಯಿಲೆ ವಿವರ ಸಕ್ಕಡ ವಾಜ್ಜೂನು ಘೇವ್ಕಾ. ಸಮಾಪ್ತೀತಾರೀಕ (ಎಕ್ಸಪಾಯರೀ ಡೇಟ್) ಪೊಳೋನು ಘೇವ್ಕಾ. ಓಟೀಸೀ ವಕ್ದಾಂಕ ಸಮಾಪ್ತಿತಾರೀಕ ಆಸ್ತಾ. ಓಟೀಸೀ ವಕ್ದಾಂಕ ಚೆರ್ಡೂವಾಲೆ ಹಾತ್ತಾಂತು ಪಽಣಾತಶ್ಶಿ ಪೊಳೋಕಾ.

<u>ದುಕ್ಕೀಚೆ ಓಟೀಸೀ ವಕ್ದಂ:</u> ದುಕ್ಕೀಕ ಘೆವ್ಚೆ ವಕ್ದಂ ತಾಪಾಕಯಿ ಸುಜ್ಜೀಕಯಿ ಜಾತ್ತಾ. ಏಽಸ್ಪಿರಿನ್, ಮೆಟಾಸಿನ್, ಕ್ರೋಸಿನ್, ಐಬೂಪ್ರೋಫೆನ್, ಡೈಕ್ಲೋಪೆನ್ಯಾಕ್, ಇತ್ಯಾದಿ.

<u>ಸೈತ್ಯಾಕ ಓಟೀಸೀ ವಕ್ದಂ:</u> ಮಸ್ತಪಟಿ ಸೈತ್ಯಾಕ ದುಕ್ಕೀಚೆ ಓಟೀಸೀ ವಕ್ಕದ ಮಾಂತ್ರ ಪೂರೊ ಜಾತ್ತಾ. ಚೆರ್ಡೂವಾಂಕ ದಿವ್ಚೆ ಸೈತ್ಯಾಚೆ ಓಟೀಸೀ ವಕ್ದಾಂತು ಸೈತೆಂ ಎಲ್ಲರ್ಜಿ ನಿಮಿತ್ತ ಮ್ಹೋಣು ಲೆಕ್ಕೂನು ಎಂಟೀ ಹಿಸ್ಟಾಮೀನ್ ಆನಿ ಪಿಣ್ಸೊ ಆಸ್ಸಜಾಲ್ಲ್ಯಾರಿ ಡೀಕಂಜೆಸ್ಟೆಂಟ್ ಮ್ಹೋಣು ಸೂಡೋಎಫಿಡ್ರೀನ್ ಅಥವಾ ಫಿನಾಯ್ಲೆಫ್ರಿನ್ ಕೂಡಿಸೀತಾತಿ.

ಖಾಂಕೀಕ ಓಟೀಸೀ ವಕ್ದಂ: ಸುಕ್ಕಿ ಖಾಂಕೀಕ ಓಟೀಸೀ ವಕ್ದಂ ದೀವ್ಯೆತ. ಡೆಕ್ಸ್ಟ್ರೋಮೆಥೋರ್ಫಾನ್ ಆನಿ ಕೋಡೀನ ಸುಕ್ಕಿ ಖಾಂಕೀಕ ಚಾಂಗ. ಕೋಡೀನ ಅಫೀಮಾಚೊ ಭಾವು ಜಾಲ್ಲ್ಯಾರಿ ಕೋಡೀನಾನಿ ಅಭ್ಯಾಸು ಜಾಯ್ನಾ. ಕೋಡೀನ ಸುಕ್ಕಿ ಖಾಂಕೀಕ ರಾತ್ತಿ ನಿದ್ದತನಾ ಘೇವ್ಕಾ. ಲಾಯ್ಕ ನೀದ ಯೆತ್ತಾ. ಸಲ್ಪ ಕಡೇನ ಡಾಕ್ಟ್ರಸ ನಾತ್ತೀಲೆ ಕೋಡೀನ ದೀನಾಂತಿ. ಫಾರ್ಮಸಿಸ್ಟಾನ ಡಾಕ್ಟ್ರಸ ನಾತ್ತೀಲೆಂ ಕೋಡೀನ ಓಟೀಸೀ ದೀವ್ಯೆತ. ಕಫ ಮಸ್ತ ಆಸ್ಸ ಜಾಲ್ಲ್ಯಾರಿ ಸುಕ್ಕಿ ಖಾಂಕೀಚೆ ಓಟೀಸೀ ವಕ್ದಂ ಪರಿಣಾಮು ಕರ್ನಾ. ಸುಕ್ಕಿ ಖಾಂಕೀಚೆ ವಕ್ದಾನಿ ಕಫ ಸಡಿಲ ಜಾವ್ನೆ ಬದಲಾಕ ಘಟ್ಟಿ ಜಾತ್ತಾ. ಕಫ ಆಸ್ಸ ಜಾಲ್ಲ್ಯಾರಿ ಎಕ್ಸ್‌ಪೆಕ್ಟೊರೆಂಟ್ ಗುವಾಯಿಫೆನೆಸಿನ್ ಆಶ್ಶೀಲೆಂ ಖಾಂಕೀಚೆ ಓಟೀಸೀ ವಕ್ದಂ ದೀವ್ಕಾತಿ.

ಎಲ್ಲರ್ಜೀಚೆ ಓಟೀಸೀ ವಕ್ದಂ: ಕ್ಲೋರ್‌ಫೆನಿರಾಮೀನ್ ಆನಿ ಡೈಫೆನ್‌ಹೈಡ್ರಾಮೀನ್ ಆಶ್ಶೀಲೆ ಸಿರಪ್ಪ ಎಲ್ಲರ್ಜೀಚೆ ಸೈತ್ಯಾಕ ಜಾತ್ತಾ. ಚರ್ಮಾಚೆ ಎಲ್ಲರ್ಜೀಚೆ ಖೊಜ್ರೂಕ ಡೈಫೆನ್‌ಹೈಡ್ರಾಮೀನ್ ಆಶ್ಶೀಲೆಂ ಲೋಶನ್ನ, ಕ್ರೀಮ ಅಥವಾ ಮುಲಾಮು ಲಾವ್ಯೆತ. ಹೈಡ್ರೋಕೋರ್ಟಿಸೋನ್ ಚರ್ಮಾಚೊ ಮುಲಾಮು (ಬೆಟ್ನೋವೇಟ್) ಝಳಾರ ಚಾಬ್ಬೂನು ಜಾವ್ಚೆ ಖೊರೋಝಾಕ ರಾಮಬಾಣು.

ಗ್ಯಾಸ್ಟ್ರಿಕ್ ಎಸಿಡಿಟೀಕ ಓಟೀಸೀ ವಕ್ದಂ: ಏಂಟ್ಯಾಸಿಡ್ ವಕ್ದಂ ಸಿರಪ್ ಅಥವಾ ಮಾತ್ರಾ ಆಸ್ಸತಿ. ಎಲುಮಿನಮ್, ಮೆಗ್ನೀಸಿಯಮ್, ಕ್ಯಾಲ್ಸಿಯಮ್ ಆನಿ ಬೈಕಾರ್ಬೋನೇಟ್ ಆಶ್ಶೀಲೆಂ ವಕ್ದಂ ಎಸಿಡಿಟೀಕ ದಿತ್ತಾತಿ. ಸಿಮೆಟಿಡೀನ್, ಫಾಮೊಟಿಡೀನ್, ನಿಝಾಟಿಡೀನ್ ಆನಿ ರಾನಿಟಿಡೀನ್ ಮ್ಹೋಣು ಹಿಸ್ಟಾಮೀನ್ ಬ್ಲೋಕರ್ ವಕ್ದ ಘೇವ್ಯೆತ. ಏಕ ಚಿಮ್ಟಿ ಬೇಕಿಂಗ್ ಸೋಡಾ (ಸೋಡ್ಯಾಪಿಟ್ಟಿ) ಉದ್ಕಾಂತು ಖಿರೋನು ಪಿಲ್ಲ್ಯಾರಿ ತೇಂ ಬೆಸ್ಟ ಏಂಟ್ಯಾಸಿಡ್ ವಕ್ಕದ.

ಮೋಶನ್ ಸಿಕ್ಕನೆಸ್: ಬಸ್ಸಾರಿ, ಬೋಟಾರಿ, ಪ್ಲೇನಾರಿ, ಇತ್ಯಾದಿ ವಾಹನಾರಿ ಪ್ರಯಾಣ ಕರ್ತನಾ ಮಾತ್ತೆಂ ಘೂವ್ನು ವೋಂಕಾರೆ ಯೆತ್ತಾ ಮ್ಹೋಣು ಜಾಲ್ಲ್ಯಾರಿ ಸೈಕ್ಲಿಝೀನ್, ಮೆಕ್ಲಿಝೀನ್, ಡೈಪೆನಿಡ್ರೇಟ್, ಡೈಫೆನ್ ಹೈಡ್ರಾಮೀನ್, ಇತ್ಯಾದಿ ಏಂಟಿಹಿಸ್ಟಾಮೀನ್ ವಕ್ದಂ ಆಶ್ಶೀಲೆ ಸಿರಪ್ಪ ಅಥವಾ ಮಾತ್ರಾ (ಭಾಸೋರ್ಚೆ ಏಕ ಘಂಟೊ ಘೂಡೆ) ಘೇವ್ಕಾ. ಗ್ಲೋಕೋಮಾ, ಹೃದ್ರೋಗ, ಮಲಬದ್ಧತೆ (ಕಾನ್ಸ್ಟಿಪೇಶನ್), ಹೋಡ ಜಾಲ್ಲೇಲೆ ಪ್ರೊಸ್ಟೇಟ ಗ್ರಂಥಿ ಆಶ್ಶೀಲೆ ಪೇಶಂಟಾಂಕ ಏಂಟಿಹಿಸ್ಟಾಮೀನ ಚಾಂಗ ನ್ಹಂಯಿ.

ನಿದ್ದೇಚೆ ವಕ್ದಂ: ಏಂಟಿಹಿಸ್ಟಾಮೀನ ವಕ್ಕದ ಡೈಫೆನ್‌ಹೈಡ್ರಾಮೀನ್ ಆನಿ ಡೊಕ್ಸಿಲಾಮೀನ್ ಘೆತ್ಲ್ಯಾರಿ ನೀದ ಪೊಡೂಂಕ ಪೂರೊ. ಫಾರ್ಮಸಿಸ್ಟಾನ ದಿಲ್ಲ್ಯಾರಿ ಫೆನಿರಾಮೀನ್ ಘೇವ್ಯೆತ.

ಚೆರ್ಡೂವಾಂಕ ಓಟೀಸೀ ವಕ್ದಂ: ಓಟೀಸೀ ವಕ್ದಂ ಚೆರ್ಡೂವಾಂಕ ದಿತ್ತನಾ ತಾಂಗೇಲಿ ಪ್ರಾಯೇಚೆ ತಕೀತ ಡೋಸು ಊಣೆ ಕೋರ್ಕಾ.

ಸೀನಿಯರ್ ಸಿಟಿಝೆನ್ಸಾಂಕ ಓಟೀಸೀ ವಕ್ದಂ: ಪ್ರಾಯ ಜಾಲ್ಲೇಲ್ಯಾಂಕ ಓಟೀಸೀ ವಕ್ದಂ ತೊಂದ್ರೆ ದಿವ್ಚಾಕ ಪೂರೊ. ಅನುಭವಾರಿ ಹೊಂದೂನು ತಾನ್ನಿ ತಾಂಗೇಲೆ ವಕ್ದಾಂಚೆ ಪ್ರಮಾಣ ಚಽಡೂಣೆ ಕರ್ತಾತಿ. ಖಂಚೇಯಿ ಓಟೀಸೀ ವಕ್ಕದ ಸೀನಿಯರ್ ಸಿಟಿಝೆನ್ನಾನ ಘೆವ್ಚೆಜಾಲ್ಲ್ಯಾರಿ ತೇಂ ವಕ್ಕದ ಏಕ ಪಟಿಕ ಮಾಂತ್ರ ಘೇವ್ಕಾ. ಏಕ ಪಟಿ ಘೇವ್ನು ಮಾಗ್ಗೀರಿ ಡಾಕ್ಟ್ರಾಲೆಲಾಗ್ಗಿ ವೊಚ್ನೂನು ಸಲಹೆ ಘೇವ್ಕಾ.

ಗರ್ಭಿಣ್ಯಾಂಕ ಓಟೀಸೀ ವಕ್ದಂ: ಗರ್ಭಿಣ್ಯಾಂಕ ಆನಿ ಚಿವ್ವೇಂ ದೂಧ ದಿತ್ತಲೆ ಬಾಯ್ಲುಮನ್ಯಾಂಕ ಓಟೀಸೀ ವಕ್ದಂ ದಿತ್ತನಾ ಜಾಗ್ರತೆ ಕೋರ್ಕಾ. ಗರ್ಭಿಣ್ಯಾನ ಘೆತ್ತೀಲೆ ವಕ್ಕದ ವಾರೇಂತುತಾಕ್ನೂನು ಗರ್ಭಾಂತೂಲೆ ಚೆರ್ಡಾಕ ವೊಚ್ಚಾಕ ಘಾವು ಆಸ್ಸಽ. ಚಿವ್ವೇಂ ದೂಧ ದಿತ್ತಲೆ ಆವ್ಸೂನ ಘೆತ್ತೀಲೆ ವಕ್ಕದ ಚೆರ್ಡಾಕ ವೊಚ್ಚಾಕ ಘಾವು ಆಸ್ಸಽ.

ವಕ್ದಾಚೆವ್ರೈರಿ ವಕ್ಕದ: ವಕ್ದಾಚೆವ್ರೈರಿ ವಕ್ಕದ ಮ್ಹಳ್ಯಾರಿ ದೋನಿ ವಕ್ಕದ ಎಕ್ಕಽಚಿ ಪಟಿ ಘೆವ್ಚೆಂ. ಪೇಶಂಟಾಲೆ ಆಂಗಾಂತು ಏಕ ವಕ್ಕದ ಆನ್ನೇಕ ವಕ್ದಾಂತು ಮೇಳ್ನು ನವೇಂ ಏಕ ವಕ್ಕದ ಜಾವ್ಚಾಕ ಸಾಧ್ಯ ಆಸ್ಸ. ಹೇ ನವೇ ವಕ್ದಾಚೊ ಪರಿಣಾಮು ಸಾಮಾನ್ಯ ಜಾವ್ನು ಚಾಂಗು ಆಸ್ತಾ. ಕೆಲವು ನಽವೆ ವಕ್ದಂ ತೊಂದ್ರೆ ಕೊರೂಂಕ ಪೂರೋತಿ. ತಸ್ಸಲೆ ವಿರೋಧೀ ಓಟೀಸೀ ವಕ್ದಾಂಕ ಘೆವ್ಚಾಕ ನಜ್ಜ.

ಪ್ಲಸಿಬೊ: ಪ್ಲಸಿಬೊ ಮ್ಹಳ್ಯಾರಿ ಘಟ್ಟಿ ವಕ್ಕದ. ಪೊಳೋಚಾಕ ವಕ್ದಾಚಿ ಮಾತ್ರಾಸೀ ಆಸ್ತಾ. ತೇ ಮಾತ್ರೇಂತು ಗೋಂವಾಚೆ ಪೀಟ ಅಥವಾ ಸಾಕ್ಕರ ಆಸ್ತಾ. ತಾಂತು ಖಂಚೇಯಿ ಔಷಧ ಘಾಲ್ನಾಂತಿ. ಪ್ಲಸಿಬೊ ಘೇತ್ತೀಲೆ ಪೇಶಂಟಾಕ ಮನಾಂತು ಸಮಾಧಾನ ಯೆತ್ತಾ. ಪ್ಲಸಿಬೋಚೆ ನಿಮಿತ್ತ ಮಸ್ತ ಪೇಶಂಟಾಂಕ ಚಾಂಗ ಫಽಲ ಮೇಳೂಂಕ ಪೂರೊ. ಡಾಕ್ಟ್ರಾಲೆಲಾಗ್ಗಿ ಯೆವ್ಚೆ ಸಲ್ಪ ಪೇಶಂಟಾಂಕ ಚಿಕಿತ್ಸೇಚೆ ಅಗತ್ಯ ಆಶ್ಶೀಲೆ ಕಸ್ಸಲೇಯಿ ತೊಂದ್ರೆ ಆಸ್ಸನಾ. "ತುಕ್ಕಾ ವಕ್ಕದ ನಾಕ್ಕರೇ," ಮ್ಹೋಣು ಸಾಂಗ್ಚೆ ಬದಲಾಕ ತಾಕ್ಕಾ ಪ್ಲಸಿಬೋ ದೀವ್ನು ಪೆಟೋಕಾ. ತಾಕ್ಕಾ ಪ್ಲಸಿಬೋ ಪರಿಣಾಮಕಾರಿ ಜಾಲ್ಲ್ಯಾರಿ ತೋ ದೊನ್ನೀಚೆ ಪಟಿ ಯೇನಾ. ಪರಿಣಾಮಕಾರಿ ಜಾಯ್ನಿಜಾಲ್ಲ್ಯಾರಿ ತಾಕ್ಕಾ ವೊಪಾಸ ಪ್ಲಸಿಬೊ ದಿವ್ಚಾಕ ನಜ್ಜ.

ವನಸ್ಪತಿ ವಕ್ದಂ

ಖಂಚೆ ವಕ್ದಾಂಕ 'ಮೆಡಿಸಿನಲ್ ಹಽರ್ಬ್ಸ್' ಮ್ಹೋಣು ಆಧುನಿಕ ವೈದ್ಯಕೀಯಾಂತು ಸಾಂಗ್ತಾತಿಕೀ ತೇಚಿ ವಕ್ದಾಂಕ ಆಯುರ್ವೇದ ವೈದ್ಯ

ತಾಂಗೇಲೆ ವಕ್ಕದ ಮ್ಹೋಣು ದಿತ್ತಾತಿ. ಆಧುನಿಕ ವೈದ್ಯಕೀಯಾಂತು ರೋಗಾಕ ದಿವ್ಚೆ ವಕ್ದಾಂಕ 'ಫಾರ್ಮಾಸ್ಯೂಟಿಕಲ್ಸ್' ಮ್ಹೋಣು ನಾಂವ ದಿಲ್ಲಾಂ. ಆಯುರ್ವೇದ ಔಷಧಾಂಕ 'ನ್ಯೂಟ್ರಾಸ್ಯೂಟಿಕಲ್ಸ್' ಮ್ಹೋಣು ವಿಂಗಡ ನಾಂವ ದಿಲ್ಲಾಂ. ಆಯುರ್ವೇದ ಏಕಿ ಪೂರಕ 'ಹೊಲಿಸ್ಟಿಕ್ ಮೆಡಿಸಿನ್ನ' ಮ್ಹಳ್ಯಾರಿ ಸಗ್ಗೇ ವ್ಯಕ್ತೀಕ ಗೂಣ ಕೊರ್ಚಿ ಪರ್ಯಾಯ ವೈದ್ಯಕೀಯ ಪದ್ಧತಿ. 'ನ್ಯೂಟ್ರಾಸ್ಯೂಟಿಕಲ್ಸ್' ಮ್ಹಳ್ಯಾರಿ ಆಹಾರಾಕ ಉಪಯುಕ್ತ ಔಷಧಿ. ಆಧುನಿಕ ವೈದ್ಯಕೀಯಾಂತು ವನಸ್ಪತಿ ವಕ್ದಾಂಕ 'ಫಾರ್ಮಾಸ್ಯೂಟಿಕಲ್ಸ್' ಮ್ಹೋಣು ಆಪ್ಪೈನಾಂತಿ.

ಡಯೆಟರಿ ಸಪ್ಲಿಮೆಂಟ್ಸ್: ಆಹಾರಾಂತು ಡಯೆಟರಿ ಸಪ್ಲಿಮೆಂಟ್ಸ್ ಸೇವ್ರಾಯ್ಲಾರಿ ಆರೋಗ್ಯ ಸ್ಥಿರ ಜಾತ್ತಾ. ಲೊಸೂಣ, ಶೂಂಠಿ, ಜಿಂಕೊ, ಜಿನ್ಸೆಂಗ, ಲಿಕೋರೀಸ್, ಮಿಲ್ಕಥಿಸಲ್, ಗೋಲ್ಡನ್ಸೀಲ್, ಚಮೋಮಿಲ, ಸಾವ್ ಪಾಮೆಟ್ಟೊ, ಸಂತ ಜೋಽನಾಲೆ ವೋರ್ಟ, ಎಕಿನೇಸಿಯಾ, ಫೀವರ್‌ಫ್ಯೂ, ವಲೇರಿಯನ್, ಇತ್ಯಾದಿ ವಕ್ದಂ ಆಧುನಿಕ ವೈದ್ಯಕೀಯಾಂತು ಡಯೆಟರಿ ಸಪ್ಲಿಮೆಂಟ್ಸ್ (ವನಸ್ಪತಿ ವಕ್ದಂ) ಮ್ಹೋಣು ವಿಂಗಡ ದವ್ವಲ್ಯಾಂ.

1. ಲಸೂಣ: ಲೊಸ್ಣೀಂತು ಎಮಿನೋ ಆಮ್ಲ 'ಅಲ್ಲಿಸಿನ್' ಆಸ್ಸ. ಲಸೂಣ ಕ್ರಿಮೀಂಲೆ (ಬೆಕ್ಟೀರಿಯಾ, ಫಂಗಸ್ಸ, ವೈರಸ್ಸ) ಸಂಖ್ಯೆ ವಾಡ್ಡೂಂಕ ಸೋಣಾ. ಚಽಡ ಲಸೂಣ ಖೆಲ್ಲ್ಯಾರಿ ರಕ್ತವೊತ್ತಣ ಊಣೆ ಜಾತ್ತಾ. ಪೊಟ್ಟಾಂತು ಆಂತಂ ಶಾಂತ ಜಾತ್ತಾತಿ. ಲಸೂಣ ಎಲ್‌ಡೀಎಲ್ ಕೊಲೆಸ್ಟೆರೋಽಲ್ ಪ್ರಮಾಣ ಊಣೆ ಕರ್ತಾ. ಎಲ್‌ಡೀಎಲ್ ಕೊಲೆಸ್ಟೆರೋಽಲ ವಾಯ್ಟ ಚರ್ಬಿ. ಲಸೂಣ ಖೆಲ್ಲ್ಯಾರಿ ಹೆಪ್ಪುಕಽಣ (ಪ್ಲೇಟ್ಲೆಟ್) ಮುದ್ದೊ ಜಾಯ್ನಾ. ಲಸೂಣ ಹೆಪ್ಪುಕಣಾಚೆ ಕ್ರಿಯೇಂತು ಆಡವಟ್ಟ ಕರ್ತಾ.

2. ಶೂಂಠಿ: ಶುಂಠೀಂತು 'ಜಿಂಜರೋಲ್ಸ' ಆಸ್ಸತಿ. ಶುಂಠಿ ಅನ್ನ ಕೋಶಾಕ ಹೀತ. ಆಂತಾಂಕ ಶಾಂತ ಕರ್ತಾ. ಸೂಜ್ಞಿ ಆನಿ ದೂಕಿ ಊಣೆ ಕರ್ತಾ. ಶೂಂಠಿ ಖೆಲ್ಲ್ಯಾರಿ ವೊಂಕಾರೆ ಆನಿ ವೋಂಕಿ ಊಣೆ ಜಾತ್ತಾ. ಮೋಶನ್ ಸಿಕ್ಕನೆಸ್ಸ ಯೇನಾ. ಮಾತ್ತ್ಯಾಚಿ ಘುವ್ವಳಿ (ವರ್ಟೈಗೊ) ಕಮ್ಮಿ ಜಾತ್ತಾ. ಗುರ್ಭಿಣ್ಯಾಂಕ ದುವ್ವಾಳೊ ಯೇವ್ನು ವೋಂಕ್ತಾತಿ ಜಾಲ್ಯಾರಿ ಶೂಂಠಿ ಖಾವ್ನು ವೊಂಕಾರೆ ರಾಬ್ಬೋಽಯೇತ.

3. ಜಿಂಕೊ: ಜಿಂಕೊ ಪಾಲ್ಲೊ ಚಿರ್ಡೂನು ಜಿಂಕೊ ರೊಸ್ಸು ಕಾಡ್ತಾತಿ. ಹೇ ರೊಸ್ಸಾಂತು 'ಜಿಂಕೊಲೈಡ್ಸ್' ಆಸ್ಸ. ದೂಕಿ ಆಶ್ಶೀಲೆಕಡೇನ ಜಿಂಕೊ ಸೂಜ್ಞಿ ಊಣೆ ಕರ್ತಾ. ದೂಕಿ ಊಣೆ ಜಾತ್ತಾ. ಜಿಂಕೊ ಮೆಂದೂಚೆ ರಕ್ತನಾಳಾಂಕ ಸಡಿಲ ಕೋರ್ನು ಬಂದಜಾಲ್ಲೇಲೆ ರಕ್ತಸಂಚಾರ ಸೊಡ್ವಾಯ್ತಾ. ಮಾತ್ತ್ಯಾಚಿ ದೂಕಿ, ಘುವ್ವಳಿ, ಕಾನ್ನಾಂತುಲೆ ಟಿನ್ನಿಟಸ್ಸ, ಆತ್ತಜಾಲ್ಲೇಲೆ ಸಂಗತೀಚೊ ಉಡ್ಗಾಸು ವಿಸೊರ್ಚೆಂ, ಮನಸ್ತಾಪು, ಇತ್ಯಾದಿ

ಜಿಂಕೊ ಘೆತ್ಲ್ಯಾರಿ ಊಣೆ ಜಾತ್ತಾ. ಮೆಂದೂಚಿ ಶಕ್ತಿ ವಾಢ್ತಾ. ಸೀನಿಯರ್ ಸಿಟಿಜ಼ೆನ್ನಾಲಿ ಬುದ್ಧಿಮಾಂದ್ಯ ಊಣೆ ಜಾತ್ತಾ. ಜಿಂಕೊ ಪಾಯ್ಯಾಂತು ರಕ್ತನಾಳ ಸಡಿಲ ಕೋರ್ನು ರಕ್ತಸಂಚಾರ ಸಲಿಲ ಕರ್ತಾ. ಪಾಯ್ಯಾಂಕ ವಗ್ಗಿ ಆಯಾಸು ಜಾಯ್ನಾ.

4. ಜಿನ್ಸೆಂಗ: ಜಿನ್ಸೆಂಗಾಂತು ದೋನಿ ವೀಢ ಆಸ್ಸತಿ. ಏಶಿಯಾಚೆ ಜಿನ್ಸೆಂಗ ಆನಿ ಅಮೇರಿಕಾಚೆ ಜಿನ್ಸೆಂಗ. ಏಶಿಯಾಚೆ ಜಿನ್ಸೆಂಗಾಂತು ಜಿನ್ಸೆನೋಸೈಡ್ಸ್ ಆಸ್ಸ. ಅಮೇರಿಕಾಚೆ ಜಿನ್ಸೆಂಗಾಂತು ಪನೋಕ್ಸೋಸೈಡ್ಸ್ ಆಸ್ಸತಿ. ಜಿನ್ಸೆಂಗ ಖೆಲ್ಲೇಲೆ ಮನುಷ್ಯಾಲೆ ಆಂಗಾಂತು ಬsಲ ಯೆತ್ತಾ. ಜಿನ್ಸೆಂಗ ರಕ್ತಾಂತು ಗ್ಲುಕೋಸ ಊಣೆ ಕರ್ತಾ. ಹೆಚ್‌ಡೀಎಲ್ ಕೊಲೆಸ್ಟೆರೋsಲ ಪ್ರಮಾಣ ಚsಡ ಕರ್ತಾ. ಹೆಚ್‌ಡೀಎಲ್ ಕೊಲೆಸ್ಟೆರೋsಲ ಚಾಂಗಿ ಚರ್ಬಿ. ಮೆಂದೂಂತು ಜಿನ್ಸೆಂಗ ರಕ್ತಸಂಚಾರ ಸಲಿಲ ಕರ್ತಾ ಆನಿ ಮನೀಷು ದುಃಖ ವಿಸರ್ತಾ. ಜಿನ್ಸೆಂಗ ಘೆವ್ಚಾಕ ಸೂರು ಕೆಲ್ಲೇಲೆ ಥೊಡೇ ದೀಸ ಮನೀಷು ಥರಥರ್ತಾ ಆನಿ ಕಾಂಪ್ತಾ. ಅಶ್ಶಿ ಜಾಲ್ಲೆಂ ಮ್ಹೊಣು ಜಿನ್ಸೆಂಗ ಘೆವ್ಚೆ ರಾಬ್ಬೋಚಾಕ ನಜ್ಜ. ಥೊಡೇ ದೀಸ ನಂತರ ಜಿನ್ಸೆಂಗಾಚೊ ಚಾಂಗು ಪ್ರಭಾವು ದಿಸ್ಸೂಂಕ ಸೂರು ಜಾತ್ತಾ.

5. ಲಿಕೋರೀಸ್: ಲಿಕೋರೀಸ ಸಿರಪ್ಪ ಖಾಂಕೀಕ ಊಣೆ ಕರ್ತಾ. ಸೈತ್ಯಾನ ಗಳ್ಯಾಂತು ಜಾವ್ಚೊ ಖಿಚ್ಚೀಚೊ ಊಣೆ ಕರ್ತಾ. ಅನ್ನಕೋಶಾಕ ಶಾಂತ ಕರ್ತಾ. ಲಿಕೋರೀಸ್ ಕ್ರೀಮ ಲಾಯ್ಲ್ಯಾರಿ ಖೊರ್ಜೂಕ ಊಣೆ ಕರ್ತಾ. ಲಿಕೋರೀಸ ಗೋಡ ಜಾಲ್ಲೇಲೆ ನಿಮ್ತಿ ತಾಜ್ಜೆ ಕ್ಯಾಂಡಿ ಚೆಡ್ಡೂವಾಂಕ ಇಷ್ಟ. ಲಿಕೋರೀಸ ಮಸ್ತ ಖೆಲ್ಲ್ಯಾರಿ ರಕ್ತವೊತ್ತಣ ಚsಡ ಜಾತ್ತಾ.

6. ಮಿಲ್ಕಥಿಸಲ್: ಹೇ ಝಾಡ್ಡಾಚೆ ಪಾನ್ನಂ ಅಪ್ಪಳ್ಯಾರಿ ಖೊರ್ಜು ಜಾತ್ತಾ. ಹಾಜ್ಜೆ ಫೂಲ ನೇರಳೆ ಬಣ್ಣಾಂಚೆ. ಹಾಜ್ಜೆ ಬಿಯ್ಯೆಂತು ಆಸ್ಸೂಚೆ 'ಸಿಲಿಮರೀನ್' ಯಕೃತಾಕ, ಪ್ಲೀಹಾಕ ಆನಿ ಮೂತ್ರಜನಕಾಂಗಾಕ ಸಕ್ರಿಯ ಕೋರ್ನು ತಾಂಚೆ ಕಾಮ ತೇಜ಼ ಕರ್ತಾ. ಯಕೃತಾಕ ಲಾಗ್ಗೀಲೊ ರೋಗು ಗೂಣ ಜಾತ್ತಾ. ಯಕೃತ ಚsಡ ಪ್ರೋಟೀನ ತಯ್ಯಾರಿ ಕರ್ತಾ. ಸೂರು ಪಿತ್ತಲ್ಯಾಲೆಂ ಯಕೃತ ರಿಪೇರಿ ಕರ್ತಾ. ಕ್ರಿಮೀನ ಆನಿ ಕೆಲವು ವಕ್ದಾನಿ ಯಕ್ರತಾಂತು ಕೆಲ್ಲೇಲಿ ಹಾನಿ ಮಿಲ್ಕಥಿಸಲ್ ರಿಪೇರಿ ಕರ್ತಾ. ಸಿರ್ಹೋಸಿಸ್ ಆನಿ 'ಹೆಪಾಟೈಟಿಸ್ ಸೀ' ರೋಗಾಕ ಯಕ್ರತಾಕ ಲಾಗ್ನೂಂಕ ಸೋಣಾ. ವೀಷ ಆಶ್ಶೀಲೆ ಆಳಾಂಬೆ ಖಾವ್ನು (ಪೋಯ್ಸನಿಂಗ್) ಜಾಲ್ಲೇಲೆ ವ್ಯಾಧಿ ಮಿಲ್ಕಥಿಸಲ್ ಗೂಣ ಕರ್ತಾ. ಡಯಾಬೆಟಿಸ್ ಪೇಶಂಟಾನಿ ಘೆವ್ಚೆ ವಕ್ದಾಂನಿ ಬ್ಲಡ್ ಗ್ಲುಕೋಸಾರಿ ಜಾವ್ಚೊ ಪ್ರಭಾವು ಮಿಲ್ಕಥಿಸಲ್ ಚsಡ ಕರ್ತಾ.

7. ಗೋಲ್ಡನ್ಸೀಲ್: ಹಾಂತು ಹೈಡ್ರಾಸ್ಟೀನ್ ಆನಿ ಬರ್ಬರೀನ್ ಆಸ್ಸತಿ. ತೊಂಡಾಂತು ಬೊಕ್ಕೆ ಜಾಲ್ಲ್ಯಾರಿ, ದೋಳ್ಯಾಂತು ಧೂಳಿ ಪಳ್ಯಾರಿ, ಯೋನೀಂತು ಪೂ ಜಾಲ್ಲ್ಯಾರಿ ಗೋಲ್ಡನ್ಸೀಲಾಚೆ ಉದ್ಕಾನಿ ಧೂವ್ಯೇತ. ಎಕಿನೇಶಿಯಾಚೆ ಒಟ್ಟು ಗೋಲ್ಡನ್ಸೀಲ್ ಮಿಶ್ರಣ ಕೋರ್ನು ಸೈತ್ಯಾಕ ಘೇವ್ಯೇತ. ಪಾತ್ತಳ ಉತ್ಕಡೇಕ ಗೋಲ್ಡನ್ಸೀಲ್ ಸಿರಪ್ಪ ದಿತ್ತಾತಿ.

8. ಚಮೋಮೀಲ್: ಹೇ ವನಸ್ಪತೀಚೆ ಫುಲ್ಲಾಚೊ ಕಷಾಯು ಕೋರ್ನು ಸಾಕ್ಕರ ಘಾಲ್ನು ದಿಸಾಕ ಏಕ ಪಟಿ ತೀನಿ ಮ್ಹೈನೆ ಪಿಲ್ಲ್ಯಾರಿ ಅನ್ನಕೋಶಾಚೆ 'ಅಲ್ಸರ್' ಮ್ಹಳ್ಳೇಲಿ ವ್ಯಾಧಿ ಗೂಣ ಜಾತ್ತಾ. ತಾಪಾಕ ಕಷಾಯು ದಿತ್ತಾತಿ. ಅಜೀರ್ಣಾಕ ಹಾಜ್ಜೊ ಕಷಾಯು ಚಾಂಗ ಪರಿಣಾಮ ದಿತ್ತಾ. ನಿದ್ದೋಚೆ ಘೂಡೆ ಕಷಾಯು ಪಿಲ್ಲ್ಯಾರಿ ಚಾಂಗ ನೀದ ಪಡ್ತಾ.

9. ಸಾವ್ ಪಾಮೆಟ್ಟೊ: ಹಾಜ್ಜಿ ಫಽಳ ಉದ್ಕಾಂತು ಸಿಜ್ಜೋನು ಕಷಾಯು ಕೋರ್ನು ಪೀವ್ಯೇತ. ಫಽಳ ಸುಕ್ಕೋನು ಪಿಟ್ಟಿ ಕೋರ್ನು ಮಾತ್ರಾ, ಕ್ಯಾಪ್ಸೂಲ ಅಥವಾ ಸಿರಪ್ಪ ಕೋರ್ಯೇತ. ಪ್ರೋಸ್ಟೇಟ ಹೋಡ ಜಾಲ್ಲ್ಯಾರಿ ಮಾತ್ರಾ ಖಾವ್ಯೇತ. ದಿಸಾಕ ಏಕಪಟಿ ಏಕಿ ಮಾತ್ರಾ 30 ದೀಸ ಖೆಲ್ಲ್ಯಾರಿ ವೀರ್ಯಾಂತು ವೀರ್ಯಕಽಣಾಚೆ ಸಂಖ್ಯೆ ಚಽಡ ಜಾತ್ತಾ. ಲೈಂಗಿಕ ಬಽಲ ತೇಜ಼ ಜಾತ್ತಾ. ಗುರ್ಭಿಣೀಂಕ ಆನಿ ಗುರ್ಭಿಣಿ ಜಾಯ್ನಾತಶ್ಶಿ ಮಾತ್ರಾ ಘೆತ್ತಲೆ ಬಾಯ್ಲುಮನ್ಶ್ಯಾಂಕ ಸಾವ್ ಪಾಮೆಟ್ಟೊಚೆ ಪರಿಣಾಮು ಕಸ್ಸಲೊ ಮ್ಹೋಣು ಗೊತ್ತುನಾ.

10. ಸಂತ ಜೋಽನಾಲೆ ವ್ಹೋರ್ಟ: ಹಾಜ್ಜೆ ವನಸ್ಪತೀಂತು ಜಾವ್ಚೆ ಫುಲ್ಲಾಂತು 'ಹೈಪರಿಸಿನ್' ಮ್ಹಳ್ಳೇಲೆ ಎಮಿನೋ ಆಮ್ಲ ಆಸ್ಸಽ. 'ಡಿಪ್ರೆಶನ್' ವ್ಯಾಧೀಕ ಹೇಂ ವಕ್ಕದ ದಿತ್ತಾತಿ. 'ಧಽವೆಂ ಚರ್ಮ' (ವಿಟಿಲಿಗೊ) ವ್ಯಾಧೀಕ ಹೇಂ ವಕ್ಕದ ದಿತ್ತಾತಿ. 'ಹೆಚ್ಐವೀ' ಮ್ಹಳ್ಳೇಲೆ ವ್ಯಾಧೀಕ ದೀವ್ನು ಪೊಳೋಯೇತ.

11. ಎಕಿನೇಶಿಯಾ: ರೋಗ ಪ್ರತಿರೋಧಕ ಶಕ್ತಿ ಹೇ ವಕ್ದಾನಿ ವೃದ್ಧಿ ಜಾತ್ತಾ. ಸಂಧಿವಾತಾಕ, ಟೀಬೀ ಜಾಲ್ಲೇಲ್ಯಾಂಕ, 'ಏಯ್ಡ್ಸ' ಜಾಲ್ಲೇಲ್ಯಾಂಕ ಹಾಜ್ಜೆ ರೋಗ ಪ್ರತಿರೋಧಕ ಶಕ್ತಿ ಉಪೇಗು ಜಾತ್ತಾ. ಸೈತ್ಯಾಕ ಚಾಂಗ ವಕ್ಕದ. ಘಾಯು ಜಾಲ್ಲೇಲೆ ಕಡೇನ ಹಾಜ್ಜೊ ಮುಲಾಮು ಲಾವ್ಯೇತ.

12. ಫೀವರ್ಫ್ಯೂ: ಪೀವರ್ ಫ್ಯೂ ಝೂಡ್ದಾಂತು ಪಾರ್ಥೆನೊಲಿಡ್ ಆನಿ ಗ್ಲೈಕೋಸೈಡ್ ಆಸ್ಸತಿ. 'ಮೈಗ್ರೇಯ್ನ' ಮ್ಹಳ್ಳೇಲೆ ವ್ಯಾಧೀಕ ಹೇಂ ವಕ್ಕದ ದಿತ್ತಾತಿ. ಹೆಪ್ಪುಕಣಾಂಕ ಫೀವರ್ಫ್ಯೂ ಹೆಪ್ಪು ಬಾಂದೂಂಕ ಸೋಣಾ.

13. ವಲೇರಿಯನ್: ಹೇ ಝೂಡ್ದಾಚೆ ಸುಕ್ಕಯಿಲೆ ಪಾಳಾಂತು 'ವಾಲೆಪೋಟ್ರಯೇಟ್' ಆಸ್ಸಽ. ಹೇಂ ವಕ್ಕದ ನೀದ ಯೇನಾ ಜಾಲ್ಲ್ಯಾರಿ ದಿತ್ತಾತಿ. ಹೇ ವಕ್ಕದ ಘೆತ್ಲ್ಯಾರಿ ನೀದ ವಗ್ಗಿ ಪಡ್ತಾ. ವಾಹನ ಚಾಲಕಾನಿ

ವಾಹನ ಚಲಾಯಿಸಿತನಾ ಹೇಂ ವಕ್ಕದ ಘೆವ್ಚಾಕ ನಜ್ಜ. ರಾತ್ತಿ ನಿದ್ದತsನಾ ಮಾಂತ್ರ ಘೇವ್ಯೇತ.

14. ಕ್ರೋಮಿಯಮ್ ಪಿಕೊಲಿನೇಟ್: ಆಮ್ಗೇಲೆ ಆಂಗಾಂತು ಮಸ್ತ ನಮೂನ್ಯಾಚೆ ಲೋಹ ಆಸ್ಸತಿ. ಕ್ರೋಮಿಯಮ್ ಲೋಹ ಆಂಗಾಂತು ಊಣೆ ಜಾಲ್ಲ್ಯಾರಿ ಟೆಸ್ಟ ಕೆಲ್ಲೆಶಿವಾಯಿ ಕsಳ್ನಾ. ಆಮ್ಮಿ ಘೆವ್ಚೆ ಆಹಾರಾಂತು ಭರ್ಪೂರ ಕ್ರೋಮಿಯಂ ಆಸ್ಸs ಜಾಲ್ಲ್ಯಾರಿ ಸಲ್ಪ ಡಾಕ್ಟ್ರಾನಿ ತಾಂಗೇಲೆ ಪೇಶಂಟಾಂಕ ಹೇಂ ಲೋಹ ದೀವ್ನು ದೇಹಾಚೊ ಬೊಜ್ಜು ಊಣೆ ಜಾವ್ಚೆಂ, ಮಾಂಸಖಂಡ ಬsಲ ಜಾವ್ಚೆಂ, ಸಾಕ್ಕರ ಆನಿ ಗೊಡ್ಶೆಂ ಜೀರ್ಣ ಜಾವ್ಚೆಂ, ಇತ್ಯಾದಿ ಪರಿಣಾಮು ದಾಕ್ಕೋನು ಕ್ರೋಮಿಯಮ್ ಮಾತ್ರಾ ವಿಕ್ಕೂನು ದುಡ್ಡು ಕರ್ತಾತಿ. ಕ್ರೋಮಿಯಮ್ಮಾನ ಅರ್ಬುದ ರೋಗ ಯೆವ್ಚಾಕ ಪೂರೊ ಮ್ಹೊಣು ಆತ್ತಂ ಕಳ್ಳಾಂ.

15. ಕ್ರ್ಯಾನ್‌ಬೆರ್ರಿ: ಕ್ರ್ಯಾನ್‌ಬೆರ್ರಿ ಪಾನಕ ಆನಿ ಶೀರಾ ಬಜ಼ಾರಾಂತು ವಿಕ್ತಾತಿ. ಮುತ್ತಾಚೆ ವಾಟ್ಟೇಕ ಸಹಜ ಕರ್ತಾ. ಮುತ್ತಾಚೆ ವಾಟ್ಟೇಚೆ ಕೀಮೀಂಕ ಯೇನಾತಶ್ಶಿ ಪಳೈತಾ.

16. ಕ್ರಿಯಾಟೀನ್: ಹೇಂ ಮಾಂಸಾಂತು ಆನಿ ಝುಳ್ಕ್ಯಾಂತು ಆಸ್ಸs. ದೇಹಾಂತು ಆಶ್ಶೀಲೆ ಕ್ರಿಯಾಟೀನ ಉಪೇಗಾಕ ಯೆತ್ತಾ. ಜಾಲ್ಲ್ಯಾರಿ ಸಲ್ಪ ಡಾಕ್ಟ್ರಾನಿ ತಾಂಗೇಲೆ ಪೇಶಂಟಾಂಕ ಕ್ರಿಯಾಟೀನ ದೀವ್ನು ಮಾಂಸಖಂಡ ಬsಲ ಜಾವ್ಚೆಂ, ಆಯಾಸು ವಗ್ಗಿ ನಾ ಜಾವ್ಚೊ, ಚsಡ ಕಾಮ ವಗ್ಗಿ ವಗ್ಗಿ ಕೋರೂಂಕ ಸಾಧ್ಯ ಜಾವ್ಚೆ, ಇತ್ಯಾದಿ ಪರಿಣಾಮು ದಾಕ್ಕೋನು ಕ್ರಿಯಾಟೀನ್ ಮಾತ್ರಾ ವಿಕ್ಕೂನು ದುಡ್ಡು ಕರ್ತಾತಿ. ಕ್ರಿಯಾಟೀನಾನ ಡೀಹೈಡ್ರೇಶನ್ (ಆಂಗಾಂತು ಉದ್ದಾಕ ಊಣೆ ಜಾವ್ಚೆಂ) ಜಾತ್ತಾ ಆನಿ ಮೂತ್ರಜನಕಾಂಗಾಕ ವಾಯ್ಟು ಪ್ರತಿಕ್ರಿಯೆ ಯೆವ್ಚಾಕ ಪೂರೊ ಮ್ಹೊಣು ಆತ್ತಂ ಕಳ್ಳಾಂ.

17. ಡಿಹೈಡ್ರೊಎಪಿಏಂಡ್ರೋಸ್ಟಿರೋನ್: ಡೀಹೆಚ್‌ಈಏ ಮ್ಹೊಣು ನಾಂವ ಸಾನ ಕೆಲ್ಲಾಂ. ಹೇಂ ವಕ್ಕದ ಸೂರ್ಣಗಡ್ಡೇಂತು ಆಸ್ಸs. ಮೆಕ್ಸಿಕೋ ದೇಶಾಚೆ ಸೂರ್ಣಾಕ ಸಿಜ್ಜೋನು ಕಷಾಯು ಕೋರ್ನು ಕಾಳ್ಳ್ಯಾರಿ ಹೇಂ ತಯ್ಯಾರಿ ಕೋರ್ಯೇತ. ಹೇಂ ವಕ್ಕದ ದೇಹಾಂತು ಸುಖಾಯೂಚೊ ಅನುಭವು ದಿತ್ತಾ. ಮನೀಷು ಹಸನ್ಮುಖಿ ಜಾತ್ತಾ. ತಾಗ್ಗೇಲೆ ದೇಹಾಚೆ ಬsಲ ವಾಢ್ತಾ. ಮನಾಂತು ಫಾಬ್ರಿ ಜಾಯ್ನಾ. ಗಾಢ ನೀದ ಯೆತ್ತಾ. ಕೊಲೆಸ್ಟೆರೋsಲ್ ಊಣೆ ಕರ್ತಾ. ದೇಹಾಚೊ ಬೊಜ್ಜು ಊಣೆ ಕರ್ತಾ. ಮೆಂದೂಚೆ ಬುದ್ಧಿಮಾಂದ್ಯ ಊಣೆ ಕರ್ತಾ.

ಡಾಕ್ಟ್ರಾಲೊ ಉದ್ದೇಶು ರೋಗು ಗೂಣ ಕೊರ್ಚೊ. ತಾಕ್ಕಾ ಖಂಚೆ ವಕ್ಕದ ಜಾಲ್ಲ್ಯಾರೀಯಿ ಜಾತ್ತಾ. ರೋಗು ಗೂಣ ಜಾಲ್ಲ್ಯಾರಿ ಪೂರೊ.

ಸಂಯೋಗೀಕೃತ ಔಷಧಿ

ರಾಸಾಯನಿಕ ಶಾಸ್ತ್ರ ಅಭಿವೃದ್ಧಿ ಜಾಲ್ಲೇಲೆತಶ್ಶೀಂಚಿ ಸುರ್ವೇಕ ವಿಜ್ಞಾನೀನ ಆಹಾರಾಚಿ ರಾಸಾಯನಿಕ ರಚನಾ ಅಧ್ಯಯನ ಕೆಲ್ಲಿ. ರಾಸಾಯನಿಕ ಶಾಸ್ತ್ರಾಂತು ಜೈವಿಕ (ಒರ್ಗಾನಿಕ್) ಆನಿ ಅಜೈವಿಕ (ಇನೊರ್ಗಾನಿಕ್) ಮ್ಹೊಣು ದೋನಿ ವಾಂಟೊ ಕೆಲ್ಲೊ. ಅಣುಶಾಸ್ತ್ರ ಅಭಿವೃದ್ಧಿ ಜಾಲ್ಲೆಂ. ಉದಾಹರಣೇಕ ಉದ್ದಾಕ 'ಹೆಚ್2ಓ' ಮಿಶ್ರಧಾತು (ಕಂಪೌಂಡ) ಮ್ಹೊಣು ಕಳ್ಳೆಂ. ಉದ್ಕಾಂತು ದೋನಿ ಹೈಡ್ರೋಜೆನ್ ಅಽಣು ಆನಿ ಏಕ ಓಽಕ್ಸಿಜೆನ್ ಅಽಣು ಆಸ್ಸತಿ ಮ್ಹೊಣು ಕಳ್ಳೆಂ. ಪ್ರೋಟೀನ್ ಏಕ ನೈಟ್ರೋಜೆನ್ ಅಽಣು ಆಸ್ಸೂಚೆ ಮಿಶ್ರಧಾತು. ಸಾಕ್ಕರ ಏಕ ಕಾರ್ಬನ್ ಅಽಣು ಆಸ್ಸೂಚೆ ಮಿಶ್ರಧಾತು. ಚರ್ಬಿ (ಲಿಪಿಡ್) ಏಕ ಗ್ಲಿಸರೈಡಾಚೆ ಮಿಶ್ರಧಾತು.

ಜಗತ್ತಾಂತು ಆಸ್ಸೂಚೆ ಪ್ರತಿಏಕ ವಸ್ತು ಪಂಚಮಹಾಭೂತಾನಿ ಜಾಲ್ಲಾಂ: ವಾಯು, ತೇಜಸ್, ಜಲ, ಪೃಥ್ವಿ ಆನಿ ಆಕಾಶ. ಆಮ್ಗೇಲೆ ಭಾರತೀಯ ವೈದ್ಯಕೀಯ ವಿಜ್ಞಾನೀನ ಪಂಚಮಹಾಭೂತಾಕಯಿ ಮುಕಾರಿ ಅಧ್ಯಯನ ಕಽರ್ನಿ. ಜೈವಿಕ ಅಥವಾ ಅಜೈವಿಕ ವಸ್ತೂಂಚೆ ಅಣ್ವಿಕ ಸಂಘಟಣ (ಕೆಮಿಕಲ್ ಫೊರ್ಮುಲಾ) ಪಳೈನಿ. ಆಧುನಿಕ ರಸಾಯನ ಶಾಸ್ತ್ರಾಚೆ ವಿಜ್ಞಾನೀನ ಜಲಾಂತು ಹೈಡ್ರೋಜೆನ್ ಆನಿ ಓಽಕ್ಸಿಜೆನ್, ವಾಯೂಂತು ವಿವಿಧ ಪ್ರಕಾರ ಆಸ್ಸತಿ ಮ್ಹೊಣು ತಾಂತು ಅಂಗಾರಾಮ್ಲ ಆನಿ ಆಮ್ಲಜನಕ, ಇತರ ಪೃಥ್ವೀಂತು, ಆಕಾಶಾಂತು ಆನಿ ಪ್ರತಿಏಕ ವಸ್ತೂಂತು ವಿಂಗವಿಂಗಡ ಅಽಣು ಆಸ್ಸತಿ ಮ್ಹೊಣು ಅಣೂಂಚೆ ಏಕಿ ಪಟ್ಟಿ (ಪೀರಿಯೋಽಡಿಕ್ ಟೇಬಲ್) ತಯ್ಯಾರಿ ಕೆಲ್ಲೆಂ. ಅಣೂಂಚೆ ವಜ್ಜನ (ಭಾರ) ಪೊಳೋನು ಹೈಡ್ರೋಜೆನಾಂಚೆ ಭಾರ 'ಏಕ' ಮ್ಹೊಣು ಧೋರ್ನು ಇತರ ಅಣೂಂಚೆ ಭಾರ ಪಳ್ಳೈಲೆ. ಅಣೂಂಚೆ ಭಾರಾಚೆ ಆಧಾರಾರಿ ತಾಂಕಾ ಸಂಖ್ಯೆ ದೀವ್ನು ಪಟ್ಟಿ ಕೆಲ್ಲಿ. ಕ್ರಿ. ಶ. ಇಕುಣೀಸಾಚೆ ಶತಮಾನಾಂಚೆ ನಂತರ ಪಂಚ ಮಹಾ ಭೂತಾಂಕ ಸೋಣುಸೋಣು ಅಣುಶಾಸ್ತ್ರಾಕ ಪ್ರಾಧಾನ್ಯತಾ ಆಯ್ಲಿ.

ಪ್ರತಿಏಕ ಸಸ್ಯಜ, ಪ್ರಾಣಿಜ ಅಥವಾ ಇತರ ವಕ್ದಾಂಕ ರಾಸಾಯನಿಕ ಮೂಳ ಸೊದ್ದೂನು ಕಾಡೂಂಕ ಪ್ರಯೋಗಾಲಯಾಂತು ಅಣ್ವಿಕ ವಿಭಜನ ಕೋರ್ನು ತಾಂತು ಆಸ್ಸೂಚೆ ವಕ್ದಾಂಕ ವಿಜ್ಞಾನೀನ ಅಧ್ಯಯನ ಕೆಲ್ಲೆಂ. ರೋಗಾಚೆವೈರಿ ಪರಿಣಾಮು ಕೊರ್ಚೆ ವಕ್ದಾಂಚೆ ಅಂಶಾಚೊ ಅಣ್ವಿಕ ಸಂಘಟಣ (ಫೊರ್ಮುಲಾ) ಸುನಿಶ್ಚಿತ ಕೆಲ್ಲೆಂ. ರಕ್ತಾಂತು ಆಸ್ಸೂಚೆ ಪ್ರತಿಏಕ ವಸ್ತೂಚಿ ದೈಹಿಕಕ್ರಿಯಾ ಕಸ್ಸಲಿ ಮ್ಹೊಣು ಪ್ರಾಣೀಂಚೇರಿ ಪ್ರಯೋಗ ಕೋರ್ನು ಪಳ್ಳೈಲೆಂ. ಬೆಬ್ಬೊ ಏಕು ಪ್ರಯೋಗಾಲಯಾಚಿ ಪ್ರಾಣಿ. ಬೆಬ್ಬ್ಯಾಕ ಪ್ರಯೋಗಾಲಯಾಂತು ಶಿಗೂಳ್ನು ತಾಜ್ಜೆ ಹೃದಯಾಚಿ ಕ್ರೇಯಾ ಪಳ್ಳೈಲಿ. ಹೃದಯಾರಿ ವಕ್ದಾಂಚೊ ಪ್ರಭಾವು ಜಾವ್ನೊ ಪಳ್ಳೈಲೊ. ಬೆಬ್ಬ್ಯಾಚೆ

ಮಾಂಸಖಂಡಾಕ ಯಂತ್ರ ಲಾವ್ನು ಮಾಂಸಖಂಡಾರಿ ವಕ್ದಾಂಚೊ ಪರಿಣಾಮು ಪ್ರದರ್ಶನ ಕೆಲ್ಲೆಂ.

ವಕ್ದಾಂತು ಆಸ್ಸೂಚೆ ಕ್ರಿಯಾನ್ವಿತ ವಸ್ತು (ಏಕ್ಟೀವ್ಹ ಪ್ರಿನ್ಸಿಪಲ್) ಸೊದ್ದೂನು ಕಾಳ್ಳೊ. ಉದಾಹರಣೇಕ 'ಜಿನ್ಸೆಂಗ' ವನಸ್ಪತಿ ವಕ್ದಾಚೆ ರಾಸಾಯನಿಕ ಪದಾರ್ಥ ಜಿನ್ಸೆನೋಸೈಡ್ಸ್ ಆನಿ ಪನೋಕ್ಸೋಸೈಡ್ಸ್ ಕ್ರಿಯಾನ್ವಿತ ವಸ್ತು ಮ್ಹೋಣು ಆರ್ತಾಂ ವಿಜ್ಞಾನೀನಿ ಸೊದ್ದೂನು ಕಾಳ್ಳೇಲೆಂ. ನಂತರ ಪ್ರಯೋಗಾಲಯಾಂತು ಸಂಯೋಗೀಕೃತ ಜಿನ್ಸೆನೋಸೈಡಾಕ ಸೃಷ್ಟಿ ಕೆಲ್ಲಿ. ಮಸ್ತ ಪ್ರಭಾವೀ ವಕ್ದಾಂತುಲೆ ಕ್ರಿಯಾನ್ವಿತ ಅಂಶಾಂಕ ಪ್ರಯೋಗಾಲಯಾಂತು ತಾಂಚೆ ಅಣ್ವಿಕ ಸಂಘಟಣೇಚೆ ವರೀಚಿ ಆಸ್ಸೂಚೆ ವಕ್ದಾಕ ಸಂಯೋಗೀಕೃತ ಕೆಲ್ಲೆಂ. ಅಶ್ಶಿ ನವೆ ನವೆ ಸಂಯುಜಿತ ವಕ್ದಾಂಕ ಸುರ್ವೇಕ ಪ್ರಾಣೀರಿ ಆನಿ ಮಾಗ್ಗೀರಿ ಮನ್ಶಾರಿ ಪ್ರಯೋಗ ಕೆಲ್ಲೆಂ.

ಉದಾಹರಣೇಕ 'ಅಟೋರ್ವಾಸ್ಟಟಿನ್' ಮ್ಹಳ್ಳೇಲೆ 'ಸ್ಟಟಿನ್' ವಕ್ಕದ ಘೆತ್ಲ್ಯಾರಿ ರಕ್ತನಾಳಾಂತು ಚರ್ಬಿ ಮಾಂಡsನಾ ಮ್ಹೋಣು ತೇಂ ವಕ್ಕದ ತಯ್ಯಾರಿ ಕೆಲ್ಲೆಲಿ ಕಂಪನಿ ಘೋಷಣೆ ಕರ್ತಾ. ಹೇಂ ಏಕ ಸಂಯುಜಿತ ವಕ್ಕದ. ರಕ್ತನಾಳಾಂತು ಚರ್ಬಿ ಮಾಂಡನಾತಶ್ಶಿ ತಡಿಸೂಚೆ ಹೇಂ ವಕ್ಕದ ಕೆಲವು ಆಳಾಂಬೇಂತು, ತಾಂಬ್ಡೆ ತಾಂದ್ಲಾಂತು ಆನಿ ಇತರ ವನಸ್ಪತೀಂತು ಆಸ್ಸs. ಸುರ್ವೇಕ ಏಕ ವಕ್ದಾಚೆ ಕಂಪನೀನ ಆಳಾಂಭ್ಯಾಂತುತಾಕ್ಕೂನು ಕಾಳ್ಳೇಲೆ ಏಕ ಸ್ಟಟಿನ್ ಔಷಧ 'ಲೆವೆಟೋರ' ವಕ್ಕದ ಪ್ರಾಣೀರಿ ಆನಿ ಮನ್ಶಾರಿ ಪ್ರಯೋಗ ಕೋರ್ನು ಡಾಕ್ಟ್ರಾಂಕ ವಿಕ್ಕೂಂಕ ಸೂರು ಕೆಲ್ಲೆಂ. ಪೇಶಂಟಾಂಕ ಆನಿ ಡಾಕ್ಟ್ರಾಂಕ ನಂವೆ ವಕ್ಕದ ಮ್ಹಳ್ಳೆ ಕೂಡ್ಲೆ ತೇಂ ವಕ್ಕದ ಘೇವ್ನು ಪೊಳೋಯಾಂ ಮ್ಹೋಣು ಆಶಾ ಜಾತ್ತಾ. ಆಳಾಂಬೆ ಪ್ರತಿದೀಸು ದೋನಿ ಪಟಿ ಖಾವ್ಚಾಕ ಜಾಯ್ನಾ. ತಾಜ್ಜೆ ಕ್ರಿಯಾನ್ವಿತ ಅಂಶ ಲೆವಟೋರ ಮಾತ್ರಾ ಖಾವ್ಚಾಕ ಸುಲಭ. ಮಾಗ್ಗೀರಿ ಆನ್ನೇಕ ವಕ್ದಾಚೆ ಕಂಪನೀನ ಆನ್ನೇಕ ಆಳಾಂಬೆ ಇತ್ಯಾದಿ ವನಸ್ಪತೀಂತುಲೆ ಕ್ರಿಯಾನ್ವಿತ ಅಂಶ ವಿಂಗಡ ಕೋರ್ನು ಅಟೋರ್ವಾಸ್ಟಟಿನ್ ಮಾತ್ರಾ ತಯ್ಯಾರಿ ಕೆಲ್ಲಿ. ತೇ ಕ್ರಿಯಾನ್ವಿತ ಅಂಶಾಚೆ ಅಣುಸಂಘಟಣ ಪೋಳೋನು ತಸ್ಸಲೇಂಚಿ ಸಂಯೋಗೀಕೃತ ವಕ್ಕದ ಸಿದ್ಧ ಕೆಲ್ಲೆಂ. ಡಾಕ್ಟ್ರಾಂಲೆ ಮsನ ತಾಂಗೇಲೆ ವಕ್ದಾರಿ ಪೊಡ್ಚೆತಶ್ಶಿ ಕೆಲ್ಲೆಂ.

ಖಂಚೋಯಿ ವಸ್ತು ಮನುಷ್ಯಾಲೆ ಜೀವನಾಕ ಅಗತ್ಯ ಮ್ಹೋಣು ದಾಕ್ಕೈಲ್ಯಾರಿ ತೋ ವಸ್ತು ಸಕ್ಕಡಾಂಕಯಿ ಜಾವ್ಕಾ ಜಾತ್ತಾ. ಉದಾಹರಣೇಕ ಝಳಾರಾಕ ಕೂಡಾಂತು ಯೇನಾ ತಶ್ಶಿ ಆತ್ತಂ ಏಕ ವಿದ್ಯುತ್ಶಕ್ತೀನ ಹೂನ ಜಾವ್ಚೆ ಪ್ಲೇಟ ಮೆಳ್ತಾ. ತೇ ಪ್ಲೇಟಾರಿ ವಕ್ದಾಂತು ತಿಂಬೋನು ಸುಕ್ಕಯಿಲೆ 'ಮ್ಯಾಟ' ದೊವ್ವೋರ್ನು ತಾಂತೂಲ್ಯಾನ ಯೆವ್ಚೊ ವಾಯು ಝಳಾರಾಕ ಕೂಡಾಂತುತಾಕ್ಕೂನು ಧಾಂವ್ಡಾಯ್ತಾ. ಮ್ಯಾಟಾಕ ತಿಂಬೋಚೆ ವಕ್ಕದ ಏಕ

ವಿಶೇಷ ವನಸ್ಪತಿಂತುತಾಕ್ಕೂನು ಕಾಳ್ಗೇಲೆ ವಕ್ಕದ. ಆಮ್ಗೇಲೆ ಆರೋಗ್ಯಾಕ ಜ಼ಳಾರ ಏಕ ವೈರಿ. ಡೆಂಗೂ ಆನಿ ಚಿಕನ್ಗುನ್ಯಾ ರೋಗು ಜ಼ಳಾರ ಚಾಬ್ಲೂನು ಯೆತ್ತಾ. ಹೇಂ ವ್ಯವಸ್ಥೇಕ ಉತ್ಪಾದಕ ಬ್ರಾಂಡ್ ನಾಂವ ದೀವ್ನು ವಿಕ್ತಾತಿ. ಸಾಮಾನ್ಯ ಮನುಷ್ಯಾಕ ತೀ ವನಸ್ಪತಿ ರಾನ್ನಾಂತುತಾಕ್ಕೂನು ಹಾಣು ತಾಜ್ಜೆ ಕ್ರಿಯಾನ್ವಿತ ಅಂಶ ವಿಂಗಡ ಕೋರ್ನು ಮ್ಯಾಟ ತಯ್ಯಾರಿ ಕೊರ್ಚೆಂ ಕಷ್ಟಾಚೆ ಕಾಮ. ವಿದ್ಯುತ್ಶಕ್ತೀನ ಹೂನ ಜಾವ್ಚೆ ಪ್ಲೇಟ ತಯ್ಯಾರಿ ಕೊರ್ಚೆ ಸಾಮಾನ್ಯ ಮನುಷ್ಯಾಕ ಸಾಧ್ಯ ಜಾಯ್ನಾ.

ಕ್ರಿ. ಶ. 2016 ಇಸ್ವೇಂತು ಡಾಕ್ಟ್ರಾನಿ ಸ್ವತಃ ವಕ್ಕದ ತಯ್ಯಾರಿ ಕೊರ್ಚೊ ನೇಮು ದಿಸ್ಸನಾ. ಕಂಪನೀನ ತಯ್ಯಾರಿ ಕೋರ್ನು ತೇ ವಕ್ದಾಚೆ ಗೂಣ–ಅವಗೂಣ ಕಂಪನೀಚೆ ಮೆಡಿಕಲ್ ಪ್ರತಿನಿಧೀನ ಡಾಕ್ಟ್ರಾಂಕ ಶಿಕೋನು ದೀವ್ಕಾ. ಏಕ ಡಾಕ್ಟ್ರಾನ ಸಕ್ಕಡ ವಕ್ದಾಂಚಿ ಮಾಹಿತಿ ಉಡ್ಗಾಸು ದೊವ್ರೊಚ್ಯಾಕ ಸಾಧ್ಯ ನಾ. ಸ್ಪೆಶಲಿಸ್ಟ ಡಾಕ್ಟ್ರಾಂಕ ತಾಂಗೇಲೆ ವಿಭಾಗಾಕ ಉಪೇಗು ಜಾವ್ಚೆ ವಕ್ದಾಂಚಿ ಮಾಹಿತಿ ಮಾಂತ್ರ ಗೊತ್ತು ಆಸ್ಲ್ಯಾರಿ ಪೂರೊ. ಆಧುನಿಕ ವಕ್ದಾಂಕ ಲೈಸೆನ್ಸ ಪಾವೀಲೆ ಖಂಚೇಯಿ ಡಾಕ್ಟ್ರಾನ ಡಾಕ್ಟ್ರಸ ಬೊರೋನು ದೀವ್ಯೇತ. ಭಾರತೀಯ ಪದ್ಧತೀಚೆ ವಕ್ದಾಂಕ ಎಂ.ಬೀ.ಬೀ.ಎಸ್ ಡಾಕ್ಟ್ರಾನಿ ಆನಿ ಖಂಚೇಯಿ ಸ್ಪೆಶಲಿಸ್ಟಾನಿ ಡಾಕ್ಟ್ರಸ ಬೊರೋನು ದಿವ್ಚಾಕ ಅಡ್ಡಿ ನಾ. ಪೇಶಂಟಾಂಕ ವಕ್ದಾಂಚೆ ಮೋಽಲ ಮುಖ್ಯ ವಿಷಯು. ಡಾಕ್ಟ್ರಾನಿ ತಾಗ್ಗೇಲೆ ಡಾಕ್ಟ್ರಸಾಂತು ಊಣೆ ಮೊಲ್ಲಾಕ ಮೆಳ್ಚೆ ಚಾಂಗ ವಕ್ಕದ ಜಾತೀಯ (ಜೆನೆರಿಕ್) ನಾಂವಾನ ಬೊರೋನು ದೀವ್ಕಾ. ಸರಕಾರಾನ ತಾಂಗೇಲೆ ಚಿಕಿತ್ಸಾ ಕೇಂದ್ರಾಂತು ಆನಿ ಆಸ್ಪತ್ರೇಂತು ಅಸ್ಸಲೆ ಚಾಂಗ ಆನಿ ಊಣೆ ಮೊಲ್ಲಾಚೆ ಜಾತೀಯ ವಕ್ಕದ ಮಾಂತ್ರ ಡಾಕ್ಟ್ರಾನಿ ತಾಂಗೇಲೆ ಡಾಕ್ಟ್ರಸಾಂತು ಬೊರೋನು ದೀವ್ಕಾ ಮ್ಹೊಣು ನಿಯಮು ಕೆಲ್ಲಾ.

ಡಾಕ್ಟ್ರಾಲೆ ಜೀವನ

ಡಾಕ್ಟ್ರು ಏಕು ಮನೀಷು. ತಾಕ್ಕಾಯಿ ಭೂಖ ಲಾಗ್ತಾ. ತಾಕ್ಕಾ ಬಾಯ್ಲು ಜಾವ್ಕಾ. ಘಽರ ಜಾವ್ಕಾ. ಕಾರ ಜಾವ್ಕಾ. ಕಾರ ಜಾವ್ನೂಕಾ. ಕಾರ ಆಸ್ಸ ಮ್ಹೋಣು ದಾಕ್ಕೋಚಾಕ ನ್ಹಂಯಿ. ಡಾಕ್ಟ್ರಾಕ ಎಕ್ಡೆ ತಾಕ್ಕೂನು ಆನ್ನೆಕ್ಡೆ ವಗ್ಗಿ ವೊಚ್ಚೆ ಆವಶ್ಯಕತೆ ಆಸ್ತಾ. ತಾಕ್ಕಾ ಏಕ ವಾಹನ ಆಸ್ಲ್ಯಾರಿ ತಾಗ್ಗೇಲೆ ಕಾಮ ವಗ್ಗಿವಗ್ಗಿ ಕೊರೂಂಕ ತಾಕ್ಕಾ ಸಾಧ್ಯ ಜಾತ್ತಾ.

ಡಾಕ್ಟ್ರಾನ ತಾಗ್ಗೇಲೆ ಶಿಕ್ಷಣಾಂಕ ಮ್ಹೊಣು ಉಷಿಣೆ ಘೆತ್ತೀಲೆಂ ಜಾಲ್ಲ್ಯಾರಿ ತಾಣೆ ಪ್ರ್ಯಾಕ್ಟೀಸ್ ಸೂರು ಕರ್ತನಾ ತಾಕ್ಕಾ ದುಡ್ವಾಚೊ ಊಣಾವು ಭೊಗ್ಗೂಕಾ ಜಾತ್ತಾ. ಪ್ರ್ಯಾಕ್ಟೀಸ್ ಸೂರು ಕೊರೂಂಕ ಖರ್ಚ್ಯಾಕ ಉಷಿಣೆ ದಿವ್ಚಾಕ ಬ್ಯಾಂಕ ಡಾಕ್ಟ್ರಾನ ಏಕ ಉಷಿಣೆ ಘೇವ್ನು ಆಸ್ತನಾ ಆನ್ನೇಕ

ಉಪ್ಷಿಣೆ ದೀನಾ. ಭಾಂಗರ, ಘsರ, ಸೈಟ, ಶೇsರ್ಸ ಇತ್ಯಾದಿ ಅಡವು ದೊರ್ವ್ವೋನ್ರು ಫೇವ್ಕಾ. ದುಡ್ಡು ನಾ ಜಾಲ್ಲ್ಯಾರಿ ಸ್ವಂತ ಪ್ರ್ಯಾಕ್ಟೀಸ ಸೂರು ಕೊರ್ಚೆ ಬದ್ಲಾಕ ತಾಣೆ ಕಾಮಾಂಕ ಸೇರ್ವೂ್ಕಾ. ಪ್ರೈವ್ಹೇಟ್ ಆಸ್ಪತ್ರೇಂತು ಕಾಮಾಕ ಸೇರ್ವೂಚೆಕೀ ಸರಕಾರೀ ಆಸ್ಪತ್ರೇಂತು ಸೇರ್ವೂಚೆ ಮ್ಹೋಣು ಚಿಂತೆ ಸೂರು ಜಾತ್ತಾ.

ಆತ್ತಂ 2016 ಇಸ್ವೇಂತು ಎಂ.ಬೀ.ಬೀ.ಎಸ್ ಕೋರ್ಸು ಮುಗ್ದೂನು ಕೋsಲೇಜಾತಾಕ್ಕೂನು ಭಾಯ್ರ ಆಯ್ಯಿಲೆ ಡಾಕ್ಟ್ರಾಂನಿ ಹಳ್ಳೇಚೆ ಆಸ್ಪತ್ರೇಂತು ಕಾಮಾಂಕ ಮೆಳ್ಯಾರಿ ಮೆಳ್ಚೊ ಸಾಂಬೋಳು ಬರೀ 8000 ರುಪ್ಪಯ್ಯೊ. ಕೆಲವು ಆಸ್ಪತ್ರೇಂತು 15000–20000 ಆಸ್ಸೂಂಕ ಪೂರೊ. ಇಂಜಿನಿಯರಾಂಕ ಸಾಂಬೋಳು 35000 ರುಪ್ಪಯ್ಯೊ ಆಸ್ಸs ಮ್ಹಣ್ತಾತಿ. ಸರಕಾರೀ ಕಾಮ ಜಾಲ್ಲ್ಯಾರಿ ಡಾಕ್ಟ್ರಾಂಕ ಸಾಂಬೋಳು 55000 ರುಪ್ಪಯ್ಯೊ ಆಸ್ಸs ಮ್ಹಣ್ತಾತಿ. ಮೆರಿಟ್ ಲಾಯ್ಕ ಆಸ್ಲ್ಯಾರಿ ಮೆಡಿಕಲ್ ಕೋsಲೇಜಾಂತು ಖಂಚೇಯಿ ಏಕ ವಿಭಾಗಾಂತು ಪೋಸ್ಟ ಗ್ರಾಜುವೇಟ ಸೀಟ ಮೆಳ್ಯಾರಿ ತೇಂ ಘೆವ್ಚೆ ಚಾಂಗ. ಮೆಡಿಸಿನ್ನ, ಸರ್ಜರೀ, ಇತ್ಯಾದಿ ವಿಭಾಗಾಂತು ಮೆರಿಟ್ ಸೀಟ ಮೇಳ್ಕಾ ಜಾಲ್ಲ್ಯಾರಿ ಮೆರಿಟ್ಟ ಉಂಚಿ ಆಸ್ಲೂಕಾ. ಪೆಥೋsಲೊಜೀಂತು ಮೆರಿಟ್ ಸೀಟ ಮೆಳ್ಚೆ ಚಾನ್ಸ ಚsಡ. ಪೆಥೋsಲೊಜಿ ಪೋಸ್ಟ ಗ್ರಾಜುವೇಟ ಡಿಪ್ಲೋಮಾ/ಡಿಗ್ರೀಕ ಡಿಮಾಂಡ ಊಣೆ. ರೇಡಿಯೋsಲೊಜಿ ಆನಿ ಒಫ್ತಾಲ್ಮೋsಲೊಜಿ ಪೋಸ್ಟ ಗ್ರಾಜುವೇಟ ಸೀಟಂ ಮಸ್ತ ನಾಂತಿ. ಹೇ ಸೀಟಾಂಕ ಡಿಮಾಂಡ ಚsಡ, ಸೀಟsಂ ಊಣೆ.

ಲೇಡಿ ಡಾಕ್ಟ್ರಾಂಕ ಚೆರ್ಡೂವಂ ಕೊರ್ಚೆ ವಿಷಯಾಂತು ನಿಶ್ಚಯ ಕೊರೂಂಕ ಮಸ್ತ ಕಷ್ಟ ಜಾತ್ತಾ. ಬಾಮ್ಮೋಣು ಡಾಕ್ಟ್ರ ಜಾಲ್ಲ್ಯಾರಿ ತೀಣೆ ವಗ್ಗಿ ಗುರ್ಭಿಣಿ ಜಾವ್ನು ಏಕ ಚೆರ್ಡು ಕೊರ್ಚೆಂ ಮಸ್ತ ಕಡೇನ ದೆಕ್ಕಿ ಪಡ್ತಾ. ಶಿಕ್ಷಣ ಚsಡ ಜಾಲ್ಲೇಲೆ ತಶ್ಶಿ ಕಷ್ಟ ಚsಡಶೆಂ ದಿಸ್ತಾ.

ಡಾಕ್ಟ್ರಾಂಕ ಸಕ್ಕಡ ನಮೂನ್ಯಾಚೆ ಸಾಮಾಜಿಕ, ಆರ್ಥಿಕ, ಧಾರ್ಮಿಕ, ಲೌಕಿಕ ಆನಿ ವೈಯಕ್ತಿಕ ಸಮಸ್ಯೆ ವಿಂಗಡ ವೃತ್ತೀಚೆ ಜನಾಂಕ ಯೆವ್ಚೆವರೀಚಿ ಯೆತ್ತಾತಿ. ಏಕ ಪಟಿ ಡಾಕ್ಟ್ರ ಜಾಲ್ಲೋಲೊ ಸದಾಕಾಳ ಡಾಕ್ಟ್ರ ಜಾವ್ನು ಆಸ್ತಾ.

ಹಾಂವ ಡಾಕ್ಟ್ರ ಜಾಲ್ಲೊಂ!

17. ಸಮಾರೋಪ

ವೃತ್ತೀಂತು ಡಾಕ್ಟ್ರಾಲಿ ವೃತ್ತಿ ಮರ್ಯಾದಶೀಲ ವೃತ್ತಿ. ಡಾಕ್ಟ್ರಾಕ ವ್ಯಾಪಾರೀ ಬುದ್ಧಿ ಯೆವ್ಚಾಕ ನಜ್ಜ. ದುಡ್ವಾಚೆಕತಿರ ಅಸಂಬದ್ಧ ಆಜ್ಞಾ ಪಾಲನ ಕೊರ್ಚೆ ಮನೋಭಾವ ಯೆವ್ಚಾಕ ನಜ್ಜ. ದುಡ್ಡು ಕೋರ್ಕಾ ಪರಂತು ದುಡ್ವಾಚೆಕತಿರ ಡಾಕ್ಟ್ರಾಲೊ ಧರ್ಮು ಸೊಡೂಂಕ ನಜ್ಜ. ಪೇಶಂಟಾಕ ವೈದ್ಯಕೀಯ ದೃಷ್ಟೀನ ಪೊಳೊಚೆಂ ಡಾಕ್ಟ್ರಾಲೊ ಧರ್ಮು. ಪೇಶಂಟಾಲೆ ಕಾಗಳಾರಿ (ಕಂಪ್ಲೇಂಟಾರಿ) ಧ್ಯಾನ ದೀವ್ಕಾ. ತಾಗ್ಗೇಲೆ ಆರ್ಥಿಕ ಪರಿಸ್ಥಿತಿಚೆತಕೀತ ಟೆಸ್ಟಂ ಕೊರೋಚಾಕ ಸಾಂಗೂಕಾ. ವಿನಾಕಾರಣ ಪದೇ ಪದೇ ಯೇವ್ನು ಪಽಳೆ ಮ್ಹೊಣು ನಜ್ಜ.

ವೈದ್ಯಕೀಯ ವೃತ್ತಿ ಏಕಿ ವಿಶಿಷ್ಟ ಪ್ರಾವಿಣ್ಯಾಚಿ ವೃತ್ತಿ (ಪ್ರೊಫೆಶನ್). ಮಾನವಾಂಕ ರೋಗು ಲಾಗ್ಲ್ಯಾರಿ ತಾಗ್ಗೇಲೆ ಶರೀರಾಚಿ ರಚನಾ, ಕ್ರಿಯಾ, ಇತ್ಯಾದಿ ಅಡಿಮೇಲು ಜಾತ್ತಾ. ತಾಗ್ಗೇಲೆ ದೈನಂದಿನ ಜೀವನ ದುಸ್ತರ ಜಾತ್ತಾ. ರೋಗಾಚೆ ನಿಮಿತ್ತ ದೇಹಾಂತು ಜಾಲ್ಲೇಲೆಂ ಬದಲಾವಣೆ ಕಸ್ಸಲೀ ಮ್ಹೊಣು ಸೊಧ್ದೂನು ಕಾಡ್ಚೆಂ ಪ್ರಯತ್ನಾಂಕ 'ರೋಗನಿರ್ಣಯ (ಡಯಾಗ್ನೋಸಿಸ್)' ಮ್ಹೊಣು ನಾಂವ. ವೈದ್ಯಾಕ ತಾಗ್ಗೇಲೆಲಾಗ್ಗಿ ಆಯ್ಯಿಲೆ ರೋಗೀಲೆಂ 'ರೋಗನಿರ್ಣಯ' ಕಳ್ಯಾರಿ ಖಂಚೆ ವೈದ್ಯಕೀಯ ಶುಶ್ರೂಷೆ ಕೋರ್ಕಾ ಮ್ಹೊಣು ನಿಶ್ಚಯ ಕೋರ್ಯೇತ.

ವೈದ್ಯಾನ ತಾಗ್ಗೇಲೆ ವೈದ್ಯಕೀಯ ಜ್ಞಾನಾಂಚೆ ಮುಖಾಂತರ ರೋಗನಿರ್ಣಯಾಂಚೊ ಅನುಮಾನು ಕೋರ್ಯೇತ. ವೈದ್ಯಾನ ಕೋಽಲೇಜಾಂತು ಶಿಕ್ಕಿಲೆಂ ಜ್ಞಾನ ಆನಿ ಅನುಭವಾರಿ ಪ್ರಾಪ್ತ ಕೆಲ್ಲೇಲೆಂ ವಿವೇಕ ಉಪೇಗು ಕೋರ್ನು ನಿದರ್ಶನ ಜಾಲ್ಲೇಲೆ ರೋಗಾಕ ತಕ್ಕ ಶುಶ್ರೂಷೆ ಕೋರ್ಕಾ. ರೋಗನಿರ್ಣಯಾರಿ ಹೊಂದೂನು ಶುಶ್ರೂಷೆ ಕೆಲ್ಲ್ಯಾರಿ ರೋಗೀ ಗೂಣ ಜಾತ್ತಾ. ವೈದ್ಯಕೀಯ ವೃತ್ತೀಚೆಂ ಲೈಸೆನ್ಸ ಪಾವೀಲೆ ವೈದ್ಯಾನ ಮಾಂತ್ರ ರೋಗೀಂಕ ಶುಶ್ರೂಷೆ ಕೋರ್ಯೇತ.

ಅಧ್ಯಯನ ಕೋರ್ನು ಆನಿ ಅನುಭವು ಪಾವ್ನು ಏಕು ವೈದ್ಯು ತಾಗ್ಗೇಲೆ ವೃತ್ತೀಂತು ಪ್ರವೀಣ ಜಾತ್ತಾ. ರೋಗೀಕ ಹುಷಾರ ಕೊರೂಂಕ ವೈದ್ಯಕೀಯ ಜ್ಞಾನ ಪ್ರಾಪ್ತ ಕರ್ತಾ. ರೋಗಲಕ್ಷಣಾಚೆ ಆನಿ ಚಿಕಿತ್ಸೇಚೆ ವಿವರ ಖಂಯಿ ಮೆಳ್ತಕೀ ಥಂಯಿ ವೊಚ್ಚೂನು ಶಿಕ್ಕೂನುಕಾಣು ತಾಣೆ ಶಿಕ್ಕೀಲೆ ಜ್ಞಾನ ಉಪೇಗು ಕೋರ್ನು ತಾಗ್ಗೇಲೆಲಾಗ್ಗಿ ಆಯ್ಯಿಲೆ ರೋಗೀಕ ಚಿಕಿತ್ಸೆ ದಿತ್ತಾ.

ವೈದ್ಯಾಕ ತಾಗ್ಗೇಲೆ ಸಗ್ಳೇಂ ಜೀವನ ವೈದ್ಯಕೀಯ ವಿಜ್ಞಾನ ಶಿಕ್ಷಾಂತು ವತ್ತಾ. ತಾಣೆ ಪ್ರತಿಏಕ ಠಿಕಾಣೆಂತು ಆನಿ ಮೂಳಾಂತು ಸೊದ್ದೂನು, ವಿವಿಧ ಗ್ರಂಥಾಂತು ವಾಜ್ಜೂನು ಆನಿ ಅಭ್ಯಾಸು ಕೋರ್ನು ಸಾಧ್ಯ ಜಾಲ್ಲೇಲೆತಿತ್ಲೆ ವೈದ್ಯವಿಶಾರದಾಂಲೆ ಭಾಷಣ ಆಯ್ಕೂನು ವೈದ್ಯಕೀಯ ಪ್ರಾವಿಣ್ಯ ಸಂಪಾದನ ಕೋರ್ಕಾ. ತಾಗ್ಗೇಲೆಲಾಗ್ಗಿ ವಕ್ದಾಕ ಆಯ್ಯಿಲೆ ಪ್ರತಿಏಕ ವ್ಯಕ್ತೀಕ ಆರೋಗ್ಯಕರ ಜೀವನ ಚೊಲ್ಲೋಚಾಕ ಜಾವ್ಚೆತಶ್ಶಿ ತಾಣೆ ಪ್ರಯತ್ನ ಕೋರ್ಕಾ.

ಡಾಕ್ತ್ರಾಂಕ ಸಂಸಾರು ಕೋರೂಂಕ ಸಮಸ್ಯೆ ಮಸ್ತ ಆಸ್ಸತಿ. ಏಕ ಡಾಕ್ತ್ರಾನ ತಾಗ್ಗೇಲಿ ವ್ಹಾಡಿರ್ಲಕ ಏಕ ಡಾಕ್ಟರ್ಣೇಲೆ ಒಟ್ಟು ಕೋರ್ನು ಘೆತ್ಲಿ. ದೊಗ್ಗಂಯಿ ಏಕ ಮೆಡಿಕಲ್ ಕೋಽಲೇಜಾಂತು ಪೋಸ್ಟ ಗ್ರಾಜುವೇಟ್ ಶಿಕ್ಷಣ ಕರ್ತಾತಿ ಆಶ್ಶಿಲೀಂತಿ. ತೆದ್ದನಾ ತಾಂಕಾ ದೋಸ್ತಿ ಜಾಲ್ಲಿ. ತಾನ್ನಿ ತಾಂಗೇಲೆ ಶಿಕ್ಷಣ ಕೈದ ಜಾವ್ನೊತಾಂಯಿ ವ್ಹಾಡಿರ್ಲಕ ನಾಕ್ಕಾ ಮ್ಹೋಣು ಬಶ್ಶಿಲೀಂತಿ. ದೊಗ್ಗಂಯಿ ಮೆರಿಟ್ ಸೀಟ ವಿದ್ಯಾರ್ಥಿ ಜಾವ್ನು ಆಶ್ಶಿಲೀಂತಿ. ತಾಂಗೇಲಿ ಜಾತಿ ಎಕ್ಕೀಚಿ ಜಾಲ್ಲ್ಯಾರಿ ಮಾತೃಭಾಸ ವಿಂಗವಿಂಗಡಿ ಜಾವ್ನು ಆಶ್ಶಿಲಿ. ತಾಂಗೇಲೆ ಮಧ್ಯೆ ಸಂಭಾಷಣೆ ಇಂಗ್ಲೀಷಾಂತು ಜಾವ್ಕಾ ಆಶ್ಶಿಲೆಂ.

ಸಾನಪ್ರಾಯೇಚೆ ಡಾಕ್ತ್ರಾಕ ಸಕ್ಕಡ ಯುವಕಾಂಕ ಆನಿ ಯುವತೀಂಕ ಆಶ್ಶಿಲೆವರೀಚಿ ಲೈಂಗಿಕ ಇಚ್ಛಾ ಆಸ್ಸೂಚೆ ಸಹಜ. ಕ್ರಿ. ಶ. 2016 ಇಸ್ವೇಂತು ಭಾರತಾಂತು ಮಹಿಳಾ ಹಿತರಕ್ಷಣಾ ಕಾನೂನು ವಿಪರೀತ ತೀಕ್ಷ್ಣ ಜಾಲ್ಲ್ಯಾಂತಿ. ಹಾಂವೆ ವೈದ್ಯಕೀಯ ವಿದ್ಯಾರ್ಥಿ ಜಾವ್ನು ಆಸ್ತನಾ ಚೆಲ್ಯೊ ಚೆರ್ಕ್ಯಾಲೆ ಹಿಂಸೇಕ ಸಹಿಸೂನು ಘೆತ್ತಾತಿಆಶ್ಶಿಲೀಂತಿ. ಎಂ.ಬೀ.ಬೀ.ಎಸ್ ಪಾಸ್ ಜಾವ್ನು ಕೊಡ್ಯಾಳಾಂತು ವೈದ್ಯಕೀಯ ವೃತ್ತಿ ಸೂರು ಕೋರ್ನು ಕ್ಲಿನಿಕ್ಕಾಂತು ಚೆಲ್ಯಾನಿ ಆನಿ ಬಾಯ್ಲುಮನ್ಶ್ಯಾನ ಆಯ್ಯಿಲೆ ವೇಳಾರಿ ತಾಂಕಾ ಪರೀಕ್ಷೆ ಕರ್ತನಾ ಮನಾಂತು ಲೈಂಗಿಕ ಇಚ್ಛಾ ಉಠಾಯ್ತಾಶ್ಶಿಲಿ. ಡಾಕ್ತ್ರಾನಿ ಬಲಾತ್ಕಾರು, ವ್ಯಭಿಚಾರು (ಅನೈತಿಕ ವ್ಯವಹಾರು), ದುರ್ವ್ಯವಹಾರು ಕೆಲ್ಲ್ಯಾರಿ ತಾಂಗೇಲಿ ಮರ್ಯಾದಿ ವಽರ್ನಾ. ದುರ್ವ್ಯಹರಾಕ ಬಽಲಿ ಜಾಲ್ಲೇಲಿ ಚೆಲ್ಲಿ ಅಥವಾ ಬಾಯ್ಲುಮನೀಷಿ ತೇಕಾಳಾರಿ ಕೋಣಾಂಕಯಿ ಸಾಂಗೂಂಕ ವಚ್ಚನಾ ಆಶ್ಶಿಲೀಂತಿ. ಸಾಂಗ್ಲ್ಯಾರಿ ತಾಂಗೇಲಿ ಸ್ವಂತ ಮರ್ಯಾದಿ ವತ್ತಾ ಮ್ಹೋಣು ನುತ್ತಽಚಿ ಬಸ್ತಾತಿಆಶ್ಶಿಲೀಂತಿ. ಡಾಕ್ತ್ರಾಕ ಮಾಫಿ ಕರ್ನಾಂತಿ ಆಶ್ಶಿಲೀಂತಿ. ಪರಂತು ತೇ ಡಾಕ್ತ್ರಾಲೆಲಾಗ್ಗಿ ವಕ್ದಾಕ ಯೆವ್ಚೆ ಬಂದ ಕರ್ತಾತಿಆಶ್ಶಿಲೀಂತಿ.

ವಾಗ್ಭಟಾಲೆ ಕಾಳಾರಿ ಬಾಯ್ಲುಮನ್ಶ್ಯಾಂಕ ಮಸ್ತ ಮೋಽಲ ದೀನಾಂತಿ ಆಶ್ಶಿಲೀಂತಿ. "ಬಾಯ್ಲುಮನ್ಶ್ಯಾಂಕ ನಮ್ಮೂಗ್ಗಿಚಾಕ ನಜ್ಜ. ಬಾಯ್ಲುಮನ್ಶ್ಯಾಂಕ ಸ್ವಾತಂತ್ರ್ಯ ದಿವ್ಚಾಕ ನಜ್ಜ" ಮ್ಹೋಣು ವಾಗ್ಭಟಾನ ದಿನಚರೀಂತು ಬರಯಿಲಾಂ. ತಶ್ಶಿ ಪಳೈಲ್ಯಾರಿ ಕೋಣಾಂಕಯಿ ನಮ್ಮೂಗ್ಗಿಚಾಕ ಜಾಯ್ನಾ.

ಆತ್ತಂ ದುರ್ವ್ಯಹರಾಕ ಬಸ್ಲಿ ಜಾಲ್ಲೇಲಿ ಚೆಲ್ಯೊ ಆನಿ ಬಾಯ್ಲುಮನ್ಶಂ ಪೊಲೀಸ್ ಕಂಪ್ಲೇಂಟ್ ದಿತ್ತಾತಿ. ಆತ್ತಂಚೆ ಕಾನೂನಾಚೆ ಪ್ರಕಾರ ಪೊಲೀಸಾಂಚೆ ಡಾಕ್ಟ್ರಾಕ ತಕ್ಷಣ ಎರೆಸ್ಟ್ ಕರ್ತಾತಿ. ಚೆಲ್ಯಾಂಕ ಆನಿ ಬಾಯ್ಲುಮನ್ಶಾಂಕ ಪರೀಕ್ಷೆ ಕರ್ತನಾ ಲಾಗ್ಗಿ ಏಕ ನರ್ಸಾಕ ರಾಬ್ಬೋಕಾ. ಕ್ಲಿನಿಕ್ಕಾಕ ಎಕ್ಕೆಚಿ ಆಯ್ಲ್ಯಾ ಮ್ಹೊಣು ಜಾಲ್ಲ್ಯಾರಿ ತಿಕ್ಕಾ ಆಪೋವ್ಡ್ಚಾಕ ನಜ್ಜ. ತಿಗ್ಗೇಲೆ ಕಾಗಳ ಆಯ್ಕೂನು ರೋಗನಿರ್ಣಯ ಕೊರ್ಕಾ. ತಿಗ್ಗೇಲೆ ಆಂಗಾಕ ಆಪ್ಪುಸ್ಣಾನಾತ್ತೀಲೆ ವಕ್ಕದ ದೀವ್ನು ಪೆಟೋಕಾ.

ಡಾಕ್ಟ್ರಾಂಕ ಸೂರು ಪಿವ್ಚೊ ಅಭ್ಯಾಸು ವಗ್ಗಿ ಯೆತ್ತಾ. ಡಾಕ್ಟ್ರಾಲಿ ವಿದ್ಯೆ ಇಂಗ್ಲೀಷ್ ವಿದ್ಯೆ. ಇಂಗ್ಲೇಂಡಾಂತು ಥಂಡೀಚೊ ಹಸ್ವೊ. ಇಂಗ್ಲೀಷ್ ಲೋಕು ಸೂರು ವಾಯ್ಟ ಮ್ಹಣಾಂತಿ. ಇಂಗ್ಲೇಂಡಾಂತು ಡಾಕ್ಟ್ರ ತಾಂಗೇಲೆ ಕ್ಲಿನಿಕ್ಕ ಸಾಂಜೆ ಬಂದ ಕೆಲ್ಲೆತಕ್ಷಣ ಸುರ್ವೇಕ ಗಡಂಗಾಕ (ಪಬ್ಬಾಕ) ವತ್ತಾತಿ. ಪರದೇಶಾಂತು ಮೆಡಿಕಲ್ ಶಿಕ್ಷಣ ಅಥವಾ ತರಬೇತಿ ಪಾವ್ನು ಭಾರತಾಕ ಪರತ ಆಯ್ಯೀಲೆ ಡಾಕ್ಟ್ರಾಂಕ ಸೂರು ಪಿವ್ಚೊ ಅಭ್ಯಾಸು ಸಾಮಾನ್ಯ ಜಾವ್ನು ಆಸ್ತಾ. ಭಾರತಾಚೆ ಡಾಕ್ಟ್ರಾನಿ ಸೂರು ಪಿವ್ಚೊ ಅಭ್ಯಾಸು ಕೊರೂಂಕ ನಜ್ಜ ಮ್ಹೊಣು ಮೆಗ್ಗೇಲೊ ಅಭಿಪ್ರಾಯು. ಸಿಗರೆಟ್ ತಾಂಡೂಚೊ ಅಭ್ಯಾಸೂಯಿ ವಾಯ್ಟ. ಸಿಗರೇಟ ತಾಂಡೂಕಾ ಮ್ಹೊಣು ದಿಸ್ಲ್ಯಾರಿ ತಾಜ್ಜೆ ಸಂಖ್ಯೇರಿ ನಿಯಂತ್ರಣ ದೊವ್ರೋಕ್ಕಾ. ಸೂರಾಕ ಮಾಂತ್ರ ನಿಯಂತ್ರಣ ಕೊರ್ಚೆಂ ಕಷ್ಟ.

ಎಕ್ಕೇಕಪಟಿ ಡಾಕ್ಟ್ರಾಂಕ ರೋಗನಿರ್ಣಯ ಕೊರೂಂಕ ಜಾಯ್ನಾ. ಉದಾಹರಣೇಕ ತಾಪು, ಮಾತ್ತ್ಯಾಚಿ ದೂಕಿ, ಪೊಟ್ಟಾಚಿ ದೂಕಿ, ಇತ್ಯಾದಿ. ಕೆಲವು ರೋಗಲಕ್ಷಣಾಂಕ ಮಸ್ತ ಕಾರಣ ಆಸ್ಸತಿ. ಪ್ರತಿಏಕ ವ್ಯಾಧೀಕ ವಕ್ಕದ ವಿಂಗಡ ಆಸ್ಸ. ವೈರಸಾನ ಆಯ್ಯೀಲೆ ತಾಪಾಕ ಏಂಟಿಬಯೋಟಿಕ್ ದಿವ್ಚೆ ವ್ಯರ್ಥ. ಆಂತಾಂತು ಬೆಕ್ಟೀರಿಯಾ ಕ್ರೀಮೀಂಚೆ ನಿಮಿತ್ತ ದೂಕಿ ಜಾಲ್ಲ್ಯಾರಿ ಏಂಟಿಬಯೋಟಿಕ್ ದೀವ್ಕಾ ಜಾತ್ತಾ. ಪೇಶಂಟಾಕ ಸಕ್ಕಡ ವಿವರ ಸಾಂಗೂನು ಡಾಕ್ಟ್ರಾನ ಖಂಚೇಯಿ ವಕ್ಕದ ದೀವ್ಯೆತ. ಪೇಶಂಟಾಕ ಕೊಳ್ಚೆ ತಿತ್ಲೆಂ ವಿವರ ತಾಕ್ಕಾ ಸಾಂಗೂಕಾ. ವಿವರ ಸಾಂಗೂಂಕ ಸಮಯು ವ್ಯರ್ಥ ಜಾಲ್ಲೊ ಮ್ಹೊಣು ಲೆಕ್ಕೂಂಕ ನಜ್ಜ. ಥೋಡೋ ವೇಳು ಆತ್ತಂ ವ್ಯರ್ಥ ಜಾಲ್ಲ್ಯಾರಿ ಮಾಗ್ಗೀರಿ ಬೇಜ್ಹಾರು ಪಾವ್ಚಾಕ ಪಸ್ಣಾ.

ಡಾಕ್ಟ್ರಾನ ವಿದ್ಯಾರ್ಥಿಪಣಾಂತು ಶಿಕ್ಕೀಲೆ ವೈದ್ಯಕೀಯ ಜ್ಞಾನ ವರ್ಸ ಗೆಲ್ಲೇಲೆ ತಶ್ಶೀಂಚಿ ಪೊರ್ನೆ ಜಾತ್ತಾ. ನವೆಂ ನವೆಂ ವಕ್ದಂ ಆಯ್ಯೀಲೆ ತಶ್ಶೀಂಚಿ ವಕ್ದಾಚೆ ಕಂಪನಿ ತಾಂಗೇಲೆ ಮೆಡಿಕಲ್ ಪ್ರತಿನಿಧೀಂಕ ತೇ ವಕ್ದಾಚೆ ವಿವರ ಡಾಕ್ಟ್ರಾಕ ಶಿಕೋಚಾಕ ಪೆಟ್ಯೆತಾತಿ. ಡಾಕ್ಟ್ರಾನ ಆಪ್ಣ್ಯಾನ ಇತ್ಲೆಂ ಶಿಕ್ಲ್ಯಾರಿ ಪೂರೊ ಮ್ಹೊಣು ಬೈಸೂಂಕ ನಜ್ಜ. ವರ್ಸಾಕ ಏಕಪಟಿ 'ಶಿಕ್ಷಣ ಪುನರ್ವೃದ್ಧಿ' (ಕಂಟಿನ್ಯೂಯಿಂಗ್ ಎಡುಕೇಶನ್) ಕೊರೂಂಕ ಪರಿಷದ್

ಕಾರ್ಯಶಾಳೇಕ (ಸೆಮಿನಾರ್) ಹಾಜ್ಜರ ಜಾವ್ಕಾ. ಮೆಡಿಕಲ್ ಪ್ರತಿನಿಧೀನಿ ಶಿಕೋನು ದಿಲ್ಲೇಲೆ ತಾಂಗೇಲೆ ಸ್ವಾರ್ಥಾಕ ಸಽಮ ಜಾವ್ನು ಆಸ್ತಾ. ಡಾಕ್ಟ್ರಾನ ತಾಗ್ಗೇಲಿ ಬುದ್ಧಿ ಆನಿ ವಿವೇಕ ಲಾಗ್ಗ್ಯೆನಾತ್ತೀಲೆ ಚಿಕಿತ್ಸ ಕೊರೂಂಕ ನಜ್ಜ.

ಅತ್ಯಾಧುನಿಕ ವೈದ್ಯಕೀಯ ಶುಶ್ರೂಸೆ ಭಾರೀ ಮ್ಹಾರಗ ಜಾಲ್ಲ್ಯಾ. ಜೀವು ವಾಂಚೋಕಾ ಮ್ಹೊಣು ಕಿತ್ಲೋಯಿ ದುಡ್ಡು ಖರ್ಚೀಲ್ಯಾರಿ ಹೋಡನ್ಹಂಯಿ ಮ್ಹಣ್ತಲೆ ಲೋಕು ಆಸ್ಸತಿ. ರೋಗು ಗೂಣ ಕೊರೂಂಕ ಸಕ್ಕಡ ಉಪಾಯ ಕರ್ತಲೊ ಲೋಕು ಆಸ್ಸತಿ. ತಾನ್ನಿ ಗಾಂವಾಂತು ಆನಿ ಪರಗಾಂವಾಂತು ಲಭ್ಯಜಾವ್ಚೆ ಪ್ರತಿಏಕ ವೈದ್ಯಕೀಯ ಸವಲತ್ತು ಪ್ರಾಪ್ತ ಕೋರ್ನು ಘೆತ್ತಾತಿ. ಏಕ ಡಾಕ್ಟ್ರಾಲೆ ಲಾಗ್ಗಿ ಘೆತ್ತೀಲೆಂ ಶುಶ್ರೂಷೆ ಫಲಕಾರಿ ಜಾಯ್ನಿಜಾಲ್ಲ್ಯಾರಿ ಆನ್ನೇಕ ಡಾಕ್ಟ್ರಾಲೆ ಲಾಗ್ಗಿ ವತ್ತಾತಿ. ಖಂಚೆ ವೈದ್ಯಾಲೆಲಾಗ್ಗಿ ವೊಚ್ಚೂಕಾ ಮ್ಹೊಣು ರೋಗೀಂಕ ಆನಿ ತಾಂಗೇಲೆ ಕುಟುಂಬಾಚ್ಯಾಂಕ ಸಲಹೆ ದಿತ್ತಽಲೆ ಮಸ್ತ ಆಸ್ತಾತಿ.

ಸಾಮಾನ್ಯ ಜನಾಂಕ ವೈದ್ಯಕೀಯ ಜ್ಞಾನ ಊಣೆ. ನ್ಯೂಸ್‌ಪೇಪರಾಂತು ಆನಿ ಮ್ಯಾಗಜ್ಹೀನ್ನಾಂತು ವಾಜ್ಜೀಲೆಲೆ ಮಾಹಿತಿ ಅರ್ಧಮ್ಮರ್ಧ ಆಸ್ತಾ. ಕ್ವಾಕ್ (ಢೋಂಗಿ) ಡಾಕ್ಟ್ರಂ ತಾಂಗೇಲೆ ವಕ್ಕದ ಶೆಂಬರೀಂತು ಶೆಂಬರಿ ರೋಗೀಂಕ ಗೂಣ ಕೆಲ್ಲಾಂ ಮ್ಹೊಣು ಘಟ್ಟಿ ಆಹ್ವಾನ ದಿತ್ತಾತಿ. ಢೋಂಗಿ ವೈದ್ಯ ತಾಂಗೇಲೆಂ ವಕ್ಕದ ಮ್ಹೆನೆಕಟ್ಲ್ಯಾನಿ ಘೇತ್ಲ್ಯಾರಿ ಮಾಂತ್ರ ವ್ಯಾಧಿ ಗೂಣ ಜಾತ್ತಾ ಮ್ಹೊಣು ಸಾಂಗೂನು ಪೂರಾ ವಕ್ಕದ ಏಕ್ಕಽಪಟಿ ದೀವ್ನು ತಾಂಗೇಲೆ ಚಾರ್ಜ (ದುಡ್ಡು) ಪೂರ್ತಿ ಘೆತ್ತಾತಿ. ರೋಗಿ ಮಾಂತ್ರ ದೀಸವತ್ತಾಂವತ್ತಾಂ ಕ್ಷೀಣ ಜಾವ್ನು ಕಡೇರಿ ಏಕದೀಸು ಮರ್ತಾ.

ಭಾರತೀಯ ವೈದ್ಯಕೀಯಾಂತು ಸರಕಾರಾನ ಆಧುನಿಕ ಪದ್ಧತಿ (ಎಲ್ಲೋಪಥಿ) ವಿಂಗಡ ದವ್ವಲ್ಯಾ. ಆಯುರ್ವೇದ, ಯೋಗಾ, ಯೂನಾನಿ, ಸಿದ್ಧ ಆನಿ ಹೊಮೊಪಥಿ ಪದ್ಧತಿ ಏಕ ಗುಂಪಾಂತು ದವ್ವಲ್ಯಾ ಆನಿ ಆಧುನಿಕ ಪದ್ಧತಿ (ಎಲ್ಲೊಪಥಿ) ಹೇ ಗುಂಪಾಂತು ಮೇಳಽಯ್ನಿ. ಪ್ರತಿಏಕ ಪದ್ಧತೀಚೊ ವೈದ್ಯು ಆಪ್ಣ್ಯಾಲಿ ಪದ್ಧತಿ ಅತ್ಯುತ್ತಮ ಪದ್ಧತಿ ಮ್ಹೊಣು ಸಾಂಗ್ತಾ. ಪೇಶಂಟಾನ ಆಪ್ಣ್ಯಾಲಿ ವಾಟ ಆಪ್ಣ್ಯಾನಽಂಚಿ ಸೊದ್ದೂಕಾ.

ಆನಕಯಿ ಮಸ್ತಸಕ್ಕಡ ವೈದ್ಯಕೀಯ ವಿಚಾರು ಬೊರೋಯೇತ ಪರಂತು ಹಾಂಗಾಚಿ ಸಮಾಪ್ತ ಕರ್ತಾಂ.

ಶ್ರೀ ಶ್ರೀ ಶ್ರೀ

ಹಾಂವ ಡಾಕ್ಟ್ರ ಜಾಲ್ಲೊಂ!

ಋಣಭಾರ

ಹಾಂವೆ ಹೇ ಪುಸ್ತಕಾಂತು ಬರಯಿಲೆಂ ಸಕ್ಕಡ ಮೆಗ್ಗೆಲೋಚಿ ವಿಚಾರು. ಮಸ್ತ ಕಡೇನ ತಾಕ್ಕೂನು ಮಾಹಿತಿ ಒಟ್ಟುಕೋರ್ನು ಹೇಂ ಪುಸ್ತಕ ಬರಯಿಲಾ. ತಾಂತು ಥೊಡೇಂ ನಾವ್ವಂ ಹಾಂಗಾ ದಿತ್ತಾಂ.

1. ಅಷ್ಟಾಂಗ ಹೃದಯಂ ಆಫ್ ವಾಗ್ಭಟ – ಡಾ॥ ಬುಲುಸು ಸೀತಾರಾಮ, ಚೌಖಂಭಾ ಒರಿಯೆಂಟಾಲಿಯಾ, ವಾರಣಾಸಿ.
2. ಸಂಸ್ಕೃತ ವ್ಯಾಕರಣ ದರ್ಪಣ – ಡಾ॥ ಕೆ. ಲೀಲಾ, ವಿದ್ಯುತ್ ಪ್ರಕಾಶನ, ಮೈಸೂರು.
3. ಕನ್ನಡ ಪ್ರಥಮ ವ್ಯಾಕರಣ – ಡಾ॥ ಏ. ಎನ್. ನರಸಿಂಹಯ್ಯ, ಡಾ॥ ಟಿ. ವಿ. ವೆಂಕಟಾಚಲಶಾಸ್ತ್ರಿ, ವಸಂತ ಪ್ರಕಾಶನ, ಬೆಂಗಳೂರು.
4. ಈಸೀ ಸೆಲ್ಫ ಇನ್ಸಟ್ರಕ್ಟರ್ ಇನ್ ಸಂಸ್ಕೃತ್ – ಡಾ॥ ಸೋಮದೇವ ಶಾಸ್ತ್ರಿ.
5. ರಾಜಹೌಂಸ ಇಂಗ್ಲೀಷ್ ಕೊಂಕಣಿ ಡಿಕ್ಷನರಿ – ಪ್ರಕಾಶ ಜಿ ಥಾಲಿ, ಎಡಿಟರ್ ದಾಮೋದರ ಕೆ ಘಾನೇಕರ್.
6. ಏ ಟೆಕ್ಷಟ್ ಬುಕ್ ಆಫ್ ಪದಾರ್ಥ ವಿಜ್ಞಾನ ಏವಂ ಆಯುರ್ವೇದ ಇತಿಹಾಸ – ಡಾ॥ ಲಕ್ಷ್ಮಣ ಚಾರಿ, ಚೌಖಂಭ ಸಂಸ್ಕೃತ ಪ್ರತಿಷ್ಠಾನ, ದಿಲ್ಲಿ.
7. ಮರ್ಕ ಮ್ಯಾನ್ಯುವಲ್ ಸೆಕೆಂಡ್ ಹೋಮ್ ಎಡಿಶನ್
8. ಟೆಕ್ಸ್ಟ ಬುಕ್ ಆಫ್ ಕ್ರಿಯಾಶರೀರ – ರಾನಡೆ, ದೇಶಪಾಂಡೆ, ಭೋಬೆ. ಭಾಗ 1, ಭಾಗ 2.
9. ಸರಸ್ವತಿ ಪ್ರಭಾ, ಕೊಂಕಣಿ ಮಾಸಿಕ, ಘರ್ವಂದಿ ವಕ್ಧಂ, ಪ್ರಭಾ ಶೆಣೈ.
10. ವೈಕಿಪೀಡಿಯಾ, ಅಂತರ್ಜಾಲ ವೆಬ್ಸೈಟ್, ಚರಿತ್ರೇಂಚಿ ಮಾಹಿತಿ.
11. ಎ ಶೋರ್ಟ ಟೆಕ್ಸ್ಟ ಬುಕ್ ಆಫ್ ಮೆಡಿಸಿನ್, ಹ್ಯೂಸ್ಟನ್, ಜೋಯ್ನರ್ ಆನಿ ಟ್ರೌನ್ಸ್.

ಹಾಂಕಾ ಸಕ್ಕಡಾಂಕಯಿ ಹಾಂವ ಆಭಾರಿ ಜಾವ್ನು ಆಸ್ಸ. ಚೂಕಿ ಆಸ್ಸ ಜಾಲ್ಯಾರಿ ಹಾನ್ನಿ ಕೋಣಾಯಿ ಚೂಕೀಕ ಜವಾಬ್ದಾರಿ ನಾಂತಿ. ಸಕ್ಕಡ ಚೂಕೀಕ ಹೇ ಪುಸ್ತಕ ಬರಯಿಲೊ ಜವಾಬ್ದಾರಿ.

ಹೇಂ ಪುಸ್ತಕ ಬರಯಿಲೊ ಡಾ. ಮೋಹನ್ ಜಿ. ಶೆಣೈ

ಇಂಗ್ಲೀಷ್ ಶಬ್ಧ = ಕೊಂಕಣಿ ಶಬ್ಧ

ಅ
ಅಸ್ತಮಾ = ಉಸುರುಮೇಟಿ

ಇ
ಇಮ್ಯೂನಿಟಿ = ವ್ಯಾಧಿಕ್ಷಮ
ಇಯರ್ ಪೀಸ್ = ಕಾಂಕಽಳೆ
ಇಂಟರ್ನಲ್ ಮೆಡಿಸಿನ್ = ಅಂತರ್ದೈಹಿಕ ವೈಜಕೀ
ಇಂಪಲ್ಸ್ = ಆವೇಶು
ಇಮ್ಮಿಗ್ರಂಟ್ ವಿಸಾ = ದೇಶಾಂತರ ವಿಸಾ
ಇನ್ ಪೇಶಂಟ್ ಡಿಪಾರ್ಟಮೆಂಟ್ = ಭಿತ್ತರ್ಲೆ ರೋಗಿ ವಿಭಾಗ
ಇಂಡಿಗೋ = ಅತಿನೀಳ
ಇರ್ರೆಗ್ಯುಲರ್ = ಅನಿಯಮಿತ

ಎ
ಎಂಟಿಬೋಽಡಿ = ಪ್ರತಿರೋಧಕ ಜೈವಿಕ ವಸ್ತು
ಎಂಡೆಮಿಕ್ ರೋಗು = ಸ್ಥಾನಿಕ ರೋಗು
ಎಪಿಡಿಮಿಕ್ ರೋಗು = ಸಾಂಕ್ರಾಮಿಕ ರೋಗು
ಎನ್‌ಜೈಮ್ = ಜೀರಕ ರೊಸ್ಸು
ಎನಾಟೊಮಿ = ಶರೀರ ರಚನಾ
ಎಕ್ಸ್‌ಪ್ಯಾಂಡ್ = ಫಾವುರ್ಚೆಂ
ಎಕ್ಸಚೇಂಜ್ ವಿಸಿಟರ್ ಡಾಕ್ಟರ್ = ಸಾಟ್ಪಾವೈದ್ಯು
ಎನಾಟೋಮಿಕಲ್ ಪೆಥೋಽಲೊಜಿ = ರಚನಾಽನಾರೋಗ್ಯ
ಎಕ್ಯೂಟ್ = ಅಲ್ಪಕಾಲಿಕ

ಏ
ಏಲಿಯನ್ ರೆಸಿಡೆಂಟ್ = ಅಧಿಕೃತ ಪರದೇಶಿ ನಿವಾಸಿ
ಏಽಸಿಡ್ = ಆಮ್ಲ
ಏಽನಸ್ = ಗುದದ್ವಾರ
ಏಽಕ್ಟೀವ್ಹ ಪ್ರಿನ್ಸಿಪಲ್ = ಕ್ರಿಯಾನ್ವಿತ ವಸ್ತು

ಐ
ಐಲೆಟ್ಸ್ = ಬೆಟ್ಟ್ಯೊ

ಒ
ಒಬ್‌ಸ್ಟೆಟ್ರಿಕ್ಸ್ = ಬಾಳಾಂತಿರ್ಯಾಚಿ ವೈಜಕೀ

ಓ
ಓರೆಂಜ = ಕಡು ಹಳ್ದುವೆಂ
ಓಪ್ಟಿಕಲ್ = ದೃಶ್ಯಕ
ಓಽರ್ಗನ್ = ಅಂಗ

ಔ
ಔಟಪೇಶಂಟ = ಭಾಯ್ಲೆ ರೋಗಿ
ಔಟ್ ಪೇಶಂಟ್ ಡಿಪಾರ್ಟಮೆಂಟ್ = ಭಾಯ್ಲೆರೋಗಿ ವಿಭಾಗ

ಕ
ಕಫ್ಸ್ = ಕಟಿಬಂಧ
ಕವರ್ ಸ್ಲಿಪ್ = ಪಾತ್ತಳ ಗ್ಲಾಸ
ಕಂಪ್ಲೇಂಯ್ಟು = ಕಾಗಳ
ಕಂಟ್ರ್ಯಾಕ್ಟ್ = ಆವುಳ್ಚೆಂ
ಕನ್ಸೆಂಟ = ಸಮ್ಮತಿ
ಕೆಮಿಕಲ್ ರಿಯಾಕ್ಷನ್ = ರಾಸಾಯನಿಕ ಕ್ರಿಯೆ
ಕ್ಲಿನಿಕಲ್ ಪೆಥೋಽಲೊಜಿ = ಕ್ರಿಯಾಽನಾರೋಗ್ಯ
ಕೊಲ್ಯಾಪ್ಸ = ಕೊಸ್ಸಳ
ಕೋಂಪ್ಲಿಕೇಶನ್ = ಅಹಿತಕರ ಪರಿಣಾಮು
ಕ್ಲೋಽಟ್ = ಹೆಪ್ಪು
ಕ್ರೋಽನಿಕ್ = ದೀರ್ಘಕಾಲಿಕ
ಕೋಽನ್‌ಸ್ಟಿಪೇಶನ್ = ಮಲಬದ್ಧತಾ
ಕೌಂಟರ್ = ಗಣಕಯಂತ್ರ
ಕೌಂಟ = ಲ್ಯಾಕ

ಗ
ಗ್ಯಾಂಗ್ಲಿಯೋಽನ್ = ನರಾಗಾಂಠಿ
ಗೈನೆಕೋಽಲೊಜಿ = ಸ್ತ್ರೀರೋಗ ವೈಜಕೀ

ಚ
ಚಾರ್ಟ = ಮಾಹಿತಿಪತ್ರ
ಚೇಂಬರ್ = ಗೂಡು, ಕೀಶೆ
ಚೆಸ್ಟ್ ಪೀಸ್ = ಹರ್ದ್ಯಾಮೂಕ

ಜ
ಜೂರಿಸ್ಪ್ರೂಡೆನ್ಸ್ = ನ್ಯಾಯತತ್ವಶಾಸ್ತ್ರ
ಜೋಂಡೀಸ್ = ಕಾಮಲೆ

ಟ
ಟರ್ಮಿನೇಶನ್ ಒಫ್ ಪ್ರೆಗ್ನನ್ಸೀ = ಗರ್ಭವ್ಯಧ
ಟಿಕ್ನೀಶಿಯನ್ = ತಂತ್ರಜ್ಞಾನಿ
ಟೆಕಿಕಾರ್ಡಿಯಾ = ಅತಿವೇಗ ನಾಡಿ
ಟ್ರಾನ್ಸಫರ್ = ವರ್ಗಾವಣ
ಟ್ರಾಯಲ್ ಎಂಡ್ ಎರ್ರರ್ = ಪ್ರಯೋಗ ಆನಿ ಚೂಕಿ
ಟ್ರಾನ್ಸ್ ಫೋಽರ್ಮ = ಅವತರಣ
ಟ್ರಾನ್ಸಫರ್ ಆಫ್ ರೆಸಿಡೆನ್ಸಿ = ಶಾಶ್ವತ ವರ್ಗಾವಣ
ಟಿಂಪ್ಯಾನಿಕ್ ಮೆಂಬ್ರೇನ್ = ಜಗಾಂಟ
ಟಿಶ್ಯೂ = ಧಾತು
ಟ್ರೀಟ್‌ಮೆಂಟ್ = ಶುಶ್ರೂಸಾ
ಟ್ರೈಜೆಮಿನಲ್ = ತ್ರಿಜನ್ಯ
ಟ್ರೈಕಸ್ಪಿಡ್ = ತ್ರಿಘಟ
ಟ್ರೇ = ಪಾಳ್ಳೆಂ
ಟ್ಯೂನಿಂಗ್ ಫೋರ್ಕ = ತಾನಘಾಂಟೊ

ಡ
ಡಯಾಫ್ರಾಮ್ = ಪಟಳ
ಡಯಾಗ್ನೋಸಿಸ್ = ರೋಗನಿರ್ಣಯ
ಡಕ್ಟ್‌ಲೆಸ್ ಗ್ಲ್ಯಾಂಡ್ = ನಾಳವಿಹೀನ ಗ್ರಂಥಿ
ಡಿಪ್ಲೊಮೇಟ್ = ಕುಶಳವ್ಯಕ್ತಿ
ಡೆವೆಲಪ್‌ಮೆಂಟ್ = ವಾಡ್ಡಪ
ಡಿಸ್ಟಿಂಕ್ಷನ್ = ಪ್ರಾವೀಣ್ಯ
ಡಿಪೋಽಸಿಟ್ = ಘಟ್ಟಿ ವಸ್ತು
ಡೈಜೆಶ್ಶನ್ = ಜೀರಕ ಕ್ರಿಯೆ

ಢ
ಡ್ರಮ್‌ಸ್ಟಿಕ್ = ಢೋಳಾಚೆ ಬಡ್ಡಿ

ತ
ತ್ರೋಟ್ = ಕಂಠಮಣಿ

ಥ
ಥಲ್ಯಾಮಸ್ = ತಳಾಂಗ

ನ
ನರ್ವಸ್ ಸಿಸ್ಟೆಮ್ = ಮಜ್ಜಾ ವ್ಯವಸ್ಥಾ
ನೆಟ್‌ವರ್ಕ = ಜಾಳ
ನೆಗೆಟೀವ್ಹ = ಋಣಾತ್ಮಕ
ನೀಡಲ್ = ಸೂವ
ಸಯಾನೋಸಿಸ್ = ನೀಲವರ್ಣವ್ಯಾಧಿ
ನೋಡ್ = ಗಾಂಟಿ

ಪ
ಪಸ್ = ಪೂ
ಪಲ್ಸ ರೇಟ್ = ನಾಡಿ ವೇಗಮಾನ
ಪಲ್ಸ ವೇವ್ = ನಾಡೀಚೆ ಪಾಳ
ಪಲ್ಮೊನರಿ ವಾಲ್ವ = ಶ್ವಾಸರಕ್ತಪಟಲ
ಪೆಥೋಽಲೊಜಿ = ರೋಗನಿದಾನ ಶಾಸ್ತ್ರ
ಪೆಟ್ರಿ ಡಿಶ್ = ಪೋಳೇರು
ಪೇಸ್ ಮೇಕರ್ = ಗತಿಸೃಷ್ಟಕ
ಪಾರಾಲಿಸಿಸ್ = ಅಂಗನಿರ್ಬಲತಾ
ಪ್ಲಾಕ್ = ದಡ್ಡೊರೊ
ಪ್ಲಾಡಿಬೋ = ಘಟ್ಟಿ ವಕ್ಕದ
ಪ್ರಾಕ್ಟೀಸ = ಅಭ್ಯಾಸು
ಪಿಟ್ಯೂಟರಿ = ಪಿಕ್ಕೂಳ
ಪಿಸ್ಟನ್ = ಬೇಣಿ
ಪ್ರಿಸ್ಕ್ರಿಪ್ಶನ್ = ಡಾಕ್ತ್ರಸ
ಪ್ರಿ–ಎಕ್ಲ್ಯಾಂಪ್ಸಿಯಾ = ಗರ್ಭವೈಷಮ್ಯ ವ್ಯಾಧಿ
ಪೆಡಿಯಾಟ್ರೀಶನ್ = ಚೆರ್ಡೂವಾಲೊ ಸ್ಪೆಶಲಿಸ್ಟು
ಪ್ರೆಶರ = ಚೆಪ್ಪಣ, ವೊತ್ತಣ
ಪ್ಲೇಗ್ = ಕರಟಾಚೊ ತಾಪು
ಪ್ಲೇಟ್‌ಲೆಟ್ = ಹೆಪ್ಪುಕಽಣ

ಪ್ಲ್ಯಾಟ್‌ಫೋರ್ಮ = ಮಾಣಯಿ
ಪೊಸಿಟೀವ್ಹ = ಧನಾತ್ಮಕ
ಪ್ರೊಸೀಜರ್ = ಕಾರ್ಯವಿಧಿ
ಪೆರಿಫೆರಲ್ = ಸುತ್ತಾಚೆ

ಫ
ಫಂಗಸ್ = ಘುರಂಗೊ
ಫಾರ್ಮಕೋಽಲೊಜಿ = ಔಷಧಶಾಸ್ತ್ರ
ಫೊರ್ಮುಲಾ = ಅಣ್ವಿಕ ಸಂಘಟಣ
ಫಿಸಿಯೋಽಲೊಜಿ = ಶರೀರ ಕ್ರಿಯಾ
ಫೀಸ್ = ವೇತನ
ಫ್ಲೀ = ಹುಳುಕು
ಫಿಶಿಂಗ್ = ಮಾಸಳಮಾರಿ

ಬ
ಬಯೋಽಪ್ಸಿ = ಜೈವಕುಡಿ
ಬಲ್ಬ = ಘುಗ್ಗೊ
ಬೋನ್ ಮ್ಯಾರೊ = ಮಜ್ಜಾ
ಬ್ಲಡ್‌ಸೆಲ್ = ರಕ್ತಕಽಣ
ಬ್ಲಡ್ ಪ್ರೆಶರ್ = ರಕ್ತವೊತ್ತಣ
ಬ್ಲಡ್ ಲೆಟ್ಟಿಂಗ್ = ಸಿರಾವ್ಯಧ
ಬ್ಲೋಽಕ್ = ಆಡಖಳ, ಆಯ್ಕಟ್ಟ
ಬ್ರೆಡಿಕಾರ್ಡಿಯಾ = ಮಂದನಾಡಿ
ಬ್ರಾಂಚ್ = ಫೆಲ್ಲೊ
ಬ್ರೋಽಡ್‌ಕಾಸ್ಟ್ = ಸಂಪ್ರೋಕ್ಷಣ

ಮ
ಮ್ಯಾಗ್ನೆಟಿಕ್ = ಗುರುತ್ವಾಕರ್ಷಣ
ಮ್ಯಾನೇಜ್‌ಮೆಂಟ್ =
ವ್ಯವಸ್ಥಾಪಕವರ್ಗ
ಮೆಡಿಕಲ್ ರೆಪ್ರೆಸೆನ್ಟೇಟೀವ್ಹ =
ವೈದ್ಯಕೀಯ ಪ್ರತಿನಿಧಿ
ಮೆಡಿಕಲ್ ಚಾರ್ಟ = ರೋಗಿಪುಸ್ತಕ
ಮೆರೀಡಿಯನ್ = ಮಧ್ಯರೇಖೆ
ಮೆಟಾಬೋಲಿಸಮ್ = ಜೈವಿಕ ಕ್ರಿಯಾ
ಮೆಂಬ್ರೇನ್ = ಪಾತ್ತಳ ಪಽರೆಂ
ಮೆಟಾಸ್ಟಸಿಸ್ = ತಿಷ್ಟಂ
ಮೊಲೆಕ್ಯೂಲ್ = ಅಣುಸಂಘಟಣ

ಯ
ಯುರೆಟರ್ = ಮೂತ್ರವಾಹೀ ನಽಳಿ

ರ
ರಿಪೋರ್ಟು = ರಬಡ
ರಿಸ್ಟ್ = ಮನಗಟ
ರಿಸಸ್ಸಿಟೇಶನ್ = ಪುನರುತ್ಥಾನ
ರ್ಹಿಧಮ್ = ತಾಳ
ರೆಸಿಡೆಂಟ್ ಡಾಕ್ಟರ್ = ಸ್ಥಾನಬದ್ಧ
ವೈದ್ಯ
ರೆಕ್ಟಮ್ = ಮಲಕೋಶ
ರೀಡಿಂಗ್ = ದೆಕ್ಕೇಲೆಂ
ರೊಟೇಟಿಂಗ್ ಇಂಟರ್ನ = ಚಕ್ರಗತ
ಅಂತರ್ವೈದ್ಯ
ರೋಟೇಶನ್ = ಚಕ್ರಗತಿ

ಲ
ಲ್ಯಾಬರಿಂತ್ = ತೋಲಕ ಸುರುಳಿ
ಯಂತ್ರ
ಲಿಂಫ್ ನೋಡ್ = ಲಿಂಫ್ ಗಾಂಠಿ
ಲೀಚ್ = ಜಿಗಣೆ
ಲೆಬೋರೇಟರಿ = ಪ್ರಯೋಗಾಲಯ
ಲೆವೆಲ್ = ಸಮಾಂತರ
ಲೈಸೆನ್ಸ = ಲಿಸೆನ್ಸ

ವ
ವಾಲ್ವ = ಪಟಲ
ವ್ಯಾಸ್ಕ್ಯುಲರ್ = ರಕ್ತನಾಳಾಚೆ
ವ್ಯಾಕ್ಸ = ಮ್ಯಾಣ, ಮೇಣ
ವ್ಯಾಕ್ಸಿನೇಶನ್ = ಲಸ, ಲಸಿಕಾ
ವೇಯ್ಟಿಂಗ್ ರೂಮ = ವಸ್ರೊ
ವೈರಸ ಫೀವರ = ವೈರಸ ತಾಪು
ವಿವಿಸೆಕ್ಷನ್ = ಸಿರಾವ್ಯಧ
ವ್ಹೋಲ್ಯೂಮ = ವಿಸ್ತಾರ
ವೈಬ್ರೇಶನ್ = ಕಂಪನ

ಶ
ಶೋಽಕ್ = ಆಘಾತ
ಶೋಽರ್ಟೇಜ್ = ಉಣಾವು

ಸ
ಸಲೈವಾ = ಲಾಳ
ಸರ್ಜರಿ = ಶಸ್ತ್ರವೈಜಕೀ
ಸೀನಿಯರ್ ರೆಸಿಡೆಂಟ್ ಡಾಕ್ಟರ್ =
ವರಿಷ್ಠ ಸ್ಥಾನಬದ್ಧ ವೈದ್ಯ
ಸರ್ಟಿಫಿಕೇಟ್ = ಪ್ರಮಾಣಪತ್ರ
ಸೆಕೆಂಡರೀಸ್ = ದೊನ್ನಿಂಚೆ ತಿಷ್ಠಂ
ಸೇಮ = ತೇಂಚಿ
ಸ್ಕಲ್ = ಮಾತ್ತ್ಯಾಚೆ ಕರ್ಟೆಂ
ಸ್ಲೈಡ್ = ಗ್ಲಾಸಾಚೊ ಕುಡ್ಕೊ
ಸ್ಕ್ರೀನ = ಫಡ್ದೊ
ಸ್ಕ್ರೊ = ಮಳಸೂದ
ಸ್ಪ್ರೆಡ್ = ಪಾತ್ಲಾಚೆ
ಸ್ಟ್ರಿಪ್ = ಫಾಳಿ
ಸ್ಕೇಲ್ = ಅಳತೆಪಟ್ಟಿ
ಸ್ಕೆಡ್ಯೂಲ್ಡ್ ಮೆಡಿಸಿನ್ = ಪರಿಶಿಷ್ಟ
ವಕ್ಕದ
ಸೈಟೋಽಲೊಜಿಸ್ಟ್ = ಕಣಶಾಸ್ತ್ರಜ್ಞ
ಸ್ಪೆಶಲಿಸ್ಟ ಡಾಕ್ತ್ರು = ವಿಶೇಷಜ್ಞ ವೈದ್ಯು
ಸ್ಟೈಪೆಂಡ್ = ಸಂಕುಚಿತವೇತನ
ಸೆಲ್ಸ = ಕಽಣ
ಸಿಸ್ಟೆಮ್ = ಜಾಳ
ಸೀಜ಼ರ್ = ಅಪಸ್ಮಾರ
ಸ್ಟ್ರೋಕ್ = ಮೆಂದುವಾಘಾತ
ಸೌಂಡ = ನಾದ, ಶಬ್ದು
ಸ್ಪೀಚ್ ಸೆಂಟರ = ವಾಕ್ಕೇಂದ್ರ
ಸೋಲಾರ್ ಪ್ಲೆಕ್ಸಸ್ = ನಾಡಿ ಚಕ್ರ
ಸೆಕ್ಷನ್ = ಪೇಶಿ
ಸ್ಪೆಸಿಮೆನ್ = ದಾಖಲೊ
ಸ್ವೆಲ್ಲಿಂಗ್ = ಗೂಳೊ

ಹ
ಹೌಸ್‌ಮನ್ = ಗೃಹವೈದ್ಯು
ಹೀಟ್ ಸೆನ್ಸಿಟೀವ್ಹ್ = ಉಷ್ಣಸಹನಶೀಲ
ಹಿಸ್ಟೊಪೆಥೋಽಲೊಜಿ = ಧಾತು
ಅಧ್ಯಯನ
ಹಾರ್ಮೋನ್ = ರಸಧಾತು

ಕೊಂಕಣಿ ಶಬ್ಧ = ಇಂಗ್ಲೀಷ ಶಬ್ಧ

ಅ
ಅಳತೆಪಟ್ಟಿ = ಸ್ಕೇಲ್
ಅನಿಯಮಿತ = ಇರ್ರೆಗ್ಯುಲರ್
ಅಣ್ವಿಕ ಸಂಘಟಣ = ಫೊರ್ಮ್ಯುಲಾ
ಅಣುಸಂಘಟಣ = ಮೊಲೆಕ್ಯೂಲ್
ಅತಿವೇಗ ನಾಡಿ = ಟೆಕಿಕಾರ್ಡಿಯಾ
ಅತಿನೀಳ = ಇಂಡಿಗೊ
ಅಂಗ = ಓಽರ್ಗನ್
ಅಂಗನಿರ್ಬಲತಾ = ಪಾರಾಲಿಸಿಸ್
ಅಂತರ್ವೈದ್ಯು = ಇಂಟರ್ನ
ಅಂತರ್ದೈಹಿಕ ವೈಜಕೀ =
ಇಂಟರ್ನಲ್ ಮೆಡಿಸಿನ್
ಅಲ್ಪಕಾಲಿಕ = ಎಕ್ಯೂಟ್
ಅಧಿಕೃತ ಪರದೇಶಿ ನಿವಾಸಿ =
ಏಲಿಯನ್ ರೆಸಿಡೆಂಟ್
ಅವತರಣ = ಟ್ರಾನ್ಸ್ ಫೋಽರ್ಮ

ಆ
ಆಡಖಳ, ಆಯ್ಕಟ್ಟ = ಬ್ಲೋಽಕ್
ಆಘಾತ = ಶೋಽಕ್
ಆವೇಶು = ಇಂಪಲ್ಸ್
ಆವುಳ್ಚೆ = ಕಂಟ್ರಾಕ್ಟ್

ಇ
ಇಮೇಜ = ಬಿಂಬ
ಇನ್‌ಪೇಶಂಟ್ = ಭಿತ್ತರ್ಲೆರೋಗಿ

ಉ
ಉಸುರುಮೇಟಿ = ಆಸ್ತಮಾ
ಉಮಾಳೊ = ಇಮೋಶನ್
ಉಷ್ಣಸಹನಶೀಲ = ಹೀಟ್ ಸೆನ್ಸಿಟೀವ್ಹ್

ಊ
ಊಣಾವು = ಶೋಽರ್ಟೇಜ್

ಎ
ಎನೆಮಾ = ವಸ್ತಿ
ಎನೀಮಿಯಾ = ರಕ್ತಹೀನತಾ

ಎನೊಟೋಮಿಕಲ್ = ಶಾರೀರಿಕ ರಚನಾ
ಎನ್ಯೂರಿಸಮ್ = ಘುಗ್ಗೀಲಿ ರಕ್ತನಾಳ, ಫೊಂಚೊ
ಎಕ್ಸೊಫ್ಥೋಲ್ಮೋಸ್ = ಬಹಿರ್ಚಕ್ಷು

ಕ

ಕಡು ಹಳ್ದೂವೆಂ = ಓರೆಂಜ
ಕಟಿಬಂಧ = ಕಫ್
ಕರಟಾಚೊ ತಾಪು = ಪ್ಲೇಗ್
ಕಽಣ = ಸೆಲ್ಸ್
ಕಣಶಾಸ್ತ್ರಜ್ಞ = ಸೈಟೋಽಲೊಜಿಸ್ಟ್
ಕಂಠಮಣಿ = ತ್ರೋಟ್
ಕಾಗಳ = ಕಂಪ್ಲೇಂಯ್ಟು
ಕುಶಳವ್ಯಕ್ತಿ = ಡಿಪ್ಲೊಮೇಟ್
ಕಾಂಕಽಳೆ = ಇಯರ್ ಪೀಸ್
ಕಾಮಲೆ = ಜೋಂಡೀಸ್
ಕಾರ್ಯವಿಧಿ = ಪ್ರೋಸೀಝರ್
ಕೊಸ್ಸಳ = ಕೊಲ್ಯಾಪ್ಸ
ಕಿಶೇ = ಚೇಂಬರ್
ಕ್ರಿಯಾನ್ವಿತ ವಸ್ತು = ಏಽಕ್ಟೀವ್ಹ ಪ್ರಿನ್ಸಿಪಲ್

ಗ

ಗತಿಸೃಷ್ಟಕ = ಪೇಸ್ ಮೇಕರ್
ಗಣಕಯಂತ್ರ = ಕೌಂಟರ್
ಗರ್ಭವ್ಯಧ = ಟರ್ಮಿನೇಶನ್ ಆಫ್ ಪ್ರೆಗ್ನೆನ್ಸೀ
ಗರ್ಭವೈಷಮ್ಯ ವ್ಯಾಧಿ = ಪ್ರಿ-ಎಕ್ಲ್ಯಾಂಪ್ಸಿಯಾ
ಗುದದ್ವಾರ = ಏಽನಸ್
ಗಾಂಠಿ = ನೋಡ್
ಗ್ಲಾಸಾಚೊ ಕುಡ್ಕೊ = ಸ್ಲೈಡ
ಗೃಹವೈದ್ಯು = ಹೌಸ್‌ಮನ್
ಗೂಡು = ಚೇಂಬರ್
ಗೂಳೊ = ಸ್ವೆಲ್ಲಿಂಗ್

ಘ

ಘಟ್ಟಿ ವಸ್ತು = ಡಿಪೋಽಸಿಟ್
ಘೆಲ್ಲೊ = ಬ್ರಾಂಚ್

ಚ

ಚಕ್ರಗತಿ = ರೋಟೇಶನ್
ಚಕ್ರಗತ ಅಂತರ್ವೈದ್ಯ = ರೊಟೇಟಿಂಗ್ ಇಂಟರ್ನ

ಜ

ಜಗಾಂಟ = ಟಿಂಪ್ಯಾನಿಕ್ ಮೆಂಬ್ರೇನ್
ಜಾಳ = ನೆಟ್‌ವರ್ಕ, ಸಿಸ್ಟೆಮ್
ಜೀರಕ ಕ್ರಿಯೆ = ಡೈಜೆಶ್ಚನ್
ಜೀರಕ ರೊಸ್ಸು = ಎನ್‌ಜೈಮ್
ಜೈವಕುಡಿ = ಬಯೋಽಪ್ಸಿ
ಜೈವಿಕ ಕ್ರಿಯಾ = ಮೆಟಾಬೋಲಿಸಮ್
ಜಿಗಣೆ = ಲೀಚ್

ಡ

ಡಾಕ್ತ್ರಸ = ಪ್ರಿಸ್ಕ್ರಿಪ್ಶನ್

ಢ

ಢೋಳಾಚಿ ಬಡ್ಡಿ = ಡ್ರಮ್‌ಸ್ಟಿಕ್

ತ

ತಳಾಂಗ = ಥಲ್ಯಾಮಸ್
ತಾಳ = ಝಿಥಮ್
ತಾನಘಾಂಟೊ = ಟ್ಯೂನಿಂಗ್ ಫೋರ್ಕ
ತಿಷ್ಟಂ = ಮೆಟಾಸ್ಟೆಸಿಸ್
ತ್ರಿಜನ್ಯ = ಟ್ರೈಜೆಮಿನಲ್
ತ್ರಿಘಟ = ಟ್ರೈಕಸ್ಪಿಡ್
ತೋಲಕ ಸುರುಳಿ ಯಂತ್ರ = ಲ್ಯಾಬರಿಂತ್

ದ

ದೀರ್ಘಕಾಲಿಕ = ಕ್ರೋಽನಿಕ್
ದೆಕ್ಕೀಲೆಂ = ರೀಡಿಂಗ್
ದೇಶಾಂತರ ವಿಸಾ = ಇಮ್ಮಿಗ್ರಂಟ್ ವಿಸಾ
ದೊನ್ನೀಂಚೆ ತಿಷ್ಟಂ = ಸೆಕೆಂಡರೀಸ್
ದೃಶ್ಯಕ = ಒಪ್ಟಿಕಲ್
ದಡ್ಡೊರೊ = ಪ್ಲಾಕ್
ದಾಖಿಽಲೊ = ಸ್ಪೆಸಿಮೆನ್

ಧ
ಧನಾತ್ಮಕ = ಪೊಸಿಟೀವ್ಹ
ಧಾತು ಅಧ್ಯಯನ =
ಹಿಸ್ಟೋಪೆಥೋಽಲೊಜಿ
ಧಾತು = ಟಿಶ್ಯೂ

ನ
ನರಾಗಾಂಠಿ = ಗ್ಯಾಂಗ್ಲಿಯೋಽನ್
ನಾದ = ಸೌಂಡ
ನಾಳವಿಹೀನ ಗ್ರಂಥಿ = ಡಕ್ಟ್‌ಲೆಸ್
ಗ್ಲ್ಯಾಂಡ್
ನಾಡಿ ವೇಗಮಾನ = ಪುಲ್ಸ ರೇಟ್
ನಾಡಿ ಚಕ್ರ = ಸೋಲಾರ್ ಪ್ಲೆಕ್ಸಸ್
ನಾಡೀಚೆ ಪಾಳ = ಪಲ್ಸ ವೇವ್
ನ್ಯಾಯತತ್ವಶಾಸ್ತ್ರ = ಜೂರಿಸ್ಪ್ರೂಡೆನ್ಸ್
ನೀಲ ವರ್ಣ ವ್ಯಾಧಿ =
ಸಯಾನೋಸಿಸ್

ಪ
ಪಟಲ = ವಾಲ್ವ, ಡಯಾಫ್ರಾಮ್
ಪರಿಶಿಷ್ಟ ವಕ್ಕದ = ಸ್ಕೆಡ್ಯೂಲ್ಡ್
ಮೆಡಿಸಿನ್
ಪರವಾನಗಿ = ಲೈಸೆನ್ಸ್
ಪ್ರತಿರೋಧಕ ಜೈವಿಕ ವಸ್ತು =
ಎಂಟಿಬೋಽಡಿ
ಪುನರುತ್ಥಾನ = ರಿಸಸ್ಸಿಟೇಶನ್
ಪಿಕ್ಕೊಳ = ಪಿಟ್ಯೂಟರಿ
ಪ್ರಾವೀಣ್ಯ = ಡಿಸ್ಟಿಂಕ್ಷನ್
ಪಾತ್ತಳ ಪಽರೆಂ = ಮೆಂಬ್ರೇನ್
ಪಾತ್ತಳ ಗ್ಲಾಸ = ಕವರ್ ಸ್ಲಿಪ್
ಪಾತ್ಲಾಚೆ = ಸ್ಪ್ರೆಡ್
ಪೇಶಿ = ಸೆಕ್ಷನ್
ಪಾಳ್ಳೆಂ = ಟ್ರೇ
ಪೂ = ಪಸ್
ಪೊಳೇರು = ಪೆಟ್ರಿ ಡಿಶ್

ಫ
ಫಡ್ದೊ = ಸ್ಕ್ರೀನ
ಫುರಂಗೊ = ಫಂಗಸ್
ಫುಗ್ಗೀಲಿ ರಕ್ತನಾಳ = ಎನ್ಯೂರಿಸಮ್
ಫುಗ್ಗೊ = ಬಲ್ಬ್
ಫಾಳಿ = ಸ್ಟ್ರಿಪ್
ಫಾವುರ್ಚೆಂ = ಎಕ್ಸಪ್ಯಾಂಡ್
ಫಟ್ಟಿ ವಕ್ಕದ = ಪ್ಲಾಸಿಬೋ

ಬ
ಬಿಂಬ = ಇಮೇಜ್
ಬಹಿರ್ಚಕ್ಷು = ಎಕ್ಸೊಫ್ಥೋಲ್ಮೋಸ್
ಬೇಣಿ = ಪಿಸ್ಟನ್
ಬೆಟ್ಟೊೖ = ಐಲೆಟ್ಸ್

ಭ
ಭಾಯ್ಲೆ ರೋಗಿ = ಔಟಪೇಶಂಟ
ಭಿತ್ತರ್ಲೆರೋಗಿ ವಿಭಾಗ =
ಇನ್‌ಪೇಶಂಟ್ ಡಿಪಾರ್ಟಮೆಂಟ್

ಮ
ಮನಗಟ = ರಿಸ್ಟ್
ಮಲಬದ್ಧತಾ = ಕೋಽನ್‌ಸ್ಟಿಪೇಶನ್
ಮಲಕೋಶ = ರೆಕ್ಟಮ್
ಮಳಸೂದ = ಸ್ಕ್ರೂ
ಮಜ್ಜಾ = ಬೋನ್ ಮ್ಯಾರ್ರೊ
ಮಜ್ಜಾ ವ್ಯವಸ್ಥಾ = ನರ್ವಸ್ ಸಿಸ್ಟೆಮ್
ಮಂದನಾಡಿ = ಬ್ರೆಡಿಕಾರ್ಡಿಯಾ
ಮಧ್ಯರೇಖೆ = ಮೆರೀಡಿಯನ್
ಮಾಣಯಿ = ಪ್ಲ್ಯಾಟ್‌ಫೋರ್ಮ
ಮೆಡಿಕಲ್ ಟರ್ಮಿನೇಶನ್ ಆಫ್
ಪ್ರೆಗ್ನನ್ಸೀ = ವೈದ್ಯಕೀಯ ಗರ್ಭವ್ಯಧ
ಮೆಂದುವಾಘಾತ = ಸ್ಟ್ರೋಕ್
ಮಾಹಿತಿಪತ್ರ = ಚಾರ್ಟ
ಮಾಸಳಮಾರಿ = ಫಿಶಿಂಗ್
ಮಾತ್ತ್ಯಾಚೆ ಕರ್ಟೆಂ = ಸ್ಕಲ್
ಮ್ಯಾಣ, ಮೇಣ = ವ್ಯಾಕ್ಸ
ಮೂತ್ರವಾಹಿ ನಽಳಿ = ಯುರೆಟರ್

ರ
ರಸಧಾತು = ಹಾರ್ಮೋನ್
ರಬಡ = ರಿಪೋರ್ಟು
ರಚನಾಽನಾರೋಗ್ಯ =
ಎನಾಟೊಮಿಕಲ್ ಪೆಥೋಽಲೊಜಿ

ರಕ್ತಹೀನತಾ = ಎನೀಮಿಯಾ
ರಕ್ತವೊತ್ತಣ = ಬ್ಲಡ್ ಪ್ರೆಶರ್
ರಕ್ತನಾಳಾಚೆ = ವ್ಯಾಸ್ಕ್ಯುಲರ್
ರಾಸಾಯನಿಕ ಕ್ರಿಯೆ = ಕೆಮಿಕಲ್ ರಿಯಾಕ್ಷನ್
ರೋಗನಿರ್ಣಾಯ = ಡಯಾಗ್ಲೋಸಿಸ್
ರೋಗಪ್ರತಿರೋಧಕ = ಇಮ್ಯೂನಿಟಿ
ರೋಗನಿದಾನಶಾಸ್ತ್ರ = ಪೆಥೋಽಲೊಜಿ
ರೋಗಿಪುಸ್ತಕ = ಮೆಡಿಕಲ್ ಚಾರ್ಟ
ರೋಗಿವಾಹನ = ಎಂಬ್ಯೂಲೆನ್ಸ್

ಲ
ಲಸ, ಲಸಿಕಾ = ವ್ಯಾಕ್ಸಿನೇಶನ್
ಲಾಳ = ಸಲೈವಾ
ಲ್ಯಾಕ = ಕೌಂಟ
ಲಿಸೆನ್ಸ = ಲೈಸೆನ್ಸ, ಪರವಾನಗಿ

ವ
ವಕ್ದಾಂಚೆ ಶಾಸ್ತ್ರ = ಫಾರ್ಮಕೋಽಲೊಜಿ
ವಸ್ರೊ = ವೇಯ್ಟಿಂಗ್ ರೂಮ
ವಳೇರಿ ವಕ್ದಂ = ಸ್ಕೆಡ್ಯೂಲ್ಡ್ ಮೆಡಿಸಿನ್
ವೇತನ = ಫೀಸ್
ವ್ಯವಸ್ಥಾಪಕ ವರ್ಗ = ಮೇನೇಜ್‌ಮೆಂಟ್
ವೃತ್ತಿ ಅಭ್ಯಾಸ = ಪ್ರ್ಯಾಕ್ಟೀಸ್
ವಾಡ್ಡಪ = ಡೆವೆಲಪ್‌ಮೆಂಟ್
ವೈರಸ ತಾಪು = ವೈರಸ ಫೀವರ
ವೈದ್ಯಕೀಯ ಪ್ರತಿನಿಧಿ = ಮೆಡಿಕಲ್ ರೆಪ್ರೆಸೆನ್ಟೇಟೀವ್ಹ್
ವೈದ್ಯಕೀಯ ಗರ್ಭವ್ಯಧ = ಮೆಡಿಕಲ್ ಟರ್ಮಿನೇಶನ್ ಆಫ್ ಪ್ರೆಗ್ನನ್ಸೀ
ವರಿಷ್ಠ ಸ್ಥಾನಬದ್ಧ ವೈದ್ಯ = ಸೀನಿಯರ್ ರೆಸಿಡೆಂಟ್ ಡಾಕ್ಟರ್
ವಿಸ್ತಾರ = ವ್ಹೊಲ್ಯೂಮ್
ವಿಶೇಷಜ್ಞ ವೈದ್ಯು = ಸ್ಪೆಶಲಿಸ್ಟ ಡಾಕ್ಟ್ರು
ವಾಕ್ಕೇಂದ್ರ = ಸ್ಪೀಚ್ ಸೆಂಟರ
ವ್ಯಾಧಿಕ್ಷಽಮ = ಇಮ್ಯೂನಿಟಿ
ವಸ್ತಿ = ಎನೆಮಾ
ವೊತ್ತಣ = ಪ್ರೆಶರ್

ಶ
ಶಬ್ಧು = ಸೌಂಡ
ಶರೀರ ರಚನಾ = ಎನಾಟೊಮಿ
ಶರೀರ ಕ್ರಿಯಾ = ಫಿಸಿಯೋಽಲೊಜಿ
ಶಸ್ತ್ರವೈಜಕೀ = ಸರ್ಜರೀ
ಶಾಶ್ವತ ವಸತಿವರ್ಗಾವಣ = ಟ್ರಾನ್ಸಫರ್ ಆಫ್ ರೆಸಿಡೆನ್ಸಿ
ಶುಶ್ರೂಷಾ = ಟ್ರೀಟ್‌ಮೆಂಟ್
ಶ್ವಾಸರಕ್ತಪಟಲ = ಪಲ್ಮೊನರಿ ವಾಲ್ವ

ಸ
ಸಮ್ಮತಿ = ಕಂನ್ಸೆಂಟ
ಸಮಾಂತರ = ಲೆವೆಲ್
ಸಂಪ್ರೋಕ್ಷಣ = ಬ್ರೋಽಡ್‌ಕಾಸ್ಟ್
ಸಂಯೋಗು = ಇಂಟಕೋರ್ಽಸ್
ಸಂಧಿವಾತ = ಆರ್ತರೈಟಿಸ್
ಸಂಕುಚಿತವೇತನ = ಸ್ಟೈಪೆಂಡ್
ಸಾಂಕ್ರಾಮಿಕ ರೋಗು = ಎಪಿಡಿಮಿಕ್ ರೋಗು
ಸಿರಾವ್ಯಧ = ವಿವಿಸೆಕ್ಷನ್, ಬ್ಲಡ್ ಲೆಟ್ಟಿಂಗ್
ಸ್ತ್ರೀರೋಗ ವೈಜಕೀ = ಗೈನೆಕೋಽಲೊಜಿ
ಸ್ಥಾನಿಕ ರೋಗು = ಎಂಡೆಮಿಕ್
ಸ್ಥಾನಬದ್ಧ ವೈದ್ಯ = ರೆಸಿಡೆಂಟ್ ಡಾಕ್ಟರ್
ಸಹಾಯಕು = ಎಸಿಸ್ಟೆಂಟ್
ಸಾಟ್ಟಾವೈದ್ಯು = ಎಕ್ಸಚೇಂಜ್ ವಿಸಿಟರ್ ಡಾಕ್ಟರ್
ಸೂವ = ನೀಡಲ್
ಸುತ್ತಾಂತು = ಪೆರಿಫೆರಲ್

ಹ
ಹರ್ದ್ಯಾಮೂಕ = ಚೆಸ್ಟ್ ಪೀಸ್
ಹೆಪ್ಪು = ಕ್ಲೋಽಟ್
ಹೆಪ್ಪುಕಽಣ = ಪ್ಲೇಟ್‌ಲೆಟ್
ಹುಳುಕು = ಫ್ಲೀ

ಶಬ್ಧ ಮಂಜರಿ (ಇಂಡೆಕ್ಸ್)
(ಅ ಥೋರ್ನು ಖ ತಾಂಯಿ)

ಡಾ. ಮೋಹನ್ ಜಿ. ಶೆಣ್ಯೈ

ಡಾ. ಮೋಹನ ಗೋಪಾಲ ಶೆಣ್ಯೈ ಏಕು ರೆಟಾಯರ್ಡ ಪೆಥೋಲೊಜಿಸ್ಟು. ತಾಣೆ ಮಂಗಳೂರಾಚೆ ಗಣಪತಿ ಹೈ ಸ್ಕೂಲಾಂತು ಮೆಟ್ರಿಕ್ ಕೋರ್ನು, ಮುಂಬೈಚೆ ಮಾಟುಂಗಾಚೆ ರಾಮನಾರಾಯಣ ರೂಯ್ಯಾ ಕಾಲೇಜಾಂತು ಇಂಟರ್ ಸಾಯನ್ಸ್ ಕೆಲ್ಲೆಲೆಂ. ಮಾಗ್ಗಿರಿ ತಾಣೆ ಮುಂಬೈಚೆ ಬೈಕಲ್ಲಾಂತುಲೆ ಗ್ರಾಂಟ್ ಮೆಡಿಕಲ್ ಕಾಲೇಜಾಂತು ಎಂ. ಬಿ. ಬಿ. ಎಸ್. ಕೆಲ್ಲೆಂ. ತೋ ಮಾಗ್ಗಿರಿ ಅಮೇರಿಕಾಕ ಗೆಲ್ಲೊ. ಥಂಯಿ ತಾಣೆ ಪೆಥೋಲೊಜೀ ಬೋರ್ಡ ಪಾಸ್ ಕೆಲ್ಲೆಂ. ತೀನಿ ವರ್ಸ ಪ್ರಾಕ್ಟೀಸ್ ಕೋರ್ನು ತೋ ವೋಪಾಸ ಇಂಡಿಯಾಕ ಆಯ್ಲೊ. ತಾಣಿ ಬೆಂಗ್ಳೂರಾಂತು ಘsರ ಕೆಲ್ಲೆಂ. ತಾಗ್ಗೇಲಿ ಬಾಯ್ಲ ಗುರುಪುರಚಿ. ತಿಗ್ಗೆಲೆ ನಾಂವ ಲಲಿತಾ (ಕುಳಾರಚೆ ನಾಂವ ಲೀಲಾ). ತಾಂಗೇಲಿಂ ದೊಗ್ಗ ಭುಣ ಚೆರ್ಡುವಂ ಅಮೇರಿಕಾಂತು ರಾಬ್ಬೂನು ಆಸ್ಸತಿ. ತಾಣಿ ಬರಯಿಲೆ ಪುಸ್ತಕಾಚೆ ಪಟ್ಟಿ ಸಕಲ ದಿಲ್ಲ್ಯಾ.

<u>Konkani Books</u>
Radhali Padyavali
Secularism
Amgeli Arthavyavastha
Hodu Ani Saanu (Novel)

<u>Kannada Books</u>
Navadharma
Innu Nanage Beda (Short Story))

<u>English Books</u>
Hindu Gentleman and Lady
Karnaataka Rajyotsava and Other Essays
Minimum Hinduism Practice
Adyar Gopal World
Let's Get On With Our Lives (Novel)
Find Yourself Young Man (Novel)
The Sense of Vacancy (Novel)
What is Wrong, Doctor? (Novel)
Bond of Land (Science Fantasy)

ಹೇ ಪುಸ್ತಕಂ ಅಮಝೋನ್ ಸ್ಟೋರಾಂತು ಮೆಳ್ತಾತಿ

www.amazon.com

****

About the Author

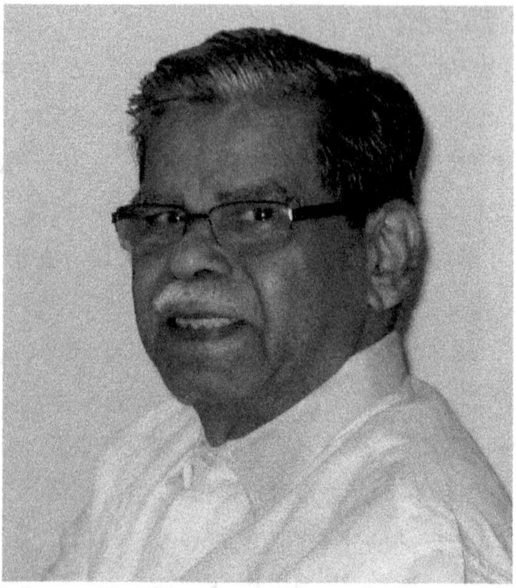

Dr. Mohan G. Shenoy is an Indian citizen living in India. He was born in Mangalore, situated on the West Coast of India, which is the center for Gowda Saraswath Brahmans (GSB) in India. The mother tongue of GSBs is Konkani, a language adopted as state language in Goa. All Konkani people have originated from Goa but the speech varies from region to region. Dr. Shenoy has written this book using Kannada script and also the Konkani spoken by GSBs of Mangalore area. The subject is of interest to a large number of people that live in the West Coast. It is necessary to educate the public that Medicine is not just about drugs and surgery. It is about how to prevent diseases and treat them.

Dr. Shenoy is presently not practicing Medicine or Pathology. He wound up his clinical laboratory in 2009 to devote time to hobbies of interest to him such as writing.

****

www.ingramcontent.com/pod-product-compliance
Lightning Source LLC
Chambersburg PA
CBHW071811200526
45169CB00017B/90
* 9 7 8 1 5 3 9 0 1 1 9 4 1 *